DIRETRIZES DO

ACSM

para os **Testes de Esforço** e sua **Prescrição**

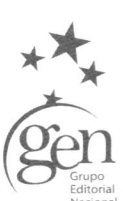

Grupo
Editorial
Nacional

O GEN | Grupo Editorial Nacional – maior plataforma editorial brasileira no segmento científico, técnico e profissional – publica conteúdos nas áreas de ciências da saúde, exatas, humanas, jurídicas e sociais aplicadas, além de prover serviços direcionados à educação continuada e à preparação para concursos.

As editoras que integram o GEN, das mais respeitadas no mercado editorial, construíram catálogos inigualáveis, com obras decisivas para a formação acadêmica e o aperfeiçoamento de várias gerações de profissionais e estudantes, tendo se tornado sinônimo de qualidade e seriedade.

A missão do GEN e dos núcleos de conteúdo que o compõem é prover a melhor informação científica e distribuí-la de maneira flexível e conveniente, a preços justos, gerando benefícios e servindo a autores, docentes, livreiros, funcionários, colaboradores e acionistas.

Nosso comportamento ético incondicional e nossa responsabilidade social e ambiental são reforçados pela natureza educacional de nossa atividade e dão sustentabilidade ao crescimento contínuo e à rentabilidade do grupo.

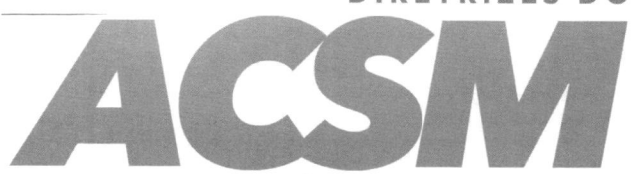

DIRETRIZES DO

ACSM

para os **Testes de Esforço** e sua **Prescrição**

EDITOR SÊNIOR
Gary Liguori, PhD, FACSM, ACSM-CEP
Dean, College of Health Sciences. Professor, Department of Kinesiology.
University of Rhode Island. Kingston, Rhode Island.

EDITORES ASSOCIADOS
Yuri Feito, PhD, FACSM, ACSM-CEP
Associate Professor of Exercise Science.
Kennesaw State University. Kennesaw, Georgia.

Charles Fountaine, PhD, FACSM
Professor, Department of Applied. Human Sciences.
University of Minnesota Duluth. Duluth, Minnesota.

Brad A. Roy, PhD, FACSM, ACSM-CEP
Executive Director. Kalispell Regional Medical Center.
Th e Summit Medical Fitness Center. Kalispell, Montana.

REVISÃO TÉCNICA
Murilo Dáttilo
Nutricionista, Doutor e Mestre em Ciências pela Universidade Federal de
São Paulo (Unifesp). Titulado Especialista em Nutrição em Esportes pela
Associação Brasileira de Nutrição (ASBRAN). Membro do Corpo Diretivo da
Associação Brasileira de Nutrição Esportiva (ABNE).

TRADUÇÃO
Maiza Ritomy Ide (Capítulos 5 a 12 e Apêndices B a E)
Vivian do Amaral Nunes (Capítulos 1 a 4 e Apêndice A)

11ª edição

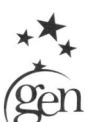 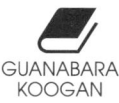

GUANABARA
KOOGAN

CIP-BRASIL. CATALOGAÇÃO NA PUBLICAÇÃO
SINDICATO NACIONAL DOS EDITORES DE LIVROS, RJ

D635
11. ed.

Diretrizes do ACSM para os testes de esforço e sua prescrição / editor sênior Gary Liguori ; editores associados Yuri Feito, Charles Fountaine, Brad A. Roy ; revisão técnica Murilo Datillo ; tradução Vivian do Amaral Nunes, Maiza Ritomy Ide. - 11. ed. - Rio de Janeiro : Guanabara Koogan, 2023.
    21 cm.

    Tradução de: ACSM's guidelines for exercise testing and prescription
    Apêndice
    Inclui índice
    ISBN 9788527739061

    1. Aptidão física - Testes. 2. Teste de esforço. 3. Exercícios terapêuticos. 4. Diagnóstico físico. I. Liguori, Gary. II. Feito, Yuri. III. Fountaine, Cahrles. IV. Roy, Brad A. V. Nunes, Vivian do Amaral. VI. Ide, Maiza Ritomy.

CDD: 615.82
CDU: 615.825

22-80051

Meri Gleice Rodrigues de Souza - Bibliotecária - CRB-7/6439

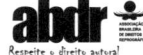
Respeite o direito autoral

Este livro é dedicado às centenas de profissionais voluntários que, desde 1975, têm contribuído com milhares de horas para o desenvolvimento dessas Diretrizes, adotadas internacionalmente. Atualmente em sua 11ª edição, trata-se do conjunto de diretrizes de maior circulação entre profissionais da área de exercício físico. Esta obra é dedicada aos editores, à equipe de redação e aos revisores desta edição e também das anteriores, os quais não apenas forneceram seus conhecimentos, como também sacrificaram tempo valioso com colegas, amigos e família para garantir que esta publicação atingisse os mais altos padrões no que diz respeito à ciência e à prática esportiva.

Introdução

As *Diretrizes* do American College of Sports Medicine (ACSM) remontam ao ACSM Committee on Certification and Registry Boards (CCRB, anteriormente conhecido como Certification and Education Committee and the Preventive and Rehabilitative Exercise Committee). Atualmente, as *Diretrizes* são revisadas por um grupo de profissionais certificados e especialistas na área para fornecer as mais relevantes informações para indivíduos que conduzam testes de esforço ou desenvolvam programas de exercícios. Além disso, fornecem a base do conteúdo para os textos complementares produzidos pelo ACSM, que incluem a 6ª edição do *ACSM's Certification Review*, a 6ª edição do *ACSM's Resources for the Personal Trainer*, a 3ª edição do *ACSM's Resources for the Exercise Physiologist*, a 6ª edição do *ACSM's Fitness Assessment Manual* (anteriormente intitulado *ACSM's Health-Related Physical Fitness Assessment Manual*) e vários outros títulos importantes.

A primeira edição das *Diretrizes* foi lançada em 1975, e as edições atualizadas são publicadas em um período aproximado de 4 a 6 anos. Os cientistas e médicos de destaque que atuaram em cargos de liderança, como presidentes e editores das *Diretrizes*, desde 1975, são:

1ª edição, 1975
Karl G. Stoedefalke, PhD, FACSM, Cochair
John A. Faulkner, PhD, FACSM, Cochair

2ª edição, 1980
R. Anne Abbott, PhD, Chair

3ª edição, 1986
Steven N. Blair, PED, FACSM, Chair

4ª edição, 1991
Russell R. Pate, PhD, FACSM, Chair

5ª edição, 1995
W. Larry Kenney, PhD, FACSM, Senior Editor
Reed H. Humphrey, PhD, PT, FACSM, Associate
Editor Clinical
Cedric X. Bryant, PhD, FACSM, Associate Editor Fitness

6ª edição, 2000
Barry A. Franklin, PhD, FACSM, Senior Editor
Mitchell H. Whaley, PhD, FACSM, Associate
Editor Clinical
Edward T. Howley, PhD, FACSM, Associate
Editor Fitness

7ª edição, 2005
Mitchell H. Whaley, PhD, FACSM, Senior Editor
Peter H. Brubaker, PhD, FACSM, Associate Editor Clinical
Robert M. Otto, PhD, FACSM, Associate Editor Fitness

8ª edição, 2009
Walter R. Thompson, PhD, FACSM, Senior Editor
Neil F. Gordon, MD, PhD, FACSM, Associate Editor
Linda S. Pescatello, PhD, FACSM, Associate Editor

9ª edição, 2013
Linda S. Pescatello, PhD, FACSM, Senior Editor
Ross Arena, PT, PhD, FAHA, Associate Editor
Deborah Riebe, PhD, FACSM, Associate Editor
Paul D. Thompson, MD, FACSM, FACC, Associate Editor

10ª edição, 2017
Deborah Riebe, PhD, FACSM, Senior Editor
Jonathan K. Ehrman, PhD, FACSM, FAACVPR,
  Associate Editor
Gary Liguori, PhD, FACSM, Associate Editor
Meir Magal, PhD, FACSM, Associate Editor

11ª edição, 2021
Gary Liguori, PhD, FACSM, ACSM-CEP, Senior Editor
Yuri Feito, PhD, FACSM, ACSM-CEP, Associate Editor
Charles Fountaine, PhD, FACSM, Associate Editor
Brad A. Roy, PhD, FACSM, ACSM-CEP, Associate Editor

Apresentação

A 11ª edição das *Diretrizes do ACSM para os Testes de Esforço e sua Prescrição* representa cerca de 50 anos desde o início das primeiras *Diretrizes,* em 1975. Em reconhecimento a tudo o que evoluiu desde então, o Dr. Barry Franklin, PhD, FACSM, ex-presidente e editor sênior da 6ª edição das *Diretrizes* (por volta do ano 2000), preparou esta "Apresentação" descrevendo resumidamente a evolução da obra.

Evolução das Diretrizes do ACSM: Barry Franklin, PhD, FACSM

Diversas publicações anteriores, leigas e profissionais, desempenharam papel fundamental em despertar o interesse mundial no treinamento e na prescrição de exercícios físicos para a promoção da saúde e a prevenção e o tratamento de doenças crônicas. Esses trabalhos seminais e uma reunião do grupo de interesse especial sobre reabilitação cardíaca da Reunião Anual do American College of Sports Medicine (ACSM), realizada na Filadélfia em 2 de maio de 1972, forneceram o ímpeto para o ACSM empreender a redação e a publicação em série das *Diretrizes do ACSM* para auxiliar as muitas disciplinas novas que estavam iniciando programas de exercícios. Um subcomitê especial foi formado, copresidido por Karl G. Stoedefalke, PhD, FACSM, e John A. Faulkner, PhD, FACSM, para desenvolver diretrizes para exercícios de esforço e prescrição de exercícios para indivíduos saudáveis e não saudáveis. Os membros adicionais da equipe de redatores da primeira edição das Diretrizes do ACSM para os testes de esforço e sua prescrição incluíam Samuel M. Fox, MD, Henry S. Miller Jr., MD e Bruno Balke, MD.

Esta 11ª edição das *Diretrizes do ACSM para os Testes de Esforço e sua Prescrição* representa outra etapa na evolução deste manual. Um volume que começou como um resumo conciso de recomendações baseadas em pesquisas e empiricamente derivadas para teste de esforço e prescrição, principalmente para indivíduos cardíacos, agora se tornou um dos textos mais amplamente lidos e referenciados do seu tipo no mundo (aproximadamente 100 mil cópias da 10ª edição foram vendidas), e uma farmacopeia virtual de diretrizes de exercícios para um amplo espectro de indivíduos.

Refletindo cerca de duas décadas passadas até a sexta edição das *Diretrizes*, inúmeras publicações científicas/clínicas subsequentes, declarações, posições, diretrizes federais e conferências de desenvolvimento de consenso enfatizaram novos conhecimentos e percepções relativas ao papel de diagnóstico/prognóstico dos testes de esforço e atividade física (AF) de intensidade moderada a alta na prevenção e tratamento de doenças crônicas.

Embora vários relatórios tenham enfatizado que a inatividade física representa uma das principais causas de morte em todo o mundo, os efeitos benéficos do exercício regular, o aumento da AF no estilo de vida, ou ambos, geralmente são subestimados por muitos médicos e pelo público em geral. Em consequência, o fardo da inatividade física continua a aumentar com os avanços tecnológicos crescentes, o planejamento subótimo do quadro geral da comunidade e a ênfase inadequada durante a maioria dos atendimentos médicos. Este último, ao não considerar a AF habitual como um "sinal vital", representa oportunidades perdidas ao se aconselhar indivíduos por meio de intervenções comportamentais comprovadas para combater nosso ambiente cada vez mais hipocinético. As estratégias ou intervenções relacionadas podem incluir a recomendação de programas de exercícios comunitários, domiciliares ou clínicos, bem como a defesa da tecnologia-antídoto, incluindo pedômetros, acelerômetros, aplicativos de smartphone e monitores de frequência cardíaca.

As escolhas comportamentais do estilo de vida são constantemente relatadas como o maior determinante da morte prematura, combinando a predisposição genética, as circunstâncias sociais, a exposição ambiental e o acesso aos cuidados de saúde. Na verdade, as características comuns das populações de vida mais longa do mundo (p. ex., sardos, adventistas, okinawanos) incluem AF diária. Sugere-se que "uma prescrição para caminhar 30 min/dia seja uma das prescrições mais importantes que um indivíduo possa receber". Médicos, profissionais de saúde e profissionais de exercícios clínicos desempenham um papel confiável e influente no fornecimento de cuidados e conselhos necessários aos indivíduos e podem oferecer um poderoso incentivo para tornar as pessoas mais ativas. Esses esforços devem ser complementados pelo se tornar a autorresponsabilidade (p. ex., atender a certas métricas de saúde, como AF regular) uma prioridade no ambiente de cobertura de saúde em evolução. Talvez Joseph Alpert, MD, tenha resumido melhor quando questionado por amigos ou familiares: "Com que frequência devo fazer exercícios?". Ele respondeu: "Apenas nos dias em que você come".

Em conclusão, a 11ª edição desta obra, as diretrizes mais abrangentes até o momento, continua com ênfase nos benefícios da AF de intensidade moderada a alta, bem como nas considerações prescritivas relevantes. Os autores, editores e revisores devem ser altamente elogiados por esse recurso único e inestimável que, sem dúvida, terá impacto profundo e favorável em "ajudar as pessoas a se ajudarem" a alcançar melhores resultados de saúde.

Prefácio

A 11ª edição das *Diretrizes do ACSM para os Testes de Esforço e sua Prescrição* mantém os esforços das publicações anteriores, a fim de ser não apenas uma fonte de informações detalhadas, mas também uma verdadeira obra de diretrizes. A intenção original das *Diretrizes* é ser um recurso prático, acessível e atual, voltado a profissionais que conduzem testes de esforço e programas de exercícios. Para isso, nesta edição, os textos descritivos foram minimizados; mais tabelas, boxes e figuras foram incluídos; e cada capítulo é concluído com os principais *sites* da *web*.

O leitor desta 11ª edição notará várias inovações. Há um novo capítulo focado no papel do exercício em condições que afetam o cérebro, que inclui enfermidades anteriormente abordadas nas *Diretrizes* (p. ex., Parkinson), juntamente com novas enfermidades (como Alzheimer, autismo, depressão e ansiedade). Parte do conteúdo do livro foi reorganizado para facilitar a localização rápida de informações. Por fim, houve um aumento substancial no número de revisores externos. Além dos revisores do capítulo, a 11ª edição se valeu de revisores especialistas no conteúdo para seções específicas quando os capítulos continham subseções. Integramos as diretrizes e recomendações mais recentes do ACSM e outras declarações científicas de organizações profissionais relevantes, como *2018 Physical Activity Guidelines for Americans*, a fim de que as *Diretrizes* sejam o recurso primário mais atualizado para testes de esforço e prescrição. É importante para o leitor saber que novos temas e inovações incluídos na 11ª edição foram desenvolvidos com contribuições dos membros do ACSM antes do início deste projeto por meio de uma pesquisa eletrônica e do trabalho de grupos específicos desenvolvidos na Reunião Anual do ACSM de 2018 que perguntou a entrevistados e particulares, respectivamente, sugestões relativas ao conteúdo.

Quaisquer atualizações feitas nesta edição das *Diretrizes* após sua publicação e anteriormente à próxima publicação podem ser acessadas no *site* do ACSM (https://www.acsm.org/education-resources/books/acsm-book-updates). Além disso, o leitor pode consultar o *link* ACSM Get Certified para obter uma lista das Certificações do ACSM em https://www.acsm.org/certification/get-certified e em https://www.acsm.org/get-stay-certified/get-certified/prepare-for-exams/exam-content-outlines para obter descrições detalhadas do conteúdo do exame.

Agradecimentos

Em primeiro lugar, este livro não poderia ter sido concluído sem a paciência, experiência, orientação e amizade de Angie Chastain, editora de desenvolvimento do ACSM, e Katie Feltman, diretora de operações do ACSM. Gostaríamos também de agradecer o trabalho extraordinário do Comitê de Publicações do ACSM e de seu Presidente, Jeffrey Potteiger, por confiarem em nós em relação às *Diretrizes*.

Temos uma grande dívida para com os autores que contribuíram com esta 11ª edição das *Diretrizes* por oferecerem voluntariamente seus conhecimentos e tempo valioso para garantir que atendam aos mais altos padrões em ciência e prática do exercício. Foi uma honra trabalhar com cada um dos colaboradores. O processo de revisão do texto passa por muitas etapas especializadas para garantir a mais alta qualidade de conteúdo, e agradecemos aos muitos revisores por seu cuidadoso trabalho nesta edição.

Agradecemos à Wolters Kluwer e, em particular, a Michael Nobel, Diretor Editorial e de Publicações; Amy Millholen, Editora de Desenvolvimento Sênior; e Phyllis Hitner, Gerente de Marketing.

A título pessoal, agradeço aos meus três editores associados, os Drs. Yuri Feito, Charles (Chuck) Fountaine e Brad A. Roy. Por mais que eu valorize sua experiência e direção, é sua amizade, colaboração e camaradagem que sempre irei estimar. Eles incorporaram a essência do trabalho em equipe em nosso esforço coletivo para manter os mais altos padrões para as *Diretrizes*.

E, claro, nenhum reconhecimento seria completo sem expressar meu profundo e eterno amor por minha esposa, Heidi Bills, e nossos três filhos incríveis, Noah, Autumn e Zoe, que me inspiram todos os dias. Sonhe grande, as estrelas são suas para alcançar.

Gary Liguori, PhD, FACSM
Editor Sênior

Observação

As opiniões e informações contidas na 11ª edição do *Diretrizes do ACSM para Testes de Esforço e sua Prescrição* são fornecidas como diretrizes – em oposição aos *padrões de prática*. Essa distinção é importante porque podem-se associar conotações jurídicas específicas a padrões de prática que não estão associados a diretrizes. Essa distinção é crítica na medida em que fornece ao profissional de testes de esforço e configurações programáticas a liberdade de se afastar dessas diretrizes quando necessário e apropriado, no curso do uso de julgamento independente e prudente. As *Diretrizes do ACSM para Teste de Esforço e sua Prescrição* apresentam uma estrutura pela qual o profissional, com segurança, pode – e, em alguns casos, tem a obrigação de – adaptá-las às necessidades individuais enquanto equilibra os requisitos institucionais ou legais.

Colaboradores da 11ª Edição*

Tiago Barreira, PhD
Syracuse University
Syracuse, New York
Capítulo 1: Benefícios e Riscos Associados à Atividade Física

Julia Bidonde, PhD
Norwegian Institute of Public Health
Oslo, Norway
Capítulo 10: Teste de Esforço Físico e Prescrição de Exercícios Físicos para Populações com Outras Doenças Crônicas e Problemas de Saúde

Bryan Blissmer, PhD
University of Rhode Island
Kingston, Rhode Island
Capítulo 12: Teorias Comportamentais e Estratégias para Promover a Prática de Exercícios Físicos

Frank J. Bosso, PhD
Youngstown State University
Youngstown, Ohio
Apêndice D: Cálculos Metabólicos e Métodos para Prescrever a Intensidade de Exercício

William Boyer II, PhD
California Baptist University
Riverside, California
Capítulo 9: Prescrição de Exercícios Físicos para Indivíduos com Fatores de Risco para Doenças Metabólicas e Cardiovasculares

Clinton A. Brawner, PhD, FACSM, ACSM-CEP, RCEP
Henry Ford Hospital
Detroit, Michigan
Capítulo 8: Prescrição de Exercícios Físicos para Indivíduos com Doenças Cardiovasculares e Pulmonares

Justin C. Brown, PhD
LSU Pennington Biomedical Research Center
Baton Rouge, Louisiana
Capítulo 10: Teste de Esforço Físico e Prescrição de Exercícios Físicos para Populações com Outras Doenças Crônicas e Problemas de Saúde

Keith J. Burns, PhD, ACSM-EP
Walsh University
North Canton, Ohio
Capítulo 9: Prescrição de Exercícios Físicos para Indivíduos com Fatores de Risco para Doenças Metabólicas e Cardiovasculares

Angela Busch, Dip.PT, BPT, MSc, PhD
University of Saskatchewan
Saskatoon, Saskatchewan, Canada
Capítulo 10: Teste de Esforço Físico e Prescrição de Exercícios Físicos para Populações com Outras Doenças Crônicas e Problemas de Saúde

---

*Ver no Apêndice E a lista de colaboradores das duas edições anteriores.

Wayne W. Campbell, PhD

Purdue University
West Lafayette, Indiana
Capítulo 6: Prescrição de Exercícios
    Físicos para Populações Saudáveis com
    Considerações Especiais

Lauren Connell Bohlen, PhD

University of Rhode Island
Kingston, Rhode Island
Capítulo 12: Teorias Comportamentais e
    Estratégias para Promover a Prática de
    Exercícios Físicos

David E. Conroy, PhD, FACSM

The Pennsylvania State University
University Park, Pennsylvania
Capítulo 11: Saúde do Cérebro e
    Distúrbios Relacionados

Daniel Montie Corcos, PhD

Northwestern University
Chicago, Illinois
Capítulo 11: Saúde do Cérebro e
    Distúrbios Relacionados

Melanna F. Cox, MS

University of Massachusetts Amherst
Amherst, Massachusetts
Capítulo 6: Prescrição de Exercícios
    Físicos para Populações Saudáveis com
    Considerações Especiais

Donald M. Cummings, PhD

East Stroudsburg University of
    Pennsylvania
East Stroudsburg, Pennsylvania
Capítulo 8: Prescrição de Exercícios
    Físicos para Indivíduos com Doenças
    Cardiovasculares e Pulmonares

Loretta Di Pietro, PhD, FACSM

George Washington University
Washington, DC
Capítulo 6: Prescrição de Exercícios
    Físicos para Populações Saudáveis com
    Considerações Especiais

Gregory B. Dwyer, PhD, FACSM, ACSM-CEP, PD, ETT, EIM 3

East Stroudsburg University of
    Pennsylvania
Stroudsburg, Pennsylvania
Capítulo 8: Prescrição de Exercícios
    Físicos para Indivíduos com Doenças
    Cardiovasculares e Pulmonares

Kirk Erickson, PhD

University of Pittsburgh
Pittsburgh, Pennsylvania
Capítulo 11: Saúde do Cérebro e
    Distúrbios Relacionados

Kelly R. Evenson, PhD, FACSM

University of North Carolina at Chapel Hill
Chapel Hill, North Carolina
Capítulo 6: Prescrição de Exercícios
    Físicos para Populações Saudáveis com
    Considerações Especiais

Yuri Feito, PhD, MPH, FACSM, ACSM-CEP, EIM, RCEP

Kennesaw State University
Kennesaw, Georgia
Capítulo 5: Princípios Gerais da Prescrição
    de Exercícios Físicos

Timothy Flynn, PT, PhD

Colorado in Motion
Fort Collins, Colorado
Capítulo 6: Prescrição de Exercícios
    Físicos para Populações Saudáveis com
    Considerações Especiais

Charles Fountaine, PhD, FACSM

University of Minnesota Duluth
Duluth, Minnesota
Capítulo 5: Princípios Gerais da Prescrição
    de Exercícios Físicos

Barry A. Franklin, PhD, FACSM

William Beaumont Hospital
Royal Oak, Michigan
Apresentação

Ann L. Gibson, PhD, FACSM
University of New Mexico
Albuquerque, New Mexico
Capítulo 3: Teste de Aptidão Física
Relacionado à Saúde e sua Interpretação

Ashraf Gorgey, PT, PhD, FACSM
Hunter Holmes McGuire VA Medical
Center
Richmond, Virginia
Capítulo 10: Teste de Esforço Físico e
Prescrição de Exercícios Físicos para
Populações com Outras Doenças
Crônicas e Problemas de Saúde

Gregory A. Hand, PhD, FACSM
West Virginia University
Morgantown, West Virginia
Capítulo 10: Teste de Esforço Físico e
Prescrição de Exercícios Físicos para
Populações com Outras Doenças
Crônicas e Problemas de Saúde

**Samuel A. Headley, PhD, FACSM, ACSM-
CEP, ETT, EIM 3, RCEP**
Springfield College
Springfield, Massachusetts
Capítulo 10: Teste de Esforço Físico e
Prescrição de Exercícios Físicos para
Populações com Outras Doenças
Crônicas e Problemas de Saúde

Marshall Healy
United States Army
Fort Bragg, North Carolina
Capítulo 7: Considerações Ambientais para
a Prescrição de Exercícios Físicos

Seán Healy, PhD
University of Delaware
Newark, Delaware
Capítulo 11: Saúde do Cérebro e
Distúrbios Relacionados

Katie M. Heinrich, PhD
Kansas State University
Manhattan, Kansas
Capítulo 11: Saúde do Cérebro e
Distúrbios Relacionados

Jason Jaggers, PhD, FACSM
University of Louisville
Louisville, Kentucky
Capítulo 10: Teste de Esforço Físico e
Prescrição de Exercícios Físicos para
Populações com Outras Doenças
Crônicas e Problemas de Saúde

Alfonso Jimenez, PhD
GOfitLAB
Madrid, Spain
Capítulo 9: Prescrição de Exercícios
Físicos para Indivíduos com Fatores
de Risco para Doenças Metabólicas e
Cardiovasculares

Michael T. Jones, PT, DPT, MHS, OCS
South College
Knoxville, Tennessee
Capítulo 6: Prescrição de Exercícios
Físicos para Populações Saudáveis com
Considerações Especiais

Wanda S. Koester Qualters, MS
IU Health Bloomington Hospital
Bloomington, Indiana
Apêndice A: Medicamentos Comuns

**Alex Koszalinski, PT, DPT, PhD, OCS,
FAAOMPT**
South College
Knoxville, Tennessee
Capítulo 6: Prescrição de Exercícios
Físicos para Populações Saudáveis com
Considerações Especiais

William E. Kraus, MD, FACSM
Duke University School of Medicine
Durham, North Carolina
*Physical Activity Guidelines for Americans,
2nd Edition*, Consulting Contributor

Grace Lavelle, PhD
Brunel University London
Uxbridge, United Kingdom
Capítulo 10: Teste de Esforço Físico e
Prescrição de Exercícios Físicos para
Populações com Outras Doenças
Crônicas e Problemas de Saúde

Andrew B. Lemmey, PhD

Bangor University
Bangor, United Kingdom
Capítulo 10: Teste de Esforço Físico e
 Prescrição de Exercícios Físicos para
 Populações com Outras Doenças
 Crônicas e Problemas de Saúde

Shel Levine, MS, ACSM-CEP

Eastern Michigan University
Ypsilanti, Michigan
Apêndice B: Interpretação do
 Eletrocardiograma

Jennifer Ligibel, MD

Dana-Farber Cancer Institute
Boston, Massachusetts
Capítulo 10: Teste de Esforço Físico e
 Prescrição de Exercícios Físicos para
 Populações com Outras Doenças
 Crônicas e Problemas de Saúde

James Henry Lynch, MD, FACSM

United States Army
Fort Bragg, North Carolina
Capítulo 7: Considerações Ambientais para
 a Prescrição de Exercícios Físicos

Meir Magal, PhD, FACSM, ACSM-CEP

North Carolina Wesleyan College
Rocky Mount, North Carolina
Capítulo 2: Avaliação Pré-Exercício Físico
Apêndice C: Certificações do American
 College of Sports Medicine

David X. Marquez, PhD, FACSM

University of Illinois at Chicago
Chicago, Illinois
Capítulo 12: Teorias Comportamentais e
 Estratégias para Promover a Prática de
 Exercícios Físicos

Xian Mayo, PhD

King Juan Carlos University
Fuenlabrada, Spain
Capítulo 9: Prescrição de Exercícios
 Físicos para Indivíduos com Fatores
 de Risco para Doenças Metabólicas e
 Cardiovasculares

Kevin K. McCully, PhD, FACSM

University of Georgia
Athens, Georgia
Capítulo 10: Teste de Esforço Físico e
 Prescrição de Exercícios Físicos para
 Populações com Outras Doenças
 Crônicas e Problemas de Saúde

Gary E. Means, MD

United States Army
Fort Bragg, North Carolina
Capítulo 7: Considerações Ambientais para
 a Prescrição de Exercícios Físicos

Christopher M. Morrow, PA-C

United States Army
Fort Bragg, North Carolina
Capítulo 7: Considerações Ambientais para
 a Prescrição de Exercícios Físicos

Adrià Muntaner Mas, PhD

University of Balearic Islands
Palma, Illes Balears, Spain
Capítulo 11: Saúde do Cérebro e
 Distúrbios Relacionados

Jonathan N. Myers, PhD, FACSM, ACSM-CEP, PD

VA Palo Alto Health Care System
Palo Alto, California
Capítulo 4: Testes Clínicos de Esforço Físico
 e sua Interpretação

David L. Nichols, PhD, FACSM

Texas Woman's University
Denton, Texas
Capítulo 10: Teste de Esforço Físico e
 Prescrição de Exercícios Físicos para
 Populações com Outras Doenças
 Crônicas e Problemas de Saúde

Tom E. Nightingale, PhD

The University of British Columbia
Vancouver, British Columbia, Canada
Capítulo 10: Teste de Esforço Físico e
 Prescrição de Exercícios Físicos para
 Populações com Outras Doenças
 Crônicas e Problemas de Saúde

Francisco Ortega, PhD
University of Granada
Granada, Spain
Capítulo 11: Saúde do Cérebro e
Distúrbios Relacionados

Tom Overend, BPE, BScPT, MA, PhD
Western University
London, Ontario, Canada
Capítulo 10: Teste de Esforço Físico e
Prescrição de Exercícios Físicos para
Populações com Outras Doenças
Crônicas e Problemas de Saúde

**Deborah A. Riebe, PhD, FACSM,
ACSM-EP**
University of Rhode Island
Kingston, Rhode Island
Capítulo 2: Avaliação Pré-Exercício Físico

Jennifer Ryan, PhD
Brunel University London
Uxbridge, United Kingdom
Capítulo 10: Teste de Esforço Físico e
Prescrição de Exercícios Físicos para
Populações com Outras Doenças
Crônicas e Problemas de Saúde
Capítulo 11: Saúde do Cérebro e
Distúrbios Relacionados

Candice Schachter, PT, MSc, PhD
University of Saskatchewan
Saskatoon, Saskatchewan, Canada
Capítulo 10: Teste de Esforço Físico e
Prescrição de Exercícios Físicos para
Populações com Outras Doenças
Crônicas e Problemas de Saúde

John Michael Schuna, PhD
Oregon State University
Corvallis, Oregon
Capítulo 1: Benefícios e Riscos Associados
à Atividade Física

John R. Sirard, PhD, FACSM
University of Massachusetts Amherst
Amherst, Massachusetts
Capítulo 6: Prescrição de Exercícios
Físicos para Populações Saudáveis com
Considerações Especiais

Beth A. Taylor, PhD, FACSM
University of Connecticut
Storrs, Connecticut
Capítulo 9: Prescrição de Exercícios
Físicos para Indivíduos com Fatores
de Risco para Doenças Metabólicas e
Cardiovasculares

Jared Tucker, PhD
Helen DeVoss Children's Hospital
Grand Rapids, Michigan
Capítulo 6: Prescrição de Exercícios
Físicos para Populações Saudáveis com
Considerações Especiais

David E. Verrill, ACSM-CEP, PD, EIM 3
The University of North Carolina at
Charlotte
Charlotte, North Carolina
Capítulo 8: Prescrição de Exercícios
Físicos para Indivíduos com Doenças
Cardiovasculares e Pulmonares

Dale R. Wagner, PhD, FACSM, ACSM-EP
Utah State University
Logan, Utah
Capítulo 3: Teste de Aptidão Física
Relacionado à Saúde e sua Interpretação

Megan Ware, MS
University of Georgia
Athens, Georgia
Capítulo 10: Teste de Esforço Físico e
Prescrição de Exercícios Físicos para
Populações com Outras Doenças
Crônicas e Problemas de Saúde

Amanda L. Zaleski, PhD
Hartford Hospital
Hartford, Connecticut
Capítulo 9: Prescrição de Exercícios
Físicos para Indivíduos com Fatores
de Risco para Doenças Metabólicas e
Cardiovasculares

Revisores da 11ª Edição

Statamis Agiovlasitis, PhD, FACSM, ACSM-CEP
Mississippi State University
Mississippi State, Mississippi

Inma Alvarez Gallardo, PhD
University of Cádiz
Cádiz, Spain

Raul Artal, MD, FACSM
Saint Louis University
Saint Louis, Missouri

Robert Axtell, PhD, FACSM, ETT
Southern Connecticut State University
New Haven, Connecticut

David Bacharach, PhD, FACSM
St. Cloud State University
St. Cloud, Minnesota

Alexis Batrakoulis, ACSM-CPT, ACSM-EP, EIM 2
International Obesity Exercise Training
Institute
Larissa, Greece

David Behm, PhD
Memorial University of Newfoundland
St. John's, Newfoundland, Canada

Mark P. Bouchard, MD, FACSM
Maine Medical Center
Portland, Maine

L. Jerome Brandon, PhD, FACSM
Georgia State University
Atlanta, Georgia

Lucie Brosseau, PT
University of Ottawa
Ottawa, Ontario, Canada

Peter Brubaker, PhD, FACSM, PD
Wake Forest University
Winston-Salem, North Carolina

Thomas Buckley, EdD
University of Delaware
Newark, Delaware

Jeffrey Burns, MD, MS
University of Kansas Medical Center
Kansas City, Kansas

Madeline Byra, MSc
McMaster University
Hamilton, Ontario, Canada

William Todd Cade, PT, PhD
Washington University in St. Louis
School of Medicine
St. Louis, Missouri

Daniel L. Carl, PhD
University of Cincinnati
Cincinnati, Ohio

Robert J. Confessore, PhD, FACSM, ACSM-CEP, ACSM-EP, EIM 3
Kalispell Regional Medical Center
Kalispell, Montana

Joshua Cotter, PhD, FACSM
California State University Long Beach
Long Beach, California

Brian J. Coyne, Med, ACSM-CEP, ACSM/NCHPAD CIFT, RCEP
Duke University Health System
Durham, North Carolina

Anthony Dal Nogare, MD
Kalispell Regional Medical Center
Kalispell, Montana

Eddie Davila, MS, ACSM-EP, ACSM-CEP
Urban Fitness
Bozeman, Montana

Keith Diaz, PhD, ACSM-EP
Columbia University Medical Center
New York, New York

Katrina DuBose, PhD, FACSM
East Carolina University
Greenville, North Carolina

Janet S. Dufek, PhD, FACSM
University of Nevada, Las Vegas
Las Vegas, Nevada

Christopher C. Dunbar, PhD, FACSM, ACSM-CEP
Brooklyn College
Brooklyn, New York

Laura Ellingson, PhD, FACSM
Western Oregon University
Monmouth, Oregon

Kurt Anthony Escobar, PhD
California State University Long Beach
Long Beach, California

Lisa Ferguson Stegall, PhD, FACSM
Hamline University
Saint Paul, Minnesota

Bo Fernhall, PhD, FACSM
University of Illinois at Chicago
Chicago, Illinois

Eugene C. Fitzhugh, PhD
The University of Tennessee, Knoxville
Knoxville, Tennessee

Kathryn M. Fritz, PhD
Temple University
Philadelphia, Pennsylvania

Paul Gallo, EdD, FACSM, ACSM-CEP, ACSM-EP, ACSM-GEI
Norwalk Community College
Norwalk, Connecticut

David Garcia, PhD, FACSM, ACSM-CEP
University of Arizona
Tuscan, Arizona

Chris Garvey, PhD
University of California, San Francisco
San Francisco, California

David S. Geslak, ACSM-EP
Exercise Connection
Chicago, Illinois

Martin Gibala, PhD
McMaster University
Hamilton, Ontario, Canada

Trevor Gillum, PhD, ACSM-EP, EIM 2
California Baptist University
Riverside, California

Nancy W. Glynn, PhD
University of Pittsburgh
Pittsburgh, Pennsylvania

Jeffrey Halperin, PhD
Queens College
Queens, New York

Aaron Harding, MS, ACSM-CEP, RCEP
Oregon Heart & Vascular Institute
Springfield, Oregon

Matthew Herring, PhD, FACSM
University of Limerick
Limerick, Ireland

Patricia Cristine Heyn, PhD
University of Colorado Anschutz Medical
  Campus
Aurora, Colorado

**Cheryl A. Howe, PhD, FACSM,
ACSM-CEP**
Ohio University
Athens, Ohio

Amy Huebschmann, MD
University of Colorado
Aurora, Colorado

Ed Hurvitz, MD
University of Michigan
Ann Arbor, Michigan

Neil Johannsen, PhD
Louisiana State University
Baton Rouge, Louisiana

Austin Johnston, DO
Kalispell Regional Medical Center
Kalispell, Montana

**Dennis J. Kerrigan, PhD, FACSM,
ACSM-CEP**
Henry Ford Heart and Vascular Institute
Detroit, Michigan

Danielle L. Kirkman, PhD
Virginia Commonwealth University
Richmond, Virginia

Peter Kokkinos, PhD, FACSM
Veteran Affairs Medical Center
Washington, DC

Ralph LaForge, MS
Duke University Medical Center
Durham, North Carolina

Jung-Eun Lee, PhD
University of Minnesota Duluth
Duluth, Minnesota

**Cathy Lisowski, MS, ACSM-CEP,
EIM 3, RCEP**
Kalispell Regional Medical Center
Kalispell, Montana

T. Scott Lyons, PhD, FACSM
Western Kentucky University
Bowling Green, Kentucky

Silke Matura, PhD
Goethe University Frankfurt
Frankfurt, Germany

Mindy M. Mayol, PhD, ACSM-EP
University of Indianapolis
Indianapolis, Indiana

Geoffrey E. Moore, MD, FACSM
Sustainable Health Systems
Ithaca, New York

Pouria Moshayedi, MD, PhD
University of Pittsburgh Medical Center
Pittsburgh, Pennsylvania

Kelly O'Brien, PhD, DPT
University of Toronto
Toronto, Ontario, Canada

Kris Ann Oursler, MD
Baltimore Veteran Affairs Medical Center
Baltimore, Maryland

**Cemal Ozemek, PhD, FACSM,
ACSM-CEP**
University of Illinois at Chicago
Chicago, Illinois

Melissa Pearson, PhD
University of New England
Armidale, New South Wales, Australia

Todd C. Perry, DPT
St. Lawrence Health System
Potsdam, New York

**Mark Peterson, PhD, FACSM,
ACSM/NCHPAD-CIFT**
University of Michigan
Ann Arbor, Michigan

Suzanne Phelan, PhD
California Polytechnic State University
San Luis Obispo, California

Stuart Phillips, PhD, FACSM
McMaster University
Hamilton, Ontario, Canada

Christopher Paul Repka, PhD
Northern Arizona University
Flagstaff, Arizona

Pam Roberts, MD
Kalispell Regional Medical Center
Kalispell, Montana

Joshua Safer, MD
Mount Sinai Health System
New York, New York

Kathryn Schmitz, PhD, FACSM
Pennsylvania State University
Hershey, Pennsylvania

Lesley M. Scibora, PhD
University of St. Thomas
St. Paul, Minnesota

Cody Sipe, PhD
Functional Aging Institute
Searcy, Arkansas

Neil Smart, PhD
University of New England
Armidale, New South Wales, Australia

J. Carson Smith, PhD, FACSM
University of Maryland
College Park, Maryland

Whitely Stone, PhD
University of Central Missouri
Warrensburg, Missouri

Arian Story, MS, ACSM-CPT
University of Central Arkansas
Conway, Arkansas

Andrea Stracciolini, MD, FACSM
Boston Children's Hospital
Boston, Massachusetts

Bernadette Van Belois, MD
Kalispell Regional Medical Center
Kalispell, Montana

Larry Verity, PhD, FACSM, ACSM-CEP
San Diego State University
San Diego, California

Marie Westby, PT, PhD
University of British Columbia
Vancouver, British Columbia, Canada

Ken Wilund, PhD
University of Illinois
Urbana, Illinois

Kerri Winters-Stone, PhD, FACSM
Oregon Health & Science University
Portland, Oregon

Ashley Wishman, ACSM-EP, ACSM-CEP, EIM 3
Bozeman Health
Bozeman, Montana

Rachel Zeider, MD
Kalispell Regional Medical Center
Kalispell, Montana

Inge Zijdewind, PhD
University Medical Center Groningen
Groningen, The Netherlands

Sumário

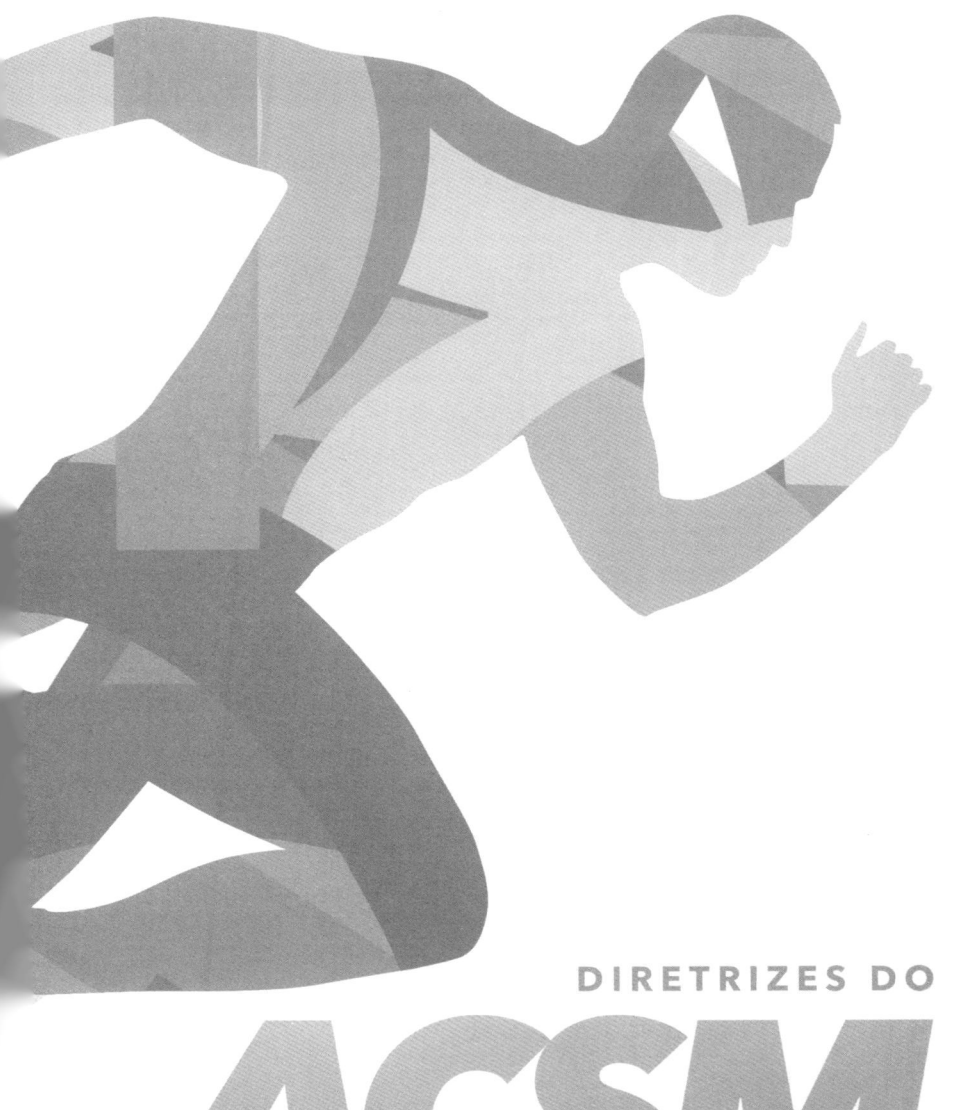

DIRETRIZES DO

ACSM

para os **Testes de Esforço** e sua **Prescrição**

Benefícios e Riscos Associados à Atividade Física

Capítulo 1

Introdução

Este capítulo resume informações relativas aos benefícios e aos riscos da atividade física (AF) e/ou exercício físico. Informações adicionais relacionadas aos benefícios da AF e dos exercícios físicos específicos para uma doença, incapacidade ou condição de saúde são explicadas nos respectivos capítulos desta edição das Diretrizes. A AF continua a assumir papel cada vez mais importante na prevenção e no tratamento de várias doenças crônicas, condições de saúde e seus fatores de risco. Assim, este capítulo enfoca a perspectiva da saúde pública, que forma a base para as recomendações atuais para AF.[1-6] Além disso, este capítulo conclui com recomendações para reduzir a incidência e a gravidade das complicações relacionadas ao exercício físico para programas de prevenção primária e secundária.

Atividade física e terminologia de aptidão

Os termos "atividade física" e "exercício físico" com frequência são usados de modo intercambiável; entretanto, eles não são sinônimos. A *AF* é definida como qualquer movimento corporal produzido pela contração dos músculos esqueléticos que resulta em um aumento das necessidades calóricas sobre o gasto energético em repouso.[7] O *exercício físico,* por sua vez, é uma modalidade de AF que consiste em movimentos corporais planejados, estruturados e repetitivos, realizados para melhorar e/ou manter um ou mais componentes da aptidão física.[7] A *aptidão física*, embora definida de várias maneiras, geralmente tem sido descrita como um conjunto de atributos ou características que os indivíduos apresentam ou alcançam, que se relaciona com sua capacidade de realizar AF e Atividades de Vida Diária.[7] Esses atributos ou características são comumente separados em componentes da aptidão física relacionados à saúde e às habilidades. No entanto, evidências recentes sugerem que esses componentes da aptidão física podem não ser mutuamente exclusivos, pois vários componentes relacionados às habilidades podem ser importantes para atingir os objetivos de saúde e, portanto, devem ser incorporados ao se elaborarem programas de prescrição de exercícios físicos com diferentes populações (p. ex., potência e atividades de equilíbrio com adultos mais velhos) (Boxe 1.1).

Boxe 1.1	Componentes da aptidão física relacionados à saúde e à habilidade.

Componentes da aptidão física relacionados à saúde

- Resistência cardiorrespiratória: habilidade dos sistemas circulatório e respiratório de fornecer oxigênio durante atividade física sustentada
- Composição corporal: as quantidades relativas de músculo esquelético, gordura, osso e outras partes vitais do corpo
- Força muscular esquelética: capacidade do músculo esquelético exercer força
- Resistência muscular esquelética: capacidade do músculo esquelético continuar a contrair sem fadiga
- Flexibilidade: a amplitude de movimento disponível em uma articulação.

Componentes da aptidão física relacionados à habilidade

- Agilidade: capacidade de mudar a posição do corpo no espaço com velocidade e precisão
- Coordenação: capacidade de usar os sentidos, como visão e audição, simultaneamente a outras partes do corpo, na execução de tarefas de maneira suave e precisa
- Equilíbrio: manutenção da estabilidade enquanto se está parado ou em movimento
- Potência: capacidade ou taxa em que se pode realizar determinado trabalho
- Tempo de reação: tempo decorrido entre o estímulo e o início da reação a ele
- Velocidade: capacidade de realizar um movimento em um curto período.

Adaptado de Caspersen et al.[7]

Além de definir AF, é importante definir claramente a ampla gama de intensidades associadas à AF (ver Tabela 5.2) e com diferentes métodos para estimar intensidades, o que inclui a porcentagem do consumo de oxigênio de reserva ($\dot{V}O_2R$), a frequência cardíaca de reserva (FCR), o consumo de oxigênio ($\dot{V}O_2$), a frequência cardíaca (FC) ou equivalentes metabólicos (METs; ver Boxe 5.2 e Apêndice D). Vários capítulos ao longo das Diretrizes fornecem a metodologia e as orientação para selecionar um método de estimativa adequado, com base nas circunstâncias individuais.

Os METs são um método útil, conveniente e padronizado para descrever a intensidade absoluta de vários comportamentos e atividades físicas. Entre adultos, a AF de intensidade leve é definida como 1,6 a 2,9 METs, moderada como 3,0 a 5,9 METs e vigorosa como $\geq$ 6,0 METs.[6] A Tabela 1.1 dá exemplos específicos de valores de MET para atividades em cada uma das faixas de intensidade descritas. No compêndio de atividades físicas encontra-se um catálogo abrangente de valores de intensidade absoluta para vários comportamentos e atividades.[8]

Devido aos declínios relacionados à idade na capacidade aeróbia máxima,[4,11] quando idosos e mais jovens trabalham no mesmo nível de MET, a intensidade relativa de exercício físico (p. ex., %$\dot{V}O_{2máx}$) geralmente será diferente (ver Capítulo 5). Em outras palavras, o idoso trabalha com porcentagem relativa maior de consumo máximo de oxigênio ($\dot{V}O_{2máx}$) do que indivíduos mais jovens. No entanto, idosos fisicamente ativos podem ter capacidades aeróbias comparáveis ou superiores às de adultos jovens inativos fisicamente. Essa relação será semelhante ao comparar indivíduos com diferentes níveis de aptidão física, sendo que aqueles com menor $\dot{V}O_{2máx}$ trabalharão em uma porcentagem maior de sua capacidade máxima em comparação àqueles mais aptos no mesmo valor absoluto de MET.

Tabela 1.1 • Valores de equivalentes metabólicos (METs) de atividades físicas comuns classificados como de intensidade leve, moderada ou vigorosa.

Leve (1,6 a 2,9 METs)	Moderada (3,0 a 5,9 METs)	Vigorosa (≥ 6,0 METs)
Caminhar Caminhar devagar em torno de casa, loja ou escritório = 2,0[a] **Serviço doméstico e ocupacional** Permanecer em pé realizando trabalhos leves, como arrumar a cama, lavar louça, passar roupa, cozinhar ou serviço de balconista = 2,0 a 2,5 **Lazer e esportes** Bilhar = 2,5 Passeios de barco a motor = 2,5 Croqué = 2,5 Dardos = 2,5 Pesca, sentado = 2,5 Tocar a maioria dos instrumentos musicais = 2,0 a 2,5	**Caminhar** Caminhar a 4,8 km × h⁻¹ = 3,0[a] Caminhar em ritmo muito acelerado (6 km × h⁻¹) = 5,0[a] **Serviço doméstico e ocupacional** Limpeza pesada – lavagem de janelas, carro, garagem = 3,0 Varrer pisos ou carpetes, aspirar, esfregar = 3,0 a 3,5 Carpintaria em geral = 3,6 Carregar e empilhar madeira = 5,5 Cortar a grama com cortador elétrico = 5,5 **Lazer e esportes** *Badminton* – recreativo = 4,5 Basquete, arremessos = 4,5 Dança de salão lenta = 3,0; rápida = 4,5 Pesca à margem do rio e caminhando = 4,0 Golfe – caminhando, puxando o carrinho = 4,3 Barco à vela, *wind surf* = 3,0 Tênis de mesa = 4,0 Tênis de duplas = 5,0 Voleibol não competitivo = 3,0 a 4,0	**Caminhar, trotar e correr** Caminhar em ritmo muito rápido (7,2 km × h⁻¹) = 6,3[a] Caminhada casual/caminhada em trilha, em ritmo e inclinação moderados sem mochila ou com mochila leve (< 4,5 kg) = 7,0 Caminhada em trilhas íngremes com mochila 4,5 a 19 kg = 7,5 a 9,0 Corrida a 8 km × h⁻¹ = 8,0[a] Corrida a 9,7 km × h⁻¹ = 10,0[a] Corrida a 11,3 km × h⁻¹ = 11,5[a] **Serviço doméstico e ocupacional** Remover areia, carvão etc. = 7,0 Carregar cargas pesadas, como tijolos = 7,5 Serviço rural pesado, como enfardar feno = 8,0 Cavar valas com a pá = 8,5 **Lazer e esportes** Pedalar em superfície plana – esforço leve (16 a 19,3 km × h⁻¹) = 6,0 Jogo de basquete = 8,0 Pedalar em superfície plana – esforço moderado (19,3 a 22,5 km × h⁻¹) = 8,0; rápido (22 a 25,7 km × h⁻¹) = 10,0 Esqui *cross-country* – lento (4 km × h⁻¹) = 7,0; rápido (8 a 12,7 km × h⁻¹) = 9,0 Futebol – casual = 7,0; competitivo = 10,0 Natação de lazer = 6,0[b]; moderada/pesada = 8,0 a 11,0[b] Tênis, individual = 8,0 Voleibol – competitivo em quadra ou na praia = 8,0

[a]Em superfície plana e dura. [b]Os valores de MET podem variar significativamente de indivíduo para indivíduo durante a natação, como resultado de diferentes braçadas e níveis de habilidade. Adaptada de Ainsworth et al.[8-10]

Perspectiva da saúde pública para as recomendações atuais

Há mais de 20 anos, o American College of Sports Medicine (ACSM), com os Centers for Disease Control and Prevention (CDC),[12] o U.S. Surgeon General[13] e os National Institutes of Health (NIH),[14] publicou obras de referência sobre AF e saúde. Um objetivo importante desses relatórios foi esclarecer aos profissionais que lidam com exercício físico (p. ex., profissionais de educação física) e ao público a quantidade e a intensidade de AF necessária para melhorar a saúde, diminuir a suscetibilidade a doenças (morbidade) e reduzir a mortalidade prematura.[12-14] Além disso, esses relatórios documentaram a relação dose-resposta entre AF e saúde (ou seja, alguma atividade é melhor do que nenhuma, e mais atividade, até certo ponto, é melhor do que menos).

Em 1995, os CDC e o ACSM recomendaram que "todo adulto nos EUA deveria acumular 30 minutos ou mais de AF moderada, na maioria dos dias da semana, de preferência todos os dias".[12] Essa recomendação foi rapidamente seguida, em 1996, pelo Physical Activity and Health: A Report of the Surgeon General, um relatório que é referência e detalha os inúmeros benefícios para a saúde associados à AF regular.[13] Coletivamente, a intenção dessas declarações era aumentar a consciência pública sobre os benefícios da AF de intensidade moderada relacionados à saúde. Como resultado de uma crescente conscientização dos efeitos adversos da inatividade física à saúde e por causa de alguma confusão e má interpretação das recomendações originais sobre AF, o ACSM e a American Heart Association (AHA) publicaram recomendações atualizadas para AF e saúde em 2007 (Boxe 1.2).[3]

Logo após a publicação das recomendações conjuntas do ACSM e da AHA, o governo federal norte-americano reuniu um painel de especialistas, o 2008 Physical Activity Guidelines Advisory Committee,[15] para revisar as evidências científicas sobre AF e saúde publicadas desde o relatório do Surgeon General, dos EUA, de 1996.[13] Esse comitê encontrou evidências convincentes sobre os benefícios da AF para a saúde, bem como a presença de uma relação dose-resposta para muitas doenças e condições de saúde. O 2008 Physical Activity Guidelines Advisory Committee forneceu o

---

Boxe 1.2   Recomendações primárias do ACSM-AHA para atividade física.[3]

- Todos os adultos saudáveis, com idade entre 18 e 65 anos, devem participar de AF aeróbia de intensidade moderada por, no mínimo, 30 minutos, em 5 dias × semana⁻¹ ou atividade aeróbia de intensidade vigorosa por, no mínimo, 20 minutos, em 3 dias × semana⁻¹
- Combinações de exercícios físicos de intensidade moderada e vigorosa podem ser realizadas para atender a essa recomendação
- A atividade aeróbia de intensidade moderada pode ser acumulada para totalizar o mínimo de 30 minutos, por meio da realização de sessões com duração ≥ 10 minutos cada
- Todo adulto deve realizar atividades que mantenham ou aumentem a força e a resistência muscular esquelética por, no mínimo, 2 dias × semana⁻¹
- Devido à relação dose-resposta entre AF e saúde, indivíduos que desejam melhorar ainda mais sua aptidão física, reduzir o risco de doenças crônicas e incapacidades e/ou prevenir ganho de massa corporal prejudicial à saúde podem beneficiar-se ao excederem as quantidades mínimas recomendadas de AF.

ACSM, American College of Sports Medicine; AHA, American Heart Association.

relatório do Physical Activity Guidelines Advisory Committee,[15] que resultou em duas conclusões importantes que influenciaram o desenvolvimento de recomendações de AF subsequentes:

1. Podem-se obter benefícios significativos para a saúde com a realização de uma quantidade moderada de AF, na maioria, senão em todos os dias da semana
2. Benefícios adicionais à saúde resultam de maiores quantidades de AF. Indivíduos que mantêm um programa regular de AF com maior duração, maior intensidade ou ambos têm maior probabilidade de obter maiores benefícios do que aqueles que praticam menor quantidade.

Essas recomendações do relatório do Physical Activity Guidelines Advisory Committee resultaram, em última instância, nas 2008 Physical Activity Guidelines for Americans, que foram as primeiras diretrizes abrangentes relacionadas à AF publicadas pelo governo federal (ver https://health.gov/paguidelines/2008/).[5]

Após uma década de pesquisa e implementação das Physical Activity Guidelines, o governo federal convocou outro painel de especialistas, as 2018 Physical Activity Guidelines Advisory Committee,[16] para revisar as evidências científicas sobre AF e saúde publicadas desde que as 2018 Physical Activity Guidelines for Americans[5] foram publicadas. O comitê identificou outras evidências que apoiam os efeitos benéficos da AF para a saúde. Além de atenuar os riscos de doenças crônicas, as conclusões adicionais sobre os benefícios da AF para a saúde do relatório científico do 2018 Physical Activity Guidelines Advisory Committee incluem, mas não se limitam ao seguinte:

1. Para aqueles que são inativos, a AF de qualquer intensidade (leve, moderada ou vigorosa) pode trazer benefícios à saúde
2. Os benefícios para a saúde podem ser experimentados após apenas uma sessão de AF moderada a vigorosa (AFMV)
3. Qualquer sessão de AFMV, independentemente da duração, pode ser incluída ao quantificar os volumes diários ou semanais de AF que devem ser contados para atender às recomendações atuais.

As descobertas coletivas do 2018 Physical Activity Guidelines Advisory Committee Scientific Report[16] foram posteriormente resumidas e incorporadas às diretrizes federais de AF mais recentes – as Physical Activity Guidelines for Americans, segunda edição (https://health.gov/paguidelines/second-edition/) (Boxe 1.3).[6]

Entre as mudanças refletidas nas diretrizes de 2018, está a eliminação da exigência anterior de que as atividades aeróbias devem ocorrer em episódios de mais de 10 minutos de duração para obter benefícios significativos para a saúde,[6] uma vez que evidência recente indica que episódios de AF com menos de 10 minutos de duração também estão associados a desfechos favoráveis para uma variedade de indicadores relacionados à saúde.[16]

Desde o lançamento do Relatório do Surgeon General, de 1996,[13] vários relatórios defenderam os níveis de AF acima das recomendações mínimas de AF do CDC-ACSM.[11,17] Essas recomendações referem-se principalmente ao volume de AF necessário para prevenir ganho de massa corporal e/ou obesidade e não devem ser vistas como contraditórias. Em outras palavras, a AF considerada suficiente para reduzir os riscos de doenças crônicas e mortalidade pode ser insuficiente para prevenir ou reverter o ganho de massa corporal e/ou obesidade, dado o estilo de vida norte-americano típico. Desse modo, a AF, além das recomendações mínimas,

Boxe 1.3	Recomendações primárias de atividade física para adultos da segunda edição do Physical Activity Guidelines for Americans.[6]

- Os adultos devem se movimentar mais e permanecer menos tempo sentados ao longo do dia. Alguma atividade física é melhor do que nenhuma. Adultos que permanecem menos tempo sentados e fazem qualquer quantidade de atividade física moderada a vigorosa obtêm alguns benefícios à saúde
- Para benefícios substanciais à saúde, os adultos devem fazer pelo menos 150 a 300 min. × semana[-1] de intensidade moderada, ou 75 a 150 min. × semana[-1] de atividade física aeróbia de intensidadę vigorosa, ou uma combinação equivalente de atividade aeróbia de intensidade moderada e vigorosa. De preferência, a atividade aeróbia deve ser distribuída ao longo da semana
- Benefícios adicionais para a saúde são obtidos com a prática de atividades físicas além do equivalente a 300 minutos de atividade física de intensidade moderada por semana
- Os adultos também devem fazer atividades de fortalecimento muscular esquelético de intensidade moderada ou superior e que envolvam todos os principais grupamentos musculares, em 2 ou mais dias da semanas[-1], visto que essas atividades proporcionam benefícios adicionais à saúde.

combinadas com nutrição e alimentação adequadas, é provavelmente necessária para muitos indivíduos para controlar e/ou prevenir o ganho de massa corporal e a obesidade.[11,18]

Foram realizados numerosos estudos epidemiológicos em grande escala que documentaram a relação inversa entre AF e incidência de doença cardiovascular (DCV) e todas as causas ou mortalidade relacionadas à DCV.[19,20] Williams[21] realizou metanálise de 23 coortes, de sexo biológico específico, relatando níveis variados de AF ou aptidão cardiorrespiratória (ACR), representando 1.325.004 pessoas/ano de acompanhamento e mostrou relações inversas de dose-resposta entre AF e FCR com riscos para doença arterial coronariana (DAC) e DCV (Figura 1.1). Em geral, os achados desse estudo indicaram que níveis mais elevados de AF ou ACR proporcionam benefícios adicionais à saúde.[21] A Tabela 1.2 fornece a força da evidência para as relações dose-resposta entre AF e vários resultados de saúde.

O ACSM e a AHA também divulgaram duas publicações que examinaram a relação entre AF e saúde pública em idosos.[1,4] Em geral, essas publicações traziam algumas recomendações semelhantes às diretrizes atualizadas para adultos;[2,3] no entanto, a intensidade recomendada de atividade aeróbia refletida nessas diretrizes está relacionada ao nível de FCR do idoso. Além disso, são feitas recomendações específicas para a idade sobre a importância da flexibilidade, do sistema neuromotor e de atividades de fortalecimento muscular esquelético.[1,4] As 2008 Physical Activity Guidelines for Americans[5] inicialmente fizeram três recomendações específicas de AF por idade, as quais foram direcionadas a crianças e adolescentes (6 a 17 anos), adultos (18 a 64 anos) e idosos (≥ 65 anos), que são semelhantes às recomendações do ACSM e da AHA. No entanto, as Physical Activity Guidelines for Americans, segunda edição[6] forneceram especificidades de idade adicionais, a partir do delineamento das recomendações de AF para crianças em idade pré-escolar (3 a 5 anos), crianças em idade escolar e adolescentes (6 a 17 anos), adultos (18 a 64 anos) e idosos (≥ 65 anos).

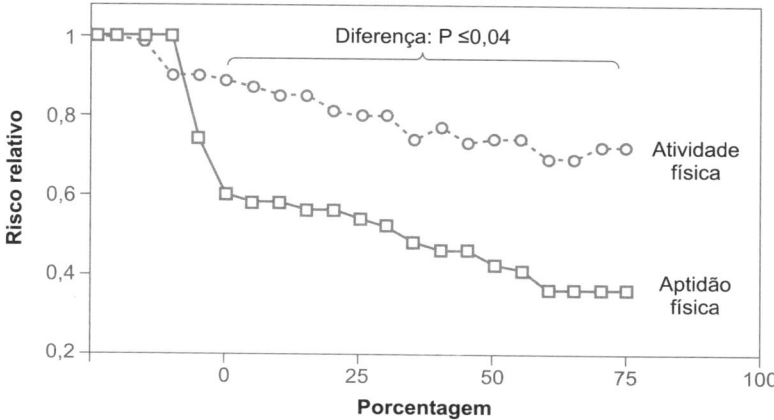

Figura 1.1 Curva de dose-resposta estimada para o risco relativo de doença cardiovascular aterosclerótica por porcentagens de aptidão física e atividade física das amostragens. Os estudos foram ponderados pessoas/anos de experiência. Utilizada com permissão de (21).

Comportamento sedentário e saúde

Apesar dos benefícios bem conhecidos da AF regular para a saúde, a inatividade física continua sendo uma pandemia global que foi identificada como um dos quatro principais contribuintes para a mortalidade prematura.[22,23] Globalmente, 31,1% dos adultos são fisicamente inativos.[22] Nos EUA, dados de autorrelato indicam que 50,9% dos adultos atendem às diretrizes de atividade aeróbia, 30,4% atendem às diretrizes de fortalecimento muscular esquelético e 20,5% atendem às diretrizes aeróbias e de fortalecimento muscular esquelético.[24]

Nos últimos 10 a 15 anos, o papel do comportamento sedentário no risco e na progressão de doenças tornou-se uma preocupação de saúde pública cada vez mais proeminente.[25,26] Para esclarecer, *comportamento sedentário* é definido como qualquer comportamento caracterizado por um gasto de energia de ≤ 1,5 METs na postura sentada, reclinada ou deitada.[27] Apesar dessa definição padronizada, os esforços científicos para medir o comportamento sedentário em vida livre têm variado consideravelmente em relação aos métodos de avaliação empregados.

Os esforços iniciais para entender melhor os níveis de comportamento sedentário contemporâneo e seus riscos à saúde associados basearam-se amplamente em dados autorrelatados de tempo sentado e/ou assistindo TV coletados a partir de questionários,[28-30] enquanto estudos subsequentes usaram tecnologias de detecção de movimento para estimar comportamentos sedentários.[31-33] Devido a esses diferentes métodos, ainda não se sabe exatamente quanto tempo por dia os norte-americanos passam envolvidos em comportamentos sedentários. No entanto, os dados publicados da National Health and Nutrition Examination Survey (NHANES) indicam que os adultos norte-americanos relatam tempo médio total sentado de 4,7 h $\times$ dia^{-1},[34] enquanto as estimativas médias para o tempo sedentário medido pela acelerometria utilizada na

Tabela 1.2 • Evidências para a relação dose-resposta entre atividade física e resultados de saúde em adultos.

Variável	Evidência de relação dose-resposta[a]	Força da evidência[b]
Mortalidade por todas as causas[c]	Sim	Forte
Saúde cardiorrespiratória[c]	Sim	Forte
Saúde metabólica[c]	Sim	Forte
Balanço energético: Prevenção de ganho de massa corporal[c]	Sim	Limitada
Perda de massa corporal[d]	Sim	Forte
Manutenção da massa corporal após o emagrecimento[d]	Sim	Moderada
Obesidade abdominal[d]	Sim	Moderada
Saúde musculoesquelética: Ossos[d]	Sim	Moderada
Muscular esquelética[d]	Sim	Forte
Saúde funcional[d]	Sim	Moderada
Risco de câncer específico: Bexiga[c]	Sim	Moderada
Mama[c]	Sim	Forte
Cólon[c]	Sim	Forte
Endométrio[c]	Sim	Moderada
Pulmão[c]	Sim	Limitada
Ovário[c]	Não	Limitada
Próstata[c]	Não atribuível	Evidências insuficientes
Saúde mental: Ansiedade[c]	Sim	Limitada
Cognição[c]	Não atribuível	Evidências insuficientes
Depressão[c]	Sim	Limitada
Bem-estar: Qualidade de vida[c]	Não atribuível	Evidências insuficientes
Sono[c]	Sim	Moderada

[a]A evidência de relação dose-resposta foi classificada da seguinte maneira: "Sim" – a evidência sustenta relação dose-resposta. "Não" – a evidência não sustenta relação dose-resposta. "Não atribuível" – evidência inadequada ou muito díspar para gerar conclusão relevante. [b]A força da evidência foi classificada da seguinte maneira: "Forte" – resultados consistentes em muitos estudos. "Moderada" – alguns resultados inconsistentes em um número moderado de estudos. "Limitada" – resultados inconsistentes em alguns estudos. "Evidências insuficientes" – estudos inadequados, poucos ou nenhum para avaliar a força da evidência. [c]Adaptada de 2018 Physical Activity Guidelines Advisory Committee.[16] [d]Adaptada de Physical Activity Guidelines Advisory Committee.[15]

cintura foram maiores, em 7,7 a 8,0 h × dia^{-1}.[35,36] Independentemente desses métodos de medição discrepantes, o corpo coletivo de evidências de pesquisa indica claramente que altos níveis de comportamento sedentário podem ser prejudiciais à saúde.[16]

As relações deletérias entre o comportamento sedentário e vários indicadores e resultados de saúde foram demonstradas usando uma variedade de projetos de pesquisa. Experimentos clínicos de curta duração demonstraram que ficar sentado por período prolongado causa efeitos desfavoráveis no controle do metabolismo de glicose,[37-40] metabolismo lipídico[38,39] e função vascular.[41,42] Numerosos estudos transversais indicaram que o comportamento sedentário está positivamente associado a uma variedade de fatores de risco cardiometabólico.[43-47] Além disso, uma série de estudos longitudinais prospectivos demonstraram que altos níveis de comportamento sedentário estão associados a maiores riscos de incidência de diabetes melito,[29,48-50] cardiopatias[51] e câncer[52,53] e também a riscos aumentados de mortalidade por todas as causas,[30,54-57] DCV[30,54,58-60] e câncer.[61-63] Revisões sistemáticas de acompanhamento e metanálises confirmaram amplamente os achados de estudos longitudinais anteriores e indicaram ainda que altos níveis de comportamento sedentário apresentam riscos significativos à saúde.[64-68] Inicialmente, acreditava-se que a relação entre o comportamento sedentário e vários desfechos de saúde, incluindo mortalidade, era independente do tempo gasto em atividades de maior intensidade (ou seja, AFMV).[64] No entanto, recente metanálise demonstrou que altos níveis de AFMV (≥ 4,3 vezes a quantidade mínima recomendada – cerca de 60 a 75 min × dia^{-1} de AF de intensidade moderada) parecem eliminar o risco de mortalidade associado a altos níveis de comportamento sedentário.[65]

Benefícios da atividade física regular e do exercício físico para a saúde

Evidências que apoiam a relação inversa entre AF regular e/ou exercícios físicos e mortalidade prematura, DCV/DAC, hipertensão arterial sistêmica, acidente vascular cerebral, osteoporose, diabetes melito tipo 2, síndrome metabólica, obesidade, 13 tipos de câncer (mama, bexiga, reto, cabeça e pescoço, cólon, mieloma, leucemia mieloide, endometrial, cárdia gástrica, rim, pulmão, fígado, adenocarcinoma esofágico), depressão, saúde funcional, quedas e função cognitiva continuam a se acumular.[6] Para muitas dessas doenças e condições de saúde, também há fortes evidências de relação dose-resposta com AF (ver Tabela 1.2).

Vários estudos epidemiológicos em grande escala documentaram claramente uma relação dose-resposta entre AF e risco de DCV e mortalidade prematura em homens e mulheres e em amostras etnicamente diversas.[69-74] Também é importante observar que a capacidade aeróbia (ou seja, ACR) tem relação inversa com muitas situações negativas para a saúde, incluindo risco de morte prematura por todas as causas e, especificamente, de DCV,[75-79] e níveis mais elevados de AF habitual estão associados a níveis mais elevados de FCR,[80-84] que, por sua vez, estão associados a muitos benefícios para a saúde.[6] O Boxe 1.4 resume os benefícios da AF e/ou exercícios físicos regulares.

Benefícios à saúde obtidos a partir da melhora da aptidão muscular esquelética

Os benefícios à saúde advindos do aumento da aptidão muscular esquelética (ou seja, os parâmetros funcionais de força, resistência e potência muscular esquelética) estão bem estabelecidos.[16] Níveis mais elevados de força muscular esquelética estão associados a perfis de risco cardiometabólico significativamente melhores, menor risco de mortalidade por todas as causas, menos eventos de DCV, menor risco de desenvolver limitações de função física e menor risco de doença não fatal.[2] Mudanças benéficas significativas em biomarcadores relacionados à saúde podem ser percebidas como resultado da participação regular no treinamento de força, incluindo melhorias na composição corporal, níveis de glicose no sangue, sensibilidade à insulina e pressão arterial sistêmica em indivíduos com hipertensão leve ou moderada.[2,86,87] Evidências recentes sugerem que o treinamento de força é tão efetivo quanto o treinamento aeróbio no manejo e tratamento do diabetes melito tipo 2[88,89] e na melhoria dos perfis lipídicos sanguíneos de indivíduos com sobrepeso ou com obesidade.[90] O treinamento de força influencia positivamente a distância percorrida e a velocidade da caminhada em pessoas com doença arterial periférica.[89,91] Benefícios adicionais à saúde atribuídos ao treinamento de força foram confirmados por recente metanálise, a qual demonstrou que os protocolos que empregaram ações musculares esqueléticas isométricas de intensidade leve a moderada foram mais efetivos na redução da pressão arterial sistêmica em pessoas normotensas e hipertensas do que o treinamento aeróbio ou treinamento de força dinâmico.[92] Consequentemente, o treinamento de força pode ser efetivo para prevenir e tratar a perigosa constelação de condições conhecidas como síndrome metabólica[2] (ver Capítulo 9).

Os exercícios físicos que aumentam a força e a massa muscular esquelética também aumentam a massa óssea (ou seja, a densidade e o conteúdo mineral ósseo) e a força dos ossos submetidos ao estresse, podendo servir como medida valiosa para prevenir, retardar ou reverter a perda de massa óssea em indivíduos com osteoporose[15,16] (ver Capítulo 10). O treinamento de força pode reduzir a dor e a incapacidade em indivíduos com osteoartrite[2,93] e tem se mostrado efetivo no tratamento da lombalgia crônica.[94,95] Além disso, o trabalho preliminar sugere que os exercícios físicos de força podem prevenir e melhorar a depressão e a ansiedade, aumentar o vigor e reduzir a fadiga.[2,96]

Riscos associados à atividade física e ao exercício físico

Em geral, os benefícios da AF regular superam em muito os riscos.[15,16,97] No entanto, a participação em AF ou exercício físico está associada a um risco aumentado de lesão musculoesquelética (LME)[98] e potenciais complicações cardiovasculares.[2]

A LME é a complicação mais comum relacionada a exercício físico e, frequentemente, associada à intensidade do exercício físico, à natureza da atividade, às condições preexistentes e às anomalias musculoesqueléticas. Os eventos cardiovasculares adversos, como morte súbita cardíaca (MSC) e infarto agudo do miocárdio (IAM), geralmente estão associados a exercícios físicos de intensidade vigorosa.[99,100] MSC e IAM são muito menos comuns do que LME, mas podem levar à morbidade e à mortalidade a longo prazo.[97]

| Boxe 1.4 | Benefícios da atividade física e/ou exercício físico regulares. |

Melhora nas funções cardiovascular e respiratória
- Aumento da captação máxima de oxigênio, resultante tanto de adaptações centrais quanto periféricas
- Diminuição da ventilação-minuto em uma determinada intensidade submáxima absoluta
- Redução do custo de oxigênio do miocárdio para uma determinada intensidade submáxima absoluta
- Diminuição da frequência cardíaca e da pressão arterial sistêmica em uma determinada intensidade submáxima
- Aumento da densidade capilar no músculo esquelético
- Aumento do limiar de exercício físico para o acúmulo de lactato no sangue
- Aumento do limiar de exercício físico para o início de sinais ou sintomas de doenças (p. ex., angina do peito, depressão isquêmica do segmento ST e claudicação).

Redução nos fatores de risco de doenças cardiovasculares
- Redução da pressão arterial sistólica/diastólica em repouso
- Aumento das lipoproteínas de alta densidade e diminuição da trigliceridemia
- Redução da gordura corporal total e da gordura intra-abdominal
- Necessidade reduzida de insulina; melhor tolerância à glicose
- Redução da adesão e agregação plaquetária no sangue
- Redução da inflamação.

Morbidade e mortalidade diminuídas
- Prevenção primária (ou seja, intervenções para prevenir a ocorrência inicial)
- Níveis mais altos de atividade e/ou condicionamento físico estão associados a taxas reduzidas de mortalidade por DAC
- Níveis mais altos de atividade e/ou condicionamento físico estão associados a menores taxas de incidência de DCV, DAC, acidente vascular cerebral; diabetes melito tipo 2, síndrome metabólica, fraturas osteoporóticas, câncer de bexiga, mama, cólon, endométrio e pulmão; e doença da vesícula biliar
- Prevenção secundária (ou seja, intervenções após um evento cardíaco para prevenir um subsequente)
- Com base em metanálises, a mortalidade por DCV e por todas as causas é reduzida em pacientes que, após IAM, participaram de treinamento físico para reabilitação cardíaca, especialmente como componente da redução do fator de risco multifatorial. (Nota: ensaios randomizados controlados de treinamento físico para reabilitação cardíaca envolvendo pacientes após IAM não embasam a redução na taxa de novo IAM não fatal.)

Outros benefícios
- Diminuição da ansiedade e depressão
- Função cognitiva aprimorada
- Função física aprimorada e vida independente em idosos
- Melhora da sensação de bem-estar
- Melhor qualidade de vida
- Melhor qualidade e eficiência do sono
- Melhora do desempenho em atividades de trabalho, recreativas e esportivas
- Redução do risco de quedas e lesões causadas por quedas em idosos
- Prevenção ou mitigação de limitações funcionais em idosos
- Terapia efetiva para muitas doenças crônicas em idosos.

DAC, doença arterial coronariana; DCV, doença cardiovascular; IAM, infarto agudo do miocárdio. Adaptado de Nelson et al.,[4] U.S. Department of Health and Human Services,[13] Physical Activity Guidelines Advisory Committee,[15] 2018 Physical Activity Guidelines Advisory Committee,[16] e Kesaniemi et al.[85]

Lesões musculoesqueléticas associadas ao exercício físico

Caminhadas e AF de intensidade moderada estão associadas a um risco muito baixo de LME, enquanto corrida e esportes competitivos estão associados a um risco elevado de lesões.[101,102] O risco de LME é maior em atividades em que há contato direto entre os participantes ou com o solo (p. ex., futebol e luta livre) em comparação às atividades em que o contato entre os participantes ou com o solo é mínimo ou inexistente (ou seja, beisebol, corrida, caminhada).[103] Em 2014, mais de 6,3 milhões de norte-americanos receberam atenção médica para lesões relacionadas ao esporte, com as taxas mais altas encontradas em crianças com idades entre 12 e 17 anos (83,41 episódios de lesões por mil habitantes) e adultos com idades entre 18 e 44 anos (21,94 episódios de lesões por mil habitantes).[104] As regiões anatômicas mais comuns para as LMEs são as extremidades inferiores, com taxas mais elevadas nos joelhos, seguidos por pés e tornozelos.[101,102]

A literatura existente sobre as consequências de lesões decorrentes de participação em AF geralmente se concentra em homens de populações não representativas (p. ex., militares e atletas).[105] Um estudo prospectivo com mulheres que residiam em comunidades descobriu que atender às diretrizes nacionais de AF de $\geq$ 150 min $\times$ semana^{-1} de AFMV resultou em aumento modesto na LME relacionada à AF em comparação com mulheres que não atendiam às diretrizes.[106] No entanto, o risco de desenvolver LME está inversamente relacionado ao nível de aptidão física.[15] Para qualquer dose de AF, os indivíduos fisicamente inativos têm maior probabilidade de apresentar LME quando comparados a seus colegas mais ativos.[15]

Os métodos comumente usados para reduzir a LME (p. ex., alongamento, aquecimento, relaxamento e progressão gradual da intensidade e volume do exercício físico) podem ser úteis em algumas situações, mas faltam estudos controlados que comprovem a efetividade desses métodos.[2] Uma lista abrangente de estratégias que podem auxiliar na prevenção de LME pode ser encontrada em outras publicações.[107,108]

Morte súbita cardíaca entre jovens

As causas cardiovasculares de morte súbita relacionadas ao exercício físico em atletas jovens são mostradas na Tabela 1.3.[97] Esses dados indicam claramente que as causas mais comuns de MSC em jovens são anormalidades congênitas e hereditárias, incluindo cardiomiopatia hipertrófica, anormalidades da artéria coronária e estenose aórtica. Um relatório anterior, que avalia a morte súbita entre indivíduos mais jovens, indicou o risco anual absoluto de morte relacionada a exercício físico entre atletas do ensino médio e universitários de 1 para 133 mil homens e 1 para 769 mil mulheres.[109] Deve-se observar que essas taxas, embora baixas, incluíram todas as mortes não traumáticas relacionadas a esportes. Do total de 136 causas identificáveis de morte, 100 foram causadas por DCVs. Dados mais recentes entre jovens atletas competitivos dos EUA (idade: 19 $\pm$ 6 anos), de 1980 a 2011, indicaram taxas de incidência anual um pouco mais altas para todas as causas de morte súbita em 1 por 62.439 homens e 1 por 523.093 mulheres.[112] Além disso, Maron et al.[112] relataram que 40% das mortes súbitas registradas foram atribuíveis à MSC, com taxas de incidência anual de 1 em 121.691 homens e 1 em 787.392 mulheres. Algumas evidências, entretanto, sugerem que a incidência de MSC em jovens participantes de esportes pode ser maior, variando de 1 por 40 mil a 1 por 80 mil atletas anualmente.[113] Além disso, as taxas de

Tabela 1.3 • Causas cardiovasculares de morte súbita relacionada com exercício físico em atletas jovens.[a]

	Van Camp et al.[109] (n = 100)[b]	Maron et al.[110] (n = 134)	Corrado et al.[111] (n = 55)[c]	Maron et al.[112] (n = 842)[b]
CM hipertrófica	51	36	1	302
Provável CM hipertrófica	5	10	0	77
Anomalias coronarianas	18	23	9	158
Estenose aórtica valvar e subvalvar	8	4	0	20
Possível miocardite	7	3	5	57
CM dilatada e não específica	7	3	1	18
DCV aterosclerótica	3	2	10	38
Dissecção/ruptura aórtica	2	5	1	23
CM arritmogênica do ventrículo direito	1	3	11	43
Cicatrizes miocárdicas	0	3	0	0
Prolapso da válcula mitral	1	2	6	31
Outras anomalias congênitas	0	1,5	0	8
Síndrome do QT longo	0	0,5	0	18
Síndrome de Wolff-Parkinson-White	1	0	1	8
Doença de condução cardíaca	0	0	3	2
Sarcoidose cardíaca	0	0,5	0	4
Aneurisma da artéria coronaria	1	0	0	0
Coração normal na necropsia	7	2	1	18
Tromboembolismo pulmonar	0	0	1	15

[a]As idades variaram de 13 a 24 anos,[109] 12 a 40 anos,[110] 12 a 35 anos[1] e 15 a 24 anos.[112] As referências[109] e [110] usaram o mesmo banco de dados e incluíram muitos dos mesmos atletas. Todos,[109] 90%[110] e 89%[111] tiveram início dos sintomas durante ou em até 1 hora do treinamento ou competição. [b]O total excede 100% porque vários atletas tiveram múltiplas anormalidades. [c]Inclui alguns atletas cujos óbitos não foram associados a esforços recentes. Inclui anomalias arteriais de origem e curso, ponte miocárdica e outras anormalidades. CM, cardiomiopatia; DCV, doença cardiovascular. Usada com permissão de (97).

mortalidade parecem ser mais altas em atletas afro-americanos e jogadores de basquete, especificamente.[112-114] Resta algum debate sobre a variabilidade entre os estudos das taxas de incidência de morte súbita relacionada ao exercício físico. Essas
variações provavelmente se dão devido a diferenças em (a) as populações estudadas,
(b) estimativa do número de participantes da modalidade esportiva e (c) assunto e/ou
atribuição de caso de incidente. Em um esforço para reduzir o risco de incidência de
MSC em indivíduos jovens, organizações bem reconhecidas, como o Comitê Olímpico Internacional e a AHA, endossaram a prática de triagem cardiovascular de preparação.[115-117] A recente posição da American Medical Society for Sports Medicine
apresenta as últimas pesquisas baseadas em evidências sobre triagem cardiovascular
preparatória em atletas.[118]

Eventos cardíacos associados ao exercício físico em adultos

Em geral, exercício físico não provoca eventos cardiovasculares em indivíduos saudáveis com sistema cardiovascular normal.[119] O risco de MSC e IAM é muito baixo
em indivíduos aparentemente saudáveis que praticam AF moderada.[120,121] Há um
aumento agudo e transitório no risco de MSC e IAM em indivíduos que realizam
exercícios físicos de intensidade vigorosa, particularmente em homens e mulheres
sedentários com DCV diagnosticada ou oculta.[97,122] No entanto, esse risco diminui
com a adesão a longo prazo a um programa de exercícios físicos e volumes crescentes
de exercícios físicos regulares.[97,119] O Capítulo 2 inclui um algoritmo de triagem de
saúde a ser feito antes da participação em programas de exercícios físicos, a fim de
ajudar a identificar os indivíduos que podem estar em risco de eventos cardiovasculares relacionados ao exercício físico.

Está bem estabelecido que os riscos transitórios de MSC e IAM são
substancialmente maiores durante o esforço físico vigoroso agudo em comparação
com o repouso.[97,99,123,124] Metanálise de estudos publicados relatou risco cinco
vezes maior de MSC e risco 3,5 vezes maior de IAM durante ou logo após AF de
intensidade vigorosa.[122] O risco de MSC ou IAM é maior em adultos de meia-idade
e idosos do que em indivíduos mais jovens, devido à maior prevalência de DCV na
população idosa. As taxas de MSC e IAM são desproporcionalmente maiores na
maioria dos indivíduos inativos quando realizam exercícios físicos não habituais
ou pouco frequentes.[97,99] Como exemplo, o Myocardial Infarction Onset Study[100]
mostrou que o risco de IAM durante ou imediatamente após exercício físico
de intensidade vigorosa foi 50 vezes maior para os habitualmente inativos em
comparação aos indivíduos que se exercitaram intensamente por sessões de 1 hora
≥ 5 dia × semana^{-1} (Figura 1.2).

Embora os riscos *relativos* de MSC e IAM sejam maiores durante esforço físico
vigoroso súbito *versus* repouso, o risco *absoluto* desses eventos é muito baixo.[97,119]
Evidências prospectivas do Physicians' Health Study e do Nurses' Health Study
sugerem que a MSC ocorre a cada 1,5 milhão de episódios de esforço físico vigoroso
em homens[99] e a cada 36,5 milhões de horas de esforço moderado a vigoroso em
mulheres.[121] Análises retrospectivas também apoiam a raridade desses eventos.

Thompson et al.[126] relataram uma morte por 396 mil horas de trote. Uma análise
de eventos cardiovasculares relacionados ao exercício físico entre os participantes
dos centros esportivos da YMCA encontrou 1 morte por 2.897.057 pessoa/horas,

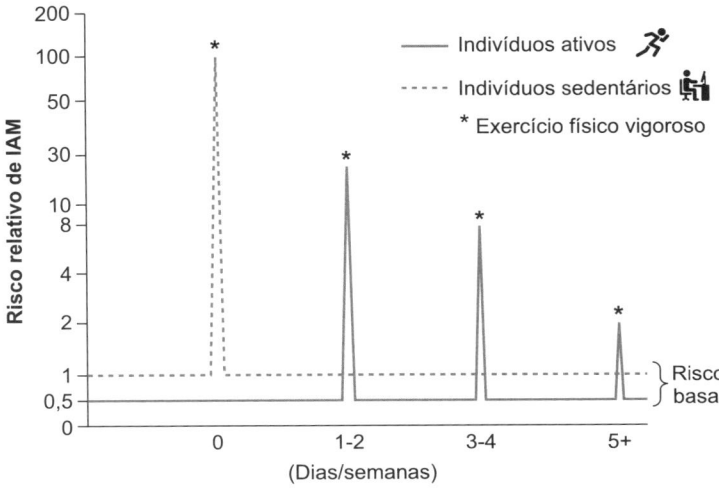

Figura 1.2 Relação entre a frequência habitual de atividade física vigorosa e o risco relativo de infarto agudo do miocárdio (IAM). Usada com permissão de Franklin.[125]

embora a intensidade do exercício físico não tenha sido documentada.[127] Kim et al.[128] estudaram mais de 10 milhões de corredores de maratona e meia-maratona e identificaram taxa de incidência geral de parada cardíaca de 1 por 184 mil corredores e taxa de incidência de MSC de 1 por 256 mil corredores, o que se traduz em estimativa de 0,20 parada cardíaca e 0,14 MSC por 100 mil corredores/horas.

Embora o risco seja extremamente baixo, o exercício físico de intensidade vigorosa apresenta risco agudo pequeno, mas mensurável, de complicações cardiovasculares; portanto, mitigar esse risco em indivíduos suscetíveis é importante (ver Capítulo 2). Os mecanismos exatos de MSC e IAM durante exercícios físicos de intensidade vigorosa não são completamente compreendidos. Entre aqueles com 30 a 35 anos e mais velhos, a MSC relacionada ao exercício físico pode ser mais frequentemente atribuída a complicações agudas decorrentes da aterosclerose.[97,119] Especificamente, as complicações relacionadas à aterosclerose estão associadas à MSC relacionada ao exercício físico em mais de 80% dos casos entre aqueles com mais de 35 anos de idade e mais de 95% dos casos entre aqueles com mais de 40 anos de idade.[129-133] Geralmente, o estresse relacionado ao exercício físico é considerado fator de risco para placa aterosclerótica vulnerável.[119] Secundário a mecanismos que permanecem incertos, esse estresse relacionado ao exercício físico pode acelerar a fissuração da placa frágil e não oclusiva. As alterações geométricas e hemodinâmicas subsequentes das artérias epicárdicas podem, então, levar à ruptura da placa.[119] Além disso, a ruptura da placa pode ser induzida, de alguma maneira, espontaneamente, por meio de aumento de atividade fibrinolítica subsequente à trombogenicidade elevada em resposta ao exercício físico vigoroso.[119,134]

Testes de exercícios físicos e risco de eventos cardíacos

Tal como acontece com o exercício físico de intensidade vigorosa, o risco de eventos cardíacos durante o teste de esforço físico varia diretamente conforme a prevalência de DCV diagnosticada ou oculta na população do estudo. Uma série de estudos abrangendo mais de quatro décadas documentou esses riscos durante o teste de esforço físico.[135-146] A Tabela 1.4 resume os riscos de vários eventos cardíacos, incluindo IAM, fibrilação ventricular, hospitalização e morte. Esses dados indicam que, em uma população mista, o risco do teste de esforço físico é baixo, com aproximadamente 6 eventos cardíacos por 10 mil testes. Um desses estudos inclui dados para os quais o teste de esforço físico foi supervisionado por não médicos.[141] Além disso, a maioria desses estudos usou testes de esforço físico máximo limitados por sintomas. Portanto, seria de se esperar que o risco de testes submáximos em uma população semelhante fosse menor.

Riscos de eventos cardíacos durante a reabilitação cardíaca

O maior risco de eventos cardiovasculares ocorre nos indivíduos com DAC diagnosticada. Pesquisas mais antigas, mas ainda relevantes, encontraram uma complicação não fatal por 34.673 paciente/hora e uma complicação cardiovascular fatal por 116.402 paciente/hora de reabilitação cardíaca.[147] Coletivamente, as taxas médias de outros estudos foram menores: uma parada cardíaca por 116.906 paciente/hora, um IAM por 219.970 paciente/hora, uma fatalidade por 752.365 paciente/hora e uma complicação principal por 81.670 paciente/hora.[148-151] As estatísticas resumidas desses estudos são apresentadas na Tabela 1.5.[97] Estudos mais recentes demonstraram taxa ainda mais baixa de complicações cardiovasculares durante a reabilitação cardíaca com ≤ 1 parada cardíaca por 169.344 a 743.471 paciente/hora, ≤ 1 IAMs por 338.638 a 743.471 paciente/hora e ≤ 1 mortalidade por 338.638 a 743.471 paciente/hora.[152-154] Embora essas taxas de complicações sejam baixas, deve-se observar que os pacientes foram examinados e exercitados em ambientes com supervisão médica e equipados para lidar com emergências cardíacas. A taxa de mortalidade parece ser seis vezes maior quando os pacientes se exercitam em instalações sem capacidade de controlar com sucesso uma parada cardíaca.[97] Curiosamente, no entanto, uma revisão de programas de reabilitação cardíaca domiciliar não encontrou aumento nas complicações cardiovasculares em comparação aos programas formais de exercícios físicos em centros clínicos.[155]

Prevenção de eventos cardíacos relacionados aos exercícios físicos

Devido à baixa incidência de eventos cardíacos relacionados ao exercício físico de intensidade vigorosa, é muito difícil testar a efetividade de estratégias para reduzir a ocorrência desses eventos. Portanto, em um relatório conjunto de 2007 do ACSM e da AHA, os autores sugeriram que "os médicos não devem superestimar os riscos do exercício físico porque os benefícios da atividade física habitual superam substancialmente os riscos".[97] Esse relatório também recomenda várias estratégias para reduzir esses eventos cardíacos durante o exercício físico de intensidade vigorosa:[97]

Tabela 1.4 • Complicações cardíacas durante testes de esforço físico.[a]

Referência	Ano	Local	Nº de testes	IAM	FV	Morte	Hospitalização	Comentários
Rochmis e Blackburn[144]	1971	73 centros dos EUA	170.000	NA	NA	1	3	34% dos testes foram limitados por sintomas; 50% dos óbitos ocorreram em 8 h; 50% nos 4 dias seguintes
Irving et al.[138]	1977	15 estabelecimentos em Seattle	10.700	NA	4,67	0	NR	
McHenry[142]	1977	Hospital	12.000	0	0	0	0	
Atterhög et al.[135]	1979	20 centros na Suécia	50.000	0,8	0,8	0,4	5,2	
Stuart e Ellestad[146]	1980	1.375 centros nos EUA	518.448	3,58	4,78	0,5	NR	A FV inclui outras disritmias que requerem tratamento
Gibbons et al.[214]	1989	Clínica Cooper	71.914	0,56	0,29	0	NR	Apenas 4% dos homens e 2% das mulheres tinham DCV
Knight et al.[141]	1995	Geisinger Cardiology Service	28.133	1,42	1,77	0	NR	25% estavam internados sob supervisão de não médicos
Myers et al.[143]	2000	72 centros médicos Veterans Affairs nos EUA	75.828	0,40	0,13	0	NR	A FV inclui outras disritmias que requerem tratamento
Kane et al.[139]	2008	Clínica Mayo	8.592	0	4,66	0	5,82	Os testes foram supervisionados por enfermeiras registradas. A FV inclui outras disritmias que requerem tratamento
Keteyian et al.[140]	2009	82 centros clínicos nos EUA, Canadá e França	4.411	0	0	0	0	Todos os pacientes foram diagnosticados com insuficiência cardíaca
Skalski et al.[145]	2012	Clínica Mayo	5.060	0	7,91	0	11,9	Todos os pacientes foram diagnosticados com DCV antes do teste. A FV inclui outras disritmias que resultam em hospitalização

[a]Eventos por 10.000 testes. DCV, doença cardiovascular; IAM, infarto agudo do miocárdio; NA, não aplicável; NR, não relatado; FV, fibrilação ventricular.

Tabela 1.5 • Resumo das taxas de complicação do programa de reabilitação cardíaca com base em exercícios físicos.

Investigador	Ano	Horas de exercício físico do paciente	Parada cardíaca	Infarto do miocárdio	Eventos fatais	Complicações principais[a]
Van Camp e Peterson[150]	1980–1984	2.351.916	1/111.996[b]	1/293.990	1/783.972	1/81.101
Digenio et al.[148]	1982–1988	480.000	1/120.000[c]		1/160.000	1/120.000
Vongvanich et al.[151]	1986–1995	268.503	1/89.501[d]	1/268.503[d]	0/268.503	1/67.126
Franklin. et al.[149]	1982–1998	292.254	1/146.127[d]	1/97.418[d]	0/292.254	1/58.451
Média			1/116.906	1/219.970	1/752.365	1/81.670

[a]Infarto do miocárdio e parada cardíaca. [b]Fatal 14%. [c]Fatal 75%. [d]Fatal 0%. Usada com permissão de Thompson et al.[97]

- Os profissionais de saúde devem conhecer as condições patológicas associadas a eventos relacionados a exercícios físicos, para que crianças e adultos fisicamente ativos possam ser avaliados de maneira adequada
- Indivíduos fisicamente ativos devem conhecer a natureza dos sintomas prodrômicos cardíacos (p. ex., fadiga excessiva e incomum e dor no peito e/ou na parte superior das costas) e procurar atendimento médico imediato se tais sintomas se desenvolverem (ver Tabela 2.1)
- Os atletas do ensino médio e universitários devem ser submetidos a exames de triagem preparatória desempenhados por profissionais de saúde qualificados
- Atletas com problemas cardíacos conhecidos ou histórico familiar devem ser avaliados por membros da equipe de saúde antes da competição, usando as diretrizes estabelecidas
- Os serviços de Atenção à Saúde devem garantir que sua equipe seja treinada no gerenciamento de emergências cardíacas e tenha um plano específico e equipamento de reanimação apropriado
- Indivíduos fisicamente ativos devem modificar seu programa de exercícios físicos de acordo com as variações em sua capacidade de exercício físico, nível de atividade habitual e ambiente (ver Capítulos 5 e 7).

Embora as estratégias para reduzir o número de eventos cardiovasculares durante exercícios físicos de intensidade vigorosa não tenham sido estudadas sistematicamente, cabe ao profissional da área tomar precauções razoáveis ao trabalhar com indivíduos que desejam se tornar mais ativos fisicamente ou aptos e/ou aumentar seus níveis de AF/aptidão física. Essas precauções são particularmente verdadeiras quando o programa de exercícios físicos é de intensidade vigorosa. Embora muitos indivíduos sedentários possam iniciar com segurança um programa de exercícios físicos de intensidade leve a moderada, todos os indivíduos devem participar do processo de triagem antes de iniciarem exercícios físicos para determinar a necessidade de liberação médica (ver Capítulo 2).

Os profissionais de educação física que supervisionam programas de exercícios físicos e condicionamento físico devem ter treinamento atualizado em procedimentos de emergência e suporte cardíaco básico e/ou avançado. Esses procedimentos de emergência devem ser revisados e praticados em intervalos regulares. Por fim, os indivíduos devem ser educados sobre os sinais e sintomas de DCV e ser encaminhados a um médico para avaliação adicional, caso esses sintomas ocorram.

Recursos *online*

American College of Sports Medicine position stand on the quantity and quality of exercise: http://www.acsm.org

Physical Activity Guidelines for Americans, Second Edition: https://health.gov/paguidelines/second-edition/

2008 Physical Activity Guidelines for Americans: https://health.gov/paguidelines/2008/

Referências bibliográficas

1. Chodzko-Zajko WJ, Proctor DN, Fiatarone Singh MA, et al. American College of Sports Medicine position stand. Exercise and physical activity for older adults. *Med Sci Sports Exerc.* 2019;41(7):1510–30.
2. Garber CE, Blissmer B, Deschenes MR, et al. American College of Sports Medicine position stand. Quantity and quality of exercise for developing and maintaining cardiorespiratory, musculoskeletal, and neuromotor fitness in apparently healthy adults: guidance for prescribing exercise. *Med Sci Sports Exerc.* 2011:43(7), 1334–59.
3. Haskell WL, Lee IM, Pate RR, et al. Physical activity and public health: updated recommendation for adults from the American College of Sports Medicine and the American Heart Association. *Med Sci Sports Exerc.* 2007;39(8):1423–34.
4. Nelson ME, Rejeski WJ, Blair SN, et al. Physical activity and public health in older adults: recommendation from the American College of Sports Medicine and the American Heart Association. *Med Sci Sports Exerc.* 2007;39(8):1435–45.
5. U.S. Department of Health and Human Services. *2008 Physical Activity Guidelines for Americans* [Internet]. Washington (DC): U.S. Department of Health and Human Services; 2008 [cited 2019 Feb]. 76 p. Available from: http://health.gov/paguidelines/pdf/paguide.pdf
6. U.S. Department of Health and Human Services. *Physical Activity Guidelines for Americans.* 2nd ed. Washington (DC): U.S. Department of Health and Human Services; 2018 [cited 2019 Feb]. 118 p. Available from: https://health.gov/paguidelines/second-edition/pdf/Physical_Activity_Guidelines_2nd_edition.pdf
7. Caspersen CJ, Powell KE, Christenson GM. Physical activity, exercise, and physical fitness: definitions and distinctions for health-related research. *Public Health Rep.* 1985;100(2):126–31.
8. Ainsworth BE, Haskell WL, Herrmann SD, et al. 2011 Compendium of physical activities: a second update of codes and MET values. *Med Sci Sports Exerc.* 2011;43(8):1575–81.
9. Ainsworth BE, Haskell WL, Leon AS, et al. Compendium of physical activities: classification of energy costs of human physical activities. *Med Sci Sports Exerc.* 1993;25(1):71–80.
10. Ainsworth BE, Haskell WL, Whitt MC, et al. Compendium of physical activities: an update of activity codes and MET intensities. *Med Sci Sports Exerc.* 2000;32(9 Suppl):S498–504.

11. Donnelly JE, Blair SN, Jakicic JM, Manore MM, Rankin JW, Smith BK. American College of Sports Medicine position stand. Appropriate physical activity intervention strategies for weight loss and prevention of weight regain for adults. *Med Sci Sports Exerc*. 2009;41(2):459–71.
12. Pate RR, Pratt M, Blair SN, et al. Physical activity and public health. A recommendation from the Centers for Disease Control and Prevention and the American College of Sports Medicine. *JAMA*. 1995;273(5):402–7.
13. U.S. Department of Health and Human Services. *Physical Activity and Health: A Report of the Surgeon General*. Atlanta (GA): U.S. Department of Health and Human Services, Public Health Service, Centers for Disease Control and Prevention, National Center for Chronic Disease Prevention and Health Promotion; 1996. 278 p.
14. Physical activity and cardiovascular health: NIH Consensus Development Panel on Physical Activity and Cardiovascular Health. *JAMA*. 1996;276(3):241–6.
15. Physical Activity Guidelines Advisory Committee. *Physical Activity Guidelines Advisory Committee Report, 2008*. Washington (DC): U.S. Department of Health and Human Services; 2008 [cited 2019 Feb]. 683 p. Available from: https://health.gov/paguidelines/2008/Report/pdf/CommitteeReport.pdf
16. 2018 Physical Activity Guidelines Advisory Committee. *2018 Physical Activity Guidelines Advisory Committee Scientific Report*. Washington (DC): U.S. Department of Health and Human Services; 2018 [cited 2019 March]. 779 p. Available from: https://health.gov/paguidelines/second-edition/report/pdf/PAG_Advisory_Committee_Report.pdf
17. Saris WH, Blair SN, van Baak MA, et al. How much physical activity is enough to prevent unhealthy weight gain? Outcome of the IASO 1st Stock Conference and consensus statement. *Obes Rev*. 2003;4(2):101–14.
18. Jensen MD, Ryan DH, Apovian CM, et al. 2013 AHA/ACC/TOS guideline for the management of overweight and obesity in adults: a report of the American College of Cardiology/American Heart Association Task Force on Practice Guidelines and The Obesity Society. *Circulation*. 2014;129(25 Suppl 2), S102–38.
19. Li J, Siegrist J. Physical activity and risk of cardiovascular disease — a meta-analysis of prospective cohort studies. *Int J Environ Res Public Health*. 2012;9(2):391–407.
20. Nocon M, Hiemann T, Müller-Riemenschneider F, Thalau F, Roll S, Willich SN. Association of physical activity with all-cause and cardiovascular mortality: a systematic review and meta-analysis. *Eur J Cardiovasc Prev Rehabil*. 2008;15(3):239–46.
21. Williams PT. Physical fitness and activity as separate heart disease risk factors: a meta-analysis. *Med Sci Sports Exerc*. 2001;33(5):754–61.
22. Hallal PC, Andersen LB, Bull FC, Guthold R, Haskell W, Ekelund U. Global physical activity levels: surveillance progress, pitfalls, and prospects. *Lancet*. 2012;380(9838):247–57.
23. Kohl HW III, Craig CL, Lambert EV, et al. The pandemic of physical inactivity: Global action for public health. *Lancet*. 2012;380(9838):294–305.
24. Centers for Disease Control and Prevention. *Nutrition, Physical Activity, and Obesity: Data, Trend and Maps* [Internet]. Washington (DC): Centers for Disease Control and Prevention, National Center for Chronic Disease Prevention and Health Promotion, Division of Nutrition, Physical Activity, and Obesity; 2019 [cited 2019 January]. Available from: https://www.cdc.gov/nccdphp/dnpao/data-trends-maps/index.html
25. Hamilton MT, Healy GN, Dunstan DW, Zderic TW, Owen N. Too little exercise and too much sitting: inactivity physiology and the need for new recommendations on sedentary behavior. *Curr Cardiovasc Risk Rep*. 2008;2(4):292–8.
26. Owen N, Healy GN, Matthews CE, Dunstan DW. Too much sitting: the population-health science of sedentary behavior. *Exerc Sport Sci Rev*. 2010;38(3):105–13.
27. Tremblay MS, Aubert S, Barnes JD, et al. Sedentary Behavior Research Network (SBRN) — Terminology Consensus Project process and outcome. *Int J Behav Nutr Phys Act*. 2017;14(1):75.
28. Dunstan DW, Salmon J, Owen N, et al. Associations of TV viewing and physical activity with the metabolic syndrome in Australian adults. *Diabetologia*. 2005;48(11):2254–61.
29. Hu FB, Leitzmann MF, Stampfer MJ, Colditz GA, Willett WC, Rimm EB. Physical activity and television watching in relation to risk for type 2 diabetes mellitus in men. *Arch Intern Med*. 2001;161(12):1542–8.

30. Katzmarzyk PT, Church TS, Craig CL, Bouchard C. Sitting time and mortality from all causes, cardiovascular disease, and cancer. *Med Sci Sports Exerc*. 2009;41(5):998–1005.
31. Diaz KM, Howard VJ, Hutto B, et al. Patterns of sedentary behavior and mortality in U.S. middle-aged and older adults: a national cohort study. *Ann Intern Med*. 2017;167(7):465–75.
32. Koster A, Caserotti P, Patel KV, et al. Association of sedentary time with mortality independent of moderate to vigorous physical activity. *PLoS One*. 2012;7(6):e37696. doi:10.1371/journal.pone.0037696.
33. Matthews CE, Keadle SK, Troiano RP, et al. Accelerometer-measured dose-response for physical activity, sedentary time, and mortality in US adults. *Am J Clin Nutr*. 2016;104(5):1424–32.
34. Harrington DM, Barreira TV, Staiano AE, Katzmarzyk PT. The descriptive epidemiology of sitting among US adults, NHANES 2009/2010. *J Sci Med Sport*. 2014;17(4):371–5.
35. Matthews CE, Chen KY, Freedson PS, et al. Amount of time spent in sedentary behaviors in the United States, 2003–2004. *Am J Epidemiol*. 2008;167(7):875–81.
36. Schuna JM Jr, Johnson WD, Tudor-Locke C. Adult self-reported and objectively monitored physical activity and sedentary behavior: NHANES 2005-2006. *Int J Behav Nutr Phys Act*. 2013;10:126.
37. Dunstan DW, Kingwell BA, Larsen R, et al. Breaking up prolonged sitting reduces postprandial glucose and insulin responses. *Diabetes Care*. 2012;35(5):976–83.
38. Duvivier BMFM, Schaper NC, Koster A, et al. Benefits of substituting sitting with standing and walking in free-living conditions for cardiometabolic risk markers, cognition and mood in overweight adults. *Front Physiol*. 2017;8:353.
39. Henson J, Davies MJ, Bodicoat DH, et al. Breaking up prolonged sitting with standing or walking attenuates the postprandial metabolic response in postmenopausal women: a randomized acute study. *Diabetes Care*. 2016;39(1):130–8.
40. Stephens BR, Granados K, Zderic TW, Hamilton MT, Braun B. Effects of 1 day of inactivity on insulin action in healthy men and women: interaction with energy intake. *Metabolism*. 2011;60(7):941–9.
41. Restaino RM, Holwerda SW, Credeur DP, Fadel PJ, Padilla J. Impact of prolonged sitting on lower and upper limb micro- and macrovascular dilator function. *Exp Physiol*. 2015;100(7):829–38.
42. Thosar SS, Bielko SL, Mather KJ, Johnston JD, Wallace JP. Effect of prolonged sitting and breaks in sitting time on endothelial function. *Med Sci Sports Exerc*. 2015;47(4):843–9.
43. Barone Gibbs B, Pettee Gabriel K, Reis JP, Jakicic JM, Carnethon MR, Sternfeld B. Cross-sectional and longitudinal associations between objectively measured sedentary time and metabolic disease: the Coronary Artery Risk Development in Young Adults (CARDIA) study. *Diabetes Care*. 2015;38(10):1835–43.
44. Bellettiere J, Winkler EAH, Chastin SFM, et al. Associations of sitting accumulation patterns with cardio-metabolic risk biomarkers in Australian adults. *PLoS One*. 2017;12(6):e0180119. doi:10.1371/journal.pone.0180119.
45. Healy GN, Matthews CE, Dunstan DW, Winkler EA, Owen N. Sedentary time and cardio-metabolic biomarkers in US adults: NHANES 2003-06. *Eur Heart J*. 2011;32(5):590–7.
46. Swindell N, Mackintosh K, McNarry M, et al. Objectively measured physical activity and sedentary time are associated with cardiometabolic risk factors in adults with prediabetes: the PREVIEW Study. *Diabetes Care*. 2018;41(3):562–9.
47. Tudor-Locke C, Schuna JM Jr, Han HO, et al. Step-based physical activity metrics and cardio-metabolic risk: NHANES 2005-2006. *Med Sci Sports Exerc*. 2017;49(2):283–91.
48. Ford ES, Schulze MB, KrogerJ, Pischon T, Bergmann MM, Boeing H. Television watching and incident diabetes: findings from the European Prospective Investigation into Cancer and Nutrition-Potsdam Study. *J Diabetes*. 2010;2(1):23–7.
49. Hu FB, Li TY, Colditz GA, Willett WC, Manson JE. Television watching and other sedentary behaviors in relation to risk of obesity and type 2 diabetes mellitus in women. *JAMA*. 2003;289(14):1785–91.
50. Joseph JJ, Echouffo-Tcheugui JB, Golden SH, et al. Physical activity, sedentary behaviors and the incidence of type 2 diabetes mellitus: the Multi-Ethnic Study of Atherosclerosis (MESA). *BMJ Open Diabetes Res Care*. 2016;4(1):e000185. doi:10.1136/bmjdrc-2015-000185.
51. Chomistek AK, Manson JE, Stefanick ML, et al. Relationship of sedentary behavior and physical activity to incident cardiovascular disease: results from the Women's Health Initiative. *J Am Coll Cardiol*. 2013;61(23):2346–54.

52. Patel AV, Hildebrand JS, Campbell PT, et al. Leisure-time spent sitting and site-specific cancer incidence in a large US cohort. *Cancer Epidemiol Biomarkers Prev.* 2015;24(9):1350–9.

53. Rangul V, Sund ER, Mork PJ, Røe OD, Bauman A. The associations of sitting time and physical activity on total and site-specific cancer incidence: results from the HUNT study, Norway. *PLoS One.* 2018;13(10):e0206015. doi:10.1371/journal.pone.0206015.

54. Dunstan DW, Barr EL, Healy GN, et al. Television viewing time and mortality: the Australian Diabetes, Obesity and Lifestyle Study (AusDiab). *Circulation.* 2010;121(3):384–91.

55. Evenson KR, Herring AH, Wen F. Accelerometry-assessed latent class patterns of physical activity and sedentary behavior with mortality. *Am J Prev Med.* 2017;52(2):135–43.

56. Loprinzi PD, Loenneke JP, Ahmed HM, Blaha MJ. Joint effects of objectively-measured sedentary time and physical activity on all-cause mortality. *Prev Med.* 2016;90:47–51.

57. Schmid D, Ricci C, Leitzmann MF. Associations of objectively assessed physical activity and sedentary time with all-cause mortality in US adults: the NHANES study. *PLoS One.* 2015;10(3):e0119591. doi:10.1371/journal.pone.0119591.

58. Kim Y, Wilkens LR, Park SY, Goodman MT, Monroe KR, Kolonel LN. Association between various sedentary behaviours and all-cause, cardiovascular disease and cancer mortality: the Multiethnic Cohort Study. *Int J Epidemiol.* 2013;42(4):1040–56.

59. Matthews CE, Cohen SS, Fowke JH, et al. Physical activity, sedentary behavior, and cause-specific mortality in black and white adults in the Southern Community Cohort Study. *Am J Epidemiol.* 2014;180(4):394–405.

60. Matthews CE, Moore SC, Sampson J, et al. Mortality benefits for replacing sitting time with different physical activities. *Med Sci Sports Exerc.* 2015;47(9):1833–40.

61. Keadle SK, Moore SC, Sampson JN, Xiao Q, Albanes D, Matthews CE. Causes of death associated with prolonged TV viewing: NIH-AARP Diet and Health Study. *Am J Prev Med.* 2015;49(6):811–21.

62. Matthews CE, George SM, Moore SC, et al. Amount of time spent in sedentary behaviors and cause-specific mortality in US adults. *Am J Clin Nutr.* 2012;95(2):437–45.

63. Seguin R, Buchner DM, Liu J, et al. Sedentary behavior and mortality in older women: the Women's Health Initiative. *Am J Prev Med.* 2014;46(2):122–35.

64. Biswas A, Oh PI, Faulkner GE, et al. Sedentary time and its association with risk for disease incidence, mortality, and hospitalization in adults: a systematic review and meta-analysis. *Ann Intern Med.* 2015;162(2):123–32.

65. Ekelund U, Steene-Johannessen J, Brown WJ, et al. Does physical activity attenuate, or even eliminate, the detrimental association of sitting time with mortality? A harmonised meta-analysis of data from more than 1 million men and women. *Lancet.* 2016;388(10051):1302–10.

66. Patterson R, McNamara E, Tainio M, et al. Sedentary behaviour and risk of all-cause, cardiovascular and cancer mortality, and incident type 2 diabetes: a systematic review and dose response meta-analysis. *Eur J Epidemiol.* 2018;33(9):811–29.

67. Thorp AA, Owen N, Neuhaus M, Dunstan DW. Sedentary behaviors and subsequent health outcomes in adults a systematic review of longitudinal studies, 1996-2011. *Am J Prev Med.* 2011;41(2):207–15.

68. Wilmot EG, Edwardson CL, Achana FA, et al. Sedentary time in adults and the association with diabetes, cardiovascular disease and death: systematic review and meta-analysis. *Diabetologia.* 2012;55(11):2895–905.

69. Leon AS, Connett J, Jacobs DR Jr, Rauramaa R. Leisure-time physical activity levels and risk of coronary heart disease and death. The Multiple Risk Factor Intervention Trial. *JAMA.* 1987;258(17):2388–95.

70. Manson JE, Greenland P, LaCroix AZ, et al. Walking compared with vigorous exercise for the prevention of cardiovascular events in women. *N Engl J Med.* 2002;347(10):716–25.

71. Morris JN, Clayton DG, Everitt MG, Semmence AM, Burgess EH. Exercise in leisure time: coronary attack and death rates. *Br Heart J.* 1990;63(6):325–34.

72. Paffenbarger RS Jr, Hyde RT, Wing AL, Steinmetz CH. A natural history of athleticism and cardiovascular health. *JAMA.* 1984;252(4):491–5.

73. Rockhill B, Willett WC, Manson JE, et al. Physical activity and mortality: a prospective study among women. *Am J Public Health.* 2001;91(4):578–83.

74. Slattery ML, Jacobs DR Jr, Nichaman MZ. Leisure time physical activity and coronary heart disease death. The US Railroad Study. *Circulation.* 1989;79(2):304–11.

75. Blair SN, Kohl HW III, Paffenbarger RS Jr, Clark DG, Cooper KH, Gibbons LW. Physical fitness and all-cause mortality. A prospective study of healthy men and women. *JAMA.* 1989;262(17): 2395–401.

76. Clausen JSR, Marott JL, Holtermann A, Gyntelberg F, Jensen MT. Midlife cardiorespiratory fitness and the long-term risk of mortality: 46 years of follow-up. *J Am Coll Cardiol.* 2018;72(9):987–95.

77. Sandvik L, Erikssen J, Thaulow E, Erikssen G, Mundal R, Rodahl K. Physical fitness as a predictor of mortality among healthy, middle-aged Norwegian men. *N Engl J Med.* 1993;328(8):533–7.

78. Shah RV, Murthy VL, Colangelo LA, et al. Association of fitness in young adulthood with survival and cardiovascular risk: the Coronary Artery Risk Development in Young Adults (CARDIA) Study. *JAMA Intern Med.* 2016;176(1):87–95.

79. Slattery ML, Jacobs DR Jr. Physical fitness and cardiovascular disease mortality. The US Railroad Study. *Am J Epidemiol.* 1988;127(3):571–80.

80. Asikainen TM, Miilunpalo S, Oja P, et al. Randomised, controlled walking trials in postmenopausal women: the minimum dose to improve aerobic fitness? *Br J Sports Med.* 2002;36(3): 189–94.

81. Church TS, Earnest CP, Skinner JS, Blair SN. Effects of different doses of physical activity on cardiorespiratory fitness among sedentary, overweight or obese postmenopausal women with elevated blood pressure: a randomized controlled trial. *JAMA.* 2007;297(19): 2081–91.

82. Duscha BD, Slentz CA, Johnson JL, et al. Effects of exercise training amount and intensity on peak oxygen consumption in middle-age men and women at risk for cardiovascular disease. *Chest.* 2005;128(4):2788–93.

83. Gormley SE, Swain DP, High R, et al. Effect of intensity of aerobic training on $\dot{V}O_{2max}$. *Med Sci Sports Exerc.* 2008;40(7):1336–43.

84. O'Donovan G, Owen A, Bird SR, et al. Changes in cardiorespiratory fitness and coronary heart disease risk factors following 24 wk of moderate- or high-intensity exercise of equal energy cost. *J Appl Physiol (1985).* 2005;98(5):1619–25.

85. Kesaniemi YK, Danforth E Jr, Jensen MD, Kopelman PG, Lefèbvre P, Reeder BA. Dose-response issues concerning physical activity and health: an evidence-based symposium. *Med Sci Sports Exerc.* 2001;33(6 Suppl):S351–8.

86. Colberg SR, Sigal RJ, Fernhall B, et al. Exercise and type 2 diabetes: the American College of Sports Medicine and the American Diabetes Association: joint position statement. *Diabetes Care.* 2010;33(12):e147–67.

87. Pescatello LS, Franklin BA, Fagard R, et al. American College of Sports Medicine position stand. Exercise and hypertension. *Med Sci Sports Exerc.* 2004;36(3):533–53.

88. Pan B, Ge L, Xun YQ, et al. Exercise training modalities in patients with type 2 diabetes mellitus: a systematic review and network meta-analysis. *Int J Behav Nutr Phys Act.* 2018;15(1):72.

89. Yang Z, Scott CA, Mao C, Tang J, Farmer AJ. Resistance exercise versus aerobic exercise for type 2 diabetes: a systematic review and meta-analysis. *Sports Med.* 2014;44(4):487–99.

90. Schwingshackl L, Missbach B, Dias S, König J, Hoffmann G. Impact of different training modalities on glycaemic control and blood lipids in patients with type 2 diabetes: a systematic review and network meta-analysis. *Diabetologia.* 2014;57(9):1789–97.

91. Askew CD, Parmenter B, Leicht AS, Walker PJ, Golledge J. Exercise & Sports Science Australia (ESSA) position statement on exercise prescription for patients with peripheral arterial disease and intermittent claudication. *J Sci Med Sport.* 2014;17(6):623–9.

92. Carlson DJ, Dieberg G, Hess NC, Millar PJ, Smart NA. Isometric exercise training for blood pressure management: a systematic review and meta-analysis. *Mayo Clin Proc.* 2014;89(3): 327–34.

93. Messier SP. Obesity and osteoarthritis: disease genesis and nonpharmacologic weight management. *Rheum Dis Clin North Am.* 2008;34(3):713–29.

94. Manniche C, Lundberg E, Christensen I, Bentzen L, Hesselsøe G. Intensive dynamic back exercises for chronic low back pain: a clinical trial. *Pain.* 1991;47(1):53–63.

95. Vincent HK, George SZ, Seay AN, Vincent KR, Hurley RW. Resistance exercise, disability, and pain catastrophizing in obese adults with back pain. *Med Sci Sports Exerc.* 2014;46(9):1693–701.

96. Strickland JC, Smith MA. The anxiolytic effects of resistance exercise. *Front Psychol.* 2014;5:753.

97. Thompson PD, Franklin BA, Balady GJ, et al. Exercise and acute cardiovascular events placing the risks into perspective: a scientific statement from the American Heart Association Council on Nutrition, Physical Activity, and Metabolism and the Council on Clinical Cardiology. *Circulation.* 2007;115(17):2358–68.

98. Brown JC, Schmitz KH. The dose-response effects of aerobic exercise on musculoskeletal injury: a post hoc analysis of a randomized trial. *Res Sports Med.* 2017;25(3):277–89.

99. Albert CM, Mittleman MA, Chae CU, et al. Triggering of sudden death from cardiac causes by vigorous exertion. *N Engl J Med.* 2000;343(19):1355–61.

100. Mittleman MA, Maclure M, Tofler GH, Sherwood JB, Goldberg RJ, Muller JE. Triggering of acute myocardial infarction by heavy physical exertion. Protection against triggering by regular exertion. Determinants of Myocardial Infarction Onset Study Investigators. *N Engl J Med.* 1993;329(23):1677–83.

101. Hootman JM, Macera CA, Ainsworth BE, Addy CL, Martin M, Blair SN. Epidemiology of musculoskeletal injuries among sedentary and physically active adults. *Med Sci Sports Exerc.* 2002;34(5):838–44.

102. Hootman JM, Macera CA, Ainsworth BE, Martin M, Addy CL, Blair SN. Association among physical activity level, cardiorespiratory fitness, and risk of musculoskeletal injury. *Am J Epidemiol.* 2001;154(3):251–8.

103. Hootman JM, Dick R, Agel J. Epidemiology of collegiate injuries for 15 sports: summary and recommendations for injury prevention initiatives. *J Athl Train.* 2007;42(2):311–9.

104. National Center for Health Statistics. *Summary Health Statistics: National Health Interview Survey, 2014* [Internet]. Hyattsville (MD): U.S. Department of Health and Human Services, Centers for Disease Control and Prevention, National Center for Health Statistics; 2014 [cited 2019 March]. Available from: https://ftp.cdc.gov/pub/Health_Statistics/NCHS/NHIS/SHS/2014_SHS_Table_P-7.pdf.

105. Kaplan RM, Herrmann AK, Morrison JT, DeFina LF, Morrow JR Jr. Costs associated with women's physical activity musculoskeletal injuries: the women's injury study. *J Phys Act Health.* 2014;11(6):1149–55.

106. Morrow JR Jr, Defina LF, Leonard D, Trudelle-Jackson E, Custodio MA. Meeting physical activity guidelines and musculoskeletal injury: the WIN study. *Med Sci Sports Exerc.* 2012;44(10):1986–92.

107. Bullock SH, Jones BH, Gilchrist J, Marshall SW. Prevention of physical training-related injuries recommendations for the military and other active populations based on expedited systematic reviews. *Am J Prev Med.* 2010;38(1 Suppl):S156–81.

108. Gilchrist J, Jones BH, Sleet DA, Kimsey CD. Exercise-related injuries among women: strategies for prevention from civilian and military studies. *MMWR Recomm Rep.* 2000;49(RR-2):15–33.

109. Van Camp SP, Bloor CM, Mueller FO, Cantu RC, Olson HG. Nontraumatic sports death in high school and college athletes. *Med Sci Sports Exerc.* 1995;27(5):641–7.

110. Maron BJ, Shirani J, Poliac LC, Mathenge R, Roberts WC, Mueller FO. Sudden death in young competitive athletes. Clinical, demographic, and pathological profiles. *JAMA.* 1996;276(3):199–204.

111. Corrado D, Basso C, Rizzoli G, Schiavon M, Thiene G. Does sports activity enhance the risk of sudden death in adolescents and young adults? *J Am Coll Cardiol.* 2003;42(11):1959–63.

112. Maron BJ, Haas TS, Ahluwalia A, Murphy CJ, Garberich RF. Demographics and epidemiology of sudden deaths in young competitive athletes: from the United States National Registry. *Am J Med.* 2016;129(11):1170–7.

113. Harmon KG, Drezner JA, Wilson MG, Sharma S. Incidence of sudden cardiac death in athletes: a state-of-the-art review. *Heart.* 2014;100(16):1227–34.

114. Maron BJ, Haas TS, Murphy CJ, Ahluwalia A, Rutten-Ramos S. Incidence and causes of sudden death in U.S. college athletes. *J Am Coll Cardiol.* 2014;63(16):1636–43.

115. Corrado D, Pelliccia A, Bjørnstad HH, et al. Cardiovascular pre-participation screening of young competitive athletes for prevention of sudden death: proposal for a common European protocol. Consensus Statement of the Study Group of Sport Cardiology of the Working Group of Cardiac Rehabilitation and Exercise Physiology and the Working Group of Myocardial and Pericardial Diseases of the European Society of Cardiology. *Eur Heart J.* 2005;26(5):516–24.

116. Ljungqvist A, Jenoure PJ, Engebretsen L, et al. The International Olympic Committee (IOC) consensus statement on periodic health evaluation of elite athletes, March 2009. *Clin J Sport Med.* 2009;19(5):347–65.

117. Maron BJ, Thompson PD, Ackerman MJ, et al. Recommendations and considerations related to preparticipation screening for cardiovascular abnormalities in competitive athletes: 2007 update: a scientific statement from the American Heart Association Council on Nutrition, Physical Activity, and Metabolism: endorsed by the American College of Cardiology Foundation. *Circulation.* 2007;115(12):1643-55.

118. Drezner JA, O'Connor FG, Harmon KG, et al. AMSSM position statement on cardiovascular preparticipation screening in athletes: current evidence, knowledge gaps, recommendations, and future directions. *Clin J Sport Med.* 2016;26(5):347-61.

119. Goodman JM, Burr JF, Banks L, Thomas SG. The acute risks of exercise in apparently healthy adults and relevance for prevention of cardiovascular events. *Can J Cardiol.* 2016;32(4): 523-32.

120. Goodman J, Thomas S, Burr JF. Cardiovascular risks of physical activity in apparently healthy individuals: risk evaluation for exercise clearance and prescription. *Can Fam Physician.* 2013;59(1):46-9.

121. Whang W, Manson JE, Hu FB, et al. Physical exertion, exercise, and sudden cardiac death in women. *JAMA.* 2006;295(12):1399-403.

122. Dahabreh IJ, Paulus JK. Association of episodic physical and sexual activity with triggering of acute cardiac events: systematic review and meta-analysis. *JAMA.* 2011;305(12):1225-33.

123. Katritsis DG, Gersh BJ, Camm AJ. A clinical perspective on sudden cardiac death. *Arrhythm Electrophysiol Rev.* 2016;5(3):177-82.

124. Siscovick DS, Weiss NS, Fletcher RH, Lasky T. The incidence of primary cardiac arrest during vigorous exercise. *N Engl J Med.* 1984;311(14):874-7.

125. Franklin BA. Preventing exercise-related cardiovascular events: is a medical examination more urgent for physical activity or inactivity? *Circulation.* 2014;129(10):1081-4.

126. Thompson PD, Funk EJ, Carleton RA, Sturner WQ. Incidence of death during jogging in Rhode Island from 1975 through 1980. *JAMA.* 1982;247(18):2535-8.

127. Malinow MR, McGarry DL, Kuehl KS. Is exercise testing indicated for asymptomatic active people? *Journal of Cardiac Rehabilitation.* 1984;4(9):376-9.

128. Kim JH, Malhotra R, Chiampas G, et al. Cardiac arrest during long-distance running races. *N Engl J Med.* 2012;366(2):130-40.

129. Chevalier L, Hajjar M, Douard H, et al. Sports-related acute cardiovascular events in a general population: a French prospective study. *Eur J Cardiovasc Prev Rehabil.* 2009;16(3):365-70.

130. de Noronha SV, Sharma S, Papadakis M, Desai S, Whyte G, Sheppard MN. Aetiology of sudden cardiac death in athletes in the United Kingdom: a pathological study. *Heart.* 2009; 95(17):1409-14.

131. Maron BJ, Chaitman BR, Ackerman MJ, et al. Recommendations for physical activity and recreational sports participation for young patients with genetic cardiovascular diseases. *Circulation.* 2004;109(22):2807-16.

132. Maron BJ, Doerer JJ, Haas TS, Tierney DM, Mueller FO. Sudden deaths in young competitive athletes: analysis of 1866 deaths in the United States, 1980-2006. *Circulation.* 2009;119(8): 1085-92.

133. Maron BJ, Pelliccia A. The heart of trained athletes: cardiac remodeling and the risks of sports, including sudden death. *Circulation.* 2006;114(15):1633-44.

134. Hilberg T, Menzel K, Gläser D, Zimmermann S, Gabriel HH. Exercise intensity: platelet function and platelet-leukocyte conjugate formation in untrained subjects. *Thromb Res.* 2008;122(1):77-84.

135. Atterhog JH, Jonsson B, Samuelsson R. Exercise testing: a prospective study of complication rates. *Am Heart J.* 1979;98(5):572-9.

136. Gibbons L, Blair SN, Kohl HW, Cooper K. The safety of maximal exercise testing. *Circulation.* 1989;80(4):846-52.

137. Ilia R, Gueron M. Exercise stress testing in a community clinic: experience with 38,970 patients. *Coron Artery Dis.* 1997;8(11-2):703-4.

138. Irving JB, Bruce RA, DeRouen TA. Variations in and significance of systolic pressure during maximal exercise (treadmill) testing. *Am J Cardiol.* 1977;39(6):841-8.

139. Kane GC, Hepinstall MJ, Kidd GM, et al. Safety of stress echocardiography supervised by registered nurses: results of a 2-year audit of 15,404 patients. *J Am Soc Echocardiogr.* 2008;21(4): 337-41.

140. Keteyian SJ, Isaac D, Thadani U, et al. Safety of symptom-limited cardiopulmonary exercise testing in patients with chronic heart failure due to severe left ventricular systolic dysfunction. *Am Heart J.* 2009;158(4 Suppl):S72–7.

141. Knight JA, Laubach CA Jr, Butcher RJ, Menapace FJ. Supervision of clinical exercise testing by exercise physiologists. *Am J Cardiol.* 1995;75(5):390–1.

142. McHenry PL. Risks of graded exercise testing. *Am J Cardiol.* 1977;39(6):935–7.

143. Myers J, Voodi L, Umann T, Froelicher VF. A survey of exercise testing: methods, utilization, interpretation, and safety in the VAHCS. *J Cardiopulm Rehabil.* 2000;20(4):251–8.

144. Rochmis P, Blackburn H. Exercise tests. A survey of procedures, safety, and litigation experience in approximately 170,000 tests. *JAMA.* 1971;217(8):1061–6.

145. Skalski J, Allison TG, Miller TD. The safety of cardiopulmonary exercise testing in a population with high-risk cardiovascular diseases. *Circulation.* 2012;126(21):2465–72.

146. Stuart RJ Jr, Ellestad MH. National survey of exercise stress testing facilities. *Chest.* 1980; 77(1):94–7.

147. Haskell WL. Cardiovascular complications during exercise training of cardiac patients. *Circulation.* 1978;57(5):920–4.

148. Digenio AG, Sim JG, Dowdeswell RJ, Morris R. Exercise-related cardiac arrest in cardiac rehabilitation. The Johannesburg experience. *S Afr Med J.* 1991;79(4):188–91.

149. Franklin BA, Bonzheim K, Gordon S, Timmis GC. Safety of medically supervised outpatient cardiac rehabilitation exercise therapy: a 16-year follow-up. *Chest.* 1998;114(3):902–6.

150. Van Camp SP, Peterson RA. Cardiovascular complications of outpatient cardiac rehabilitation programs. *JAMA.* 1986;256(9):1160–3.

151. Vongvanich P, Paul-Labrador MJ, Merz CN. Safety of medically supervised exercise in a cardiac rehabilitation center. *Am J Cardiol.* 1996;77(15):1383–5.

152. Pavy B, Iliou MC, Meurin P, Tabet JY, Corone S. Safety of exercise training for cardiac patients: results of the French registry of complications during cardiac rehabilitation. *Arch Intern Med.* 2006;166(21):2329–34.

153. Saito M, Ueshima K, Saito M, et al. Safety of exercise-based cardiac rehabilitation and exercise testing for cardiac patients in Japan: a nationwide survey. *Circ J.* 2014;78(7):1646–53.

154. Scheinowitz M, Harpaz D. Safety of cardiac rehabilitation in a medically supervised, community-based program. *Cardiology.* 2005;103(3):113–7.

155. Wenger NK, Froelicher ES, Smith LK, et al. Cardiac rehabilitation as secondary prevention. Agency for Health Care Policy and Research and National Heart, Lung, and Blood Institute. *Clin Pract Guidel Quick Ref Guide Clin.* 1995;(17):1–23.

Avaliação
Pré-Exercício Físico

Introdução

Este capítulo contém as etapas recomendadas a serem realizadas por profissionais de educação física antes que um indivíduo se envolva em atividade física (AF) e/ou participe de um programa de exercícios físicos estruturado. Os componentes específicos da avaliação pré-exercício físico e do American College of Sports Medicine (ACSM) recomendados para realizar as triagens são: (a) processo de consentimento informado, (b) exame de saúde antes de iniciar exercícios físicos, (c) histórico de saúde, (d) e análise de fator de risco cardiovascular (CV). O capítulo também fornece detalhes desses componentes e, quando disponíveis, com base nas evidências mais atuais.

As recomendações de triagem de saúde para subsequente início da prática de exercícios físicos do ACSM descritas neste capítulo são projetadas para identificar os indivíduos que estão em risco de eventos de doenças cardiovasculares (DCV) adversos relacionados a exercício físico e fornecer orientação sobre quais indivíduos devem ser encaminhados para autorização médica (ou seja, a aprovação de um profissional de saúde para praticar exercícios físicos). Essas recomendações enfatizam a mensagem de saúde pública para AF para todos, ao mesmo tempo que reconhecem que o exercício físico vigoroso está associado a um pequeno, mas mensurável risco agudo de DCV, conforme descrito no Capítulo 1. Essas recomendações também diminuem a necessidade de consultar um médico antes de iniciar os exercícios físicos, reduzindo ou removendo barreiras desnecessárias para adotar e manter a AF habitual, um programa de exercícios físicos estruturado ou ambos.[1]

O histórico clínico e a análise do fator de risco de DCV não fazem parte dos procedimentos de triagem de saúde pré-parto com o objetivo de reduzir o risco agudo, mas podem fornecer – e, de fato, fornecem – ao profissional de educação física informações valiosas sobre cada indivíduo. Portanto, solicitar informações sobre fatores de risco CV e histórico clínico ainda deve ser um aspecto importante da triagem, uma vez que essas informações devem ser usadas para projetar programas de exercício físico adequados e individualizados para diminuir ou reduzir os riscos conhecidos à saúde. As informações também podem revelar incertezas sobre a capacidade de um indivíduo de participar com segurança de um programa de exercícios físicos, exigindo, assim, que o profissional de educação física o encaminhe para avaliação e/ou autorização médica.

Consentimento informado

O processo de consentimento informado é a primeira etapa ao se trabalhar com cada novo indivíduo. A obtenção do consentimento informado adequado dos participantes é uma consideração ética e legal importante e deve ser concluída antes (a) da coleta de qualquer informação pessoal e confidencial, (b) de qualquer forma de teste de aptidão física ou (c) da participação em exercícios físicos. Embora o conteúdo e a extensão dos formulários de consentimento possam variar, informações suficientes devem estar presentes no processo de consentimento informado, para garantir que o participante conheça e compreenda o(s) propósito(s) e os riscos associados à triagem, avaliação e programa de exercícios físicos. O formulário de consentimento deve ser explicado verbalmente ao participante e incluir uma declaração indicando que o indivíduo teve a oportunidade de fazer perguntas sobre (a) o exame de saúde a ser realizado antes de iniciar a prática de exercícios físicos, (b) teste de esforço físico, (c) avaliação de condicionamento físico e/ou (d) programa de exercícios físicos, e recebeu informações suficientes para fornecer um consentimento informado. É importante documentar perguntas específicas do participante no formulário, juntamente das respostas fornecidas. O formulário de consentimento deve indicar que o participante é livre para se retirar a qualquer momento. Além disso, todos os esforços razoáveis devem ser feitos para proteger a privacidade das informações de saúde do indivíduo (p. ex., histórico clínico, resultados de testes), conforme descrito na Lei de Portabilidade e Responsabilidade de Seguro de Saúde (HIPAA, sigla do inglês *Health Insurance Portability and Accountability Act*).[2,3] Há um exemplo de formulário de consentimento para teste de esforço físico na Figura 2.1. No entanto, é aconselhável verificar com órgãos autorizados (p. ex., gestão de risco hospitalar, conselhos de revisão institucional, assessoria jurídica da unidade), para determinar o que é apropriado para um processo de consentimento informado aceitável. Nenhum modelo de formulário deve ser adotado para um teste ou programa específico, a menos que seja aprovado por conselho jurídico e/ou por conselho de revisão institucional apropriado.

Quando um consentimento informado está sendo usado em um ambiente de pesquisa, isso deve ser indicado durante o processo de consentimento e refletido no *formulário de consentimento informado*, e devem-se implementar políticas aplicáveis para o teste em seres humanos. Os profissionais de saúde e os cientistas pesquisadores devem obter a aprovação de seu conselho de revisão institucional, ao conduzirem um teste de esforço físico para fins de pesquisa.

Como a maioria dos formulários de consentimento inclui a declaração "procedimentos e equipamentos de emergência estão disponíveis", o programa deve garantir que o pessoal disponível seja devidamente treinado e autorizado a realizar procedimentos de emergência que utilizem tais equipamentos. Políticas e procedimentos de emergência por escrito devem estar em vigor, e os exercícios de emergência devem ser praticados pelo menos uma vez a cada 3 meses ou com frequência maior, quando houver mudança de quadro.[4]

Consentimento informado para um teste de esforço físico

1. Objetivo e explicação do teste
Você executará um teste de esforço físico em um cicloergômetro ou esteira rolante. A intensidade do exercício físico começará em um nível baixo e avançará em estágios dependendo de seu nível de condicionamento físico. Pode-se interromper o teste a qualquer momento devido a sinais de fadiga ou alterações na frequência cardíaca, eletrocardiograma ou pressão arterial, ou sintomas que você possa sentir. É importante que você saiba que pode parar quando quiser por causa de sensação de cansaço ou qualquer outro desconforto.

2. Riscos e desconfortos do participante
Existe a possibilidade de ocorrerem certas alterações durante o teste que aumentam o risco de condições como pressão arterial anormal; desmaio; ritmo cardíaco irregular, rápido ou lento e, em casos raros, infarto do miocárdio, acidente vascular cerebral ou morte. Todo esforço será feito para minimizar esses riscos, por meio da avaliação de informações preliminares relacionadas à sua saúde e ao seu condicionamento físico e por meio de observações cuidadosas durante o teste. Há equipamentos de emergência e pessoal treinado para lidar com situações incomuns que possam surgir.

3. Responsabilidades do participante
Fornecer as informações que você possui sobre seu estado de saúde ou experiências anteriores de sintomas cardíacos (p. ex., falta de ar com atividade de baixo nível de esforço; dor; pressão; aperto; peso no peito, pescoço, mandíbula, costas e/ou braços) relacionados com esforço físico pode afetar a segurança de seu teste de esforço físico. É muito importante relatar imediatamente essas e quaisquer outras sensações incomuns que se manifestem com o esforço durante o teste em si. Você é responsável por divulgar totalmente seu histórico médico, bem como os sintomas que possam ocorrer durante o teste. Você também deve relatar todos os medicamentos (incluindo os não prescritos) tomados recentemente e, em particular, aqueles que foram tomados hoje à equipe responsável pelo teste.

4. Benefícios esperados
Os resultados obtidos no teste de esforço físico podem auxiliar no diagnóstico de sua doença e na avaliação do efeito de seus medicamentos ou do tipo de atividade física que você pode realizar com baixo risco.

5. Perguntas
Quaisquer perguntas sobre os procedimentos usados no teste de esforço físico ou os resultados do seu teste são bem-vindas. Se você tiver alguma dúvida ou preocupação, solicite mais explicações.

6. Uso de registros médicos
As informações obtidas durante o teste de esforço físico serão tratadas como privilegiadas e confidenciais, conforme descrito na Lei de Responsabilidade e Portabilidade de Seguro Saúde de 1996, dos EUA. Não devem ser divulgadas ou reveladas a qualquer pessoa, exceto ao seu médico de referência, sem seu consentimento por escrito. No entanto, as informações obtidas podem ser usadas para análises estatísticas ou para fins científicos, sendo mantido seu direito à privacidade.

7. Liberdade de consentimento
Eu, por meio deste, consinto em participar voluntariamente de um teste de esforço físico para determinar minha capacidade de realizar exercício físico e estado de saúde cardiovascular. Minha permissão para realizar este teste de esforço físico é dada voluntariamente. Entendo que sou livre para interromper o teste a qualquer momento, se desejar.

Li este formulário e compreendo os procedimentos de teste que realizarei e os riscos e desconfortos associados. Conhecendo esses riscos e desconfortos e tendo tido a oportunidade de fazer perguntas que foram respondidas de forma satisfatória, concordo em participar deste teste.

Data	Assinatura do paciente
Data	Assinatura da testemunha
Data	Assinatura do médico ou encarregado autorizado

Figura 2.1 Amostra de formulário de consentimento informado para um teste de esforço físico limitado por sintomas.

Triagem de saúde prévia à participação em programas de exercício físico

O objetivo geral do processo de triagem de saúde prévio à participação de exercício físico do ACSM é identificar os indivíduos que estão em risco de eventos de DCV adversos relacionados ao exercício físico. Mais especificamente, os objetivos são identificar os indivíduos (a) que devem receber autorização médica antes de iniciar um programa de exercícios físicos de intensidade moderada a vigorosa ou aumentar a intensidade de seu programa atual; (b) com doença(s) clinicamente significativa(s), que podem beneficiar-se da participação em programas de exercício físico sob supervisão médica e (c) com condições de saúde que possam exigir a exclusão de programas de exercício físico, até que essas condições sejam atenuadas ou mais bem controladas. É importante destacar que as recomendações de triagem antes de iniciar a prática de exercícios físicos não substituem o julgamento clínico sólido, e as decisões sobre encaminhamento para autorização médica antes do início de um programa de exercícios físicos ou ajustes para inclusão de exercícios físicos vigorosos em um programa de treinamento físico devem continuar a ser feitas de forma individual.

O processo de triagem de saúde antes da prática de exercício físico do ACSM é um algoritmo de triagem com recomendações para autorização médica com base no nível atual de participação de um indivíduo em exercícios físicos, presença de sinais ou sintomas e/ou DCV conhecida, doença metabólica ou renal e na intensidade de exercício físico desejada.[1] Esses fatores estão incluídos porque o risco de morte súbita cardíaca (MSC) associada à AF e ao infarto agudo do miocárdio (IAM) é conhecido por ser maior entre aqueles com DCV subjacente que realizam AF vigorosa não habitual.[5-8] O risco relativo de MSC e IAM durante exercícios físicos de intensidade vigorosa a quase máxima está diretamente relacionado à DCV e/ou sintomas de esforço e inversamente relacionado ao nível habitual de AF.[8,6,9-12] O risco relativo de um evento de DCV é temporariamente aumentado durante o exercício físico de intensidade vigorosa em comparação com o repouso, mas o risco absoluto de um evento cardíaco agudo relacionado ao exercício físico é baixo em indivíduos saudáveis assintomáticos (ver Figura 1.2).[8,13-15]

O teste de esforço físico costuma ser uma ferramenta útil para o desenvolvimento de um programa de exercício físico individualizado, mas o ACSM não recomenda mais a inclusão de testes de exercício físico ou qualquer outro tipo de exame médico como parte da autorização médica. Em vez disso, essas decisões são deixadas ao julgamento de profissionais de saúde qualificados. A intenção é alinhar melhor com as evidências relevantes de que o teste de esforço físico não é um procedimento de triagem uniformemente recomendado, pois é um mau preditor de eventos cardíacos agudos em indivíduos assintomáticos.[16] Embora o teste de esforço físico possa detectar lesões coronárias limitantes de fluxo pela ocorrência de depressão isquêmica do segmento ST, angina do peito ou ambos, a MSC e o IAM geralmente são desencadeados pela rápida progressão de uma lesão não obstrutiva prévia.[8] Além disso, há falta de consenso em relação à extensão da avaliação médica (ou seja, exame físico; teste de esforço físico limitado por sintoma ou teste de esforço físico máximo) necessária como parte do processo de triagem antes de iniciar um programa de exercícios físicos, mesmo quando o programa for de intensidade vigorosa. A American College of Cardiology Foundation (ACCF)/American Heart Association (AHA) recomenda que o teste de esforço físico seja considerado em adultos assintomáticos de risco intermediário. Isso inclui adultos sedentários que iniciam um programa de exercícios físicos de intensidade vigorosa se forem considerados marcadores não eletrocardiográficos (ECG), como capacidade de exercício físico, incompetência cronotrópica e recuperação da frequência cardíaca; reconhece-se, porém, que a eficácia dessa recomendação não está bem estabelecida.[17] A U.S. Preventive Services Task Force (USPSTF) não recomenda o uso de testes diagnósticos de rotina ou eletrocardiografia de exercício físico como ferramenta de triagem em indivíduos assintomáticos que apresentam baixo risco de eventos CV. A USPSTF concluiu que não há evidências suficientes para avaliar os benefícios e os danos do teste de esforço físico antes de iniciar um programa de AF. Além disso, a USPSTF não faz recomendações específicas quanto à necessidade de teste ergométrico para indivíduos de risco intermediário e alto para eventos CV.[18] Da mesma maneira, os dados de estudos randomizados sobre o valor clínico do teste de esforço físico para fins de triagem estão ausentes. Não se sabe se esse teste em adultos assintomáticos reduz o risco de mortalidade prematura ou morbidade cardíaca importante.[19] Também há evidências de modelagem de análise de decisão de que a triagem de rotina com uso de teste de esforço físico antes de iniciar um programa de exercícios físicos não é garantida, independentemente do risco individual basal.[20]

Há evidências insuficientes para sugerir que fatores de risco de DCV, *sem* doença subjacente, confira risco substancial de eventos CV adversos relacionados ao exercício físico. A alta prevalência de fatores de risco de DCV entre adultos, combinada com a raridade de MSC e IAM[8,11] relacionados a exercícios físicos, sugere que a capacidade de prever esses eventos raros avaliando fatores de risco é baixa, especialmente entre outros adultos saudáveis.[21] Além disso, a triagem de saúde convencional previamente à prática de exercícios físicos, baseada em fatores de risco de DCV, pode ser excessivamente conservadora devido à alta prevalência de fatores de risco na população. Isso pode produzir encaminhamentos médicos excessivos, principalmente em adultos com mais de 40 anos.[21] Portanto, a eliminação dos fatores de risco de DCV do procedimento de pré-triagem reduz substancialmente a proporção de indivíduos encaminhados para obtenção de autorização médica.[22] No entanto, recomenda-se que a avaliação dos fatores de risco de DCV seja realizada e compartilhada com o participante e o profissional de saúde. A autorização para se engajar em um programa de exercícios físicos moderados a vigorosos entre aqueles com sinais/sintomas de DCV não deve se basear apenas na avaliação do fator de risco para DCV, mas em uma avaliação médica completa conforme determinado pelo profissional de saúde.

No geral, há um baixo risco de MSC e IAM associado à participação em um programa de exercícios físicos de intensidade leve a moderada.[23] O exercício físico vigoroso está associado ao maior risco, e muito desse risco é mitigado pela adoção de uma "fase de transição progressiva" (cerca de 2 a 3 meses), durante a qual a duração e a intensidade do exercício físico são aumentadas gradativamente.[1,24] Quando indivíduos previamente sedentários iniciam um programa de exercícios físicos, eles recebem recomendação para começar com intensidade leve a moderada (p. ex., 2 a 3 equivalentes metabólicos [METs]) e aumentar gradativamente a intensidade (p. ex., 3 a 5 METs) com o tempo, desde que o indivíduo permaneça sem sintomas. Essa progressão gradual parece prudente, porque essas intensidades estão abaixo do limiar de intensidade vigorosa (≥ 6 METs), comumente associado ao desencadeamento de eventos de DCV agudos em indivíduos suscetíveis.[8,25] Essa fase de transição progressiva ajudará a minimizar o risco de lesão musculoesquelética e permitirá que indivíduos sedentários melhorem sua aptidão cardiorrespiratória, sem passar pelo período em que cada sessão de exercício físico vigoroso está associada a picos no risco relativo de DCV.[26]

Processo de triagem prévia à prática de exercícios físicos do American College of Sports Medicine

A seção a seguir fornece orientação para a triagem prévia à prática de exercícios físicos aos profissionais de educação física que trabalham com a população geral, e não clínica. As recomendações para os indivíduos que trabalham em um ambiente clínico ou médico de melhora da condição física estão apresentadas separadamente no Capítulo 4.

A triagem de saúde prévia ao programa de exercícios físicos moderados a vigorosos é um processo de duas fases:

• A necessidade de autorização médica antes de iniciar ou progredir a programação de exercícios físicos é determinada pelo uso do algoritmo de triagem ACSM e com a ajuda de um profissional de saúde qualificado ou profissional de educação física. Na ausência de assistência profissional, os interessados podem utilizar o Questionário de Prontidão para Atividade Física Plus (PAR-Q+, do inglês *Physical Activity Readiness Questionnaire Plus*)
• Se indicada durante a triagem, a autorização dada por um médico ou outro profissional da área de saúde qualificado deve ser recomendada. A forma de autorização, entretanto, deve ser determinada pelo julgamento médico e pela discrição do referido provedor de cuidados de saúde.

A seção a seguir fornece orientação para o uso do algoritmo de triagem de saúde para participação em programas de exercícios físicos em relação a:

• Determinação dos níveis atuais de AF
• Identificação de sinais e sintomas de DCV, metabólicos e renais subjacentes (Tabela 2.1)
• Identificação de indivíduos com DCV e doença metabólica diagnosticadas
• Uso de sinais e sintomas, histórico de doenças, participação atual em exercícios físicos e intensidade de exercício físico desejada para orientar as recomendações para autorização médica para início da prática do exercício físico.

A triagem de saúde antes de iniciar um programa de exercícios físicos deve ser diferenciada de um exame médico periódico, que deve ser incentivado como parte da manutenção de rotina da saúde.

Algoritmo de triagem para início do exercício físico proposto pelo American College of Sports Medicine

O algoritmo de triagem prévia à prática do exercício físico do ACSM (Figura 2.2) foi projetado para identificar indivíduos em risco de complicações CV como resultado direto de uma sessão de exercícios físicos aeróbios. Embora essa triagem seja recomendada antes da participação em qualquer tipo de programa de exercícios físicos, as evidências atuais sobre a pré-triagem para complicações de DCV durante o treinamento de força são limitadas, e o risco inerente não pode ser determinado atualmente, mas parece ser baixo.[23]

Tabela 2.1 • Principais sinais ou sintomas sugestivos de doença cardiovascular, metabólica e renal.[a]

Sinais ou sintomas	Esclarecimento/significância
Dor; desconforto (ou outro equivalente anginoso) na região torácica, pescoço, mandíbula, braços ou outras áreas que podem resultar de isquemia do miocárdio; ou outra dor de início recente de origem desconhecida	Um dos sinais cardinais de doença cardíaca; em particular, doença arterial coronariana Os principais recursos que favorecem uma origem isquêmica incluem o seguinte: • Característica: sensação de constrição, aperto, queimação, "peso" ou "sensação de peso" • Localização: subesternal, no meio da região torácica, anteriormente; em um ou em ambos os braços, ombros; no pescoço, bochechas, dentes; nos antebraços, dedos, na região interescapular • Fatores desencadeadores: exercício físico ou esforço físico, excitação, outras formas de estresse, clima frio, ocorrência após as refeições Os principais recursos contra uma origem isquêmica incluem o seguinte: • Característica: dor insistente; "sensação de punhalada", aguda, como esfaqueamento; "socos" agravados pela respiração • Localização: na área submamária esquerda; no hemitórax esquerdo • Fatores desencadeadores: após a conclusão do exercício físico, provocada por um movimento corporal específico
Falta de ar em repouso ou com leve esforço físico	A dispneia (definida como uma percepção anormalmente desconfortável da respiração) é um dos principais sintomas de problemas cardíacos e doença pulmonar. Geralmente ocorre durante esforço em atividades físicas extenuantes em indivíduos saudáveis e bem treinados e durante esforço físico moderado em indivíduos saudáveis e não treinados. Contudo, deve-se considerar anormal quando ocorre em um nível de esforço físico que não se espera que evoque esse sintoma em um indivíduo. A dispneia anormal ao esforço físico sugere a presença de distúrbios cardiopulmonares; em particular, disfunção ventricular esquerda ou doença pulmonar obstrutiva crônica
Tontura ou síncope	A síncope (definida como perda de consciência) é mais comumente causada por perfusão reduzida do cérebro. Tontura e, em particular, a síncope *durante* o exercício físico pode resultar de distúrbios cardíacos que impedem o aumento normal (ou uma queda real) no débito cardíaco. Esses distúrbios cardíacos apresentam potencialmente risco de vida e incluem doença arterial coronariana grave, cardiomiopatia hipertrófica, estenose aórtica e disritmias ventriculares malignas. Embora tontura ou síncope logo *após* o término do exercício físico não deva ser ignorada, esses sintomas podem ocorrer até mesmo em indivíduos saudáveis como resultado de uma redução no retorno venoso ao coração

(Continua)

Tabela 2.1 • **Principais sinais ou sintomas sugestivos de doença cardiovascular, metabólica e renal.**[a] *(Cont.)*

Sinais ou sintomas	Esclarecimento/significância
Ortopneia ou dispneia paroxística noturna	Ortopneia refere-se à dispneia que ocorre em repouso na posição deitada que é prontamente aliviada ao se sentar ou ficar em pé. A dispneia paroxística noturna refere-se à dispneia que geralmente começa 2 a 5 horas após o início do sono e que pode ser aliviada ao se sentar na beira da cama ou ao sair dela. Ambos são sintomas de disfunção ventricular esquerda. Embora a dispneia noturna possa ocorrer em indivíduos com doença pulmonar obstrutiva crônica, difere na medida em que, geralmente, é aliviada após a evacuação, em vez de, especificamente, ao se sentar
Edema de tornozelo	Edema bilateral do tornozelo, que é mais evidente à noite, é um sinal característico de insuficiência cardíaca ou insuficiência venosa crônica bilateral. Edema unilateral de um membro frequentemente resulta de trombose venosa ou bloqueio linfático no membro. Edema generalizado (conhecido como anasarca) ocorre em indivíduos com síndrome nefrótica, insuficiência cardíaca grave ou cirrose hepática
Palpitações ou taquicardia	Palpitações (definidas como consciência desagradável da força ou de batimento cardíaco rápido) podem ser induzidas por vários distúrbios do ritmo cardíaco, que incluem taquicardia, bradicardia de início súbito, batimentos ectópicos, pausas compensatórias e volume sistólico acentuado resultante da regurgitação valvar. As palpitações também costumam resultar de estados de ansiedade e do débito cardíaco elevado (ou hipercinético), como anemia, febre, tireotoxicose, fístula arteriovenosa e a chamada síndrome cardíaca hipercinética idiopática
Claudicação intermitente	Claudicação intermitente refere-se à dor que ocorre nas extremidades inferiores com suprimento sanguíneo inadequado (geralmente como resultado de aterosclerose), que é provocada pelo exercício físico. A dor não ocorre ao ficar em pé ou sentado e pode ser constante. É mais vigorosa ao subir escadas ou ladeiras e geralmente é descrita como cãibra, que desaparece em 1 a 2 minutos após a interrupção do exercício físico. A doença arterial coronariana é mais prevalente em indivíduos com claudicação intermitente. Pacientes com diabetes melito apresentam risco aumentado para essa condição
Sopro cardíaco conhecido	Embora alguns possam ser inofensivos, os sopros cardíacos podem indicar doença valvar ou outra doença cardiovascular. De um ponto de vista de segurança para a prática do exercício físico, é especialmente importante excluir cardiomiopatia hipertrófica e estenose aórtica como causas subjacentes, porque estas estão entre as causas mais comuns de morte súbita cardíaca relacionada ao esforço físico
Fadiga incomum ou falta de ar com atividades usuais	Embora possam existir origens benignas para esses sintomas, eles também podem sinalizar o início ou a mudança no estado de doença cardiovascular ou metabólica

[a]Esses sinais ou sintomas devem ser interpretados no contexto clínico em que aparecem porque nem todos são específicos para doenças cardiovasculares, metabólicas ou renais. Modificada de (27).

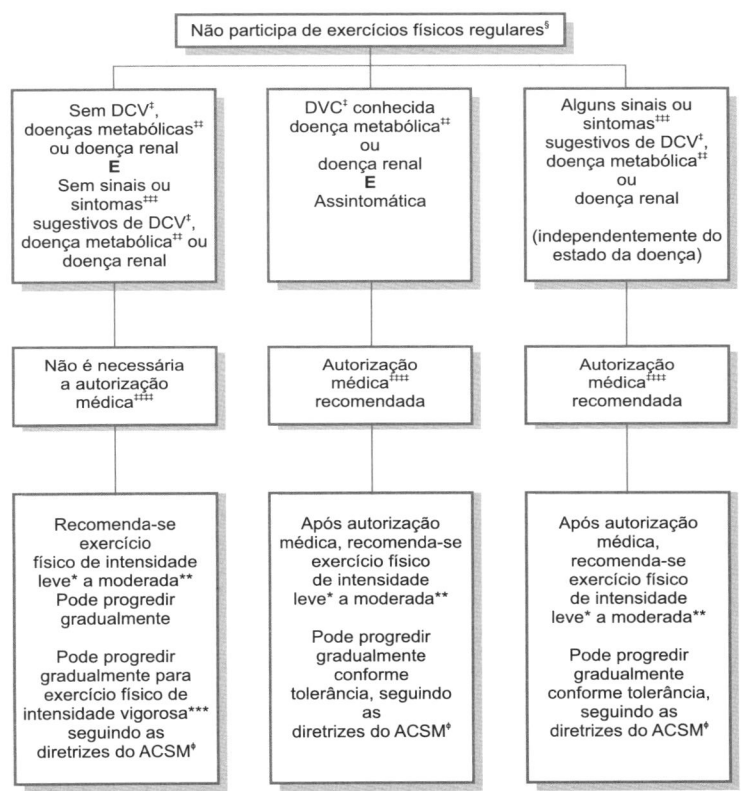

§ Participação no exercício físico — Realização de atividade física planejada e estruturada por pelo menos 30 min, em intensidade moderada, em pelo menos 3 dias × sem.⁻¹, pelo menos nos últimos 3 meses

* Exercícios físicos de intensidade leve — 30 a 39% FCR ou $\dot{V}O_2R$, 2 a 2,9 METs, EEP 9 a 11, uma intensidade que causa leve aumento na FC e na respiração

** Exercícios físicos de intensidade moderada — 40 a 59% FCR ou $\dot{V}O_2R$, 3 a 5,9 METs, EEP 12 a 13, uma intensidade que causa aumentos perceptíveis na FC e na respiração

*** Exercícios físicos de intensidade vigorosa — ≥ 60% FCR ou $\dot{V}O_2R$, ≥ 6 METs, EEP ≥14, uma intensidade que causa aumentos substanciais na FC e na respiração

‡Doença cardiovascular (DCV) — Doença cardíaca, vascular periférica ou cerebrovascular

‡‡Doença metabólica — Diabetes melito tipos 1 e 2

‡‡‡Sinais e sintomas — Em repouso ou durante a atividade. Inclui dor; desconforto torácico, no pescoço, na mandíbula, nos braços ou em outras áreas que podem resultar de isquemia; falta de ar em repouso ou com esforço físico leve; tontura ou síncope; ortopneia ou dispneia paroxística noturna; edema de tornozelo; palpitações ou taquicardia; claudicação intermitente; sopro cardíaco conhecido; fadiga incomum ou falta de ar em atividades usuais

‡‡‡‡Autorização médica — Aprovação do profissional de saúde responsável para praticar exercícios físicos

♦Diretrizes do ACSM — Veja a edição mais recente das Diretrizes do ACSM para os Testes de Esforço Físico e sua Prescrição

Figura 2.2 Algoritmo de triagem prévia à prática de exercício físico do American College of Sports Medicine (ACSM). FC, frequência cardíaca; FCR, frequência cardíaca de reserva; METs, equivalentes metabólicos; EEP, escala de esforço percebido; $\dot{V}O_2R$, consumo de oxigênio de reserva. Usado com permissão de Riebe et al.[1] (Continua)

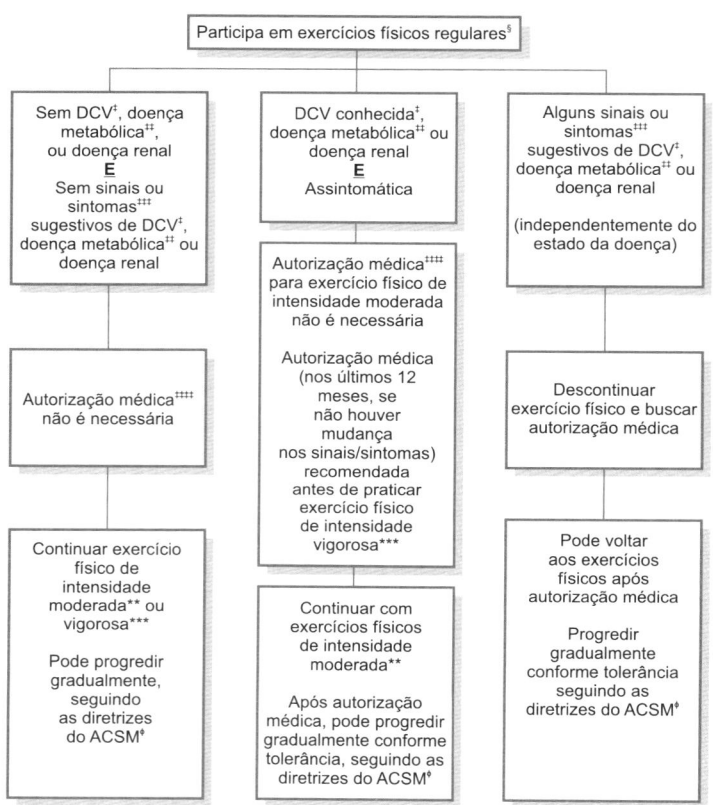

§Participação no exercício físico

*Exercícios físicos de intensidade leve

**Exercícios físicos de intensidade moderada

***Exercício físico de intensidade vigorosa
‡Doença cardiovascular (DCV)
‡‡Doença metabólica
‡‡‡Sinais e sintomas
‡‡‡‡Autorização médica

Realização de atividade física planejada e estruturada de intensidade moderada por pelo menos 30 min, em pelo menos 3 d · sem⁻¹, pelo menos nos últimos 3 meses
30 a 39% FCR ou V̇O₂R, 2 a 2,9 METs, EEP 9 a 11 na FC e respiração, uma intensidade que causa leve aumento
40 a 59% FCR ou V̇O₂R, 3 a 5,9 METs, EEP 12 a 13 na FC e na respiração, uma intensidade que causa aumentos perceptíveis
≥60% FCR ou V̇O₂R, ≥6 METs, EEP ≥14 na FC e respiração, uma intensidade que causa substancial aumento
Doença cardíaca, vascular periférica ou cerebrovascular
Diabetes melito tipos 1 e 2
Em repouso ou durante a atividade. Inclui dor; desconforto no tórax, no pescoço, na mandíbula, nos braços ou em outras áreas que podem resultar de isquemia; falta de ar em repouso ou com esforço físico leve; tontura ou síncope; ortopneia ou dispneia paroxística noturna; edema de tornozelo; palpitações ou taquicardia; claudicação intermitente; sopro cardíaco conhecido; fadiga incomum ou falta de ar em atividades usuais.
Aprovação de um profissional de saúde responsável para praticar exercícios físicos

◆Diretrizes do ACSM

Veja a edição mais recente das Diretrizes do ACSM para os Testes de Esforço Físico e sua Prescrição

Figura 2.2 *(Continuação)*

Componentes do algoritmo

O algoritmo de triagem (ver Figura 2.2) começa classificando os indivíduos que atualmente participam ou não de AF regular. A intenção é identificar melhor os indivíduos não acostumados a exercícios físicos regulares, para os quais o exercício físico pode impor demandas desproporcionais ao sistema CV e aumentar o risco de complicações. Conforme designado, os participantes classificados como atuais praticantes de exercícios físicos devem ter histórico de execução de AF planejada e estruturada de pelo menos intensidade moderada, por, pelo menos, 30 minutos, em 3 ou mais dia × semana^{-1}, durante os últimos 3 meses.

O próximo nível de classificação envolve a identificação de indivíduos com DCV, doenças metabólicas ou doenças renais conhecidas ou aqueles com sinais ou sintomas sugestivos de doenças cardíacas, vasculares periféricas, renais ou cerebrovasculares e diabetes melito (DM) dos tipos 1 e 2. Durante o processo de triagem prévia, os participantes devem ser questionados se um médico ou outro profissional de saúde qualificado já os diagnosticou com alguma dessas condições. Vale ressaltar que durante a triagem de saúde pré-parto, a hipertensão deve ser considerada como fator de risco para DCV, e não uma doença cardíaca.[28] Uma vez que o estado de doença de um indivíduo tenha sido verificado, a atenção deve se voltar para os sinais e sintomas sugestivos de DCV, doença metabólica ou doença renal. Para melhor identificar aqueles que podem ter a doença não diagnosticada, os indivíduos devem ser rastreados quanto à presença ou ausência de sinais e sintomas sugestivos dessas doenças, conforme descrito na Tabela 2.1. Deve-se ter cuidado ao interpretar os sinais e sintomas no contexto da história recente do indivíduo, e informações adicionais devem ser buscadas para esclarecer respostas vagas ou ambíguas. Por exemplo, um indivíduo pode descrever períodos recentes de falta de ar perceptível; no entanto, essa ocorrência é um sintoma inespecífico de DCV, pois muitos fatores podem causar falta de ar. Perguntas de acompanhamento pertinentes podem incluir o seguinte:

- O que você estava fazendo durante esses períodos?
- Você ficou mais sem fôlego do que esperava para essa atividade?
- Em comparação com atividades semelhantes recentes, você ficou mais cansado após a atividade?

Essas perguntas podem fornecer esclarecimentos para melhor distinguir os sinais e sintomas esperados dos sinais e sintomas potencialmente patológicos. Uma lista de verificação de triagem de saúde antes do início da prática de exercício físico está incluída para orientar o profissional da área durante o processo de pré-triagem (Figura 2.3).

No processo de pré-triagem, os indivíduos com doença pulmonar não são automaticamente encaminhados para autorização médica, porque a doença pulmonar não aumenta os riscos de complicações CV não fatais ou fatais durante ou imediatamente após o exercício físico. É o estilo de vida inativo e sedentário de muitos indivíduos com doença pulmonar que pode aumentar o risco desses eventos.[30] No entanto, a doença pulmonar obstrutiva crônica (DPOC) e as DCV são frequentemente comorbidades devido ao fator de risco comum que é o tabagismo, e a presença de DPOC em fumantes ou ex-fumantes é um preditor independente de eventos de DCV gerais.[31] Assim, atenção cuidadosa à presença de sinais e sintomas de DCV e doenças metabólica é justificada para indivíduos com DPOC durante o processo de triagem

Questionário direcionado aos profissionais de educação física para triagem de saúde para a prática de exercícios físicos

Avalie as necessidades de saúde de seu cliente marcando todas as afirmações verdadeiras.

Passo 1
Sinais e sintomas
Seu cliente experimenta:
—— desconforto no tórax com a realização de esforço físico
—— falta de ar sem alguma razão justificável
—— tonturas, desmaios, escurecimento da visão ("apagão")
—— inchaço do tornozelo
—— consciência desagradável de uma frequência cardíaca forte, rápida ou irregular
—— sensação de queimação ou cãibras na parte inferior das pernas ao caminhar distância curta
—— sopro cardíaco conhecido
Se você marcou alguma dessas declarações referentes aos sintomas, **PARE**, seu cliente deve buscar autorização médica antes de iniciar ou retomar os exercícios físicos. Seu cliente pode precisar frequentar algum estabelecimento que possua **equipe médica qualificada**.
Se você **não** notou nenhum sintoma, continue para as etapas 2 e 3.

Passo 2
Atividade atual
Seu cliente realizou atividade física planejada e estruturada por pelo menos 30 minutos, em intensidade moderada, em pelo menos 3 dias por semana, pelo menos nos últimos 3 meses?

Sim ☐
Não ☐

Continue para a Etapa 3.

Etapa 3

Condições de saúde
Seu cliente teve ou tem atualmente:
—— um infarto do miocárdio
—— cirurgia cardíaca, cateterismo cardíaco ou angioplastia coronária
—— marca-passo/desfibrilador cardíaco implantável/distúrbio do ritmo cardíaco
—— doença valvar cardíaca
—— insuficiência cardíaca
—— transplante de coração
—— doença cardíaca congênita
—— diabetes melito
—— doença renal

Avaliando as Etapas 2 e 3:
• Se você **não marcou nenhuma das declarações da Etapa 3**, não é necessária a autorização médica.
• Se você marcou "sim" na Etapa 2 e **marcou qualquer uma das afirmações da Etapa 3**, seu cliente pode continuar a se exercitar em intensidade leve a moderada, sem autorização médica. No entanto, a autorização médica é recomendada antes de praticar exercícios físicos vigorosos.
• Se você marcou "não" na Etapa 2 e **marcou qualquer uma das declarações na Etapa 3**, recomenda-se autorização médica. Seu cliente pode precisar frequentar um estabelecimento com uma **equipe médica qualificada**.

Figura 2.3 Questionário direcionado aos profissionais de educação física para triagem de saúde para início da prática de exercícios físicos. Usado com permissão de Grundy et al.[29]

de saúde, antes da prática de exercícios físicos. No entanto, apesar dessa mudança, a presença de doenças pulmonares ou outras ainda é uma consideração importante na determinação de um programa de exercícios físicos mais seguro e efetivo.[1]

A intensidade de exercício físico desejada é o componente final do algoritmo de triagem. Como exercícios físicos de intensidade vigorosa têm maior probabilidade de desencadear eventos de DCV agudos em comparação aos exercícios físicos de intensidade leve a moderada, é importante identificar a intensidade na qual o participante pretende se exercitar.[8] A orientação está disposta nas notas de rodapé do algoritmo sobre as designações mencionadas, bem como o que constitui exercício físico de intensidade leve, moderada e vigorosa (para informações adicionais sobre a intensidade dos exercícios físicos, consulte o Capítulo 5).

Como usar o algoritmo

De acordo com o algoritmo de triagem para início do exercício físico, os participantes são agrupados em uma de seis categorias (ver Figura 2.2). É importante ressaltar que os profissionais de educação física que usam esse algoritmo devem monitorar os indivíduos em busca de alterações que possam modificar sua categorização e recomendações. Por exemplo, um indivíduo que inicialmente declara não ter sinais ou sintomas de doença pode desenvolver sinais ou sintomas somente após o início de um programa de exercícios físicos; isso exigiria recomendações de triagem mais agressivas.

Quando a autorização médica é requerida para indivíduos, eles devem ser encaminhados a um médico. É importante ressaltar que o tipo de avaliação médica é deixado ao critério e julgamento clínico do profissional a quem o participante foi encaminhado, pois não existe um teste de triagem único e universalmente recomendado. Os tipos de procedimento conduzidos durante a liberação podem variar amplamente de profissional para profissional e incluir consultas verbais, eletrocardiograma/ecocardiograma em repouso ou sob estresse, tomografia computadorizada para avaliação do cálcio da artéria coronária ou até mesmo estudos de imagem de medicina nuclear ou angiografia coronária. Os profissionais de educação física podem solicitar autorização por escrito, juntamente de instruções ou restrições especiais (p. ex., intensidade dos exercícios físicos) para o indivíduo em questão, e a comunicação contínua entre os profissionais de saúde envolvidos e os profissionais de educação física é fortemente encorajada. Para entender melhor o algoritmo de triagem para início da prática de exercícios físicos, os estudos de caso estão apresentados no Boxe 2.1.

Boxe 2.1	**Estudos de caso de triagem para participação em programas de exercícios físicos.**

Os estudos de caso a seguir são apresentados como exemplos de como utilizar o algoritmo de triagem do American College of Sports Medicine (ACSM).

Estudo de caso 1

Um homem não fumante de 50 anos foi recentemente convidado por colegas para participar de uma corrida em trilha de 10 km. Atualmente, ele caminha em intensidade moderada por 40 minutos todas as segundas, quartas e sextas-feiras – algo que ele faz "há anos". Seu objetivo é correr a prova inteira sem parar e ele está em busca de serviços de treinamento físico. Ele relata ter tido um "infarto do miocárdio leve" aos 45 anos de idade, com reabilitação cardíaca completa, e não apresenta problemas desde então. Ele toma estatina, um inibidor da enzima de conversão da angiotensina (IECA) e ácido acetilsalicílico diariamente. Durante a última consulta com seu cardiologista, que ocorreu há 2 anos, não foram observadas alterações em sua condição de saúde.

(Continua)

Boxe 2.1	Estudos de caso de triagem para participação em programas de exercícios físicos. *(Cont.)*

Estudo de caso 2

Uma universitária recém-formada, de 22 anos, está ingressando em uma academia. Desde que se tornou contadora, há 6 meses, não anda mais pelo *campus* e nem joga futebol interno e tem preocupações com seu estilo de vida sedentário. Embora seu índice de massa corporal (IMC) esteja ligeiramente acima do normal, não relata histórico médico significativo e nenhum sintoma de qualquer doença, mesmo quando sobe três lances de escada para seu apartamento. Ela gostaria de começar a jogar golfe.

Estudo de caso 3

Um ex-nadador universitário de 45 anos que se tornou ávido triatleta ao longo da vida e treina pelo menos 60 min × dia^{-1}, 6 dias × semanas^{-1} solicita assistência para treinamento de corrida. Seu único histórico médico significativo é uma série de lesões por excesso de uso nos ombros e no tendão de Aquiles. Nas últimas semanas, ele observa que seus exercícios físicos de intensidade vigorosa estão incomumente difíceis e relata que sentiu aperto no peito ao realizar esforço – algo que ele atribui a deficiências no *core*. Após questionamentos adicionais, ele explicou que o aperto no peito melhora com o repouso, e que ele frequentemente sente tonturas durante a recuperação.

Estudo de caso 4

Uma mulher de 60 anos está iniciando um programa de caminhada orientado profissionalmente. Há 2 anos, foi colocado um *stent* farmacológico em sua artéria coronária descendente anterior esquerda após um teste ergométrico de rotina, que revelou depressão significativa do segmento ST. Ela completou um breve programa de reabilitação cardíaca 2 meses após o procedimento, mas está inativa desde então. Ela não relata sinais ou sintomas e toma estatina para baixar o colesterol e medicamentos antiplaquetários, conforme orientação de seu cardiologista.

Estudo de caso 5

Uma consultora de negócios de 35 anos está na cidade por 2 semanas e quer se associar temporariamente a um clube de condicionamento físico. Ela e seus amigos têm treinado em intensidade moderada a vigorosa para um passeio de bicicleta beneficente de longa distância nas últimas 16 semanas; ela não pode viajar com a bicicleta e não quer perder a forma. Ela não relata sintomas atuais de doença cardiovascular (DCV) ou doença metabólica e não tem histórico médico, exceto hiperlipidemia, para a qual toma estatina diariamente para redução do colesterol.

	Estudo de caso 1	Estudo de caso 2	Estudo de caso 3	Estudo de caso 4	Estudo de caso 5
Pratica exercícios regulares atualmente?	Sim	Não	Sim	Não	Sim
Há DCV, doença metabólica ou renal conhecidas?	Sim	Não	Não	Sim	Não
Há sinais ou sintomas sugestivos de doença?	Não	Não	Sim	Não	Não
Qual é a intensidade desejada?	Vigorosa	Moderada	Vigorosa	Moderada	Vigorosa
É preciso autorização médica?	Sim	Não	Sim	Sim	Não

Método alternativo autoguiado

Na ausência de um profissional de saúde qualificado ou profissional de educação física, a avaliação de saúde para início da prática de exercício físico usando uma ferramenta de autodiagnóstico deve ser realizada por qualquer indivíduo que deseje iniciar um programa de exercícios físicos. O PAR-Q+ (Figura 2.4) inclui sete questões seguidas de várias perguntas adicionais de acompanhamento, para orientar as recomendações de pré-participação.[33] O PAR-Q+ é uma ferramenta baseada em evidências e foi desenvolvido em parte para reduzir as "barreiras" para início da prática de exercícios físicos e testes de falso-positivo.[34] A ferramenta usa perguntas de acompanhamento para melhor adequar as recomendações pré-exercício físico com base no histórico médico e sintomas relevantes. O PAR-Q+ pode ser usado como ferramenta autoguiado de triagem de saúde antes do início da prática de exercícios físicos ou como ferramenta suplementar para profissionais que desejem recursos de triagem adicionais, além do algoritmo ACSM. Considerando a capacidade cognitiva necessária para responder totalmente ao PAR-Q+, alguns indivíduos podem precisar de ajuda para completar a avaliação. Os profissionais de educação física devem acompanhar o indivíduo para se certificarem de que todas as perguntas sejam respondidas com precisão ou fazer perguntas de acompanhamento, se necessário.

Teste de esforço físico

O algoritmo de triagem prévia à participação em programas de exercício físico proposto pelo ACSM fornece orientação sobre a necessidade de uma avaliação médica e para determinar a intensidade do exercício físico para indivíduos que estão iniciando ou progredindo em um programa de exercícios físicos. No entanto, esse procedimento não se destina a ser uma ferramenta única de triagem antes de realizar o teste de esforço físico e

2020 PAR-Q+

Questionário de Prontidão para Atividade Física para Todos

Os benefícios para a saúde da atividade física regular são claros; mais pessoas deveriam praticar atividades físicas todos os dias da semana. Participar de atividades físicas é muito seguro para a MAIORIA das pessoas. Este questionário mostrará se é necessário consultar o seu médico OU um profissional de educação física antes de se tornar mais ativo fisicamente.

QUESTÕES DE SAÚDE GERAL

Por favor, leia atentamente as 7 questões a seguir responda com honestidade: assinale SIM ou NÃO.	SIM	NÃO
1) O seu médico já disse que você tem um problema cardíaco☐ **OU** pressão arterial elevada ☐ ?	☐	☐
2) Você sente dor no peito em repouso, durante suas atividades diárias **OU** quando faz atividade física?	☐	☐
3) Você perdeu o equilíbrio devido à tontura **OU** perdeu a consciência nos últimos 12 meses? Responda NÃO se a sua tontura estiver associada à respiração excessiva (incluindo durante exercícios físicos vigorosos).	☐	☐
4) Você já foi diagnosticado com outra condição médica crônica (que não seja uma doença cardíaca ou pressão elevada)? LISTE A(S) CONDIÇÃO(ÕES) AQUI: _____	☐	☐
5) Atualmente você está usando medicamentos para alguma condição de saúde crônica? **POR FAVOR, LISTE A(S) CONDIÇÃO(ÕES) E MEDICAMENTO(S) AQUI:** _____	☐	☐
6) Atualmente você tem (ou teve nos últimos 12 meses) problema em ossos, articulações ou tecidos moles (músculos, ligamentos e tendões) que poderia piorar caso você se tornasse mais ativo fisicamente? Responda **NÃO** se você teve problema no passado, mas ele **não limita sua atual capacidade** de ser fisicamente ativo. **POR FAVOR, LISTE A(S) CONDIÇÃO(ÕES) AQUI:** _____	☐	☐
7) Seu médico disse que você só poderia fazer atividade física apenas sob supervisão médica?	☐	☐

☑ **Se você respondeu NÃO para todas as questões anteriores, está liberado para atividade física. Por favor, assine a DECLARAÇÃO DO PARTICIPANTE. Você não precisa completar as páginas 2 e 3.**

- Comece tornando-se muito mais ativo fisicamente – comece devagar e vá aumentando gradativamente.
- Siga as Global Physical Activity Guidelines para sua idade (https://apps.who.int/iris/handle/10665/44399).
- Você pode participar de uma avaliação de saúde e aptidão.
- Se você tem mais de 45 anos e NÃO está acostumado praticar regularmente exercícios físicos de esforço vigoroso a máximo, consulte um profissional de educação física antes de começar exercícios físicos nessa intensidade.
- Caso tenha mais perguntas, contate um profissional de educação física

DECLARAÇÃO DO PARTICIPANTE
Se você ainda não tem a idade legal para consentir ou pedir a avaliação de um profissional de educação física, os pais ou os responsáveis também devem assinar este questionário.
Eu, que assino abaixo, li, entendi plenamente e preenchi este questionário. Reconheço que esta autorização de atividade física é válida por um período máximo de 12 meses a partir da data em que foi concluída e torna-se inválida se minha condição mudar. Também reconheço que o estabelecimento pode guardar uma cópia deste questionário para seus registros. Para esses fins, manterá seu sigilo sobre o mesmo, cumprindo a legislação aplicável.

Nome _____   Data _____

Assinatura _____   Testemunha _____

Assinatura do pai ou responsável _____

⦾ **Se você respondeu SIM a uma ou mais das perguntas anteriores, COMPLETE AS PÁGINAS 2 E 3.**

⚠ **Espere para se tornar mais ativo se:**

✓ Você tiver uma doença transitória, como um resfriado ou febre; é melhor esperar até se sentir melhor
✓ Você estiver grávida – converse com seu médico ou profissional de educação física e/ou preencha o ePARmed-X+ em www.eparmedx.com antes de se tornar mais ativa fisicamente
✓ Sua saúde se modificar – responda às perguntas nas páginas 2 e 3 deste documento e/ou converse com seu médico ou profissional de educação física, antes de continuar com qualquer programa de atividade física.

Figura 2.4 Questionário de Prontidão para Atividade Física Plus (PAR-Q+). Reproduzida, com autorização, da Colaboração PAR-Q+ e dos autores do PAR-Q+.[32] Consulte http://eparmedx.com/wp-content/uploads/2013/03/January2020PARQPlusFillable.pdf para a atualização anual mais recente do PAR-Q+. *(continua)*.

2020 PAR-Q+

PERGUNTAS DE ACOMPANHAMENTO SOBRE SUA(S) CONDIÇÃO(ÕES) DE SAÚDE

1. Você tem artrite, osteoporose ou problemas nas costas?
Se a(s) condição(ões) acima estiver(em) presente(s), responda às perguntas 1a-1c.   Se **NÃO** ☐, vá para a pergunta 2.

1a. Você tem dificuldade em controlar seu estado de saúde com medicamentos ou outras terapias prescritas por médicos?   SIM ☐ NÃO ☐

1b. Você tem problemas nas articulações que causam dor, fratura recente ou fratura causada por osteoporose ou câncer, vértebra deslocada (p. ex., espondilolistese) e/ou espondilólise/problema na *pars interticularis* (uma fissura no anel ósseo   SIM ☐ NÃO ☐
na parte de trás da coluna vertebral)?

1c. Você recebeu esteroides (injeções ou comprimidos) regularmente por mais de 3 meses?   SIM ☐ NÃO ☐

2. Você atualmente tem algum tipo de câncer?
Se as condições acima estiverem presentes, responda às perguntas 2a-2b.   Se **NÃO** ☐, vá para a pergunta 3.

2a. Seu diagnóstico de câncer inclui algum dos seguintes tipos: pulmão/broncogênico, mieloma múltiplo (câncer de células   SIM ☐ NÃO ☐
plasmáticas), cabeça e/ou pescoço?

2b. Você está fazendo tratamento para câncer (como quimioterapia ou radioterapia)?   SIM ☐ NÃO ☐

3. Você tem um problema cardíaco ou cardiovascular? Isso inclui doença arterial coronariana, insuficiência cardíaca, ritmo cardíaco anormal diagnosticado.
Se as condições acima estiverem presentes, responda às perguntas 3a-3b.   Se **NÃO** ☐, vá para a pergunta 4.

3a. Você tem dificuldade para controlar sua condição de saúde com medicamentos ou outras terapias prescritas por médicos?   SIM ☐ NÃO ☐
(Responda **NÃO** se atualmente você não estiver tomando medicamentos ou fazendo outros tratamentos)

3b. Você tem batimento cardíaco irregular que requer tratamento médico?   SIM ☐ NÃO ☐
(p. ex., fibrilação atrial, contração ventricular prematura)

3c. Você tem insuficiência cardíaca crônica?   SIM ☐ NÃO ☐

3d. Você tem doença arterial coronariana (cardiovascular) diagnosticada e não tem participado de atividades físicas   SIM ☐ NÃO ☐
regulares nos últimos 2 meses?

4. Você atualmente tem pressão arterial elevada?
Se a condição acima estiver presente, responda às perguntas 4a-4b.   Se **NÃO** ☐, vá para a pergunta 5.

4a. Você tem dificuldade em controlar sua condição de saúde com medicamentos ou outras terapias prescritas por médicos?   SIM ☐ NÃO ☐
(Responda **NÃO** se você não estiver tomando medicamentos ou fazendo outros tratamentos)

4b. Você tem pressão arterial em repouso igual ou superior a 160/90 mmHg com ou sem medicação?   SIM ☐ NÃO ☐
(Responda **SIM** se você não souber sua pressão arterial em repouso)

5. Você tem alguma doença metabólica? Isso inclui diabetes melito tipos 1 e 2, pré-diabetes melito.
Se a(s) condição(ões) acima estiver(em) presente(s), responda às perguntas 5a-5e.   Se **NÃO** ☐, vá para a pergunta 6.

5a. Você com frequência tem dificuldade em controlar o nível de açúcar no sangue com alimentos, medicamentos ou   SIM ☐ NÃO ☐
outras terapias prescritas por médicos?

5b. Você frequentemente sofre com sinais e sintomas de baixo nível de açúcar no sangue (hipoglicemia) após ou durante
atividades da vida diária? Sinais de hipoglicemia podem incluir tremores, nervosismo, irritabilidade incomum, suor anormal,   SIM ☐ NÃO ☐
tontura ou desmaio, confusão mental, dificuldade de fala, fraqueza ou sonolência.

5c. Você tem algum sinal ou sintoma de complicações do diabetes melito, como doença cardíaca ou vascular e/ou   SIM ☐ NÃO ☐
complicações que afetam seus olhos, rins **OU** sensações em seus pés e dedos dos pés?

5d. Você tem outras condições metabólicas (como diabetes melito relacionado à gravidez, doença renal crônica ou   SIM ☐ NÃO ☐
problemas de fígado)?

5e. Você está planejando praticar o que para você é um exercício físico de intensidade incomumente alta   SIM ☐ NÃO ☐
(ou vigorosa) em breve?

Figura 2.4 *(Continuação)*

2020 PAR-Q+

6. Você tem algum problema de saúde mental ou dificuldade de aprendizado? Isso inclui Alzheimer, demência, depressão, transtorno de ansiedade, transtorno alimentar, transtorno psicótico, deficiência intelectual, síndrome de Down. Se as condições acima estiverem presentes, responda às perguntas 6a-6b.   Se **NÃO** ☐, vá para a pergunta 7.

6a. Você tem dificuldade em controlar sua condição de saúde com medicamentos ou outras terapias prescritas por médico? (Responda **NÃO** se você não estiver tomando medicamentos ou fazendo outros tratamentos)   SIM☐ NÃO☐

6b. Você tem síndrome de Down **E** problemas nas costas que afetam nervos ou músculos?   SIM☐ NÃO☐

7. Você tem doença respiratória? Isso inclui doença pulmonar obstrutiva crônica, asma, hipertensão pulmonar. Se as condições acima estiverem presentes, responda às perguntas 7a-7d.   Se **NÃO** ☐, vá para a pergunta 8.

7a. Você tem dificuldade em controlar sua condição de saúde com medicamentos ou outras terapias prescritas por médicos? (Responda **NÃO** se você não estiver tomando medicamentos ou outros tratamentos)   SIM☐ NÃO☐

7b. Seu médico já disse que seu nível de oxigênio no sangue está baixo em repouso ou durante exercício físico e/ou você precisa de terapia de oxigênio suplementar?   SIM☐ NÃO☐

7c. Se for asmático, atualmente você tem sintomas de aperto no peito, chiado no peito, dificuldade para respirar, tosse consistente (mais de 2 dias/semana) ou você usou sua medicação de alívio mais de duas vezes na última semana?   SIM☐ NÃO☐

7d. Seu médico já disse que você tem pressão alta nos vasos sanguíneos de seus pulmões?   SIM☐ NÃO☐

8. Você tem lesão na coluna? Isso inclui tetraplegia e paraplegia. Se as condições acima estiverem presentes, responda às perguntas 8a-8c.   Se **NÃO** ☐, vá para a pergunta 9.

8a. Você tem dificuldade em controlar sua condição com medicamentos ou outras terapias prescritas pelo médico? (Responda **NÃO** se você não estiver tomando medicamentos ou outros tratamentos)   SIM☐ NÃO☐

8b. Você costuma apresentar pressão arterial baixa em repouso significativa o suficiente para causar tonturas e/ou desmaios?   SIM☐ NÃO☐

8c. Seu médico disse que você apresenta crises repentinas de pressão elevada (conhecidas como disreflexia autonômica)?   SIM☐ NÃO☐

9. Você já teve acidente vascular cerebral? Isso inclui ataque isquêmico transitório (AIT) ou evento cerebrovascular. Se a(s) condição(ões) acima estiver(em) presente(s), responda às perguntas 9a-9c.   Se **NÃO** ☐, vá para a pergunta 10.

9a. Você tem dificuldade em controlar sua condição de saúde com medicamentos ou outras terapias prescritas por médicos? (Responda **NÃO** se você não estiver tomando medicamentos ou fazendo outros tratamentos)   SIM☐ NÃO☐

9b. Você tem alguma dificuldade de locomoção ou mobilidade?   SIM☐ NÃO☐

9c. Você teve um acidente vascular cerebral ou deficiência nos nervos ou músculos nos últimos 6 meses?   SIM☐ NÃO☐

10. Você tem alguma outra condição de saúde não listada anteriormente aqui ou tem duas ou mais condições de saúde? Se você tiver outras condições de saúde, responda às perguntas 10a-10c. Se **NÃO** ☐, leia as recomendações da Página 4.

10a. Você teve um "apagão", desmaio ou perdeu a consciência como resultado de um ferimento na cabeça nos últimos 12 meses **OU** você teve uma concussão diagnosticada nos últimos 12 meses?   SIM☐ NÃO☐

10b. Você tem uma condição de saúde que não está listada (como epilepsia, doenças neurológicas, problemas renais)?   SIM☐ NÃO☐

10c. Você atualmente vive com duas ou mais condições de saúde?   SIM☐ NÃO☐

POR GENTILEZA, LISTE SUA(S) CONDIÇÕES DE SAÚDE E QUAISQUER MEDICAMENTOS RELACIONADOS A ELA:

> **Vá para a página 4 para obter recomendações sobre a(s) sua(s) atual(is) condição(ões) de saúde e assinar a DECLARAÇÃO DO PARTICIPANTE.**

Figura 2.4 *(Continuação)*

2020 PAR-Q+

☑ **Se você respondeu NÃO a todas as questões de ACOMPANHAMENTO (páginas 2-3) sobre sua condição de saúde, você está pronto para se tornar mais ativo fisicamente – assine a DECLARAÇÃO DO PARTICIPANTE a seguir:**

➤ É aconselhável que você consulte um profissional de educação física para ajudá-lo a desenvolver um plano de atividade física efetivo e seguro que atenda a suas necessidades de saúde

➤ Comece devagar e vá aumentando os exercícios físicos gradualmente – 20 a 60 minutos de exercícios físicos de intensidade leve a moderada, 3 a 5 dias por semana – que incluam exercícios físicos aeróbios e de fortalecimento muscular

➤ Conforme você progredir, procure acumular 150 minutos ou mais de atividade física de intensidade moderada por semana

➤ Se você tem mais de 45 anos e **NÃO** está acostumado à prática regular de exercícios físicos de esforço vigoroso a máximo, consulte um profissional de educação física antes de praticar exercícios físicos dessa intensidade.

⬤ **Se você respondeu SIM a uma ou mais das questões de acompanhamento** sobre sua condição de saúde:
Busque mais informações antes de se tornar mais ativo fisicamente ou fazer uma avaliação de aptidão física.
Você deve concluir o programa *on-line* de triagem e recomendações de exercícios físicos especialmente elaborado – o **ePARmed-X+** em **www.eparmedx.com** e/ou consultar um profissional de educação física para trabalhar com o ePARmed-X e para mais informações.

⚠ **Espere para se tornar mais ativo fisicamente se:**

✓ Você tiver uma doença transitória, como resfriado ou febre. É aconselhável aguardar até que se sinta melhor

✓ Você estiver grávida – converse com seu profissional de educação física, médico e/ou complete o **ePARmed-X+** em **www.eparmedx.com** antes de se tornar mais ativo fisicamente

✓ Sua saúde mudar – fale com seu médico ou profissional de educação física antes de prosseguir com qualquer programa de atividade física.

● Recomendamos que você faça uma fotocópia do PAR-Q+. Você deve responder todo o questionário e alterações NÃO são permitidas
● Os autores, a Colaboração PAR-Q+, organizações parceiras e seus agentes NÃO assumem qualquer responsabilidade por pessoas que realizam atividade física e/ou fazem uso do PAR-Q+ ou ePARmed-X+. Em caso de dúvida após preencher o questionário, consulte seu médico antes de iniciar a atividade física.

DECLARAÇÃO DO PARTICIPANTE
● Todas as pessoas que completaram o PAR-Q+, por gentileza, leiam e assinem a declaração a seguir

● Se sua idade é inferior à idade legal peça consentimento ou a aprovação de seus pais ou responsáveis; eles também devem assinar este questionário.

Eu, que assino abaixo, li, entendi plenamente e preenchi este questionário. Reconheço que esta autorização de atividade física é válida por um período máximo de 12 meses a partir da data em que foi concluída e torna-se inválida se minha condição mudar. Também reconheço que o estabelecimento pode guardar uma cópia deste questionário para seus registros. Para estes fins, manterá seu sigilo sobre o mesmo, cumprindo a legislação aplicável.

NOME _____   DATA _____

ASSINATURA _____   TESTEMUNHA _____

ASSINATURA DO PAI/RESPONSÁVEL _____

—— **Para mais informações, por gentileza, contate** ——
www.eparmedx.com
Email: eparmedx@gmail.com

O PAR-Q+ foi criado usando o processo AGREE baseado em evidências (1) pelo PAR-Q+ Colaboração dirigida pelo Dr. Darren E. R.Warburton com Dr. Norman Gledhill, Dra. Veronica Jamnik e Dr. Donald C. McKenzie (2). A produção deste documento foi possível por meio de contribuições financeiras da Agência de Saúde Pública do Canadá e do Ministério de Serviços de Saúde de BC. As opiniões expressas neste documento não representam necessariamente as opiniões da Agência de Saúde Pública do Canadá ou do Ministério de Serviços de Saúde de BC.

Citação para PAR-Q+
Warburton DER, Jamnik VK, Bredin SSD, and Gledhill N on behalf of the PAR-Q+ Collaboration. The Physical Activity Readiness Questionnaire for Everyone (PAR-Q+) and Electronic Physical Activity Readiness Medical Examination (ePARmed-X+). Health & Fitness Journal of Canada 4(2):3-23, 2011.

Referências
1. Jamnik VK, Warburton DER, Makarski J, McKenzie DC, Shephard RJ, Stone J, and Gledhill N. Enhancing the effectiveness of clearance for physical activity participation; background and overall process. APNM 36(S1):53-S13, 2011.
2. Warburton DER, Gledhill N, Jamnik VK, Bredin SSD, McKenzie DC, Stone J, Charlesworth S, and Shephard RJ. Evidence-based risk assessment and recommendations for physical activity clearance; Consensus Document. APNM 36(S1):S266-s298, 2011.
3. Chisholm DM, Collis ML, Kulak LL, Davenport W, and Gruber N. Physical activity readiness. British Columbia Medical Journal. 1975;17:375-378.
4. Thomas S, Reading J, and Shephard RJ. Revision of the Physical Activity Readiness Questionnaire (PAR-Q). Canadian Journal of Sport Science 1992;17:4 338-345.

Figura 2.4 *(Continuação)*

deve acompanhar outras ferramentas de triagem (*Health History Questionnaire* [HHQ], PAR-Q+ etc.), particularmente ao realizar testes de esforço físico máximo, que são comumente feitos em centros de pesquisa, centros médicos, para condicionamento físico e voltados ao desempenho físico. Uma revisão de 51 estudos verificou que os riscos de eventos fatais (0,2 a 0,8 a cada 10 mil testes) e não fatais (1,4 a cada 10 mil testes) durante o teste de esforço físico máximo em indivíduos aparentemente saudáveis são raros.[7] O teste de esforço físico submáximo (ver Capítulo 3), que é comumente usado em ambientes direcionados ao público sem condições clínicas específicas, mas que busca melhora do condicionamento físico, provavelmente confere risco ainda menor de eventos indesejáveis; entretanto, não há dados que descrevam especificamente esse risco.[7] Como tal, os indivíduos que realizam o teste de esforço físico máximo devem seguir as diretrizes sugeridas conforme descrito no Capítulo 4, que destacam questões como as indicações e contraindicações para o teste (ver Boxe 4.1); probabilidade pré-teste de doença cardíaca isquêmica; utilidade do teste; como melhor conduzir o teste, provê-lo e monitorá-lo; como testar os protocolos; como encerrar o teste e como interpretá-lo. Além disso, ambientes clínicos e de pesquisa, em coordenação com seus respectivos comitês de revisão ética, normalmente têm seu próprio conjunto de diretrizes de teste ou diretrizes específicas de protocolo para conduzir o teste de esforço físico máximo, as quais devem ser seguidas em todos os momentos.

Estratificação de risco para indivíduos com condições clínicas específicas e para estabelecimentos de ambientes médicos direcionados ao condicionamento físico

As seções anteriores deste capítulo apresentaram o algoritmo de triagem prévia ao início da prática de exercício físico do ACSM, para o público em geral. Profissionais que trabalham com indivíduos com DCV conhecida ou qualquer outra condição de saúde, em reabilitação cardíaca composta por exercícios físicos, assim como em ambiente médico direcionado ao condicionamento físico, são aconselhados a usar procedimentos de estratificação de risco mais aprofundados, como os definidos pela American Association of Cardiovascular and Pulmonary Rehabilitation (AACVPR) e apresentados no Boxe 2.2.[35]

Avaliação pré-exercício físico

Independentemente da extensão da avaliação pré-exercício físico, os resultados devem orientar a decisão sobre a necessidade de autorização médica, teste de esforço físico e prescrição de exercício (PE) físico.

Avaliação do histórico clínico e do fator de risco de doença cardiovascular

O histórico clínico e a avaliação dos fatores de risco de DCV (Tabela 2.2) são usados para fornecer aos profissionais de educação física informações mais detalhadas sobre a saúde e o bem-estar de cada indivíduo. Essas informações podem orientar as decisões sobre o teste de esforço físico e a definição de programa. Na ocasião, a

Boxe 2.2	Algoritmo de estratificação de risco da American Association of Cardiovascular and Pulmonary Rehabilitation para risco de evento.

O paciente está em **ALTO RISCO** se QUALQUER UM OU MAIS dos seguintes fatores estiverem presentes:
• Fração de ejeção do ventrículo esquerdo < 40%
• Ser sobrevivente de parada cardíaca ou morte súbita
• Disritmias ventriculares complexas (taquicardia ventricular, CVPs multiformes frequentes [> 6 batimentos × min⁻¹]) em repouso ou com exercício físico
• IAM ou cirurgia cardíaca complicada por choque cardiogênico, ICC e/ou sinais/ sintomas de isquemia pós-procedimento
• Hemodinâmica anormal com exercício físico, especialmente ausência de elevação da pressão arterial sistólica ou pressão arterial sistólica decrescente ou incompetência cronotrópica com aumento da carga de trabalho
• Isquemia silenciosa significativa (depressão de ST de 2 mm ou mais, sem sintomas) com exercícios físicos ou em recuperação
• Sinais/sintomas que incluem angina do peito, tontura ou dispneia em baixos níveis de exercício físico (< 5,0 METs) ou em recuperação
• Capacidade funcional máxima de menos de 5,0 METs
  ▪ Se a capacidade funcional medida não estiver disponível, este fator pode ser excluído
• Depressão clinicamente significativa ou sintomas depressivos.

O paciente está com **RISCO MODERADO** se não atender aos padrões de alto ou baixo risco:
• Fração de ejeção do ventrículo esquerdo = 40 a 50%
• Sinais/sintomas que incluem angina em níveis "moderados" de exercício físico (60 a 75% da capacidade funcional máxima) ou em recuperação
• Isquemia silenciosa leve a moderada (depressão de ST inferior a 2 mm), com exercício físico ou em recuperação.

O paciente está com **BAIXO RISCO** se TODOS os seguintes fatores estiverem presentes:
• Fração de ejeção do ventrículo esquerdo > 50%
• Sem disritmias complexas em repouso ou induzidas por exercícios físicos
• IAM não complicado, ERM, angioplastia, aterectomia ou *stent*:
  ▪ Ausência de ICC ou sinais/sintomas que indiquem isquemia pós-evento
• Respostas hemodinâmicas e ECG normais com exercício físico e em recupe-ração
• Assintomático com exercícios físicos ou em recuperação, incluindo ausência de angina
• Capacidade funcional máxima de pelo menos 7,0 METs
  ▪ Se a capacidade funcional medida não estiver disponível, esse fator pode ser excluído
• Ausência de depressão clínica ou sintomas depressivos.

CVPs, contrações ventriculares prematuras; ECG, eletrocardiograma; ERM, enxerto de revascularização do miocárdio; ICC, insuficiência cardíaca congestiva; IAM, infarto agudo do miocárdio; METs, equivalentes metabólicos. Reproduzido, com autorização, da American Association of Cardiovascular and Pulmonary Rehabilitation.[35]

avaliação pré-exercício físico identificará indivíduos que devem ser encaminhados para autorização médica devido a problemas de saúde não incluídos no procedimento de triagem de saúde prévia à prática do exercício físico. Indivíduos com doenças crônicas e outros problemas de saúde podem estar presentes em ambientes de condicionamento físico, portanto, o profissional de educação física deve ser prudente ao identificar aqueles que precisam de uma PE especializada ou autorização médica. Em ambientes clínicos, ou centros médicos direcionados ao condicionamento físico, pode ser necessário um histórico médico mais abrangente.

Tabela 2.2 • Fatores de risco de doenças cardiovasculares (DCV) e critérios de definição.	
Fatores de risco positivos[a]	**Critérios de definição**
Idade	Homens $\geq$ 45 anos; mulheres $\geq$ 55 anos[36]
Histórico familiar	Infarto agudo do miocárdio, revascularização coronária ou morte súbita do pai ou outro parente de primeiro grau do sexo biológico masculino antes dos 55 anos ou da mãe ou outra parente de primeiro grau do sexo biológico feminino antes dos 65 anos[37]
Tabagismo	Fumante atual ou aqueles que pararam nos últimos 6 meses ou exposição à fumaça de tabaco em ambientes[37,38]
Sedentarismo	Não atingir o limite mínimo de 500 a 1.000 MET-min de atividade física moderada a vigorosa ou 75 a 150 min × semana^{-1} de atividade física de intensidade moderada a vigorosa[23]
Índice de massa corporal/perímetro da cintura	Índice de massa corporal $\geq$ 30 kg × m^{-2} ou perímetro da cintura > 102 cm para homens e > 88 cm para mulheres[39]
Pressão arterial	Pressão arterial sistólica $\geq$ 130 mmHg e/ou diastólica $\geq$ 80 mmHg, com base em uma média de $\geq$ 2 leituras obtidas em $\geq$ 2 ocasiões ou sob uso de medicação anti-hipertensiva[40]
Lipídios	Lipoproteína de baixa densidade (LDL-c) $\geq$ 130 mg × dℓ^{-1} (3,37 mmol × ℓ^{-1}) ou lipoproteína de alta densidade (HDL-c) < 40 mg × dℓ^{-1} (1,04 mmol × ℓ^{-1}) em homens e < 50 mg × dℓ^{-1} (1,30 mmol × ℓ^{-1}) em mulheres ou não HDL-c < 130 (3,37 mmol × ℓ^{-1}) ou sob uso de medicação hipolipemiante. Se o colesterol sérico total for a única variável disponível, usar $\geq$ 200 mg × dℓ^{-1} (5,18 mmol × ℓ^{-1})[41]
Glicemia	Glicemia plasmática em jejum $\geq$ 100 mg × dℓ^{-1} (5,5 mmol × ℓ^{-1}); ou 2 h valores de glicemia plasmática em resposta ao teste oral de tolerância à glicose (TOTG) $\geq$ 140 mg × dℓ^{-1} (7,77 mmol × ℓ^{-1}); ou HbA1 c $\geq$ 5,7%[42]
Fatores de risco negativos	**Critérios de definição**
HDL-c[b]	$\geq$ 60 mg × dℓ^{-1} (1,55 mmol × ℓ^{-1})[41]

[a]Se a presença ou ausência de um fator de risco de DCV não for divulgada ou não estiver disponível, esse fator de risco de DCV deve ser contabilizado como um fator de risco. [b]O HDL-c alto é considerado fator de risco negativo. Para indivíduos com HDL-c alto $\geq$ 60 mg × dℓ^{-1} (1,55 mmol × ℓ^{-1}), um fator de risco positivo é subtraído da soma dos fatores de risco positivos. HbA1 c, hemoglobina glicada; MET, equivalente metabólico; não HDL-c, colesterol total menos HDL-c.

O histórico clínico pré-exercício físico deve ser completo e incluir informações anteriores e atuais. Os componentes apropriados do histórico clínico estão apresentados no Boxe 2.3. Identificar e controlar os fatores de risco de DCV continuam a ser objetivos importantes da prevenção e do tratamento geral de DCV e doenças

---

Boxe 2.3   Componentes do histórico clínico.

Os componentes apropriados do histórico clínico podem incluir o seguinte:
- Diagnósticos clínicos e histórico de procedimentos clínicos: fatores de risco para doenças cardiovasculares, incluindo hipertensão arterial, obesidade, dislipidemia e diabetes melito; doença cardiovascular incluindo insuficiência cardíaca, disfunção valvar (p. ex., estenose aórtica/doença da válvula mitral), infarto do miocárdio e outras síndromes coronárias agudas; intervenções coronárias percutâneas, incluindo angioplastia e *stent(s)* coronário(s), cirurgia de *bypass* da artéria coronária e outras cirurgias cardíacas, como cirurgias valvares; transplante cardíaco; marca-passo e/ou cardioversor-desfibrilador implantável; procedimentos de ablação para disritmias; doença vascular periférica; doença pulmonar, incluindo asma, enfisema e bronquite; doença cerebrovascular, incluindo acidente vascular cerebral e ataques isquêmicos transitórios; anemia e outras discrasias sanguíneas (p. ex., lúpus eritematoso sistêmico); flebite, trombose venosa profunda ou embolia; câncer; gravidez; osteoporose; distúrbios musculoesqueléticos; transtornos emocionais; e transtornos alimentares
- Resultados de exame físico anteriores: sopros, cliques, ritmo de galope, outros sons cardíacos anormais e outros resultados cardíacos e vasculares incomuns; resultados pulmonares anormais (p. ex., chiados, estertores, estalos), hipertensão arterial e edema
- Resultados laboratoriais (ou seja, glicose plasmática, HbA1c, PCR-as, lipídios séricos e lipoproteínas)
- Histórico de sintomas: desconforto (p. ex., pressão, sensação de formigamento, dor, peso, queimação, aperto, dormência) na região do tórax, da mandíbula, do pescoço, das costas ou dos braços; tonturas, letargia ou desmaios; perda temporária de acuidade visual ou fala; dormência ou fraqueza unilateral transitória; falta de ar; batimento cardíaco acelerado ou palpitações, especialmente se associadas à atividade física, a uma grande refeição, perturbação emocional ou exposição ao frio (ou qualquer combinação dessas atividades)
- Doença recente, hospitalização, novos diagnósticos clínicos ou procedimentos cirúrgicos
- Problemas ortopédicos, incluindo artrite, inchaço nas articulações e qualquer condição que torne difícil a deambulação ou o uso de certas modalidades de teste
- Uso de medicamentos (incluindo suplementos alimentares/nutricionais) e alergias a medicamentos
- Outros hábitos, incluindo cafeína, álcool, tabaco ou uso de drogas recreativas (ilícitas)
- Histórico de exercícios físicos: informações sobre prontidão para mudança e nível habitual de atividade: frequência, duração ou tempo, tipo e intensidade ou FITT do exercício físico
- Histórico de trabalho com ênfase nas demandas físicas atuais ou esperadas, observando as condições dos membros superiores e inferiores
- Histórico familiar de doença cardíaca, pulmonar ou metabólica, acidente vascular cerebral ou morte súbita.

FITT, frequência, intensidade, tempo e tipo; HbA1 c, hemoglobina glicada; PCR-as, proteína C reativa de alta sensibilidade.

metabólicas.[43,44] A avaliação do fator de risco de DCV fornece informações importantes para a elaboração da PE de um indivíduo, bem como para a modificação do estilo de vida, sendo uma oportunidade importante para a educação individual sobre a redução do risco de DCV. Os critérios para hipertensão arterial (Tabela 2.3) e dislipidemia (Tabelas 2.4 e 2.5) são partes essenciais para a elaboração de uma PE apropriada. Portanto, os profissionais educação física são encorajados a completar uma avaliação de fator de risco de DCV com cada indivíduo para determinar se atendem a algum dos critérios para fatores de risco de DCV (ver Tabela 2.2). Se a presença de um fator de risco de DCV for incerta ou não estiver disponível, esse fator de risco de DCV deve ser contado como um fator de risco. Por causa do efeito cardioprotetor da lipoproteína de alta densidade (HDL-c), níveis elevados $[\geq 60 \text{ mg} \times \text{d}\ell^{-1})$ $(1,55 \text{ mmol} \times \ell^{-1})]$ dessa lipoproteína são considerados fator de risco de DCV negativo.[41] Portanto, para indivíduos com níveis de HDL-c maiores que 60 mg × dℓ^{-1} (1,55 mmol × ℓ^{-1}), um fator de risco de DCV positivo é subtraído da soma dos fatores de risco de DCV positivos. O Boxe 2.4 fornece uma estrutura para conduzir a avaliação dos fatores de risco de DCV.

Tabela 2.3 • Classificação e controle da pressão arterial (PA) para adultos.[a,b]

Critérios da ACC/AHA[c]				
Classificação da pressão arterial	Normal	Elevada	Estágio 1 de hipertensão	Estágio 2 de hipertensão
PAS (mmHg)	< 120	120 a 129	130 a 139	≥ 140
PAD (mmHg)	< 80	< 80	80 a 89	≥ 90
Recomendações do tratamento	Promover hábitos de estilo de vida ideais; reavaliar anualmente	Terapia não farmacológica; reavaliar em 3 a 6 meses	Estimar o risco de DCV em 10 anos. Se o risco for < 10%, comece com a recomendação de estilo de vida saudável; reavalie em 3 a 6 meses Se houver risco ≥ 10% ou ASCVD, DM, doença renal, recomendar mudança no estilo de vida e tratamento farmacológico; reavaliar em 1 mês	Tratamento não farmacológico e medicamentos para reduzir a PA; acompanhamento mensal até que a PA seja controlada

(Continua)

Tabela 2.3 • Classificação e controle da pressão arterial (PA) para adultos.[a,b] (Cont.)

Critérios JNC[d]

Classificação da pressão arterial	Normal	Elevada	Estágio 1 de hipertensão	Estágio 2 de hipertensão
PAS (mmHg)	< 120	120 a 139	140 a 159	≥ 160
PAD (mmHg)	< 80	80 a 89	90 a 99	≥ 100
Recomendações do tratamento	Promover hábitos de estilo de vida ideais; reavaliar anualmente	Modificações no estilo de vida	Modificações no estilo de vida e medicamentos para reduzir a PA	Modificações no estilo de vida e medicamentos para reduzir a PA

[a]Os indivíduos são classificados em qualquer categoria dada, atendendo aos limites da PAS ou da PAD. [b]Os indivíduos com PAS e PAD em duas classificações devem ser designados para a classificação de PA mais elevada. [c]Whelton PK, Carey RM, Aronow WS et al. Systematic review for the 2017 ACC/AHA/AAPA/ABC/ACPM/AGS/APhA/ASH/ASPC/NMA/PCNA guideline for the prevention, detection, evaluation, and management of high blood pressure in adults: a report of the American College of Cardiology/American Heart Association Task Force on Clinical Practice Guidelines. *Hypertension.* 2018;71:1269-1324. doi:10.1161/HYP.0000000000000066 [d]Chobanian AV, Bakris GL, Black HR et al. Seventh report of the Joint National Committee on Prevention, Detection, Evaluation, and Treatment of High Blood Pressure. *Hypertension.* 2003; 42(6):1206-52. ASCVD, doença cardiovascular aterosclerótica; PAD, pressão arterial diastólica; PAS, pressão arterial sistólica.

Tabela 2.4 • Classificação dos níveis de colesterol e triglicerídeos (mg × dℓ^{-1}).[45]

Não HDL-c	
< 130	Desejável
< 130 a 159	Acima do desejável
160 a 189	Limite alto
190 a 219	Alto
≥ 220	Muito elevado
LDL-c	
< 100	Desejável
100 a 129	Acima do desejável
130 a 159	Limite elevado
160 a 189	Alto
≥ 190	Muito elevado
HDL-c	
< 40 (homens)	Baixo
< 50 (mulheres)	Baixo
Triglicerídeos	
< 150	Normal
150 a 199	Limite elevado
200 a 499	Alto
≥ 500	Muito elevado[a]

[a]Hipertrigliceridemia grave é outro termo usado para triglicerídeos muito altos na bula de produtos farmacêuticos. HDL-c, lipoproteína de alta densidade; LDL-c, lipoproteína de baixa densidade; não HDL-c, colesterol total menos HDL-c.

Tabela 2.5 • Categorias de risco de doença cardiovascular aterosclerótica e metas de tratamento de LDL-c.[29]

Categoria de risco	Fatores de risco[a]/risco em 10 anos[b]	Objetivos do tratamento		
		LDL-c (mg $\times$ dℓ^{-1})	não HDL-c (mg $\times$ dℓ^{-1})	ApoB (mg $\times$ dℓ^{-1})
Risco extremo	AACE	• ASCVD progressiva depois de alcançar LDL-c 70 mg $\times$ dℓ^{-1} • Doença cardiovascular clínica estabelecida em pacientes com DM, DRC estágio 3 ou 4 ou HFHe • Histórico de ASCVD prematura (< 55 homens, < 65 mulheres)	< 55	< 80	< 70
	EAS	Nenhuma recomendação	–	–	–
Risco muito elevado	AACE	• Estabelecida ou hospitalização recente por SCA; doença coronariana, carotídea ou vascular periférica; risco em 10 anos > 20% • Diabetes melito ou DRC estágio 3 ou 4 com um ou mais fator(es) de risco • HFHe	< 70	< 100	< 80
	EAS	• ASCVD estabelecida • DRC grave (TFG < 30) • DM com lesão em órgão-alvo ou fator de risco importante	< 70	< 100	< 80
Risco elevado	AACE	• > 2 fatores de risco e risco em 10 anos de 10 a 20% • Diabetes melito ou DRC estágio 3 ou 4 sem outros fatores de risco	< 100	< 130	< 90
	EAS	• Diabetes melito, DRC moderada (TFG 30 a 50), risco em 10 anos de 5 a 10%, hipercolesterolemia familiar	< 100	< 130	< 100
Risco moderado	AACE	< 2 fatores de risco e risco em 10 anos < 10%	< 100	< 130	< 90
	EAS	Risco em 10 anos 1 a 5%	< 115	–	–
	AACE	Sem fatores de risco	< 130	< 160	NR
	EAS	Risco em 10 anos < 1%	< 115	–	–

[a]Os principais fatores de risco independentes são LDL-c alto, síndrome dos ovários policísticos, tabagismo, hipertensão arterial (pressão arterial ≥ 140/90 mmHg ou em medicação hipertensiva), HDL-c baixo (< 40 mg $\times$ dℓ^{-1}), histórico familiar de doença arterial coronariana (no sexo biológico masculino, descendente de primeiro grau com menos de 55 anos; no sexo biológico feminino, descendente de primeiro grau com menos de 65 anos), doença renal crônica (DRC) estágio 3 ou 4, evidência de calcificação da artéria coronária e idade (homens ≥ 45 anos; mulheres ≥ 55 anos). Subtraia um fator de risco se a pessoa tiver HDL-c alto. [b]A pontuação de risco de Framingham é aplicada para determinar o risco de 10 anos. AACE, American Association of Clinical Endocrinologists e American College of Endocrinology; ApoB, apolipoproteína B; ASCVD, doença cardiovascular aterosclerótica; DM, diabetes melito; DRC, doença renal crônica; EAS, European Atherosclerotic Society; HDL-c, lipoproteína de alta densidade; HFHe, hipercolesterolemia familiar heterozigótica; LDL-c, lipoproteína de baixa densidade; NR, não recomendado; SCA, síndrome coronariana aguda; TFG, taxa de filtração glomerular.

Boxe 2.4	Estudos de caso para realizar avaliação do fator de risco de doenças cardiovasculares.

Estudo de caso 1

Mulher, 21 anos, fuma socialmente nos finais de semana (cerca de 10 a 20 cigarros). Consome álcool uma ou duas noites por semana, geralmente nos fins de semana. Estatura de 1,60 m, massa corporal de 56,4 kg, IMC de 22,0 kg $\times$ m^{-2}. FCR de 76 batimentos $\times$ min^{-1}, PA em repouso de 118/72 mmHg, colesterol total de 178 mg $\times$ dℓ^{-1} (4,61 mmol $\times$ ℓ^{-1}), LDL-c de 98 mg $\times$ dℓ^{-1} (2,54 mmol $\times$ ℓ^{-1}), HDL-c de 62 mg $\times$ dℓ^{-1} (1,60 mmol $\times$ ℓ^{-1}), FBG de 96 mg $\times$ dℓ^{-1} (5,33 mmol $\times$ ℓ^{-1}). Atualmente tomando anticoncepcionais orais. Frequenta a aula em grupo de exercícios físicos de intensidade moderada, de 45 min, 2 a 3 vezes/semana; ambos os pais vivos e com boa saúde.

Estudo de caso 2

Homem, 45 anos, não fumante. Estatura de 1,83 m, massa corporal de 76,4 kg, IMC de 22,8 kg $\times$ m^{-2}, FCR de 64 batimentos $\times$ min^{-1}, PA em repouso de 124/78 mmHg, colesterol total de 187 mg $\times$ dℓ^{-1} (4,84 mmol $\times$ ℓ^{-1}), LDL-c de 103 mg $\times$ ℓ^{-1} (2,67 mmol $\times$ ℓ^{-1}), HDL-c de 39 mg $\times$ dℓ^{-1} (1,01 mmol $\times$ ℓ^{-1}), FBG de 88 mg $\times$ dℓ^{-1} (4,84 mmol $\times$ ℓ^{-1}). Corredor de competição recreativa, corre 4 a 7 d $\times$ sem^{-1}, completa uma a duas maratonas e várias outras corridas de rua todos os anos. Nenhum medicamento além de ibuprofeno sem prescrição, conforme necessário. O pai morreu aos 51 anos de infarto agudo do miocárdio; mãe morreu aos 81 anos de câncer.

Estudo de caso 3

Homem, 44 anos, não fumante. Estatura de 1,78 m, massa corporal de 98,2 kg, IMC de 31,0 kg $\times$ m^{-2}, FCR de 62 batimentos $\times$ min^{-1}, PA em repouso de 128/84 mmHg, colesterol sérico total de 184 mg $\times$ dℓ^{-1} (4,77 mmol $\times$ ℓ^{-1}), LDL-c de 106 mg $\times$ dℓ^{-1} (2,75 mmol $\times$ ℓ^{-1}), HDL-c de 44 mg $\times$ dℓ^{-1} (1,14 mmol $\times$ ℓ^{-1}), FBG de 130 mg $\times$ dℓ^{-1} (7,22 mmol $\times$ ℓ^{-1}). Relata que não tem tempo para fazer exercícios físicos. O pai tinha diabetes melito tipo 2 e morreu aos 67 anos de infarto agudo do miocárdio; mãe viva, sem DCV; sem medicamentos.

Estudo de caso 4

Mulher, 36 anos, não fumante. Estatura de 1,63 m, massa corporal de 49,1 kg, IMC de 18,5 kg $\times$ m^{-2}, FCR de 61 batimentos $\times$ min^{-1}, PA em repouso de 142/86 mmHg, colesterol total de 174 mg $\times$ d^{-1} (4,51 mmol $\times$ ℓ^{-1}), glicose no sangue normal com uso de injeções de insulina. Diabetes melito tipo 1 diagnosticado aos 7 anos de idade. Dá aulas de "cardio *kickboxing*" de alta intensidade, 3 vezes/semana, e caminha em intensidade moderada por aproximadamente 45 min, 4 vezes/semana; ambos os pais com boa saúde, sem histórico de DCV.

(Continua)

Boxe 2.4	Estudos de caso para realizar avaliação do fator de risco de doenças cardiovasculares. *(Cont.)*			
	Estudo de caso 1	Estudo de caso 2	Estudo de caso 3	Estudo de caso 4
Fatores de risco de DCV:				
Idade?	Não	Sim	Não	Não
Histórico familiar?	Não	Sim	Não	Não
Fumante?	Sim	Não	Não	Não
Sedentarismo?	Não	Não	Sim	Não
Obesidade?	Não	Não	Sim	Não
Hipertensão arterial?	Não	Não	Sim	Sim
Dislipidemia?	Não	Sim	Não	Não
Diabetes melito?	Não	Não	Sim	Sim
Fator de risco negativo: HDL-c $\geq$ 60 mg $\times$ dℓ^{-1}	Sim	Não	Não	Não
Quantidade de fatores de risco de DCV	Zero	Três	Quatro	Dois

DCV, doença cardiovascular; FBG, glicemia em jejum; FCR, frequência cardíaca em repouso; HDL-c, lipoproteína de alta densidade; IMC, índice de massa corporal; LDL-c, lipoproteína de baixa densidade; PA, pressão arterial.

Recomendações adicionais

Se necessário, um exame físico preliminar deve ser realizado por um médico ou outro profissional da área de saúde qualificado, como profissional de educação física. Os componentes apropriados do exame físico específico para o teste de esforço físico subsequente estão apresentados no Boxe 2.5. Os exames laboratoriais recomendados, dependendo dos fatores de risco, sinais e sintomas individuais, podem incluir colesterol total sérico em jejum, glicose plasmática em jejum, ECG de 12 derivações, monitoramento Holter, ecocardiografia cardíaca, radiografia de tórax, função pulmonar e oximetria. Embora as descrições detalhadas de todos os procedimentos de exame físico e os testes laboratoriais recomendados estejam além do escopo das *Diretrizes*, informações básicas adicionais relacionadas à avaliação dos fatores de risco de DCV são fornecidas nos capítulos subsequentes das *Diretrizes*. O leitor é encorajado a ler as seções pertinentes ao fator de risco de interesse e informações relacionadas ao teste de esforço físico e prescrição relacionada a essa condição. Além disso, para descrições mais detalhadas dessas avaliações, o leitor deve consultar o trabalho de Bickley e Szilagyi.[45,46]

Boxe 2.5   Componentes do exame físico de pré-participação*.

Os componentes apropriados do exame físico podem incluir o seguinte:
- Massa corporal; em muitos casos, a determinação do índice de massa corporal, da perimetria da cintura e/ou da composição corporal (porcentagem de gordura corporal) é desejável
- Taxa de pulso apical e ritmo
- Pressão arterial em repouso: sentado, supino e em pé
- Ausculta dos pulmões com atenção específica à uniformidade dos sons respiratórios em todas as áreas (ausência de estertores, chiados e outros sons respiratórios)
- Palpação do impulso apical cardíaco e ponto de impulso máximo
- Auscultação do coração com atenção específica para sopros, galopes, cliques e fricções
- Palpação e ausculta das artérias carótida, abdominal e femoral
- Avaliação do abdome para ruídos intestinais, massas, visceromegalia e maciez
- Palpação e inspeção dos membros inferiores para edema e presença de pulsos arteriais
- Ausência ou presença de xantoma no tendão e xantelasma de pele
- Exame de acompanhamento relacionado a condições ortopédicas ou outras condições de saúde que limitariam o teste de esforço físico
- Testes de função neurológica, incluindo reflexos e cognição (conforme indicado)
- Inspeção da pele, especialmente dos membros inferiores em pacientes com diabetes melito diagnosticada.

*Para informações mais detalhadas, consulte Bickley et al.[46]

Recursos *online*

American College of Cardiology: http://tools.acc.org/ASCVD-Risk-Estimator-Plus/#!/calculate/estimate/
American College of Sports Medicine Exercise is Medicine:http://www.exerciseismedicine.org
American Diabetes Association: http://www.diabetes.org
American Heart Association: http://www.americanheart.org
European Society of Cardiology: http://www.escardio.org
National Heart, Lung, and Blood Institute Health Information for Professionals: http://www.nhlbi.nih.gov/health/indexpro.htm

Referências bibliográficas

1. Riebe D, Franklin BA, Thompson PD, et al. Updating ACSM's recommendations for exercise preparticipation health screening. *Med Sci Sports Exerc*. 2015;47(11):2473-9.
2. U.S. Department of Health Human Services. *Health Insurance Portability and Accountability (HIPPA) Act* [Internet]. Washington (DC): U.S. Department of Health Human Services; 1996 [cited 2018 August 1]. Available from: https://www.gpo.gov/fdsys/pkg/PLAW-104publ191/pdf/PLAW-104publ191.pdf
3. U.S. Department of Health Human Services. *Health Information Technology for Economic and Clinical Health Act (HITECH)* [Internet]. Washington (DC): U.S. Department of Health Human Services; 2013 [cited 2018 August 1]. Available from: https://www.hhs.gov/sites/default/files/ocr/privacy/hipaa/understanding/coveredentities/hitechact.pdf

4. American College of Sports Medicine. Emergency planning and policies. In: Sanders ME, editor. *ACSM's Health/Fitness Facility Standards and Guidelines.* Champaign (IL): Human Kinetics; 2018. p. 37–50.

5. Franklin B. Preventing exercise-related cardiovascular events: is a medical examination more urgent for physical activity or inactivity? *Circulation.* 2014;129(10):1081–4.

6. Goodman JM, Burr JF, Banks L, Thomas SG. The acute risks of exercise in apparently healthy adults and relevance for prevention of cardiovascular events. *Can J Cardiol.* 2016;32(4):523–32.

7. Goodman JM, Thomas SG, Burr J. Evidence-based risk assessment and recommendations for exercise testing and physical activity clearance in apparently healthy individuals. *Appl Physiol Nutr Metab.* 2011;36(Suppl 1):S14–32.

8. Thompson PD, Franklin BA, Balady GJ, et al. Exercise and acute cardiovascular events placing the risks into perspective: a scientific statement from the American Heart Association Council on Nutrition, Physical Activity, and Metabolism and the Council on Clinical Cardiology. *Circulation.* 2007;115(17):2358–68.

9. Dahabreh IJ, Paulus JK. Association of episodic physical and sexual activity with triggering of acute cardiac events: systematic review and meta-analysis. *JAMA.* 2011;305(12):1225–33.

10. Franklin BA, McCullough PA. Cardiorespiratory fitness: an independent and additive marker of risk stratification and health outcomes. *Mayo Clin Proc.* 2009;84(9):776–9.

11. Gerardin B, Collet J-P, Mustafic H, et al. Registry on acute cardiovascular events during endurance running races: the prospective RACE Paris registry. *Eur Heart J.* 2016;37(32):2531–41.

12. Jae SY, Franklin BA, Kurl S, et al. Effect of cardiorespiratory fitness on risk of sudden cardiac death in overweight/obese men aged 42 to 60 years. *Am J Cardiol.* 2018;122(5):775–9.

13. Kim JH, Malhotra R, Chiampas G, et al. Cardiac arrest during long-distance running races. *N Engl J Med.* 2012;366(2):130–40.

14. Rognmo Ø, Moholdt T, Bakken H, et al. Cardiovascular risk of high- versus moderate-intensity aerobic exercise in coronary heart disease patients. *Circulation.* 2012;126(12):1436–40.

15. Whang W, Manson JE, Hu FB, et al. Physical exertion, exercise, and sudden cardiac death in women. *JAMA.* 2006;295(12):1399–403.

16. van de Sande DA, Breuer MA, Kemps HM. Utility of exercise electrocardiography in pre-participation screening in asymptomatic athletes: a systematic review. *Sports Med.* 2016;46(8):1155–64.

17. Greenland P, Alpert JS, Beller GA, et al. 2010 ACCF/AHA guideline for assessment of cardiovascular risk in asymptomatic adults: a report of the American College of Cardiology Foundation/American Heart Association Task Force on Practice Guidelines. *J Am Coll Cardiol.* 2010;56(25):e50–103.

18. Moyer VA. Screening for coronary heart disease with electrocardiography: U.S. Preventive Services Task Force recommendation statement. *Ann Intern Med.* 2012;157:512–8.

19. Lauer M, Froelicher ES, Williams M, Kligfield P. Exercise testing in asymptomatic adults: a statement for professionals from the American Heart Association Council on Clinical Cardiology, Subcommittee on Exercise, Cardiac Rehabilitation, and Prevention. *Circulation.* 2005;112(5):771–6.

20. Lahav D, Leshno M, Brezis M. Is an exercise tolerance test indicated before beginning regular exercise? A decision analysis. *J Gen Intern Med.* 2009;24(8):934–8.

21. Whitfield GP, Gabriel KKP, Rahbar MH, Kohl HW. Application of the American Heart Association/American College of Sports Medicine adult preparticipation screening checklist to a nationally representative sample of US adults aged 40 and older from the NHANES 2001–2004. *Circulation.* 2014;129(10):1113–20.

22. Whitfield GP, Riebe D, Magal M, Liguori G. Applying the ACSM preparticipation screening algorithm to U.S. adults: National Health and Nutrition Examination Survey 2001-2004. *Med Sci Sports Exerc.* 2017;49(10):2056–63.

23. U.S. Department of Health and Human Services. Physical Activity Guidelines Advisory Committee Scientific Report. Part F. Chapter 6. All-cause Mortality, Cardiovascular Mortality, and Incident Cardiovascular Disease [Internet]. Washington (DC): U.S. Department of Health and Human Services; 2018 [cited 2019 Oct 15]. Available from: https://health.gov/paguidelines/second-edition/report/pdf/12_F-6_All-cause_Mortality_Cardiovascular_Mortality_and_Incident_Cardiovascular_Disease.pdf

24. Garber CE, Blissmer B, Deschenes MR, et al. American College of Sports Medicine position stand. Quantity and quality of exercise for developing and maintaining cardiorespiratory, musculoskeletal, and neuromotor fitness in apparently healthy adults: guidance for prescribing exercise. *Med Sci Sports Exerc*. 2011;43(7):1334–59.
25. Mittleman MA, Mostofsky E. Physical, psychological and chemical triggers of acute cardiovascular events: preventive strategies. *Circulation*. 2011;124(3):346–54.
26. Sallis R, Franklin B, Joy L, Ross R, Sabgir D, Stone J. Strategies for promoting physical activity in clinical practice. *Prog Cardiovasc Dis*. 2015;57(4):375–86.
27. Thompson BC. Preparticipation screening. In: Bayles MP, Swank AM, editors. *ACSM's Exercise Testing and Prescription*. Philadelphia (PA): Wolters Kluwer Health; 2018. p. 36–57.
28. Contractor AS, Gordon TL, Gordon NF. Hypertension. In: Ehrman JK, Gordon PM, Visich PS, Keteyian SJ, editors. *Clinical Exercise Physiology*. Champaign (IL): Human Kinetics; 2013. p. 137–53.
29. Grundy SM, Stone NJ, Bailey AL, et al. 2018 AHA/ACC/AACVPR/AAPA/ABC/ACPM/ADA/AGS/APhA/ASPC/NLA/PCNA Guideline on the Management of Blood Cholesterol: A Report of the American College of Cardiology/American Heart Association Task Force on Clinical Practice Guidelines. *J Am Coll Cardiol*. 73(24):e285–e350.
30. Hill K, Gardiner P, Cavalheri V, Jenkins S, Healy G. Physical activity and sedentary behaviour: applying lessons to chronic obstructive pulmonary disease. *Intern Med J*. 2015;45(5):474–82.
31. de Barros e Silva PG, Califf RM, Sun JL, et al. Chronic obstructive pulmonary disease and cardiovascular risk: insights from the NAVIGATOR trial. *Int J Cardiol*. 2014;176(3):1126–8.
32. Bredin SS, Gledhill N, Jamnik VK, Warburton DE. PAR-Q+ and ePARmed-X+: new risk stratification and physical activity clearance strategy for physicians and patients alike. *Can Fam Physician*. 2013;59(3):273–7.
33. Warburton DE, Jamnik VK, Bredin SS, et al. Evidence-based risk assessment and recommendations for physical activity clearance: an introduction. *Appl Physiol Nutr Metab*. 2011; 36(Suppl 1):S1–2.
34. Jamnik VK, Warburton DE, Makarski J, et al. Enhancing the effectiveness of clearance for physical activity participation: background and overall process. *Appl Physiol Nutr Metab*. 2011;36(Suppl 1):S3–13.
35. American Association of Cardiovascular and Pulmonary Rehabilitation. *AACVPR Stratification Algorithm for Risk of Event* [Internet]. Chicago (IL): American Association of Cardiovascular and Pulmonary Rehabilitation; 2012 [cited 2018 August 24]. Available from: https://www.aacvpr.org/Portals/0/Registry/Cardiac%20Registry/Cardiac%20Registry%20User%20Resources/AACVPR%20Risk%20Stratification%20Algorithm.pdf
36. Gibbons RJ, Balady GJ, Bricker JT, et al. ACC/AHA 2002 guideline update for exercise testing: summary article: a report of the American College of Cardiology/American Heart Association Task Force on Practice Guidelines (committee to update the 1997 exercise testing guidelines). *J Am Coll Cardiol*. 2002;40(8):1531–40.
37. Mozaffarian D, Benjamin EJ, Go AS, et al. Executive summary: heart disease and stroke statistic — 2015 update. *Circulation*. 2015;131(4):434–41.
38. Verrill D, Graham H, Vitcenda M, Peno-Green L, Kramer V, Corbisiero T. Measuring behavioral outcomes in cardiopulmonary rehabilitation: an AACVPR statement. *J Cardiopulm Rehabil Prev*. 2009;29(3):193–203.
39. Jensen MD, Ryan DH, Apovian CM, Ard JD, Comuzzie AG, Donato KA, et al. 2013 AHA/ACC/TOS guideline for the management of overweight and obesity in adults: a report of the American College of Cardiology/American Heart Association Task Force on Practice Guidelines and The Obesity Society. *J Am Coll Cardiology*. 2014;63(25 Pt B):2985–3023.
40. Arnett DK, Blumenthal RS, Albert MA, et al. 2019 ACC/AHA guideline on the primary prevention of cardiovascular disease: executive summary: a report of the American College of Cardiology/American Heart Association Task Force on Clinical Practice Guidelines. *J Am Coll Cardiol*. 2019;74(10):1376–414.
41. Jellinger PS, Handelsman Y, Rosenblit PD, et al. American Association of Clinical Endocrinologists and American College of Endocrinology guidelines for management of dyslipidemia and prevention of cardiovascular disease. *Endocrine Pract*. 2017;23(Suppl 2):1–87.

42. American Diabetes A. 2. Classification and diagnosis of diabetes: standards of medical care in diabetes — 2019. *Diabetes Care.* 2019;42(Suppl 1):S13–28.

43. Eckel RH, Jakicic JM, Ard JD, et al. 2013 AHA/ACC guideline on lifestyle management to reduce cardiovascular risk: a report of the American College of Cardiology/American Heart Association Task Force on Practice Guidelines. *J Am Coll Cardiol.* 2014;63(25 Pt B):2960–84.

44. Goff DC Jr, Lloyd-Jones DM, Bennett G, et al. 2013 ACC/AHA guideline on the assessment of cardiovascular risk: a report of the American College of Cardiology/American Heart Association Task Force on Practice Guidelines. *J Am Coll Cardiol.* 2014;63(25 Pt B):2935–59.

45. National Cholesterol Education Program. Third report of the expert panel on detection, evaluation, and treatment of high blood cholesterol in adults. Bethesda (MD): National Heart, Lung, and Blood Institute; 2002. 284 p. NIH Pub. No. 02-5215.

46. Bickley LS, Szilagyi P. *Bates' Pocket Guide to Physical Examination and History Taking.* Philadelphia (PA): Wolters Kluwer; 2017.

Teste de Aptidão Física Relacionado à Saúde e sua Interpretação

Capítulo 3

Introdução

As evidências atuais apoiam claramente os inúmeros benefícios para a saúde resultantes da participação regular em atividades físicas (AF) e programas de exercícios físicos estruturados.[1] Os componentes da aptidão física relacionados à saúde têm forte relação com a saúde geral, são caracterizados por uma capacidade de realizar atividades da vida diária com vigor e estão associados a menor prevalência de doenças crônicas e condições de saúde e seus fatores de risco associados.[2] As medidas de aptidão física relacionadas à saúde estão estreitamente alinhadas com a prevenção de doenças e a promoção da saúde. Os componentes relacionados à habilidade tipicamente associados ao desempenho esportivo (ou seja, potência e agilidade) também são importantes, particularmente no apoio a uma condição de vida independente conforme se envelhece.[3-5] Um objetivo fundamental dos programas de prevenção e reabilitação primária e secundária deve ser a promoção da saúde; assim, os programas de exercícios físicos devem se concentrar no aprimoramento dos componentes da aptidão física relacionados à saúde. Dessa maneira, este capítulo enfoca os componentes relacionados à saúde dos testes de aptidão física e sua interpretação.

Objetivos dos testes de aptidão física relacionados à saúde

A medição da aptidão física é uma prática comum e apropriada em programas de exercícios preventivos e reabilitadores. No mínimo, um teste de aptidão física relacionado à saúde deve ser confiável e válido e, idealmente, ser relativamente barato. As informações obtidas a partir de testes de aptidão física relacionados à saúde, em combinação com o histórico clínico e de exercícios físicos do indivíduo, são usadas para o seguinte:

- Coletar dados de referência e educar os indivíduos sobre seu estado atual de saúde/aptidão física em relação aos padrões relacionados à saúde e normas de idade e sexo biológico correspondentes
- Fornecer dados úteis no desenvolvimento de programas de exercícios físicos individualizados, para abordar todos os componentes de saúde/condicionamento físico

- Reunir dados de acompanhamento que permitam a avaliação do progresso de curto e longo prazo após prescrição de exercício físico (PEx)
- Motivar os indivíduos estabelecendo metas de saúde/condicionamento físico razoáveis e atingíveis (ver Capítulo 12).

Princípios e diretrizes básicos

Instruções pré-teste de aptidão física

Todas as instruções do pré-teste devem ser fornecidas e acatadas antes da chegada às instalações de teste. As etapas a seguir devem ser realizadas para garantir a segurança e o conforto individual antes de administrar qualquer teste de aptidão física:

- Disponibilize o documento de consentimento informado e conceda bastante tempo para que o indivíduo que está se submetendo à avaliação responda adequadamente todas as questões (ver Figura 2.1)
- Faça uma avaliação de triagem pré-participação para determinar a necessidade de avaliação médica com base em sinais/sintomas de doença cardiovascular (DCV), doença metabólica e/ou doença renal. Uma recomendação mínima é que os indivíduos completem um questionário autoguiado, como o Questionário de Prontidão para Atividade Física para Todos (PAR-Q+) (ver Figura 2.4). Outros formulários de histórico médico mais detalhados também podem ser usados
- Siga a lista de instruções de teste preliminar para todos os indivíduos destacadas no Capítulo 2. Essas instruções podem ser modificadas para atender a necessidades e circunstâncias específicas.

O leitor é encorajado a revisar as instruções detalhadas relacionadas aos protocolos de avaliação de pré-exercício físico fornecidas no Capítulo 2.

Como organizar o teste de condicionamento físico

O seguinte deve ser realizado antes que o indivíduo comece um teste de aptidão física:

- Garanta que todos os formulários de consentimento e triagem, planilhas de registro de dados e quaisquer documentos de teste relacionados estejam disponíveis no arquivo do indivíduo antes da administração do teste
- Certifique-se de que o equipamento de teste selecionado (p. ex., cicloergômetro, esteira, esfigmomanômetro, plicômetro para avaliação de dobras cutâneas) foi calibrado de acordo com a recomendação do fabricante, ou, mais frequentemente, com base no uso (p. ex., como é feito com os sistemas de análise de gás expirado, esfigmomanômetro de pressão arterial [PA]) e de documentar a calibração de todos os equipamentos. Os plicômetros para avaliação de dobras cutâneas devem ser verificados regularmente quanto à precisão e enviados ao fabricante para calibração quando necessário
- Garanta temperatura ambiente entre 20 e 22°C (68 e 72°F) e umidade inferior a 60% com fluxo de ar adequado.[6]

Quando vários testes devem ser administrados durante a mesma consulta, o sequenciamento da sessão de teste pode ser importante, dependendo de quais componentes de aptidão física devem ser avaliados. Medidas de repouso, como frequência cardíaca (FC), PA, estatura, massa corporal e composição corporal, devem ser obtidas primeiro. Uma ordem de teste ideal para os componentes da aptidão por esforço (ou seja, aptidão cardiorrespiratória [ACR], aptidão muscular esquelética e flexibilidade) não foi estabelecida, mas deve-se dar tempo suficiente para que a FC e a PA retornem aos valores basais entre os testes conduzidos de forma seriada. Além disso, os testes devem ser organizados em uma ordem que não resulte em estresse do mesmo grupo muscular esquelético repetidamente. Para garantir a confiabilidade, a ordem escolhida deve ser seguida nas sessões de teste subsequentes. Como certos medicamentos (p. ex., betabloqueadores) afetam alguns resultados de testes de aptidão física, o uso desses medicamentos deve ser observado (ver Apêndice A).

Ambiente de teste

O ambiente é importante para a validade e a confiabilidade do teste. A ansiedade relativa ao teste, as emoções, a temperatura ambiente e a ventilação devem ser controladas tanto quanto possível. Para minimizar a ansiedade do indivíduo, os procedimentos do teste devem ser explicados adequadamente e não devem ser apressados, e o ambiente do teste deve ser silencioso e privado. A sala deve ser equipada com uma poltrona confortável e/ou mesa de exame a ser utilizada para determinação da FC e PA de repouso. A fim de deixar o indivíduo à vontade, o comportamento da equipe deve ser tranquilo e confiante. Finalmente, o profissional responsável deve estar familiarizado com o plano de resposta para emergências do local.[7]

Avaliação abrangente de aptidão física para a saúde

Uma avaliação abrangente de saúde/aptidão física geralmente pode ser concluída em uma única sessão e inclui o seguinte: (a) consentimento informado, triagem de saúde para a participação do exercício físico e avaliação pré-exercício físico (ver Capítulo 2); (b) avaliações em repouso; (c) medidas de perimetrias e análise da composição corporal; (d) medição de ACR; (e) medição da aptidão muscular esquelética; e (f) avaliação da flexibilidade. Avaliações adicionais, como medições de equilíbrio estático e dinâmico, podem ser realizadas. Os dados obtidos na avaliação devem ser interpretados por um profissional da área e transmitidos ao indivíduo em termos que ele possa compreender. Essa informação é central para educar o indivíduo sobre seu estado de aptidão física atual e para o desenvolvimento de seus objetivos de curto e longo prazo, bem como formar a base para o PEx individualizado e avaliações subsequentes para monitorar o progresso.

O número de indivíduos transgêneros está aumentando e, portanto, são mais propensos a serem encontrados por profissionais da área de educação física em sua rotina. O número estimado atual de adultos relatados como transgêneros nos EUA é de aproximadamente 1,4 milhão.[8] Em relação aos testes de aptidão física e situações de risco à saúde, muitas normas e critérios são baseados no sexo (biológico) registrado no nascimento, junto da idade e outros fatores discriminatórios. Aqui está o desafio para o profissional de educação física, pois, atualmente, existem poucas evidências para orientar a decisão sobre quais critérios e normas baseadas no sexo biológico devem ser usados para indivíduos transgêneros em tratamento clínico. Além disso, embora possa parecer intuitivo usar a identificação de gênero atual para se alinhar às normas de saúde e condicionamento físico, atualmente ainda há poucas evidências que apoiem essa diretriz. Portanto, como há poucos dados e as normas são escassas para indivíduos em meio a um tratamento clínico para incongruência de gênero (também conhecida como disforia de gênero), pode ser melhor usar os dados coletados apenas de forma intrapessoal, enquanto as normas estão sendo desenvolvidas.

Para alguns indivíduos, os riscos dos testes de aptidão física relacionados à saúde podem superar os benefícios potenciais. Algumas avaliações apresentam pouco risco (p. ex., composição corporal), enquanto outras podem ter riscos mais elevados (p. ex., frequência cardíaca de reserva [FCR] e uma repetição máxima [1-RM]) para alguns indivíduos. É importante avaliar cuidadosamente o risco *versus* o benefício ao decidir se um teste de aptidão física deve ser realizado. Realizar a avaliação pré-exercício físico com uma revisão cuidadosa do histórico clínico atual e anterior ajudará a identificar a possível necessidade de encaminhamento a um médico, contraindicações potenciais, bem como de aumentar a segurança da avaliação da aptidão física relacionada à saúde. O Boxe 4.1 fornece uma lista de condições que impedem o teste de esforço físico (contraindicação absoluta) ou o permitem caso os benefícios superem os riscos (contraindicações relativas).

Avaliação da frequência cardíaca e pressão arterial em repouso

Uma avaliação abrangente da aptidão física inclui a aferição da FC e da PA em repouso. A FC pode ser determinada usando várias técnicas, incluindo palpação do pulso, ausculta com um estetoscópio ou o uso de um monitor de FC. Embora seja mais comumente usado em avaliações clínicas, o monitoramento de eletrocardiograma (ECG) também é uma opção para monitorar a FC. Ao chegar ao local de teste, é importante dispor a cada pessoa tempo para relaxar e permanecer sentada, ou assumir posição supina em uma superfície não condutiva por pelo menos 5 minutos, para permitir que essas medidas se estabilizem, antes de aferir a FC e a PA.[9] A técnica de palpação de pulso envolve "sentir" o pulso colocando os dedos indicador e médio sobre a artéria radial, localizada na lateral do punho, próxima ao polegar. O pulso é contado por 30 ou 60 segundos. A contagem de 30 segundos é multiplicada por dois para determinar a FC em repouso de 1 minuto (batimentos por minuto). Para o método de ausculta, o sino do estetoscópio deve ser colocado à esquerda do esterno, logo acima do nível do mamilo. O método de ausculta é mais preciso quando os sons do coração são claramente audíveis e o tronco do indivíduo está estável. Se um monitor de FC (ou seja, cinta torácica ou relógio de pulso) for usado, ele deve se encaixar perfeitamente, estar em contato direto com a pele e ser posicionado no corpo conforme recomendado pelo fabricante. A medição da PA em repouso está descrita no Boxe 3.1. As potenciais fontes de erro na avaliação da PA estão listadas no Boxe 3.2.

Boxe 3.1	Procedimentos para aferição da pressão arterial em repouso.

1. A pessoa a ser avaliada deve permanecer sentada, em repouso, por pelo menos 5 minutos, em uma cadeira com encosto (em vez de uma mesa de exame), com os pés no chão e os braços apoiados na altura do coração. Os indivíduos devem evitar fumar ou ingerir cafeína por pelo menos 30 minutos antes da aferição.
2. A aferição dos valores em decúbito dorsal e em pé pode ser indicada em circunstâncias especiais.
3. Enrole o manguito firmemente ao redor do braço, na altura do coração; alinhe o manguito com a artéria braquial.
4. O tamanho apropriado do manguito deve ser usado para garantir aferição precisa. A bexiga no manguito deve envolver pelo menos 80% da parte superior do braço. Muitos adultos requerem um manguito adulto grande.
5. Coloque a peça torácica do estetoscópio abaixo do espaço antecubital, sobre a artéria braquial. Tanto o sino quanto o diafragma da peça torácica parecem igualmente eficazes na avaliação da PA.[10]
6. Infle rapidamente a pressão do manguito para 20 mmHg acima do primeiro som de Korotkoff.
7. Lentamente, libere a pressão a uma taxa igual a 2 a 3 mmHg × s^{-1}.
8. A PAS é o ponto em que o primeiro de dois ou mais sons de Korotkoff é ouvido (fase 1), e a PAD é o ponto antes do desaparecimento dos sons de Korotkoff (fase 5).
9. Devem ser feitas pelo menos duas medições (mínimo de 1 minuto de intervalo) e a média deve ser realizada.
10. A PA deve ser aferida em ambos os braços durante o primeiro exame. A pressão mais alta deve ser usada quando houver diferença consistente entre os braços.
11. Forneça aos indivíduos, verbalmente e por escrito, seus números e objetivos de PA específicos.

PA, pressão arterial; PAD, pressão arterial diastólica; PAS, pressão arterial sistólica. Modificado de Whelton.[9] Para recomendações adicionais mais detalhadas, consulte Pickering et al.[11]

Boxe 3.2	Potenciais fontes de erro na avaliação da pressão arterial.

- Esfigmomanômetro impreciso
- Tamanho impróprio do manguito
- Acuidade auditiva do avaliador
- Taxa de inflação ou deflação da pressão do manguito
- Experiência do avaliador
- Equipamento com defeito
- Colocação ou pressão inadequadas do estetoscópio
- O manguito não estar na altura do coração
- Certas anormalidades fisiológicas (p. ex., artéria braquial danificada, síndrome do roubo da subclávia e fístula arteriovenosa)
- Tempo de reação do técnico[a]
- Ruído de fundo
- Permitir que os indivíduos segurem nos corrimãos na esteira ou flexionem o cotovelo.[a]

[a]Aplica-se especificamente durante o teste de esforço físico.

Composição corporal

Está bem estabelecido que o excesso de gordura corporal, particularmente quando localizado centralmente ao redor do abdome, está associado a muitas condições crônicas, incluindo hipertensão arterial, síndrome metabólica, diabetes melito tipo 2 (DM2), acidente vascular cerebral, DCV e dislipidemia.[12,13] Mais de dois terços (70,2%) dos adultos americanos são classificados com sobrepeso ou como obesos (índice de massa corporal [IMC] $\geq$ 25 kg $\times$ m^{-2}) e mais de um terço (37,7%) é classificado como obesos (IMC $\geq$ 30 kg $\times$ m^{-2}).[14] Quase um terço (31,8%) das crianças americanas e os adolescentes está com sobrepeso ou é obeso (ver Capítulo 9).[15] Os dados de prevalência de sobrepeso/obesidade na população adulta e pediátrica e suas implicações para a saúde precipitaram maior conscientização sobre o valor de identificar e tratar indivíduos com excesso de massa corporal.[16] De fato, em 2013, a American Medical Association rotulou a obesidade como uma doença.[17]

É importante reconhecer as mudanças relacionadas à saúde na composição corporal que acompanham o envelhecimento. Essas mudanças podem incluir aumento da gordura corporal, diminuição da densidade mineral óssea e perda de massa muscular esquelética. A sarcopenia, perda degenerativa de massa e força muscular esquelética (FME) em decorrência do envelhecimento e redução da AF, está associada à redução da capacidade de realizar atividades da vida diária e ao aumento do medo de cair e o risco de lesões musculoesqueléticas.[18] Assim, a medição da composição corporal pode ser usada para monitorar as mudanças na massa corporal magra, principalmente entre os idosos.

A composição corporal básica pode ser expressa como a porcentagem relativa da massa corporal, que é gordura e tecido sem gordura, usando um modelo de dois compartimentos. A composição corporal pode ser estimada com métodos que variam em termos de complexidade, custo e precisão.[19] Diferentes técnicas de avaliação são brevemente revisadas nesta seção, mas os detalhes associados à obtenção de medidas e ao cálculo de estimativas de gordura corporal para todas essas técnicas estão além do escopo das *Diretrizes*. Informações adicionais detalhadas estão disponíveis.[20–22] Antes da coleta de dados para avaliação da composição corporal, o técnico deve ser treinado, ter experiência nas técnicas e já ter demonstrado confiabilidade na obtenção das medidas, independentemente da técnica a ser utilizada.

Métodos de avaliação antropométrica

Estatura, massa corporal e índice de massa corporal

A massa corporal deve ser avaliada em uma balança calibrada ou eletrônica, com o indivíduo vestindo o mínimo de roupas e os bolsos vazios. Os sapatos devem ser retirados antes dessas avaliações.[21]

O IMC, ou índice de Quetelet, é usado para avaliar a massa corporal em relação à estatura e é calculado dividindo-se a massa corporal em quilogramas pela estatura em metros quadrados (kg $\times$ m^{-2}). A prática comum é definir um IMC de < 18,5 kg $\times$ m^{-2} como baixa massa corporal, 18,5 a 24,9 kg $\times$ m^{-2} como normal, 25,0 a 29,9 kg $\times$ m^{-2} como sobrepeso e $\geq$ 30,0 kg $\times$ m^{-2} como obesidade.[23] Como as populações asiáticas desenvolvem problemas de saúde com valores de IMC mais baixos em comparação com outros subgrupos populacionais, recomenda-se o uso de pontos de corte inferiores para definir sobrepeso e obesidade para esse público ($\geq$ 23,0 kg $\times$ m^{-2} e $\geq$ 25,0 kg $\times$ m^{-2}, respectivamente).[24] Além disso, a distribuição da massa corporal e as proporções

Tabela 3.1 • Classificação de risco de doença com base no índice de massa corporal (IMC) e perímetro da cintura.

		Risco de doença[a] em relação à massa corporal normal e à perimetria da cintura	
	IMC (kg × m⁻²)	Homens ≤ 102 cm Mulheres ≤ 88 cm	Homens > 102 cm Mulheres > 88 cm
Baixa massa corporal	< 18,5	–	–
Normal	18,5 a 24,9	–	–
Sobrepeso	25,0 a 29,9	Aumentado	Alto
Obesidade, classes			
I	30,0 a 34,9	Alto	Muito alto
II	35,0 a 39,9	Muito alto	Muito alto
III	≥ 40,0	Extremamente alto	Extremamente alto

[a]Risco para doenças como diabetes melito tipo 2, hipertensão arterial e doenças cardiovasculares. Os travessões (–) indicam que nenhum risco adicional foi atribuído a esses níveis de IMC. O aumento do perímetro da cintura também pode ser um marcador de risco aumentado, mesmo em indivíduos com massa corporal normal. Modificada de Clinical guidelines on the identification, evaluation, and treatment of overweight and obesity in adults: executive summary.[26]

da composição variam entre diferentes subgrupos populacionais, levantando questões sobre a adequação do IMC como representante de adiposidade.[25] Embora o IMC não consiga distinguir entre gordura corporal, massa muscular esquelética ou osso, é bem aceito que, com exceção de indivíduos com grandes quantidades de massa muscular esquelética, aqueles com IMC $\geq$ 30 kg × m⁻² têm excesso de gordura corporal. Um risco aumentado de doenças relacionadas à obesidade, condições de saúde e mortalidade estão associados a um IMC $\geq$ 30,0 kg × m⁻² (Tabela 3.1).[27,28] Essa associação não é perfeita, pois há evidências convincentes para indicar que indivíduos com diagnóstico de insuficiência cardíaca congestiva (ICC) realmente melhoram a sobrevida quando o IMC é $\geq$ 30,0 kg × m⁻², fenômeno conhecido como "paradoxo da obesidade".[29]

Em comparação com indivíduos classificados como obesos, a relação entre o IMC na faixa de 25,0 a 29,9 kg × m⁻² e o risco de mortalidade mais alto é menos clara. No entanto, IMC de 25,0 a 29,9 kg × m⁻² está convincentemente relacionado a um risco aumentado de outros problemas de saúde, como DM2, dislipidemia, hipertensão arterial e certos tipos de câncer.[30] O IMC de < 18,5 kg × m⁻² também aumenta o risco de mortalidade por outras causas, além de câncer e DCV e pode ser indicativo de desnutrição, transtornos alimentares, osteoporose e alterações metabólicas.[31,32] Apesar da relação entre o IMC e os riscos à saúde, outros métodos de avaliação da composição corporal devem ser usados para estimar o percentual de gordura corporal durante uma avaliação de aptidão física.[33]

Perímetros

A avaliação dos perímetros de regiões corporais específicas pode ser importante para quantificar a distribuição da gordura corporal, principalmente da cintura e quadril. O padrão de distribuição da gordura corporal é reconhecido como importante indicador de saúde e prognóstico.[34] A obesidade androide, caracterizada por mais gordura na região do tronco (ou seja, gordura abdominal), aumenta o risco de hipertensão arterial, síndrome metabólica, DM2, dislipidemia, DCV e morte prematura, em comparação com indivíduos que demonstram obesidade ginoide (ou seja, gordura distribuída no quadril e na coxa).[35] Além disso, o aumento da gordura visceral (ou seja, gordura dentro e ao redor das cavidades torácica e abdominal) confere risco maior de desenvolvimento de síndrome metabólica em comparação com a distribuição de gordura no compartimento subcutâneo.[36] Por causa disso, as avaliações dos perímetros podem ser usadas para fornecer uma representação geral da distribuição da gordura corporal e o risco subsequente. Equações também estão disponíveis para ambos os sexos biológicos e uma série de grupos de idade para prever o percentual de gordura corporal a partir de medidas de perímetro (erro padrão da estimativa [EPE] = 2,5 a 4,0%).[21,37,38] Recomenda-se uma fita métrica inelástica que permita a padronização da tensão da fita na pele, pois melhora a consistência da medição; entretanto, outros tipos de fita métrica podem ser usados. Medições duplicadas são recomendadas em cada local e devem ser obtidas em rotação, em vez de forma consecutiva (ou seja, faça a avaliação em todos os locais necessários, de forma sequencial e, em seguida, repita o processo). É utilizada a média das duas medidas, desde que não difiram mais do que 5 mm. O Boxe 3.3 contém uma descrição dos locais de medição comuns.

A razão cintura-quadril (RCQ) é o perímetro da cintura dividido pelo perímetro do quadril (ver Boxe 3.3 para medidas de cintura e nádegas/quadril) e tem sido tradicionalmente usada como um método simples para avaliar padrões de distribuição de gordura corporal e identificar indivíduos com maior quantidade de gordura abdominal ou adiposidade central.[40] O risco à saúde aumenta com o aumento da RCQ, e os padrões de risco variam com a idade e o sexo biológico. Por exemplo, para aqueles com menos de 60 anos de idade, o risco à saúde é *muito alto* para os homens quando a RCQ é > 0,95 e para as mulheres quando a RCQ é > 0,86. Para indivíduos de 60 a 69 anos, os valores de corte de RCQ são > 1,03 para homens e > 0,90 para mulheres para a mesma classificação de alto risco que adultos jovens.[21]

O perímetro da cintura isoladamente pode ser usado como indicador de risco à saúde relacionado à obesidade, pois a obesidade central é o principal problema de saúde; o perímetro da cintura e a RCQ são relatadas como superiores ao IMC para esse fim.[41-43] Embora o IMC e o perímetro da cintura estejam correlacionados, a correlação entre o IMC e a RCQ é fraca, evidenciando que as informações fornecidas pelas duas medidas sejam diferentes.[40] O perímetro da cintura representa a combinação de gordura visceral e gordura abdominal. Como a adiposidade visceral aumenta o risco de doenças relacionadas à obesidade, o perímetro da cintura é uma medida importante para as avaliações de risco à saúde.[44] O Expert Panel on the Identification, Evaluation, and Treatment of Overweight and Obesity in Adults fornece uma classificação de risco de doença com base no IMC e no perímetro da cintura, conforme apresentado na Tabela 3.1.[26] Pesquisas anteriores demonstraram que os limiares de perímetro da cintura mostrados na Tabela 3.1 identificam efetivamente indivíduos com maior risco para a saúde nas diferentes categorias de IMC.[45] Além disso, foram desenvolvidos critérios de risco para adultos com base em perímetros da cintura mais específicos (Tabela 3.2).[46] É importante observar que esses critérios de risco são fundamentados em dados derivados de homens e mulheres caucasianos e podem ser diferentes para outros grupos raciais/étnicos. Por exemplo, homens e mulheres sul-asiáticos e afro-americanos podem ter pontos de corte diferentes para IMC e perímetros de cintura específicas.[47-49] O Pennington Centre Longitudinal Study demonstrou que o IMC, juntamente de outra medida de obesidade (ou seja, índice de

Boxe 3.3	Descrição da padronização dos locais para medição dos perímetros e procedimentos.
Abdome	Com o indivíduo em pé, uma medida horizontal é feita na altura da crista ilíaca, geralmente no nível do umbigo.
Braço	Com o indivíduo em pé, braços ao longo do corpo e as mãos voltadas para a coxa, a medida é feita no ponto médio entre os processos acromial da escápula e olécrano da ulna.
Nádegas/quadril	Com o indivíduo em pé e os pés juntos, uma medida horizontal é feita na maior perimetria das nádegas. Essa medida é usada para a medição da razão cintura-quadril.
Panturrilha	Com o indivíduo em pé (pés afastados cerca de 20 cm), uma medida horizontal é feita no perímetro máximo entre o joelho e o tornozelo, perpendicular ao eixo longo.
Antebraço	Com o indivíduo em pé, braços ao longo do corpo, mas ligeiramente afastados do tronco e as palmas voltadas para a frente, uma medida é feita perpendicular ao eixo longo no maior perímetro.
Quadris/coxa	Com o indivíduo em pé, pernas ligeiramente afastadas (cerca de 10 cm), uma medida horizontal é feita no perímetro máximo do quadril/coxa proximal, logo abaixo da dobra glútea.
Ponto médio da coxa	Com o indivíduo em pé e com um pé apoiado em um banco para que o joelho permaneça flexionado a 90°, é feita a medição no ponto médio entre a dobra inguinal e a borda proximal da patela, perpendicular ao eixo longo.
Cintura	Com o indivíduo em pé, os braços ao longo do corpo, os pés juntos e o abdome relaxado, faz-se a medida horizontal no menor perímetro do tronco (acima do umbigo e abaixo do processo xifoide). A National Obesity Task Force (NOTF) sugere a obtenção de uma medida horizontal diretamente acima da crista ilíaca como método para melhorar a padronização.[26] Infelizmente, as fórmulas atuais não são baseadas no site sugerido da NOTF.

Procedimentos
- Todas as medições devem ser feitas com fita métrica flexível, porém inelástica
- A fita deve ser colocada na superfície da pele sem comprimir o tecido adiposo subcutâneo
- Se uma fita métrica tipo Gulick com mola for usada, a alça deve ser estendida para a mesma marca em cada tentativa
- Realize medidas duplicadas em cada local e repita o procedimento caso os valores diferirem > 5 mm
- Alterne entre os pontos de medição ou dê tempo para que a pele recupere a textura normal.

Modificado de Callaway et al.[39]

Tabela 3.2 • Critérios de risco para o perímetro da cintura em adultos.		
	Perímetro da cintura cm (pol)	
Categorias de risco	Mulheres	Homens
Muito baixo	< 70 cm (< 27,5 pol)	< 80 cm (31,5 pol)
Baixo	70 a 89 (27,5 a 35,0)	80 a 99 (31,5 a 39,0)
Alto	90 a 110 (35,5 a 43,0)	100 a 120 (39,5 a 47,0)
Muito alto	> 110 (> 43,5)	> 120 (> 47,0)

Reimpressa com permissão de Bray.[46]

adiposidade corporal, razão cintura-estatura e RCQ), está correlacionado com a mortalidade em caucasianos, mas não em afro-americanos. No entanto, o risco de mortalidade associado ao perímetro da cintura foi quase idêntico entre as raças.[50] Além disso, o IMC ideal e os limites de perímetros da cintura para identificar o risco de saúde cardiometabólico diferem entre homens e mulheres caucasianos e afro-americanos.[47]

Vários métodos para avaliação do perímetro da cintura envolvendo diferentes locais anatômicos estão disponíveis. Os profissionais devem estar cientes em qual localização anatômica o perímetro da cintura é medido para ser consistente com certa estratificação de risco de doença e para avaliações de acompanhamento. Por exemplo, a Tabela 3.2 é baseada em dados em que o perímetro da cintura foi avaliado na altura da crista ilíaca,[46,51] enquanto o Pennington Longitudinal Study o avalia no ponto médio entre a borda inferior da caixa torácica e a borda superior da crista ilíaca.[48-50] As evidências indicam que o perímetro da cintura avaliado logo abaixo da costela mais baixa é preferível ao perímetro da cintura no ponto médio como um preditor de DM2 e risco cardiometabólico em adultos entre 46 e 73 anos.[52]

Mensuração das dobras cutâneas

Embora o IMC e os perímetros sejam medidas antropométricas que podem ser usadas para avaliar o risco à saúde, não são medidas verdadeiras da composição corporal. A técnica de mensuração das dobras cutâneas é um método de composição corporal que estima a porcentagem de gordura corporal determinando a espessura de várias dobras de pele em todo o corpo. O percentual de gordura corporal determinado a partir de medidas de dobras cutâneas correlaciona-se bem (r = 0,70 a 0,93) com pesagem hidrostática, pletismografia por deslocamento de ar e absorciometria por dupla emissão de raios X (DXA).[53-55] O princípio por trás da técnica de dobras cutâneas é que a quantidade de gordura subcutânea é proporcional à quantidade total de gordura corporal. Presume-se que aproximadamente um terço da gordura corporal total esteja localizado no tecido adiposo subcutâneo, mas há variação considerável nos depósitos de gordura intramuscular, intermuscular e de órgãos internos entre os indivíduos.[56,57] A proporção exata da gordura subcutânea em relação ao total também varia com o sexo biológico, a idade e a raça.[13,56] Portanto, as equações de regressão usadas para converter a soma das dobras cutâneas em densidade corporal e a densidade corporal em percentual de gordura corporal devem considerar essas variáveis para reduzir o erro de predição. O Boxe 3.4 apresenta descrição da padronização dos pontos corporais para medição das dobras cutâneas e os procedimentos necessários. Detalhes adicionais da técnica de dobras cutâneas estão descritos em outros estudos.[20,21] A avaliação das dobras cutâneas para avaliação da composição corporal depende da experiência do avaliador, de modo que o treinamento adequado (para conhecimento dos pontos anatômicos de referência) e a ampla prática da técnica são necessários para obter medições precisas. A precisão da predição do percentual de gordura corporal a partir das dobras cutâneas é de aproximadamente ± 3,5%, assumindo que técnicas e equações apropriadas foram utilizadas.[21]

Fatores que podem contribuir para o erro de medição na avaliação das dobras cutâneas incluem identificação deficiente de pontos anatômicos, técnica de medição inadequada, avaliador inexperiente, um indivíduo extremamente obeso ou extremamente

---

Boxe 3.4   **Descrição da padronização dos pontos corporais para medição das dobras cutâneas e os procedimentos necessários.**

Local da dobra cutânea

Abdominal	Dobra vertical; 2 cm para o lado direito do umbigo
Tríceps	Dobra vertical; na linha média posterior do braço, no ponto médio entre os processos acromial da escápula e olécrano da ulna, com o braço ao longo do corpo
Bíceps	Dobra vertical; na face anterior do braço, sobre o ventre do músculo bíceps, 1 cm acima do nível usado para marcar o local do tríceps
Tórax/peitoral	Dobra diagonal; metade da distância entre a linha axilar anterior e o mamilo (homens) ou um terço da distância entre a linha axilar anterior e o mamilo (mulheres)
Panturrilha	Dobra vertical; na circunferência máxima da panturrilha, na linha média de sua borda medial
Axilar média	Dobra vertical, na linha axilar média, ao nível do processo xifoide do esterno. Um método alternativo é uma dobra horizontal feita ao nível da borda xifoide/esternal na linha axilar média
Subescapular	Dobra diagonal (ângulo de 45°); 1 a 2 cm abaixo do ângulo inferior da escápula
Suprailíaca	Dobra diagonal, em linha com o ângulo natural da crista ilíaca, realizada na linha axilar anterior, imediatamente superior à crista ilíaca
Coxa	Dobra vertical; na linha média anterior da coxa, no ponto médio entre a borda proximal da patela e a dobra inguinal (quadril)

Procedimentos

• Todas as medidas devem ser feitas no lado direito do corpo com o indivíduo em pé
• O plicômetro deve ser colocado diretamente na superfície da pele, a 1 cm de distância do polegar e do indicador, perpendicular à dobra cutânea e no ponto médio entre a crista e a base da dobra
• O plicômetro deve ser mantido posicionado durante a leitura das medidas
• Aguarde 1 a 2 segundos antes de obter o dado apresentado no plicômetro
• Realize medidas duplicadas em cada local e, caso os valores não estejam com variação máxima de 1 a 2 mm, execute nova medição
• Alterne pelos locais de medição ou dê tempo para que a pele recupere a textura e espessura normais.

magro e um plicômetro mal calibrado.[58,59] Várias equações de regressão foram desenvolvidas para prever a densidade corporal ou percentual de gordura corporal a partir de medidas de dobras cutâneas. O Boxe 3.5 lista equações generalizadas que permitem o cálculo da densidade corporal para uma ampla gama de indivíduos.[59,60] Outras equações específicas para sexo biológico, idade, raça, gordura e esporte foram publicadas.[21,62] Uma alternativa útil ao uso de dobras cutâneas para prever a gordura corporal é rastrear as alterações nas medidas em locais de dobras cutâneas individuais ou usar a soma das dobras cutâneas.

Boxe 3.5   Equações gerais de dobras cutâneas.

Homens

• **Fórmula de sete dobras** (peito, axilar média, tríceps, subescapular, abdome, suprailíaca e coxa)

Densidade corporal = 1,112 a 0,00043499 (soma das sete dobras cutâneas)
+ 0,00000055 (soma de sete dobras cutâneas)^2
− 0,00028826 (idade) *[EPE 0,008 ou cerca de 3,5% de gordura]*

• **Fórmula de três dobras** (peito, abdome e coxa)

Densidade corporal = 1,10938 − 0,0008267 (soma das três dobras cutâneas)
+ 0,0000016 (soma das três dobras cutâneas)^2
− 0,0002574 (idade) *[EPE 0,008 ou cerca de 3,4% de gordura]*

• **Fórmula de três dobras** (peito, tríceps e subescapular)

Densidade corporal = 1,1125025 − 0,0013125 (soma das três dobras cutâneas)
+ 0,0000055 (soma das três dobras cutâneas)^2
− 0,000244 (idade) *[EPE 0,008 ou cerca de 3,6% de gordura]*

Mulheres

• **Fórmula de sete dobras** (peito, axilar média, tríceps, subescapular, abdome, suprailíaca e coxa)

Densidade corporal = 1,097 a 0,00046971 (soma das sete dobras cutâneas)
+ 0,00000056 (soma das sete dobras cutâneas)^2
− 0,00012828 (idade) *[EPE 0,008 ou cerca de 3,8% de gordura]*

• **Fórmula de três dobras** (tríceps, suprailíaca e coxa)

Densidade corporal = 1,0994921 − 0,0009929 (soma das três dobras cutâneas)
+ 0,0000023 (soma das três dobras cutâneas)^2
− 0,0001392 (idade) *[EPE 0,009 ou cerca de 3,9% de gordura]*

• **Fórmula de três dobras** (tríceps, suprailíaca e abdome)

Densidade corporal = 1,089733 − 0,0009245 (soma das três dobras cutâneas)
+ 0,0000025 (soma das três dobras cutâneas)^2
− 0,0000979 (idade) *[EPE 0,009 ou cerca de 3,9% de gordura]*

EPE, erro padrão da estimativa.
Adaptado de Jackson et al.[60] e Pollack et al.[61]

Densitometria

A estimativa do percentual de gordura corporal total pode ser derivada de uma medição da densidade do corpo inteiro, usando a razão entre a massa corporal e o volume corporal. A densitometria tem sido usada como referência ou critério-padrão para avaliar a composição corporal há muitos anos, embora a DXA e o modelo de multicompartimentos tenha recentemente ganho popularidade como medida de critério. O fator limitante na avaliação da densidade corporal é a precisão da medição do volume corporal, porque a medição da massa corporal é considerada altamente precisa. O volume corporal pode ser medido por pesagem hidrostática, pletismografia ou calculado usando algoritmos da DXA.[63] No entanto, o método DXA para determinação do volume corporal requer desenvolvimento e validação adicionais.[53,64]

A pesagem hidrostática é baseada no princípio de Arquimedes, que afirma que quando um corpo está imerso na água, ele é balizado por uma força contrária igual ao peso da água deslocada. Essa perda de peso na água permite o cálculo do volume corporal. Os tecidos ósseo e muscular são mais densos que a água, enquanto o tecido adiposo é menos denso. Portanto, quando dois indivíduos têm a mesma massa corporal total, a pessoa com mais massa magra (MM) pesa mais na água e tem maior densidade corporal e menor percentual de gordura corporal em comparação com a pessoa com menos MLG (MLG = massa corporal – massa gorda [MG]). Embora a pesagem hidrostática seja um método padrão para avaliar o volume corporal e, portanto, a composição corporal, requer equipamento especial e a medição precisa do volume residual, além de fórmulas de conversão da densidade corporal e cooperação significativa do indivíduo.[65] O volume corporal também pode ser medido por pletismografia (ou seja, deslocamento de ar em uma câmara fechada). Embora cara, a pletismografia está bem estabelecida e acredita-se que reduza os desafios associados à submersão em água durante a pesagem hidrostática para alguns indivíduos.[65] Para uma explicação mais detalhada dessas técnicas densitométricas, consulte Gibson et al.[62]

Conversão de densidade corporal em composição corporal

O percentual de gordura corporal pode ser estimado uma vez que a densidade corporal tenha sido determinada. A equação de predição mais comumente usada para estimar o percentual de gordura corporal a partir da densidade corporal foi derivada do modelo de dois compartimentos da composição corporal:[66]

$$[(4,95/Db) - 4,50] \times 100$$

A predição da gordura corporal a partir da densidade corporal assume que a densidade da MG e da MLG são consistentes para a população estudada. No entanto, idade, sexo biológico, raça, nível de treinamento físico e certas condições de doença podem afetar a densidade da MLG, com grande parte dessa variação relacionada ao componente de densidade mineral óssea da MLG. Por causa dessa variação, fórmulas de conversão de modelo de dois compartimentos, específicas para a população, também estão disponíveis para idade, sexo biológico, raça, nível de treinamento físico e condição de doença específicos (Tabela 3.3).

Tabela 3.3 • Fórmulas para conversão da densidade corporal em percentual de gordura corporal em populações específicas.

	População	Idade	Sexo biológico	% GC[a]	DCLG[b] (g × cm⁻³)
Etnia	Afro-americanos	9 a 17	Feminino	(5,24/Dc) − 4,82	1,088
		19 a 45	Masculino	(4,85/Dc) − 4,39	1,106
		24 a 79	Feminino	(4,86/Dc) − 4,39	1,106
	Ameríndios	18 a 62	Masculino	(4,97/Dc) − 4,52	1,099
		18 a 60	Feminino	(4,81/Dc) − 4,34	1,108
	Japoneses nativos	18 a 48	Masculino	(4,97/Dc) − 4,52	1,099
			Feminino	(4,76/Dc) − 4,28	1,111
		61 a 78	Masculino	(4,87/Dc) − 4,41	1,105
			Feminino	(4,95/Dc) − 4,50	1,1
	Singapurenses (chineses, indianos, malaios)		Masculino	(4,94/Dc) − 4,48	1,102
			Feminino	(4,84/Dc) − 4,37	1,107
	Caucasianos	8 a 12	Masculino	(5,27/Dc) − 4,85	1,086
			Feminino	(5,27/Dc) − 4,85	1,086
		13 a 17	Masculino	(5,12/Dc) − 4,69	1,092
			Feminino	(5,19/Dc) − 4,76	1,09
		18 a 59	Masculino	(4,95/Dc) − 4,50	1,1
			Feminino	(4,96/Dc) − 4,51	1,101
		60 a 90	Masculino	(4,97/Dc) − 4,52	1,099
			Feminino	(5,02/Dc) − 4,57	1,098
	Hispânicos		Masculino	NA	NA
		20 a 40	Feminino	(4,87/Dc) − 4,41	1,105
Atletas	Com treinamento de força	24 ± 4	Masculino	(5,21/Dc) − 4,78	1,089
		35 ± 6	Feminino	(4,97/Dc) − 4,52	1,099
	Com treinamento de resistência	21 ± 2	Masculino	(5,03/Dc) − 4,59	1,097
		21 ± 4	Feminino	(4,95/Dc) − 4,50	1,1
	Todos os esportes	18 a 22	Masculino	(5,12/Dc) − 4,68	1,093
		18 a 22	Feminino	(4,97/Dc) − 4,52	1,099
Populações sob condições clínicas[c]	Anorexia nervosa	15 a 44	Feminino	(4,96/Dc) − 4,51	1,101
	Cirrose				
	Classificação Child A			(5,33/Dc) − 4,91	1,084
	Classificação Child B			(5,48/Dc) − 5,08	1,078
	Classificação Child C			(5,69/Dc) − 5,32	1,07
	Obesidade	17 a 62	Feminino	(4,95/Dc) − 4,50	1,1
	Lesão da medula espinal (paraplégico/ tetraplégico)	18 a 73	Masculino	(4,67/Dc) − 4,18	1,116
		18 a 73	Feminino	(4,70/Dc) − 4,22	1,114

[a]Multiplique por cem para obter o percentual de gordura corporal. [b]DCLG, densidade corporal livre de gordura com base em valores médios relatados em artigos de pesquisa selecionados. [c]Os dados de modelo multicompartimentos existentes são insuficientes para estimar a DCLG média das seguintes populações clínicas: doença arterial coronariana, transplantes de coração/pulmão, doença pulmonar obstrutiva crônica, fibrose cística, diabetes melito, doença da tireoide, vírus da imunodeficiência humana (HIV)/síndrome da imunodeficiência adquirida (AIDS), câncer, insuficiência renal (diálise), esclerose múltipla e distrofia muscular. % GC, percentual de gordura corporal; DC, densidade corporal; NA, não há dados disponíveis para este subgrupo da população. Adaptada com permissão de Heyward et al.[21]

Devido ao efeito significativo desses fatores sobre a validade da conversão da densidade corporal em gordura corporal, os profissionais são incentivados a selecionarem a fórmula mais específica possível para cada indivíduo.[62]

Outras técnicas

A DXA é um método de composição corporal comum em ambientes de pesquisa clínica, mas tem aplicabilidade limitada em avaliação da saúde/condicionamento físico de rotina, devido a custo, equipamento especializado e necessidade de pessoal altamente treinado.[20] A predição do volume de tecido adiposo visceral deletério, conforme correlacionado com um critério de tomografia computadorizada, é relatada como semelhante para medidas antropométricas (p. ex., perímetro da cintura e IMC) e medidas-padrão de gordura abdominal por meio da DXA.[67] No entanto, as revisões do *software* melhoraram a capacidade das medições do tecido adiposo visceral baseadas em DXA para prever com precisão os resultados da tomografia computadorizada para mulheres sul-africanas.[67] A análise de bioimpedância elétrica (BIA) é ocasionalmente usada em avaliações de saúde/condicionamento físico de rotina. Geralmente, a precisão da BIA é semelhante à das dobras cutâneas, contanto que a adesão rigorosa ao protocolo (p. ex., garantia do estado de hidratação normal) seja seguida, e as equações programadas no analisador sejam válidas para as populações avaliadas. Por exemplo, as diferenças na precisão da BIA entre indivíduos com obesidade e com massa corporal normal podem derivar da forma como a água corporal é distribuída nesses grupos. A confiança nos resultados obtidos a partir dos modelos da regressão linear empírica é uma limitação da BIA de frequência única e multifrequencial.[28,68]

O ultrassom usa ondas sonoras para fornecer uma medida direta e não invasiva da espessura da gordura subcutânea, em oposição aos plicômetros de dobras cutâneas, que fornecem uma estimativa indireta da espessura da gordura a partir de uma dobra comprimida de gordura e pele. Os dispositivos de ultrassom variam em custo e complexidade, mas as equações de predição patenteadas de dispositivos baratos foram validadas a partir das técnicas de dobras cutâneas, DXA e pletismografia por deslocamento de ar.[15,69] A confiabilidade entre avaliadores é maior para ultrassom em comparação com dobras cutâneas.[70] Aplicativos de *smartphone* que fornecem estimativas de percentual de gordura corporal a partir de fotos também estão disponíveis, mas carecem de validação independente rigorosa neste momento.

Normas de composição corporal

Não existem normas universalmente aceitas para a composição corporal; entretanto, as Tabelas 3.4 e 3.5, que foram desenvolvidas usando a técnica de dobras cutâneas, fornecem valores de percentis para o percentual de gordura corporal em homens e mulheres, respectivamente. Ainda não foi definida uma opinião consensual sobre o valor exato do percentual de gordura corporal ideal associado ao risco para a saúde. No entanto, com base nesses valores de referência de dobras cutâneas, o intervalo de 12 a 23% e 17 a 26% para homens e mulheres, respectivamente, abrange a categoria "boa" de valores de gordura corporal em um amplo espectro de idade (ver Tabelas 3.4 e 3.5). Outra pesquisa apoia essa faixa, embora idade, sexo biológico, raça e nível de treinamento físico tenham impacto sobre o que pode ser interpretado como um percentual de gordura corporal saudável. O método de avaliação também influencia os resultados e complica ainda mais a definição de percentuais de gordura corporal saudável. A variação do percentual de gordura corporal obtido pela DXA para uma amostra de adultos caucasianos dos EUA é maior (19 a 26% e 28 a 36%, respectivamente, para homens e mulheres), em comparação com os mesmos percentis de categoria "boa" nas Tabelas 3.4 e 3.5.[71] Dados de MM específicos para sexo biológico e idade derivados de escaneamentos a partir da DXA também estão disponíveis.[72]

Tabela 3.4 • Categorias de composição corporal (% gordura corporal) para homens, por idade.

%		Idade (anos)					
		20 a 29	30 a 39	40 a 49	50 a 59	60 a 69	70 a 79
99	Muito pouca[a]	4,2	7,3	9,5	11,1	12,0	13,6
95		6,4	10,3	13,0	14,9	16,1	15,5
90	Excelente	7,9	12,5	15,0	17,0	18,1	17,5
85		9,1	13,8	16,4	18,3	19,2	19,0
80		10,5	14,9	17,5	19,4	20,2	20,2
75	Boa	11,5	15,9	18,5	20,2	21,0	21,1
70		12,6	16,8	19,3	21,0	21,7	21,6
65		13,8	17,7	20,1	21,7	22,4	22,3
60		14,8	18,4	20,8	22,3	23,0	22,9
55		15,8	19,2	21,4	23,0	23,6	23,6
50	Razoável	16,7	20,0	22,1	23,6	24,2	24,1
45		17,5	20,7	22,8	24,2	24,9	24,5
40		18,6	21,6	23,5	24,9	25,6	25,2
35	Ruim	19,8	22,4	24,2	25,6	26,4	25,7
30		20,7	23,2	24,9	26,3	27,0	26,3
25		22,1	24,1	25,7	27,1	27,9	27,1
20		23,3	25,1	26,6	28,1	28,8	28,0
15	Muito ruim	25,1	26,4	27,7	29,2	29,8	29,3
10		26,6	27,8	29,1	30,6	31,2	30,6
5		29,3	30,2	31,2	32,7	33,5	32,9
1		33,7	34,4	35,2	36,4	37,2	37,3
n		1.938	10.457	16.032	9.976	3.097	571

[a]O mínimo de gordura corporal recomendada para homens é de 3%.
Total n = 42.071.
Adaptada com permissão de Physical Fitness Assessments and Norms for Adults and Law Enforcement. The Cooper Institute, Dallas, Texas, 2013. Para mais informações: http://www.cooperinstitute.org.

Tabela 3.5 • Categorias para composição corporal (% de gordura corporal) para mulheres, por idade.

%		Idade (anos)					
		20 a 29	30 a 39	40 a 49	50 a 59	60 a 69	70 a 79
99	Muito pouca[a]	11,4	11,0	11,7	13,8	13,8	13,7
95		14,1	13,8	15,2	16,9	17,7	16,4
90	Excelente	15,2	15,5	16,8	19,1	20,1	18,8
85		16,1	16,5	18,2	20,8	22,0	21,2
80		16,8	17,5	19,5	22,3	23,2	22,6
75		17,7	18,3	20,5	23,5	24,5	23,7
70	Boa	18,6	19,2	21,6	24,7	25,5	24,5
65		19,2	20,1	22,6	25,7	26,6	25,4
60		20,0	21,0	23,6	26,6	27,5	26,3
55		20,7	22,0	24,6	27,4	28,3	27,1
50	Razoável	21,8	22,9	25,5	28,3	29,2	27,8
45		22,6	23,7	26,4	29,2	30,1	28,6
40		23,5	24,8	27,4	30,0	30,8	30,0
35		24,4	25,8	28,3	30,7	31,5	30,9
30	Ruim	25,7	26,9	29,5	31,7	32,5	31,6
25		26,9	28,1	30,7	32,8	33,3	32,6
20		28,6	29,6	31,9	33,8	34,4	33,6
15		30,9	31,4	33,4	34,9	35,4	35,0
10	Muito ruim	33,8	33,6	35,0	36,0	36,6	36,1
5		36,6	36,2	37,0	37,4	38,1	37,5
1		38,4	39,0	39,0	39,8	40,3	40,0
n		1.342	4.376	6.392	4.496	1.576	325

[a]O mínimo de gordura corporal recomendada para mulher é entre 10 e 13%.
Total n = 18.507.
Adaptada com permissão de Physical Fitness Assessments and Norms for Adults and Law Enforcement. The Cooper Institute, Dallas, Texas. 2013. Para mais informações: http://www.cooperinstitute.org.

Aptidão cardiorrespiratória

A ACR está relacionada à capacidade de realizar exercícios físicos dinâmicos, de intensidade moderada a vigorosa, utilizando grandes grupos musculoesqueléticos por períodos prolongados. O desempenho do exercício físico nesse nível de esforço físico depende do estado fisiológico e funcional integrado dos sistemas respiratório, cardiovascular e musculoesquelético. A ACR é considerada um componente relacionado à saúde da aptidão física porque (a) baixos níveis de ACR foram associados a um risco acentuadamente aumentado de morte prematura por todas as causas e especificamente por DCV; (b) os aumentos na ACR estão associados a redução na mortalidade por todas as causas; e (c) altos níveis de ACR estão associados a níveis mais elevados de AF habitual, que, por sua vez, estão associados a muitos benefícios para a saúde.[72,74] A American Heart Association reconhece a ACR como um sinal clínico vital e um preditor potencialmente mais forte de mortalidade do que outros fatores de risco estabelecidos.[74] Como tal, a avaliação da ACR é uma parte importante de qualquer programa de prevenção e reabilitação primária ou secundária, e o conhecimento e as habilidades para completar a avaliação e interpretar os resultados subsequentes são responsabilidade importante do profissional de educação física.

Conceito de consumo máximo de oxigênio

O volume máximo de oxigênio consumido por unidade de tempo ($\dot{V}O_{2máx}$) é aceito como a medida de critério da ACR. Essa variável é tipicamente expressa clinicamente em termos relativos (m$\ell \times kg^{-1} \times min^{-1}$) em oposição a termos absolutos (m$\ell \times min^{-1}$), permitindo comparações significativas entre/dentre indivíduos com massa corporal diferente. O $\dot{V}O_{2máx}$ é o produto do débito cardíaco máximo ($\dot{Q}$; ℓ sangue $\times min^{-1}$) e diferença arteriovenosa de oxigênio (mℓ $O_2 \times \ell$ sangue^{-1}). A variação significativa no $\dot{V}O_{2máx}$ entre as populações e níveis de aptidão resulta principalmente das diferenças no $\dot{Q}$; portanto, o $\dot{V}O_{2máx}$ está intimamente relacionado à capacidade funcional do coração. A designação de $\dot{V}O_{2máx}$ implica que o verdadeiro limite fisiológico de um indivíduo foi atingido, e um platô no volume de oxigênio consumido por minuto ($\dot{V}O_2$) pode ser observado entre as duas taxas de trabalho finais de um teste de esforço progressivo. Esse platô não é observado de forma consistente durante o teste de esforço máximo, e os critérios de desfecho escolhidos para designar o esforço máximo impactam no valor final de $\dot{V}O_{2máx}$.[75] Uma série de exercício físico de verificação, com carga de trabalho de 105 a 110% da carga de trabalho mais alta atingida no teste de esforço físico máximo, é uma alternativa à confiança em critérios secundários historicamente usados para verificar a obtenção do $\dot{V}O_{2máx}$.[76,77] O platô é raramente observado em indivíduos com DCV ou doença pulmonar. O pico de $\dot{V}O_2$ ($\dot{V}O_{2pico}$) é usado quando o platô do $\dot{V}O_2$ não ocorre ou o desempenho máximo parece limitado por fatores musculares locais, e não pela dinâmica circulatória como um todo.[78] O $\dot{V}O_{2pico}$ é comumente usado para descrever a ACR nessas e em outras populações com doenças crônicas e condições de saúde,[79] embora a aceitação do termo $\dot{V}O_{2pico}$ como descritor da ACR seja ambígua.[77,80] Um platô na FC (≤ 2 batimentos $\times min^{-1}$) no minuto final da coleta de dados é relatado como promissor como um método singular para confirmar o $\dot{V}O_{2máx}$ sem a necessidade de um ensaio de verificação.[81]

A espirometria de circuito aberto é usada para medir o $\dot{V}O_{2máx}$ durante um teste incremental de esforço ou em rampa até a exaustão, também chamado de *calorimetria indireta*. Nesse procedimento, o indivíduo respira por meio de uma válvula de baixa resistência com o nariz ocluído (ou por meio de máscara facial), enquanto a ventilação pulmonar e as frações expiradas de oxigênio (O_2) e dióxido de carbono (CO_2) são medidas. Além disso, o uso da espirometria de circuito aberto durante o teste de esforço físico máximo pode permitir a avaliação precisa do limiar anaeróbio/ventilatório e a medição direta do $\dot{V}O_{2máx}/\dot{V}O_{2pico}$. Sistemas automatizados são normalmente usados para coletar esses dados; entretanto, a calibração do sistema é essencial para obter resultados precisos.[82,83] O modo selecionado (ou seja, ergômetro de perna *versus* esteira) para o teste de esforço físico pode impactar o resultado, pois o desempenho está relacionado à familiaridade com a modalidade de exercício físico, bem como à quantidade de massa muscular esquelética envolvida (ver Capítulo 4). A realização do teste e a interpretação dos resultados devem ser reservadas a profissionais treinados com conhecimento completo da fisiologia do exercício físico. Devido aos custos associados ao equipamento, espaço e pessoal necessários para realizar esses testes, a medição direta do $\dot{V}O_{2máx}$ nem sempre é possível. Várias equações predizem o $\dot{V}O_{2máx}$ a partir de valores submáximos de $\dot{V}O_2$ adquiridos por meio de medições diretas e produzem resultados que não diferem significativamente do $\dot{V}O_{2máx}$ medido.[84] Embora esses protocolos de predição possam reduzir o tempo e o risco de um teste de esforço físico máximo, eles ainda requerem medição direta do consumo de O_2.

Quando a medição direta do $\dot{V}O_{2máx}$ não for viável, uma variedade de testes de esforços físicos máximos e submáximos pode ser usada para estimar o $\dot{V}O_{2máx}$. Esses testes foram validados examinando (a) a correlação entre o $\dot{V}O_{2máx}$ medido diretamente e o $\dot{V}O_{2máx}$ estimado a partir de respostas fisiológicas ao exercício físico submáximo (p. ex., a FC em determinado valor de potência) ou (b) a correlação entre o $\dot{V}O_{2máx}$ medido diretamente e o desempenho físico no teste de campo (p. ex., tempo para correr 1 ou 1,5 milhas [1,6 ou 2,4 km]) ou tempo até a fadiga voluntária máxima usando um protocolo de teste de esforço físico gradual padrão. Deve-se observar que, nessas técnicas de medição indireta, existe potencial para subestimação ou superestimação significativa do $\dot{V}O_{2máx}$. A superestimação é mais provável de ocorrer quando o protocolo de exercícios físicos (ver Capítulo 4) escolhido para o teste for muito agressivo para um determinado indivíduo (ou seja, o protocolo de esteira Bruce em indivíduos com ICC) ou quando o teste em esteira é empregado e o indivíduo depende muito do apoio do corrimão.[79] Todo esforço deve ser feito para escolher o protocolo de exercício físico apropriado de acordo com as características de um indivíduo e o uso do corrimão deve ser minimizado durante o teste em esteira.[85]

Teste de esforço físico máximo *versus* submáximo

A decisão de usar um teste de esforço físico máximo ou submáximo depende muito das razões do teste, do nível de risco do indivíduo e da disponibilidade de equipamento e pessoal adequados (ver Capítulo 4). Os testes máximos exigem que o indivíduo se exercite até o ponto de fadiga voluntária, o que pode ser inadequado para alguns indivíduos e exigir a disponibilidade de equipamentos de emergência.[7] A American Heart Association identificou competências, papéis e responsabilidades dos membros da equipe do teste de esforço físico gradual padrão que podem prevenir a ocorrência de eventos adversos durante a realização do teste de esforço físico.[86]

Profissionais de educação física costumam depender de testes de esforço físico submáximo para avaliar a ACR porque o teste de esforço físico máximo nem sempre é viável em ambientes e estabelecimentos de saúde/condicionamento físico. O objetivo básico do teste de esforço físico submáximo é determinar a resposta da FC a uma ou mais taxas de trabalho submáximo e usar os resultados para predizer o $\dot{V}O_{2máx}$. Embora o objetivo principal do teste tenha sido tradicionalmente predizer o $\dot{V}O_{2máx}$ a partir da relação da carga de trabalho da FC, é importante obter índices adicionais da resposta do indivíduo ao exercício físico. O profissional de educação física deve usar as várias medidas submáximas de FC, PA, carga de trabalho, escala de esforço físico percebido (RPE, sigla do inglês *rating of perceived exertion*) e outros índices individuais como informações valiosas sobre a resposta funcional ao exercício físico. Essas informações podem ser usadas para avaliar as respostas submáximas ao exercício físico ao longo do tempo, em um ambiente controlado, e fazer modificações no PEx, conforme necessário.

A estimativa mais precisa do $\dot{V}O_{2máx}$ é obtida a partir da resposta da FC aos testes de esforço físico submáximo se todos os itens a seguir forem alcançados:[62]

- Obtenção da FC em estado estável para cada taxa de trabalho de exercício físico
- Existência da relação linear entre FC e taxa de trabalho
- A diferença entre a FC máxima real e prevista é mínima
- A eficiência mecânica (ou seja $\dot{V}O_2$ em uma determinada taxa de trabalho) é a mesma para todos
- O indivíduo não está tomando nenhum medicamento que altere a FC (ver Apêndice A)
- O indivíduo não está usando grandes quantidades de cafeína, não se encontra doente ou em um ambiente com alta temperatura, o que pode alterar a resposta da FC.

Sequência e medidas do teste cardiorrespiratório

Após o processo da triagem inicial, as medidas basais de FC e PA devem ser obtidas antes do início do teste de esforço físico. Pelo menos a FC, a PA e a RPE devem ser avaliadas durante os testes de esforço físico. O monitoramento da FC no exercício físico por meio de ECG ou monitor de FC é o mais comum. Nas situações em que um monitor de FC ou ECG não estiver disponível, pode ser necessária a palpação ou ausculta da FC em intervalos de 10, 15 ou 30 segundos, com conversão para batimentos por minuto. A maioria dos protocolos que usa a FC pós-exercício físico para avaliar a ACR também usa esses intervalos de tempo mais curtos devido ao declínio rápido e imediato da FC, após a interrupção do exercício físico. Monitores de telemetria de FC com eletrodos de tórax ou radiotelemetria demonstraram ser precisos e confiáveis, desde que não haja interferência elétrica externa.[87] A tecnologia baseada em luz, por meio da fotopletismografia, agora está integrada em dispositivos vestíveis (*wearable devices*) e monitora o fluxo sanguíneo pulsátil no leito ungueal ou no punho. Algoritmos patenteados convertem o fluxo sanguíneo em FC com vários níveis de precisão.[88-90]

A PA deve ser avaliada ao nível do coração, com o indivíduo na posição de realização do exercício físico (ou seja, em pé ou sentado) e seu braço relaxado, sem segurar no corrimão (esteira) ou guidão (cicloergômetro). Manguitos braquiais automatizados normalmente permitem a confirmação auditiva da medida da PA, o que pode melhorar a confiança no valor de PA de repouso obtido. O uso de manguitos automatizados braquiais ou de dedo durante o exercício físico é desencorajado, pois são suscetíveis a resultados errôneos atribuíveis a artefatos.[91] Para obter medidas precisas de PA durante o exercício físico, siga as orientações de colocação do estetoscópio e de insuflação e desinsuflação do manguito no Boxe 3.1. Se um sistema automatizado de PA for usado durante o teste de esforço físico, verificações de calibração com aferições manuais de PA devem ser realizadas rotineiramente para confirmar a precisão das leituras automatizadas.[91] As avaliações da PA sistólica (PAS) e diastólica (PAD) podem ser usadas como indicadores para interromper um teste de esforço físico (Boxe 3.6).

Boxe 3.6	Indicações gerais para interromper um teste de esforço físico.[a]

Início da angina ou sintomas semelhantes aos da angina
• Queda na PAS ≥ 10 mmHg, mesmo com aumento na taxa de trabalho, ou se a PAS atingir valores abaixo daquele obtido na mesma posição antes do teste
• Aumento excessivo da PA: PAS > 250 mmHg e/ou PAD > 115 mmHg
• Falta de ar, respiração ofegante, cãibras nas pernas ou claudicação
• Sinais de má perfusão: tontura, confusão, ataxia, palidez, cianose, náuseas ou pele fria e úmida
• Aumento da intensidade do exercício físico sem aumento da FC
• Mudança perceptível no ritmo cardíaco por palpação ou ausculta
• Solicitações de interrupção do teste por parte do indivíduo
• Manifestações físicas ou verbais de fadiga intensa
• Falha no equipamento de teste.

[a]Presume-se que o teste não é diagnóstico e está sendo realizado sem monitoramento de eletrocardiograma. Para testes clínicos, o Boxe 4.3 fornece critérios de encerramento mais definitivos e específicos. PA, pressão arterial; FC, frequência cardíaca; PAS, pressão arterial sistólica; PAD, pressão arterial diastólica.

A RPE pode ser um indicador valioso para monitorar a tolerância de um indivíduo ao exercício físico. A RPE foi desenvolvida para permitir que o praticante avalie individualmente seu esforço físico durante o exercício físico.[92] A percepção de esforço de um indivíduo pode ser influenciada por uma série de fatores, como sua saúde e histórico de prática em exercícios físicos, dados demográficos e ambiente de teste. Portanto, os profissionais responsáveis devem controlar o máximo de variáveis relacionadas ao exercício físico e evitar comparar as respostas dos exercícios de resistência progressiva (ERP) entre diferentes modalidades e indivíduos. A correlação entre a percepção subjetiva de esforço (PSE) e os indicadores de intensidade do exercício físico é forte, mas a variabilidade interindividual da FC e do lactato sanguíneo em PSE específicos é alta.[93] A relação entre a RPE e as medidas objetivas de intensidade do exercício físico (FC e lactato sanguíneo) é relatada como independente do nível de AF, modalidade de exercício físico, idade, sexo biológico e histórico clínico de doença arterial coronariana.[93] A explicação do profissional responsável sobre como usar a escala RPE é de extrema importância para ajudar o indivíduo a transmitir sua própria avaliação do nível de esforço físico.[92,94] Duas escalas RPE são amplamente utilizadas: (a) a de Borg original, ou escala de categoria, que classifica a intensidade do exercício físico de 6 a 20 (Tabela 3.6), e (b) a escala de categorias de relações de 0 a 10 (ver Figura 4.2). Escalas OMNI 0 a 10 com representações pictóricas do esforço físico também estão disponíveis e são apropriadas para várias faixas etárias, modalidades de exercício físico e intensidades de exercício físico entre 50 e 70% de $\dot{V}O_2$ de reserva [% × ($\dot{V}O_{2máx}$ – $\dot{V}O_2$ em repouso) + $\dot{V}O_2$ em repouso].[96-99]

Durante o teste de esforço físico, a PSE pode ser usada como indicação antecipada de fadiga. A maioria dos indivíduos aparentemente saudáveis atinge seu limite de fadiga com PSE de 18 a 19 (muito, muito difícil) na escala de categoria de Borg, ou 9 a 10 (muito, muito forte) na escala de categoria de razões; portanto, a PSE pode ser usada para monitorar o progresso em direção ao esforço físico máximo durante o teste de esforço físico.[95]

Tabela 3.6 • Escala de Borg para avaliação da percepção subjetiva de esforço.	
6	Sem esforço
7	Extremamente leve
8	
9	Muito leve
10	
11	Leve
12	
13	Um pouco difícil
14	
15	Difícil (pesado)
16	
17	Muito difícil
18	
19	Extremamente difícil
20	Esforço máximo

© Gunnar Borg. Reproduzida, com autorização, de Borg.[95] A escala com as instruções corretas pode ser obtida em Borg Perception, Radisvagen 124, 16573 Hasselby, Suécia. Ver também a *home page*: http://www.borgperception.se/.

Critérios para encerramento do teste

O teste de esforço físico gradual padrão, seja máximo ou submáximo, é um procedimento seguro quando as diretrizes individuais de pré-triagem e teste são seguidas e quando o teste é administrado por profissionais treinados.[86] Ocasionalmente, por motivos de segurança, o teste pode ter que ser encerrado antes que o indivíduo alcance um $\dot{V}O_{2máx}$ medido ou estimado, fadiga voluntária ou um ponto final predeterminado (ou seja, 50 a 70% de reserva de FC [FC_{reseva}] ou 70 a 85 % da FC máxima prevista para a idade [$FC_{máx}$]). Por causa da variação individual da $FC_{máx}$, o limite superior de 85% de determinada $FC_{máx}$ estimada pode resultar em um esforço físico máximo para alguns indivíduos e esforço físico submáximo em outros. As indicações gerais para interromper um teste de esforço físico estão descritas no Boxe 3.6.

Tipos de teste

Os tipos comumente usados para teste de esforço físico incluem esteiras, cicloergômetros e testes de campo. O tipo de teste de esforço físico usado depende do ambiente, do equipamento disponível e do treinamento da equipe. Existem vantagens e desvantagens em cada tipo de teste de esforço físico:

* ***Esteiras motorizadas*** podem ser usadas para testes submáximos e máximos e costumam ser empregadas para testes diagnósticos. As esteiras fornecem uma forma familiar de exercício físico para muitos e, se o protocolo correto for escolhido (ou seja, ajustes graves *versus* conservadores na carga de trabalho), pode facilitar a progressão do teste, desde as velocidades de caminhada até as de corrida. No entanto, uma sessão

de familiarização pode ser necessária em alguns casos para permitir a habituação e a redução da ansiedade. Por outro lado, as esteiras geralmente são caras, não são facilmente transportáveis, e algumas avaliações (p. ex., PA, ECG) tornam-se mais difíceis em velocidades mais altas, particularmente durante a execução. As esteiras também devem ser calibradas periodicamente para garantir a precisão do teste ao estimar o $\dot{V}O_{2máx}$. Além disso, não se deve segurar a(s) guia(s) de suporte para garantir a precisão da produção de trabalho metabólico. A falta de calibração e o uso extensivo do corrimão estão entre os fatores que levam a erros nas predições do $\dot{V}O_{2máx}$.[100]

- **Cicloergômetros estacionários** também são viáveis para testes submáximos e máximos e frequentemente são usados para testes diagnósticos.[85] As vantagens desse tipo de teste incluem menor gasto com equipamento, alguma transportabilidade e maior facilidade na avaliação da PA e ECG (se apropriado). Cicloergômetros também representam um tipo de teste sem suporte de peso, na qual as taxas de trabalho são facilmente ajustadas em pequenos incrementos. A principal desvantagem é que o ciclismo pode ser um modo de exercício físico menos familiar para alguns indivíduos, frequentemente resultando em fadiga muscular esquelética localizada e subestimação do $\dot{V}O_{2máx}$. O cicloergômetro deve ser calibrado e o indivíduo deve manter a cadência da pedalada adequada, pois a maioria dos testes exige que a FC seja avaliada em taxas de trabalho específicas.[85] Cicloergômetros eletrônicos podem fornecer a mesma taxa de trabalho em uma cadência de pedalada (ou seja, revoluções por minuto [rpm]), mas a calibração pode exigir equipamento especial não disponível em alguns laboratórios. Se um cicloergômetro não puder ser calibrado por qualquer motivo ou se não fornecer uma estimativa razoável da carga de trabalho, não deve ser usado para teste de aptidão para prever a ACR

- Os **testes de campo** são aqueles conduzidos fora de um laboratório para prever a ACR medindo a resposta da FC. Esses testes podem consistir em caminhada, corrida e/ou passos, seguindo protocolos predeterminados. Facilidade de administração para muitos indivíduos ao mesmo tempo, a habilidade relativamente baixa necessária para completar os testes, o baixo custo e a pouca necessidade de equipamento (p. ex., um cronômetro) são as principais vantagens. Além disso, esses testes podem ser implementados em ambientes de reabilitação, bem como na população em geral. No entanto, existem várias desvantagens, incluindo a incapacidade de controlar o esforço individual, identificar os critérios de encerramento do teste (ver Boxe 3.6) e monitorar as respostas da PA e da FC durante o teste. Além disso, um indivíduo pode não ser capaz de completar o teste, pois alguns testes podem ser de intensidade quase máxima ou máxima para alguns, particularmente em indivíduos com baixa ACR. Portanto, esses testes podem ser inadequados para indivíduos sedentários ou com risco aumentado para complicações cardiovasculares e/ou musculoesqueléticas. Muitos fatores podem ter um impacto profundo nos resultados do teste, incluindo o sexo biológico do indivíduo, o estado de treinamento físico, a idade, os procedimentos de teste e a distância exigida.[101]

Testes em esteira

A modalidade de exercício físico primária para o teste de esforço físico submáximo tradicionalmente tem sido o cicloergômetro, embora, em muitos ambientes, sejam usadas esteiras. Semelhantemente aos protocolos de ciclismo submáximo, os testes submáximos em esteira usam a mesma definição submáxima (70% FCR ou 85% da idade prevista $FC_{máx}$.) como o critério de término do teste baseado em FC, e os estágios do teste devem ser de 3 minutos ou mais para garantir resposta de FC em estado estável em cada estágio. Os valores de FC são extrapolados para a $FC_{máx.}$ prevista para a idade e o $\dot{V}O_{2máx.}$ é estimado usando a fórmula do Apêndice D a partir da velocidade e/ou grau mais alto que teria sido alcançado se o indivíduo tivesse trabalhado ao máximo. Os protocolos de esteira mais comuns apresentados na Figura 4.1 podem ser usados, mas a duração de cada estágio deve ser de pelo menos 3 minutos.

Testes em cicloergômetro

O teste em cicloergômetro Åstrand-Rhyming é um teste de estágio único com duração de 6 minutos.[102] A cadência da pedalada é definida em 50 rpm e o objetivo é obter valores de FC entre 125 e 170 batimentos $\times$ min^{-1}, com a FC medida durante o quinto e o sexto minutos de trabalho. A média das duas FCs é então usada para estimar o $\dot{V}O_{2máx}$ a partir de um nomograma (Figura 3.1). A taxa de trabalho sugerida é baseada no sexo biológico e na condição física de um indivíduo da seguinte maneira:

- Homens sem condicionamento: 300 ou 600 kg $\times$ m $\times$ min^{-1} (50 ou 100 W)
- Homens condicionados: 600 ou 900 kg $\times$ m $\times$ min^{-1} (100 ou 150 W)
- Mulheres sem condicionamento: 300 ou 450 kg $\times$ m $\times$ min^{-1} (50 ou 75 W)
- Mulheres condicionadas: 450 ou 600 kg $\times$ m $\times$ min^{-1} (75 ou 100 W).

Como a $FC_{máx}$ diminui com a idade, o valor do nomograma deve ser ajustado para a idade multiplicando o valor do $\dot{V}O_{2máx}$ pelos seguintes fatores de correção:[102]

Idade	Fator de correção
15	1,10
25	1,00
35	0,87
40	0,83
45	0,78
50	0,75
55	0,71
60	0,68
65	0,65

Em contraste com o teste de cicloergômetro de estágio único de Astrand-Rhyming, Maritz et al.[104] desenvolveram um teste em que a FC era medida em uma série de taxas de trabalho submáximas e extrapolou a resposta da FC para a $FC_{máx.}$ prevista para a idade do indivíduo. Esse método de múltiplos estágios é uma técnica de avaliação bem conhecida para estimar o $\dot{V}O_{2máx}$. A FC medida durante o último minuto de dois estágios em estado estável é representada graficamente em relação à taxa de trabalho. A linha produzida a partir dos pontos traçados é então extrapolada para a $FC_{máx}$ prevista para a idade, e uma linha perpendicular é lançada ao eixo $\times$ para

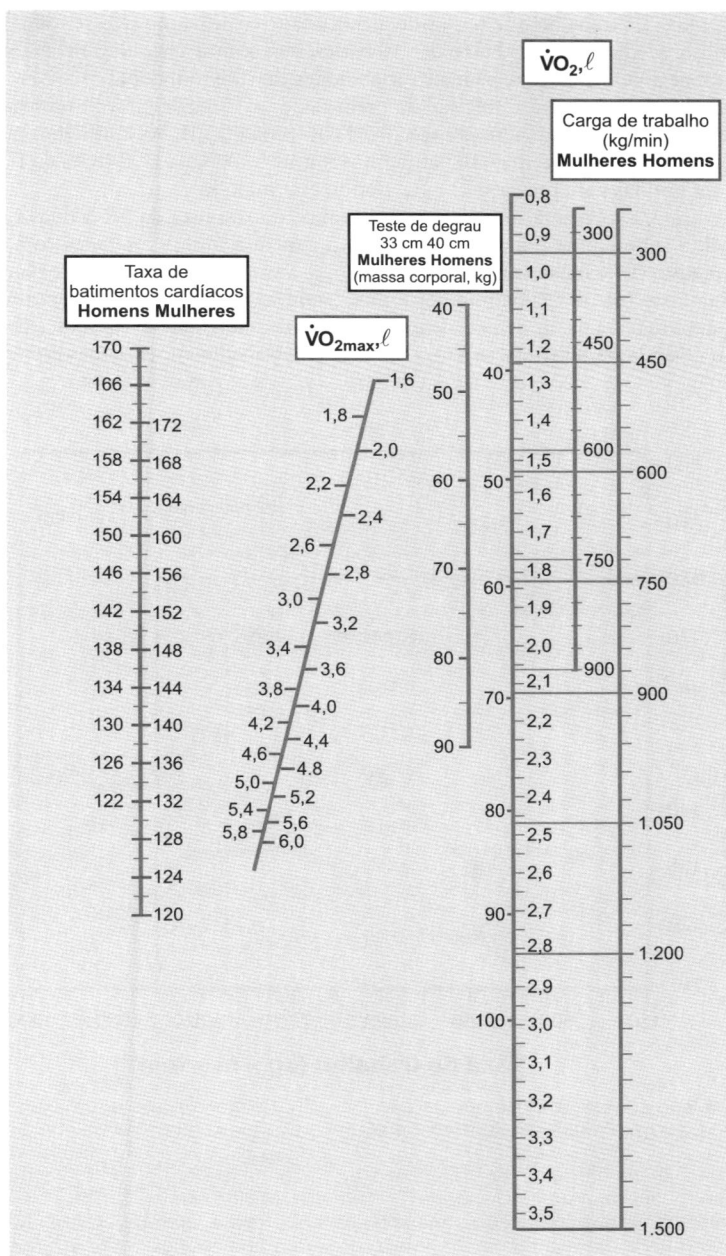

Figura 3.1 Nomograma de Åstrand-Rhyming modificado. Usada com permissão de Åstrand et al.[103]

estimar a taxa de trabalho que teria sido alcançada se o indivíduo tivesse trabalhado ao máximo. Medidas de FC abaixo de 110 batimentos × min⁻¹ não devem ser usadas para estimar o $\dot{V}O_{2máx}$ porque há mais variabilidade diária e individual em níveis mais baixos de FC, o que reduz a precisão da predição, e os testes de esforço submáximo são encerrados se um indivíduo atinge 70% FCR (85% $FC_{máx}$). Portanto, duas medições consecutivas de FC entre 110 batimentos × min⁻¹ e 70% da FCR (85% da $FC_{máx}$) devem ser obtidas para prever o $\dot{V}O_{2máx}$ usando esse método.

A Figura 3.2 apresenta um exemplo de gráfico da resposta da FC a duas cargas de trabalho submáximas para estimar o $\dot{V}O_{2máx}$. As duas linhas anotadas como ± 1 desvio padrão (DP) mostram qual seria o $\dot{V}O_{2máx}$ estimado se a verdadeira $FC_{máx}$ do indivíduo fosse 168 ou 192 batimentos × min⁻¹, em vez de 180 batimentos × min⁻¹. O $\dot{V}O_{2máx}$ é estimado a partir da taxa de trabalho usando a fórmula no Apêndice D. Essa equação é válida para estimar o $\dot{V}O_2$ em cargas de trabalho submáximas em estado

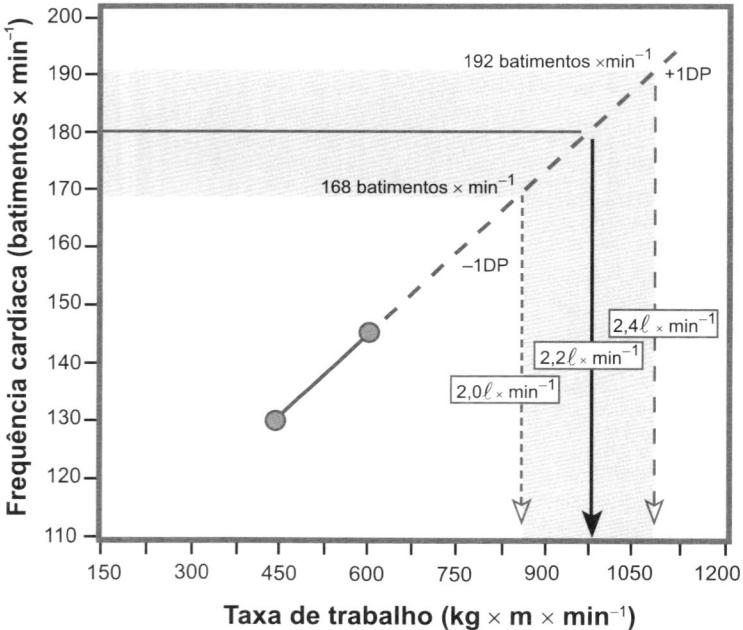

Figura 3.2 Respostas da frequência cardíaca (FC) a duas taxas submáximas de trabalho para uma mulher sedentária de 40 anos de idade e com massa corporal de 64 kg. A carga de trabalho máxima foi estimada extrapolando a resposta da FC para a frequência cardíaca máxima prevista para a idade ($FC_{máx}$) de 180 batimentos × min⁻¹ (com base em 220 – idade). A taxa de trabalho que teria sido alcançada naquela FC foi determinada com uma linha partindo desse valor de FC até o eixo x. As outras duas linhas estimam qual seria a carga de trabalho máxima se a verdadeira $FC_{máx}$ do indivíduo fosse ± 1 desvio padrão (DP) dos 180 batimentos × min⁻¹ valor. O $\dot{V}O_{2máx}$ estimado usando a fórmula da Tabela 5.2 e expresso em ℓ × min⁻¹ foi de 2,2 ℓ × min⁻¹.

estável (de 300 a 1.200 kg × m × min^{-1}) (50 a 200 W); portanto, deve-se ter cuidado ao extrapolar para cargas de trabalho fora dessa faixa. No entanto, grande parte do erro envolvido na estimativa do $\dot{V}O_{2máx}$ a partir das respostas submáximas da FC ocorre como resultado da estimativa da FC$_{máx}$ (ver Tabela 5.3).[105,106] O registro preciso da FC submáxima também é fundamental, pois a extrapolação amplia até mesmo o menor dos erros. Além disso, os erros podem ser atribuídos à cadência de pedalada imprecisa (carga de trabalho) e à realização imprecisa da FC em estado estável; ainda, o administrador deve reconhecer o erro associado à FC$_{máx}$ prevista para a idade (ver Tabela 5.3) e monitorar o indivíduo durante todo o teste para garantir que o teste permaneça submáximo.

O protocolo YMCA modificado é um bom exemplo de um teste de cicloergômetro submáximo de múltiplos estágios que usa dois a quatro estágios de 3 minutos de exercício físico contínuo, com cadência de pedalada constante em 50 rpm, em um cicloergômetro Monark.[107] O estágio 1 requer que os indivíduos pedalem contra 0,5 kg de resistência (25 W; 150 kgm × min^{-1}). A carga de trabalho para o estágio 2 é baseada no estado estacionário FC medido durante o último minuto do estágio inicial:

- FC < 80 batimentos × min^{-1} – alterar a resistência para 2,5 kg (125 W; 750 kgm × min^{-1})
- FC 80–89 batimentos × min^{-1} – alterar a resistência para 2,0 kg (100 W; 600 kgm × min^{-1})
- FC 90–100 batimentos × min^{-1} – alterar a resistência para 1,5 kg (75 W; 450 kgm × min^{-1})
- FC > 100 batimentos × min^{-1} – alterar a resistência para 1,0 kg (50 W; 300 kgm × min^{-1}).

Use os estágios 3 e 4 conforme necessário para obter duas FCs consecutivas em estado estável, entre 110 batimentos × min^{-1} e 70% FCR (85% FC$_{máx.}$). Para os estágios 3 e 4, a resistência usada no estágio 2 é aumentada em 0,5 kg (25 W; 150 kgm × min^{-1}) por estágio. Tabelas normativas para o protocolo YMCA podem ser vistas em outro estudo.[107]

Testes de campo

Dois dos testes de corrida/caminhada mais amplamente usados (os indivíduos podem correr, caminhar ou usar uma combinação de ambos para completar o teste) para avaliar a ACR são o teste de 1,5 milhas (2,4 km) contra o tempo e o teste de 12 minutos de Cooper. O objetivo do teste de 1,5 milhas (2,4 km) é percorrer a distância no menor tempo possível, enquanto o teste de 12 minutos de Cooper exige que o indivíduo percorra a maior distância no tempo designado. O $\dot{V}O_{2máx}$ pode ser estimado usando as seguintes equações:

Teste de corrida/caminhada de (1,5 milhas)

$$\dot{V}O_{2máx} \ (m\ell \times kg^{-1} \times min^{-1}) = 3,5 + 483/1,5 \ mi \ tempo \ (min)$$

Teste de caminhada/corrida de 12 minutos

$$\dot{V}O_{2máx} \ (m\ell \times kg^{-1} \times min^{-1}) = (distância \ em \ metros - 504,9)/44,73$$

O teste Rockport One-Mile Fitness Walking é outro teste de campo bem conhecido para estimar a ACR. Nesse teste, um indivíduo caminha 1 milha (1,6 km) o mais rápido possível, de preferência em uma pista ou em uma superfície nivelada, e a FC é obtida no minuto final. Uma alternativa é medir a FC no período de 10 segundos (multiplique por

6 para BPM) imediatamente após a conclusão da caminhada de 1 milha (1,6 km), mas isso pode superestimar o $\dot{V}O_{2máx}$ em comparação com quando a FC é medida durante a caminhada. $\dot{V}O_{2máx}$ é estimado com a seguinte equação de regressão:[108]

$$\dot{V}O_{2máx} (m\ell \times kg^{-1} \times min^{-1}) = 132,853 - (0,1692 \times \text{massa corporal em kg}) - (0,3877 \times \text{idade em anos}) + (6,315 \times \text{sexo biológico}) - (3,2649 \times \text{tempo em minutos}) - (0,1565 \times FC)$$

(EPE = 5,0 $m\ell \times kg^{-1} \times min^{-1}$; sexo biológico = 0 para mulheres, 1 para homens)

Além de predizer morbidade e mortalidade de forma independente, o teste de caminhada de 6 minutos tem sido usado para avaliar a ACR em populações com ACR reduzida, como idosos e algumas populações clínicas (p. ex., indivíduos com ICC ou doença pulmonar).[109,110] A American Thoracic Society e a European Respiratory Society publicaram padrões técnicos para testes de caminhada em campo, incluindo o teste de caminhada de 6 minutos.[111] Mesmo que o teste seja considerado submáximo, pode resultar em desempenho próximo ao máximo para aqueles com baixos níveis de aptidão física ou doença.[112] Indivíduos que completam menos de 300 m (cerca de 984 pés) durante a caminhada de 6 minutos demonstram menor sobrevida a curto prazo em comparação com aqueles que ultrapassam esse limite.[113] Várias equações multivariadas estão disponíveis para prever o $\dot{V}O_{2pico}$ a partir da caminhada de 6 minutos; no entanto, a seguinte equação requer informações clínicas mínimas:[114]

$$\dot{V}O_{2pico} = \dot{V}O_2 \, m\ell \times kg^{-1} \times min^1 = (0,02 \times \text{distância [m]}) - (0,191 \times \text{idade [anos]}) - (0,07 \times \text{massa corporal [kg]}) + (0,09 \times \text{altura [cm]}) + (0,26 \times RPP [\times 10^{-3}]) + 2,45$$

em que m = distância em metros; ano = ano; kg = quilograma; cm = centímetro; RPP = duplo produto (FC × PAS em mmHg); EPE = 2,68 $m\ell \times kg^{-1} \times min^{-1}$

Os testes de degraus também são usados para estimar o $\dot{V}O_{2máx}$. Protocolos com frequência de passos e alturas fixas de degraus tendem a produzir valores de ACR menos precisos em comparação com protocolos individualizados para frequência de passos e tamanho, uma vez que a cadência necessária e a altura dos passos podem ser inadequadas para o indivíduo.[115] Além da facilidade de preenchimento, os resultados também são fáceis de explicar aos indivíduos.[116] Cuidados especiais podem ser necessários para aqueles que têm problemas de equilíbrio ou são extremamente descondicionados. Alguns testes de estágio único requerem custo de energia de 7 a 9 equivalentes metabólicos (METs), que pode exceder a capacidade máxima de alguns indivíduos.[102] Portanto, o protocolo escolhido deve ser adequado ao nível de aptidão física do indivíduo. Além disso, a adesão inadequada à cadência do passo e a fadiga excessiva no membro principal podem diminuir o valor de um teste do degrau. A maioria dos testes não monitora a FC e a PA durante os passos devido à dificuldade dessas medidas durante o teste. Alguns testes incluem RPE junto da FC pós-exercício físico; outros registram o tempo necessário para completar um número específico de passos em uma altura fixa de degrau em combinação com variáveis antropométricas selecionadas. Um resumo dos protocolos de teste de etapas comuns está disponível na Tabela 3.7.

Åstrand e Rhyming usaram uma altura de passo único de 33 cm para mulheres e 40 cm para homens, a uma taxa de 22,5 passos × min^{-1} (contando apenas a perna da frente), por 5 minutos.[103] Esses testes requerem $\dot{V}O_2$ de cerca de 25,8 e

Tabela 3.7 • Resumo dos testes de degrau mais comuns.				
Teste	**População**	**Altura do degrau (cm)**	**Frequência do passo (passos × min⁻¹)**	**Duração**
Åstrand-Rhyming[103]	Adultos saudáveis	Mulheres: 33 Homens: 40	22,5	5 min
Webb[115]	Jovens adultos	Individualizado (0,19 × estatura, em cm)	Variável; dependente da capacidade funcional percebida; aumentado em 5 passos × min⁻¹ a cada 2 min	75% $FC_{máx}$ prevista para a idade
YMCA[104]	Adultos saudáveis	30,5	24	3 min
Queens College[117]	Jovens adultos	41,3	Mulheres: 22 Homens: 24	3 min
STEP Tool[118]	Todos adultos	20	Variável	20 ciclos de passos

$FC_{máx}$, frequência cardíaca máxima.

29,5 mℓ × kg^{-1} × min^{-1}, respectivamente. Por causa disso, os testes do degrau podem não ser uma boa escolha de modalidade para indivíduos que estão menos aptos, têm contraindicação para o teste ou estão tomando um medicamento que afeta a FC. A FC é medida no último minuto, conforme descrito para o teste em cicloergômetro de Åstrand-Rhyming, e o $\dot{V}O_{2máx}$ é estimado a partir de um nomograma (ver Figura 3.1). Testes de degrau em vários estágios também são possíveis. Projetado especificamente para adultos em idade universitária, a frequência de passo do protocolo Webb é aumentada em 5 passos × min^{-1} a cada 2 min, até que 75% da $FC_{máx}$ prevista para a idade ($FC_{máx}$ = 207 – [0,7 × idade]) seja atingida.[119] A altura do degrau é individualizada com base na estatura da pessoa; a frequência final dos passos, a FC de recuperação em 45 s e a capacidade funcional percebida individualizada são necessárias para estimar o $\dot{V}O_{2máx}$. Esses testes de degrau devem ser modificados para se adequar à população testada. O Canadian Home Fitness Test demonstrou que esse teste pode ser realizado em grande escala e com baixo custo.[120]

Em vez de estimar o $\dot{V}O_{2máx}$ das respostas de FC às taxas de trabalho submáximas, uma ampla variedade de testes de degrau foi desenvolvida para categorizar a ACR com base na FC de recuperação de um indivíduo após um teste de degrau padronizado, uma vez que a FC pós-exercício físico (recuperação) diminui com a ACR melhorada. Isso elimina o potencial problema de avaliar a FC durante o teste. O teste de etapa YMCA, de 3 minutos, é um bom exemplo desse tipo. Ele usa um banco de 12 in (30,5 cm), com frequência de 24 passos × min^{-1} ($\dot{V}O_2$ estimado de 25,8 mℓ × kg^{-1} × min^{-1}). Depois que a etapa é concluída, o indivíduo senta-se imediatamente e a FC é avaliada por 1 minuto. A contagem deve começar em 5 segundos após o término do exercício físico. Os valores de FC são usados para obter classificação qualitativa de aptidão a partir de tabelas normativas publicadas.[107] Além disso, o Queens College Step Test (também chamado de McArdle Step

Test) requer que os indivíduos deem passos a uma taxa de 24 passos $\times$ min^{-1} para homens e 22 passos $\times$ min^{-1} para mulheres, por 3 minutos. A altura do banco é de 16,25 in (41,25 cm). Depois que a etapa é concluída, o indivíduo permanece em pé, aguarda 5 segundos para que se faça a avaliação da FC por 15 segundos (multiplicar a FC por 4 para converter em batimentos $\times$ min^{-1}). O $\dot{V}O_{2máx}$ é calculado usando as fórmulas abaixo:[117]

Para homens:

$$\dot{V}O_{2máx} (m\ell \times kg^{-1} \times min^{-1}) = 111,33 - (0,42 \times FC)$$

Para mulheres:

$$\dot{V}O_{2máx} (m\ell \times kg^{-1} \times min^{-1}) = 65,81 - (0,1847 \times FC)$$

em que FC = frequência cardíaca (batimentos $\times$ min^{-1})

Existem alternativas de testes de degrau individualizados que não dependem de um metrônomo para controlar a taxa de passos. Esses testes de etapa única fornecem aos profissionais de saúde a oportunidade viável de estimar rapidamente a ACR durante uma consulta. O protocolo da STEP Tool requer dois degraus contíguos padronizados, cada um com 20 cm (cerca de 8 pol.) de altura, e o $\dot{V}O_{2máx}$ é baseado no tempo do indivíduo para completar 20 ciclos de passos, massa corporal, idade, sexo biológico e a FC de recuperação de 6 segundos.[118]

Para idosos que realizam esse protocolo, as estimativas do $\dot{V}O_{2máx.}$ específicas ao sexo biológico são baseadas no tempo até a conclusão do teste, pulso de O$_2$, idade, IMC e FC imediatamente após o último ciclo de passos.[121] Para esse protocolo, o pulso de O$_2$ é calculado como o custo de O$_2$ do passo/FC imediatamente após o exercício físico, com custo de O$_2$ do passo = [(frequência do passo $\times$ altura do degrau (cm) $\times$ 1,78 $\times$ 1,3) + $\frac{1}{3}$ frequência do passo]. Os profissionais de educação física e médicos devem examinar cada pessoa cuidadosamente e familiarizá-la com o procedimento de passo antes de fazer com que elas realizem esses testes de degrau individualizados.

Testes de esforço submáximo

Os testes de esforço submáximo em estágios simples e múltiplos são úteis para estimar o $\dot{V}O_{2máx.}$ a partir de avaliações simples da FC. A avaliação precisa da FC é crítica para um teste válido. Embora a FC obtida por palpação seja comumente utilizada, a precisão desse método depende da experiência e da técnica do avaliador. Recomenda-se que um ECG, um estetoscópio ou um monitor de FC sejam usados para determinar a FC. A resposta da FC submáxima é facilmente alterada por uma série de fatores ambientais (p. ex., calor, umidade; ver Capítulo 7), alimentares (p. ex., cafeína, tempo desde a última refeição) e comportamentais (p. ex., ansiedade, tabagismo, PA anterior). Essas variáveis devem ser controladas para se ter uma estimativa válida, que pode ser usada como um ponto de referência no programa de condicionamento físico de um indivíduo. Além disso, o modo de teste (p. ex., bicicleta, esteira, degrau) deve ser consistente com a modalidade de exercício físico primária usada pelo indivíduo para lidar com as especificidades do treinamento físico. Os procedimentos padronizados para testes submáximos estão apresentados no Boxe 3.7. Veja a Figura 4.1 para obter uma lista de protocolos incrementais de esteira que podem ser usados para avaliar as respostas submáximas ao exercício físico.

Boxe 3.7	Procedimentos gerais para testes submáximos de aptidão cardiorrespiratória.

1. Obtenha a FC e a PA em repouso, imediatamente antes do exercício físico, na postura de realização do teste.
2. O indivíduo deve estar familiarizado com o ergômetro ou esteira. Se estiver usando um cicloergômetro, posicione corretamente o indivíduo no ergômetro (ou seja, postura ereta, flexão de aproximadamente 25° do joelho na extensão máxima da perna, e mãos na posição adequada no guidão).[122,123]
3. O teste de esforço físico deve começar com um aquecimento de 2 a 3 minutos para familiarizar o indivíduo com o cicloergômetro ou esteira e prepará-lo para a intensidade do exercício físico na primeira fase do teste.
4. Um protocolo específico deve consistir em estágios de 2 ou 3 minutos, com incrementos apropriados na taxa de trabalho.
5. A FC deve ser monitorada pelo menos duas vezes durante cada etapa, próximo ao final do segundo e terceiro minutos de cada etapa. Se a FC for > 110 batimentos × min^{-1}, a FC de estado estável (ou seja, duas FCs em 5 batimentos × min^{-1}) deve ser alcançada antes que a carga de trabalho seja aumentada.
6. A PA deve ser monitorada no último minuto de cada estágio e repetida (verificada) em caso de resposta hipotensiva ou hipertensiva.
7. A RPE (usando a escala de Borg ou a escala de categorias de relações [ver Tabela 3.6 e Figura 4.2]) e as escalas de classificação adicionais devem ser monitoradas próximo ao final do último minuto de cada estágio.
8. A aparência e os sintomas do indivíduo devem ser monitorados e registrados regularmente.
9. O teste deve ser encerrado quando o indivíduo atingir 70% da frequência cardíaca de reserva (85% da FC$_{máx}$ prevista para a idade), não cumprir o protocolo do teste de esforço físico, apresentar sinais ou sintomas adversos, solicitar a interrupção ou experimentar uma emergência.
10. Um período de resfriamento/recuperação apropriado deve ser iniciado de qualquer das seguintes maneiras:
    a. Exercício físico contínuo a uma taxa de trabalho equivalente à da primeira fase do protocolo de teste de esforço físico ou inferior ou
    b. Recuperação passiva se o indivíduo sentir sinais de desconforto ou ocorrer uma emergência.
11. Todas as observações fisiológicas (p. ex., FC, PA, sinais e sintomas) devem ser continuadas por pelo menos 5 minutos de recuperação, a menos que ocorram respostas anormais, o que justificaria um período de vigilância pós-teste mais longo. Continue o exercício físico de baixa intensidade até que a FC e a PA se estabilizem, mas não necessariamente até que atinjam os níveis pré-exercício físico.

FC, frequência cardíaca; FC$_{máx}$, frequência cardíaca máxima; PA, pressão arterial; RPE, escala de esforço físico percebido.

Interpretação de resultados

As Tabelas 3.8 e 3.9 fornecem categorias de aptidão normativas e percentuais por faixa etária para ACR provenientes do teste cardiopulmonar em exercício físico realizado em esteira e cicloergômetro, respectivamente, com $\dot{V}O_{2máx}$ medido diretamente. Esses dados foram obtidos do Fitness Registry and the Importance of Exercise National Database (FRIEND) para homens e mulheres considerados livres de DCV conhecida. A pesquisa sugere que a ACR baixa, geralmente definida como o quartil ou quintil mais baixo em um teste de esforço físico, está associada a aumentos marcantes na mortalidade por DCV ou por todas as causas, independentemente de outros fatores de risco de DCV.[74,125]

Tabela 3.8 • Classificação da aptidão cardiorrespiratória com base no teste realizado em esteira ($\dot{V}O_{2máx}$), por idade e sexo biológico.

$\dot{V}O_{2máx}$ (mℓ O_2 $\times$ kg^{-1} $\times$ min^{-1})

		HOMENS Faixa etária (em anos)				
Percentil		20 a 29	30 a 39	40 a 49	50 a 59	60 a 69
95	Superior	66,3	59,8	55,6	50,7	43,0
90		61,8	56,5	52,1	45,6	40,3
85	Excelente	59,3	54,2	49,3	43,2	38,2
80		57,1	51,6	46,7	41,2	36,1
75		55,2	49,2	45,0	39,7	34,5
70		53,7	48,0	43,9	38,2	32,9
65	Boa	52,1	46,6	42,1	36,3	31,6
60		50,2	45,2	40,3	35,1	30,5
55		49,0	43,8	38,9	33,8	29,1
50		48,0	42,4	37,8	32,6	28,2
45	Razoável	46,5	41,3	36,7	31,6	27,2
40		44,9	39,6	35,7	30,7	26,6
35		43,5	38,5	34,6	29,5	25,7
30		41,9	37,4	33,3	28,4	24,6
25	Ruim	40,1	35,9	31,9	27,1	23,7
20		38,1	34,1	30,5	26,1	22,4
15		35,4	32,7	29,0	24,4	21,2
10	Muito ruim	32,1	30,2	26,8	22,8	19,8
5		29,0	27,2	24,2	20,9	17,4

(Continua)

Tabela 3.8 • Classificação da aptidão cardiorrespiratória com base no teste realizado em esteira ($\dot{V}O_{2\,máx}$), por idade e sexo biológico. *(Cont.)*

Percentil		MULHERES Faixa etária (em anos)				
		20 a 29	30 a 39	40 a 49	50 a 59	60 a 69
95	Superior	56,0	45,8	41,7	35,9	29,4
90		51,3	41,4	38,4	32,0	27,0
85	Excelente	48,3	39,3	36,0	30,2	25,6
80		46,5	37,5	34,0	28,6	24,6
75		44,7	36,1	32,4	27,6	23,8
70		43,2	34,6	31,1	26,8	23,1
65	Boa	41,6	33,5	30,0	26,0	22,0
60		40,6	32,2	28,7	25,2	21,2
55		38,9	31,2	27,7	24,4	20,5
50		37,6	30,2	26,7	23,4	20,0
45	Razoável	35,9	29,3	25,9	22,7	19,6
40		34,6	28,2	24,9	21,8	18,9
35		33,6	27,4	24,1	21,2	18,4
30		32,0	26,4	23,3	20,6	17,9
25	Ruim	30,5	25,3	22,1	19,9	17,2
20		28,6	24,1	21,3	19,1	16,5
15		26,2	22,5	20,0	18,3	15,6
10	Muito ruim	23,9	20,9	18,8	17,3	14,6
5		21,7	19,0	17,0	16,0	13,4
		(n = 410)	(n = 608)	(n = 843)	(n = 805)	(n = 408)

Percentis do teste de esforço cardiopulmonar em esteira com consumo de oxigênio máximo ($\dot{V}O_{2máx}$) medido por unidade de tempo (mℓ $O_2 \times$ kg$^{-1} \times$ min^{-1}). Dados obtidos do Fitness Registry and the Importance of Exercise National Database (FRIEND) para homens e mulheres sem doença cardiovascular conhecida. Adaptada com permissão de Kaminsky et al.[124]

Tabela 3.9 • Classificação da aptidão cardiorrespiratória com base em teste realizado em cicloergômetro ($\dot{V}O_{2máx}$), por idade e sexo biológico.

$\dot{V}O_{2máx}$ (mℓ O_2 $\times$ kg^{-1} $\times$ min^{-1})

Percentil		HOMENS Faixa etária (em anos)				
		20 a 29	30 a 39	40 a 49	50 a 59	60 a 69
95	Superior	58,5	44,7	41,9	37,4	32,4
90		55,5	41,7	37,1	34,0	29,9
85	Excelente	53,9	38,1	34,9	32,1	27,8
80		51,4	36,2	34,2	30,7	26,7
75		49,5	35	31,8	29,3	25,5
70		47,9	33,9	30,4	28,2	24,5
65	Boa	46	31,8	29,3	27,1	24
60		44,5	31,1	28,6	26,3	23,2
55		43,1	30,7	28	25,7	22,9
50		41,9	30,1	27,1	24,8	22,4
45	Razoável	40,2	29,4	26,2	24,2	21,9
40		38,3	28,1	25,4	23,6	21,4
35		37,6	27,5	24,9	23	21
30		36,2	26,9	24,0	22,6	20,2
25	Ruim	34,7	26,2	22,9	22,1	19,7
20		33,2	25,4	22,2	21,5	19,0
15		31,8	23,9	21,6	20,8	18,4
10	Muito ruim	29,5	21,8	20,6	20,4	17,3
5		25,5	19,3	18,9	18,1	15,3

(Continua)

Tabela 3.9 • Classificação da aptidão cardiorrespiratória com base em teste realizado em cicloergômetro ($\dot{V}O_{2máx}$), por idade e sexo biológico. *(Cont.)*

| | | MULHERES | | | | |
| | | Faixa etária (em anos) | | | | |
Percentil		20 a 29	30 a 39	40 a 49	50 a 59	60 a 69
95	Superior	45,2	33,2	29,3	25	22
90		42,6	30,0	26,2	22,6	20,5
85	Excelente	40,9	27,8	24,4	21,5	19,3
80		38,8	26,0	23,4	20,7	18,8
75		37,1	25,1	22,6	20,1	18,3
70	Boa	35,6	24,2	22,0	19,3	17,8
65		34,6	23,3	21,4	18,9	17,3
60		33,6	22,5	20,7	18,2	16,7
55		32,4	22,1	20,0	17,7	16,3
50	Razoável	31,0	21,6	19,4	17,3	16,0
45		29,8	21	18,8	17	15,7
40		28,1	20,1	18,4	16,6	15,4
35		26,6	19,5	17,9	16,2	15,1
30	Ruim	25,6	18,8	17,1	15,7	14,7
25		23,2	17,9	16,5	15,3	14,4
20		21,6	17,0	15,8	14,9	14,0
15		20,4	16,3	15,4	14,4	13,5
10	Muito ruim	19,3	15,2	14,6	13,7	13,0
5		17,1	14,4	13,5	12,8	12,2
		(n = 410)	(n = 608)	(n = 843)	(n = 805)	(n = 408)

Percentis do teste de esforço cardiopulmonar em cicloergômetro, com o consumo de oxigênio máximo ($\dot{V}O_{2máx}$) medido por unidade de tempo ($m\ell\ O_2 \times kg^{-1} \times min^{-1}$). Dados obtidos do Fitness Registry an the Importance of Exercise National Database (FRIEND) para homens e mulheres sem doença cardiovascular conhecida. Adaptada com permissão de Kaminsky et al.[124]

Embora o teste de esforço físico submáximo não seja tão preciso quanto o teste máximo, ele fornece um reflexo geral da aptidão física de um indivíduo a um custo menor, risco potencialmente reduzido de eventos adversos e requer menos tempo e esforço por parte do indivíduo. Algumas das hipóteses inerentes a um teste submáximo são mais facilmente atendidas (p. ex., o estado estável da FC pode ser verificado), enquanto outros (p. ex., a FC$_{máx}$ estimada) introduzem erros na previsão de $\dot{V}O_{2máx}$. Apesar disso, quando um indivíduo recebe repetidos testes de esforço físico submáximo ao longo de um PEx, a resposta da FC a uma taxa de trabalho fixa diminui, o que indica que a ACR do indivíduo melhorou, independentemente da precisão da previsão do $\dot{V}O_{2máx}$.

Apesar das diferenças na precisão e dos aspectos metodológicos do teste, praticamente todas as avaliações podem estabelecer uma linha de base e ser usadas para rastrear o progresso relativo durante o teste de esforço físico.

Existem várias equações de regressão para estimar a ACR sem a necessidade de um teste de esforço físico. Essas equações baseadas em idade e sexo biológico produzem um valor de capacidade aeróbia esperada para comparação com uma resposta medida em oposição aos percentuais. Das equações de regresestão disponíveis, a pesquisa indica que as fórmulas de previsão derivadas de um grupo do Veterans Affairs (METs previstos = 18 – 0,15 × idade) e do St. James Women Take Heart Project (METs previstos = 14,7 – 0,13 × idade) podem fornecer informação um tanto melhor de prognóstico em homens e mulheres, respectivamente.[126] Essas equações de predição podem ser úteis quando o teste de ACR não é possível.

Aptidão muscular esquelética

O American College of Sports Medicine (ACSM) fundiu os termos *força, resistência* e *potência muscular esquelética* em uma categoria denominada *aptidão muscular esquelética* e a incluiu como parte integrante da aptidão total relacionada à saúde no seu posicionamento a respeito da quantidade e da qualidade do exercício físico para desenvolver e manter a aptidão.[127] Também deve ser observado, no entanto, que a aptidão muscular esquelética é parte integrante da aptidão relacionada ao desempenho físico.

Portanto, força, resistência e potência muscular esquelética são componentes da aptidão física relacionados à saúde e ao desempenho físico. Para o propósito deste capítulo, que se concentra em indivíduos aparentemente saudáveis, o foco está em melhorar ou manter as seguintes características importantes de condicionamento físico relacionadas à saúde:[127-129]

- MLG e taxa metabólica de repouso, que estão relacionadas ao controle de massa corporal
- Massa óssea, que está relacionada à osteoporose
- Massa muscular esquelética, que está relacionada à sarcopenia
- Tolerância à glicose, que é pertinente tanto ao estado de pré-diabetes melito quanto ao diabetes melito
- Integridade musculotendínea, que está relacionada ao menor risco de lesões, incluindo dor lombar
- A capacidade de realizar as atividades da vida diária, que está relacionada à percepção da qualidade de vida e autoeficácia entre outros indicadores de saúde mental.

A FME se refere à capacidade do músculo esquelético de exercer força máxima em uma ocasião; a resistência muscular esquelética é a capacidade do músculo esquelético em continuar a realizar esforços ou repetições sucessivas contra uma carga submáxima; e a potência muscular esquelética é a capacidade do músculo esquelético de exercer força por unidade de tempo (ou seja, taxa).[62] Tradicionalmente, testes que permitem poucas repetições (≤ 3) de uma tarefa antes de atingir a fadiga muscular esquelética são considerados medidas de força, enquanto aqueles em que várias repetições (> 12) são realizadas antes da fadiga muscular esquelética são considerados medidas de resistência muscular esquelética. No entanto, o desempenho de repetições máximas (ou seja, quatro, seis ou oito repetições em uma determinada resistência) em uma faixa mais ampla também pode ser usado para prever a força muscular esquelética.

Além disso, a participação em exercícios físicos que favorecem a força muscular esquelética reduz o risco de mortalidade por todas as causas além do que é observado apenas com exercícios aeróbios.[130]

Justificativa

Testes de aptidão física de força e resistência muscular esquelética, antes de iniciar o treinamento físico ou como parte de uma avaliação de triagem de saúde/aptidão física, podem fornecer informações valiosas sobre o nível de aptidão física basal de um indivíduo. Por exemplo, os resultados do teste de aptidão muscular esquelética podem ser comparados aos padrões estabelecidos e ser úteis na identificação de fraquezas em certos grupos musculares esqueléticos ou desequilíbrios musculares esqueléticos que podem ser alvos de programas de treinamento físico. As informações obtidas durante as avaliações de condicionamento muscular esquelético basal também podem servir como base para o planejamento de programas de treinamento físico individualizados. Uma aplicação igualmente útil de teste de aptidão física é mostrar a melhora progressiva de um indivíduo ao longo do tempo como resultado do programa de treinamento físico e, assim, fornecer *feedback* que, muitas vezes, é benéfico para promover a adesão ao exercício físico a longo prazo.

Princípios

Os testes de função muscular esquelética são muito específicos para o grupamento muscular esquelético e articulação(ões) testada(s), o tipo de ação muscular esquelética, a velocidade de movimento muscular esquelético, o tipo de equipamento e a amplitude de movimento articular (ADM). Os resultados de qualquer teste são específicos aos procedimentos usados e não existe um teste para avaliar a resistência ou força muscular esquelética total do corpo. Os indivíduos devem participar de sessões de familiarização/prática com o equipamento de teste e aderir a um protocolo específico, incluindo duração de repetição predeterminada e ADM, a fim de obter pontuação confiável que possa ser usada para rastrear adaptações fisiológicas verdadeiras ao longo do tempo. Além disso, aquecimento de 5 a 10 minutos de exercício aeróbio de intensidade leve (ou seja, esteira ou cicloergômetro), alongamento dinâmico e várias repetições de intensidade leve do exercício físico específico de teste deve preceder o teste de aptidão muscular esquelética (ver o Capítulo 5 para mais informações detalhadas). Essas atividades de aquecimento aumentam a temperatura muscular esquelética e o fluxo sanguíneo localizado, além de promoverem respostas cardiovasculares adequadas ao exercício físico. As condições padronizadas para avaliação da aptidão muscular esquelética incluem o seguinte:

- Aquecimento aeróbio
- Familiarização com o equipamento
- Postura rígida
- Duração de repetição consistente (velocidade de movimento)
- ADM completa
- Uso de observadores (quando necessário).

Mudança na aptidão muscular esquelética ao longo do tempo pode ser baseada no valor absoluto da carga externa ou resistência (p. ex., newtons, quilogramas ou libras), mas quando as comparações são feitas entre os indivíduos, os valores devem ser expressos como valores relativos (por quilograma de massa corporal [kg × kg^{-1}]). Em ambos os casos, deve-se ter cuidado na interpretação das pontuações, porque as normas podem não incluir uma amostra representativa do indivíduo sendo avaliado, um protocolo padronizado pode estar ausente ou o teste exato sendo usado (p. ex., peso livre *versus* peso da máquina) pode ser diferente. Além disso, a biomecânica para um determinado exercício físico de resistência pode diferir significativamente ao usar equipamentos de diferentes fabricantes, impactando ainda mais a generalização.

Força muscular esquelética

Embora a FME se refira à força externa (expressa adequadamente em newtons, embora quilogramas e libras também sejam comumente usados) que pode ser produzida por um músculo ou grupamento muscular esquelético específico, é comumente expressa em termos de resistência equivalente ou superada. A força pode ser avaliada estaticamente (ou seja, nenhum movimento muscular esquelético evidente em determinada articulação ou grupo de articulações) ou dinamicamente (ou seja, o movimento de uma carga externa ou parte do corpo na qual o músculo esquelético muda de comprimento). A força estática ou isométrica pode ser avaliada convenientemente usando uma variedade de dispositivos, incluindo tensiômetros de cabo e dinamômetros de preensão manual. As medidas de força estática são específicas para o grupo de músculos esqueléticos e o ângulo da articulação envolvidos no teste e, portanto, podem ser limitadas na descrição da força muscular esquelética geral. Apesar dessa limitação, medidas simples, como a força de preensão manual, têm predito mortalidade e estado funcional em idosos.[131,132] O desenvolvimento da força máxima em tais testes é comumente referido como contração voluntária máxima (CVM). Os procedimentos para o teste de força de preensão estão descritos no Boxe 3.8, e as normas de força de preensão encontram-se na Tabela 3.10.

Boxe 3.8   Procedimentos do teste de força de preensão estática.

1. Ajuste o pegador de forma que as articulações dos dedos se encaixem perfeitamente sob a alavanca e suportem o peso do instrumento. Colocar o dinamômetro para zero.
2. O indivíduo deve permanecer em pé, com os pés ligeiramente afastados e segurando o dinamômetro de mão alinhado com o antebraço, na altura da coxa, longe do corpo.
3. O indivíduo deve apertar o dinamômetro de mão o mais forte possível, sem prender a respiração (para evitar a manobra de Valsalva). Nem a mão nem o dinamômetro devem tocar o corpo ou qualquer outro objeto.
4. Repita o teste duas vezes com cada mão. A força máxima de preensão é o valor mais alto obtido com qualquer uma das mãos (arredondado para o quilograma mais próximo).

Adaptado de Wong et al.[133]

Tabela 3.10 • Categorias de aptidão da força[a] de preensão manual de acordo com o sexo biológico e idade.

	5ª	10ª	25ª	50ª	75ª	90ª	95ª
Idade (anos)				**Homens**			
20 a 24	32	34	38	43	48	52	55
25 a 29	34	37	41	45	50	54	57
30 a 34	36	38	42	47	52	56	59
35 a 39	37	39	43	48	53	57	60
40 a 44	37	40	44	48	53	57	60
45 a 49	37	39	43	48	53	57	60
50 a 54	36	39	43	47	52	56	59
55 a 59	34	37	41	46	50	54	57
60 a 64	32	35	39	44	48	52	55
65 a 69	29	32	36	41	45	49	52
70 a 74	25	29	33	38	42	46	49
75 a 79	21	25	29	34	38	42	44
				Mulheres			
20 a 24	20	22	24	27	29	32	34
25 a 29	21	22	25	28	30	33	35
30 a 34	22	23	25	28	31	34	35
35 a 39	22	23	26	28	31	34	36
40 a 44	22	23	26	29	31	34	36
45 a 49	22	23	25	28	31	34	36
50 a 54	21	23	25	28	31	33	35
55 a 59	20	22	24	27	30	32	34
60 a 64	19	21	23	26	29	31	33
65 a 69	17	19	22	25	27	30	31
70 a 74	15	18	21	23	25	28	29
75 a 79	13	16	19	21	23	26	27

[a]As normas usam a melhor pontuação medida em quilogramas para a mão esquerda ou direita. Adaptada com permissão de Wong et al.[133]

Tradicionalmente, o teste de 1-RM, a maior carga que pode ser movida por toda a ADM de forma controlada e com boa postura, tem sido o padrão para avaliação de força dinâmica. O profissional de educação física deve estar ciente de que as medidas de 1-RM podem variar entre diferentes tipos de equipamento,[134] mas com a familiarização adequada, o teste de 1-RM é um indicador confiável de força muscular esquelética.[135-137] Os testes de repetições máximas, como 5 ou 10-RM, também podem ser usados como medida de força muscular esquelética. Ao realizar 5 a 10-RMs, é importante que o exercício físico seja executado até a falha. Ao usar esse teste (ou seja, 5 a 10-RMs) para estimar a 1-RM, a precisão da predição melhora à medida que a carga aumenta e a RM se aproxima de 1-RM.[134,138] Tabelas e equações de predição estão disponíveis para estimar 1-RM a partir do teste de repetições máximas.[134,138] Também é possível avaliar ganhos de força ao longo do tempo sem a necessidade de estimar 1-RM. Por exemplo, se alguém estivesse treinando com 6 a 8.RMs, o desempenho em 6-RMs até a fadiga muscular esquelética forneceria um índice de mudanças de força ao longo do tempo, independente da verdadeira 1-RM.

Uma abordagem conservadora para avaliar a FME máxima deve ser considerada em indivíduos com alto risco ou com DCV, doenças pulmonares e metabólicas, bem como em condições de saúde que apresentam contraindicações relativas ao teste de força muscular esquelética. Para esses grupos, a avaliação de 10 a 15-RMs que se aproxima das recomendações de treinamento físico pode ser prudente.[129]

As medidas válidas de força geral da parte superior do corpo incluem os valores de 1-RM para *bench press* (supino) ou *shoulder press* (desenvolvimento de ombro). Os índices correspondentes de força da parte inferior do corpo incluem valores de 1-RM para o *leg press* ou agachamento. Os padrões de aptidão propostos para a força da parte superior e inferior do corpo estão fornecidos nas Tabelas 3.11 e 3.12, respectivamente. Os dados normativos devem ser interpretados com cautela, e adesão estrita à técnica de levantamento adequada deve ser seguida para que as comparações sejam válidas. Existem diferenças inerentes entre o teste de 1-RM feita usando máquinas e pesos livres; portanto, é importante usar a mesma técnica para avaliar o desempenho de um indivíduo ao longo do tempo. As etapas básicas no teste de 1-RM (ou qualquer RM) após as sessões de familiarização/prática estão apresentadas no Boxe 3.9.

O teste isocinético envolve a avaliação da tensão muscular máxima ao longo de uma ADM definida em uma velocidade angular constante (p. ex., $60° \times s^{-1}$). O equipamento que permite o controle da velocidade de rotação da articulação (graus $\times$ s^{-1}), bem como a capacidade de testar o movimento em torno de várias articulações (p. ex., joelho, quadril, ombro, cotovelo) está disponível em fontes comerciais. Tais dispositivos avaliam o pico de força rotacional ou torque, mas uma desvantagem importante é que esse equipamento é substancialmente mais caro em comparação aos outros testes de força.[140]

Tabela 3.11 • Categorias de condicionamento para força da parte superior do corpo,[a] em homens e mulheres, por idade.

Razão de peso no supino = peso empurrado (em libras) ÷ massa corporal (em libras)

%		HOMENS Idade (anos)					
		< 20	20 a 29	30 a 39	40 a 49	50 a 59	60+
99	Superior	> 1,76	> 1,63	> 1,35	> 1,20	> 1,05	> 0,94
95		1,76	1,63	1,35	1,20	1,05	0,94
90	Excelente	1,46	1,48	1,24	1,10	0,97	0,89
85		1,38	1,37	1,17	1,04	0,93	0,84
80		1,34	1,32	1,12	1,00	0,90	0,82
75		1,29	1,26	1,08	0,96	0,87	0,79
70	Bom	1,24	1,22	1,04	0,93	0,84	0,77
65		1,23	1,18	1,01	0,90	0,81	0,74
60		1,19	1,14	0,98	0,88	0,79	0,72
55		1,16	1,10	0,96	0,86	0,77	0,70
50	Razoável	1,13	1,06	0,93	0,84	0,75	0,68
45		1,10	1,03	0,90	0,82	0,73	0,67
40		1,06	0,99	0,88	0,80	0,71	0,66
35		1,01	0,96	0,86	0,78	0,70	0,65
30	Ruim	0,96	0,93	0,83	0,76	0,68	0,63
25		0,93	0,90	0,81	0,74	0,66	0,60
20		0,89	0,88	0,78	0,72	0,63	0,57
15		0,86	0,84	0,75	0,69	0,60	0,56
10	Muito ruim	0,81	0,80	0,71	0,65	0,57	0,53
5		0,76	0,72	0,65	0,59	0,53	0,49
1		< 0,76	< 0,72	< 0,65	< 0,59	< 0,53	< 0,49
n		60	425	1.909	2.090	1.279	343

Total n = 6.106

(Continua)

Tabela 3.11 • Categorias de condicionamento para força da parte superior do corpo,[a] em homens e mulheres, por idade. *(Cont.)*

| | | MULHERES | | | | | |
| | | Idade (anos) | | | | | |
%		< 20	20 a 29	30 a 39	40 a 49	50 a 59	60+
99	Superior	> 0,88	> 1,01	> 0,82	> 0,77	> 0,68	> 0,72
95		0,88	1,01	0,82	0,77	0,68	0,72
90	Excelente	0,83	0,90	0,76	0,71	0,61	0,64
85		0,81	0,83	0,72	0,66	0,57	0,59
80		0,77	0,80	0,70	0,62	0,55	0,54
75	Bom	0,76	0,77	0,65	0,60	0,53	0,53
70		0,74	0,74	0,63	0,57	0,52	0,51
65		0,70	0,72	0,62	0,55	0,50	0,48
60		0,65	0,70	0,60	0,54	0,48	0,47
55	Razoável	0,64	0,68	0,58	0,53	0,47	0,46
50		0,63	0,65	0,57	0,52	0,46	0,45
45		0,60	0,63	0,55	0,51	0,45	0,44
40		0,58	0,59	0,53	0,50	0,44	0,43
35	Ruim	0,57	0,58	0,52	0,48	0,43	0,41
30		0,56	0,56	0,51	0,47	0,42	0,40
25		0,55	0,53	0,49	0,45	0,41	0,39
20		0,53	0,51	0,47	0,43	0,39	0,38
15	Muito ruim	0,52	0,50	0,45	0,42	0,38	0,36
10		0,50	0,48	0,42	0,38	0,37	0,33
5		0,41	0,44	0,39	0,35	0,31	0,26
1		< 0,41	< 0,44	< 0,39	< 0,35	< 0,31	< 026
n		20	191	379	333	189	42

Total *n* = 1.154

[a]Uma repetição máxima (1-RM) no supino, com razão de peso no supino = peso empurrado, em libras, dividida por massa corporal, em libras. 1-RM foi medida usando uma máquina Universal Dynamic Variable Resistance (DVR). Adaptada com permissão de Physical Fitness Assessments and Norms for Adults and Law Enforcement. The Cooper Institute, Dallas, Texas. 2013. Para mais informações: http://www.cooperinstitute.org.

Tabela 3.12 • Categorias de condicionamento para força das pernas, por idade e sexo biológico.[a]

Razão de peso no *leg press* = peso empurrado (em lb) ÷ massa corporal (em lb)

		HOMENS				
		Idade (anos)				
Percentil		20 a 29	30 a 39	40 a 49	50 a 59	60+
90	Muito acima da média	2,27	2,07	1,92	1,80	1,73
80	Acima da média	2,13	1,93	1,82	1,71	1,62
70		2,05	1,85	1,74	1,64	1,56
60	Média	1,97	1,77	1,68	1,58	1,49
50		1,91	1,71	1,62	1,52	1,43
40	Abaixo da média	1,83	1,65	1,57	1,46	1,38
30		1,74	1,59	1,51	1,39	1,30
20	Muito abaixo da média	1,63	1,52	1,44	1,32	1,25
10		1,51	1,43	1,35	1,22	1,16
		MULHERES				
		Idade (anos)				
Percentil		20 a 29	30 a 39	40 a 49	50 a 59	60+
90	Muito acima da média	1,82	1,61	1,48	1,37	1,32
80	Acima da média	1,68	1,47	1,37	1,25	1,18
70		1,58	1,39	1,29	1,17	1,13
60	Média	1,50	1,33	1,23	1,10	1,04
50		1,44	1,27	1,18	1,05	0,99
40	Abaixo da média	1,37	1,21	1,13	0,99	0,93
30		1,27	1,15	1,08	0,95	0,88
20	Bem abaixo da média	1,22	1,09	1,02	0,88	0,85
10		1,14	1,00	0,94	0,78	0,72

[a]Uma repetição máxima de *leg press* (1-RM) com razão de peso do *leg press* = peso empurrado, em libras, dividido pela massa corporal, em libras. 1-RM foi medida usando uma máquina *Universal Dynamic Variable Resistance* (DVR). A população estudada era predominantemente caucasiana e com educação de nível superior. Adaptada do *Institute for Aerobics Research*, Dallas, 1994.

Boxe 3.9	Procedimentos para os testes de uma repetição máxima (1-RM) e de repetições máximas para avaliação da FME.

1. O teste deve ser conduzido somente após o indivíduo ter participado das sessões de familiarização/prática.
2. O indivíduo deve se aquecer completando uma série de repetições submáximas do exercício físico específico que será usado para determinar a 1-RM.
3. Determine a 1-RM (ou qualquer múltiplo de 1-RM) em quatro tentativas, com períodos de descanso de 3 a 5 minutos entre as tentativas.
4. Selecione um peso inicial que esteja na capacidade percebida do indivíduo (cerca de 50 a 70% da capacidade).
5. A resistência é aumentada progressivamente em 5 a 10% para a parte superior do corpo ou 10 a 20% para a parte inferior do corpo, de acordo com os valores da tentativa anterior que foi bem-sucedida, até que o indivíduo não consiga completar a(s) repetição(ões) selecionada(s); todas as repetições devem ser realizadas na mesma velocidade de movimento e ADM para garantir consistência entre as tentativas.
6. O peso final levantado com sucesso é registrado como 1-RM absoluto ou repetições máximas.

ADM, amplitude de movimento. Adaptado de Sheppard et al.[138] e Logan et al.[139]

Resistência muscular esquelética

A resistência muscular esquelética é a capacidade de um grupo de músculos esqueléticos executar ações repetidas durante um período suficiente para causar fadiga no tecido, ou manter determinada porcentagem específica de 1-RM por um período prolongado. Se o número total de repetições realizado diante de determinada resistência for medido, o resultado é denominado resistência muscular absoluta. Se o número de repetições realizadas em uma porcentagem de 1-RM (p. ex., 70%) é usado pré e pós-teste, o resultado é denominado *resistência muscular relativa*. Um teste de campo simples, como o número máximo de flexões de braço que podem ser realizadas sem descanso, pode ser usado para avaliar a resistência dos músculos esqueléticos da parte superior do corpo.[141] Os procedimentos para a realização desse teste de resistência muscular esquelética com flexões de braço estão apresentados no Boxe 3.10, e as categorias de aptidão física com base em sexo biológico e idade estão fornecidas na Tabela 3.13. Historicamente, o teste de flexão de braço foi incluído nas baterias de teste de aptidão muscular esquelética. No entanto, a maioria dos testes de flexão de braço está apenas moderadamente relacionada com a resistência muscular esquelética abdominal (r =.46 −.50) e pouco relacionada com a força muscular esquelética abdominal (r = −.21 −.36).[142,143] Além disso, os benefícios desse teste como ferramenta de avaliação não parecem exceder o risco potencial de lesão lombar; portanto, o teste de flexão de braços não está mais incluído nas *Diretrizes* do ACSM.

Boxe 3.10	Procedimentos de teste de flexão de braço para avaliação da resistência muscular esquelética.

1. O teste de flexão de braços é realizado, em homens, começando na posição padrão "para baixo" (dedos apontando para frente e abaixo do ombro, costas retas, cabeça erguida, usando os dedos dos pés como pontos centrais de apoio); em mulheres, o teste se inicia na posição modificada de "flexão de joelhos" (pernas em contato com o chão, tornozelos em flexão plantar, usando os joelhos como pontos centrais de apoio).
2. O indivíduo deve levantar o corpo por meio da extensão dos cotovelos e retornar à posição "para baixo", até que o queixo encoste no colchonete. A barriga não deve tocar o chão.
3. Para homens e mulheres, as costas devem estar retas o tempo todo, e o indivíduo deve realizar o movimento de empurrar até que os cotovelos permaneçam estendidos.
4. O número máximo de flexões realizadas consecutivamente sem descanso é contado como pontuação.
5. O teste é interrompido quando o indivíduo se esforça excessivamente ou quando é incapaz de manter a técnica apropriada em duas repetições.

Tabela 3.13 • Categorias de aptidão física para flexões de braço por idade e sexo biológico.

Categoria	Idade (anos)									
	20 a 29		30 a 39		40 a 49		50 a 59		60 a 69	
Sexo	H	M	H	M	H	M	H	M	H	M
Excelente	≥ 36	≥ 30	≥ 30	≥ 27	≥ 25	≥ 24	≥ 21	≥ 21	≥ 18	≥ 17
Muito bom	29 a 35	21 a 29	22 a 29	20 a 26	17 a 24	15 a 23	13 a 20	11 a 20	11 a 17	12 a 16
Bom	22 a 28	15 a 20	17 a 21	13 a 19	13 a 16	11 a 14	10 a 12	7 a 10	8 a 10	5 a 11
Razoável	17 a 21	10 a 14	12 a 16	8 a 12	10 a 12	5 a 10	7 a 9	2 a 6	5 a 7	2 a 4
Ruim	≤ 16	≤ 9	≤ 11	≤ 7	≤ 9	≤ 4	≤ 6	≤ 1	≤ 4	≤ 1

H, homens; M, mulheres. Reimpressa com permissão da Canadian Society for Exercise Physiology.[141]

Potência muscular esquelética

A potência muscular esquelética é a taxa de execução do trabalho. Tradicionalmente, a potência muscular esquelética tem sido considerada um componente do condicionamento físico relacionado ao desempenho físico, em vez de uma variável relacionada à saúde e, consequentemente, não foi incluída nas baterias de avaliação do condicionamento físico relacionadas à saúde. No entanto, a potência muscular esquelética declina em ritmo mais rápido do que a força ou resistência muscular esquelética durante o envelhecimento e pode ser a mais valiosa das variáveis de aptidão muscular esquelética para prever a manutenção da independência funcional e melhorar a qualidade de vida.[144,145] Portanto, os profissionais de educação física devem considerar a inclusão de uma medida de potência muscular esquelética em suas avaliações de aptidão muscular esquelética.

Transdutores lineares e acelerômetros disponíveis comercialmente podem ser usados para avaliar a velocidade de movimento de uma pessoa ou barra para determinar a força muscular esquelética. Por exemplo, um transdutor linear preso à cintura foi usado para medir com precisão a potência relativa em adultos mais velhos (> 65 anos), subindo o mais rápido possível da posição sentada para a posição ereta.[146] Infelizmente, os testes de campo padronizados que não requerem nenhum equipamento especializado e as normas correspondentes ainda precisam ser estabelecidos para medir a potência de adultos mais velhos. Alternativamente, a altura de um salto vertical de contramovimento é uma alternativa comumente usada para estimar a força muscular esquelética em uma população mais jovem, na qual a carga de impacto é menos preocupante. Os procedimentos para medir o salto vertical estão apresentados no Boxe 3.11 e as normas de idade e sexo biológico para o salto vertical com contramovimento estão fornecidas na Tabela 3.14.

Flexibilidade

Flexibilidade é a capacidade de mover uma articulação em sua ADM completa e sem dor, e é importante no desempenho físico e na capacidade de realizar atividades da vida diária. Manter a flexibilidade de todas as articulações facilita o movimento e pode prevenir lesões; no entanto, é impossível afirmar com precisão que o alongamento de uma atividade reduz inequivocamente as lesões associadas à AF.[148] No entanto, quando uma atividade move as estruturas de uma articulação além de sua ADM completa, podem ocorrer danos ao tecido.

A flexibilidade depende de uma série de variáveis específicas, incluindo distensibilidade na cápsula articular, aquecimento adequado e viscosidade muscular esquelética. Além disso, a complacência (ou seja, tensão) de vários outros tecidos, como ligamentos e tendões, afeta a ADM. Assim como a força e a resistência musculares esqueléticas são específicas dos músculos envolvidos, a flexibilidade é específica das articulações; portanto, nenhum teste de flexibilidade pode ser usado para avaliar a flexibilidade corporal total. Os testes de laboratório geralmente quantificam a flexibilidade em termos de ADM expressa em graus; portanto, medir a ADM em graus é considerada uma medição direta. Dispositivos comuns para medição direta de ADM incluem goniômetros, eletrogoniômetros, o flexômetro de Leighton e inclinômetros. Goniômetros e inclinômetros agora estão disponíveis com *displays* digitais que podem reduzir erros de leitura. Instruções completas estão disponíveis para a avaliação da flexibilidade da maioria das articulações anatômicas.[149,150] As instruções básicas para usar um goniômetro e inclinômetro estão dispostas no Boxe 3.12. A avaliação precisa da ADM articular requer conhecimento profundo de ossos, músculos esqueléticos e anatomia articular, bem como experiência na condução da avaliação. A Tabela 3.15 fornece valores normativos de ROM para articulações anatômicas selecionadas com base na idade e sexo biológico. Informações adicionais podem ser encontradas em outros estudos.[62,152]

As edições anteriores das *Diretrizes* incluíam o teste de sentar e alcançar como um teste de campo simples de flexibilidade da região lombar e dos músculos isquiotibiais; entretanto, esse teste não está relacionado à dor lombar[153,154] e é questionável como medida da flexibilidade dos músculos isquiotibiais.[155] Em vez de fornecer medição angular, o teste de sentar e alcançar é uma avaliação linear indireta de ADM. Além

Boxe 3.11	Procedimentos de teste de salto vertical de contramovimento para avaliação da força muscular esquelética.

1. Com o indivíduo mantendo os pés completamente apoiados no chão, levanta o braço acima da cabeça, a fim de alcançar o ponto mais alto possível. Se um aparelho comercial de teste de salto vertical estiver sendo usado, meça a altura de alcance do indivíduo com a palheta mais alta que pode ser tocada. Se nenhum aparelho de teste de salto estiver sendo usado, o indivíduo pode passar giz nas pontas dos dedos e tocar a parede para marcar a altura alcançada.
2. Sem iniciar corrida ou dar passos preparatórios, o indivíduo faz um contramovimento balístico a partir da posição em pé, flexionando rapidamente os quadris e joelhos e balançando os braços para trás, seguido imediatamente por um balanço explosivo do braço para cima e extensão dos quadris e joelhos para saltar o mais alto possível.
3. Durante o salto, a mão dominante deve alcançar o ponto mais alto possível. Se estiver usando um aparelho de teste de salto, toque na plataforma com a mão dominante aberta no ponto mais alto do salto. Como alternativa, o uso do giz nos dedos pode ser um meio de para fazer uma marca na parede.
4. O examinador registra a diferença entre a altura do salto e a altura alcançada com os pés mantidos no chão. Este é o salto vertical do indivíduo.
5. O melhor de três ensaios é usado para comparação com os valores normativos.

Tabela 3.14 • Categorias de condicionamento da força muscular esquelética no teste de salto vertical contramovimento, por idade e sexo biológico.

	Idade (anos)					
	15 a 19	20 a 29	30 a 39	40 a 49	50 a 59	60 a 69
Homens						
Excelente	≥ 56	≥ 58	≥ 52	≥ 43	≥ 41	≥ 33
Muito bom	51 a 55	54 a 57	46 a 51	36 a 42	34 a 40	29 a 32
Bom	46 a 50	48 a 53	40 a 45	32 a 35	28 a 33	25 a 28
Razoável	42 a 45	42 a 47	31 a 39	26 a 31	18 a 27	18 a 24
Ruim	≤ 41	≤ 41	≤ 30	≤ 25	≤ 17	≤ 17
Mulheres						
Excelente	≥ 40	≥ 38	≥ 36	≥ 31	≥ 25	≥ 19
Muito bom	36 a 39	34 a 37	32 a 35	27 a 30	21 a 24	15 a 18
Bom	32 a 35	29 a 33	28 a 31	23 a 26	16 a 20	11 a 14
Razoável	28 a 31	25 a 28	24 a 27	18 a 22	10 a 15	7 a 10
Ruim	≤ 27	≤ 24	≤ 23	≤ 17	≤ 9	≤ 6

Todos os valores estão em centímetros. Adaptada com permissão de Payne et al.[147]

Tabela 3.15 • **Amplitudes de movimento de articulações específicas, em graus, por idade e sexo biológico.**

| | Idade (anos) | | | | | |
| | 9 a 19 | | 20 a 44 | | 45 a 69 | |
	Homens	Mulheres	Homens	Mulheres	Homens	Mulheres
Extensão de quadril	18 (17 a 20)	21 (19 a 22)	17 (16 a 19)	18 (17 a 19)	14 (13 a 15)	17 (16 a 18)
Flexão de quadril	135 (133 a 137)	135 (133 a 137)	130 (129 a 132)	134 (133 a 135)	127 (126 a 129)	131 (129 a 132)
Flexão de joelho	142 (140 a 144)	142 (141 a 144)	138 (137 a 139)	142 (141 a 143)	133 (132 a 134)	138 (137 a 139)
Extensão de joelho	2 (1 a 3)	2 (2 a 3)	1 (1 a 1)	2 (1 a 2)	1 (0 a 1)	1 (1 a 2)
Dorsiflexão de tornozelo	16 (15 a 18)	17 (16 a 19)	13 (12 a 14)	14 (13 a 15)	12 (11 a 13)	12 (11 a 13)
Flexão plantar de tornozelo	53 (51 a 55)	57 (55 a 60)	55 (53 a 56)	62 (61 a 64)	49 (48 a 51)	57 (55 a 58)
Flexão de ombro	171 (169 a 173)	172 (170 a 174)	169 (167 a 170)	172 (171 a 173)	164 (162 a 166)	168 (167 a 170)
Flexão de cotovelo	148 (147 a 150)	150 (149 a 151)	145 (144 a 146)	150 (149 a 151)	144 (142 a 145)	148 (147 a 149)
Extensão de cotovelo	5 (4 a 7)	6 (5 a 8)	1 (0 a 2)	5 (4 a 6)	−1 (−2 a 0)	4 (3 a 5)
Pronação de cotovelo	80 (79 a 82)	81 (80 a 83)	77 (76 a 78)	82 (81 a 83)	78 (77 a 79)	81 (80 a 82)
Supinação de cotovelo	88 (86 a 90)	90 (88 a 92)	85 (84 a 86)	91 (89 a 92)	82 (81 a 84)	87 (86 a 88)

Os dados são médias (intervalo de confiança de 95%). Adaptada com permissão de Soucie et al.[151]

Boxe 3.12   Diretrizes gerais para testes de amplitude de movimento.

1. Cada indivíduo deve participar de um aquecimento geral, seguido de alongamento estático antes do teste de amplitude de movimento.
2. Se for usado um goniômetro, o eixo do goniômetro deve ser colocado no centro da articulação a ser avaliada. O braço fixo do goniômetro deve estar alinhado com uma marca óssea da parte fixa do corpo, e o braço móvel do goniômetro deve estar alinhado com uma marca óssea do segmento corporal que se moverá. Para pontos de referência anatômicos, consulte Gibson et al.[62] Se estiver usando um inclinômetro, deve ser segurado na extremidade distal do segmento móvel do corpo.
3. Registre a amplitude de movimento em graus.
4. Administre vários ensaios; são recomendados três.
5. Use a melhor pontuação para comparar com os valores de referência.

disso, existem várias versões e variações do teste de sentar e alcançar, levando a potenciais confusões e má interpretação dos resultados individuais. Dado o baixo custo, a portabilidade e a simplicidade dos testes de laboratório (ou seja, goniômetro e inclinômetro), combinados com a validade questionável do teste de sentar e alcançar, esta edição das *Diretrizes* recomenda medidas diretas de ADM em vez de métodos indiretos; nessas condições, o teste de sentar e alcançar não está incluído.

Equilíbrio

Historicamente, o equilíbrio não foi incluído nas baterias de testes de aptidão física relacionados à saúde. No entanto, o treinamento de equilíbrio pode reduzir o risco de entorses de tornozelo em atletas e o posicionamento do ACSM sobre a qualidade e quantidade de exercício físico para desenvolver e manter a aptidão física recomenda o treinamento de equilíbrio para prevenção de quedas.[127,156,157] O equilíbrio está se tornando cada vez mais um componente adicional do condicionamento físico relacionado à saúde e deve ser considerado como parte da bateria de testes de avaliação de condicionamento físico.

Equilíbrio é a capacidade de manter uma posição desejada. Os testes de equilíbrio são subdivididos em equilíbrio estático ou equilíbrio dinâmico. Sistemas sofisticados que consistem em plataformas de força computadorizadas são capazes de fornecer dados do centro de pressão e são considerados medidas diretas de equilíbrio. No entanto, são muito caros para avaliações de campo. Simplesmente avaliar o tempo que alguém pode ficar parado durante uma tarefa de equilíbrio estático ou verificar a faixa que pode ser percorrida enquanto mantém o controle postural durante uma tarefa de equilíbrio dinâmico são alternativas indiretas e baratas para avaliar o equilíbrio.

Duas avaliações de equilíbrio comuns em campo são o Balance Error Scoring System (BESS) e o teste de equilíbrio em Y para equilíbrio estático e dinâmico, respectivamente. O BESS envolve a contagem do número de falhas de equilíbrio que uma pessoa comete enquanto está em três posições diferentes: (a) pés lado a lado, (b) postura unipodal sobre o pé não dominante e (c) posição de tandem, calcanhar aos dedos dos pés. Cada posição de apoio é realizada em uma superfície firme e, em seguida, repetida em uma almofada de espuma, e os olhos são fechados em cada tentativa. Esse teste de campo foi originalmente validado com base em uma medida direta da oscilação.[158] Os procedimentos para o BESS estão apresentados na Boxe 3.13.

O teste de equilíbrio em Y utiliza um aparelho comercialmente disponível para medir a distância que uma pessoa pode alcançar com um pé enquanto mantém o equilíbrio com o outro pé. O indivíduo desliza blocos móveis com os dedos dos pés o mais longe possível nas direções anterior, posteromedial e posterolateral, formando um "Y".[159]

Esse teste tem sido usado para avaliar o risco de lesões em atletas universitários.[156,160] Os procedimentos para o teste de equilíbrio Y estão explicados no Boxe 3.14.

| Boxe 3.13 | Instruções para aplicação do Balance Error Scoring System (BESS). |

1. Os primeiros três testes são realizados com os pés descalços, com o indivíduo em pé, no chão. Os três testes são, então, repetidos em pé sobre uma almofada de espuma. Todos os testes são feitos com os olhos fechados e as mãos posicionadas nos quadris. Todas as posições de teste devem ser mantidas por 20 segundos.
2. Teste 1 (postura 1): o indivíduo coloca os pés lado a lado (postura de Romberg).
3. Teste 2 (postura 2): o indivíduo fica em pé com o pé não dominante (postura unipodal).
4. Teste 3 (postura 3): o indivíduo fica de pé, em posição "calcanhar aos dedos dos pés", em que o pé não dominante é colocado atrás do pé dominante (posição de tandem).
5. Repita as três posições de apoio em uma almofada de espuma de densidade média (45 cm^2 × 13 cm de espessura) ou uma *Airex blue pad*.
6. O examinador conta o número de erros que o indivíduo comete em cada um dos seis testes. Os erros incluem: (a) tirar as mãos dos quadris, (b) abrir os olhos, (c) pisar/tropeçar, (d) flexão ou abdução excessiva do quadril (> 30°) para corrigir o equilíbrio e (e) levantamento do pé ou calcanhar. Se for cometido um erro, o indivíduo deve corrigi-lo o mais rápido possível. As quantidades de erros cometidos são somadas. O número máximo de erros contados para cada uma das tentativas de 20 segundos é dez. A falha em manter a posição de apoio por pelo menos 5 segundos da tentativa de 20 segundos resulta em uma pontuação de erro máxima de dez.

| Boxe 3.14 | Instruções para realização do teste de equilíbrio em Y. |

1. É necessário um aparelho de teste de equilíbrio em Y, disponível comercialmente.
2. O indivíduo fica descalço no bloco central com um pé. A perna que sustenta o peso do corpo é a que está sendo avaliada.
3. Os dedos do pé oposto são usados para empurrar o bloco anterior para frente, na maior distância possível, mantendo o equilíbrio no bloco central. A distância que o bloco é movido é registrada pelo examinador.
4. O indivíduo movimenta os blocos nos sentidos posteromedial e posterolateral da mesma maneira.
5. Cada direção é testada três vezes. Troque os pés no bloco central e repita o teste. Assim, as direções anterior, posteromedial e posterolateral são desafiadas três vezes, cada uma com a perna dominante e a não dominante.
6. A melhor das três tentativas para cada direção e cada pé é usada para avaliação.
7. O comprimento da perna é medido (espinha ilíaca anterossuperior ao maléolo medial).
8. As melhores pontuações anterior, posteromedial e posterolateral para a perna direita são somadas e divididas pelo comprimento da perna multiplicado por três, para obter pontuação de composição (porcentagem do comprimento da perna) para a perna direita; o mesmo é repetido para a perna esquerda.

Recursos *online*

ACSM certifications: https://www.acsm.org/get-stay-certified
ACSM Exercise is Medicine — Exercise Professionals: https://www.exerciseis
medicine.org/support_page.php?p=91
American Heart Association: https://www.heart.org/en/
Clinical Guidelines on the Identification, Evaluation, and Treatment of Overweight
and Obesity in Adults: The Evidence Report (Clinical Guidelines on the
Identification, Evaluation, and Treatment of Overweight and Obesity in Adults:
The Evidence Report [Internet] 2008): https://www.healthypeople.gov/
2020/tools-resources/evidence-based-resource/clinical-guidelines-on-the-
identification-evaluation
National Heart, Lung, and Blood Institute Health Information for Professionals:
https://www.nhlbi.nih.gov/health/indexpro.htm
Physical Activity Guidelines for Americans , 2nd edition: https://health.gov/our-
work/physical-activity/current-guidelines
The Cooper Institute Fitness Adult Education: https://www.cooperinstitute.org/
education/

Referências bibliográficas

1. U.S. Department of Health and Human Services. *Physical Activity Guidelines for Americans* [Internet]. 2nd ed. Washington (DC): U.S. Department of Health and Human Services; 2018 [cited 2019 Mar 1]. Available from: https://health.gov/paguidelines/second-edition/
2. Eijsvogels TM, Thompson PD. Exercise is Medicine: at any dose? *JAMA*. 2015;314(18):1915–6.
3. Buskard A, Zalma B, Cherup N, Armitage C, Dent C, Signorile JF. Effects of linear periodization versus daily undulating periodization on neuromuscular performance and activities of daily living in an elderly population. *Exp Gerontol*. 2018;113:199–208.
4. Glenn JM, Gray M, Binns A. Relationship of sit-to-stand lower-body power with functional fitness measures among older adults with and without sarcopenia. *J Geriatr Phys Ther*. 2017;40(1):42–50.
5. Han L, Yang F. Strength or power, which is more important to prevent slip-related falls? *Hum Mov Sci*. 2015;44:192–200.
6. Kingma B, Frijns A, van Marken Lichtenbelt W. The thermoneutral zone: implications for metabolic studies. *Front Biosci (Elite Ed)*. 2012;4:1975–85.
7. American College of Sports Medicine. Emergency planning and policies. In: Sanders ME, editor. *ACSM's Health/Fitness Facility Standards and Guidelines*. Philadelphia (PA): Human Kinetics; 2018. p. 37–0.
8. Flores AR, Herman JL, Gates GJ, Brown TNT. *How many adults identify as transgender in the United States?* [Internet]. Los Angeles (CA): The Williams Institute; 2016 [cited 2020 May 12]. Available from: https://williamsinstitute.law.ucla.edu/publications/trans-adults-united-states/
9. Whelton PK, Carey RM, Aronow WS et al. 2017 ACC/AHA/AAPA/ABC/ACPM/AGS/APhA/ASH/ASPC/NMA/PCNA guideline for the prevention, detection, evaluation, and management of high blood pressure in adults: executive summary: a report of the American College of Cardiology/American Heart Association Task Force on Clinical Practice Guidelines. *Circulation*. 2018;138(17):e426–83. doi:10.1161/CIR.0000000000000597.
10. Kantola I, Vesalainen R, Kangassalo K, Kariluoto A. Bell or diaphragm in the measurement of blood pressure? *J Hypertens*. 2005;23(3):499–503.
11. Pickering TG, Hall JE, Appel LJ et al. Recommendations for blood pressure measurement in humans and experimental animals: part 1: blood pressure measurement in humans: a statement for professionals from the Subcommittee of Professional and Public Education of the American Heart Association Council on High Blood Pressure Research. *Circulation*. 2005;111(5):697–716.

12. Coutinho T, Goel K, Corrêa de Sá D et al. Combining body mass index with measures of central obesity in the assessment of mortality in subjects with coronary disease: role of "normal weight central obesity." *J Am Coll Cardiol.* 2013;61(5):553-60.

13. Bellisari A, Roche AF. Anthropometry and ultrasound. In: Heymsfield S, Lohman T, Wang Z-M, Going S, editors. *Human Body Composition.* 2nd ed. Champaign (IL): Human Kinetics; 1996. p. 167-89.

14. National Institute of Diabetes and Digestive and Kidney Diseases. *Overweight and Obesity Statistics* [Internet]. Bethesda (MD): National Institute of Diabetes and Digestive and Kidney Diseases; 2017 [cited 2018 Oct 7]. Available from: https://www.niddk.nih.gov/health-information/health-statistics/overweight-obesity

15. Ogden CL, Carroll MD, Kit BK, Flegal KM. Prevalence of childhood and adult obesity in the United States, 2011-2012. *JAMA.* 2014;311(8):806-14.

16. Altman M, Wilfley DE. Evidence update on the treatment of overweight and obesity in children and adolescents. *J Clin Child Adolesc Psychol.* 2015;44(4):521-37.

17. American Medical Association. *AMA Adopts New Policies on Second Day of Voting at Annual Meeting.* Chicago (IL): American Medical Association; 2013 [cited 2019 Apr 4]. Available from: http://news.cision.com/american-medical-association/r/ama-adopts-new-policies-on-second-day-of-voting-at-annual-meeting,c9430649

18. Trombetti A, Reid KF, Hars M et al. Age-associated declines in muscle mass, strength, power, and physical performance: impact on fear of falling and quality of life. *Osteoporos Int.* 2016;27(2):463-71.

19. Toomey CM, Cremona A, Hughes K, Norton C, Jakeman P. A review of body composition measurement in the assessment of health. *Top Clin Nutr.* 2015;30(1):16-32.

20. Heymsfield SB, Lohman TG, Wang Z, Going SB. *Sports Nutrition for Health and Performance.* Champaign (IL): Human Kinetics; 2005.

21. Heyward VH, Wagner D. *Applied Body Composition Assessment.* 2nd ed. Champaign (IL): Human Kinetics; 2004. 280 p.

22. Ratamess NA. Body composition. In: Miller T, editor. *NSCA's Guide to Tests and Assessments.* Champaign (IL): Human Kinetics; 2012. p. 15-41.

23. Jensen MD, Ryan DH, Apovian CM et al. 2013 AHA/ACC/TOS guideline for the management of overweight and obesity in adults: a report of the American College of Cardiology/American Heart Association Task Force on Practice Guidelines and The Obesity Society. *J Am Coll Cardiol.* 2014;63(25 Pt B):2985-3023.

24. Hsu WC, Araneta MR, Kanaya AM, Chiang JL, Fujimoto W. BMI cut points to identify at-risk Asian Americans for type 2 diabetes screening. *Diabetes Care.* 2015;38(1):150-8.

25. Heymsfield SB, Peterson CM, Thomas DM, Heo M, Schuna JM Jr. Why are there race/ethnic differences in adult body mass index-adiposity relationships? A quantitative critical review. *Obes Rev.* 2016;17(3):262-75.

26. Clinical guidelines on the identification, evaluation, and treatment of overweight and obesity in adults: executive summary. Expert panel on the identification, evaluation, and treatment of overweight in adults. *Am J Clin Nutr.* 1998;68(4):899-917.

27. Ehrampoush E, Arasteh P, Homayounfar R et al. New anthropometric indices or old ones: which is the better predictor of body fat? *Diabetes Metab Syndr.* 2017;11(4):257-63.

28. Lukaski HC. Evolution of bioimpedance: a circuitous journey from estimation of physiological function to assessment of body composition and a return to clinical research. *Eur J Clin Nutr.* 2013;67(Suppl 1):S2-9.

29. Mandviwala T, Khalid U, Deswal A. Obesity and cardiovascular disease: a risk factor or a risk marker? *Curr Atheroscler Rep.* 2016;18(5):21.

30. Lewis CE, McTigue KM, Burke LE et al. Mortality, health outcomes, and body mass index in the overweight range: a science advisory from the American Heart Association. *Circulation.* 2009;119(25):3263-71.

31. Flegal KM, Graubard BI, Williamson DF, Gail MH. Excess deaths associated with underweight, overweight, and obesity. *JAMA.* 2005;293(15):1861-7.

32. Strawbridge WJ, Wallhagen MI, Shema SJ. New NHLBI clinical guidelines for obesity and overweight: will they promote health? *Am J Public Health.* 2000;90(3):340-3.

33. Duren DL, Sherwood RJ, Czerwinski SA et al. Body composition methods: comparisons and interpretation. *J Diabetes Sci Technol.* 2008;2(6):1139–46.
34. Tanamas SK, Lean MEJ, Combet E, Vlassopoulos A, Zimmet PZ, Peeters A. Changing guards: time to move beyond body mass index for population monitoring of excess adiposity. *QJM.* 2016;109(7):443–6.
35. Tchernof A, Despres JP. Pathophysiology of human visceral obesity: an update. Physiol Rev. 2013;93(1):359–404.
36. Grundy SM. Metabolic syndrome update. *Trends Cardiovasc Med.* 2016;26(4):364–73.
37. Tran ZV, Weltman A. Generalized equation for predicting body density of women from girth measurements. *Med Sci Sports Exerc.* 1989;21(1):101–4.
38. Tran ZV, Weltman A. Predicting body composition of men from girth measurements. Hum Biol. 1988;60(1):167–75.
39. Callaway CW, Chumlea WC, Bouchard C, Himes JH, Lohman TG, Martin AD. Circumferences. In: Lohman TG, Roche AF, Martorell R, editors. *Anthropometric Standardization Reference Manual.* Champaign (IL): Human Kinetics; 1988. p. 39–54.
40. Sahakyan KR, Somers VK, Rodriguez-Escudero JP et al. Normal-weight central obesity: implications for total and cardiovascular mortality. *Ann Intern Med.* 2015;163(11):827–35.
41. Canoy D. Distribution of body fat and risk of coronary heart disease in men and women. *Curr Opin Cardiol.* 2008;23(6):591–8.
42. de Koning L, Merchant AT, Pogue J, Anand SS. Waist circumference and waist-to-hip ratio as predictors of cardiovascular events: meta-regression analysis of prospective studies. *Eur Heart J.* 2007;28(7):850–6
43. Seidell JC. Waist circumference and waist/hip ratio in relation to all-cause mortality, cancer and sleep apnea. *Eur J Clin Nutr.* 2010;64(1):35–41.
44. Després JP. Body fat distribution and risk of cardiovascular disease: an update. *Circulation.* 2012;126(10):1301–13.
45. Janssen I, Katzmarzyk PT, Ross R. Body mass index, waist circumference, and health risk: evidence in support of current National Institutes of Health guidelines. *Arch Intern Med.* 2002;162(18):2074–9.
46. Bray GA. Don't throw the baby out with the bath water. *Am J Clin Nutr.* 2004;79(3):347–9.
47. Bodicoat DH, Gray LJ, Henson J et al. Body mass index and waist circumference cut-points in multi-ethnic populations from the UK and India: the ADDITION-Leicester, Jaipur heart watch and New Delhi cross-sectional studies. *PLoS One.* 2014;9(3):e90813. doi:10.1371/journal.pone.0090813.
48. Camhi SM, Bray GA, Bouchard C et al. The relationship of waist circumference and BMI to visceral, subcutaneous, and total body fat: sex and race differences. *Obesity (Silver Spring).* 2011;19(2):402–8.
49. Katzmarzyk PT, Bray GA, Greenway FL et al. Racial differences in abdominal depot-specific adiposity in white and African American adults. *Am J Clin Nutr.* 2010;91(1):7–15.
50. Katzmarzyk PT, Mire E, Bray GA, Greenway FL, Heymsfield SB, Bouchard C. Anthropometric markers of obesity and mortality in white and African American adults: the Pennington Center Longitudinal Study. *Obesity (Silver Spring).* 2013;21(5):1070–5.
51. Janssen I, Katzmarzyk PT, Ross R. Waist circumference and not body mass index explains obesity-related health risk. *Am J Clin Nutr.* 2004;79(3):379–84.
52. Millar SR, Perry IJ, Van den Broeck J, Phillips CM. Optimal central obesity measurement site for assessing cardiometabolic and type 2 diabetes risk in middle-aged adults. *PLoS One.* 2015;10(6):e0129088. doi:10.1371/journal.pone.0129088.
53. Heymsfield S, Ebbeling C, Zheng J et al. Multi-component molecular-level body composition reference methods: evolving concepts and future directions. *Obes Rev.* 2015;16(4):282–94.
54. Hillier S, Beck L, Petropoulou A, Clegg M. A comparison of body composition measurement techniques. *J Hum Nutr Diet.* 2014;27(6):626–31.
55. Jackson AS, Ellis KJ, McFarlin BK, Sailors MH, Bray MS. Cross-validation of generalised body composition equations with diverse young men and women: the Training Intervention and Genetics of Exercise Response (TIGER) Study. *Br J Nutr.* 2009;101(6):871–8.
56. Lohman TG. Skinfolds and body density and their relation to body fatness: a review. *Hum Biol.* 1981;53(2):181–225.
57. Clarys JP, Martin AD, Drinkwater DT, Marfell-Jones MJ. The skinfold: myth and reality. *J Sports Sci.* 1987;5(1):3–33.

58. Fosbøl MØ, Zerahn B. Contemporary methods of body composition measurement. *Clin Physiol Funct Imaging*. 2015;35(2):81–97.
59. Heyward VH. Practical body composition assessment for children, adults, and older adults. *Int J Sport Nutr*. 1998;8(3):285–307.
60. Jackson AS, Pollock ML. Practical assessment of body composition. *Phys Sportsmed*. 1985;13(5): 76–90.
61. Pollack ML, Schmidt DH, Jackson AS. Measurement of cardio-respiratory fitness and body composition in the clinical setting. *Compr Ther*. 1980;6(9):12–27.
62. Gibson AL, Wagner DR, Heyward VH. *Advanced Fitness Assessment and Exercise Prescription*. 8th ed. Champaign (IL): Human Kinetics; 2019. 560 p.
63. Wilson JP, Mulligan K, Fan B et al. Dual-energy X-ray absorptiometry-based body volume measurement for 4-compartment body composition. *Am J Clin Nutr*. 2012;95(1):25–31.
64. Tinsley GM. Reliability and agreement between DXA-derived body volumes and their usage in 4-compartment body composition models produced from DXA and BIA values. *J Sports Sci*. 2018;36(11):1235–40.
65. Going SB. Hydrodensitometry and air displacement plethysmography. In: Heymsfield SB, Lohman T, Wang Z, Going SB, editors. *Human Body Composition*. Champaign (IL): Human Kinetics; 2005. p. 17–33.
66. Siri WE. Body composition from fluid spaces and density: analysis of methods. In: Brozek J, Henschel A, editors. *Techniques for Measuring Body Composition*. Washington (DC): National Academy of Science — National Research Council; 1961. p. 223–44.
67. Micklesfield LK, Goedecke JH, Punyanitya M, Wilson KE, Kelly TL. Dual-energy X-ray performs as well as clinical computed tomography for the measurement of visceral fat. *Obesity (Silver Spring)*. 2012;20(5):1109–14.
68. Thibault R, Genton L, Pichard C. Body composition: why, when and for who? *Clin Nutr*. 2012;31(4):435–47.
69. Wagner DR. Ultrasound as a tool to assess body fat. *J Obes*. 2013;2013:280713.
70. Wagner DR, Cain DL, Clark NW. Validity and reliability of A-mode ultrasound for body composition assessment of NCAA division I athletes. *PLoS One*. 2016;11(4):e0153146. doi:10.1371/journal.pone.0153146.
71. Imboden MT, Welch WA, Swartz AM et al. Reference standards for body fat measures using GE dual energy x-ray absorptiometry in Caucasian adults. *PLoS One*. 2017;12(4):e0175110. doi:10.1371/journal.pone.0175110.
72. Imboden MT, Swartz AM, Finch HW, Harber MP, Kaminsky LA. Reference standards for lean mass measures using GE dual energy x-ray absorptiometry in Caucasian adults. *PLoS One*. 2017;12(4):e0176161. doi:10.1371/journal.pone.0176161.
73. Myers J, McAuley P, Lavie CJ, Despres J-P, Arena R, Kokkinos P. Physical activity and cardio-respiratory fitness as major markers of cardiovascular risk: their independent and interwoven importance to health status. *Prog Cardiovasc Diseases*. 2015;57(4):306–14.
74. Ross R, Blair SN, Arena R et al. Importance of assessing cardiorespiratory fitness in clinical practice: a case for fitness as a clinical vital sign: a scientific statement from the American Heart Association. *Circulation*. 2016;134(24):e653–99. doi:10.1161/CIR.0000000000000461.
75. Edvardsen E, Hem E, Anderssen SA. End criteria for reaching maximal oxygen uptake must be strict and adjusted to sex and age: a cross-sectional study. *PLoS One*. 2014;9(1):e85276.
76. Beltz NM, Gibson AL, Janot JM, Kravitz L, Mermier CM, Dalleck LC. Graded exercise testing protocols for the determination of $\dot{V}O_{2max}$: historical perspectives, progress, and future considerations. *J Sports Med (Hindawi Publ Corp)*. 2016;2016:3968393. doi:10.1155/2016/3968393.
77. Poole DC, Jones AM. Measurement of the maximum oxygen uptake $\dot{V}O_{2max}$: $\dot{V}O_{2peak}$ is no longer acceptable. *J Appl Physiol (1985)*. 2017;122(4):997–1002.
78. McArdle WD, Katch FI, Katch VL. *Exercise Physiology: Nutrition, Energy, and Human Performance*. Philadelphia (PA): Wolters Kluwer; 2015. 1088 p.
79. Arena R, Myers J, Williams MA et al. Assessment of functional capacity in clinical and research settings: a scientific statement from the American Heart Association Committee on Exercise, Rehabilitation, and Prevention of the Council on Clinical Cardiology and the Council on Cardiovascular Nursing. *Circulation*. 2007;116(3):329–43.

80. Boyne P, Reisman D, Brian M et al. Ventilatory threshold may be a more specific measure of aerobic capacity than peak oxygen consumption rate in persons with stroke. *Top Stroke Rehabil.* 2017;24(2):149–57.

81. Keiller D, Gordon D. Confirming maximal oxygen uptake: is heart rate the answer? *Int J Sports Med.* 2018;39(3):198–203.

82. Garcia-Tabar I, Eclache JP, Aramendi JF, Gorostiaga EM. Gas analyzer's drift leads to systematic error in maximal oxygen uptake and maximal respiratory exchange ratio determination. *Front Physiol.* 2015;6:308.

83. Ward SA. Open-circuit respirometry: real-time, laboratory-based systems. *Eur J Appl Physiol.* 2018;118(5):875–98.

84. Evans HJ, Ferrar KE, Smith AE, Parfitt G, Eston RG. A systematic review of methods to predict maximal oxygen uptake from submaximal, open circuit spirometry in healthy adults. *J Sci Med Sport.* 2015;18(2):183–8.

85. Myers J, Arena R, Franklin B et al. Recommendations for clinical exercise laboratories: a scientific statement from the American Heart Association. *Circulation.* 2009;119(24):3144–61.

86. Myers J, Forman DE, Balady GJ et al. Supervision of exercise testing by nonphysicians: a scientific statement from the American Heart Association. *Circulation.* 2014;130(12):1014–27.

87. Léger L, Thivierge M. Heart rate monitors: validity, stability, and functionality. *Phys Sportsmed.* 1988;16(5):143–51.

88. El-Amrawy F, Nounou MI. Are currently available wearable devices for activity tracking and heart rate monitoring accurate, precise, and medically beneficial? *Healthc Inform Res.* 2015;21(4):315–20.

89. Leboeuf SF, Aumer ME, Kraus WE, Johnson JL, Duscha B. Earbud-based sensor for the assessment of energy expenditure, HR, and $\dot{V}O_{2max}$. *Med Sci Sports Exerc.* 2014;46(5):1046–52.

90. Spierer DK, Rosen Z, Litman LL, Fujii K. Validation of photoplethysmography as a method to detect heart rate during rest and exercise. *J Med Eng Technol.* 2015;39(5):264–71.

91. Sharman JE, LaGerche A. Exercise blood pressure: clinical relevance and correct measurement. *J Hum Hypertens.* 2015;29(6):351–8.

92. Borg GA. Psychophysical bases of perceived exertion. *Med Sci Sports Exerc.* 1982;14(5):377–81.

93. Scherr J, Wolfarth B, Christle JW, Pressler A, Wagenpfeil S, Halle M. Associations between Borg's rating of perceived exertion and physiological measures of exercise intensity. *Eur J Appl Physiol.* 2013;113(1):147–55.

94. Pageaux B. Perception of effort in exercise science: definition, measurement and perspectives. *Eur J Sport Sci.* 2016;16(8):885–94.

95. Borg GA. *Borg's Perceived Exertion and Pain Scales.* Champaign (IL): Human Kinetics; 1998. 104 p.

96. Balasekaran G, Loh MK, Govindaswamy VV, Cai SJ. Omni scale perceived exertion responses in obese and normal weight male adolescents during cycle exercise. *J Sports Med Phys Fitness.* 2014;54(2):186–96.

97. Krause MP, Goss FL, Robertson RJ et al. Concurrent validity of an OMNI rating of perceived exertion scale for bench stepping exercise. *J Strength Cond Res.* 2012;26(2):506–12.

98. Rice KR, Gammon C, Pfieffer K, Trost SG. Age related differences in the validity of the OMNI perceived exertion scale during lifestyle activities. *Pediatr Exerc Sci.* 2015;27(1):95–101.

99. Schafer MA, Goss FL, Robertson RJ, Nagle-Stilley EF, Kim K. Intensity selection and regulation using the OMNI scale of perceived exertion during intermittent exercise. *Appl Physiol Nutr Metab.* 2013;38(9):960–6.

100. Wicks JR, Oldridge NB. How accurate is the prediction of maximal oxygen uptake with treadmill testing? *PLoS One.* 2016;11(11):e0166608. doi:10.1371/journal.pone.0166608.

101. Mayorga-Vega D, Bocanegra-Parrilla R, Ornelas M, Viciana J. Criterion-related validity of the distance- and time-based walk/run field tests for estimating cardiorespiratory fitness: a systematic review and meta-analysis. *PLoS One.* 2016;11(3):e0151671. doi:10.1371/journal.pone.0151671.

102. Åstrand I. Aerobic work capacity in men and women with special reference to age. *Acta Physiol Scand Suppl.* 1960;49(169):1–92.

103. Åstrand PO, Ryhming I. A nomogram for calculation of aerobic capacity (physical fitness) from pulse rate during sub-maximal work. *J Appl Physiol.* 1954;7(2):218–21.

104. Maritz JS, Morrison JF, Peter J, Strydom NB, Wyndham CH. A practical method of estimating an individual's maximal oxygen intake. *Ergonomics.* 1961;4(2):97–122.

105. Arena R, Myers J, Kaminsky LA. Revisiting age-predicted maximal heart rate: can it be used as a valid measure of effort? *Am Heart J.* 2016;173:49–56.
106. Shargal E, Kislev-Cohen R, Zigel L, Epstein S, Pilz-Burstein R, Tenenbaum G. Age-related maximal heart rate: examination and refinement of prediction equations. *J Sports Med Phys Fitness.* 2015;55(10):1207–18.
107. Golding LA, editor. *YMCA Fitness Testing and Assessment Manual.* Champaign (IL): Human Kinetics; 2000. 247 p.
108. Kline GM, Porcari JP, Hintermeister R, Freedson PS, Ward A, McCarron RF et al. Estimation of $\dot{V}O_{2max}$ from a one-mile track walk, gender, age, and body weight. *Med Sci Sports Exerc.* 1987;19(3):253–9.
109. Ingle L, Cleland JG, Clark AL. The long-term prognostic significance of 6-minute walk test distance in patients with chronic heart failure. *Biomed Res Int.* 2014;2014:505969. doi:10.1155/2014/505969.
110. Zotter-Tufaro C, Mascherbauer J, Duca F et al. Prognostic significance and determinants of the 6-min walk test in patients with heart failure and preserved ejection fraction. *JACC Heart Fail.* 2015;3(6):459–66.
111. Holland AE, Spruit MA, Troosters T et al. An official European Respiratory Society/American Thoracic Society technical standard: field walking tests in chronic respiratory disease. *Eur Respir J.* 2014;44(6):1428–46.
112. Deboeck G, Taboada D, Hagan G et al. Maximal cardiac output determines 6 minutes walking distance in pulmonary hypertension. *PLoS One.* 2014;9(3):e92324. doi:10.1371/journal.pone.0092324.
113. Uszko-Lencer N, Mesquita R, Janssen E et al. Reliability, construct validity and determinants of 6-minute walk test performance in patients with chronic heart failure. *Int J Cardiol.* 2017;240:285–90.
114. Cahalin LP, Mathier MA, Semigran MJ, Dec GW, DiSalvo TG. The six-minute walk test predicts peak oxygen uptake and survival in patients with advanced heart failure. *Chest.* 1996;110(2):325–32.
115. Bennett H, Parfitt G, Davison K, Eston R. Validity of submaximal step tests to estimate maximal oxygen uptake in healthy adults. *Sports Med.* 2016;46(5):737–50.
116. Jankowski M, Niedzielska A, Brzezinski M, Drabik J. Cardiorespiratory fitness in children: a simple screening test for population studies. *Pediatr Cardiol.* 2015;36(1):27–32.
117. McArdle WD, Katch FI, Pechar GS, Jacobson L, Ruck S. Reliability and interrelationships between maximal oxygen intake, physical work capacity and step-test scores in college women. *Med Sci Sports.* 1972;4(4):182–6.
118. Knight E, Stuckey MI, Petrella RJ. Validation of the step test and exercise prescription tool for adults. *Can J Diabetes.* 2014;38(3):164–71.
119. Webb C, Vehrs PR, George JD, Hager R. Estimating $\dot{V}O_{2max}$ using a personalized step test. *Meas Phys Educ Exerc Sci.* 2014;18(3):184–97.
120. Shephard RJ, Thomas S, Weller I. The Canadian home fitness test. 1991 update. *Sports Med.* 1991;11(6):358–66.
121. Petrella RJ, Koval JJ, Cunningham DA, Paterson DH. A self-paced step test to predict aerobic fitness in older adults in the primary care clinic. *J Am Geriatr Soc.* 2001;49(5):632–8.
122. Peveler WW. Effects of saddle height on economy in cycling. *J Strength Cond Res.* 2008;22(4):1355–9.
123. Peveler WW, Pounders JD, Bishop PA. Effects of saddle height on anaerobic power production in cycling. *J Strength Cond Res.* 2007;21(4):1023–7.
124. Kaminsky LA, Imboden MT, Arena R, Myers J. Reference standards for cardiorespiratory fitness measured with cardiopulmonary exercise testing using cycle ergometry: data from the Fitness Registry and the Importance of Exercise National Database (FRIEND) Registry. *Mayo Clin Proc.* 2017;92(2):228–233.
125. Harber MP, Kaminsky LA, Arena R et al. Impact of cardiorespiratory fitness on all-cause and disease-specific mortality: advances since 2009. *Prog Cardiovasc Dis.* 2017;60(1):11–20.
126. Kim ES, Ishwaran H, Blackstone E, Lauer MS. External prognostic validations and comparisons of age- and gender-adjusted exercise capacity predictions. *J Am Coll Cardiol.* 2007;50(19): 1867–75.
127. Garber CE, Blissmer B, Deschenes MR et al. American College of Sports Medicine position stand. Quantity and quality of exercise for developing and maintaining cardiorespiratory, musculoskeletal, and neuromotor fitness in apparently healthy adults: guidance for prescribing exercise. *Med Sci Sports Exerc.* 2011;43(7):1334–59.

128. Melov S, Tarnopolsky MA, Beckman K, Felkey K, Hubbard A. Resistance exercise reverses aging in human skeletal muscle. *PLoS One.* 2007;2(5):e465. doi:10.1371/journal.pone.0000465.
129. Williams MA, Haskell WL, Ades PA et al. Resistance exercise in individuals with and without cardiovascular disease: 2007 update: a scientific statement from the American Heart Association Council on Clinical Cardiology and Council on Nutrition, Physical Activity, and Metabolism. *Circulation.* 2007;116(5):572–84.
130. Stamatakis E, Lee IM, Bennie J et al. Does strength-promoting exercise confer unique health benefits? a pooled analysis of data on 11 population cohorts with all-cause, cancer, and cardio-vascular mortality endpoints. *Am J Epidemiol.* 2018;187(5):1102–12.
131. Rijk JM, Roos PR, Deckx L, van den Akker M, Buntinx F. Prognostic value of handgrip strength in people aged 60 years and older: a systematic review and meta-analysis. *Geriatr Gerontol Int.* 2016;16(1):5–20.
132. Stenholm S, Mehta NK, Elo IT, Heliövaara M, Koskinen S, Aromaa A. Obesity and muscle strength as long-term determinants of all-cause mortality – a 33-year follow-up of the Mini-Finland Health Examination Survey. *Int J Obesity (Lond).* 2014;38(8):1126–32.
133. Wong SL. Grip strength reference values for Canadians aged 6 to 79: Canadian Health Measures Survey, 2007 to 2013. *Health Rep.* 2016;27(10):3–10.
134. Reynolds JM, Gordon TJ, Roberggs RA. Prediction of one repetition maximum strength from multiple repetition maximum testing and anthropometry. *J Strength Cond Res.* 2006;20(3):584–92.
135. Levinger I, Goodman C, Hare DL, Jerums G, Toia D, Selig S. The reliability of the 1RM strength test for untrained middle-aged individuals. *J Sci Med Sport.* 2009;12(2):310–6.
136. Phillips WT, Batterham AM, Valenzuela JE, Burkett LN. Reliability of maximal strength testing in older adults. *Arch Phys Med Rehabil.* 2004;85(2):329–34.
137. Seo DI, Kim E, Fahs CA et al. Reliability of the one-repetition maximum test based on muscle group and gender. *J Sports Sci Med.* 2012;11(2):221–5.
138. Sheppard JM, Triplett NT. Program design for resistance training. In: Haff GG, Triplett NT, editors. *Essentials of Strength Training and Conditioning.* 4th ed. Champaign (IL): Human Kinetics; 2016. p. 439–469.
139. Logan P, Fornasiero D, Abernathy P. Protocols for the assessment of isoinertial strength. In: Gore CJ, editor. *Physiological Tests for Elite Athletes.* Champaign (IL): Human Kinetics; 2000. p. 200–21.
140. Hall SJ. *Basic Biomechanics.* 8th ed. New York (NY): McGraw-Hill; 2019. 560 p.
141. Canadian Society for Exercise Physiology. *Physical Activity Training for Health (CSEP-PATH) Resource Manual.* Ottawa, Ontario (Canada): Canadian Society for Exercise Physiology; 2013. 210 p.
142. Knudson D. The validity of recent curl-up tests in young adults. *J Strength Cond Res.* 2001;15(1):81–5.
143. Knudson D, Johnston D. Validity and reliability of a bench trunk-curl test of abdominal endurance. *J Strength Cond Res.* 1995;9(3):165–9.
144. Reid KF, Fielding RA. Skeletal muscle power: a critical determinant of physical functioning in older adults. *Exerc Sport Sci Rev.* 2012;40(1):4–12.
145. Katula JA, Rejeski WJ, Marsh AP. Enhancing quality of life in older adults: a comparison of muscular strength and power training. *Health Qual Life Outcomes.* 2008;6:45.
146. Gray M, Paulson S. Developing a measure of muscular power during a functional task for older adults. *BMC Geriatr.* 2014;14:145.
147. Payne N, Gledhill N, Katzmarzyk PT, Jamnik VK, Keir PJ. Canadian musculoskeletal fitness norms. *Can J Appl Physiol.* 2000;25(6):430–42.
148. Behm DG, Blazevich AJ, Kay AD, McHugh M. Acute effects of muscle stretching on physical performance, range of motion, and injury incidence in healthy active individuals: a systematic review. *Appl Physiol Nutr Metab.* 2016;41(1):1–11.
149. Clarkson HM. *Musculoskeletal Assessment: Joint Motion and Muscle Testing.* 3rd ed. Baltimore (MD): Lippincott Williams & Wilkins; 2012. 656 p.
150. Palmer ML, Epler M. *Fundamentals of Musculoskeletal Assessment Techniques.* 2nd ed. Baltimore (MD): Lippincott Williams & Wilkins; 1998. 432 p.
151. Soucie JM, Wang C, Forsyth A et al. Range of motion measurements: reference values and a database for comparison studies. *Haemophilia.* 2011;17(3):500–7.
152. Haff GG, Dumke C. *Laboratory Manual for Exercise Physiology.* Champaign (IL): Human Kinetics; 2012. 449 p.

153. Grenier SG, Russell C, McGill SM. Relationships between lumbar flexibility, sit-and-reach test, and a previous history of low back discomfort in industrial workers. *Can J Appl Physiol*. 2003;28(2):165–77.
154. Jackson AW, Morrow JR Jr, Brill PA, Kohl HW III, Gordon NF, Blair SN. Relations of sit-up and sit-and-reach tests to low back pain in adults. *J Orthop Sports Phys Ther*. 1998;27(1):22–6.
155. Muyor JM, Vaquero-Cristóbal R, Alacid F, López-Miñarro PA. Criterion-related validity of sit-and-reach and toe-touch tests as a measure of hamstring extensibility in athletes. *J Strength Cond Res*. 2014;28(2):546–55.
156. Hartley EM, Hoch MC, Boling MC. Y-balance test performance and BMI are associated with ankle sprain injury in collegiate male athletes. *J Sci Med Sport*. 2018;21(7):676–80.
157. Hübscher M, Zech A, Pfeifer K, Hänsel F, Vogt L, Banzer W. Neuromuscular training for sports injury prevention: a systematic review. *Med Sci Sports Exerc*. 2010;42(3):413–21.
158. Riemann BL, Guskiewicz KM, Shields EW. Relationship between clinical and forceplate measures of postural stability. *J Sport Rehabil*. 1999;8(2):71–82.
159. Plisky PJ, Gorman PP, Butler RJ et al. The reliability of an instrumented device for measuring components of the star excursion balance test. *N Am J Sports Phys Ther*. 2009;4(2):92–9.
160. Smith CA, Chimera NJ, Warren M. Association of y balance test reach asymmetry and injury in division I athletes. *Med Sci Sports Exerc*. 2015;47(1):136–41.

Testes Clínicos de Esforço Físico e sua Interpretação

Capítulo 4

Introdução

Os testes clínicos de esforço físico têm sido parte do diagnóstico diferencial de indivíduos com doença isquêmica do coração (DIC) por mais de 50 anos. Embora existam várias indicações para o teste clínico de esforço físico, a maioria deles é realizada como parte do diagnóstico e avaliação de DIC. Existem várias declarações baseadas em evidências de organizações profissionais relacionadas à conduta e à aplicação de testes clínicos de esforço físico. Este capítulo resume brevemente essas declarações com foco em testes de esforço físico máximo não invasivos, limitados por sintomas, em adultos com doença cardíaca ou com suspeita de doença cardíaca. Os indivíduos que realizam ou supervisionam regularmente testes clínicos de esforço físico devem estar familiarizados com as declarações profissionais mencionadas neste capítulo, especialmente aquelas relacionadas às condições que são regularmente apresentadas em suas clínicas.

Em um teste clínico de esforço físico, os indivíduos são monitorados durante a realização de exercícios físicos incrementais (mais comuns) ou de taxa de trabalho constante usando protocolos e procedimentos padronizados e, normalmente, uma esteira ou um cicloergômetro estacionário.[1-4] O objetivo é observar as respostas fisiológicas decorrentes do aumento ou da manutenção da demanda metabólica. O teste clínico de esforço físico normalmente continua até que o indivíduo atinja um nível máximo de esforço físico limitado por sinal (p. ex., depressão do segmento ST) ou sintomas (p. ex., angina, fadiga). O teste clínico de esforço físico frequentemente é chamado de teste de esforço físico progressivo (TEFP), teste de estresse induzido pelo esforço físico, ou teste de tolerância ao esforço físico (TTEF). Quando um teste de esforço físico inclui a análise dos gases expirados durante sua prática, é denominado *teste de esforço cardiopulmonar* (TECP) ou teste de esforço metabólico.

Indicações para testes clínicos de esforço físico

As indicações para o teste clínico de esforço físico abrangem três categorias gerais: (a) diagnóstico (p. ex., doença ou resposta fisiológica anormal), (b) prognóstico (p. ex., risco de um evento adverso) e (c) avaliação da resposta fisiológica ao esforço físico (p. ex., pressão arterial [PA] e capacidade pico de exercício físico). Todas essas três indicações são úteis para avaliar o tratamento para indivíduos com doenças cardiovasculares ou doença pulmonar. A indicação diagnóstica mais comum é a avaliação de sintomas sugestivos de DIC. O American College of Cardiology (ACC) e a American Heart Association (AHA) recomendam uma abordagem logística para determinar o tipo de teste a ser usado na avaliação de alguém com dor no peito estável.[3] Nessa abordagem, deve-se considerar inicialmente um teste de esforço físico máximo limitado por sintomas com monitoramento eletrocardiográfico apenas (ou seja, sem imagem cardíaca adjuvante) quando o diagnóstico de DIC não for certo, o indivíduo tiver um eletrocardiograma (ECG) de repouso interpretável (ver seção "Eletrocardiograma") e for capaz de se exercitar.[5,6]

As evidências atuais não apoiam o uso rotineiro do teste de esforço físico (com ou sem imagem) para triagem de DIC ou risco de eventos relacionados à DIC em indivíduos assintomáticos que têm probabilidade pré-teste muito baixa ou baixa de DIC.[5,7,8] Isso porque o teste de esforço físico é menos preciso em indivíduos de baixo risco.[3,5,8] As evidências também não apoiam o uso rotineiro do teste entre indivíduos com alta probabilidade pré-teste de DIC com base na idade, nos sintomas e no sexo biológico, visto que o diagnóstico geralmente já é conhecido.[5] A probabilidade pré-teste de DIC está descrita na Tabela 4.1. Além disso, o ECG obtido no teste de esforço físico é menos preciso no diagnóstico de DIC entre indivíduos em tratamento com digitálicos com depressão do segmento ST em seu ECG de repouso e entre aqueles que atendem aos critérios de ECG para hipertrofia ventricular esquerda com depressão do segmento ST em seu ECG de repouso.[5] Além disso, o teste de esforço físico com ECG sozinho não é útil para o diagnóstico de DIC em indivíduos com Wolff-Parkinson-White (WPW), estimulação ventricular, depressão do segmento ST > 1,0 mm em seu ECG de repouso ou bloqueio de ramo esquerdo (BRE).[5] Embora essas anormalidades do ECG limitem a utilidade do teste

Tabela 4.1 • Probabilidade pré-teste de doença isquêmica do coração.[a]					
Idade	Sexo biológico	Angina do peito típica/ definida	Angina do peito atípica/ provável	Dor torácica não anginosa	Assintomático
30 a 39 anos	Homem	Intermediária	Intermediária	Baixa	Muito baixa
	Mulher	Intermediária	Muito baixa	Muito baixa	Muito baixa
40 a 49 anos	Homem	Alta	Intermediária	Intermediária	Baixa
	Mulher	Intermediária	Baixa	Muito baixa	Muito baixa
50 a 59 anos	Homem	Alta	Intermediária	Intermediária	Baixa
	Mulher	Intermediária	Intermediária	Baixa	Muito baixa
60 a 69 anos	Homem	Alta	Intermediária	Intermediária	Baixa
	Mulher	Alta	Intermediária	Intermediária	Baixa

[a]Não há dados para indivíduos com < 30 ou > 69 anos, mas se presume que a prevalência de doença isquêmica do coração aumente com a idade. Em alguns casos, os indivíduos com idade nos extremos das décadas listadas podem ter probabilidades ligeiramente fora da faixa alta ou baixa. Alta: 90%; intermediária: 10 a 90%; baixa: < 10%; e muito baixa: < 5%. Reproduzida, com autorização, de Gibbons et al.[5]

de esforço físico com ECG isoladamente no diagnóstico de DIC, pode haver outras indicações em que o teste de esforço físico seja adequado para avaliação de sintomas ou da capacidade de exercício físico.

A utilidade clínica do teste de esforço físico é descrita em várias diretrizes baseadas em evidências destinadas a diagnósticos cardíacos específicos.[9-15] Além disso, um teste de esforço físico pode ser útil na avaliação de indivíduos que se apresentam aos serviços de emergência com dor no peito. Essa prática (a) parece ser segura em indivíduos que apresentam risco baixo a intermediário de DIC e foram devidamente avaliados por um médico; (b) pode melhorar a precisão do diagnóstico de síndrome coronariana aguda e (c) pode reduzir o custo do atendimento, reduzindo a necessidade de exames complementares e o tempo de internação.[16] Geralmente, o teste de esforço físico pode ser apropriado para indivíduos cujos sintomas foram resolvidos, têm ECG normal e não apresentaram alteração nas enzimas que reflita dano ao músculo cardíaco. O teste de esforço físico nessa configuração deve ser realizado apenas como parte do cuidado médico estabelecido.[16]

As indicações adicionais que podem justificar o uso de um teste clínico de esforço físico incluem a avaliação de várias doenças pulmonares (p. ex., doença pulmonar obstrutiva crônica),[1,17] intolerância ao exercício físico e dispneia sem causa aparente, broncoconstrição induzida por exercício físico,[1,17,19] arritmias induzidas por exercício físico, marca-passo ou frequência cardíaca (FC) em resposta ao exercício físico,[5] avaliação de risco pré-operatório,[1,12,17] claudicação arterial periférica,[20] avaliação de incapacidade[1,18] e aconselhamento de atividade física (AF).[1,5,17,21]

Além da utilidade diagnóstica, os dados de um teste clínico de esforço físico podem ser úteis para prever o prognóstico. Existe relação inversa entre a aptidão cardiorrespiratória (ACR) mensurada em um teste de esforço físico e o risco de mortalidade em indivíduos aparentemente saudáveis;[2,21] indivíduos em risco para DIC;[21,22] e aqueles com doença cardíaca diagnosticada,[1,18,24] insuficiência cardíaca e doença pulmonar.[2,25-27] Além da ACR, outras mensurações de testes de esforço físico têm sido associadas ao prognóstico, como a resposta cronotrópica durante ou após um teste de esforço físico.[17,27-30]

O teste clínico de esforço físico é útil para orientar as recomendações para o retorno ao trabalho após um evento cardíaco (ver Capítulo 8), bem como para desenvolver uma prescrição de exercício físico (PEx) em pessoas com doença cardíaca conhecida.[5] Além disso, o teste de esforço físico máximo é o padrão-ouro para mensurar objetivamente a capacidade de exercício físico. Embora o tempo e/ou a carga de pico de trabalho atingidos durante um teste de esforço físico possam ser usados para estimar os picos de equivalentes metabólicos (METs), a melhor maneira de mensurar a capacidade de exercício físico é por meio da análise dos gases respiratórios usando calorimetria indireta de circuito aberto para a determinação do volume máximo de oxigênio consumido por unidade de tempo ($\dot{V}O_{2máx}$).[2,5,18,24]

Como conduzir um teste clínico de esforço físico

Ao realizar testes clínicos de esforço físico, é importante considerar as contraindicações, o protocolo e o tipo de teste de esforço físico, os indicadores de desfecho do teste, a segurança, os medicamentos e a preparação da equipe e das instalações para emergências.[3,4] A AHA delineou contraindicações absolutas e relativas aos testes

Boxe 4.1	Contraindicações para teste de esforço físico máximo limitado por sintomas.

Contraindicações absolutas

- Infarto agudo do miocárdio nos últimos 2 dias
- Angina instável em andamento
- Arritmia cardíaca não controlada com comprometimento hemodinâmico
- Endocardite ativa
- Estenose aórtica grave sintomática
- Insuficiência cardíaca descompensada
- Embolia pulmonar aguda, infarto pulmonar ou trombose venosa profunda
- Miocardite aguda ou pericardite
- Dissecção aórtica aguda
- Limitação física que impeça testes seguros e adequados

Contraindicações relativas

- Estenose obstrutiva de tronco de coronária esquerda conhecida
- Estenose aórtica moderada a grave com relação incerta com os sintomas
- Taquiarritmias com frequências ventriculares não controladas
- Bloqueio cardíaco adquirido avançado ou completo
- AVC recente ou ataque isquêmico transitório
- Deficiência mental com capacidade limitada de cooperar
- Hipertensão arterial em repouso, com sistólica > 200 mmHg ou diastólica > 110 mmHg
- Condições clínicas não resolvidas, como anemia significativa, desequilíbrio eletrolítico importante e hipertireoidismo

Reproduzido, com autorização, de Fletcher et al.[3]

clínico de esforço físico (Boxe 4.1).[3] Essas contraindicações têm como objetivo evitar condições isquêmicas, rítmicas ou hemodinâmicas instáveis ou outras situações nas quais o risco associado à realização do teste de esforço físico provavelmente exceda a informação obtida a partir dele.

Antes do teste de esforço físico, os indivíduos devem receber consentimento informado para garantir que compreendam o propósito, as expectativas e os riscos associados ao teste (ver Capítulo 2).[4] A extensão e a qualidade dos dados obtidos a partir de um teste de esforço físico máximo limitado por sintomas depende da capacidade do indivíduo e da vontade de fornecer esforço físico máximo; portanto, é importante educar o indivíduo sobre o que ele pode sentir durante o teste (p. ex., fadiga, dispneia e dor no peito).[4] Antes de realizar um teste de esforço físico, o histórico clínico (incluindo sintomas atuais e recentes), medicamentos atuais (consulte o Apêndice A) e as indicações para o teste devem ser anotados.[4] Por fim, o ECG de repouso deve ser examinado para verificar se há anormalidades que possam impedir o teste, como fibrilação atrial de início recente ou novas alterações.[4,5] Além disso, se o objetivo do teste de esforço físico for a avaliação da isquemia miocárdica induzida pelo exercício físico, o ECG de repouso deve permitir a interpretação das alterações de repolarização induzidas pelo esforço físico;[4,5] caso contrário, deve--se considerar os procedimentos de imagem adjuvantes, como ecocardiograma ou exames de medicina nuclear. Esses procedimentos de imagem adicionais não são necessários se o teste de esforço físico for conduzido por outros motivos, que não a avaliação de isquemia miocárdica.

Equipe de teste

Nas últimas décadas, houve uma transição, em muitos laboratórios de teste de esforço físico, de testes administrados por médicos para profissionais de saúde não médicos, como fisiologistas do exercício físico, enfermeiras, fisioterapeutas e assistentes médicos. Essa mudança da equipe médica para equipe não médica ocorreu para conter os custos de pessoal e melhorar a utilização do tempo do médico.[31] Esses profissionais de saúde aliados não têm como objetivo substituir o conhecimento e as habilidades de um médico.[31] A supervisão geral dos laboratórios de testes clínicos de esforço físico, bem como a interpretação dos resultados dos testes, continua a ser de responsabilidade legal do médico supervisor.[4,31,32]

De acordo com o ACC e a AHA, o profissional de saúde não médico aliado que administra os testes clínicos de esforço físico deve ter habilidades cognitivas semelhantes, embora não tão extensas, quanto o médico que fornece a interpretação final.[31,32] Essas habilidades estão apresentadas no Boxe 4.2. Além disso, esse indivíduo deve realizar pelo menos 50 testes de esforço físico com supervisão do preceptor.[32] No entanto, também foram recomendados 200 testes de esforço físico supervisionados antes da independência.[31] As recomendações para manutenção da competência variam entre 25 e 50 testes de esforço físico por ano.[31,32] Uma equipe não médica adequadamente treinada pode administrar com segurança os testes clínicos máximos de esforço físico quando um médico qualificado está "nas imediações e disponível para emergências"[31] e que posteriormente revisará e fornecerá a interpretação final dos

Boxe 4.2	**Habilidades cognitivas necessárias para supervisionar testes clínicos de esforço com competência.**

- Conhecimento das indicações adequadas para o teste de esforço físico
- Conhecimento de testes cardiovasculares fisiológicos alternativos
- Conhecimento das contraindicações, riscos e avaliação de risco do teste
- Conhecimento para reconhecer e tratar prontamente as complicações do teste de esforço físico
- Competência em reanimação cardiopulmonar e conclusão bem-sucedida de um curso patrocinado pela American Heart Association de Suporte Avançado de Vida Cardiovascular e renovação em uma base regular
- Conhecimento de vários protocolos de esforço físico e indicações para cada um
- Conhecimento da fisiologia básica cardiovascular e do exercício físico, incluindo resposta hemodinâmica ao exercício físico
- Conhecimento de arritmias cardíacas e capacidade de reconhecer e tratar arritmias graves (ver Apêndice B)
- Conhecimento de medicamentos com ação cardiovascular e como elas podem afetar o desempenho nos exercícios físicos, a hemodinâmica e o eletrocardiograma (ver Apêndice A)
- Conhecimento dos efeitos da idade e da doença na hemodinâmica e na resposta eletrocardiográfica ao exercício físico
- Conhecimento dos princípios e detalhes do teste de esforço físico, incluindo a colocação adequada dos eletrodos e preparação da pele
- Conhecimento dos momentos finais dos testes de esforço físico e indicações para seu encerramento

Adaptado de Rodgers et al.[32]

Tabela 4.2 • Recomendações para indivíduos que necessitam de supervisão pessoal de médico, com base em critérios de segurança clínica.*

- Estenose aórtica moderada a grave em um indivíduo assintomático ou com dúvidas sobre a presença de sintomas
- Estenose mitral moderada a grave em um indivíduo assintomático ou com dúvidas sobre a presença de sintomas
- Cardiomiopatia hipertrófica: estratificação de risco e avaliação do grau de esforço físico a ser implementado
- História de arritmias malignas ou induzidas por esforço físico; morte cardíaca súbita
- História de síncope induzida por esforço físico ou pré-síncope
- *Shunts* intracardíacos
- Canalopatias cardíacas de ordem genética
- Dentro de 7 dias de infarto agudo do miocárdio ou outra síndrome coronariana aguda
- Insuficiência cardíaca classe III da New York Heart Association
- Disfunção ventricular esquerda grave (particularmente indivíduos cujo estado clínico se deteriorou recentemente e aqueles que nunca foram submetidos a teste de esforço físico)
- Hipertensão arterial pulmonar grave
- Contexto mais amplo de potencial instabilidade resultante de comorbidades não cardiovasculares (p. ex., fragilidade, hipo-hidratação, limitações ortopédicas, doença pulmonar obstrutiva crônica)

*Supervisão pessoal definida como presença física na sala. Reproduzida de Myers et al.[31]

resultados do teste.[4] Não há diferenças nas taxas de morbidade e mortalidade relacionadas ao teste de esforço físico máximo quando é realizado por um profissional de saúde devidamente treinado em comparação com um médico.[31] A AHA definiu grupos de alto risco, para os quais recomenda que um médico forneça "supervisão pessoal" (ou seja, o médico está diretamente presente na sala de teste de esforço físico) (Tabela 4.2).[31] A evidência empírica sugere, no entanto, que "supervisão direta" (ou seja, o médico disponível nas proximidades da sala de teste de esforço físico) e "supervisão geral" (ou seja, o médico disponível por telefone) são os modelos empregados na maioria dos laboratórios de teste clínico de esforço físico não invasivo nos EUA, independentemente da gravidade da doença dos indivíduos avaliados.[31]

Além do responsável pela realização do teste (médico ou não médico), pelo menos um técnico de suporte deve auxiliar no teste.[4] Esse indivíduo deve ter conhecimento e habilidades para a obtenção de consentimento informado e histórico clínico, preparação da pele e colocação dos eletrodos de ECG, operação do equipamento, aferição da PA em repouso e durante o esforço físico e habilidades efetivas de interação.[4]

Tipos de testes e protocolos

A modalidade selecionada para o teste de esforço físico pode impactar os resultados e deve ser selecionada com base na finalidade do teste e no perfil do indivíduo que está sendo avaliado.[3] Nos EUA, a esteira é o modo mais utilizado, enquanto o cicloergômetro é mais comum na Europa. Com a possível exceção de ciclistas altamente treinados, a capacidade de exercício físico pico (p. ex., pico de consumo de oxigênio [$\dot{V}O_{2pico}$]) é tipicamente 5 a 20% menor durante um teste de esforço físico máximo realizado em um cicloergômetro em comparação com uma esteira, devido à fadiga muscular localizada.[1-4] Esse intervalo de 5 a 20% sugere haver variações entre diferentes estudos e indivíduos. Com base em evidências anedóticas, uma diferença de 10% é normalmente usada por profissionais ao comparar as respostas de pico ao esforço físico entre a bicicleta ergométrica e a esteira. Idealmente, o mesmo tipo de exercício físico seria usado em cada momento ao rastrear a resposta de um indivíduo ao longo do tempo. Outros tipos de teste de esforço físico podem ser considerados conforme necessário, como ergometria de braço, ergometria de dupla ação (braços e pernas) ou ergometria recumbente. Essas podem ser opções úteis para indivíduos com problemas de equilíbrio, amputação, obesidade extrema e outras limitações de mobilidade. Notavelmente, ao usar modalidades que requerem menos massa muscular esquelética, o $\dot{V}O_{2pico}$ será concomitante menor.

O uso de um protocolo de esforço físico padronizado, como os mostrados na Figura 4.1, representa uma maneira conveniente e replicável de conduzir o teste, tanto para o indivíduo quanto para o médico que o supervisiona. Muitos laboratórios usam o mesmo protocolo de teste, independentemente do indivíduo avaliado, devido à conveniência. No entanto, as diretrizes têm recomendado consistentemente que o protocolo seja individualizado com base na idade de cada indivíduo, na tolerância ao esforço físico ou nos sintomas.[2-5] Os protocolos mais adequados para o teste clínico de esforço físico incluem uma fase de aquecimento de baixa intensidade seguida pelo esforço físico progressivo e contínuo, em que a demanda é elevada ao nível máximo de um indivíduo. O protocolo de esteira Bruce é o mais amplamente utilizado nos EUA.[33] Isso provavelmente continuará devido à familiaridade dos médicos e à extensão de pesquisas nele baseadas.[34-36]

Ao realizar um teste de esforço físico máximo limitado por sinais e sintomas, geralmente se recomenda que o protocolo de teste selecionado tenha duração de esforço total entre 8 e 12 min.[3-5] Para auxiliar na seleção do protocolo, o histórico clínico, de PA e de sintomas do indivíduo deve ser considerado. Os requisitos aeróbios associados ao primeiro estágio do protocolo de Bruce (cerca de 5 METs) e os grandes aumentos entre os estágios (cerca de 3 METs) não o tornam ideal para indivíduos com doença cardiovascular ou pulmonar que podem ter baixa capacidade funcional. Como tal, o protocolo de Bruce pode exigir o apoio das mãos no corrimão da esteira e resultar em superestimação da capacidade do pico de exercício físico do indivíduo, com base na duração do exercício físico ou no pico da carga de trabalho alcançado.[35,37] Em resposta a essas limitações, modificações do protocolo de Bruce e outros protocolos de esteira e cicloergômetro foram desenvolvidos, incluindo protocolos de rampa específicos para cada indivíduo.[26,36-39] A Figura 4.1 mostra alguns protocolos comuns e as necessidades metabólicas estimadas para cada um.

Monitoramento e término de teste

As variáveis tipicamente monitoradas durante o teste clínico de esforço físico incluem FC; ECG; ritmo cardíaco; PA; esforço físico percebido; sinais/sintomas clínicos ou sintomas observados pelo médico; e sintomas autorreferidos sugestivos de isquemia miocárdica, perfusão sanguínea inadequada, difusão gasosa inadequada e limitações na ventilação pulmonar.[3-5] A medida dos gases expirados por meio da espirometria de circuito aberto durante um TECP e a saturação de oxigênio do sangue pela oximetria de pulso e/ou gasometria arterial também podem ser obtidas, quando indicadas.[1,2,4,18]

METs	CICLO-ERGÔMETRO	RAMPA	BRUCE MODIFICADO Estágios de 3 minutos MPH %GR	BRUCE Estágios de 3 minutos MPH %GR	NAUGHTON Estágios de 2 minutos MPH %GR	NAUGHTON MODIFICADO (ICC) Estágios de 2 minutos MPH %GR
21	PARA 70 KG DE MASSA CORPORAL					
20			6,0 22	6,0 22		
19	1 WATT = 6,1 kgf.min					
18			5,5 20	5,5 20		
17						
16						
15	kgf.min	Por 30 segundos MPH %GR	5,0 18	5,0 18		
14	1500	3,0 25,0				3,0 25
13		3,0 24,0 / 3,0 23,0	4,2 16	4,2 16		3,0 22,5
12	1350	3,0 22,0 / 3,0 21,0				3,0 20
11	1200	3,0 20,0 / 3,0 19,0				3,0 17,5
10	1050	3,0 18,0 / 3,0 17,0	3,4 14	3,4 14		3,0 15
9	900	3,0 16,0 / 3,0 15,0			2 17,5	3,0 12,5
8		3,0 14,0 / 3,0 13,0			2 14,0	3,0 10
7	750	3,0 12,0 / 3,0 11,0	2,5 12	2,5 12		3,0 7,5
6	600	3,0 10,0 / 3,0 9,0 / 3,0 8,0			2 10,5	2,0 10,5
5	450	3,0 7,0 / 3,0 6,0 / 3,0 5,0	1,7 10	1,7 10	2 7,0	2,0 7,0
4	300	3,0 4,0 / 3,0 3,0 / 3,0 2,0			2 3,5	2,0 3,5
3	150	3,0 1,0 / 3,0 0 / 2,5 0	1,7 5		2 0	1,5 0
2		2,0 0 / 1,5 0	1,7 0		1 0	1,0 0
1		1,0 0 / 0,5 0				

PROTOCOLOS DE ESTEIRA

Figura 4.1 Protocolos comuns de esteira e cicloergômetro estacionário usados em teste de esforço físico máximo limitado por sintomas, com carga de trabalho de exercício físico e demanda metabólica. Os METs refletem o valor estimado para cada estágio. ICC, insuficiência cardíaca crônica; kg, quilograma; kgf.m, quilograma-força metro; min, minutos; METs, equivalentes metabólicos da tarefa; MPH, milhas por hora; %GR, percentual de inclinação. Modificada com permissão de Fletcher.[3]

A Tabela 4.3 descreve as práticas recomendadas para monitoramento durante um teste de esforço físico máximo limitado por sintomas. Um traçado de ECG de alta qualidade deve ser obtido durante um teste de esforço físico. No entanto, isso requer mais atenção na preparação do indivíduo e no posicionamento das derivações do que normalmente é necessário para um ECG de repouso. Uma discussão completa sobre

Tabela 4.3 • Boas práticas para monitoramento durante um teste de esforço físico máximo limitado por sintomas.

Variável	Antes do teste de esforço físico	Durante o teste de esforço físico	Após o teste de esforço físico
Eletrocardiograma	Monitore continuamente; registre em posição supina e posição de realização do esforço físico (p. ex., em pé)	Monitore continuamente; registre durante os últimos 5 a 10 s de cada estágio ou a cada 2 min (protocolo em rampa)	Monitore continuamente; registre imediatamente após o esforço físico, após 60 s de recuperação e, a seguir, a cada 2 min
Frequência cardíaca[a]	Monitore continuamente; registre em posição supina e posição de realização do esforço físico (p. ex., em pé)	Monitore continuamente; registre durante os últimos 5 a 10 s de cada minuto	Monitore continuamente; registre durante os últimos 5 a 10 s de cada minuto
Pressão arterial[a,b]	Monitore continuamente; registre em posição supina e posição de realização do esforço físico (p. ex., em pé)	Afira e registre durante os últimos 30 a 60 s de cada estágio ou a cada 2 min (protocolo em rampa)	Afira e registre imediatamente após o esforço físico, após os 60 s de recuperação e, a seguir, a cada 2 min
Sinais e sintomas	Monitore continuamente; registre conforme observado	Monitore continuamente; registre conforme observado	Monitore continuamente; registre conforme observado ou quando os sintomas desaparecem
Escala de esforço físico percebido	Explique a escala	Registre durante os últimos 5 a 10 s de cada estágio ou a cada 2 min (protocolo em rampa)	Obtenha o dado no momento pico de realização do esforço físico, logo após o término do teste

[a]Além disso, a frequência cardíaca e a pressão arterial devem ser avaliadas e registradas sempre que ocorrerem sintomas adversos ou alterações anormais no eletrocardiograma. [b]Uma pressão arterial sistólica inalterada ou decrescente, com cargas de trabalho crescentes, deve ser aferida novamente (ou seja, verificada imediatamente). Adaptada e usada com permissão de Brubaker PH, Kaminsky LA, Whaley MH. *Coronary Artery Disease: Essentials of Prevention and Rehabilitation Programs.* Champaign (IL): Human Kinetics; 2002. 364 p.

a preparação do ECG é fornecida pela AHA Exercise Standards for Exercise Testing and Training.[3] A FC e PA devem ser avaliadas, e um ECG precisa ser registrado regularmente durante o teste (p. ex., a cada minuto ou cada estágio), no pico do esforço físico e, regularmente, por pelo menos 6 min da recuperação.[3-5] O monitoramento deve continuar no período de recuperação, até que as alterações de FC, PA, sintomas e ECG se estabilizem. Também pode ser útil averiguar o esforço físico percebido do indivíduo regularmente durante e no pico do esforço físico. Durante todo o teste, o ECG deve ser monitorado continuamente para alterações de repolarização sugestivas de isquemia miocárdica e disritmias.[3-5]

Durante e ao longo da recuperação pós-teste, o médico também deve monitorar o indivíduo quanto a sintomas indesejáveis como tontura, angina, dispneia, claudicação (se houver suspeita pelo histórico) e fadiga (ver Tabela 2.1).[3-5] No caso de dor no peito, com suspeita de angina do peito, o momento, o caráter, a magnitude e a resolução devem ser descritos.[4] O aparecimento de sintomas deve ser correlacionado com anormalidades de FC, PA e ECG (quando presentes). Escalas padronizadas para determinação da percepção de esforço (ver Tabela 3.6 e Figura 4.2), angina, dispneia e claudicação (Figura 4.3) estão disponíveis. Para cada um desses sintomas, uma classificação 3 de 4 é indicação para interromper o teste. Embora escalas para compreender esses sintomas tenham sido recomendadas pela AHA, alguns laboratórios de teste de esforço clínico usam uma Escala Visual Analógica de dor de dez pontos (ver Figura 10.1).[4]

A análise do gás expirado durante um TECP supera as potenciais imprecisões associadas à estimativa da capacidade de exercício físico a partir do pico da carga de trabalho (p. ex., velocidade e inclinação da esteira). A medição direta de $\dot{V}O_2$ é

Escala de Borg CR10®

0	Absolutamente nada	
0,3		
0,5	Extremamente fraco	Apenas perceptível
0,7		
1	Muito fraco	
1,5		
2	Fraco	Leve
2,5		
3	Moderado	
4		
5	Forte	Pesado
6		
7	Muito forte	
8		
9		
10	Extremamente forte	"Máximo"
11		
∤		
•	Absolutamente máximo	O mais elevado possível

Figura 4.2 Escala de categorias de relações de Borg. Reproduzida, com autorização, de Borg G, Borg E. *The Borg CR Scales Folder*. Hässelby (Suécia): Borg Perception; 2010.

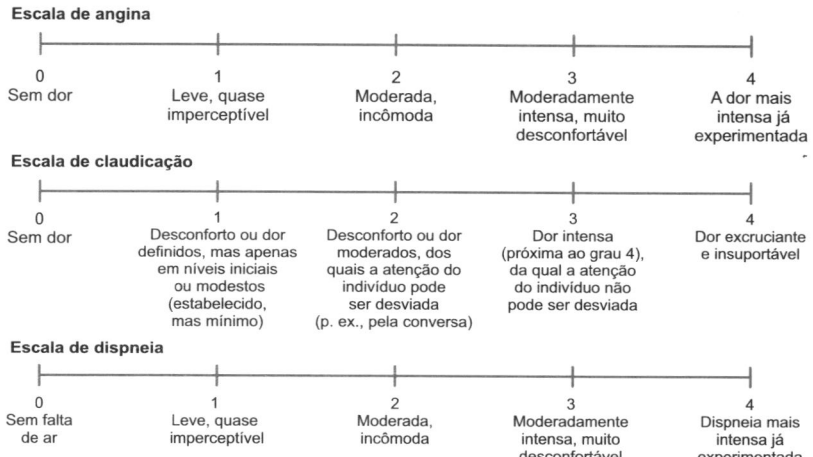

Figura 4.3 Escalas usadas com frequência para mensurar o nível de angina (*parte superior*), claudicação (*parte central*) e dispneia (*parte inferior*) do indivíduo.

a medida mais precisa de capacidade de exercício físico e um índice útil da saúde cardiopulmonar geral.[1,18,24] O TECP fornece dados adicionais que não estão disponíveis sem a análise do gás expirado, como a razão de troca respiratória (RER), o limiar anaeróbio ventilatório (VAT) e a razão de mudança da ventilação por unidade de tempo (volume de ar expirado por unidade de tempo [$\dot{V}E$]) em relação à mudança no volume de dióxido de carbono exalado ($\dot{V}CO_2$) durante o esforço físico (*i. e.*, inclinação $\dot{V}E/\dot{V}CO_2$; um indicador de eficiência ventilatória). As respostas do TECP têm se mostrado úteis na diferenciação da causa da dispneia para exercícios físicos e na estratificação de risco de muitos grupos individuais, particularmente aqueles com insuficiência cardíaca.[1,2,18,24] Existem vários recursos extensos disponíveis no TECP.[1,18,24,40]

A dessaturação de oxigênio pode ser uma causa de dispneia decorrente de esforços físicos em alguns indivíduos. Embora a aferição da pressão parcial de oxigênio arterial (PaO_2) e da pressão parcial de dióxido de carbono no sangue arterial ($PaCO_2$), por meio da medida de gases no sangue arterial seja o padrão-ouro, a oximetria de pulso fornece uma medida indireta e não invasiva da saturação de oxigênio arterial (SpO_2). Em indivíduos com doença pulmonar, as medidas diretas do percentual de SpO_2 correlacionam-se razoavelmente bem com a SpO_2 ($\pm$ 2 a 3%), desde que a SpO_2 permaneça > 85%.[1,18] Uma diminuição absoluta da $SpO_2 \geq$ 5% durante o exercício físico é considerada uma resposta anormal, sugestiva de hipoxemia induzida pelo esforço físico, e testes de acompanhamento com gasometria arterial podem ser indicados.[1,18] Uma $SpO_2 \leq 80\%$, com sinais ou sintomas de hipoxemia, são uma indicação para interromper um teste.[1] A avaliação da SpO_2 com oximetria de pulso, por meio de uma sonda na ponta do dedo, pode ser afetada por baixa perfusão ou onda de pulso baixa, anormalidades de hemoglobina, baixa

Boxe 4.3	Indicações para encerrar um teste de esforço físico máximo limitado por sintomas.

Indicações absolutas

- Elevação de ST (> 1,0 mm) em derivações sem ondas Q preexistentes em razão de IAM prévio (outro que não aVR, aVL ou V_1)
- Queda na pressão arterial sistólica de > 10 mmHg, apesar de aumento na carga de trabalho, quando acompanhada de outras evidências de isquemia
- Angina moderada a grave
- Sintomas do sistema nervoso central (p. ex., ataxia, tontura ou pré-síncope)
- Sinais de má perfusão (cianose ou palidez)
- Taquicardia ventricular sustentada ou outra arritmia, incluindo bloqueio atrioventricular de segundo ou terceiro grau, que interfira na manutenção normal do débito cardíaco durante o esforço físico
- Dificuldades técnicas para monitorar o ECG ou a pressão arterial sistólica
- Solicitação do indivíduo para parar

Indicações relativas

- Deslocamento de ST pronunciado (horizontal ou infradesnivelamento inferior a > 2 mm, medido de 60 a 80 ms após o ponto J em indivíduos com suspeita de isquemia)
- Queda na pressão arterial sistólica > 10 mmHg (persistentemente abaixo do valor basal), apesar de aumento na carga de trabalho, na ausência de outras evidências de isquemia
- Dor crescente no peito
- Fadiga, falta de ar, sibilo, cãibras nas pernas ou claudicação
- Arritmias diferentes de taquicardia ventricular sustentada, incluindo ectopia multifocal, trigeminias ventriculares, taquicardia supraventricular e bradiarritmias que têm o potencial de se tornarem mais complexas ou de interferir na estabilidade hemodinâmica
- Resposta hipertensiva exagerada (pressão arterial sistólica > 250 mmHg ou pressão arterial diastólica > 115 mmHg)
- Desenvolvimento de bloqueio de ramo que não pode ser distinguido da taquicardia ventricular
- Porcentagem de $SpO_2 \leq 80\%$[3]

ECG, eletrocardiograma; IAM, infarto agudo do miocárdio; SpO_2, saturação de oxigênio arterial.

saturação de oxigênio, tom de pele muito escuro, esmalte de unha, unhas de acrílico e movimento durante o teste de esforço físico.[41] Locais alternativos para posicionamento da sonda, como o lóbulo da orelha ou a testa, podem ser úteis.

Os critérios de encerramento para o teste clínico de esforço físico foram estabelecidos pela AHA e pelo ACC (Boxe 4.3).[3] Quando a meta é um teste de esforço físico máximo limitado por sintomas, uma intensidade predeterminada, como 85% da FC máxima ($FC_{máx}$) prevista para a idade, não deve ser usada como motivo para encerrar o teste.[3,5] A falha em continuar um teste até que o indivíduo atinja o esforço físico máximo, ou uma limitação clínica, resultará em subestimação da capacidade máxima de exercício físico da pessoa. Alguns médicos consideram o alcance de 85% da $FC_{máx}$ prevista pela idade como nível adequado de estresse para revelar isquemia por esforço físico. No entanto, as FCs previstas para a idade são altamente imprecisas, e a sensibilidade dos resultados do teste de esforço físico aumenta quando a FC atingida é maior que 85% do previsto.[3]

Após o esforço físico

A sensibilidade do teste de esforço físico para o diagnóstico de DIC pode ser maximizada quando o indivíduo é colocado em decúbito dorsal imediatamente após o término.[3,4] Portanto, se a indicação primária do teste for a suspeita de DIC, e alterações não significativas da repolarização forem observadas no pico do esforço físico, então deve-se considerar colocar o indivíduo em decúbito dorsal sem recuperação ativa. No entanto, a interrupção do exercício físico pode causar queda excessiva no retorno venoso, resultando em hipotensão profunda durante a recuperação e isquemia secundária à pressão de perfusão diminuída no miocárdio. Portanto, a continuação da recuperação ativa de baixa intensidade durante o período pós-esforço físico é frequentemente praticada para sustentar o retorno venoso e a estabilidade hemodinâmica. Cada laboratório deve desenvolver procedimentos padronizados para o período de recuperação (ativo *versus* inativo e duração do monitoramento) com o diretor médico do laboratório, responsável por considerar a indicação para o teste de esforço físico e o estado do indivíduo durante o teste.

Segurança

Embora eventos indesejáveis ocorram, o teste clínico de esforço é muito seguro quando realizado por médicos devidamente treinados. Os dados clássicos de Rochmis e Blackburn, de 1971, relataram taxa de complicações graves (morbidade ou mortalidade) de 34 eventos por 10 mil testes.[4,2] Desde então, muitos estudos mostraram que a taxa de eventos melhorou consideravelmente. Excluindo avaliações em indivíduos com história de arritmias ventriculares com risco de vida, entre 17 estudos, complicações graves durante os testes clínicos de esforço físico variaram de 0 a 35 eventos por 10 mil testes, com taxas tipicamente mais altas entre indivíduos sabidamente de maior risco, como aqueles com insuficiência cardíaca.[31] No entanto, estudos anteriores provavelmente superestimam o risco dos indivíduos de hoje devido aos avanços na medicina, como o cardioversor-desfibrilador implantável.[31] O consenso atual sugere que uma taxa de eventos de aproximadamente um a dois por 10 mil testes ocorre com os testes de esforço físico modernos.

Em testes realizados para avaliar a probabilidade de DIC, alguns médicos podem solicitar que determinados indivíduos não utilizem medicamentos que são conhecidos, por limitarem a resposta hemodinâmica ao esforço físico (p. ex., agentes bloqueadores beta-adrenérgicos), porque podem limitar a sensibilidade do teste.[3,5] No entanto, para a maioria das indicações de teste, os indivíduos são encorajados a continuar a tomar seus medicamentos no dia do teste.[5] Se a indicação para o teste de esforço físico for avaliar a efetividade (p. ex., mudança na capacidade de exercício físico) do tratamento clínico, então os indivíduos devem ser instruídos a continuarem seu esquema clínico normal.[5]

Como interpretar testes clínicos de esforço físico

Vários fatores devem ser considerados durante a interpretação dos dados do teste clínico de esforço físico, incluindo sintomas individuais, respostas de ECG, capacidade de exercício físico, respostas hemodinâmicas e a combinação de várias respostas, conforme refletido pelos escores dos testes de esforço, como o Duke Treadmill Score (discutido mais adiante).

Resposta da frequência cardíaca

Em sua resposta normal ao esforço físico incremental, a FC deve aumentar juntamente das cargas de trabalho crescentes, a uma taxa de ≈ 10 batimentos $\times$ min^{-1} por 1 MET.[3] A FC$_{máx}$ diminui com a idade e é atenuada em indivíduos em uso de agentes bloqueadores beta-adrenérgicos. Várias equações foram publicadas para prever a FC$_{máx}$ em indivíduos que não tomam um agente bloqueador beta-adrenérgico (ver Tabela 5.3).[3] Todas essas estimativas têm grande variabilidade interindividual, com desvios padrões de dez batimentos ou mais, limitando assim a utilidade da FC prevista para a idade durante o teste de esforço físico.[5,43]

Entre os indivíduos encaminhados para um teste secundário à DIC e na ausência de agentes bloqueadores beta-adrenérgicos, a falha em atingir uma FC$_{máx}$ prevista para a idade $\geq 85\%$ na presença de esforço físico máximo é um indicador de incompetência cronotrópica e está independentemente associada ao aumento do risco de morbidade e mortalidade.[3] A reserva cronotrópica-metabólica (RCM), também conhecida como índice cronotrópico, pode ser calculada a partir da relação entre a FC de reserva e a reserva metabólica durante o esforço físico submáximo. A vantagem de usar a RCM é que ela se ajusta à idade e ao condicionamento físico e parece não ser afetada pelo tipo de teste ou protocolo de esforço físico.[25] Uma resposta cronotrópica anormal fornece informações prognósticas que são independentes da perfusão miocárdica. A combinação de uma anormalidade de perfusão miocárdica e uma resposta cronotrópica anormal sugere um prognóstico pior do que qualquer anormalidade isoladamente.[44]

A taxa de declínio da FC após o esforço físico (recuperação da FC) fornece informações independentes relacionadas ao prognóstico.[3,30] Uma falha da FC em diminuir em pelo menos 12 batimentos durante o primeiro minuto ou 22 batimentos no final do segundo minuto de recuperação ativa pós-esforço físico está fortemente associada a um risco aumentado de mortalidade em indivíduos diagnosticados com DIC ou com risco aumentado de DIC.[3,30,44] A falha da recuperação adequada da FC pode estar relacionada à incapacidade do sistema nervoso parassimpático de reafirmar o controle vagal da FC, que sabidamente predispõe os indivíduos às arritmias ventriculares.[44]

Resposta da pressão arterial

A resposta normal da pressão arterial sistólica (PAS) ao esforço físico é um aumento juntamente da elevação das cargas de trabalho a uma taxa de cerca de 10 mmHg por 1 MET.[3] Em média, essa resposta é maior entre os homens, aumenta com a idade e é atenuada em indivíduos em uso de vasodilatadores, bloqueadores dos canais de cálcio, inibidores da enzima de conversão da angiotensina e bloqueadores alfa ou beta-adrenérgicos. As respostas específicas da PAS estão descritas a seguir:

- Resposta hipertensiva: uma PAS > 250 mmHg é indicação relativa para interromper um teste (ver Boxe 4.3).[3] Uma PAS ≥ 210 mmHg em homens e ≥ 190 mmHg em mulheres durante o esforço físico é considerada uma resposta exagerada.[3] Durante o esforço físico, um pico de PAS > 250 mmHg ou um aumento na PAS > 140 mmHg acima do valor de repouso pré-teste é preditivo de futura hipertensão arterial em repouso[45]
- Resposta hipotensiva: diminuição da PAS abaixo do valor de repouso pré-teste ou > 10 mmHg após aumento preliminar, particularmente na presença de outros índices de isquemia, é anormal e frequentemente associada à isquemia miocárdica, à

disfunção ventricular esquerda e ao aumento no risco de eventos cardíacos subsequentes.[3] Qualquer uma dessas respostas são indicações para interromper o teste (ver Boxe 4.3)

- Resposta debilitada: em indivíduos com limitação no aumento do débito cardíaco, a resposta da PAS durante o exercício físico será mais lenta em comparação ao normal
- Resposta pós-esforço físico: a PAS tipicamente retorna aos níveis pré-esforço físico, ou menos, em até 6 minutos de recuperação.[3] Estudos têm demonstrado que o retardo na recuperação da PAS está altamente relacionado tanto a anormalidades isquêmicas quanto a um mau prognóstico.[46,47]

Normalmente não há alteração ou há ligeira diminuição na pressão arterial diastólica (PAD) durante um teste de esforço físico. Durante o esforço físico, um pico de PAD > 90 mmHg ou um aumento na PAD > 10 mmHg acima do valor de repouso pré-teste é considerado uma resposta anormal e pode ocorrer com isquemia por esforço físico.[3]

Uma PAD > 115 mmHg é uma resposta exagerada e indicação relativa para interromper um teste (ver Boxe 4.3).[3]

Duplo produto

O *duplo produto* é calculado a partir da multiplicação dos valores de FC e PAS que ocorrem ao mesmo tempo em repouso ou durante o teste de esforço físico. O duplo produto é um substituto para o consumo de oxigênio pelo miocárdio. Existe relação linear entre o consumo de oxigênio pelo miocárdio e o fluxo sanguíneo coronário e a intensidade do esforço físico.[3] O fluxo sanguíneo coronário aumenta devido ao aumento da demanda de oxigênio do miocárdio, como resultado do aumento da FC e da contratilidade miocárdica. Se a oferta de sangue coronariano estiver prejudicada, o que pode ocorrer na DIC obstrutiva, sinais ou sintomas de isquemia miocárdica podem estar presentes. O ponto do teste em que isso ocorre é o limiar isquêmico. O duplo produto é uma estimativa repetível do limiar isquêmico e mais confiável do que a carga de trabalho externa. A faixa normal para o pico do duplo produto é de 25.000 a 40.000 mmHg × batimentos × min^{-1}.[3] O duplo produto no pico do esforço físico e no limiar isquêmico (quando aplicável) deve ser relatado.

Eletrocardiograma

A resposta normal do ECG (consulte o Apêndice B) durante o esforço físico inclui o seguinte:[3]

- Onda P: magnitude aumentada entre derivações inferiores
- Segmento de PR: encurta e desce entre as derivações inferiores
- QRS: a duração diminui, as ondas Q septais aumentam entre as derivações laterais, as ondas R diminuem e as ondas S aumentam entre as derivações inferiores
- Ponto J (junção J): deprime abaixo da linha isoelétrica com segmentos ST supradesnivelados que alcançam a linha isoelétrica em 80 milissegundos
- Onda T: diminui a amplitude no início do esforço físico, retorna à amplitude pré-esforço físico em intensidades mais altas e pode exceder a amplitude pré-esforço físico na recuperação
- Intervalo QT: diminui o intervalo QT absoluto. O intervalo QT corrigido para a FC aumenta com o esforço físico inicial e, em seguida, diminui com FCs mais altas.

Clinicamente, as alterações do segmento ST (ou seja, depressão e elevação) são os pilares do teste de esforço físico e estão associadas à isquemia e à lesão miocárdica. A interpretação dos segmentos ST pode ser afetada pela configuração do ECG em repouso e pelo tratamento com fármacos digitálicos e deve ser interpretada no contexto da probabilidade pré-teste de DIC.[3,5] Considerações que podem indicar que um teste de esforço físico apenas com ECG seria inadequado para o diagnóstico de DIC estão apresentadas no Boxe 4.4.

As respostas anormais do segmento ST durante o esforço físico incluem:[3]

- Para ser clinicamente significativa, a depressão ou elevação do segmento ST deve estar presente em pelo menos três ciclos cardíacos consecutivos na mesma derivação. O nível do segmento ST deve ser comparado em relação ao final do segmento PR. Complexos automatizados de média computadorizada não devem ser considerados para interpretação e devem ser confirmados visualmente pelos dados brutos do ECG
- Depressão do segmento ST horizontal ou infradesnivelada ≥ 1,0 mm (0,1 mV) a 80 milissegundos após o ponto J é um forte indicador de isquemia miocárdica
- A depressão do segmento ST clinicamente significativa que ocorre durante a recuperação pós-esforço físico é um indicador de isquemia miocárdica
- A depressão do segmento ST em uma carga de trabalho baixa, ou duplo produto baixo, está associada a pior prognóstico e maior probabilidade de doença multiarterial
- Quando a depressão do segmento ST está presente no ECG de repouso, em posição ereta, apenas uma depressão adicional do segmento ST durante o esforço físico é considerada para isquemia
- Quando a elevação do segmento ST está presente no ECG de repouso, em posição ereta, apenas a depressão do segmento ST abaixo da linha isoelétrica durante o esforço físico é considerada para isquemia
- Depressão supradesnivelada do segmento ST ≥ 2,0 mm (0,2 mV) a 80 milissegundos após o ponto J pode representar isquemia miocárdica, principalmente na presença de angina. No entanto, essa resposta tem baixo valor preditivo positivo e, muitas vezes, é classificada como ambígua
- Entre os indivíduos que já apresentaram infarto agudo do miocárdio (IAM), a elevação do segmento ST induzida por esforço físico (> 1,0 mm ou > 0,1 mV por 60 milissegundos) em derivações com ondas Q é uma resposta anormal e pode representar isquemia reversível ou anormalidades no movimento da parede regional
- Entre indivíduos sem IAM prévio, a elevação do segmento ST induzida por esforço físico mais frequentemente representa isquemia endocárdica e subepicárdica transitória combinada, mas também pode ser devido a espasmo coronário agudo

Boxe 4.4	**Considerações que podem necessitar de imagens complementares quando a indicação é a avaliação de doença isquêmica do coração.[5]**

- Depressão do segmento ST em repouso > 1,0 mm
- Ritmo ventricular compassado
- Hipertrofia ventricular esquerda com anormalidades na repolarização
- Bloqueio no ramo esquerdo
- As derivações V1-V3 não são interpretáveis com bloqueio de ramo direito
- Wolff-Parkinson-White
- Tratamento com digitálicos

- Alterações de repolarização (depressão do segmento ST ou inversão da onda T), que normalizam com o esforço físico, podem representar isquemia miocárdica induzida por esforço físico, mas são consideradas uma resposta normal em indivíduos jovens com repolarização precoce no ECG de repouso.

Em geral, as disritmias que aumentam em frequência ou complexidade com a intensidade progressiva do esforço físico e estão associadas à isquemia ou à instabilidade hemodinâmica têm maior probabilidade de causar um resultado inadequado do que as disritmias isoladas.[3] O significado clínico da ectopia ventricular durante o esforço físico tem variado. Embora a ectopia ventricular seja mais comum em algumas doenças, como a cardiomiopatia, em geral, a ectopia ventricular frequente e complexa durante o esforço físico e, principalmente, na recuperação está associada ao aumento do risco de parada cardíaca.[3] A taquicardia ventricular sustentada é um critério absoluto para encerrar um teste. Existem vários critérios relativos de finalização relacionados a disritmias e bloqueios atriais e ventriculares que devem ser considerados com base na presença de sinais ou sintomas de isquemia miocárdica ou perfusão inadequada (ver Boxe 4.3).[3]

Sintomas

Os sintomas que são consistentes com isquemia miocárdica (p. ex., angina, dispneia) ou instabilidade hemodinâmica (p. ex., tontura) devem ser observados e considerados no contexto com anormalidades de ECG, FC e PA (quando presentes). A angina induzida por esforço físico está associada a um risco aumentado de DIC.[3] A ocorrência de angina durante o esforço físico é geralmente considerada para substituir outras respostas do teste de esforço físico como um indicador de DIC, mas o risco de DIC é maior quando a angina e a depressão do segmento ST ocorrem juntas.[3] É importante reconhecer que a dispneia pode ser um equivalente anginoso. Comparado à fadiga nas pernas ou à exaustão geral, um teste de esforço físico limitado pela dispneia tem sido associado a pior prognóstico.[3]

Capacidade de exercício físico

Conhecer a capacidade de exercício físico é um componente importante do teste de esforço físico. Uma alta capacidade de exercício físico é em geral indicativa de boa saúde cardiopulmonar geral e ausência de limitações graves na função ventricular esquerda. Nas últimas duas décadas, diversos estudos foram publicados, demonstrando a importância da capacidade de exercício físico em relação ao prognóstico em indivíduos com doenças cardiovasculares.[1,2,18,24,40] Tanto a capacidade de exercício físico absoluta quanto normalizada por idade quanto por sexo biológico estão fortemente relacionadas à sobrevivência.[2,21,40] Uma questão significativa em relação à capacidade de exercício físico é a imprecisão de estimar a capacidade de exercício físico a partir do tempo de exercício físico ou da carga de trabalho de pico.[2] O erro na estimativa da capacidade de exercício físico a partir de várias equações de predição publicadas é de pelo menos ± 1 MET.[26,34,36-39] Esse erro de medição é menos significativo em indivíduos jovens e saudáveis com capacidade de exercício físico pico > 13 METs (7 a 8% de erro), mas mais significativo em indivíduos com capacidade de exercício físico reduzida tipicamente observada em indivíduos com doença cardiovascular ou pulmonar (4 a 8 METs; 13 a 25% de erro). A estimativa da capacidade de exercício físico em uma esteira é confundida por vários fatores, incluindo experiência na esteira, eficiência de caminhada, presença de doenças, protocolo de esforço físico usado e uso das mãos nas barras de apoio. Além disso, há um erro inerente associado às equações de regressão desenvolvidas para estimar o $\dot{V}O_{2máx}$ por extrapolação do $\dot{V}O_{2máx}$ obtido em cargas de trabalho submáximas em estado estável.[2,5,26,33–35,37,40]

Juntos, esses fatores tendem a resultar em superestimativa da capacidade de exercício físico.[2,35] Embora existam equações para prever a capacidade de exercício físico a partir de um teste de esforço físico com uso das barras de apoio (corrimão), o erro padrão da estimativa permanece grande.[35] A segurança ao caminhar na esteira é sempre uma consideração importante, e permitir que um indivíduo use os corrimãos deve ser determinado caso a caso. Devido a essas limitações associadas à estimativa da capacidade de exercício físico a partir da taxa de trabalho, é importante afirmar quando a capacidade de exercício físico é avaliada diretamente (ou seja $\dot{V}O_{2pico}$) ou estimada a partir da taxa de trabalho. Equações mais precisas para esteira e cicloergômetro foram desenvolvidas recentemente com base no Fitness Registry and the Importance of Exercise National Database (FRIEND). O erro geral das equações FRIEND foi significativamente menor para os testes em esteira e cicloergômetro em comparação com as equações existentes.[48,49]

Além de descrever a capacidade de exercício físico de um indivíduo, assim como estimado pelos METs pico ou pelo $\dot{V}O_{2pico}$ medido, a capacidade de exercício físico é frequentemente expressa em relação aos padrões normais baseados em idade e sexo biológico.[1,18,40,50] Isso é especialmente verdadeiro para $\dot{V}O_{2pico}$. Expressar o $\dot{V}O_{2pico}$ como porcentagem do valor normal previsto para a idade é vantajoso porque a capacidade de exercício físico diminui com a idade e é maior entre os homens em comparação com as mulheres. O conhecimento preciso do $\dot{V}O_{2pico}$ de um indivíduo em relação aos seus pares fornece um contexto para otimizar as aplicações prognósticas do teste e a avaliação do tratamento e fornece suporte para aconselhamento de atividades. Existem várias equações para estimar o $\dot{V}O_{2pico}$ com base em dados demográficos selecionados (p. ex., sexo biológico, idade, estatura e massa corporal).[1,18,50] Essas equações variam devido à especificidade da população e, portanto, pode ser problemático determinar precisamente qual equação é melhor para um indivíduo. Também estão disponíveis tabelas de referência que fornecem classificações percentuais para a capacidade de exercício físico avaliada de um indivíduo por categorias de sexo biológico e idade (para esteira, consulte a Tabela 3.8; para o cicloergômetro, consulte a Tabela 3.9),[51] e os nomogramas foram desenvolvidos para permitir a estimativa da capacidade de exercício físico prevista para a idade de um indivíduo rapidamente.[52–54]

As equações de predição mais amplamente utilizadas para o $\dot{V}O_{2pico}$ medido diretamente foram desenvolvidas por Hansen, Sue e Wasserman (comumente denominadas *equações de Wasserman*).[55] Embora essas equações tenham sido comumente usadas por mais de 30 anos, foram derivadas de uma amostra relativamente limitada e frequentemente não funcionam bem em populações específicas.[18,50,56,57] Ao expressar a capacidade de exercício físico como porcentagem do valor normal previsto para a idade, é importante que a equação usada seja derivada de uma população representativa do indivíduo testado que reflita se a capacidade de exercício físico foi mensurada diretamente ou estimada a partir da taxa de trabalho, que indica o tipo de exercício físico apropriado usado (bicicleta ergométrica ou esteira), e que a capacidade de exercício físico seja expressa apropriadamente ($\dot{V}O_{2pico}$ em $m\ell \times min^{-1}$, $m\ell \times kg^{-1} \times min^{-1}$, ou METs estimados). Exemplos de equações de regressão comumente usadas para a capacidade de exercício físico prevista para a idade estão apresentados no Boxe 4.5.

Boxe 4.5	Exemplos de equações de regressão para padrões normais preditos pela idade capacidade de exercício físico.

Para cada equação são indicados valores medidos diretamente versus *valores estimados.*
Equações de Hansen, Sue e Wasserman para $\dot{V}O_{2pico}$ medido:[55]

	Tipo	Sobrepeso	$\dot{V}O_{2máx}$ predito (mℓ × min^{-1})
Homens	Cicloergômetro[a]	Não	P × [50,72 − (0,372 × I)]
		Sim	[0,79 × (A − 60,7)] × [50,72 − (0,372 × I)]
	Esteira[b]	Não	P × [56,36 − (0,413 × I)]
		Sim	[0,79 × (A − 60,7)] × [56,36 − (0,413 × I)]
Mulheres	Cicloergômetro[a]	Não	(42,8 + P) × [22,78 − (0,17 × I)]
		Sim	A × [14,81 − (0,11 × I)]
	Esteira[c]	Não	P × [44,37 − (0,413 × I)]
		Sim	[0,79 × (A − 68,2)] × [44,37 − (0,413 × I)]

[a]Sobrepeso é P > [0,79 × (A − 60,7)].
[b]Sobrepeso é P > [0,65 × (A − 42,8)].
[c]Sobrepeso é P > [0,79 × (A − 68,2)].

Equação para $\dot{V}O_{2pico}$ medido do Fitness Registry and the Importance of Exercise National Data Base − FRIEND):[50]

$$\dot{V}O_{2pico} \ (m\ell \cdot kg^{-1} \cdot min^{-1}) = 45,2 − 0,35 \times idade − 10,9 \times sexo\ biológico$$
(masculino = 1; feminino = 2) − 0,15 × peso (lb) + 0,68 × altura (in) −
0,46 × tipo de exercício físico (esteira = 1; bicicleta = 2)

Porcentagem da capacidade de exercício físico alcançada em METs estimados entre veteranos do sexo biológico masculino:[54]

Todos os indivíduos: METs = 14,7 − 0,11 (idade)

Indivíduos ativos: METs = 16,4 − 0,13 (idade)

Indivíduos sedentários: METs = 11,9 − 0,07 (idade)

Porcentagem de $\dot{V}O_{2pico}$ predita para homens e mulheres com diagnóstico clínico ou cirúrgico (mℓ × kg^{-1} × min^{-1}):[52]

Homens: 33,97 − 0,242 × idade

Mulheres: 21,69 − 0,116 × idade

Porcentagem da capacidade de exercício físico prevista alcançada por mulheres saudáveis (METs estimados):[53]

METs = 14,7 − (0,13 × idade).

I, idade, em anos; A, altura, em cm; P, peso, em kg.

Teste de esforço cardiopulmonar

Uma grande vantagem de medir a troca gasosa ventilatória durante o esforço físico é mais precisão da capacidade de exercício físico. Várias revisões completas sobre o TCPE estão disponíveis.[1,18,24,58] Além de uma medição mais precisa da capacidade de exercício físico, os dados do TCPE podem ser particularmente úteis para estimar o prognóstico e definir o momento do transplante cardíaco e outras terapias avançadas em indivíduos com insuficiência cardíaca. O TCPE também é útil no diagnóstico diferencial de indivíduos com suspeita de doenças cardiovasculares e respiratórias.[1,18,24,58] Além do $\dot{V}O_{2pico}$, a inclinação da mudança na ventilação em relação à mudança na produção de dióxido de carbono (CO_2) – denominada *inclinação $\dot{V}E/\dot{V}CO_2$* –, durante um teste de esforço físico, prediz fortemente o prognóstico, especialmente em indivíduos com insuficiência cardíaca.[1,18,24,58] Outras variáveis que podem ser determinadas por meio da medição das trocas gasosas respiratórias incluem o VAT, o pulso de oxigênio, a inclinação da mudança na taxa de trabalho para mudança no oxigênio, a inclinação da eficiência de consumo de oxigênio (OUES), a pressão parcial de CO_2 expirado, a reserva respiratória e o RTR.[1,18,24,58] O TECP é particularmente útil para identificar se a causa da dispneia tem etiologia cardíaca ou pulmonar.[1,18]

Estresse cardiorrespiratório máximo *versus* pico

Quando um teste de esforço físico é realizado como parte da avaliação de DIC, os indivíduos devem ser encorajados a se exercitarem até o nível máximo de esforço físico ou até que uma indicação clínica para interromper o teste seja observada. No entanto, a determinação do que constitui o esforço "máximo", embora importante para interpretar os resultados do teste, pode ser difícil. Vários critérios foram usados para confirmar que um esforço físico máximo foi obtido durante um TEFP:

- Um platô no $\dot{V}O_2$ (ou falha em aumentar $\dot{V}O_2$ em 150 mℓ × min^{-1}) com carga de trabalho aumentada.[59,60] Esse critério deixou de ser utilizado porque um platô não é consistentemente observado durante o teste de esforço físico máximo, particularmente em indivíduos com doença cardiovascular ou pulmonar[61]
- Falha de aumento da FC com o aumento da carga de trabalho
- Concentração de lactato venoso pós-esforço físico > 8,0 mmol × ℓ^{-1}
- Classificação de esforço físico percebido (RPE) > 17 na escala de 6 a 20 ou > 7 na escala de 0 a 10 no pico de realização do esforço físico
- Um pico de RER ≥ 1,10. Um pico de RER é talvez o indicador não invasivo mais preciso e objetivo do esforço individual durante um TEFP.[18]

Não há consenso sobre o número de critérios que devem ser atendidos para denominar um teste de máximo.[62] Além disso, a variabilidade entre indivíduos e entre protocolos pode limitar a validade desses critérios.[62] Na ausência de dados que sustentem que um indivíduo atingiu seu máximo fisiológico, os dados do esforço físico máximo são comumente descritos como "pico" (p. ex., FC_{pico}, $\dot{V}O_{2pico}$) em vez de "máximo" (p. ex., $FC_{máx}$, $\dot{V}O_{2máx}$).[1-3]

Valor diagnóstico do teste de esforço físico para a detecção de doença cardíaca isquêmica

O valor diagnóstico do teste clínico de esforço físico para a detecção de DIC é influenciado pelos princípios da probabilidade condicional (ou seja, a probabilidade de identificar um indivíduo com DIC dada a probabilidade de DIC na população subjacente). As principais métricas que descrevem o valor diagnóstico do teste de esforço físico (e outros testes de diagnóstico) são a sensibilidade, a especificidade e o valor preditivo do procedimento do teste. Cada um deles é afetado pela prevalência de DIC na população testada.[5]

Sensibilidade, especificidade e valor preditivo

A *sensibilidade* refere-se à capacidade de identificar positivamente os indivíduos que realmente têm DIC. A sensibilidade do ECG de esforço físico para a detecção de DIC tem sido tradicionalmente baseada em evidências angiográficas de uma estenose da artéria coronária $\geq 70\%$ em pelo menos um vaso. Em um teste verdadeiramente positivo (VP), o teste é positivo para isquemia miocárdica (p. ex., $\geq 1,0$ mm de depressão do segmento ST horizontal ou infradesnivelado), e o indivíduo realmente tem DIC. Por outro lado, em um teste falso-negativo (FN), o teste é negativo para isquemia miocárdica, mas o indivíduo realmente tem DIC.[5]

Os fatores comuns que contribuem para os testes de esforço físico FN estão resumidos no Boxe 4.6. A sensibilidade de um teste de esforço físico é diminuída por estresse miocárdico inadequado, medicamentos que atenuam a demanda cardíaca para o exercício físico ou reduzem a isquemia miocárdica (p. ex., bloqueadores beta-adrenérgicos, nitratos, agentes bloqueadores dos canais de cálcio) e monitoramento insuficiente das derivações de ECG.[3,5] Alterações preexistentes no ECG, como hipertrofia ventricular esquerda, BRE ou síndrome de pré-excitação (WPW) limitam a capacidade de interpretar as alterações do segmento ST induzidas pelo exercício físico.[5]

A *especificidade* refere-se à capacidade de identificar corretamente os indivíduos que não têm DIC. Em um teste verdadeiro-negativo (VN), o teste é negativo para isquemia miocárdica e o indivíduo está livre de DIC.[5] Por outro lado, em um resultado de teste falso-positivo (FP), o teste é positivo para isquemia miocárdica, mas o indivíduo não tem DIC.

As condições que podem causar uma resposta anormal de ECG de esforço físico na ausência de DIC significativa estão mostradas no Boxe 4.7.[5]

Os valores relatados para a especificidade e a sensibilidade do teste de esforço físico com ECG variam devido às diferenças na prevalência da doença na coorte estudada, aos protocolos de teste, aos critérios de ECG para um teste positivo e à definição angiográfica de DIC. Em estudos que levaram em conta essas variáveis, os resultados combinados mostram sensibilidade de 68% e especificidade de 77%.[5] A sensibilidade, no entanto, é um pouco menor, e a especificidade é maior quando o viés de verificação (ou seja, que apenas avalia indivíduos com maior probabilidade de DIC) é removido.[63]

Boxe 4.6	Causas de resultados falso-negativos de teste de esforço físico máximo limitados por sintomas para o diagnóstico de doença cardíaca isquêmica.

- Falha em atingir um limiar isquêmico
- Monitoramento de um número insuficiente de derivações para detectar alterações de ECG
- Falha em reconhecer sinais e sintomas não ECG que podem estar associados com DCV subjacente (p. ex., hipotensão após o esforço físico)
- DCV angiograficamente significativa compensada por circulação colateral
- Limitações musculoesqueléticas para se exercitar que impedem a observação de anormalidades cardíacas
- Erro técnico ou do observador

DCV, doença cardiovascular; ECG, eletrocardiograma.

Boxe 4.7	Causas de resultados falso-positivos em testes de esforço físico máximo limitados por sintomas para o diagnóstico de doença cardíaca isquêmica.

- Depressão do segmento ST > 1,0 mm em repouso
- Hipertrofia ventricular esquerda
- Deficiências de condução acelerada (p. ex., síndrome de Wolff-Parkinson-White)
- Tratamento com digitálicos
- Cardiomiopatia não isquêmica
- Hipopotassemia
- Anormalidades vasorreguladoras
- Prolapso da válvula mitral
- Distúrbios pericárdicos
- Erro técnico ou do observador
- Espasmo coronário
- Anemia

O *valor preditivo* do teste clínico de esforço físico é uma medida de quão precisamente um resultado de teste (positivo ou negativo) identifica corretamente a presença ou ausência de DIC em indivíduos e é calculado a partir da sensibilidade e especificidade (Boxe 4.8). O valor preditivo positivo é a porcentagem de indivíduos com um teste anormal que realmente têm DIC. O valor preditivo negativo é a porcentagem de indivíduos com teste negativo que não possuem DIC.[5]

Dados e prognóstico de teste clínico de esforço físico

Introduzido pela primeira vez em 1987, quando o Duke Treadmill Score foi publicado, a implementação de vários escores de teste de esforço físico que combinam informações derivadas durante o teste de esforço físico em uma única estimativa de prognóstico ganhou popularidade.[64,65] O mais amplamente aceito e utilizado desses escores prognósticos é o Duke Treadmill Score ou o Duke Treadmill Nomogram.[3,5] Ambos são apropriados para indivíduos com ou sem histórico de DIC, sendo considerados para angiografia coronária sem histórico de IAM ou procedimento de revascularização. O Duke Treadmill Score/Nomogram (Figura 4.4) considera a capacidade de exercício físico, a magnitude da depressão do segmento ST e a presença e gravidade da angina do peito. A pontuação calculada está relacionada às taxas de sobrevida anual e de 5 anos e permite a categorização dos indivíduos em subgrupos de risco baixo, moderado e alto. Essa categorização pode ajudar o médico a escolher entre tratamentos mais conservadores ou mais agressivos. Os médicos também podem usar estimativas de prognóstico baseadas em outros achados hemodinâmicos, como incompetência cronotrópica ou recuperação anormal da FC, para orientar suas decisões clínicas.[3,5] Cada uma dessas anormalidades do teste de esforço físico contribui com informações prognósticas independentes. Embora haja crença geral de que os médicos integram informalmente muitas dessas informações sem o cálculo específico de uma pontuação de teste de esforço físico, as estimativas da presença de DIC fornecidas pelos escores são superiores às estimativas do médico e à análise das alterações do segmento ST isoladamente.[66]

Boxe 4.8	**Sensibilidade, especificidade e valor preditivo do teste de esforço físico máximo limitado por sintomas para o diagnóstico de doença isquêmica do coração.**

Sensibilidade = [VP/(VP + FN)] × 100
• A porcentagem de indivíduos com DIC que têm um teste positivo
Especificidade = [VN/(VN + FP)] × 100
• A porcentagem de indivíduos sem DIC que têm um teste negativo
Valor preditivo positivo = [VP/(VP + FP)] × 100
• A porcentagem de testes positivos que identificam corretamente os indivíduos com DIC
Valor preditivo negativo = [VN/(VN + FN)] × 100
• A porcentagem de testes negativos que identificam os indivíduos corretamente sem DIC

DIC, doença isquêmica do coração; FN, falso negativo; FP, falso positivo; VN, verdadeiro negativo; VP, verdadeiro positivo.

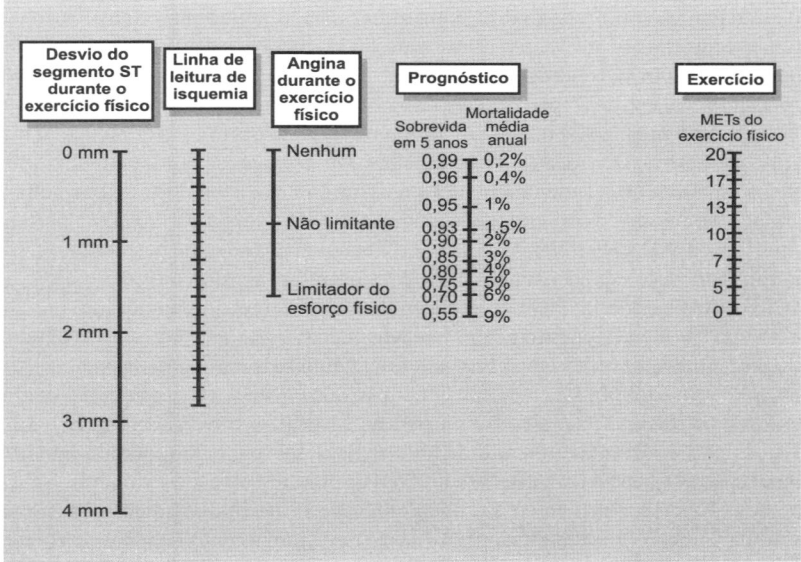

Figura 4.4 Normograma de Duke. Este nomograma usa cinco variáveis para estimar o prognóstico para um determinado indivíduo. Primeiro, a quantidade observada de depressão do segmento ST é marcada na linha de desvio do segmento ST. Em segundo lugar, o grau de angina observado é marcado na linha de angina, e esses dois pontos são conectados. Terceiro, o ponto onde essa linha cruza a linha de leitura de isquemia é assinalado. Quarto, a tolerância ao esforço físico observada é assinalada na linha para a capacidade de exercício físico. Finalmente, a marca na linha de leitura de isquemia é conectada à marca na linha de capacidade de exercício físico e a sobrevida estimada em 5 anos ou taxa média de mortalidade anual é lida a partir do ponto em que essa linha cruza a escala de prognóstico. Reproduzida, com autorização, de Mark et al.[65]

Testes clínicos de esforço físico com imagem

Quando o ECG em repouso é anormal, o teste de esforço físico pode ser acoplado a outras técnicas destinadas a aumentar as informações fornecidas pelo ECG ou a substituir o ECG quando anormalidades em repouso (ver Boxe 4.4) tornam impossível a avaliação de mudanças durante o esforço físico. Vários radioisótopos podem ser usados para avaliar a presença de uma anormalidade de perfusão miocárdica, que é o evento inicial na isquemia por esforço físico e o início da "cascata isquêmica", ou anormalidades da função ventricular que frequentemente ocorrem com IAM ou isquemia miocárdica.[3,5] Quando o teste de esforço físico é combinado com imagem de perfusão miocárdica (p. ex., teste de estresse nuclear) ou ecocardiografia, todos os outros aspectos do teste de esforço físico devem permanecer os mesmos, incluindo monitoramento de FC e PA durante e após o esforço físico, avaliação dos sintomas, monitoramento do ritmo e esforço físico máximo limitado por sintomas.

A imagem de perfusão miocárdica pode ser realizada com uma variedade de agentes e abordagens de imagem, embora os dois isótopos mais comuns sejam tálio 201 e tecnécio sestamibi 99mTc (Cardiolite®). A distribuição do isótopo é proporcional ao fluxo sanguíneo coronário. Esses agentes atravessam as membranas celulares do tecido metabolicamente ativo tanto ativamente (tálio) quanto passivamente (sestamibi). No caso de um IAM, o isótopo não atravessa a membrana celular do tecido necrótico e, portanto, uma redução permanente da atividade isotópica é observada na imagem, referida como prejuízo de perfusão não reversível ou fixo. No caso de isquemia miocárdica por esforço físico, a captação pelo tecido na região isquêmica é reduzida durante a atividade em virtude da redução relativa do fluxo sanguíneo (e, portanto, do isótopo) para o tecido isquêmico. Essa anormalidade é revertida quando a perfusão miocárdica é avaliada em repouso. Isso é chamado de prejuízo de perfusão reversível ou transitório e é diagnóstico de isquemia miocárdica por esforço físico.

A ecocardiografia também pode ser usada como complemento durante um teste de esforço físico e é frequentemente chamada de *ecocardiografia sob estresse*. O exame ecocardiográfico permite a avaliação do movimento e da espessura das paredes e da função valvar. Embora seja teoricamente possível realizar a ecocardiografia durante o esforço físico em cicloergômetro na posição vertical, é tecnicamente desafiador. A prática típica é fazer com que o indivíduo se deite sobre o lado esquerdo imediatamente após a conclusão do teste de esforço físico (esteira ou cicloergômetro vertical) ou que o exercício físico envolva cicloergometria em decúbito. Isso permite a otimização da janela ecocardiográfica para o coração. O movimento regional da parede é avaliado para vários segmentos do ventrículo esquerdo. A deterioração do movimento regional da parede com o esforço físico (em comparação com o repouso) é um sinal de isquemia miocárdica. A fração de ejeção do ventrículo esquerdo (FEVE) também é medida antes e após o teste.

As técnicas de imagem, como a imagem de perfusão miocárdica com radionuclídeos e a ecocardiografia, permitem ao médico identificar a localização e a magnitude da isquemia miocárdica. Para indivíduos incapazes de se exercitar fisicamente, também é possível a realização de imagens de perfusão miocárdica ou ecocardiografia sob estresse associada ao estresse farmacológico. Essas técnicas estão além do escopo deste capítulo.

Testes de caminhada em campo

Este capítulo enfoca o teste de esforço físico máximo tradicional limitado por sinais e sintomas com monitoramento de ECG, que é realizado em laboratório clínico, geralmente com uma esteira ou cicloergômetro. No entanto, os testes clínicos de esforço físico não laboratoriais também são frequentemente usados em indivíduos com doenças crônicas. Geralmente, são classificados como testes de caminhada em campo ou corredor e tipicamente considerados submáximos. Semelhante aos testes de esforço físico máximo, os testes de caminhada em campo são usados para avaliar a capacidade de exercício físico, estimar o prognóstico e avaliar a resposta ao tratamento.[1,2,67,68] O mais comum entre os testes de caminhada em campo é o teste de caminhada de 6 min (TC6 M), mas as evidências têm sido construídas para outros testes de caminhada em campo, como os testes de caminhada incremental e de resistência.[67,68] O TC6 M foi originalmente desenvolvido para avaliar indivíduos com doença pulmonar; no entanto, foi aplicado em vários grupos individuais e é uma ferramenta popular para avaliar indivíduos com insuficiência cardíaca.[67]

As vantagens dos testes de caminhada em campo são sua simplicidade e o custo mínimo, muitas vezes exigindo apenas um corredor. Além disso, como o indivíduo caminha em um ritmo escolhido por ele mesmo, um teste de caminhada em campo pode ser mais representativo da capacidade de um indivíduo de realizar atividades da vida diária.[2,67,68] Uma discussão adicional sobre os testes de caminhada em campo é fornecida no Capítulo 3.

Dado o crescente reconhecimento da importância da capacidade de exercício físico no prognóstico e a recente chamada para o reconhecimento da capacidade de exercício físico como um "sinal vital", tem existido inúmeras abordagens "sem exercício físico" para estimar a ACR.[21,69] Por ser inadequado e impraticável realizar um teste de esforço físico máximo na maioria dos indivíduos sem uma indicação específica, essas abordagens permitem facilmente uma estimativa razoável da ACR sem realizar o teste. Estimativas de ACR sem exercício físico podem ser úteis para aconselhamento de atividades, bem como fornecer informações sobre estratificação de risco.[21,69]

Recursos *online*

American College of Cardiology, guidelines: http://www.acc.org/guidelines
American Heart Association, guidelines and statements: https://professional.heart.
    org/professional/GuidelinesStatements/UCM_316885_Guidelines-Statements.jsp
American Thoracic Society, statements, guidelines, and reports: https://www.
    thoracic.org/statements/

Referências bibliográficas

1. American Thoracic Society, American College of Chest Physicians. ATS/ACCP statement on cardiopulmonary exercise testing. *Am J Respir Crit Care Med.* 2003;167(2):211–77.
2. Arena R, Myers J, Williams MA et al. Assessment of functional capacity in clinical and research settings: a scientific statement from the American Heart Association Committee on Exercise, Rehabilitation, and Prevention of the Council on Clinical Cardiology and the Council on Cardiovascular Nursing. *Circulation.* 2007;116(3):329–43.

3. Fletcher GF, Ades PA, Kligfield P et al. Exercise standards for testing and training: a scientific statement from the American Heart Association. *Circulation.* 2013;128(8):873–934.

4. Myers J, Arena R, Franklin B et al. Recommendations for clinical exercise laboratories: a scientific statement from the American Heart Association. *Circulation.* 2009;119(24):3144–61.

5. Gibbons RJ, Balady GJ, Bricker JT et al. ACC/AHA 2002 guideline update for exercise testing: summary article. A report of the American College of Cardiology/American Heart Association Task Force on Practice Guidelines (Committee to Update the 1997 Exercise Testing Guidelines). *J Am Coll Cardiol.* 2002;40(8):1531–40.

6. Mieres JH, Gulati M, Bairey Merz N et al. Role of noninvasive testing in the clinical evaluation of women with suspected ischemic heart disease: a consensus statement from the American Heart Association. *Circulation.* 2014;130(4):350–79.

7. Chou R, Arora B, Dana T, Fu R, Walker M, Humphrey L. Screening asymptomatic adults with resting or exercise electrocardiography: a review of the evidence for the U.S. Preventive Services Task Force. *Ann Intern Med.* 2011;155(6):375–85.

8. Moyer VA, U.S. Preventive Services Task Force. Screening for coronary heart disease with electrocardiography: U.S. Preventive Services Task Force recommendation statement. *Ann Intern Med.* 2012;157(7):512–8.

9. American College of Emergency Physicians, Society for Cardiovascular Angiography and Interventions. 2013 ACCF/AHA guideline for the management of ST-elevation myocardial infarction: a report of the American College of Cardiology Foundation/American Heart Association Task Force on Practice Guidelines. *J Am Coll Cardiol.* 2013;61(4):e78–140.

10. Amsterdam EA, Wenger NK, Brindis RG et al. 2014 AHA/ACC guideline for the management of patients with non-ST-elevation acute coronary syndromes: executive summary: a report of the American College of Cardiology/American Heart Association Task Force on Practice Guidelines. *Circulation.* 2014;130(25):2354–94.

11. Fihn SD, Gardin JM, Abrams J et al. 2012 ACCF/AHA/ACP/AATS/PCNA/SCAI/STS guideline for the diagnosis and management of patients with stable ischemic heart disease: a report of the American College of Cardiology Foundation/American Heart Association Task Force on Practice Guidelines, and the American College of Physicians, American Association for Thoracic Surgery, Preventive Cardiovascular Nurses Association, Society for Cardiovascular Angiography and Interventions, and Society of Thoracic Surgeons. *J Am Coll Cardiol.* 2012;60(24):e44–164.

12. Fleisher LA, Fleischmann KE, Auerbach AD et al. 2014 ACC/AHA guideline on perioperative cardiovascular evaluation and management of patients undergoing noncardiac surgery: executive summary: a report of the American College of Cardiology/American Heart Association Task Force on Practice Guidelines. *Circulation.* 2014;130(24):2215–45.

13. Levine GN, Bates ER, Blankenship JC et al. 2011 ACCF/AHA/SCAI guideline for percutaneous coronary intervention. A report of the American College of Cardiology Foundation/American Heart Association Task Force on Practice Guidelines and the Society for Cardiovascular Angiography and Interventions. *J Am Coll Cardiol.* 2011;58(24):e44–122.

14. McMurray JJ, Adamopoulos S, Anker SD et al. ESC guidelines for the diagnosis and treatment of acute and chronic heart failure 2012: the Task Force for the Diagnosis and Treatment of Acute and Chronic Heart Failure 2012 of the European Society of Cardiology. Developed in collaboration with the Heart Failure Association (HFA) of the ESC. *Eur Heart J.* 2012;33(14):1787–847.

15. Nishimura RA, Otto CM, Bonow RO et al. 2014 AHA/ACC guideline for the management of patients with valvular heart disease: executive summary: a report of the American College of Cardiology/American Heart Association Task Force on Practice Guidelines. *J Am Coll Cardiol.* 2014;63(22):2438–88.

16. Amsterdam EA, Kirk JD, Bluemke DA et al. Testing of low-risk patients presenting to the emergency department with chest pain: a scientific statement from the American Heart Association. *Circulation.* 2010;122(17):1756–76.

17. ERS Task Force, Palange P, Ward SA et al. Recommendations on the use of exercise testing in clinical practice. *Eur Respir J.* 2007;29(1):185–209.

18. Balady GJ, Arena R, Sietsema K et al. Clinician's guide to cardiopulmonary exercise testing in adults. A scientific statement from the American Heart Association. *Circulation.* 2010;122(2):191–225.

19. Parsons JP, Hallstrand TS, Mastronarde JG et al. An official American Thoracic Society clinical practice guideline: exercise-induced bronchoconstriction. *Am J Respir Crit Care Med.* 2013;187(9):1016–27.
20. Rooke TW, Hirsch AT, Misra S et al. Management of patients with peripheral artery disease (compilation of 2005 and 2011 ACCF/AHA Guideline Recommendations): a report of the American College of Cardiology Foundation/American Heart Association Task Force on Practice Guidelines. *J Am Coll Cardiol.* 2013;61(14):1555–70.
21. Ross R, Blair S, Arena R et al. Importance of assessing cardiorespiratory fitness in clinical practice: a case for fitness as a clinical vital sign: a scientific statement from the American Heart Association. *Circulation.* 2016;134:e653–99.
22. Myers J, Prakash M, Froelicher V, Partington S, Atwood JE. Exercise capacity and mortality among men referred for exercise testing. *N Engl J Med.* 2002;346(11):793–801.
23. Keteyian SJ, Brawner CA, Savage PD et al. Peak aerobic capacity predicts prognosis in patients with coronary heart disease. *Am Heart J.* 2008;156(2):292–300.
24. Myers J, Arena R, Cahalin L, Labate V, Guazzi M. Cardiopulmonary exercise testing in heart failure. *Curr Probl Cardiol.* 2015;40:322–72.
25. Brubaker PH, Kitzman DW. Chronotropic incompetence: causes, consequences, and management. *Circulation.* 2011;123(9):1010–20.
26. Foster C, Crowe AJ, Daines E et al. Predicting functional capacity during treadmill testing independent of exercise protocol. *Med Sci Sports Exerc.* 1996;28(6):752–6.
27. Lauer MS, Francis GS, Okin PM et al. Impaired chronotropic response to exercise stress testing as a predictor of mortality. *JAMA.* 1999;281(6):524–9.
28. Morshedi-Meibodi A, Larson MG, Levy D, O'Donnell CJ, Vasan RS. Heart rate recovery after treadmill exercise testing and risk of cardiovascular disease events (The Framingham Heart Study). *Am J Cardiol.* 2002;90(8):848–52.
29. Nissinen SI, Mäkikallio TH, Seppänen T et al. Heart rate recovery after exercise as a predictor of mortality among survivors of acute myocardial infarction. *Am J Cardiol.* 2003;91(6):711–4.
30. Lachman S, Terbraak MS, Limpens J et al. The prognostic value of heart rate recovery in patients with coronary artery disease: a systematic review and meta-analysis. *Am Heart J.* 2018;199:163–9.
31. Myers J, Forman DE, Balady GJ et al. Supervision of exercise testing by nonphysicians: a scientific statement from the American Heart Association. *Circulation.* 2014;130(12):1014–27.
32. Rodgers GP, Ayanian JZ, Balady G et al. American College of Cardiology/American Heart Association Clinical Competence statement on stress testing. A report of the American College of Cardiology/American Heart Association/American College of Physicians-American Society of Internal Medicine Task Force on Clinical Competence. *Circulation.* 2000;102(14):1726–38.
33. Myers J, Voodi L, Umann T, Froelicher VF. A survey of exercise testing: methods, utilization, interpretation, and safety in the VAHCS. *J Cardiopulm Rehabil.* 2000;20(4):251–8.
34. Foster C, Jackson AS, Pollock ML et al. Generalized equations for predicting functional capacity from treadmill performance. *Am Heart J.* 1984;107(6):1229–34.
35. McConnell TR, Foster C, Conlin NC, Thompson NN. Prediction of functional capacity during treadmill testing: effect of handrail support. *J Cardiopulm Rehabil.* 1991;11(4):255–60.
36. Myers J, Bellin D. Ramp exercise protocols for clinical and cardiopulmonary exercise testing. *Sports Med.* 2000;30(1):23–9.
37. Haskell WL, Savin W, Oldridge N, DeBusk R. Factors influencing estimated oxygen uptake during exercise testing soon after myocardial infarction. *Am J Cardiol.* 1982;50(2):299–304.
38. Kaminsky LA, Whaley MH. Evaluation of a new standardized ramp protocol: the BSU/Bruce Ramp protocol. *J Cardiopulm Rehabil.* 1998;18(6):438–44.
39. Peterson MJ, Pieper CF, Morey MC. Accuracy of $\dot{V}O_{2max}$ prediction equations in older adults. *Med Sci Sports Exerc.* 2003;35(1):145–9.
40. Mezzani A, Agostoni P, Cohen-Solal A et al. Standards for the use of cardiopulmonary exercise testing for the functional evaluation of cardiac patients: a report from the Exercise Physiology Section of the European Association for Cardiovascular Prevention and Rehabilitation. *Eur J Cardiovasc Prev Rehabil.* 2009;16(3):249–67.
41. Pretto JJ, Roebuck T, Beckert L, Hamilton G. Clinical use of pulse oximetry: official guidelines from the Thoracic Society of Australia and New Zealand. *Respirology.* 2014;19(1):38–46.

42. Rochmis P, Blackburn H. Exercise tests. A survey of procedures, safety, and litigation experience in approximately 170,000 tests. *JAMA*. 1971;217(8):1061-6.
43. Brawner CA, Ehrman JK, Schairer JR, Cao JJ, Keteyian SJ. Predicting maximum heart rate among patients with coronary heart disease receiving beta-adrenergic blockade therapy. *Am Heart J*. 2004;148(5):910-4.
44. Lauer MS. Exercise electrocardiogram testing and prognosis. Novel markers and predictive instruments. *Cardiol Clin*. 2001;19(3):401-14.
45. Pescatello LS, Franklin BA, Fagard R et al. American College of Sports Medicine position stand. Exercise and hypertension. *Med Sci Sports Exerc*. 2004;36(3):533-53.
46. Amon KW, Richards KL, Crawford MH. Usefulness of the postexercise response of systolic blood pressure in the diagnosis of coronary artery disease. *Circulation*. 1984;70(6):951-6.
47. McHam SA, Marwick TH, Pashkow FJ, Lauer MS. Delayed systolic blood pressure recovery after graded exercise: an independent correlate of angiographic coronary disease. *J Am Coll Cardiol*. 1999;34(3):754-9.
48. Kokkinos P, Kaminsky LA, Arena R, Zhang J, Myers J. New generalized equation for predicting maximal oxygen uptake (from the Fitness Registry and the Importance of Exercise National Database). *Am J Cardiol*. 2017;120:688-92.
49. Kokkinos P, Kaminsky LA, Arena R, Zhang J, Myers J. A new generalized cycle ergometry equation for predicting maximal oxygen uptake: the Fitness Registry and the Importance of Exercise National Database (FRIEND). *Eur J Prev Cardiol*. 2018;25(10):1077-82.
50. de Souza e Silva CG, Kaminsky LA, Arena R et al. A reference equation for maximal aerobic power for treadmill and cycle ergometer exercise testing: analysis from the FRIEND registry. *Eur J Prev Cardiol*. 2018;25(7):742-50.
51. Kaminsky L, Myers J, Arena R. Reference standards for cardiorespiratory fitness measured with cardiopulmonary exercise testing: data from the Fitness Registry and the Importance of Exercise National Database. *Mayo Clin Proc*. 2015;90:1515-23.
52. Ades PA, Savage PD, Brawner CA et al. Aerobic capacity in patients entering cardiac rehabilitation. *Circulation*. 2006;113(23):2706-12.
53. Gulati M, Black HR, Shaw LJ et al. The prognostic value of a nomogram for exercise capacity in women. *N Engl J Med*. 2005;353(5):468-75.
54. Morris CK, Myers J, Froelicher VF, Kawaguchi T, Ueshima K, Hideg A. Nomogram based on metabolic equivalents and age for assessing aerobic exercise capacity in men. *J Am Coll Cardiol*. 1993;22(1):175-82.
55. Hansen JE, Sue DY, Wasserman K. Predicted values for clinical exercise testing. *Am Rev Respir Dis*. 1984;129(2 Pt 2):S49-55.
56. Paap D, Takken T. Reference values for cardiopulmonary exercise testing in healthy adults: a systematic review. *Expert Rev Cardiovasc Ther*. 2014;12(12):1439-53.
57. Debeaumont D, Tardif C, Folope V et al. A specific prediction equation is necessary to estimate peak oxygen uptake in obese patients with metabolic syndrome. *J Endocrinol Invest*. 2016;39(6):635-42.
58. Ferrazza AM, Martolini D, Valli G, Palange P. Cardiopulmonary exercise testing in the functional and prognostic evaluation of patients with pulmonary diseases. *Respiration*. 2009;77(1):3-17.
59. Taylor HL, Buskirk E, Henschel A. Maximal oxygen intake as an objective measure of cardio-respiratory performance. *J Appl Physiol*. 1955;8(1):73-80.
60. Wasserman K, Whipp BJ, Koyl SN, Beaver WL. Anaerobic threshold and respiratory gas exchange during exercise. *J Appl Physiol*. 1973;35(2):236-43.
61. Noakes TD. Maximal oxygen uptake: "classical" versus "contemporary" viewpoints: a rebuttal. *Med Sci Sports Exerc*. 1998;30(9):1381-98.
62. Midgley AW, McNaughton LR, Polman R, Marchant D. Criteria for determination of maximal oxygen uptake: a brief critique and recommendations for future research. *Sports Med*. 2007;37(12):1019-28.
63. Froelicher VF, Lehmann KG, Thomas R et al. The electrocardiographic exercise test in a population with reduced workup bias: diagnostic performance, computerized interpretation, and multivariable prediction. Veterans Affairs Cooperative Study in Health Services #016 (QUEXTA) Study Group. Quantitative exercise testing and angiography. *Ann Intern Med*. 1998;128(12 Pt 1):965-74.

64. Mark DB, Hlatky MA, Harrell FE Jr, Lee KL, Califf RM, Pryor DB. Exercise treadmill score for predicting prognosis in coronary artery disease. *Ann Intern Med.* 1987;106:793–800.
65. Mark DB, Shaw L, Harrell FE Jr et al. Prognostic value of a treadmill exercise score in outpatients with suspected coronary artery disease. *N Engl J Med.* 1991;325(12):849–53.
66. Lipinski M, Froelicher V, Atwood E et al. Comparison of treadmill scores with physician estimates of diagnosis and prognosis in patients with coronary artery disease. *Am Heart J.* 2002;143(4):650–8.
67. Holland AE, Spruit MA, Troosters T et al. An official European Respiratory Society/American Thoracic Society technical standard: field walking tests in chronic respiratory disease. *Eur Respir J.* 2014;44(6):1428–46.
68. Forman DE, Arena R, Boxer R et al. Prioritizing functional capacity as a principal end point for therapies oriented to older adults with cardiovascular disease: a scientific statement for health- care professionals from the American Heart Association. *Circulation.* 2017;135(16):e894–918.
69. Artero EG, Jackson AS, Sui X et al. Longitudinal algorithms to estimate cardiorespiratory fitness: associations with nonfatal cardiovascular disease and disease-specific mortality. *J Am Coll Cardiol.* 2014;63(21):2289–96.

Princípios Gerais da Prescrição de Exercícios Físicos

As evidências científicas que demonstram os efeitos benéficos do exercício físico são indiscutíveis.[1] Além disso, tais benefícios superam em muito seus riscos para a maioria dos adultos (ver Capítulos 1 e 2),[1-3] e os comportamentos sedentários demonstraram aumentar os desfechos adversos à saúde, mesmo entre aqueles que se exercitam regularmente.[4-8] Embora os intervalos compostos de atividades físicas ou sessões de atividades físicas diárias frequentes de qualquer duração sejam recomendados pelas 2018 Physical Activity Guidelines[1] e se acredite que mitiguem algumas das consequências negativas do comportamento sedentário, ainda existem lacunas na literatura relacionadas com o comportamento sedentário e os intervalos compostos de atividades físicas.[9,10]

Portanto, além de minimizar atividades sedentárias, a prescrição ideal de exercícios físicos deve abordar componentes de condicionamento cardiorrespiratório ([CCR] aeróbios) e muscular esquelético, mobilidade/flexibilidade e composição corporal. Assim, uma prescrição de exercícios físicos (PEx) bem elaborada deve ter como objetivo melhorar pelo menos um componente da saúde ou condicionamento físico e também incluir um plano para diminuir os períodos de inatividade física.[2,3,8,11]

Introdução aos princípios da prescrição de exercícios físicos

Este capítulo emprega os princípios FITT da PEx:

- F: Frequência (quantas vezes)
- I: Intensidade (quão difícil)
- T: Tempo (duração ou por quanto tempo)
- T: Tipo (modo ou que tipo).

Além disso, deve-se considerar também componentes como Volume (V), ou seja, quantidade total de exercício físico, e Progressão (P), ou seja avanço do exercício físico, ao projetar um programa de exercícios físicos individualizado consistente com as recomendações do American College of Sports Medicine (ACSM).

Os princípios FITT da PEx apresentados neste capítulo são baseados na aplicação das evidências existentes sobre os benefícios fisiológicos, psicológicos e de saúde do exercício físico (ver Capítulo 1). No entanto, alguns indivíduos podem não responder como esperado, considerando a variabilidade individual apreciável na magnitude das respostas a um determinado plano de exercícios físicos.[3,12-15] Além disso, os princípios

FITT da PEx podem não se aplicar a certos casos em decorrência de características individuais (p. ex., estado de saúde, capacidade física e idade) ou objetivos atléticos e de desempenho físico. Deve-se fazer adaptações ao PEx para indivíduos com condições clínicas e indivíduos saudáveis com considerações especiais e conforme indicado em outros capítulos relacionados destas Diretrizes (ver Capítulos 4, 6 a 11).

Para a maioria dos adultos, um programa de exercícios físicos que inclua treinamento aeróbio e de força é indispensável para melhorar e manter o condicionamento físico e a saúde.[1] As diretrizes FITT da PEx apresentam metas recomendadas para o exercício físico derivadas das evidências científicas disponíveis, mostrando que a maioria dos indivíduos obterá benefícios ao seguir a quantidade e a qualidade de exercício físico especificadas. No entanto, alguns indivíduos desejarão ou precisarão incluir apenas alguns dos componentes do condicionamento físico relacionado com a saúde em seu plano de treinamento físico ou de exercícios físicos, menos do que o sugerido pelas diretrizes apresentadas neste capítulo. Mesmo que um indivíduo não consiga alcançar as metas recomendadas neste capítulo, realizar algum exercício físico é benéfico, especialmente em indivíduos inativos ou descondicionados fisicamente; por esse motivo, qualquer quantidade de exercício físico deve ser incentivada, exceto quando houver preocupações de segurança.

Considerações gerais para a prescrição de exercícios físicos

Embora o exercício físico seja essencialmente seguro,[1] pode-se minimizar o risco de doença cardiovascular (DCV) e complicações musculoesqueléticas (a) seguindo os procedimentos de triagem e avaliação de saúde, antes do início de um programa de exercício físico, descritos no Capítulo 2; (b) iniciando um novo programa de exercícios físicos de intensidade leve a moderada, com progressão gradual do volume e da intensidade[3]; e (c) empregando um programa de exercícios físicos individualizado que esteja de acordo com as diretrizes de PEx estabelecidas neste capítulo. Além disso, as intervenções comportamentais que podem reduzir as barreiras e aumentar a adoção e a adesão à participação no exercício físico também são importantes para a implementação da PEx (ver Capítulo 12).

Além dos componentes da PEx, ao projetar um programa de exercícios físicos, deve-se considerar variáveis como os objetivos, a capacidade física (ou capacidade de exercício físico), o condicionamento físico, o estado de saúde, o cronograma e o ambiente físico e social do indivíduo, bem como as instalações e os equipamentos disponíveis. Este capítulo apresenta recomendações baseadas em evidências para treinamento físico composto de exercícios físicos aeróbios, de flexibilidade e de força, com base em uma combinação dos princípios FITT. As seções a seguir apresentam recomendações específicas para a PEx destinada a melhorar a saúde e a condição física.

Componentes da sessão de treinamento físico

Cada sessão de treinamento físico é normalmente composta das seguintes fases:

* Aquecimento
* Condicionamento
* Relaxamento.

Independentemente do objetivo individual, um programa de treinamento físico deve ser dividido em três fases: aquecimento, condicionamento e relaxamento.[16]

Cada sessão de exercício físico deve ser projetada tendo em mente o objetivo do treinamento físico. Deve incluir algum tipo de exercício físico de condicionamento, precedido por um aquecimento específico ao movimento.[17] Podem-se incorporar também exercícios físicos de flexibilidade à sessão de treinamento físico, seja antes ou depois do exercício físico de condicionamento, e/ou separadamente, a fim de melhorar a amplitude de movimento (ADM) e melhorar a coordenação muscular essquelética.[18]

O aquecimento é uma fase de transição que possibilita que o corpo se ajuste às mudanças nas demandas fisiológicas, biomecânicas e bioenergéticas da sessão de exercício físico específica; deve incluir atividades de intensidade leve a moderada específicas para os grupos musculares esqueléticos que serão empregados durante o exercício físico.[3,17] O aquecimento também melhora a ADM e pode reduzir o risco de lesão durante a sessão de exercício físico.[3,17] Um aquecimento dinâmico, envolvendo principalmente os grandes grupos musculares esqueléticos, é superior aos exercícios físicos de flexibilidade estática em melhorar o desempenho físico em atividades de resistência cardiorrespiratória, exercícios físicos aeróbios, esportes, exercícios físicos de força e, principalmente, atividades de longa duração ou com muitas repetições.[3,17,19] O tempo específico dedicado ao aquecimento pode variar de acordo com as demandas metabólicas da atividade; no entanto, as evidências sugerem que esse período deve ser limitado a menos de 15 minutos.[17]

Durante a fase de condicionamento, os exercícios físicos que compõem o treinamento físico podem incluir atividades aeróbias, de força, de flexibilidade e/ou esportivas, dependendo dos objetivos específicos da sessão de exercício físico. Os detalhes sobre esses modos de exercício físico são discutidos nas seções subsequentes deste capítulo; no entanto, a porção de condicionamento de qualquer programa de exercícios físicos pode durar entre 10 e 60 minutos, dependendo da intensidade da atividade.

Embora o relaxamento tenha sido sugerido como parte integrante de qualquer sessão de exercício físico, evidências recentes sugerem que ele tem impacto limitado na melhoria dos marcadores psicobiológicos de recuperação.[20] No entanto, o relaxamento pode ser útil para possibilitar que o corpo retorne aos níveis próximos ao repouso (p. ex., volume de oxigênio consumido por unidade de tempo [$\dot{V}O_2$] e frequência cardíaca [FC]) após a sessão de exercício físico. Exercícios físicos de flexibilidade de intensidade baixa a moderada, como alongamentos estáticos, também podem ser realizados durante a fase de relaxamento, para ajudar a facilitar um estado fisiológico mais relaxado.[21]

Condicionamento cardiorrespiratório

O termo "condicionamento cardiorrespiratório" reflete as capacidades funcionais do coração, dos vasos sanguíneos, dos pulmões e dos músculos esqueléticos para transportar e utilizar o oxigênio para realizar um trabalho físico.[22] Uma PEx com treinamento físico contínuo de intensidade moderada a vigorosa, consistindo em exercícios físicos de resistência rítmicos, de característica aeróbia, tem sido o método tradicionalmente utilizado para melhorar o CCR.[3] No entanto, evidências emergentes apontam para a eficácia do treinamento intervalado, no qual esforços físicos de alta intensidade e sessões de recuperação são realizados de maneira intermitente, demonstrando melhorias

Tabela 5.1 • Recomendações para exercícios físicos aeróbios (resistência cardiovascular).

FITT	Recomendação
*F*requência	• Pelo menos 3 dias/sem • Para a maioria dos adultos, distribuir as sessões de exercício físico em 3 a 5 dias/sem pode ser a estratégia mais propícia para alcançar as quantidades recomendadas de AF
*I*ntensidade	• Recomenda-se intensidade moderada (40 a 59% da FCR) e/ou vigorosa (60 a 89% da FCR) para a maioria dos adultos
*T*empo	• A maioria dos adultos deve acumular de 30 a 60 min/dia (≥ 150 min/sem) de exercícios físicos de intensidade moderada, 20 a 60 min/dia (≥ 75 min/sem) de exercícios físicos de intensidade vigorosa ou uma combinação de exercícios físicos de intensidade moderada e vigorosa diariamente, de modo a alcançar os volumes recomendados de exercício físico
*T*ipo	• Recomendam-se exercícios físicos aeróbios realizados de maneira contínua ou intermitente envolvendo os principais grupos musculares esqueléticos para a maioria dos adultos

FCR, frequência cardíaca de reserva; AF, atividade física.

semelhantes no CCR do que as observadas com o treinamento de resistência tradicional, com redução no volume total de exercícios físicos e no tempo gasto.[23,24] Enquanto as melhorias no CCR são impulsionadas principalmente pela intensidade, frequência e duração, todos os tipos e combinações subsequentes de atividades aeróbias (p. ex., caminhada, trote, corrida, tiros) podem contribuir para atender às recomendações de atividade física (AF)[1] e melhorar os desfechos de saúde, independentemente de melhorias no CCR; isso é especialmente verdadeiro para indivíduos com CCR mais baixo. No entanto, com o objetivo de aumentar o CCR, uma PEx consistindo em apenas 150 minutos/semana de exercícios físicos de intensidade moderada pode não ser suficiente para melhorar esse parâmetro em uma grande proporção da população, exigindo um aumento acentuado no estímulo dose-resposta do exercício físico, especificamente uma elevação na intensidade e/ou na duração.[25–27]

Para otimizar o CCR, o princípio FITT da PEx é apresentado como *F*requência (dias/semana), *I*ntensidade (% da FC de reserva [FCR], volume máximo de oxigênio consumido por unidade de tempo [$\dot{V}O_{2máx}$]), *T*empo (duração por sessão) e *T*ipo (tipo de AF), com recomendações adicionais para quantificação do volume (produto da frequência de treinamento físico, intensidade do exercício físico e duração do exercício físico) e implementação de sobrecarga progressiva. O princípio FITT da PEx para melhorar o CCR está resumido na Tabela 5.1.

Frequência do exercício físico aeróbio

A frequência da AF (*i. e.*, a quantidade de dias por semana em que um programa de exercícios físicos é realizado) é um importante contribuinte para os benefícios à saúde e ao condicionamento físico. De acordo com as 2018 Physical Activity Guidelines, recomenda-se que o exercício físico aeróbio seja realizado em pelo menos 3 dias/semana.[1] Para a maioria dos adultos, distribuir as sessões de exercícios físicos em 3 a 5 dias/semana pode ser a melhor maneira de alcançar a quantidade recomendada de AF. A frequência do exercício físico pode variar, assim como a intensidade e a duração, pois essas três variáveis são interdependentes entre si.[3] As evidências atuais acerca da frequência/intensidade de AF não são conclusivas para afirmar que 5 dias/semana de 30 minutos de exercício físico aeróbio são superiores a 3 dias/semana de 50 minutos; portanto, pode-se combinar múltiplas combinações de frequência e duração para atender às recomendações.[28] Além disso, pode-se realizar uma combinação semanal de 3 a 5 dias/semana de opções de exercícios físicos de intensidade moderada e vigorosa, o que pode ser mais adequado para a maioria dos indivíduos.[3,28]

O exercício físico aeróbio realizado com frequência de apenas 1 ou 2 vezes/semana em intensidade moderada a vigorosa ainda pode trazer benefícios substanciais à saúde/condicionamento.[3,29,30] Esse padrão de exercício físico pode ser suficiente para reduzir os riscos de mortalidade por todas as causas, DCV e câncer, independentemente da adesão às diretrizes de AF predominantes.[29]

Intensidade do exercício físico aeróbio

Há uma dose-resposta positiva entre os benefícios à saúde/condicionamento que resulta do aumento na intensidade do exercício físico.[3] O princípio da sobrecarga do treinamento físico afirma que o exercício físico abaixo de uma intensidade mínima, ou limiar, não desafiará o corpo o suficiente para resultar em mudanças nos parâmetros fisiológicos.[3] No entanto, o limite mínimo de intensidade para benefício parece variar dependendo do nível atual de CCR e de outros fatores do indivíduo, como idade, estado de saúde, diferenças fisiológicas, genética, AF habitual e fatores sociais e psicológicos; portanto, definir com precisão um limiar exato para melhorar o CCR pode ser difícil.[3,31] Por exemplo, indivíduos altamente treinados podem precisar se exercitar em intensidades de treinamento físico próximas do máximo (*i. e.*, 95 a 100% do $\dot{V}O_{2máx}$) para melhorar o $\dot{V}O_{2máx}$, enquanto intensidades de 70 a 80% do $\dot{V}O_{2máx}$ podem fornecer um estímulo suficiente em indivíduos moderadamente treinados.[3,31] Considerando que se podem usar exercícios físicos de intensidade moderada e vigorosa para atender às recomendações de AF a fim de melhorar o CCR, o exercício físico de intensidade vigorosa (> 6 equivalentes metabólicos [METs]; 60 a 84% da FCR) é mais efetivo no aumento do $\dot{V}O_{2máx}$ do que o exercício físico de intensidade moderada (3,0 a 5,9 METs; 40 a 59% da FCR).[31-33]

O treinamento físico intervalado, amplamente definido como períodos intermitentes de exercício físico vigoroso separados por períodos de recuperação, é uma área de interesse emergente para a PEx.[34] O treinamento físico intervalado tipicamente consiste em séries alternadas de exercícios físicos de intensidade vigorosa a supramáxima (20 a 240 segundos), seguidas por sessões iguais ou mais longas de exercícios físico de intensidade leve a moderada (60 a 360 segundos). No entanto, para indivíduos destreinados, uma implementação muito menos exigente do treinamento físico intervalado poderia simplesmente incorporar a caminhada de maneira intervalada, na qual períodos de caminhada rápida são alternados com períodos de caminhada em ritmo reduzido.[35]

Boxe 5.1   Exemplos de protocolos de treinamento intervalado.

Treinamento físico intervalado de alta intensidade (HIIT): protocolo 4 × 4 (quatro períodos de 4 min de atividade a 90 a 95% da frequência cardíaca máxima, com 3 min de descanso entre os períodos).[38]
Treinamento intervalado de sprint (SIT): protocolo 3 × 20 (três períodos de 20 s de atividade em esforço máximo, com 2 min de descanso entre os períodos).[40]
Treinamento intervalado resistido: treino somente com a barra – cinco repetições de cada um dos cinco exercícios a seguir, realizados consecutivamente: levantamento terra romeno, remada curvada, *hang clean* (primeira fase do arremesso do levantamento de peso olímpico – *hang clean*), agachamento frontal, desenvolvimento (*overhead press*); descansar 2 min, repetir uma ou duas vezes toda a série.
Treinamento físico funcional de alta intensidade (HIFT sigla do inglês *high intensity functional training*): três séries contrarrelógio de 400 m de corrida, 10 levantamentos e arremessos (*clean and press*), dez *burpees*.

Pesquisas prévias descobriram que o treinamento físico intervalado provoca adaptações fisiológicas semelhantes às do treinamento físico de resistência tradicional, apesar de uma carga de trabalho total menor, e adaptações fisiológicas superiores quando a dose total de exercício físico é combinada.[23,24,34,36,37]

O treinamento físico intervalado pode ser classificado como treinamento físico intervalado de alta intensidade (HIIT, sigla do inglês *high intensity interval training*) ou treinamento físico intervalado de sprint (SIT, sigla do inglês *sprint interval training*).[38] O HIIT, caracterizado por esforços físicos quase máximos, é frequentemente realizado em uma intensidade próxima a ≥ 80 a 100% da FC máxima (FC$_{máx}$); o Sit é caracterizado por um esforço supramáximo total, igual ou maior do que o ritmo que provoca ≥100% de consumo de oxigênio máximo ($\dot{V}O_{2máx}$).[34,38] No entanto, o treinamento físico intervalado não se limita apenas a exercícios físico aeróbios (p. ex., ciclismo e corrida). O treinamento intervalado com exercícios físicos de resistência pode ser implementado por meio de uma combinação de exercícios físicos usando a própria massa corporal, pliometria e equipamentos de treinamento de força, o que também pode resultar em um potente estímulo ao CCR, dependendo da duração dos intervalos realizados e das sessões de recuperação subsequentes.[39] Consultar o Boxe 5.1 para obter exemplos de protocolos intervalados.

Durante o treinamento físico intervalado, diversos aspectos da PEx podem ser variados com base na incorporação de exercícios aeróbios, de força ou um híbrido de exercícios físicos aeróbios e de força; todos os quais são, por fim, dependentes dos objetivos da sessão de treinamento e do nível de condicionamento físico do indivíduo. No entanto, os fatores primários da PEx intervalado dizem respeito principalmente à intensidade e à duração do exercício físico e intervalo de recuperação e quantidade total de intervalos realizados.[41,42]

Métodos para estimar a intensidade do exercício físico aeróbio

Vários métodos efetivos para prescrever a intensidade do exercício físico resultam em melhorias no CCR que podem ser recomendadas para uma PEx individualizada.[3] A Tabela 5.2 mostra a classificação aproximada da intensidade do exercício físico comumente utilizada na prática.

Tabela 5.2 • Métodos para estimar a intensidade do exercício físico cardiorrespiratório.											
	Intensidade relativa				Exercício físico de resistência cardiorrespiratória						
					Intensidade (% do $\dot{V}O_{2máx}$) relativa à capacidade máxima de exercício físico, em MET			Intensidade absoluta	Intensidade absoluta (MET) por idade		
Intensidade	% FCR ou %$\dot{V}O_2R$	%FCmáx	%$\dot{V}O_{2máx}$	Esforço físico percebido (classificação de 6 a 20 na EEP)	20 METs % $\dot{V}O_{2máx}$	10 METs % $\dot{V}O_{2máx}$	5 METs % $\dot{V}O_{2máx}$	METs	Jovens (20 a 39 anos)	Meia-idade (40 a 64 anos)	Idosos (≥ 65 anos)
Muito leve	< 30	< 57	< 37	Muito leve (EEP < 9)	< 34	< 37	< 44	< 2,0	< 2,4	< 2,0	< 1,6
Leve	30 a 39	57 a 63	37 a 45	Muito leve a razoavelmente leve (EEP 9 a 11)	34 a 42	37 a 45	44 a 51	2,0 a 2,9	2,4 a 4,7	2,0 a 3,9	1,6 a 3,1
Moderada	40 a 59	64 a 76	46 a 63	Razoavelmente leve a pouco vigorosa (EEP 12 a 13)	43 a 61	46 a 63	52 a 67	3,0 a 5,9	4,8 a 7,1	4,0 a 5,9	3,2 a 4,7
Vigorosa	60 a 89	77 a 95	64 a 90	Pouco vigorosa a muito vigorosa (EEP 14 a 17)	62 a 90	64 a 90	68 a 91	6,0 a 8,7	7,2 a 10,1	6,0 a 8,4	4,8 a 6,7
Quase máxima a máxima	≥ 90	≥ 96	≥ 91	≥ Muito vigorosa (EEP ≥ 18)	≥ 91	≥ 91	≥ 92	≥ 8,8	≥ 10,2	≥ 8,5	≥ 6,8

EEP, escala de esforço físico percebido; FCmáx, frequência cardíaca máxima; FCR, frequência cardíaca de reserva; MET, equivalente metabólico; $\dot{V}O_{2máx}$, volume máximo de oxigênio consumido por unidade de tempo; $\dot{V}O_2R$, consumo de oxigênio de reserva. Adaptada de Garber et al.[3]

Boxe 5.2	Resumo dos métodos para prescrever a intensidade do exercício físico usando a frequência cardíaca (FC), o consumo de oxigênio ($\dot{V}O_2$) e equivalentes metabólicos (METs).

- Método da FCR: FC-alvo (FCA) = [($FC_{máx}{}^a$ – FC_{rep}) × % da intensidade desejada] + FC_{rep}
- Método do $\dot{V}O_2$: $\dot{V}O_2R$-alvo^b = [($\dot{V}O_{2máx}{}^c$ – $\dot{V}O_{2rep}$) × % da intensidade desejada + $\dot{V}O_{2rep}$
- Método FC: FC-alvo = $FC_{máx}{}^a$ × % da intensidade desejada
- Método do $\dot{V}O_2$: $\dot{V}O_2{}^b$ máximo = $\dot{V}O_{2máx}{}^c$ × % da intensidade desejada
- Método MET: MET-alvo^b = [($\dot{V}O_{2máx}{}^c$)/3,5 mℓ/kg/min] × % da intensidade desejada

^{a}FC$_{máx}$ é o valor mais alto obtido durante o exercício físico máximo, ou estimado utilizando uma equação de predição (ver Tabela 5.3). ^{b}As atividades no $\dot{V}O_2$ e MET-alvo podem ser determinadas usando uma lista de atividades físicas[43,44] ou cálculos metabólicos[45] (ver Tabela D.1). ^{c}O $\dot{V}O_{2máx}$ é o maior valor obtido durante o exercício físico máximo, ou estimado a partir de um teste de esforço físico submáximo. Consultar a seção "Conceito de consumo máximo de oxigênio" no Capítulo 3, que contém uma distinção entre $\dot{V}O_{2máx}$ e $\dot{V}O_{2máx}$. FC$_{máx}$, frequência cardíaca máxima; FCR, frequência cardíaca de reserva; FC$_{rep}$, frequência cardíaca de repouso; $\dot{V}O_{2máx}$, volume máximo ou pico de oxigênio consumido por unidade de tempo; $\dot{V}O_2R$, consumo de oxigênio de reserva; $\dot{V}O_{2rep}$, volume de oxigênio consumido por unidade de tempo em repouso.

Um resumo dos métodos para calcular a intensidade do exercício físico é apresentado no Boxe 5.2. A intensidade do treinamento físico é geralmente determinada como um intervalo, de modo que o cálculo usando as fórmulas apresentadas no Boxe 5.2 precisa ser repetido duas vezes (i. e., uma vez para o limite inferior e outra para o limite superior da faixa de intensidade desejada). A faixa de intensidade do exercício físico prescrita para um indivíduo deve ser determinada levando em consideração vários fatores, incluindo idade, nível de AF habitual, nível de condicionamento físico e estado de saúde. A precisão de qualquer um desses métodos pode ser influenciada pelo método de medição ou estimativa usado; portanto, a medição direta das respostas fisiológicas ao exercício físico por meio de um teste de esforço cardiopulmonar incremental (gradual) é o método preferido para a PEx, sempre que possível.[3] Na verdade, evidências recentes sugerem que a PEx baseada na intensidade produz respostas metabólicas mais previsíveis em comparação com A PEx baseada em variáveis fixas máximas (i. e., FCmáx).[46] Exemplos que ilustram o uso de vários métodos para a prescrição da intensidade de exercício físico são encontrados no Apêndice D.

A fórmula "220 – idade" é comumente usada para predizer a FC$_{máx}$.[47] Ela é simples de usar, mas pode subestimar ou superestimar a FC$_{máx}$ medida e, portanto, não é mais recomendada.[48,49] Equações de regressão especializadas para estimar a FC$_{máx}$ podem ser superiores à equação "220 – idade" em alguns indivíduos.[48–50] Embora essas equações sejam promissoras, ainda não podem ser recomendadas para aplicação universal, mas podem ser aplicadas a populações semelhantes àquelas das quais foram derivadas.[3] A Tabela 5.3 mostra as equações mais comumente usadas para estimar a FC$_{máx}$. Para maior precisão na determinação da intensidade do exercício físico para a PEx, o uso da FC$_{máx}$ medida diretamente é preferível aos métodos estimados; contudo, quando não for viável, a estimativa da FC$_{máx}$ é aceitável.

Tabela 5.3 • Equações comumente usadas para estimar a frequência cardíaca máxima (FC$_{máx}$).

Autor	Equação	População
Astrand[51]	FC$_{máx}$ = 216,6 − (0,84 × idade)	Homens e mulheres de 4 a 34 anos
Tanaka et al.[48]	FC$_{máx}$ = 208 − (0,7 × idade)	Homens e mulheres saudáveis
Gellish et al.[50]	FC$_{máx}$ = 207 − (0,7 × idade)	Homens e mulheres em um programa de condicionamento físico adulto com ampla faixa etária e níveis de condicionamento físico
Gulati et al.[52]	FC$_{máx}$ = 206 − (0,88 × idade)	Mulheres de meia-idade assintomáticas encaminhadas para teste de esforço físico

Medidas mensuradas ou estimadas da intensidade absoluta do exercício físico incluem o gasto calórico (kcal/minuto), o consumo absoluto de oxigênio (mℓ/minuto ou ℓ/minuto) e os METs. Essas medidas absolutas podem resultar em classificação errônea da intensidade do exercício físico (p. ex., intensidade moderada e vigorosa) porque não levam em consideração fatores individuais como massa corporal, sexo biológico e nível de condicionamento físico.[43,44,53] O erro de medição e, consequentemente, a classificação incorreta, é maior quando se usa o gasto energético (GE) absoluto estimado em vez de medido diretamente e em condições de vida livre em comparação com as condições de laboratório.[43,44,53] Por exemplo, um indivíduo idoso trabalhando a 6 MET pode estar se exercitando fisicamente em intensidade vigorosa a máxima, enquanto um indivíduo mais jovem trabalhando na mesma intensidade absoluta pode estar se exercitando fisicamente em intensidade moderada.[53] Portanto, para a PEx individualizada, uma medida *relativa* da intensidade (*i. e.*, o custo energético da atividade em relação à capacidade máxima do indivíduo, como %$\dot{V}O_2$ [ou seja, $\dot{V}O_2$ mℓ/kg/minuto], FCR e consumo de oxigênio de reserva [$\dot{V}O_2R$]) é mais adequada, principalmente para indivíduos descondicionados fisicamente.[53,54]

Ao usar o $\dot{V}O_2$ ou METs para prescrever exercícios físicos, as atividades na faixa de intensidade desejada podem ser identificadas usando uma lista de AF[43,44] ou cálculos metabólicos.[45] Equações metabólicas para estimativa do GE durante atividades físicas comuns são encontradas no Apêndice D.

Podem-se usar medidas de esforço físico percebido e valência afetiva (*i. e.*, o prazer gerado pelo exercício físico) para modular ou refinar a intensidade de exercício físico prescrita. O teste de fala é uma medida válida e confiável da intensidade do exercício físico e é um substituto razoável do limiar de lactato, limiar ventilatório e ponto de compensação respiratória em uma ampla gama de indivíduos; atualmente, pode ser recomendado como método primário efetivo para a prescrição e o monitoramento da intensidade de exercício físico.[55,56] Outros métodos (*i. e.*, classificação de esforço físico percebido, OMNI, *Feeling Scale*) são recomendados como métodos adjuntos para prescrição e monitoramento do exercício físico em razão da necessidade de mais pesquisas para validar esses métodos.[3]

Tempo (duração) do exercício físico aeróbio

O tempo/duração do exercício físico é prescrito como uma medida da quantidade de tempo em que a AF é realizada. O tempo/duração recomendado da AF pode ser realizado continuamente (*i. e.*, em uma sessão) ou intermitentemente e pode ser acumulado em uma ou mais sessões ao longo de um dia.[1] Recomenda-se que a maioria dos adultos acumule 30 a 60 minutos/dia de exercícios físicos de intensidade moderada, 20 a 60 minutos/dia de exercícios físicos de intensidade vigorosa, ou uma combinação diária de exercício físico de intensidades moderada e vigorosa.[1,3] Uma diretriz geral para a PEx aeróbios é a de que 2 minutos de exercícios físicos aeróbios de intensidade moderada equivalem a 1 minuto de exercícios físicos aeróbios de intensidade vigorosa.[1]

Qualquer quantidade de AF pode trazer benefícios à saúde, o que é particularmente encorajador para indivíduos que atualmente são sedentários ou minimamente ativos, porque passar de um estado de inatividade física para qualquer nível de atividade pode resultar em reduções significativas no risco de mortalidade.[57] Evidências emergentes sugerem que a AF acumulada em sessões de menos de 10 minutos está associada a desfechos favoráveis à saúde; portanto, a prática de AF, independentemente da duração da sessão, tem efeitos de melhoria da saúde, reforçando os benefícios da AF, independentemente da duração.[1]

Tipo (modo)

Deve-se ter em mente o princípio da especificidade do treinamento físico (as adaptações fisiológicas ao exercício físico são específicas ao tipo de exercício físico realizado) ao selecionar as modalidades de exercício físicos a serem incluídas na PEx.[3] O modo ou o tipo de exercício físico pode ser classificado como tipos A a D. O modo ou tipo baseia-se na natureza da atividade, incluindo principais partes do corpo utilizadas, nível de habilidade necessário etc. Além disso, incluir uma variedade de modos de exercício físico que impõe tensão em diferentes locais no corpo (p. ex., corrida e ciclismo) ou que utilizam diferentes grupos musculares esqueléticos (p. ex., natação e corrida) pode ser uma consideração válida para a PEx. As modalidades de exercício físico que resultam em melhora e manutenção do CCR são encontradas na Tabela 5.4.

Volume (quantidade) de exercício físico aeróbio

O volume do exercício físico é o produto da frequência de treinamento, da intensidade do exercício físico e da duração da sessão de exercício físico. As evidências apoiam o importante papel do volume de exercício físico na obtenção de desfechos de saúde/condicionamento físico, particularmente no que diz respeito à composição corporal e ao controle de massa corporal. Para benefícios substanciais à saúde, recomenda-se que os adultos acumulem 150 minutos/semana de exercícios físicos aeróbios de intensidade moderada, ou 75 minutos/semana de exercícios físicos aeróbios de intensidade vigorosa, ou uma combinação equivalente de exercícios físicos aeróbios de intensidades moderada e vigorosa por semana para alcançar o volume de AF recomendado.[1] Para obter benefícios à saúde adicionais e mais extensos, os adultos devem aumentar sua AF aeróbia para 300 minutos/semana de exercícios físicos aeróbios de intensidade

Tabela 5.4 • Modos de exercícios físicos aeróbios (resistência cardiorrespiratória) para melhorar o condicionamento físico.

Grupo de exercício físico	Descrição do exercício físico	Recomendado para	Exemplos
A	Atividades de resistência que exigem mínima habilidade ou condicionamento físico para serem realizadas	Todos os adultos	Caminhada, ciclismo de lazer, hidroginástica e dança lenta
B	Atividades de resistência de intensidade vigorosa que exigem habilidade mínima	Adultos (de acordo com as diretrizes de triagem pré-participação do Capítulo 2) que são habitualmente ativos fisicamente e/ou que têm, no mínimo, condicionamento físico médio	Trote, corrida, remo, ginástica aeróbica, *spinning*, exercício no elíptico, exercício físico de *stepping* e dança rápida
C	Atividades de resistência que exigem habilidade para serem realizadas	Adultos com habilidade adquirida e/ou pelo menos níveis médios de condicionamento físico	Natação, esqui *cross-country* e patinação
D	Esportes recreativos	Adultos que seguem um programa regular de exercícios físicos e que têm no mínimo condicionamento físico médio	Esportes com raquete, basquete, futebol, esqui alpino e caminhadas em trilhas (*hiking*)

moderada, ou 150 minutos/semana de exercícios físicos aeróbios de intensidade vigorosa, ou uma combinação equivalente de exercícios físicos aeróbios de intensidades moderada e vigorosa.[1]

Pode-se usar também o volume de exercício físico para estimar o GE bruto da PEx de um indivíduo. Pode-se usar MET-min/semana e kcal/semana para estimar o volume de exercício físico de maneira padronizada. O Boxe 5.3 mostra a definição e os cálculos para MET, MET-minuto e kcal/minuto para uma ampla gama de AF. Essas variáveis também podem ser estimadas usando tabelas publicadas previamente.[43,44] Pode-se então usar MET-minuto e kcal/minuto para calcular MET-minuto/semana e kcal/semana, que são acumulados como parte de um programa de exercícios físicos para avaliar se o volume de exercícios físicos está dentro dos intervalos descritos mais adiante neste capítulo, que, provavelmente, resultarão em benefícios à saúde/condicionamento físico.

Os resultados de estudos epidemiológicos e ensaios clínicos randomizados demonstraram associação dose-resposta entre o volume de exercício físico e os desfechos de saúde/condicionamento físico (i. e., com maiores quantidades de AF, os benefícios à saúde/condicionamento físico também aumentam).[1,3] Não está claro se há ou não quantidade mínima ou máxima de exercício físico necessária para obter benefícios à saúde/condicionamento físico. No entanto, GE total ≥ 500 a 1.000 MET-minuto/semana está consistentemente associado a taxas mais baixas de DCV e mortalidade

Boxe 5.3	Cálculo de equivalentes metabólicos (METs), MET-min^{-1} e kcal/minuto^{-1}.

MET: um índice de gasto energético (GE). "Um MET é a razão entre a taxa de energia gasta durante uma atividade e a taxa de energia gasta em repouso... [Um] MET é a taxa de GE enquanto se está sentado, em repouso... por convenção... [1 MET é igual a] um consumo de oxigênio de 3,5 [ml/kg/min]".[1]

MET-min: índice de GE que quantifica o total de atividade física realizada de maneira padronizada entre indivíduos e tipos de atividades.[1] Calculado como o produto do número de METs associados a uma ou mais atividades físicas e o número de minutos em que as atividades foram realizadas (*i. e.*, MET × min), geralmente padronizados por semana ou por dia como uma medida do volume de exercício físico.

Quilocaloria (kcal): a energia necessária para aumentar a temperatura de 1 kg de água em 1°C. Para converter de MET para kcal/min, é necessário saber a massa corporal do indivíduo; kcal/min = [(METs × 3,5 ml/kg/min × massa corporal em kg)/1.000)] × 5. Normalmente é padronizado como quilocalorias por semana ou por dia, como uma medida do volume de exercício físico.

Exemplo:
Trote (a aproximadamente 7 METs) por 30 min, em 3 dias/sem, para um homem de 70 kg:
7 METs × 30 min × 3 vezes/semana = 630 METs-min/sem
[(7 METs × 3,5 ml/kg/min/× 70 kg)/1.000)] × 5 = 8,575 kcal/min
8,575 kcal/min × 30 min × 3 vezes/sem = 771,75 kcal/sem

Adaptado de Garber et al.[3]

prematura. Assim, GE ≥ 500 a 1.000 MET-minuto/semana é um volume-alvo razoável para um programa de exercícios físicos para a maioria dos adultos.[1,3] Esse volume é aproximadamente igual a (a) 1.000 kcal/semana de AF de intensidade moderada (ou cerca de 150 minutos/semana), (b) uma intensidade de exercício físico de 3 a 5,9 METs (para indivíduos com massa corporal de aproximadamente 68 a 91 kg) e (c) 10 MET-hora/semana.[1,3] Volumes mais baixos de exercício físico (*i. e.*, 4 kcal/kg/semana ou 330 kcal/semana) podem resultar em benefícios à saúde/condicionamento físico em alguns indivíduos, especialmente naqueles fisicamente descondicionados.[1,3]

Os pedômetros são ferramentas efetivas para promover a AF e podem ser usados para determinar aproximadamente o volume de exercício físico em passos por dia.[57] Com os avanços nas tecnologias vestíveis que possibilitam um rastreamento aprimorado da AF, um padrão de caminhada ou cadência de pelo menos 100 passos/minuto em adultos parece alcançar o limiar mínimo para AF de intensidade moderada.[59] A meta de 10 mil passos/dia é frequentemente citada; no entanto, uma contagem diária de 7.000 a 8.000 passos/dia, com pelo menos 3.000 passos/dia em ritmo acelerado (3 METs/> 100 passos/minuto), é um limite diário mínimo razoável associado a benefícios à saúde.[60]

Progressão do exercício físico aeróbio

A progressão recomendada em um programa de exercícios físicos depende do estado de saúde, condicionamento físico, respostas ao treinamento físico e objetivos do programa de exercícios físicos do indivíduo. A progressão pode consistir em um aumento em qualquer um dos componentes do princípio FITT da PEx, conforme tolerado pelo indivíduo. Durante a fase inicial do programa de exercícios físicos, aplicar o princípio *"começar devagar e progredir lentamente"* é prudente para reduzir os riscos de eventos cardiovasculares adversos e lesões, bem como para aumentar a adoção e a adesão ao exercício físico (ver Capítulos 1, 2 e 12).[3] Recomenda-se iniciar o exercício físico em intensidade leve a moderada em indivíduos atualmente inativos e, em seguida, aumentar o tempo/duração do exercício físico (*i. e.*, minutos por sessão), conforme tolerado. Um aumento no tempo/duração do exercício físico por sessão de 5 a 10 minutos a cada 1 a 2 semanas durante as primeiras 4 a 6 semanas de um programa de treinamento físico é razoável para o adulto médio.[3] Depois de o indivíduo ter se exercitado regularmente por ≥ 1 mês, a PEx é gradualmente ajustada nos 4 a 8 meses seguintes ou mais para indivíduos muito desconsidera-dos. Qualquer progressão na PEx deve ser feita gradualmente, evitando grandes aumentos em qualquer um dos componentes FITT para minimizar os riscos de dores musculoesqueléticas, lesões, fadiga indevida e risco de treinamento físico excessivo a longo prazo. Após quaisquer ajustes na PEx, deve-se monitorar o indivíduo quanto a efeitos adversos do aumento do volume, como falta de ar excessiva, fadiga e dor muscular esquelética, e devem-se fazer ajustes redutores se o exercício físico não for bem tolerado.[3]

Treinamento físico de força

A expressão *aptidão muscular esquelética* refere-se coletivamente às características de força, hipertrofia, potência e resistência muscular esquelética local (RML) (Boxe 5.4).[61] A aptidão muscular esquelética é otimizada pela implementação de treinamento físico de força, que pode abranger pesos livres, aparelhos, a própria massa corporal, faixas/tubos elásticos ou qualquer outro objeto que exija que se exerça força contra uma resistência.[61]

Conforme declarado nas Physical Activity Guidelines for Americans de 2018, para obter benefícios musculoesqueléticos adicionais não obtidos com a AF aeróbia, os adultos devem realizar exercícios físicos para treinamento de força que envolvam todos os principais grupos musculares esqueléticos que contenham ao menos uma série de 8 a 12 repetições, pelo menos 2 dias/semana.[1] Para os indivíduos que procuram níveis adicionais ou mais específicos de condicionamento muscular esquelético, os princípios de PEx para o treinamento físico de força encontram-se resumidos na Tabela 5.5 e são apresentados como *Frequência* (dias/semana), *Intensidade* (magnitude

---

Boxe 5.4   Componentes da aptidão muscular esquelética.[61]

- **Força** – a quantidade máxima de força que pode ser produzida durante um padrão de movimento específico, a uma determinada velocidade de contração
- **Hipertrofia** – um aumento no tamanho (p. ex., do músculo esquelético)
- **Potência** – a taxa de execução do trabalho; o produto da força pela velocidade
- **Resistência muscular esquelética local** – a capacidade dos grupos musculares envolvidos de produzir um movimento para sustentar o exercício físico.

Tabela 5.5 • Recomendações para os exercícios físicos de treinamento de força.	
FITT	**Recomendação**
*F*requência	• Para praticantes iniciantes, cada grupo muscular esquelético principal deve ser treinado pelo menos 2 dias/sem • Para praticantes experientes, a frequência é secundária ao volume de treinamento físico; portanto, os indivíduos podem escolher uma frequência semanal por grupo muscular esquelético, de acordo com a preferência pessoal
*I*ntensidade	• Para iniciantes, recomenda-se 60 a 70% de 1-RM realizada por 8 a 12 repetições, para melhorar a aptidão muscular esquelética • Para praticantes experientes, uma ampla gama de intensidades e repetições é efetiva, dependendo das metas específicas de condicionamento muscular esquelético
*T*ipo	• Recomenda-se a todos os adultos exercícios físicos multiarticulares que acionam mais de um grupo muscular esquelético e visam grupos musculares agonistas e antagonistas • Exercícios físicos uniarticulares e envolvendo o tronco/*core* também podem ser incluídos em um programa de treinamento de força, normalmente após a realização de exercícios multiarticulares para esse grupo muscular esquelético específico • Podem-se usar diversos equipamentos e/ou a própria massa corporal para realizar esses exercícios físicos.

da sobrecarga) e *T*ipo (exercícios físicos específicos para o treinamento de força), com recomendações adicionais para intervalos de descanso, volume (quantidade de séries realizadas) e implementação de sobrecarga progressiva.

Frequência dos exercícios físicos para o treinamento de força

Para indivíduos que nunca treinaram, podem-se obter melhorias marcantes na aptidão musculoesquelética treinando cada grupo muscular apenas uma vez porsemana.[62,63] As melhorias muito rápidas na aptidão muscular esquelética que são observadas em indivíduos não treinados são provavelmente atribuídas a adaptações neurais; assim, maior frequência de treinamento físico pode possibilitar maiores níveis de ativação da unidade motora e posterior aprendizagem motora.[64] Para indivíduos que progrediram além do estágio de iniciante, o principal fator que influencia nas melhorias na aptidão musculoesquelética é o volume total de treinamento por grupo muscular esquelético por semana, com a frequência de treinamento físico considerada secundária em importância em relação ao volume total.[62,63,65] A incorporação de frequências de treino físico mais elevadas é certamente uma opção viável para aumentar o volume total de treino físico semanal; no entanto, quando o volume de treinamento físico semanal é equivalente, não é observada qualquer diferença apreciável na hipertrofia ou força muscular esquelética (FME) entre o treinamento de baixa (1 dia/semana), média (2 dias/semana) ou alta frequência (≥ 3 dias/semana).[62,63,66] Portanto, pode-se alcançar ampla variação nas opções de elaboração do programa adotando períodos de baixa, média e alta frequência ao longo de um plano de treinamento físico individualizado.

Intensidade dos exercícios físicos para o treinamento de força

No treinamento físico de força, a intensidade refere-se à magnitude da sobrecarga (*i. e.*, quantidade de peso levantada) durante os exercícios físicos para o treinamento de força.[61] A intensidade é mais frequentemente prescrita como porcentagem de uma repetição máxima (1-RM) de um indivíduo para um determinado exercício físico, mas pode-se optar por qualquer RM ou faixa de RM ao atribuir a carga (p. ex., 5-RM, 10-RM, 10 a 15-RM).[65] Dependendo do componente de aptidão muscular esquelética que o indivíduo deseja melhorar (força, hipertrofia, potência, RML), a faixa de intensidade recomendada e as repetições podem variar muito.[65] No entanto, para objetivos gerais de condicionamento muscular esquelético, uma sobrecarga correspondente a uma faixa de repetição de 8 a 12 é efetiva.[1]

Ao treinar a FME, recomendam-se sobrecargas > 60% 1-RM.[67] Em indivíduos não treinados, obtêm-se melhorias na força com um amplo espectro de intensidades (40 a 85% de 1-RM), com ganhos máximos observados em uma intensidade média de treinamento físico de 60% de 1-RM (8 a 12-RM).[64,68] Em indivíduos fisicamente treinados, melhorias na força de 1-RM requerem maior intensidade (80 a 100% de 1-RM) e maior amplitude de carga (1 a 12-RM), com ganhos de força otimizados em uma intensidade média de treinamento físico de 80% de 1-RM e maior ênfase em cargas mais pesadas (1 a 6-RM).[64,65,67,68]

Ao treinar para obter hipertrofia muscular esquelética (*i. e.*, tentar aumentar ou preservar a massa muscular esquelética), as melhorias podem ocorrer em uma faixa muito mais ampla do que as necessárias para a FME.[67] Pesquisas anteriores indicaram que eram necessárias cargas > 60% de 1-RM para estimular a hipertrofia muscular esquelética, sendo que o ideal seria uma carga de 70 a 80% de 1-RM/8 a 12-RM.[65,69] No entanto, pesquisas emergentes acerca do treinamento físico de baixa carga descobriram que o levantamento de cargas pesadas não é o único fator que influencia na hipertrofia muscular esquelética.[67,70] Demonstrou-se que, independentemente da carga levantada, realizar séries de treinamento de força até a falha voluntária resulta em hipertrofia muscular esquelética, mesmo com cargas tão baixas quanto 30% de 1-RM.[67,70,71] Assim, pode-se alcançar a hipertrofia muscular esquelética com amplo espectro de sobrecargas, tanto leves quanto pesadas, com faixa de repetição de 6 a 20-RM sendo a mais prática.[67]

O treinamento de potência é um componente essencial da aptidão muscular esquelética e é realizado com a intenção de se mover o mais rápido possível ao longo da ADM completa. Para adultos saudáveis e ativos, deve-se observar que, ao longo da vida, a potência muscular esquelética diminui em uma velocidade maior do que a FME.[65] Portanto, a incorporação do treinamento de potência muscular esquelética é valiosa para pessoas que realizam treinamento físico de forma recreativa, para tarefas de trabalho manual e para atividades da vida diária.[65] Além disso, à medida que os adultos ativos envelhecem, o treinamento de potência tem se mostrado valioso para manter o equilíbrio e prevenir quedas.[3] O treinamento de potência é mais bem incorporado com uma a três séries por exercício físico, usando carga leve a moderada, por três a seis repetições (30 a 60% de 1-RM para exercícios físicos da parte superior do corpo e 0 a 60% de 1-RM para exercícios físicos da parte inferior do corpo); todos realizados com a intenção de mover a resistência externa com velocidade máxima.[65]

Quando o treinamento físico é voltado a melhorar a RML, cargas leves, moderadas e pesadas se mostraram efetivas, sem indicação clara de uma faixa de repetição que seja melhor.[65,72] Portanto, para tal fim, cargas mais leves podem ser combinadas com repetições mais altas (15 a 25 repetições ou mais), ou cargas moderadas a pesadas podem ser combinadas com curtos períodos de descanso por meio de treinamento físico em circuito, treinamento físico intervalado de força ou treinamento físico funcional de alta intensidade – todos produzindo demandas metabólicas específicas às adaptações desejadas.[39,65,73]

Tipos de exercícios físicos para o treinamento de força

Pode-se usar com efetividade uma grande variedade de equipamentos para o treinamento de força destinado a melhorar a aptidão muscular esquelética, incluindo pesos livres (p. ex., barras, halteres e *kettlebells*), a própria massa corporal/dispositivos de suspensão do corpo, aparelhos de musculação (p. ex., com placas de pesos ou com anilhas e resistência pneumática) e faixas/tubos elásticos de resistência. Os programas de treinamento de força podem ser compostos por (a) exercícios físicos multiarticulares que visam a mais de um grupo muscular esquelético (p. ex., supino; flexões de cotovelos, com as mãos apoiadas no chão; desenvolvimento de ombros, puxada frontal aberta, na polia; flexão de braços na barra fixa; remada unilateral, *leg press*, agachamentos e levantamento terra), (b) exercícios físicos uniarticulares direcionados a grupos musculares esqueléticos individuais (p. ex., rosca direta de bíceps, extensões de tríceps, extensões de joelhos, flexões de joelhos e elevação da panturrilha) e (c) exercícios físicos para o *core*, que envolvem a musculatura esquelética central/do tronco (p. ex., exercícios abdominais tradicionais, arremessos de bola com peso e pranchas). Recomenda-se que o treinamento de força inclua ações musculares concêntricas (encurtamento muscular), excêntricas (alongamento muscular) e isométricas (sem alteração no comprimento muscular), por meio da seleção e da posterior execução de exercícios dinâmicos e estáticos.[3,65]

Para evitar a criação de desequilíbrios musculoesqueléticos, devem-se incluir grupos musculares opostos (*i. e.*, agonistas e antagonistas) na rotina de treinamento físico de força.[3,65] Exemplos de exercícios de treinamento físico de força que abordam grupos musculares esqueléticos opostos são flexões de cotovelos, com as mãos apoiadas no chão, e remadas com halteres (peito e parte superior das costas), extensões e flexões de joelhos (quadríceps e músculos posteriores de coxa) ou pranchas e *bird-dog* (abdominais e eretores da coluna).

Intervalos de descanso dos exercícios físicos de treinamento de força

Os intervalos de descanso são, por fim, determinados pela quantidade de tempo total disponível para uma determinada sessão de treinamento físico. Quando há tempo suficiente, um intervalo de descanso mais longo (> 2 minutos) pode possibilitar a capacidade de realizar maior quantidade de trabalho, o que pode, posteriormente, levar à melhoria otimizada no componente de aptidão muscular esquelética em questão.[74,75] No entanto, intervalos de descanso mais curtos (1 a 2 minutos) podem ser uma opção mais eficiente em termos de tempo para alguns indivíduos, pois melhorias na aptidão muscular esquelética ainda podem ser alcançadas em uma variedade de durações de intervalo de descanso.[74,75]

Volume (quantidade de séries por semana) do exercício físico para o treinamento de força

O volume de um programa de treinamento físico de força pode ser quantificado como a quantidade total de séries realizadas para um determinado grupo muscular padrão de movimento por semana. Indivíduos não treinados fisicamente obtêm melhorias significativas na aptidão muscular esquelética com apenas uma série por grupo muscular esquelético por sessão. Portanto, protocolos de baixo volume (< 4 séries semanais por grupo muscular esquelético) podem ser uma opção viável para indivíduos destreinados ou com tempo limitado.[3,76] No entanto, para indivíduos que buscam metas de condicionamento muscular esquelético avançado (p. ex., musculação, levantamento de peso e desempenho esportivo), existe uma relação dose-resposta gradual entre a quantidade de séries semanais por grupo muscular esquelético e os níveis de hipertrofia e força nesses tecidos que podem ser alcançados.[76,77] Para melhorias tanto na hipertrofia quanto na FME, observa-se relação dose-resposta entre a quantidade de séries por grupo muscular esquelético. O espectro de dose-resposta para hipertrofia e FME inclui poucas séries semanais (< 5 séries por grupo muscular esquelético por semana), quantidade média de séries semanais (5 a 9 séries por grupo muscular esquelético por semana) e alta quantidade de séries semanais (10+ séries por grupo muscular esquelético por semana).[63,76,77] Até o momento, não foi determinado o limite superior dessa relação dose-resposta que resultaria em platô ou regressão da aptidão muscular esquelética de maneira conclusiva.[63] Não há pesquisas suficientes neste momento para que se façam recomendações de volume baseadas em evidências em relação à potência muscular esquelética ou RML.

Ao acumular a quantidade recomendada de volume por semana, as séries podem ser derivadas do mesmo exercício físico ou de uma combinação de exercícios físicos que afetem o mesmo grupo muscular esquelético.[3,65] Por exemplo, ao longo de 1 semana, o quadríceps femoral pode ser treinado com (a) seis séries de agachamentos; (b) três séries de agachamento e três séries de *leg press*; ou (c) duas séries de agachamentos, duas séries de *leg press* e duas séries de extensões de joelhos. Usar diferentes exercícios físicos para treinar o mesmo grupo muscular esquelético pode adicionar variedade e possibilitar que o estímulo de treinamento físico permaneça novo, possibilitando a progressão contínua.[65]

Progressão do treinamento físico de força

A sobrecarga progressiva consiste em um aumento gradual do estresse imposto sobre o corpo.[65] À medida que ocorrem adaptações a um programa de treinamento físico de força, o indivíduo deve continuar submetendo os músculos esqueléticos a estímulos maiores para aumentos contínuos na aptidão desse tecido. No entanto, de acordo com o princípio de "retornos decrescentes", à medida que um indivíduo se aproxima de seu teto genético, a taxa e a magnitude de melhorias adicionais serão limitadas.[63] O princípio da sobrecarga progressiva pode ser utilizado de várias maneiras. Por exemplo, se um indivíduo puder carregar 45,5 kg por 10 repetições até a exaustão voluntária no exercício físico realizado no supino, a sobrecarga progressiva poderia ser alcançada aumentando a carga em 5% na próxima sessão de treinamento físico. Outra maneira pela qual se pode alcançar a sobrecarga progressiva é realizando mais repetições com a mesma carga (p. ex., dia 1: 45 kg × 9 repetições;

dia 2: 45 kg × 11 repetições). Outras maneiras de sobrecarregar progressivamente os músculos esqueléticos podem incluir o aumento da quantidade de séries por grupo muscular esquelético por semana (p. ex., de três para quatro séries por grupo muscular esquelético por semana) ou aumentar a quantidade de dias por semana em que cada grupo muscular esquelético é treinado (p. ex., de dois para três exercícios físicos direcionados ao corpo todo por semana). No mínimo, se o indivíduo busca simplesmente manter um determinado nível de aptidão muscular esquelética, treinar grupos musculares esqueléticos apenas 1 dia/semana pode ser suficiente, desde que a intensidade do treinamento físico ou a resistência levantada sejam mantidas constantes.[3,65]

Flexibilidade

A flexibilidade, ou a capacidade de se mover ao longo da ADM de uma articulação, há muito é considerada um componente da aptidão física e, portanto, pode ser incluída como parte de qualquer PEx.[21] Pode-se melhorar a flexibilidade e a ADM da articulação com exercícios físicos de flexibilidade específicos para a articulação de interesse.[3] Além disso, a flexibilidade melhorada pode ser alcançada não apenas com o músculo esquelético alongado ou articulação específica, mas também podem ocorrer aumentos de ADM em músculos esqueléticos não alongados em outras partes do corpo. Pesquisas mostraram que o alongamento unilateral do músculos quadríceps femoral melhora a ADM do quadríceps femoral contralateral,[78] enquanto o alongamento dos músculos adutores de quadril (virilha) pode melhorar a flexibilidade dos ombros, e o alongamento dos músculos dos ombros pode melhorar a flexibilidade dos músculos posteriores de coxa (flexão de quadril).[79] Esses achados podem ser importantes para indivíduos que estão reabilitando uma lesão e não são capazes de alongar grupos musculares esqueléticos específicos. O alongamento de grandes grupos musculares esqueléticos parece ter efeitos globais sobre a flexibilidade do corpo. Pode-se melhorar imediatamente a ADM articular após a realização de exercícios físicos de alongamento e obter melhora crônica após cerca de 3 a 4 semanas de alongamento regular, 2 a 3 vezes/semana.[3] Podem-se melhorar também a estabilidade postural e o equilíbrio pela prática consistente ou regular de exercícios físicos de flexibilidade.[80] Em geral, o objetivo de um programa de flexibilidade deve ser desenvolver a ADM nas principais articulações e grupos musculares esqueléticos/tendíneos, de acordo com o objetivo individual. Além disso, a flexibilidade, juntamente da capacidade aeróbia e da aptidão muscular esquelética, é um aspecto central para minimizar os déficits de mobilidade experimentados com o envelhecimento e, portanto, deve ser considerada parte de uma PEx para esses fins.[81]

Evidências recentes sugerem que o tipo de alongamento (Boxe 5.5) e quando ele é realizado podem afetar o desempenho do exercício físico. Embora os exercícios físicos de alongamento com o objetivo de aumentar a ADM sejam incentivados para todas as populações, a realização de exercícios físicos de alongamento, com o objetivo de melhorar o desempenho físico no exercício físicos ou reduzir a dor muscular esquelética, não é recomendada.[19,82–84] O alongamento estático, em que se alonga lentamente um grupo muscular esquelético/tendíneo até um ponto de leve desconforto por um período, é muito comum em contextos de condicionamento físico. Esse tipo de alongamento resulta em melhorias na ADM que podem ser resultado da

Boxe 5.5	Definições de exercícios físicos de flexibilidade.

Os **métodos balísticos** usam o momento do segmento corporal em movimento para produzir o alongamento.

O **alongamento em movimento dinâmico ou lento** envolve uma transição gradual de uma posição do corpo para outra e um aumento progressivo no alcance e na amplitude de movimento, à medida que o movimento é repetido várias vezes.

O **alongamento estático** envolve alongar lentamente um grupo muscular esquelético/tendíneo e manter a posição por determinado período (*i. e.*, 10 a 30 s). Os alongamentos estáticos podem ser ativos ou passivos.

O **alongamento estático ativo** envolve manter a posição de alongamento usando a força do músculo esquelético agonista, como é comum em muitas modalidades de ioga.

O **alongamento estático passivo** envolve assumir uma posição enquanto segura um membro ou outra parte do corpo, com ou sem a ajuda de um parceiro ou dispositivo (como elásticos ou barra de balé).

Os métodos de **facilitação neuromuscular proprioceptiva (FNP)** assumem várias formas, mas normalmente envolvem uma contração isométrica do grupo muscular esquelético/tendíneo específico, seguida de um alongamento estático do mesmo grupo (*i. e.*, contração-relaxamento).

Adaptado de Garber et al.[3]

diminuição da inibição neural, da rigidez da unidade musculotendínea ou da tolerância ao alongamento.[85–88] No entanto, há diminuição da taxa de retorno com o alongamento estático, de modo que os alongamentos realizados por mais de 60 segundos têm efeito deletério no desempenho do exercício físico (*i. e.*, *sprints*, contrações máximas etc.).[83]

O alongamento por facilitação neuromuscular proprioceptiva (FNP)[89] também é usado para estimular a unidade musculotendínea, sendo caracterizado por uma contração isométrica de um músculo esquelético-alvo e uma contração concêntrica de um músculo oponente, juntamente de uma abordagem controlada ao alongamento.[89] Embora tenha sido sugerido que o alongamento por FNP produza maiores ganhos do que o alongamento estático e balístico,[90] evidências recentes sugerem que isso não ocorre.[91,92] Portanto, com o objetivo de melhorar a ADM, é razoável recomendar qualquer tipo de exercício físico de alongamento para indivíduos engajados em um programa geral de condicionamento físico.

O alongamento dinâmico, que envolve movimentos controlados ao longo de uma ADM ativa, é um componente recomendado do aquecimento. Movimentos dinâmicos imitam o exercício físico pretendido ou atividade esportiva subsequente ao aquecimento. O alongamento dinâmico pode elevar a temperatura central, o que leva ao aumento da condução e da complacência neuromuscular, e a atividade enzimática, que pode acelerar a produção de energia.[83] As evidências disponíveis sugerem que sessões curtas de alongamentos dinâmicos (< 30 segundos) não afetam adversamente o desempenho do exercício físico, e sessões prolongadas (> 30 segundos) podem facilitar o desempenho físico.[82,83] Portanto, o alongamento dinâmico é recomendado tanto antes de exercícios físicos mais vigorosos quanto como um potencial adjuvante para melhorar o desempenho esportivo.

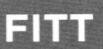

FITT	Recomendação FITT para exercícios físicos de flexibilidade.

Exercícios físicos de flexibilidade são recomendados para melhorar a ADM específica da articulação e o desempenho físico. A ADM pode ser melhorada com o alongamento estático, balístico e/ou por FNP. Os exercícios físicos de flexibilidade específicos à articulação são mais efetivos quando os músculos esqueléticos estão aquecidos e devem ser evitados antes de uma sessão de exercícios físicos. O alongamento estático, balístico e/ou por FNP deve ser realizado isoladamente, como parte de um programa específico para aumentar a ADM, e não antecedendo qualquer AF. Alongamentos dinâmicos são incentivados antes de qualquer sessão de exercício físico e podem ser usados para melhorar o desempenho físico.

Tipos de exercícios físicos de flexibilidade

O exercício físico de flexibilidade deve ter como alvo as principais unidades musculotendíneas da cintura escapular, do tórax, do pescoço, do tronco, da região lombar, dos quadris, das partes posterior e anterior das pernas e dos tornozelos.[3] O Boxe 5.5 mostra os vários tipos de exercícios físicos de flexibilidade que podem melhorar a ADM. Alguns estudos demonstraram que o alongamento balístico realizado corretamente é tão efetivo quanto o alongamento estático no aumento da ADM articular e pode ser considerado para adultos que praticam atividades físicas que envolvem movimentos balísticos, como basquete.[91,92]

Volume dos exercícios físicos de flexibilidade (tempo, repetições e frequência)

A progressão dos exercícios físicos de flexibilidade é tão complexa quanto qualquer outro componente da PEx e deve ser individualizada, assim como os componentes de aptidão aeróbia e muscular esquelética. Evidências sugerem que os exercícios físicos de flexibilidade devem progredir com base no nível de desconforto do indivíduo e considerando sua ADM atual. Além disso, alongamentos estáticos e por FNP devem ser realizados exclusivamente como parte de um programa para melhorar a ADM. Com o objetivo de melhorar o desempenho físico, devem-se evitar exercícios físicos de alongamento estático prolongado, a menos que estes sejam parte de um aquecimento dinâmico específico à AF que está sendo realizada. Como o alongamento estático pode reduzir a incidência de lesões musculotendíneas e é efetivo para aumentar a ADM para muitas aplicações esportivas, ainda pode ser incluído em um aquecimento preventivo, se combinado com atividades aeróbias, alongamento dinâmico e atividades dinâmicas específicas do esporte.[82,83] Embora vários estudos não tenham mostrado efeitos adversos do alongamento estático quando incorporado a um aquecimento dinâmico completo,[93,94] também pode haver efeitos psicológicos positivos.[95]

Se o objetivo individual for melhorar a ADM, manter um alongamento por 10 a 30 segundos até o ponto de tensão ou leve desconforto aumenta a ADM da articulação. Além disso, evidências sugerem que manter alongamento estático por mais

FITT	**Recomendação FITT para o volume de exercícios físicos de flexibilidade.**

Recomenda-se um total de 90 s de exercício físico de flexibilidade descontínua por articulação. Manter um único exercício físico de flexibilidade por 10 a 30 s até o ponto de tensão ou leve desconforto é mais efetivo. Os idosos podem beneficiar-se da manutenção do alongamento por 30 a 60 s. Recomendam-se 20 a 75% de uma contração voluntária máxima mantida por 3 a 6 s, seguida de um alongamento assistido de 10 a 30 s para as técnicas de FNP. Recomenda-se a realização de exercícios físicos de flexibilidade ≥ 2 a 3 dias/semana, sendo que serão mais efetivos se realizados diariamente. Para os indivíduos que procuram níveis adicionais ou mais específicos de flexibilidade, os princípios de PEx para treinamento da flexibilidade estão resumidos na Tabela 5.6 e são apresentados como *F*requência (dias/semana), *I*ntensidade (magnitude da carga) e *T*ipo (exercícios físicos específicos de treinamento de força).

de 60 a 90 segundos sem atividades dinâmicas adicionais levará a decréscimos no desempenho físico.[82,83,96] Em idosos, alongamentos de 30 a 60 segundos podem resultar em maiores ganhos de flexibilidade do que alongamentos de curta duração[3] (ver Capítulo 6). Para alongamentos por FNP, recomenda-se que indivíduos de todas as idades mantenham uma contração leve a moderada (*i. e.*, 20 a 75% da contração voluntária máxima) por 3 a 6 segundos, seguida por um alongamento assistido por 10 a 30 segundos.[3] Durante uma sessão de treinamento físico de flexibilidade, os exercícios físicos de alongamento devem ser repetidos de duas a quatro vezes, de modo a acumular um total de 90 segundos de alongamento para cada exercício físico de flexibilidade, ajustando o tempo/duração e as repetições de acordo com as necessidades

Tabela 5.6 • Recomendações acerca dos exercícios físicos de flexibilidade.	
FITT	**Recomendação**
*F*requência	• ≥ 2 a 3 dias/sem, sendo mais efetivos se feitos diariamente
*I*ntensidade	• Alongar até sentir uma tensão ou leve desconforto
*T*empo	• Recomenda-se à maioria dos adultos manter um alongamento estático por 10 a 30 s • No caso de idosos, manter um alongamento por 30 a 60 s pode conferir maior benefício • Para o alongamento por facilitação neuromuscular proprioceptiva (FNP), pode-se manter uma contração leve a moderada por 3 a 6 s (p. ex., 20 a 75% da contração voluntária máxima), seguida de um alongamento assistido por 10 a 30 s
*T*ipo	• Recomenda-se uma série de exercícios físicos de flexibilidade para cada uma das principais unidades musculotendíneas • Flexibilidade estática (*i. e.*, ativa ou passiva), flexibilidade dinâmica, flexibilidade balística e FNP são efetivas

Adaptada de Garber et al.[3]

individuais.[83] A realização de exercícios físicos de flexibilidade ≥ 2 a 3 dias/semana melhorará a ADM, mas os exercícios físicos de alongamento são mais efetivos quando realizados diariamente.[3] Uma rotina de alongamento seguindo essas diretrizes pode ser realizada pela maioria dos indivíduos em ≤ 10 minutos. [3]

Referências bibliográficas

1. U.S. Department of Health and Human Services. *Physical Activity Guidelines for Americans.* 2nd ed. Washington (DC): U.S. Department of Health and Human Services; 2018 [cited 2018 Dec]. 779 p. Available from: https://health.gov/paguidelines/second-edition/pdf/Physical_Activity_Guidelines_2nd_edition.pdf

2. Brown W, Bauman A, Bull F, Burton N. *Development of Evidence-Based Physical Activity Recommendations for Adults (18-64 Years)* [Internet]. Canberra (Australia): Australian Government Department of Health; 2012 [cited 2015 Sep]. 170 p. Available from: http://www.health.gov.au/internet/main/publishing.nsf/Content/health-pubhlth-strateg-phys-act-guidelines/$File/DEB-PAR-Adults-18-64years.pdf

3. Garber CE, Blissmer B, Deschenes MR et al. American College of Sports Medicine position stand. Quantity and quality of exercise for developing and maintaining cardiorespiratory, musculoskeletal, and neuromotor fitness in apparently healthy adults: guidance for prescribing exercise. *Med Sci Sports Exerc.* 2011;43(7):1334–59.

4. Biswas A, Oh PI, Faulkner GE et al. Sedentary time and its association with risk for disease incidence, mortality, and hospitalization in adults: a systematic review and meta-analysis. *Ann Intern Med.* 2015;162(2):123–32.

5. Dunstan DW, Howard B, Healy GN, Owen N. Too much sitting — a health hazard. *Diabetes Res Clin Pract.* 2012;97(3):368–76.

6. Kohl HW III, Craig CL, Lambert EV et al. The pandemic of physical inactivity: global action for public health. *Lancet.* 2012;380(9838):294–305.

7. Lee I-M, Shiroma EJ, Lobelo F, Puska P, Blair SN, Katzmarzyk PT. Effect of physical inactivity on major non-communicable diseases worldwide: an analysis of burden of disease and life expectancy. *Lancet.* 2012;380(9838):219–29.

8. Owen N, Healy GN, Matthews CE, Dunstan DW. Too much sitting: the population-health science of sedentary behavior. *Exerc Sport Sci Rev.* 2010;38(3):105–13.

9. Gibbs BB, Hergenroeder AL, Katzmarzyk PT, Lee I-M, Jakicic JM. Definition, measurement, and health risks associated with sedentary behavior. *Med Sci Sports Exerc.* 2015;47(6):1295–300.

10. Thyfault JP, Du M, Kraus WE, Levine JA, Booth FW. Physiology of sedentary behavior and its relationship to health outcomes. *Med Sci Sports Exerc.* 2015;47(6):1301–5.

11. Donnelly JE, Blair SN, Jakicic JM, Manore MM, Rankin JW, Smith BK. American College of Sports Medicine Position Stand. Appropriate physical activity intervention strategies for weight loss and prevention of weight regain for adults. *Med Sci Sports Exerc.* 2009;41(2):459–71.

12. Scharhag-Rosenberger F, Walitzek S, Kindermann W, Meyer T. Differences in adaptations to 1 year of aerobic endurance training: individual patterns of nonresponse. *Scand J Med Sci Sports.* 2012;22(1):113–8.

13. Sisson SB, Katzmarzyk PT, Earnest CP, Bouchard C, Blair SN, Church TS. Volume of exercise and fitness nonresponse in sedentary, postmenopausal women. *Med Sci Sports Exerc.* 2009;41(3):539–45.

14. Lessard SJ, Rivas DA, Alves-Wagner AB et al. Resistance to aerobic exercise training causes metabolic dysfunction and reveals novel exercise-regulated signaling networks. *Diabetes.* 2013;62(8):2717–27.

15. Mann TN, Lamberts RP, Lambert MI. High responders and low responders: factors associated with individual variation in response to standardized training. *Sports Med.* 2014;44(8):1113–24.

16. Gibson AL, Wagner DR, Heyward VH. *Advanced Fitness Assessment and Exercise Prescription.* 8th ed. Champaign (IL): Human Kinetics; 2019. 560 p.

17. McGowan CJ, Pyne DB, Thompson KG, Rattray B. Warm-up strategies for sport and exercise: mechanisms and applications. *Sports Med.* 2015;45(11):1523–46.

18. Kruse NT, Scheuermann BW. Cardiovascular responses to skeletal muscle stretching: "stretching" the truth or a new exercise paradigm for cardiovascular medicine? *Sports Med.* 2017;47(12):2507–20.
19. Simic L, Sarabon N, Markovic G. Does pre-exercise static stretching inhibit maximal muscular performance? A meta-analytical review. *Scand J Med Sci Sports.* 2013;23(2):131–48.
20. Van Hooren B, Peake JM. Do we need a cool-down after exercise? A narrative review of the psychophysiological effects and the effects on performance, injuries and the long-term adaptive response. *Sports Med.* 2018;48(7):1575–95.
21. Behm DG. *The Science and Physiology of Flexibility and Stretching: Implications and Applications in Sport Performance and Health.* New York (NY): Routledge; 2019. 210 p.
22. Ross R, Blair SN, Arena R et al. Importance of assessing cardiorespiratory fitness in clinical practice: a case for fitness as a clinical vital sign: a scientific statement from the American Heart Association. *Circulation.* 2016;134(24):e653–99.
23. Gist NH, Fedewa MV, Dishman RK, Cureton KJ. Sprint interval training effects on aerobic capacity: a systematic review and meta-analysis. *Sports Med.* 2014;44(2):269–79.
24. Milanović Z, Sporiš G, Weston M. Effectiveness of high-intensity interval training (HIT) and continuous endurance training for $\dot{V}O_{2max}$ improvements: a systematic review and meta-analysis of controlled trials. *Sports Med.* 2015;45(10):1469–81.
25. Bacon AP, Carter RE, Ogle EA, Joyner MJ. $\dot{V}O_{2max}$ trainability and high intensity interval training in humans: a meta-analysis. *PLoS One.* 2013;8(9):e73182.
26. Ross R, de Lannoy L, Stotz PJ. Separate effects of intensity and amount of exercise on interindividual cardiorespiratory fitness response. *Mayo Clin Proc.* 2015;90(11):1506–14.
27. Montero D, Lundby C. Refuting the myth of non-response to exercise training: "non-responders" do respond to higher dose of training. *J Physiol.* 2017;595(11):3377–87.
28. U.S. Department of Health and Human Services. *2008 Physical Activity Guidelines for Americans* [Internet]. Washington (DC): U.S. Department of Health and Human Services; 2008 [cited 2018 Dec]. 76 p. Available from: https://health.gov/sites/default/files/2019-09/paguide.pdf
29. O'Donovan G, Lee IM, Hamer M, Stamatakis E. Association of "weekend warrior" and other leisure time physical activity patterns with risks for all-cause, cardiovascular disease, and cancer mortality. *JAMA Intern Med.* 2017;177(3):335–42.
30. Wisløff U, Nilsen TIL, Drøyvold WB, Mørkved S, Slørdahl SA, Vatten LJ. A single weekly bout of exercise may reduce cardiovascular mortality: how little pain for cardiac gain? "The HUNT study, Norway." *Eur J Cardiovasc Prev Rehabil.* 2006;13(5):798–804.
31. Swain DP, Franklin BA. VO(2) reserve and the minimal intensity for improving cardiorespiratory fitness. *Med Sci Sports Exerc.* 2002;34(1):152–7.
32. Swain DP. Moderate or vigorous intensity exercise: which is better for improving aerobic fitness? *Prev Cardiol.* 2005;8(1):55–8.
33. O'Donovan G, Blazevich AJ, Boreham C et al. The ABC of Physical Activity for Health: a consensus statement from the British Association of Sport and Exercise Sciences. *J Sports Sci.* 2010;28(6):573–91.
34. MacInnis MJ, Gibala MJ. Physiological adaptations to interval training and the role of exercise intensity. *J Physiol.* 2017;595(9):2915–30.
35. Masuki S, Morikawa M, Nose H. Interval walking training can increase physical fitness in middle-aged and older people. *Exerc Sport Sci Rev.* 2017;45(3):154–62.
36. Batacan RB Jr, Duncan MJ, Dalbo VJ, Tucker PS, Fenning AS. Effects of high-intensity interval training on cardiometabolic health: a systematic review and meta-analysis of intervention studies. *Br J Sports Med.* 2017;51(6):494–503.
37. Gillen JB, Gibala MJ. Is high-intensity interval training a time-efficient exercise strategy to improve health and fitness? *Appl Physiol Nutr Metab.* 2014;39(3):409–12.
38. Weston KS, Wisløff U, Coombes JS. High-intensity interval training in patients with lifestyle-induced cardiometabolic disease: a systematic review and meta-analysis. *Br J Sports Med.* 2014;48(16):1227–34.
39. Gibala MJ, Heisz JJ, Nelson AJ. Interval training for cardiometabolic and brain health. *ACSMs Health Fit J.* 2018;22(6):30–4.
40. Gillen JB, Martin BJ, MacInnis MJ, Skelly LE, Tarnopolsky MA, Gibala MJ. Twelve weeks of sprint interval training improves indices of cardiometabolic health similar to traditional endurance training despite a five-fold lower exercise volume and time commitment. *PLoS One.* 2016;11(4):e0154075.

41. Buchheit M, Laursen PB. High-intensity interval training, solutions to the programming puzzle: part I: cardiopulmonary emphasis. *Sports Med.* 2013;43(5):313–38.
42. Buchheit M, Laursen PB. High-intensity interval training, solutions to the programming puzzle. Part II: anaerobic energy, neuromuscular load and practical applications. *Sports Med.* 2013;43(10):927–54.
43. Ainsworth BE, Haskell WL, Leon AS et al. Compendium of physical activities: classification of energy costs of human physical activities. *Med Sci Sports Exerc.* 1993;25(1):71–80.
44. Ainsworth BE, Haskell WL, Whitt MC et al. Compendium of physical activities: an update of activity codes and MET intensities. *Med Sci Sports Exerc.* 2000;32(9 Suppl):S498–504.
45. Glass S, Dwyer GB, American College of Sports Medicine, editors. *ACSM's Metabolic Calculations Handbook.* Philadelphia (PA): Lippincott Williams & Wilkins; 2007. 128 p.
46. Iannetta D, Inglis EC, Mattu AT et al. A critical evaluation of current methods for exercise prescription in women and men. *Med Sci Sports Exerc.* 2020;52(2):466–73.
47. Fox SM III, Naughton JP, Haskell WL. Physical activity and the prevention of coronary heart disease. *Ann Clin Res.* 1971;3(6):404–32.
48. Tanaka H, Monahan KD, Seals DR. Age-predicted maximal heart rate revisited. *J Am Coll Cardiol.* 2001;37(1):153–6.
49. Zhu N, Suarez-Lopez JR, Sidney S et al. Longitudinal examination of age-predicted symptom-limited exercise maximum HR. *Med Sci Sports Exerc.* 2010;42(8):1519–27.
50. Gellish RL, Goslin BR, Olson RE, McDonald A, Russi GD, Moudgil VK. Longitudinal modeling of the relationship between age and maximal heart rate. *Med Sci Sports Exerc.* 2007;39(5):822–9.
51. Astrand PO. *Experimental Studies of Physical Working Capacity in Relation to Sex and Age.* Copenhagen (Denmark): Musksgaard; 1952. 171 p.
52. Gulati M, Shaw LJ, Thisted RA, Black HR, Merz CN, Arnsdorf MF. Heart rate response to exercise stress testing in asymptomatic women: the St. James Women Take Heart Project. *Circulation.* 2010;122(2):130–7.
53. Howley ET. Type of activity: resistance, aerobic and leisure versus occupational physical activity. *Med Sci Sports Exerc.* 2001;33(6 Suppl):S364–9; discussion S419–20.
54. Mezzani A, Hamm LF, Jones AM et al. Aerobic exercise intensity assessment and prescription in cardiac rehabilitation: a joint position statement of the European Association for Cardiovascular Prevention and Rehabilitation, the American Association of Cardiovascular and Pulmonary Rehabilitation and the Canadian Association of Cardiac Rehabilitation. *Eur J Prev Cardiol.* 2013;20(3):442–67.
55. Reed JL, Pipe AL. The talk test: a useful tool for prescribing and monitoring exercise intensity. *Curr Opin Cardiol.* 2014;29(5):475–80.
56. Reed JL, Pipe AL. Practical approaches to prescribing physical activity and monitoring exercise intensity. *Can J Cardiol.* 2016;32(4):514–22.
57. Warburton DER, Bredin SSD. Health benefits of physical activity: a systematic review of current systematic reviews. *Curr Opin Cardiol.* 2017;32(5):541–56.
58. Tudor-Locke C, Hatano Y, Pangrazi RP, Kang M. Revisiting "how many steps are enough?" *Med Sci Sports Exerc.* 2008;40(7 Suppl):S537–43.
59. Tudor-Locke C, Han H, Aguiar EJ et al. How fast is fast enough? Walking cadence (steps/min) as a practical estimate of intensity in adults: a narrative review. *Br J Sports Med.* 2018;52(12):776–88.
60. Tudor-Locke C, Craig CL, Brown WJ et al. How many steps/day are enough? For adults. *Int J Behav Nutr Phys Act.* 2011;8:79.
61. Ratamess NA. *ACSM's Foundations of Strength Training and Conditioning.* Philadelphia (PA): Lippincott Williams & Wilkins; 2012. 560 p.
62. Grgic J, Schoenfeld BJ, Latella C. Resistance training frequency and skeletal muscle hypertrophy: a review of available evidence. *J Sci Med Sport.* 2019;22(3):361–70.
63. Schoenfeld BJ, Grgic J, Krieger J. How many times per week should a muscle be trained to maximize muscle hypertrophy? A systematic review and meta-analysis of studies examining the effects of resistance training frequency. *J Sports Sci.* 2019;37(11):1286–95.
64. Peterson MD, Rhea MR, Alvar BA. Applications of the dose-response for muscular strength development: a review of meta-analytic efficacy and reliability for designing training prescription. *J Strength Cond Res.* 2005;19(4):950–8.

65. American College of Sports Medicine. American College of Sports Medicine position stand. Progression models in resistance training for healthy adults. *Med Sci Sports Exerc.* 2009;41(3):687–708.
66. Ralston GW, Kilgore L, Wyatt FB, Buchan D, Baker JS. Weekly training frequency effects on strength gain: a meta-analysis. *Sports Med Open.* 2018;4(1):36.
67. Schoenfeld BJ, Grgic J, Ogborn D, Krieger JW. Strength and hypertrophy adaptations between low vs. high-load resistance training: a systematic review and meta-analysis. *J Strength Cond Res.* 2017;31(12):3508–23.
68. Rhea MR, Alvar BA, Burkett LN, Ball SD. A meta-analysis to determine the dose response for strength development. *Med Sci Sports Exerc.* 2003;35(3):456–64.
69. Wernbom M, Augustsson J, Thomeé R. The influence of frequency, intensity, volume and mode of strength training on whole muscle cross-sectional area in humans. *Sports Med.* 2007;37(3):225–64.
70. Morton RW, Oikawa SY, Wavell CG et al. Neither load nor systemic hormones determine resistance training-mediated hypertrophy or strength gains in resistance-trained young men. *J Appl Physiol (1985).* 2016;121(1):129–38.
71. Burd NA, Mitchell CJ, Churchward-Venne TA, Phillips SM. Bigger weights may not beget bigger muscles: evidence from acute muscle protein synthetic responses after resistance exercise. *Appl Physiol Nutr Metab.* 2012;37(3):551–4.
72. Fisher J, Steele J, Bruce-Low S, Smith D. Evidence-based resistance training recommendations. *Med Sport.* 2011;15(3):147–62.
73. Feito Y, Heinrich KM, Butcher SJ, Poston WSC. High-intensity functional training (HIFT): definition and research implications for improved fitness. *Sports (Basel).* 2018;6(3):76.
74. Grgic J, Lazinica B, Mikulic P, Krieger JW, Schoenfeld BJ. The effects of short versus long inter-set rest intervals in resistance training on measures of muscle hypertrophy: a systematic review. *Eur J Sport Sci.* 2017;17(8):983–93.
75. Grgic J, Schoenfeld BJ, Skrepnik M, Davies TB, Mikulic P. Effects of rest interval duration in resistance training on measures of muscular strength: a systematic review. *Sports Med.* 2018;48(1):137–51.
76. Schoenfeld BJ, Ogborn D, Krieger JW. Effects of resistance training frequency on measures of muscle hypertrophy: a systematic review and meta-analysis. *Sports Med.* 2016;46(11):1689–97.
77. Ralston GW, Kilgore L, Wyatt FB, Baker JS. The effect of weekly set volume on strength gain: a meta-analysis. *Sports Med.* 2017;47(12):2585–601.
78. Chaouachi A, Padulo J, Kasmi S, Othmen AB, Chatra M, Behm DG. Unilateral static and dynamic hamstrings stretching increases contralateral hip flexion range of motion. *Clin Physiol Funct Imaging.* 2017;37(1):23–9.
79. Behm DG, Cavanaugh T, Quigley P, Reid JC, Nardi PSM, Marchetti PH. Acute bouts of upper and lower body static and dynamic stretching increase non-local joint range of motion. *Eur J Appl Physiol.* 2016;116(1):241–9.
80. Behm DG, Bambury A, Cahill F, Power K. Effect of acute static stretching on force, balance, reaction time, and movement time. *Med Sci Sports Exerc.* 2004;36(8):1397–402.
81. Glei DA, Goldman N, Ryff CD, Weinstein M. Physical function in U.S. older adults compared with other populations: a multinational study. *J Aging Health.* 2019;31(7):1067–84.
82. Behm DG, Chaouachi A. A review of the acute effects of static and dynamic stretching on performance. *Eur J Appl Physiol.* 2011;111(11):2633–51.
83. Behm DG, Blazevich AJ, Kay AD, McHugh M. Acute effects of muscle stretching on physical performance, range of motion, and injury incidence in healthy active individuals: a systematic review. *Appl Physiol Nutr Metab.* 2016;41(1):1–11.
84. Herbert RD, de Noronha M, Kamper SJ. Stretching to prevent or reduce muscle soreness after exercise. *Cochrane Database Syst Rev.* 2011;(4):CD004577.
85. Behm DG, Button DC, Butt JC. Factors affecting force loss with prolonged stretching. *Can J Appl Physiol.* 2001;26(3):261–72.
86. Behm DG, Peach A, Maddigan M et al. Massage and stretching reduce spinal reflex excitability without affecting twitch contractile properties. *J Electromyogr Kinesiol.* 2013;23(5):1215–21.
87. Wilson GJ, Elliott BC, Wood GA. Stretch shorten cycle performance enhancement through flexibility training. *Med Sci Sports Exerc.* 1992;24(1):116–23.
88. Magnusson SP, Simonsen EB, Aagaard P, Sørensen H, Kjaer M. A mechanism for altered flexibility in human skeletal muscle. *J Physiol.* 1996;497(Pt 1):291–8.

89. Sharman MJ, Cresswell AG, Riek S. Proprioceptive neuromuscular facilitation stretching: mechanisms and clinical implications. *Sports Med.* 2006;36(11):929–39.

90. Funk DC, Swank AM, Mikla BM, Fagan TA, Farr BK. Impact of prior exercise on hamstring flexibility: a comparison of proprioceptive neuromuscular facilitation and static stretching. *J Strength Cond Res.* 2003;17(3):489–92.

91. Konrad A, Stafilidis S, Tilp M. Effects of acute static, ballistic, and PNF stretching exercise on the muscle and tendon tissue properties. *Scand J Med Sci Sports.* 2017;27(10):1070–80.

92. Lempke L, Wilkinson R, Murray C, Stanek J. The effectiveness of PNF versus static stretching on increasing hip-flexion range of motion. *J Sport Rehabil.* 2018;27(3):289–94.

93. Murphy JR, Di Santo MC, Alkanani T, Behm DG. Aerobic activity before and following short-duration static stretching improves range of motion and performance vs. a traditional warm-up. *Appl Physiol Nutr Metab.* 2010;35(5):679–90.

94. Reid JC, Greene R, Young JD, Hodgson DD, Blazevich AJ, Behm DG. The effects of different durations of static stretching within a comprehensive warm-up on voluntary and evoked contractile properties. *Eur J Appl Physiol.* 2018;118(7):1427–45.

95. Blazevich AJ, Gill ND, Kvorning T et al. No effect of muscle stretching within a full, dynamic warm-up on athletic performance. *Med Sci Sports Exerc.* 2018;50(6):1258–66.

96. Kay AD, Blazevich AJ. Effect of acute static stretch on maximal muscle performance: a systematic review. *Med Sci Sports Exerc.* 2012;44(1):154–64.

Prescrição de Exercícios Físicos para Populações Saudáveis com Considerações Especiais

Capítulo

6

Crianças e adolescentes

A atividade física (AF) proporciona uma infinidade de benefícios fisiológicos e psicológicos, tanto para adultos quanto para crianças.[1] Crianças e adolescentes, definidos como aqueles entre 6 e 19 anos (também chamados de *jovens*), são tipicamente mais ativos fisicamente do que seus pares adultos. As Physical Activity Guidelines for Americans de 2018 recomendam que crianças e adolescentes devem praticar pelo menos 60 minutos por dia de AF de intensidade moderada à vigorosa.[1] Recomenda-se ainda a prática de exercícios físicos de força muscular esquelética (FME) e de atividades que envolvam sobrecarga óssea em pelo menos 3 dias por semana, contabilizando o total de 60 minutos por dia.[1] No geral, apenas 21,6% dos jovens dos EUA atendem às diretrizes de AF, com mais meninos (26,0%) do que meninas (16,9%) sendo considerados fisicamente ativos.[2] Além disso, há um forte declínio na AF relacionada com a idade entre os jovens, que é evidente ao longo da infância e da adolescência;[3,4] 42,5% das crianças de 6 a 11 anos atendem às diretrizes de AF, mas apenas 7,5% das crianças de 12 a 15 anos e 5,1% dos jovens de 16 a 19 anos o fazem.[2]

A intensidade da AF pode ser definida em termos da taxa de gasto energético necessária para uma determinada atividade ou de acordo com um nível de esforço físico percebido. Medidas de intensidade baseadas no gasto energético, como equivalentes metabólicos (METs) ou quilocalorias, não são comparáveis às crianças, em decorrência das diferenças nas taxas metabólicas basais, gasto energético por unidade de massa corporal e eficiência de movimento para certas atividades.[5,6] Embora tenham sido determinadas intensidades baseadas em METs para AF específicas para jovens,[7,8] as Physical Activity Guidelines for Americans de 2018 recomendam estimar a intensidade de AF dos jovens de maneira relativa, usando uma escala de esforço percebido de 0 (sentado) a 10 (maior esforço possível), com intensidade moderada definida como esforços de 5 ou 6 e intensidade vigorosa a partir de 7 ou 8.[1]

Além dos benefícios à saúde associados à AF, também há evidências de que limitar o tempo de tela, um marcador do comportamento sedentário, está independentemente relacionado com evitar problemas de saúde na juventude, como aumento da adiposidade e sintomas depressivos, diminuição do condicionamento físico e elevação na pressão arterial, níveis séricos de lipídios e níveis de hemoglobina glicada.[9-11] Painéis de especialistas do National Heart, Lung, and Blood Institute (NHLBI) e da

American Academy of Pediatrics (AAP) recomendaram que crianças e adolescentes limitem o tempo total de tela recreativa para < 2 horas por dia.[12,13] As diretrizes para crianças pequenas são mais baixas, incluindo < 1 hora por dia de tempo de tela para crianças de 2 a 5 anos e nenhuma para bebês < 18 meses.[13,14] Mais recentemente, a AAP atualizou suas diretrizes de tempo de tela, recomendando uma abordagem mais personalizada, incentivando as famílias a buscarem um equilíbrio no tempo de tela por meio do desenvolvimento de um Plano Familiar de Uso de Mídias que incorpore regras quanto à quantidade e à qualidade dos conteúdos de mídia.[15] No entanto, nacionalmente, pouco mais da metade das crianças com idades entre 6 e 11 anos aderem a essas diretrizes que recomendam < 2 horas por dia de tempo de tela.[16] Talvez o mais importante seja que os padrões de AF e o comportamento sedentário das crianças podem segui-los até a idade adulta, por isso é vital que os jovens iniciem e mantenham um estilo de vida fisicamente ativo desde cedo,[17-20] ao mesmo tempo em que criam o hábito de reduzir o tempo sedentário desnecessário.

Crianças e adolescentes são fisiologicamente adaptáveis ao treinamento de exercícios aeróbios,[21] treinamento físico de FME[22] e exercícios físicos envolvendo sobrecarga óssea.[23-26] Na verdade, evidências sugerem que crianças pré-púberes que participam de treinamento de FME podem obter ganhos de FME relativos semelhantes aos observados em adolescentes.[27] Além disso, há fortes evidências de que o treinamento de exercícios aeróbios e de FME produz melhorias no controle de massa corporal, força óssea e bem-estar psicossocial. Há ainda evidências moderadas apoiando melhorias nos fatores de risco cardiometabólicos e prevenção de lesões relacionadas com o esporte.[1] Assim, os benefícios do exercício físico são muito maiores do que seus riscos (p. ex., lesões por uso excessivo). Evidências recentes também apoiam o conceito de que a AF e o condicionamento físico estão positivamente associados à cognição e ao desempenho acadêmico.[28]

Indivíduos jovens e saudáveis são capazes de iniciar exercícios físicos de intensidade moderada sem avaliação médica; exercícios físicos vigorosos podem ser iniciados após a prática segura de exercícios físicos moderados. As respostas fisiológicas ao exercício físico aeróbio agudo e progressivo são qualitativamente semelhantes às observadas em adultos. No entanto, existem diferenças quantitativas importantes, muitas das quais relacionadas com os efeitos da massa corporal, massa muscular esquelética e estatura. Além disso, é notável que as crianças tenham uma capacidade anaeróbia muito menor do que a dos adultos, limitando sua capacidade de realizar exercícios físicos sustentados de intensidade vigorosa.[29]

Teste de esforço físico

Em geral, as diretrizes de teste de esforço físico padrão para adultos se aplicam a crianças e adolescentes (ver Capítulo 3). No entanto, as respostas fisiológicas durante o exercício físico diferem daquelas dos adultos (Tabela 6.1), de modo que se devem considerar as seguintes questões:[21,32]

- O teste de esforço físico para fins clínicos geralmente não é indicado para crianças ou adolescentes, a menos que haja um problema de saúde
- O protocolo de teste de esforço físico deve ser com base no motivo pelo qual o teste está sendo realizado e na capacidade funcional da criança ou do adolescente

Tabela 6.1 • Respostas fisiológicas ao exercício físico agudo em crianças em comparação com adultos.[30,31]	
Variável	**Resposta**
Consumo absoluto de oxigênio	Menor
Consumo relativo de oxigênio	Maior
Frequência cardíaca	Maior
Débito cardíaco	Menor
Volume sistólico	Menor
Pressão arterial sistólica	Menor
Pressão arterial diastólica	Menor
Frequência respiratória	Maior
Volume corrente	Menor
Ventilação minuto	Menor
Razão de troca respiratória	Menor

- Crianças e adolescentes devem se familiarizar com o protocolo do teste antes da sua aplicação, para minimizar o estresse e maximizar o potencial de um teste bem-sucedido
- Deve haver esteiras e bicicletas ergométricas disponíveis para o teste. As esteiras tendem a induzir a maior consumo de oxigênio máximo ($\dot{V}O_{2máx}$) e frequência cardíaca máxima ($FC_{máx}$). Os cicloergômetros oferecem menos risco de lesão, mas precisam ser dimensionados corretamente à criança ou ao adolescente. Os cicloergômetros também requerem foco e atenção para que seja mantida cadência adequada, o que pode ser difícil para algumas crianças
- Crianças e adolescentes podem precisar de motivação e apoio extra durante o teste em comparação com adultos.

Além disso, pode-se realizar testes para avaliação da saúde/condicionamento físico fora do ambiente clínico. Em ambientes escolares, pode-se usar a bateria de testes FitnessGram para avaliar os componentes da aptidão física relacionada com a saúde.[33] Os componentes da bateria de testes FitnessGram incluem composição corporal (ou seja, índice de massa corporal [IMC], medições de dobras cutâneas ou análise de bioimpedância elétrica), condicionamento cardiorrespiratório (CCR) (ou seja, caminhada/corrida de 1,6 km e corrida de resistência cardiovascular aeróbia progressiva [PACER, sigla do inglês *progressive aerobic cardiovascular endurance run*]), aptidão muscular esquelética (ou seja, teste de exercícios físicos abdominais, teste de extensão de tronco, teste de puxada em suspensão na barra fixa e teste de flexão de cotovelos com as mãos apoiadas no chão) e flexibilidade (ou seja, teste de sentar e alcançar com proteção para as costas e alongamento de ombros).[33] Padrões referenciados por critérios específicos para idade e sexo biológico estão disponíveis, o que possibilita que os resultados sejam comparados entre as características demográficas.[33]

Em razão da forte correlação entre a saúde e o condicionamento físico, os testes que avaliam a aptidão aeróbia e muscular esquelética continuam sendo importantes ferramentas de triagem.

Prescrição de exercícios físicos

As diretrizes de prescrição de exercícios físicos (PEx) descritas neste capítulo para crianças e adolescentes estabelecem a quantidade mínima de AF necessária para alcançar os benefícios à saúde/condicionamento físico associados à AF regular.[1] Deve-se incentivar crianças e adolescentes a participarem de atividades recreativas diversas que sejam agradáveis e apropriadas à idade. A AF de crianças pequenas deve incluir brincadeiras ativas não estruturadas, que normalmente consistem em sessões esporádicas de AF de intensidades moderada e vigorosa, alternadas com breves períodos de descanso. É importante reconhecer que esses curtos episódios de AF, por mais breves que sejam, contam para as recomendações de Frequência, Intensidade, Tempo e Tipo (FITT).

Exercício físico aeróbio

Atividades agradáveis e apropriadas ao desenvolvimento podem assumir uma ampla gama de significados para os jovens, dependendo do estado de maturação física, social e emocional.[1] Embora o treinamento com exercícios físicos aeróbios em adultos seja comumente realizado na modalidade estacionária, esses períodos prolongados de exercício físico provavelmente não serão agradáveis nem apropriados para muitas crianças. Em vez disso, os padrões naturais de brincadeira das crianças têm uma qualidade intermitente (p. ex., brincadeiras de pega-pega, esportes coletivos diversos) que podem ser simuladas com intervenções envolvendo esforços físicos mais estruturados, ao mesmo tempo em que contribuem para melhorias no condicionamento físico aeróbio. Se as melhorias no condicionamento físico aeróbio forem avaliadas pelo $\dot{V}O_{2máx}$, as crianças pré-púberes demonstrarão resposta achatada ao treinamento com exercícios físicos aeróbios; em crianças, há aumento de cerca de 5 a 10%, em comparação com aumento de aproximadamente 20% em adultos.[21] No entanto, medidas de desempenho físico aeróbio (p. ex., caminhada/corrida de 1,6 km, PACER), em vez de capacidade máxima, podem ser mais práticas e significativas em muitas situações.

Exercício físico de força muscular esquelética

Além das recomendações FITT descritas, existem vários fatores adicionais que precisam ser incorporados em todo programa estruturado de treinamento físico de FME para jovens. Fatores adicionais incluem orientações acerca da forma e da técnica adequadas, supervisão de um adulto experiente e resistência inicial (peso) apropriadamente determinada, além do momento e da magnitude das progressões da resistência.[22,34] A maioria das lesões associadas ao treinamento físico de FME em jovens é decorrente de uma falha em uma dessas três áreas principais, e não do exercício físico em si.[22,34] Tal como acontece com os adultos, recomenda-se trabalhar grupos musculares esqueléticos maiores e realizar exercícios físicos multiarticulares mais complexos primeiro, para evitar a fadiga excessiva ao realizar os exercícios físicos mais dinâmicos. Atualmente, não existe uma modalidade ideal de treinamento físico de FME para jovens. Pesos livres, aparelhos de musculação, a própria massa corporal e faixas elásticas de resistência demonstraram efetividade em melhorar a FME.[22,34]

FITT	**Recomendações FITT para crianças e adolescentes.[1]**		
	Aeróbio	**Força**	**Fortalecimento ósseo**
Frequência	Diariamente; incluir exercícios físicos de intensidade vigorosa pelo menos 3 dias/ semana	≥ 3 dias/semana	≥ 3 dias/semana
Intensidade	Intensidade moderada (aumento perceptível na FC e na FR) a vigorosa (aumento substancial na FC e na FR)	Uso da massa corporal como resistência ou 8 a 15 repetições submáximas de um exercício físico até o ponto de fadiga moderada, realizando o exercício físico com boa execução dos movimentos	Variável, com ênfase em atividades que produzem carga óssea moderada a alta por meio do impacto ou da produção de força muscular esquelética
Tempo	Como parte de ≥ 60 min/dia de exercício físico	Como parte de ≥ 60 min/dia de exercício físico	Como parte de ≥ 60 min/dia de exercício físico
Tipo	Atividades agradáveis e apropriadas ao desenvolvimento, incluindo brincadeiras de pega-pega/ corrida, trilhas/ caminhada rápida, saltos, pulos, pular corda, natação, dança, ciclismo e esportes como futebol, basquete ou tênis	As atividades físicas de fortalecimento muscular esquelético podem ser desestruturadas (p. ex., brincar em brinquedos no *playground*, subir em árvores, cabo de guerra) ou estruturadas e adequadamente supervisionadas (p. ex., realizar exercícios físicos que utilizam a própria massa corporal, como flexões de cotovelos com as mãos apoiadas no chão e abdominais, musculação, trabalhar com faixas elásticas de resistência)	Exemplos de atividades de fortalecimento ósseo incluem corrida, pular corda, basquete, tênis, treinamento de força muscular esquelética e amarelinha
FC, frequência cardíaca; FR, frequência respiratória.			

Exercício físico de fortalecimento ósseo

Existem fortes evidências que apoiam o papel benéfico da AF na saúde óssea. Uma revisão de 22 estudos de intervenção em crianças de 3 a 18 anos[23] identificou taxa aumentada de acúmulo ósseo anual de 0,6 a 1,7% decorrente de uma intervenção por AF ou exercício físico. No entanto, a prescrição precisa de FITT para melhorar a saúde óssea não está claramente definida.[25] O osso responde a estímulos de AF ou exercício físico que produzem tensão óssea em razão de impacto (p. ex., corrida, salto e esportes de raquete) ou carga mecânica (levantamento) e responde de maneira ideal quando esses estímulos são dinâmicos, de duração relativamente curta, de intensidade moderada a alta e cujo tipo de estímulo ou direção da carga aplicada são inconsistentes.[25] Devem-se considerar esses importantes fatores nos programas de treinamento físico de jovens, em que o aumento da saúde óssea é um desfecho importante.

Considerações especiais

- Crianças e adolescentes podem participar com segurança de atividades de treinamento físico de FME, desde que recebam instrução e supervisão adequadas. Em geral, as diretrizes de treinamento físico de FME podem ser aplicadas a adultos (ver Capítulo 5), embora os elementos adicionais de métodos e supervisão mencionados previamente sejam cruciais para programas de treinamento físico de FME para jovens
- Por causa dos sistemas termorreguladores imaturos, os jovens têm maior risco de lesões relacionadas com o calor. Portanto, os jovens devem evitar exercícios físicos prolongados e pesados em ambientes excepcionalmente quentes e úmidos; hidratar-se adequadamente antes, durante e depois da atividade e modificar as atividades de maneira apropriada. Ver Capítulo 7 e posicionamento do American College of Sports Medicine (ACSM) sobre exercícios físicos no calor e reposição de líquidos para obter informações adicionais[35]
- Crianças e adolescentes com excesso de massa corporal ou sedentários podem inicialmente não conseguir alcançar 60 minutos por dia de AF de intensidade moderada a vigorosa. Em vez disso, eles devem começar AF de intensidade moderada usando uma estimativa relativa de intensidade (p. ex., percepção de esforço) e aumentar gradualmente a frequência, a intensidade e a duração da AF de modo a alcançar a meta de 60 minutos por dia
- Crianças e adolescentes com doenças ou limitações como asma brônquica (ver Capítulo 8), diabetes melito (ver Capítulo 9), obesidade (ver Capítulo 9), fibrose cística e paralisia cerebral (ver Capítulo 11) devem ser encaminhados a profissionais com experiência nestas áreas
- Ao longo da vida, devem-se diminuir as atividades sedentárias (ou seja, assistir à televisão, navegar na internet e jogar *videogame*) e aumentar as atividades que promovem a AF e o condicionamento físico (ou seja, brincadeiras ativas, caminhada, corrida, ciclismo e treinamento físico de FME).

Recurso *online*

U.S. Department of Health and Human Services. Physical Activity Guidelines for Americans [Internet]. 2nd ed. Washington (DC): U.S. Department of Health and Human Services; 2018 [cited 2020 Mar 30]. 118 p. Available from: https://health.gov/our-work/physical-activity/current-guidelines

Dor lombar

A dor lombar é definida como a dor, tensão muscular esquelética ou rigidez localizada abaixo da margem costal inferior e acima das dobras glúteas inferiores, com ou sem dor nas pernas.[36,37] A dor lombar é considerada um importante problema de saúde pública, com prevalência relatada ao longo da vida de 84%.[38] No entanto, a incapacidade por dor lombar não é consistente entre as diferentes culturas.[39] Nos países ocidentais, entre 4 e 33% da população adulta apresenta dor lombar em um determinado momento da vida;[40] episódios recorrentes de dor lombar podem ocorrer em mais de 70% dos casos.[41] Aproximadamente 20% dos casos de dor lombar tornam-se crônicos, e cerca de 10% evoluem para uma incapacidade.[38]

Indivíduos com dor lombar podem ser classificados em uma de três grandes categorias: (a) dor lombar potencialmente associada a outra causa espinal específica (p. ex., câncer, fratura, infecção, espondilite anquilosante ou síndrome da cauda equina); (b) dor lombar potencialmente associada à radiculopatia ou à estenose espinal; e (c) e dor lombar inespecífica (dor lombar sem causa anatomopatológica conhecida), que abrange mais de 85% de todos os casos.[29] Para fins de prognóstico e desfecho, a dor lombar pode ser descrita como aguda (< 6 semanas), subaguda (6 a 12 semanas) e crônica (> 12 semanas).[38,42] As melhores evidências disponíveis apoiam uma abordagem de classificação que não enfatiza a importância de identificar lesões anatômicas específicas após a conclusão da triagem de sinal de alerta.[42] A American Physical Therapy Association (APTA) sugere cinco classificações de dor lombar:

- Dor lombar com déficit de mobilidade
- Dor lombar com dor irradiada
- Dor lombar com dor referida aos membros inferiores
- Dor lombar com deficiências na coordenação do movimento
- Dor lombar com dor generalizada relacionada.

Frequentemente, afirma-se que cerca de 90% dos episódios agudos de dor lombar se resolvem em 6 semanas, independentemente de tratamento.[43] No entanto, é mais preciso afirmar que 90% dos indivíduos com dor lombar que recebem cuidados primários terão parado de consultar um profissional de saúde por causa de sintomas em 3 meses, mas a maioria deles ainda apresentará dor lombar e incapacidade relacionada 1 ano após a consulta.[44]

Para reduzir a probabilidade de incapacidade, os indivíduos com dor lombar devem permanecer ativos, continuando as atividades normais nos limites da dor, evitando o repouso no leito e retornando ao trabalho o mais rápido possível.[45] Pesquisas atuais mostram que, após uma crise aguda de dor lombar, o acesso precoce (em 3 semanas do início agudo) à fisioterapia resulta em reduções drásticas na necessidade de exames de imagem avançados, uso de opioides, injeções e cirurgia, bem como diminuição da incapacidade.[46–48] Se a dor incapacitante persistir além de 6 semanas, recomenda-se uma abordagem multidisciplinar que inclua a abordagem de fatores psicossociais.[42] Muitos indivíduos com dor lombar têm medo, ansiedade ou desinformação em relação à dor lombar, exacerbando um estado de dor persistente.[49] Uma combinação de exercícios físicos terapêuticos e aeróbios, em conjunto com orientações acerca da dor, melhora as atitudes individuais, desfechos, percepções e limiares de dor.[50,51] Os fatores psicossociais que aumentam o risco de desenvolver ou perpetuar a incapacidade a longo prazo e a perda de trabalho associados à dor lombar podem ser encontrados no Boxe 6.1.

Boxe 6.1	Fatores psicossociais para incapacidade a longo prazo e perda de trabalho associada à dor lombar.[52]

- Atitude negativa de que a dor nas costas é prejudicial ou pode ser gravemente incapacitante
- Comportamento de evitação por medo e níveis de atividade física reduzidos
- Expectativa de que o tratamento passivo, em vez de ativo, será benéfico
- Tendência à depressão, baixa moral e retraimento social
- Problemas sociais ou financeiros.

A literatura atual não apoia uma causa definitiva para as crises iniciais de dor lombar.[42] No entanto, a dor lombar prévia é um dos preditores mais fortes para episódios futuros de dor lombar;[36] portanto, uma vez que um indivíduo tem um episódio inicial de dor lombar, ele é de fato mais suscetível a episódios futuros. Episódios recorrentes de dor lombar tendem a ter gravidade e duração aumentadas, níveis mais altos de incapacidade, incluindo incapacidade para o trabalho, e custos médicos e com indenização mais altos.[53,54] As diretrizes atuais colocam grande ênfase em medidas preventivas e intervenções precoces para minimizar o risco de um episódio agudo de dor lombar se tornar crônico e/ou incapacitante.[55] Além disso, as melhores evidências para o tratamento da dor lombar indicam que a AF é um componente-chave no manejo da condição.[56–59] O modelo biopsicossocial é a estrutura predominante usada para entender, gerenciar e tratar a dor nas costas. Essa abordagem sugere que, além do aspecto biológico, fatores psicológicos, socioeconômicos, ambientais e culturais contribuem para a incidência e a persistência dos sintomas de dor nas costas.[60]

Considerando essa estrutura, devem-se fazer considerações específicas a indivíduos com dor lombar que têm medo da dor ou de uma nova lesão e, portanto, evitam a AF, e igualmente para aqueles que persistem na prática de AF apesar do agravamento dos sintomas.[61,62] Indivíduos com dor lombar que têm medo da dor ou de uma nova lesão muitas vezes interpretam erroneamente qualquer piora dos sintomas como um agravamento de sua condição espinal e mantêm a crença equivocada de que a dor necessariamente implica dano tecidual.[63] Em contraste, aqueles com dor lombar que persistem na AF podem não possibilitar aos tecidos lesionados o tempo necessário para que eles cicatrizem. Ambos os comportamentos, a AF persistente durante a dor e o medo da dor, estão associados à dor crônica.[61] Portanto, ao projetar e implementar programas de exercícios físicos, é imperativo que tenha sido considerada uma compreensão completa das crenças do paciente. O Boxe 6.2 destaca ainda as diretrizes de prática clínica para a dor lombar da Orthopedic Section of the APTA.[42]

Quando a dor lombar é um sintoma de outra doença grave (p. ex., câncer), deve-se realizar um teste de esforço físico e a PEx em consulta com a equipe de saúde responsável pela doença grave. Para todas as outras causas e na ausência de comorbidades (p. ex., doença cardiovascular [DCV], com seus fatores de risco associados), as recomendações para o teste de esforço físico e a PEx são semelhantes às de indivíduos saudáveis (ver Capítulo 5). Dado que a maioria dos casos de dor lombar é inespecífica, o foco das recomendações para a PEx apresentadas aqui abordará indivíduos com dor lombar que não está associada a traumatismo ou a quaisquer condições subjacentes específicas (p. ex., câncer ou infecção).

> **Boxe 6.2   Dor lombar: diretrizes para a prática clínica.[42]**
>
> Os médicos não devem dar orientações ao paciente e utilizar estratégias de aconselhamento que, direta ou indiretamente, aumentem a ameaça ou o medo associados à dor lombar como estratégias de orientação e aconselhamento que:
> * Promovem o repouso prolongado no leito
> * Fornecem explicações detalhadas e anatomopatológicas para a causa específica da dor lombar do paciente.
>
> As estratégias de orientação e aconselhamento para pacientes com dor lombar devem enfatizar:
> * A promoção da compreensão da força anatômica/estrutural inerente à coluna vertebral humana
> * A neurociência que explica a percepção da dor
> * O prognóstico em geral favorável da dor lombar
> * O uso de estratégias ativas de enfrentamento da dor que diminuem o medo e a catastrofização
> * A retomada precoce das atividades normais ou vocacionais, mesmo quando ainda se sente dor
> * A importância da melhora nos níveis de atividade física, não apenas a importância do alívio da dor.

Teste de esforço físico

Indivíduos com dor lombar aguda ou subaguda parecem variar em seus níveis individuais de AF, independentemente de sua incapacidade relacionada com a dor. No entanto, a dor lombar crônica com altos níveis de incapacidade pode levar a baixos níveis de AF.[64] As crenças individuais sobre a dor nas costas geralmente influenciam a vontade de se exercitar fisicamente.[65] Assim, nas primeiras semanas após o início dos sintomas, o teste de esforço físico e as atividades subsequentes podem ser limitados por esses sintomas.[62,66]

Condicionamento cardiorrespiratório

O comportamento de evitação decorrente da dor pode resultar em diminuição da AF, o que pode levar à inevitável consequência de redução do CCR.[67] As evidências atuais, no entanto, não conseguiram encontrar uma relação clara entre CCR e dor.[68] Poucos estudos submeteram indivíduos com dor lombar a testes de esforço físico até a exaustão.[69] Os testes de esforço físico submáximos são considerados confiáveis e válidos para indivíduos com dor lombar.[62] No entanto, a dor real ou prevista pode limitar os testes submáximos com a mesma frequência que os testes máximos.[62,69-72] Portanto, a escolha do teste máximo *versus* submáximo em indivíduos com dor lombar deve ser guiada pelas mesmas considerações que para a população em geral (ver Capítulo 3).

Força e resistência muscular esquelética

Indivíduos com dor lombar frequentemente apresentam déficits na força e na resistência muscular esquelética do tronco[73-75] e desequilíbrio neuromuscular;[76,77] no entanto, o papel que desempenham no desenvolvimento e na progressão da dor lombar permanece incerto.[74,78] A diminuição da força e da resistência muscular esquelética pode ser independente do período e da intensidade da dor lombar.[79,80] O teste geral de força e resistência muscular esquelética em indivíduos com dor lombar deve ser guiado pelas mesmas considerações que para a população em geral (ver Capítulo 3). Além disso, testes de força e resistência da musculatura esquelética do tronco (p. ex., dinamômetros isocinéticos com fixações para as costas, aparelhos de musculação com peso e bancos de hiperextensão de costas) são comumente usados para avaliação de indivíduos com dor lombar.[55] No entanto, a confiabilidade desses testes é questionável em razão do considerável efeito de aprendizado, principalmente entre a primeira e a segunda sessões.[81,82] O desempenho nas avaliações de força e de resistência muscular esquelética é frequentemente limitado pelo medo real ou antecipado de uma nova lesão em indivíduos com dor lombar.[83]

Flexibilidade

Não existe uma relação clara entre a flexibilidade da coluna vertebral e a dor lombar ou deficiência associada.[56] Uma série de estudos mostrou associações entre medidas da flexibilidade da coluna, flexibilidade do quadril e dor lombar,[84] mas a natureza dessas associações é provavelmente complexa e requer mais estudos. Parece haver alguma justificativa, embora baseada em evidências relativamente fracas, para testes de flexibilidade de membros inferiores e, em particular, testes de flexibilidade de quadris de indivíduos com dor lombar.[42,85] Em geral, o teste de flexibilidade em indivíduos com dor lombar deve ser guiado pelas mesmas considerações do que para a população em geral (ver Capítulo 5). É essencial, no entanto, identificar se a avaliação é limitada pela tolerância ao estiramento das estruturas-alvo ou pela exacerbação dos sintomas da dor lombar.

Prescrição de exercícios físicos

As diretrizes atuais para o manejo da dor lombar recomendam consistentemente permanecer fisicamente ativo e evitar o repouso no leito.[38,42,55,59,86] Embora possa ser melhor evitar o exercício físico nos primeiros dias imediatamente após um episódio agudo e grave de dor lombar, para não exacerbar os sintomas,[57,59] indivíduos com dor lombar subaguda e crônica, bem como com dor lombar recorrente, são incentivados a permanecer fisicamente ativos.[57] Em 2 semanas de um episódio agudo de dor lombar, as atividades podem ser cuidadosamente introduzidas. A caminhada regular é uma boa maneira de incentivar aqueles com dor lombar a participar de atividades que não piorem os sintomas.[55] Tanto o treinamento físico aeróbio progressivo quanto o treinamento físico de FME progressivo demonstraram ser igualmente efetivos na diminuição da intensidade da dor em indivíduos com dor lombar crônica.[87]

Quando as recomendações são fornecidas, elas devem ser semelhantes às recomendações para a população em geral, combinando exercícios físicos de FME, aeróbios e de flexibilidade (ver Capítulo 5). Na dor lombar crônica, programas de exercícios físicos que incorporam adaptação individual, supervisão, alongamento e fortalecimento, juntamente da preferência do praticante e da experiência do profissional, estão associados a melhores desfechos.[57,59,88] Além disso, as evidências que apoiam a natureza multidimensional da dor lombar crônica inespecífica mostram desfechos mais favoráveis com uma abordagem individualizada, que aborda o sofrimento psicológico, as crenças de evitação por medo, a autoeficácia no controle da dor e estratégias de enfrentamento.[78] Ao passo que a PEx pode desempenhar um papel essencial em ajudar um paciente a gerenciar a dor lombar, o diagnóstico e o tratamento da dor lombar estão fora do âmbito de prática da maioria dos profissionais de educação física, e os pacientes precisam ser encaminhados a um profissional de saúde habilitado.[89]

Considerações especiais

- Exercícios físicos que abordam a coordenação, a resistência e o fortalecimento do tronco podem ser usados para reduzir a dor lombar e a incapacidade em indivíduos com dor lombar subaguda e crônica com déficits na coordenação dos movimentos.[44] No entanto, não há evidências suficientes comprovando qualquer benefício de se enfatizarem terapias unidimensionais, como o fortalecimento abdominal[78,85,90]
- A resposta individual aos sintomas de dor nas costas pode ser melhorada, fornecendo segurança, incentivando a atividade e organizando um encaminhamento precoce à fisioterapia[46,47,85]
- Há falta de concordância quanto à definição, a componentes e a técnicas de avaliação relacionadas com a estabilidade do *core*. Além disso, a maioria dos testes usados para avaliar a estabilidade do *core* não demonstrou validade[91,92]
- Certos exercícios físicos ou posições podem agravar os sintomas da dor lombar. Caminhar, especialmente em declives, pode agravar os sintomas em idosos com dor lombar.[93] No entanto, caminhar em uma esteira inclinada ou andar de bicicleta com a coluna lombar flexionada pode ser útil para indivíduos que acham incômodas as posições mais eretas
- Certos indivíduos com dor lombar podem experimentar "periferalização" dos sintomas, ou seja, propagação da dor aos membros inferiores, ao realizarem determinados movimentos sustentados ou repetidos da coluna lombar.[94] Deve-se limitar qualquer atividade ou exercício físico que cause essa disseminação de sintomas[58]
- Incentiva-se a realização de movimentos e exercícios físicos repetidos, como extensão de tronco no solo em decúbito ventral ou movimentos de encostar os joelhos no peito em decúbito dorsal, que promovam a centralização da dor (ou seja, redução da dor no membro inferior de distal para proximal), para reduzir os sintomas em pacientes com dor lombar aguda e dor no membro inferior relacionada[42]
- Em geral, incentiva-se a prática de exercícios físicos de flexibilidade como parte de um programa geral de exercícios físicos. Deve-se promover a flexibilidade de quadril e de membros inferiores.[56,84] No entanto, em indivíduos com dor lombar e déficits na coordenação dos movimentos, devem-se enfatizar a prática de exercícios físicos de fortalecimento e/ou o controle motor, e não de flexibilidade[42]
- Considerar a prática de exercícios físicos aeróbios progressivos de baixa intensidade para indivíduos com dor lombar crônica com dor generalizada (dor em mais de uma área do corpo) e exercícios físicos aeróbios de intensidade moderada a alta para indivíduos com dor lombar crônica sem dor generalizada[42]
- Exercícios físicos como yoga e pilates têm se mostrado intervenções efetivas para a dor lombar; no entanto, as pesquisas não definem claramente se alguma intervenção específica é superior a outra. Portanto, a escolha do exercício físico deve ser fundamentalmente orientada pela preferência do praticante e pela experiência do profissional.[95,96]

Recursos *online*

American Physical Therapy Association. Low Back Pain [Internet]. Alexandria (VA): American Physical Therapy Association; 2011 [cited 2019 Apr 22]. Available from: https://www.choosept.com/symptomsconditionsdetail/physical-therapy-guide-to-low-back-pain

Go4Life Resources [Internet]. Washington (DC): National Institute on Aging. Available from: https://www.nia.nih.gov/health/exercise-physical-activity

National Council on Aging. Senior Fitness & Exercise Programs [Internet]. Arlington, VA: National Council on Aging; 2015 [cited 2019 Apr 22]. Available from: https://www.ncoa.org/center-for-healthy-aging/basics-of-evidence-based-programs/physical-activity-programs-for-older-adults/

Idosos

O termo *idoso* representa um espectro diversificado de idades e capacidades fisiológicas, normalmente incluindo indivíduos com idade ≥ 65 anos e entre 50 e 64 anos com condições clinicamente significativas ou limitações físicas que afetam o movimento, o condicionamento físico ou a AF.[97] Fisiológico ou normal, o envelhecimento não ocorre uniformemente na população, e indivíduos de idade cronológica semelhante podem diferir drasticamente em sua resposta ao exercício físico. Além disso, é difícil distinguir os efeitos do envelhecimento na função normal dos efeitos do descondicionamento físico ou doença (a Tabela 6.2 fornece uma lista de mudanças relacionadas com a idade nas principais variáveis fisiológicas). Portanto, a saúde e o estado funcional costumam ser melhores indicadores da capacidade de praticar AF do que a idade cronológica.

Existem evidências muito claras apoiando os benefícios da AF em (a) retardar as mudanças típicas relacionadas com a idade que prejudicam a capacidade de exercício físico, (b) otimizar as mudanças relacionadas com a idade na composição corporal, (c) promover o bem-estar psicológico e cognitivo, (d) gerenciar doenças crônicas (e) reduzir os riscos de deficiência física e (f) aumentar a longevidade.[1] Apesar desses benefícios, os idosos são os menos ativos fisicamente de todas as faixas etárias. Na verdade, apenas cerca de 12% dos indivíduos com idade igual ou superior a 65 anos relatam praticar AF aeróbias e de fortalecimento muscular esquelético que atendem às diretrizes federais, e menos de 5% dos indivíduos com 85 anos ou mais atendem a essas mesmas diretrizes.[98]

Teste de esforço físico

A maioria dos idosos não precisa de um teste de esforço físico antes de iniciar um programa de AF de intensidade moderada (ver Capítulo 2). No entanto, se o teste de esforço físico for recomendado, deve-se observar que o ECG associado tem maior sensibilidade (ou seja, aproximadamente 84%) e menor especificidade (ou seja, aproximadamente 70%) do que nas faixas etárias mais jovens (ou seja, < 50% e > 80% de sensibilidade e especificidade, respectivamente), produzindo maior proporção de desfechos falso-positivos. Essa situação pode estar relacionada com a maior frequência de hipertrofia ventricular esquerda (HVE) e de distúrbios de condução entre idosos do que nos mais jovens.[99]

Tabela 6.2 • Efeitos do envelhecimento em variáveis específicas, fisiológicas e relacionadas com a saúde.[97]	
Variável	**Mudança**
Frequência cardíaca em repouso	Inalterada
Frequência cardíaca máxima	Menor
Débito cardíaco máximo	Menor
Pressão arterial de repouso e durante o exercício físico	Maior
Consumo de oxigênio de reserva, absoluto e relativo ($\dot{V}O_2R_{máx}$ ℓ/min e mℓ/kg/min)	Menor
Volume residual	Maior
Capacidade vital	Menor
Tempo de reação	Mais lento
Força muscular esquelética	Menor
Flexibilidade	Menor
Massa óssea	Menor
Massa corporal livre de gordura	Menor
Porcentagem de gordura corporal	Maior
Tolerância à glicose	Menor
Tempo de recuperação	Mais lento

Embora não existam critérios específicos para encerramento do teste de esforço físico em idosos além daqueles apresentados para todos os adultos no Capítulo 3, o aumento da prevalência de problemas cardiovasculares, metabólicos e ortopédicos entre os idosos eleva a probabilidade geral de um término precoce do teste. Portanto, o teste de esforço físico em idosos pode exigir diferenças sutis tanto no protocolo quanto no método e só deve ser realizado quando indicado por um médico ou outro profissional de saúde. Considerações especiais ao testar idosos incluem o seguinte:

• A carga de trabalho inicial deve ser leve (ou seja, < 3 METs), e os incrementos na carga de trabalho devem ser pequenos (ou seja, 0,5 a 1 MET) para aqueles com baixa capacidade de trabalho. O protocolo de esteira modificado de Naughton é um bom exemplo (ver Figura 4.1)[97]
• Um cicloergômetro pode ser preferível a uma esteira para aqueles com déficit de equilíbrio e coordenação neuromotora, visão prejudicada, padrões de marcha prejudicados, limitações na descarga de peso e/ou problemas ortopédicos. No entanto, a fadiga muscular esquelética local pode ser um fator que leva ao encerramento prematuro do teste ao usar um cicloergômetro[97]
• Pode ser necessário adicionar um corrimão próximo à esteira em razão do equilíbrio reduzido, da diminuição da FME, do déficit na coordenação neuromotora e do medo. No entanto, em caso de anormalidades da marcha, o corrimão reduzirá a precisão da estimativa da capacidade máxima de MET, com base na duração do exercício físico ou na carga de trabalho máxima alcançada[97]

- Pode ser necessário adaptar a carga de trabalho da esteira de acordo com a capacidade de caminhada, aumentando a inclinação, em vez de a velocidade[97]
- Muitos idosos excedem a $FC_{máx}$ prevista para a idade durante um teste de esforço físico máximo. A equação de $FC_{máx}$ frequentemente usada (220 – idade) tende a subestimar a $FC_{máx}$ em idosos;[100] portanto, é melhor usar outras equações de $FC_{máx}$ (ver Tabela 5.3)
- A influência de medicamentos prescritos no ECG e nas respostas hemodinâmicas ao exercício físico podem diferir das expectativas usuais (ver Apêndice A).

Atualmente, há poucas evidências demonstrando aumento da mortalidade ou risco de eventos cardiovasculares durante o exercício físico ou teste de esforço físico nesse segmento da população, eliminando, portanto, a necessidade de teste de esforço físico, a menos que haja indicação médica (p. ex., DCV sintomática e diabetes melito não controlado). Caso contrário, indivíduos com DCV livres de sintomas devem ser capazes de iniciar um programa de exercícios físicos de intensidade leve (< 3 METs) sem risco indevido.[101]

Teste de desempenho físico

O teste de desempenho físico substituiu amplamente o teste de esforço físico para a avaliação do estado funcional em idosos.[102] Algumas baterias de testes foram desenvolvidas e validadas como correlações de domínios de aptidão subjacentes, enquanto outras foram desenvolvidas e validadas como preditoras da incapacidade subsequente, institucionalização e morte. O teste de desempenho físico é atraente porque a maioria deles requer pouco espaço e equipamentos e é de baixo custo; pode ser conduzida por leigos ou profissionais de educação física com treinamento mínimo e é considerada extremamente segura em populações saudáveis e clínicas.[53,103] Os testes de desempenho físico mais utilizados identificaram pontos de corte indicativos de limitações funcionais associadas a um pior estado de saúde que podem ser alvo de uma intervenção por exercício físico. Alguns dos testes de desempenho físico mais comumente usados estão descritos na Tabela 6.3. Antes de realizar essas avaliações, devem-se (a) considerar cuidadosamente a população específica para a qual cada teste foi desenvolvido, (b) estar ciente dos efeitos "piso" ou "teto" conhecidos (ou seja, a incapacidade de participantes menos robustos de pontuar mais baixo e de participantes mais robustos de pontuar mais no teste de desempenho físico) e (c) compreender o contexto (ou seja, a amostra, idade, estado de saúde e intervenção) no qual são atribuídos escores ou capacidades preditivas alterados.

O Senior Fitness Test foi desenvolvido usando uma amostra grande, saudável e residente na comunidade e publicou dados normativos para homens e mulheres de 60 a 94 anos para itens que representam a FME das partes superior e inferior do corpo, a flexibilidade das partes superior e inferior do corpo, o CCR, a agilidade e o equilíbrio dinâmico.[103] Os pesquisadores do Senior Fitness já publicaram limites para cada item de teste que definem, para idosos entre 65 e 85 anos, o nível de capacidade necessário na idade atual, em cada domínio de aptidão funcional, a fim de que eles permaneçam independentes até os 90 anos.[107] O Short Physical Performance Battery (SPPB),[104] um teste de função dos membros inferiores, é mais conhecido por suas capacidades preditivas de incapacidade, institucionalização e morte, mas também tem "efeitos teto" conhecidos, que limitam seu uso como um desfecho para intervenções por exercício físico em idosos essencialmente saudáveis. Uma mudança de 0,5 ponto

Tabela 6.3 • Testes de desempenho físico comumente usados.		
Medida e descrição	**Tempo de administração**	**Ponto de corte indicativo de função diminuída**
Senior Fitness Test[103] Sete itens: 30 s de levantar/sentar da cadeira, 30 s de rosca direta, 8-*foot up and go*, caminhada de 6 min, marcha estacionária de 2 min, sentar e alcançar e alcançar atrás das costas, com escalas normativas para cada teste	30 min no total. Os itens individuais variam de 2 a 10 min cada	≤ Percentil 25 dos padrões baseados na idade
Short Physical Performance Battery[104] Teste da função de membros inferiores que combina pontuações de velocidade da marcha usual e testes cronometrados de equilíbrio e levantar/sentar da cadeira; as pontuações variam de 0 a 12, com pontuação mais alta indicando melhor capacidade funcional	10 min	10 pontos
Velocidade da marcha usual Geralmente avaliada como a melhor de duas tentativas do tempo para caminhar uma distância curta (3 a 10 m) em um ritmo usual	< 2 min	1 m/s
Teste de caminhada de 6 min Amplamente utilizado como um indicador da resistência cardiorrespiratória; avaliada como a maior distância que um indivíduo é capaz de percorrer em 6 min. Uma mudança de 50 m é considerada uma mudança substancial[105]	< 10 min	≤ Percentil 25 dos padrões baseados na idade
Continuous Scale Physical Performance Test[106] Duas versões – longa e curta – estão disponíveis. Cada uma consiste na execução em série de tarefas da vida diária, como carregar um pote com água, vestir e tirar uma jaqueta, sentar e levantar do chão, subir escadas, carregar compras, entre outras, realizada em um contexto ambiental que representa domínios físicos subjacentes. As pontuações variam de zero a cem, com pontuações mais altas representando uma melhor capacidade funcional	60 min	57 pontos

no SPPB é considerada uma pequena mudança significativa, enquanto uma mudança de 1,0 ponto é considerada uma mudança substancial.[105] A velocidade usual de marcha, amplamente considerada o teste mais simples de capacidade de caminhada, tem validade preditiva comparável ao SPPB,[108] mas sua sensibilidade à mudança com intervenções por exercício físico não tem sido consistente. Uma mudança na velocidade usual de marcha de 0,05 m/s é considerada uma pequena mudança significativa; uma mudança de 0,10 m/s é considerada uma mudança substancial.[105] Aliás, a sobrevida prevista em 10 anos aos 75 anos de idade varia entre 19 e 87% e entre 35 e 91% em mulheres em uma variedade de velocidades de marcha, com aumentos significativos no risco de mortalidade por incremento de 0,10 m/s na velocidade da marcha.[109] O teste de caminhada de 400 m em ritmo habitual também provou ser confiável como avaliação do estado de mobilidade em idosos com limitações funcionais.[110] Mais recentemente, passou a haver interesse em medir a taxa de desenvolvimento de FME em idosos como meio para determinar a potência muscular esquelética.[111] Ver Tabela 6.4 para obter padrões adicionais de condicionamento físico referenciados por critérios para manter a independência física em idosos.

Prescrição de exercícios físicos

Os princípios gerais de PEx se aplicam a adultos de todas as idades (ver Capítulo 5). As adaptações relativas ao exercício físico e à porcentagem de melhora nos componentes do condicionamento físico entre idosos são comparáveis às relatadas em adultos mais jovens, sendo importantes para manter a saúde e a capacidade funcional e atenuar muitas das mudanças fisiológicas associadas ao envelhecimento (ver Tabela 6.2). A baixa capacidade física aeróbia, a fraqueza muscular esquelética e o descondicionamento físico são mais comuns em idosos do que em qualquer outra faixa etária e contribuem para a perda da independência.[112,113] Portanto, uma PEx apropriada deve ser um programa multicomponente que combine exercícios físicos aeróbios e treinamento físico de FME, além de exercícios físicos de equilíbrio e flexibilidade. O Physical Activity Guidelines Advisory Committee Scientific Report de 2018 destacou fortes evidências de vários ensaios clínicos randomizados (ECR) e estudos de coorte de que programas de exercícios físicos aeróbios, de fortalecimento muscular esquelético, de equilíbrio e/ou de AF multicomponentes melhoraram a função física e reduziram o risco de perda de função física relacionada com a idade na população idosa em geral, bem como em idosos com condições crônicas específicas.[1] Aliás, as evidências sugerem que os benefícios do exercício físico multicomponente sobre a função física na terceira idade são maiores em comparação com o exercício físico de componente único. Além disso, atividades multicomponentes que podem ser incorporadas à rotina diária podem ser uma alternativa promissora para programas de exercícios físicos estruturados de tarefa única para idosos.

Para a PEx, deve-se fazer uma distinção importante entre idosos e seus pares mais jovens em relação à intensidade. Para adultos aparentemente saudáveis, as AF de intensidades moderada e vigorosa são definidas em relação a METs; as atividades de intensidade moderada são definidas como 3 a 5,9 METs e as atividades de intensidade vigorosa como ≥ 6 METs. Para os idosos, as atividades devem ser definidas em relação ao condicionamento físico de um indivíduo no contexto de uma escala de esforço físico percebido de 10 pontos, que varia de 0 (um esforço equivalente a sentar) a 10 (um esforço máximo), com a intensidade moderada definida como 5 ou 6, e a intensidade vigorosa como ≥ 7. Uma AF de intensidade moderada deve produzir um aumento notável na frequência cardíaca (FC) e na frequência respiratória (FR), enquanto uma AF de intensidade vigorosa deve produzir um grande aumento na FC ou na FR.[114] Mais recentemente, o estudo Lifestyle Interventions and Independence for Elders (LIFE)[113] utilizou a escala de esforço autopercebido de Borg[115] para avaliar a intensidade da atividade. A escala de Borg varia de 6 a 20; solicitou-se aos participantes do LIFE que caminhassem em uma intensidade autopercebida de 13 ("um pouco difícil"), enquanto os exercícios físicos de fortalecimento muscular esquelético dos membros inferiores foram realizados em uma intensidade de 15 a 16.[113]

Tabela 6.4 • Padrões de aptidão física referenciados por critérios para manter a independência física em idosos.									Porcentagem de declínio acima de 30 anos
	Faixa etária								
	60 a 64	65 a 69	70 a 74	75 a 79	80 a 84	85 a 89	90 a 94		
Força muscular esquelética da parte inferior do corpo (quantidade de vezes que senta e levanta da cadeira em 30 s)									
Mulheres	15	15	14	13	12	11	9		40,0
Homens	17	16	15	14	13	11	9		47,1
Força muscular esquelética da parte superior do corpo (quantidade de roscas de braço em 30 s)									
Mulheres	17	17	16	15	14	13	11		35,3
Homens	19	18	17	16	15	13	11		42,1
Resistência aeróbia (jardas caminhadas em 6 min)									
Mulheres	625	605	580	550	510	460	400		36,0
Homens	680	650	620	580	530	470	400		41,2
Resistência aeróbia alternativa (quantidade de passos em 2 min)									
Mulheres	97	93	89	84	78	70	60		38,1
Homens	106	101	95	88	80	71	60		43,4
Agilidade/equilíbrio dinâmico (8 foot up-and-go, em segundos)									
Mulheres	5,0	5,3	5,6	6,0	6,5	7,1	8,0		37,5
Homens	4,8	5,1	5,5	5,9	6,4	7,1	8,0		40,0
Média do declínio = 40,1									

Observação: Os padrões de aptidão física propostos foram desenvolvidos para uso com a bateria Senior Fitness Test (SFT).

Exercícios físicos neuromotores (equilíbrio) e treinamento de potência com pesos para indivíduos que apresentam quedas frequentes ou com limitações na mobilidade

Nos EUA, um em cada quatro indivíduos ≥ 65 anos experimenta uma queda a cada ano.[117] Além disso, as quedas são a principal causa de lesões fatais e a causa mais comum de internações hospitalares relacionadas com traumas não fatais entre idosos.[117] O treinamento de exercícios físicos neuromotores, que combina equilíbrio, agilidade e treinamento proprioceptivo, é efetivo na redução e na prevenção de quedas, se realizado de 2 a 3 dias por semana.[112,116] O 2018 PAGAC Scientific Report[1] citou evidências fortes e consistentes demonstrando que a AF multicomponente que inclua dois ou mais componentes de FME, equilíbrio, resistência ou flexibilidade reduziu significativamente o risco de lesões relacionadas com quedas em cerca de 32 a 40%, incluindo quedas graves que resultam em fratura óssea, traumatismo cranioencefálico, lesão aberta de tecidos moles ou qualquer outra lesão que requeira cuidados médicos ou internação hospitalar,[118-121] com benefícios semelhantes observados entre idosos com alto risco de queda *versus* aqueles com risco não especificado.[118] Além disso, os programas de prevenção de quedas usando atividades multicomponentes reduziram o risco de fraturas ósseas relacionadas com quedas em 40 a 66% entre idosos residentes na comunidade e em ambientes domésticos.[118-121]

As recomendações gerais para o treinamento de equilíbrio incluem o uso dos seguintes itens: (a) posturas progressivamente difíceis que reduzem gradualmente a base de apoio (p. ex., apoio bipodal, apoio *semi tandem*, apoio *tandem*, apoio unipodal), (b) movimentos dinâmicos que perturbam o centro de gravidade (p. ex., caminhada em *tandem*, voltas em círculo), (c) acionamento de grupos musculares esqueléticos posturais (p. ex., permanecer de pé apoiando somente os calcanhares ou pontas dos pés), (d) redução de estímulos sensoriais (p. ex., caminhar com os olhos fechados) e (e) Tai Chi.[112] Exercícios físicos supervisionados realizados em grupo, como Tai Chi, ou programas domiciliares prescritos individualmente, mostraram-se efetivos na redução do risco de quedas;[1,119] no entanto, pode haver ocasiões em que essas atividades exijam supervisão.[112]

Os "exercícios físicos funcionais" são um pouco diferentes e projetados para melhorar a FME, o equilíbrio e o desempenho motor da parte inferior do corpo, bem como para aumentar os níveis diários de AF.[122,123] Exemplos disso incluem posturas ou caminhadas com redução gradual na base de apoio (p. ex., passar da posição *tandem* para o apoio unipodal ao longo do tempo) e movimentos dinâmicos que perturbam o centro de gravidade (passar por obstáculos). As intervenções de treinamento do equilíbrio examinaram os efeitos de quatro diferentes tipos de treinamento físico de equilíbrio (multidimensionais [atividades como exercícios físicos funcionais, Tai Chi e jogos com bola], controle do centro de massa [CDM], mobilidade e alcance) em várias dimensões distintas relacionadas ao desempenho de equilíbrio.[124] No geral, as intervenções de treinamento de equilíbrio relatam benefícios significativos de programas que incluíram algum desses quatro tipos de treinamento físico de equilíbrio *versus* intervenções que não envolveram nenhum treinamento físico de equilíbrio.[124] Atividades multitarefas com altos níveis de exigência física (velocidade, coordenação e equilíbrio), mental e social (p. ex., dança, esportes coletivos e handebol) pareceram particularmente efetivas em melhorar o desempenho funcional e o equilíbrio,[125] enquanto a caminhada

FITT	Recomendações FITT para idosos.[112,114,116]		
	Aeróbios	**Força**	**Flexibilidade**
Frequência	≥ 5 dias/ semana na intensidade moderada; ≥ 3 dias/semana na intensidade vigorosa; 3-5 dias/ semana para uma combinação das intensidades moderada e vigorosa	≥ 2 dias/semana	≥ 2 dias/semana
Intensidade	Em uma escala de nível de esforço físico de 0 a 10, 5 a 6 para intensidade moderada e 7 a 8 para intensidade vigorosa	*Treinamento físico progressivo com pesos:* intensidade leve (ou seja, 40 a 50% de 1-RM) para iniciantes; progredir para intensidade moderada a vigorosa (60 a 80% de 1-RM); alternativamente, intensidade moderada (5 a 6) a vigorosa (7 a 8) em uma escala de 0 a 10 *Treinamento físico de potência muscular esquelética:* carga leve a moderada (30 a 60% de 1-RM)	Alongar até o ponto de tensão ou leve desconforto

(Continua)

FITT	Recomendações FITT para idosos.[112,114,116] *(Cont.)*		
	Aeróbios	**Força**	**Flexibilidade**
Tempo	30 a 60 min/dia de exercícios físicos de intensidade moderada; 20-30 min/dia de exercícios físicos de intensidade vigorosa; ou uma combinação equivalente de exercícios físicos de intensidades moderada e vigorosa; pode ser acumulado ao longo do dia	*Treinamento físico progressivo com pesos:* 8 a 10 exercícios físicos envolvendo os principais grupos musculares esqueléticos; ≥ 1 série de 10 a 15 repetições para iniciantes; progredir para 1 a 3 séries de 8 a 12 repetições para cada exercício físico *Treinamento físico de potência muscular esquelética:* 6 a 10 repetições com alta velocidade	Manter o alongamento durante 30 a 60 s
Tipo	Qualquer modalidade que não imponha estresse ortopédico excessivo, como a caminhada. O exercício físico aquático e o exercício físico em bicicleta estacionária podem ser vantajosos para aqueles com tolerância limitada a atividades envolvendo descarga de peso	Programas de treinamento físico com pesos progressivos ou de potência muscular esquelética, ou calistenia, subir escadas e outras atividades de fortalecimento que usem os principais grupos musculares esqueléticos	Qualquer atividade física que mantenha ou aumente a flexibilidade usando movimentos lentos que terminem em alongamentos estáticos para cada grupo muscular esquelético, em vez de movimentos balísticos rápidos

1-RM, uma repetição máxima.

nórdica é significativamente efetiva na melhora do equilíbrio dinâmico, equilíbrio funcional, FME de membros inferiores e capacidade aeróbia em idosos saudáveis.[126] Os jogos ativos de videogame (ACG, do inglês *active computer gaming*) também têm um efeito significativamente benéfico no equilíbrio e na capacidade de exercícios físicos funcionais quando o volume de ACG foi > 120 minutos/semana.[127]

Os idosos também podem beneficiar-se do treinamento físico de potência muscular esquelética com uso de pesos, pois esse elemento da aptidão muscular esquelética diminui mais rapidamente com o envelhecimento, e a potência insuficiente tem sido associada a maior risco de declínio funcional e quedas.[128–130] O aumento da potência muscular esquelética em idosos saudáveis deve incluir exercícios físicos de uma ou várias articulações (uma a três séries) usando carga leve a moderada (30 a 60% de uma repetição máxima [1-RM]) por seis a dez repetições em alta velocidade.[131]

Considerações especiais para a programação de exercícios físicos

Existem inúmeros pontos que devem ser considerados a fim de aumentar a efetividade do desenvolvimento de um programa de exercícios físicos, incluindo o seguinte:

- A intensidade e a duração da AF devem ser leves no início, em particular para idosos altamente descondicionados fisicamente, funcionalmente limitados ou que têm condições crônicas que afetam sua capacidade de realizar tarefas físicas
- A progressão da AF deve ser individualizada e adaptada à tolerância e à preferência do praticante; pode ser necessária uma abordagem conservadora para idosos que estão altamente descondicionados ou fisicamente limitados
- A FME diminui rapidamente com a idade, especialmente para aqueles > 50 anos. Embora o treinamento físico de FME seja importante ao longo da vida, torna-se mais importante com o passar dos anos[114,116,131]
- Para o treinamento físico de FME envolvendo o uso de aparelhos específicos ou pesos livres, as sessões de treinamento inicial devem ser supervisionadas e monitoradas por pessoal sensível às necessidades especiais dos idosos
- Indivíduos com sarcopenia, um marcador de fragilidade, precisam aumentar a FME antes de serem fisiologicamente capazes de se engajarem no treinamento físico aeróbio
- Se condições crônicas impedirem a atividade na quantidade mínima recomendada, os idosos devem realizar AF conforme o tolerado para evitar o sedentarismo
- Os idosos devem exceder gradualmente as quantidades mínimas recomendadas de AF e tentar uma progressão contínua se desejarem melhorar e/ou manter seu condicionamento físico
- Os idosos devem considerar exceder as quantidades mínimas recomendadas de AF para melhorar o manejo de doenças crônicas e condições de saúde para as quais um nível mais alto de AF é conhecido por conferir um benefício terapêutico
- A AF aeróbia de intensidade moderada (especialmente aquelas que combinam uma tarefa cognitiva e física, como contagem regressiva ao caminhar)[1] deve ser incentivada para indivíduos com declínio cognitivo, dados os benefícios conhecidos da AF na cognição. Indivíduos com comprometimento cognitivo significativo podem praticar AF, mas podem exigir assistência individualizada

- As sessões estruturadas de AF devem terminar com uma volta ao repouso à calma adequada, principalmente entre indivíduos com DCV. A volta ao repouso deve incluir uma redução gradual no esforço físico e na intensidade e, idealmente, exercícios físicos de flexibilidade
- A incorporação de estratégias comportamentais, como apoio social, autoeficácia, capacidade de fazer escolhas saudáveis e segurança percebida, pode aumentar a participação em um programa regular de exercícios físicos (ver Capítulo 12)
- O profissional de educação física também deve fornecer *feedback* regular, reforço positivo e outras estratégias comportamentais/programáticas para aumentar a adesão.

Recursos *online*

Alliance for Aging Research: https://www.agingresearch.org/
Canadian Society for Exercise Physiology. Canadian Physical Activity Guidelines for Older Adults (65 years and older) [Internet]. Ottawa, Ontario (Canada): Canadian Society for Exercise Physiology; 2019 [cited 2019 Apr 24]. Available from: https://csepguidelines.ca/adults-65/#resourceshttps
National Council on Aging; Healthy Living: https://www.ncoa.org/healthy-aging/
U.S. Department of Health and Human Services; Healthy Aging: https://www.hhs.gov/aging/healthy-aging/index.html

Gestação

Em consulta com o médico, gestantes saudáveis sem contraindicações (Boxe 6.3) são encorajadas a se manterem fisicamente ativas durante toda a gestação.[132,133,135,136] Os benefícios da AF à saúde são bem reconhecidos e podem incluir a prevenção de ganho excessivo de massa corporal durante a gestação e diabetes melito gestacional, diminuição do risco de pré-eclâmpsia e incontinência urinária, melhora do humor, redução da incidência de dor lombar e parto cesárea, redução da duração do trabalho de parto e manutenção ou melhoria do CCR.[125,132,137–140] Em contraste, os riscos de curto e longo prazo associados ao comportamento sedentário são preocupantes.[141] É razoável considerar que os benefícios físicos e psicológicos da AF e as consequências negativas do comportamento sedentário em mulheres não gestantes geralmente se aplicam às gestantes.

Em suas respectivas diretrizes, o American College of Obstetricians and Gynecologists,[132] o Department of Health and Human Services dos EUA de 2018,[1] a diretriz canadense de 2019 para AF durante a gestação[135] e o Comitê Olímpico Internacional[133,137,138] delinearam a importância do exercício físico durante a gestação e forneceram orientações baseadas em evidências sobre a PEx para minimizar os riscos e promover benefícios à saúde. Com modificações e progressão apropriadas, a gestação é uma oportunidade para mulheres sedentárias adotarem um comportamento de prática de AF.[135]

Teste de esforço físico

O teste de esforço físico máximo não deve ser realizado em mulheres durante qualquer estágio da gestação.[142,143] Se for necessário um teste de esforço físico submáximo, o teste deve ser realizado com supervisão médica depois de a gestante ter sido avaliada clinicamente quanto a contraindicações ao exercício físico (ver Boxe 6.3).

Boxe 6.3	Contraindicações ao exercício físico durante a gestação.[131-134]

Contraindicações absolutas
- Doença cardíaca hemodinamicamente significativa
- Incompetência ou insuficiência do colo uterino, cerclagem
- Restrição do crescimento intrauterino[a]
- Gestação múltipla com risco de parto pré-termo[b]
- Sangramento persistente no segundo ou terceiro trimestres de gestação
- Placenta prévia depois de 26 a 28 semanas de gestação
- Pré-eclâmpsia ou hipertensão arterial induzida pela gestação[c]
- Trabalho de parto prematuro durante a gestação atual
- Pneumopatias restritivas
- Ruptura de membranas
- Anemia grave
- Hipertensão arterial não controlada ou mal controlada[d]
- Doença da tireoide não controlada[e]
- Diabetes melito tipo 1 não controlado
- Sangramento vaginal persistente inexplicável, como os ocorridos no segundo ou terceiro trimestres de gestação
- Outros distúrbios cardiovascular, respiratório ou sistêmico graves

Contraindicações relativas
- Anemia ou anemia sintomática
- Dilatação do colo do útero
- Bronquite crônica, doença respiratória leve/moderada ou outros distúrbios respiratórios
- Transtorno alimentar
- Obesidade mórbida extrema
- Tabagismo vigoroso
- História de estilo de vida extremamente sedentário
- História de parto prematuro espontâneo, trabalho de parto prematuro, aborto espontâneo ou restrição de crescimento fetal
- Desnutrição ou baixa massa corporal extrema
- Doença cardiovascular leve/moderada
- Limitações ortopédicas
- Transtorno convulsivo mal controlado
- Diabetes melito tipo 1 mal controlado
- Aborto espontâneo recorrente
- Arritmia cardíaca materna não avaliada
- Outras condições clínicas importantes

[a]A diretriz do American College of Obstetricians and Gynecologists (ACOG) especifica a restrição do crescimento intrauterino na gestação atual como uma contraindicação relativa.[132]
[b]A diretriz canadense especifica a presença de trigêmeos ou mais como uma contraindicação absoluta e a gestação gemelar depois da 28ª semana de gestação como uma contraindicação relativa.[135]
[c]A diretriz canadense especifica a hipertensão arterial gestacional como uma contraindicação relativa.[135]
[d]A diretriz do ACOG especifica a hipertensão arterial mal controlada como uma contraindicação relativa.[132]
[e]A diretriz do ACOG especifica o hipertireoidismo mal controlado como uma contraindicação relativa.[132]

As respostas fisiológicas agudas normalmente observadas com o exercício físico são potencializadas na mulher gestante em comparação com a não gestante (Tabela 6.5).[145] Por causa das mudanças fisiológicas que acompanham a gestação, as suposições de protocolos submáximos na predição da capacidade aeróbia máxima podem ser comprometidas e, portanto, são mais apropriadamente usadas para determinar a efetividade do treinamento físico, em vez de estimar com precisão a potência aeróbia máxima.[137,143,146]

Tabela 6.5 • Respostas fisiológicas ao exercício físico agudo na mulher gestante *versus* não gestante.[144]	
Consumo de oxigênio (durante o exercício físico que sofra interferência da própria massa corporal)	Aumentado
Frequência cardíaca	Aumentada
Volume sistólico	Aumentado
Débito cardíaco	Aumentado
Volume corrente	Aumentado
Ventilação minuto	Aumentada
Equivalente ventilatório para oxigênio ($\dot{V}E/\dot{V}O_2$)	Aumentado
Equivalente ventilatório para dióxido de carbono ($VE/\dot{V}CO_2$)	Aumentado
Pressão arterial sistólica	Sem mudança/diminuída
Pressão arterial diastólica	Sem mudança/diminuída

Prescrição de exercícios físicos

Na ausência de complicações clínicas ou obstétricas, o American College of Obstetricians and Gynecologists recomenda 20 a 30 minutos de exercício físico aeróbio de intensidade moderada na maioria ou em todos os dias da semana durante a gestação (Tabela 6.6).[132] As recomendações de exercícios físicos para gestantes devem ser modificadas de acordo com o histórico de exercícios físicos da mulher, bem como sintomas, desconfortos e capacidades ao longo da gestação, levando em consideração as contraindicações absolutas e relativas (ver Boxe 6.3). As mulheres devem consultar seu médico (que monitora o progresso da gestação) sobre se ou como ajustar seus exercícios físicos durante e após a gestação.[1] Pode haver períodos em que não seja possível seguir as recomendações de exercício físico; as mulheres devem fazer o que podem e voltar a seguir as recomendações quando possível, sob os cuidados de profissionais de saúde.[135] Mais orientações específicas para atletas podem ser encontradas no resumo de evidências do Comitê Olímpico Internacional.[133]

Triagem do estado de saúde

A Canadian Society for Exercise Physiologists Physical Activity Readiness Medical Examination for Pregnancy (PARmed-X for Pregnancy) ou a Physical Activity Readiness Medical Examination eletrônica (ePARmed-X+), ambas da Canadian Society for Exercise Physiologists, podem ser usadas para a triagem do estado de saúde de gestantes antes do início de um programa de exercícios físicos (Figura 6.1). Todas as gestantes devem ser instruídas com relação aos sinais de alerta para interromper o exercício físico (Boxe 6.4).

Tabela 6.6 • Recomendações de atividade física durante a gestação segundo três diretrizes de orientação.			
	Canadá, 2019[135]	**ACOG, 2015[132]**	**EUA, 2018[1]**
Duração	≥ 150 min/semana	≥ 20 a 30 min/dia	≥ 150 min/semana
Frequência	Mínimo de 3 dias/semana; incentiva-se manter-se ativa todos os dias	A maioria ou todos os dias da semana	Distribuídos ao longo da semana
Intensidade	Intensidade moderada, definida como a atividade física vigorosa o suficiente para aumentar visivelmente a frequência cardíaca; a pessoa é capaz de falar, mas não de cantar durante atividades nessa intensidade. Zonas-alvo de frequência cardíaca para gestantes com base na idade, "teste de fala"	Intensidade moderada, EEP de 13 a 14 em uma escala de 6 a 20, "teste de fala" – é capaz de falar durante o exercício físico	Intensidade leve a moderada, EEP de 5 a 6 em uma escala de 0 a 10, "teste de fala" – é capaz de falar durante o exercício físico; além disso, as mulheres que praticam atividade física aeróbia de intensidade vigorosa podem continuar essas atividades se permanecerem saudáveis e depois de acordarem com seu médico
Tipo	Atividades físicas aeróbias e treinamento físico de força muscular esquelética, incluindo caminhada, ciclismo estacionário (esforço moderado), natação ou exercícios físicos aeróbios aquáticos, carregar cargas de peso moderado, tarefas domésticas (p. ex., jardinagem, lavar janelas)	Exercícios físicos de condicionamento físico aeróbios e de força muscular esquelética, incluindo caminhada, natação, ciclismo estacionário, atividade aeróbia de baixo impacto, yoga ou pilates modificados, corrida, esportes com raquete	Treinamento físico aeróbio e fortalecimento muscular esquelético

ACOG, American College of Obstetricians and Gynecologists; EEP, escala de esforço percebido. De Borg.[115]

Frequência, duração e intensidade do exercício físico

Esses tópicos pressupõem a ausência de complicações clínicas ou obstétricas durante a gestação:

- A frequência do exercício físico deve ser regular, ocorrendo ao longo da semana e sendo ajustada de acordo com o volume total de exercício físico (ou seja, a quantidades de dias por semana pode variar de acordo com a intensidade e a duração do exercício físico). Para mulheres previamente sedentárias, recomenda-se menor intensidade e/ou duração em vez de uma frequência reduzida ou irregular
- A duração de cada sessão de exercícios físicos deve ser distribuída ao longo da semana, como em sessões de 20 a 30 minutos, embora sessões de qualquer duração sejam benéficas[1,132]

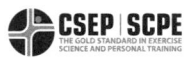

PARmed-XFOR PREGNANCY
Avaliação médica de prontidão para a atividade física

CSEP | SCPE
THE GOLD STANDARD IN EXERCISE
SCIENCE AND PERSONAL TRAINING

PARmed-X for Pregnancy

A *PARmed-X for Pregnancy* é um conjunto de diretrizes para triagem do estado de saúde antes da participação em aulas de condicionamento físico pré-natal ou outros exercícios físicos.

Mulheres saudáveis com gestações sem complicações podem integrar a atividade física em suas rotinas sem riscos significativos para elas ou seus bebês. Os possíveis benefícios desses programas incluem melhorias na aptidão física aeróbia e muscular esquelética, ganho de massa corporal apropriado e facilitação do trabalho de parto. O exercício físico regular também pode ajudar a prevenir a intolerância à glicose gestacional e a hipertensão arterial induzida pela gestação.
A segurança dos programas de exercício físico pré-natal depende de níveis adequados de reserva fisiológica materno-fetal. O *PARmed-X for Pregnancy* é uma lista de verificação e prescrição conveniente para que os profissionais da saúde avaliem tanto pacientes grávidas que queiram entrar em um programa de aptidão física pré-natal quanto grávidas que já praticam alguma atividade física.

A seguir, as instruções de 4 páginas para o uso de *PARmed-X for Pregnancy*

1. A paciente deve preencher a seção de informações da paciente e a lista de verificação de saúde pré-exercício físico (PARTES 1, 2, 3, e 4 na p. 1) e entregar o formulário ao profissional de saúde responsável pelo seu pré-natal.

2. O profissional de saúde deve conferir as informações fornecidas pela paciente e preencher a Seção C em contraindicações (p. 2), com base nas informações médicas atuais.

3. Se não houver contraindicações ao exercício físico, o formulário de avaliação de saúde (p. 3) deve ser preenchido, assinado pelo profissional de saúde e entregue pela paciente ao profissional responsável pelo seu pré-natal. Além de atendimento médico prudente, recomenda-se a prescrição em exercícios físicos de tipos, intensidades e quantidades apropriadas para aumentar a probabilidade de um desfecho benéfico para a gestação. O *PARmed-X for Pregnancy* fornece recomendações para a prescrição de exercício físico individualizada (p. 3) e a segurança do programa (p. 4).

Observação: as seções A e B devem ser preenchidas pela paciente antes da consulta com o profissional da saúde.

A DADOS DA PACIENTE

NOME _____   ENDEREÇO _____

TELEFONE _____ DATA DE NASCIMENTO ___ / ___ / ___   Nº DO PLANO DE SAÚDE/PRONTUÁRIO _____

NOME DO PROFISSIONAL RESPONSÁVEL
PELA PRESCRIÇÃO DO EXERCÍCIO FÍSICO _____

TELEFONE DO PROFISSIONAL RESPONSÁVEL
PELA PRESCRIÇÃO DO EXERCÍCIO FÍSICO _____

B CHECKLIST DA SAÚDE PRÉ-EXERCÍCIO FÍSICO

PARTE 1: ESTADO DE SAÚDE GERAL

ANTERIORMENTE, VOCÊ JÁ: S N
1. Teve um aborto espontâneo em gestação prévia: ☐ ☐
2. Teve outras complicações dessa gestação?   ☐ ☐
3. Preencheu um questionário PAR-Q nos últimos 30 dias?   ☐ ☐
Se você respondeu SIM às questões 1 ou 2, por favor, detalhe:

Número de gestações anteriores? _____

PARTE 2: ESTADO DA GESTAÇÃO ATUAL

Data prevista para o parto: ___ / ___ / ___

Durante a gestação, você: S N
1. Sentiu fadiga intensa?   ☐ ☐
2. Teve sangramento vaginal (manchas/escapes)?   ☐ ☐
3. Sentiu tontura ou desmaio sem causa aparente?   ☐ ☐
4. Sentiu dor abdominal sem causa aparente?   ☐ ☐
5. Teve inchaço repentino dos tornozelos, mãos ou rosto? ☐ ☐
6. Teve dores de cabeça persistentes ou problemas com dores de cabeça? ☐ ☐
7. Teve inchaço, dor ou vermelhidão na panturrilha de uma perna? ☐ ☐
8. Ausência de movimento fetal depois do 6º mês de gestação? ☐ ☐
9. Falha no ganho de massa corporal após o 5º mês de gestação? ☐ ☐
Se você respondeu SIM a alguma das questões acima, por favor, explique:

PARTE 3: HÁBITOS DE ATIVIDADE FÍSICA DURANTE O ÚLTIMO MÊS

Liste a seguir apenas as atividades físicas de condicionamento físico/recreativas regulares:

INTENSIDADE	FREQUÊNCIA (VEZES/SEMANA)			TEMPO (MINUTO/DIA)		
	1-2	2-4	4+	<20	20-40	40+
Intensa						
Moderada						
Leve						

2. Sua atividade ocupacional regular (casa/trabalho) envolve: S N

Levantar peso?   ☐ ☐
Caminhar/subir escadas com frequência?   ☐ ☐
Caminhar ocasionalmente (> 1 vez/hora)?   ☐ ☐
Ficar em pé por muito tempo? Ficar sentada por muito tempo? ☐ ☐
Atividades comuns do dia a dia?   ☐ ☐

3. Você fuma*?   ☐ ☐
4. Você ingere bebidas alcoólicas*?   ☐ ☐

PARTE 4: OBJETIVOS DA ATIVIDADE FÍSICA

Qual atividade física você pretende fazer?

É diferente da atividade física que você pratica atualmente?   ☐ SIM   ☐ NÃO

Observação: gestantes não devem fumar nem consumir bebidas alcoólicas durante a gestação e a lactação.

© 2015. Canadian Society for Exercise Physiology

Figura 6.1 Physical Activity Readiness Medical Examination eletrônica (ePARmed-X+) da Canadian Society for Exercise Physiologists. Reimpressa com permissão da Canadian Society for Exercise Physiologists. Consultar https://www.csep.ca/en/publications/parmed-x-for-pregnancy para obter a última atualização do formulário. *(Continua)*

CONTRAINDICAÇÕES AO EXERCÍCIO FÍSICO *Devem ser preenchidas pelo seu médico*

CONTRAINDICAÇÕES ABSOLUTAS

A paciente tem: S N
1. Ruptura de membranas, trabalho de parto prematuro?   □ □
2. Sangramento persistente no 2º ou 3º semestre/placenta prévia?   □ □
3. Pré-eclâmpsia ou hipertensão arterial induzida pela gestação?   □ □
4. Incompetência do colo uterino?   □ □
5. Evidência de restrição do crescimento fetal?   □ □
6. Gestação múltipla (p. ex., trigêmeos)?   □ □
7. Diabetes melito tipo 1, hipertensão arterial ou doença da
tireoide não controladas, outro distúrbio cardiovascular,
respiratório ou sistêmico grave?   □ □

CONTRAINDICAÇÕES RELATIVAS

A paciente tem: S N
1. História de aborto espontâneo ou parto prematuro em
gestações anteriores   □ □
2. Doença cardiovascular ou respiratória leve/moderada
(p. ex., hipertensão arterial crônica, asma brônquica)?   □ □
3. Anemia ou deficiência de ferro? (Hb < 100 g/ℓ)?   □ □
4. Desnutrição ou transtorno alimentar (anorexia e bulimia)?   □ □
5. Gestação gemelar após 28 semanas de gestação?   □ □
6. Outra condição clínica importante?   □ □
Por favor especifique:

*Observação: Os riscos podem exceder os benefícios da atividade física regular.
A decisão de ser ou não fisicamente ativa deve ser feita com aconselhamento
médico qualificado.*

RECOMENDAÇÃO DE ATIVIDADE FÍSICA: □ Recomendada/Aprovada   □ Contraindicada

Figura 6.1 *(Continuação).*

- Pode-se usar um teste de fala para monitorar a intensidade do exercício físico. No teste de fala, a mulher deve ser capaz de manter uma conversa durante o exercício físico e reduzir a intensidade se não puder falar sem ficar sem fôlego[135]
- Exercícios físicos de maior intensidade ou prolongados podem exigir ingestão calórica prévia[132]
- Sugere-se a realização de aquecimento e volta ao repouso de intensidade leve antes e depois do exercício físico, respectivamente, a fim de diminuir as chances de lesão[135,147]
- Mulheres previamente sedentárias sem contraindicações são incentivadas a iniciar exercícios físicos na gestação, mas podem precisar começar com intensidade e duração mais baixas.[135] Os objetivos e a progressão do exercício físico podem variar em diferentes momentos durante a gestação, e as rotinas de exercício físico devem permanecer flexíveis.

Boxe 6.4	Sinais de alerta de que se deve interromper a prática de exercícios físicos durante a gestação.[130,131,133,134]

- Perda de líquido amniótico ou outra perda de líquido vaginal, incluindo ruptura de membranas
- Dor ou inchaço na panturrilha
- Dor torácica
- Tonturas, síncope ou desmaios que não desaparecem com o repouso
- Cefaleia
- Fraqueza muscular esquelética que afete ou não o equilíbrio
- Contrações uterinas dolorosas regulares
- Falta de ar antes de esforços físicos ou que é persistente e excessiva e que não se resolve com o repouso
- Sangramento vaginal

Tipos de exercícios físicos a serem considerados

- Exemplos de exercícios físicos seguros incluem a caminhada, a natação, o ciclismo estacionário, os exercícios físicos aeróbios de baixo impacto e a corrida[132]
- Pode-se realizar também treinamento físico de FME durante a gestação, mas as pesquisas sobre segurança e riscos são limitadas.[133,148-150] As mulheres que habitualmente praticam treinamento físico de FME devem discutir com seu médico como ajustar sua rotina
- O treinamento dos músculos do assoalho pélvico, como os exercícios de Kegel, pode ser realizado diariamente, para diminuir o risco de incontinência urinária durante e após a gestação[135,151]
- Pode ser necessária a substituição de certas atividades em decorrência das mudanças fisiológicas que a mulher experimenta ao longo da gestação (ver Tabela 6.6).[137]

Tipos de exercícios físicos a serem evitados

- Gestantes devem evitar esportes/atividades de contato e colisão que possam causar perda de equilíbrio ou traumatismo à mãe ou ao feto.[1,132,135] Exemplos de esportes/atividades a serem evitados incluem o basquete, o esqui alpino, a ginástica rítmica, a equitação, o hóquei no gelo, o ciclismo *off-road*, o futebol, o levantamento de peso olímpico e o esqui aquático
- As mulheres devem evitar atividades que apresentem risco aumentado de queda[132,152]
- Atividades que exigem saltos e mudanças rápidas de direção não são recomendadas em razão da frouxidão das articulações e ligamentos durante a gestação[132]
- Deve-se evitar o mergulho autônomo durante a gestação, em razão da doença da descompressão e da incapacidade da circulação pulmonar fetal de filtrar a formação de bolhas[132,135]
- Devem-se evitar o *hot* pilates e a *hot* yoga, em razão do risco de aumento da temperatura central[132]
- Deve-se evitar AF em decúbito dorsal depois do primeiro trimestre de gestação.[1,133] Esforço físico ou períodos prolongados nessa posição podem reduzir o retorno venoso e o subsequente débito cardíaco, restringindo o fluxo sanguíneo para o útero e o feto
- Em qualquer AF, evitar o uso da manobra de Valsalva, a contração isométrica prolongada e ficar em pé imóvel, o que pode resultar em diminuição do retorno venoso e hipotensão arterial[132,135]
- Durante a gestação, algumas mulheres experimentam diástase abdominal, indicada por uma separação visível de seus músculos abdominais.[135] Essas mulheres devem procurar aconselhamento fisioterapêutico e evitar exercícios físicos de fortalecimento abdominal, pois eles podem piorar o quadro.

Considerações especiais

- *Calor* – As gestantes devem evitar fazer exercícios físicos em um ambiente quente e úmido, manter-se bem hidratadas e vestir-se adequadamente para evitar o estresse pelo calor.[132,133] Em dias quentes e úmidos, pode ser melhor exercitar-se dentro de casa

- *Hidratação* – Beba água antes, durante e depois da AF.[135] Mais informações sobre a reposição de líquidos estão detalhadas na declaração de posicionamento Exercise and Fluid Replacement do ACSM[35]
- *Dor lombar* – Para mulheres que experimentam dor lombar durante a gestação, uma excelente alternativa ao exercício físico em solo pode ser o exercício físico na água[132]
- *Demanda metabólica e massa corporal* – Durante a gestação, a demanda metabólica aumenta; portanto, as mulheres podem precisar aumentar modestamente a ingestão calórica para atender aos custos calóricos adicionais da gestação e do exercício físico. A AF pode ajudar a regular o ganho de massa corporal durante a gestação[1] Para evitar o ganho de massa corporal excessivo, as mulheres devem consultar seu médico acerca do ganho de massa corporal adequado[153,154]
- *Altitude elevada* – Para mulheres que vivem em baixa altitude, a AF em uma altitude de até 6.000 pés (aproximadamente 1.800 m) é segura.[132] A AF em altitudes mais elevadas deve ser discutida com um obstetra com conhecimento do impacto da altitude elevada nos desfechos maternos e fetais.[135] Outros recomendam abster-se de treinamento físico de alta intensidade em altitudes superiores a aproximadamente 5.000 pés (> 1.500 a 2.000 m) durante a gestação para aquelas não aclimatadas.[133]

Exercício físico durante o pós-parto

As mulheres devem trabalhar com seu médico para determinar quando a AF pode ser retomada após o parto. A retomada pode diferir de acordo com o tipo e a intensidade da AF. Ao recomeçar, deve-se retomar gradualmente a AF, assim que clinicamente seguro, em razão do descondicionamento normal no período pós-parto inicial.[132] Mulheres com níveis mais altos de CCR e rotinas de exercício físico mais rigorosas antes e durante a gestação podem retomar o exercício físico mais cedo. Os benefícios à saúde do exercício físico durante o pós-parto podem incluir melhora na recuperação pós-parto, prevenção da retenção de peso pós-parto, melhora do humor e diminuição do risco de sintomas depressivos pós-parto.[1,132,137,138] O exercício físico no pós-parto é importante para o retorno ao IMC pré-gestacional e não interfere na amamentação, desde que a mulher ingira alimentos e líquidos adequados.[155,156] Para lactentes que não mamam satisfatoriamente imediatamente após a mãe praticar exercícios físicos, é possível as mães alimentá-los ou extrair leite imediatamente antes do exercício físico, o que também pode tornar o exercício físico mais confortável para a mulher.[132,156]

Recursos *online*

American College of Obstetricians and Gynecologists: guideline (132) and resources: http://www.acog.org
Exercise During Pregnancy and the Postpartum Period: regularly updated literature review (149): https://www.uptodate.com/contents/exercise-during-pregnancy-and-the-postpartum-period
2018 Physical Activity Guidelines for Americans, 2nd edition (1): https://health.gov/paguidelines/second-edition/
2018 Scientific Report supporting the Physical Activity Guidelines for Americans:https://health.gov/paguidelines/second-edition/report/
2019 Canadian Guideline for Physical Activity throughout Pregnancy: guideline (135) and resources: https://csepguidelines.ca/guidelines-for-pregnancy/

Referências bibliográficas

1. U.S. Department of Health and Human Services. *Physical Activity Guidelines for Americans* [Internet]. 2nd ed. Washington (DC): U.S. Department of Health and Human Services; 2018 [cited 2020 Mar 30]. 118 p. Available from: https://health.gov/paguidelines/secondedition/pdf/Physical_Activity_Guidelines_2nd_edition.pdf
2. Katzmarzyk PT, Denstel KD, Beals K et al. Results from the United States of America's 2016 report card on physical activity for children and youth. *J Phys Act Health*. 2016;13(11 Suppl 2): S307–13.
3. Farooq MA, Parkinson KN, Adamson AJ et al. Timing of the decline in physical activity in childhood and adolescence: Gateshead Millennium Cohort Study. *Br J Sports Med*. 2018;52(15): 1002–6.
4. Troiano RP, Berrigan D, Dodd KW, Mâsse LC, Tilert T, McDowell M. Physical activity in the United States measured by accelerometer. *Med Sci Sports Exerc*. 2008;40(1):181–8.
5. McMurray RG, Butte NF, Crouter SE et al. Exploring metrics to express energy expenditure of physical activity in youth. *PLoS One*. 2015;10(6):e0130869.
6. Rowland TW. *Children's Exercise Physiology*. 2nd ed. Champaign (IL): Human Kinetics; 2005. 312 p.
7. Butte NF, Watson KB, Ridley K et al. A youth compendium of physical activities: activity codes and metabolic intensities. *Med Sci Sports Exerc*. 2018;50(2):246–6.
8. Trost SG, Drovandi CC, Pfeiffer K. Developmental trends in the energy cost of physical activities performed by youth. *J Phys Act Health*. 2016;13(6 Suppl 1):S35–40.
9. Tremblay MS, LeBlanc AG, Kho ME et al. Systematic review of sedentary behaviour and health indicators in school-aged children and youth. *Int J Behav Nutr Phys Act*. 2011;8:98.
10. Carson V, Hunter S, Kuzik N et al. Systematic review of sedentary behaviour and health indicators in school-aged children and youth: an update. *Appl Physiol Nutr Metab*. 2016;41(6 Suppl 3): S240–65.
11. Stiglic N, Viner RM. Effects of screentime on the health and well-being of children and adolescents: a systematic review of reviews. *BMJ Open*. 2019;9(1):e023191.
12. Expert Panel on Integrated Guidelines for Cardiovascular Health and Risk Reduction in Children and Adolescents; National Heart, Lung, and Blood Institute. Expert panel on integrated guidelines for cardiovascular health and risk reduction in children and adolescents: summary report. *Pediatrics*. 2011;128 (Suppl 5):S213–56.
13. American Academy of Pediatrics. *American Academy of Pediatrics Announces New Recommendations for Children's Media Use* [Internet]. Itasca (IL): American Academy of Pediatrics; 2019 [cited 2019 July]. Available from: https://www.aap.org/en-us/about-the-aap/aap-press-room/Pages/American-Academy-of-Pediatrics-Announces-New-Recommendations-for-Childrens-Media-Use.aspx
14. Duch H, Fisher EM, Ensari I, Harrington A. Screen time use in children under 3 years old: a systematic review of correlates. *Int J Behav Nutr Phys Act*. 2013;10:102.
15. Council on Communications and Media. Media use in school-aged children and adolescents. *Pediatrics*. 2016;138(5):e20162592; doi:10.1542/peds.2016-2592.
16. Fakhouri THI, Hughes JP, Brody DJ, Kit BK, Ogden CL. Physical activity and screen-time viewing among elementary school-aged children in the United States from 2009 to 2010. *JAMA Pediatr*. 2013;167(3):223–9.
17. Biddle SJH, Pearson N, Ross GM, Braithwaite R. Tracking of sedentary behaviours of young people: a systematic review. *Prev Med*. 2010;51(5):345–51.
18. Jones RA, Hinkley T, Okely AD, Salmon J. Tracking physical activity and sedentary behavior in childhood: a systematic review. *Am J Prev Med*. 2013;44(6):651–8.
19. Telama R. Tracking of physical activity from childhood to adulthood: a review. *Obes Facts*. 2009;2(3):187–95.
20. Smith L, Gardner B, Aggio D, Hamer M. Association between participation in outdoor play and sport at 10 years old with physical activity in adulthood. *Prev Med*. 2015;74:31–5.
21. Rowland T. Oxygen uptake and endurance fitness in children, revisited. *Pediatr Exerc Sci*. 2013;25(4):508–14.

22. Myers AM, Beam NW, Fakhoury JD. Resistance training for children and adolescents. *Transl Pediatr.* 2017;6(3):137–43.

23. Specker B, Thiex NW, Sudhagoni RG. Does exercise influence pediatric bone? A systematic review. *Clin Orthop Relat Res.* 2015;473(11):3658–72.

24. Tan VPS, Macdonald HM, Kim S et al. Influence of physical activity on bone strength in children and adolescents: a systematic review and narrative synthesis. *J Bone Miner Res.* 2014;29(10): 2161–81.

25. Weaver CM, Gordon CM, Janz KF et al. The National Osteoporosis Foundation's position statement on peak bone mass development and lifestyle factors: a systematic review and implementation recommendations. *Osteoporos Int.* 2016;27(4):1281–386.

26. Francis SL, Letuchy EM, Levy SM, Janz KF. Sustained effects of physical activity on bone health: Iowa Bone Development Study. *Bone.* 2014;63:95–100.

27. Malina RM. Weight training in youth-growth, maturation, and safety: an evidence-based review. *Clin J Sport Med.* 2006;16(6):478–87.

28. Donnelly JE, Hillman CH, Castelli D et al. Physical activity, fitness, cognitive function, and academic achievement in children: a systematic review. *Med Sci Sports Exerc.* 2016;48(6):1223–24.

29. Bar-Or O, Rowland TW. *Pediatric Exercise Medicine: From Physiologic Principles to Health Care Application.* Champaign (IL): Human Kinetics; 2004. 520 p.

30. Hebestreit H, Bar-Or O. Differences between children and adults for exercise testing and prescription. In: Skinner JS, editor. *Exercise Testing and Exercise Prescription for Special Cases: Theoretical Basis and Clinical Application.* 3rd ed. Baltimore (MD): Lippincott Williams & Wilkins; 2011. p. 68–84.

31. Strong WB, Malina RM, Blimkie CJR et al. Evidence based physical activity for school-age youth. *J Pediatr.* 2005;146(6):732–7.

32. Paridon SM, Alpert BS, Boas SR et al. Clinical stress testing in the pediatric age group: a statement from the American Heart Association Council on Cardiovascular Disease in the Young, Committee on Atherosclerosis, Hypertension, and Obesity in Youth. *Circulation.* 2006;113(15):1905–20.

33. Plowman S, Meredith M. *FitnessGram/ActivityGram Reference Guide.* 4th ed. Dallas (TX): Cooper Institute; 2013. 202 p.

34. Faigenbaum AD, Kraemer WJ, Blimkie CJR et al. Youth resistance training: updated position statement paper from the national strength and conditioning association. *J Strength Cond Res.* 2009;23(5 Suppl):S60–79.

35. Sawka MN, Burke LM, Eichner ER et al. American College of Sports Medicine position stand. Exercise and fluid replacement. *Med Sci Sports Exerc.* 2007;39(2):377–90.

36. Balagué F, Mannion AF, Pellisé F, Cedraschi C. Non-specific low back pain. *Lancet.* 2012;379(9814):482–91.

37. van Tulder M, Becker A, Bekkering T et al. Chapter 3. European guidelines for the management of acute nonspecific low back pain in primary care. *Eur Spine J.* 2006;15(Suppl 2):S169–91.

38. Almoallim H, Alwafi S, Albazli K, Alotaibi M, Bazuhair T. A simple approach of low back pain. *Int J Clin Med.* 2014;5(17):1087–98.

39. Stewart Williams J, Ng N, Peltzer K et al. Risk factors and disability associated with low back pain in older adults in low- and middle-income countries. Results from the WHO Study on Global AGEing and Adult Health (SAGE). *PLoS One.* 2015;10(6):e0127880.

40. Finestone AS, Raveh A, Mirovsky Y, Lahad A, Milgrom C. Orthopaedists' and family practitioners' knowledge of simple low back pain management. *Spine (Phila Pa 1976).* 2009;34(15):1600–3.

41. Freeman MD, Woodham MA, Woodham AW. The role of the lumbar multifidus in chronic low back pain: a review. *PM R.* 2010;2(2):142–7.

42. Delitto A, George SZ, Van Dillen LR et al. Low back pain. *J Orthop Sports Phys Ther.* 2012; 42(4):A1–57.

43. University of Michigan Health System. *Acute Low Back Pain* [Internet]. Ann Arbor (MI): University of Michigan Health System; 2010 [cited 2020 Mar 30]. Available from: www.med. umich.edu/1info/FHP/practiceguides/back/back.pdf

44. Croft PR, Macfarlane GJ, Papageorgiou AC, Thomas E, Silman AJ. Outcome of low back pain in general practice: a prospective study. *BMJ.* 1998;316(7141):1356–9.

45. Work Loss Data Institute. *Low Back — Lumbar and Thoracic (Acute and Chronic)*. Encinitas (CA): Work Loss Data Institute; 2013.

46. Fritz JM, Magel JS, McFadden M et al. Early physical therapy vs usual care in patients with recent-onset low back pain: a randomized clinical trial. *JAMA*. 2015;314(14):1459–67.

47. Childs JD, Fritz JM, Wu SS et al. Implications of early and guideline adherent physical therapy for low back pain on utilization and costs. *BMC Health Serv Res*. 2015;15:150.

48. Fritz JM, Childs JD, Wainner RS, Flynn TW. Primary care referral of patients with low back pain to physical therapy: impact on future health care utilization and costs. *Spine (Phila Pa 1976)*. 2012;37(25):2114–21.

49. Puentedura EJ, Louw A. A neuroscience approach to managing athletes with low back pain. *Phys Ther Sport*. 2012;13(3):123–33.

50. Louw A, Diener I, Butler DS, Puentedura EJ. The effect of neuroscience education on pain, disability, anxiety, and stress in chronic musculoskeletal pain. *Arch Phys Med Rehabil*. 2011;92(12): 2041–56.

51. Moseley GL. Graded motor imagery is effective for long-standing complex regional pain syndrome: a randomised controlled trial. *Pain*. 2004;108(1–2):192–8.

52. Samanta J, Kendall J, Samanta A. 10-Minute consultation: chronic low back pain. *BMJ*. 2003;326(7388):535.

53. Cesari M, Kritchevsky SB, Newman AB et al. Added value of physical performance measures in predicting adverse health-related events: results from the Health, Aging and Body Composition Study. *J Am Geriatr Soc*. 2009;57(2):251–9.

54. Wasiak R, Kim J, Pransky G. Work disability and costs caused by recurrence of low back pain: longer and more costly than in first episodes. *Spine (Phila Pa 1976)*. 2006;31(2):219–25.

55. Goertz M, Thorson D, Bonsell J et al. *Adult Acute and Subacute Low Back Pain*. Bloomington (IN): Institute for Clinical Systems Improvement; 2012. 95 p.

56. Airaksinen O, Brox JI, Cedraschi C et al. Chapter 4. European guidelines for the management of chronic nonspecific low back pain. *Eur Spine J*. 2006;15 (Suppl 2):S192–300.

57. Chou R, Qaseem A, Snow V et al. Diagnosis and treatment of low back pain: a joint clinical practice guideline from the American College of Physicians and the American Pain Society. *Ann Intern Med*. 2007;147(7):478–91.

58. Toward Optimized Practice. *Pain* [Internet]. Calgary, Alberta (Canada): Toward Optimized Practice [cited 2020 Mar 30]. Available from: https://actt.albertadoctors.org/CPGs/Pages/Low-Back-Pain.aspx

59. Qaseem A, Wilt TJ, McLean RM, Forciea MA, Clinical Guidelines Committee of the American College of Physicians. Noninvasive treatments for acute, subacute, and chronic low back pain: a clinical practice guideline from the American College of Physicians. *Ann Intern Med*. 2017;166(7):514–30.

60. Borrell-Carrió F, Suchman AL, Epstein RM. The biopsychosocial model 25 years later: principles, practice, and scientific inquiry. *Ann Fam Med*. 2004;2(6):576–82.

61. Hasenbring MI, Hallner D, Klasen B, Streitlein-Böhme I, Willburger R, Rusche H. Pain-related avoidance versus endurance in primary care patients with subacute back pain: psychological characteristics and outcome at a 6-month follow-up. *Pain*. 2012;153(1):211–7.

62. Ratter J, Radlinger L, Lucas C. Several submaximal exercise tests are reliable, valid and acceptable in people with chronic pain, fibromyalgia or chronic fatigue: a systematic review. *J Physiother*. 2014;60(3):144–50.

63. Simmonds M, Goubert L, Moseley G, Verbunt J. Moving with pain. In: Flor H, Kalso E, Dostrovsky JO, editors; *Proceedings of the 11th World Congress on Pain*; 2005 Aug 21–26; Sydney, New South Wales (Australia). 2006. p. 799–811.

64. Lin C-WC, McAuley JH, Macedo L, Barnett DC, Smeets RJ, Verbunt JA. Relationship between physical activity and disability in low back pain: a systematic review and meta-analysis. *Pain*. 2011;152(3):607–13.

65. Huijnen IPJ. *Physical Functioning in Low Back Pain: Exploring Different Activity-Related Behavioural Styles* [Internet]. Maastricht (Netherlands): Datawyse/Universitaire Pers Maastricht; University Library, Maastricht University; 2011 [cited 2020 Mar 30]. Available from: http://arno.unimaas.nl/show.cgi?fid=23601

66. Abenhaim L, Rossignol M, Valat JP et al. The role of activity in the therapeutic management of back pain. Report of the International Paris Task Force on Back Pain. *Spine (Phila Pa 1976)*. 2000;25(4 Suppl):1S–33S.

67. Hasenbring MI, Hallner D, Rusu AC. Fear-avoidance- and endurance-related responses to pain: development and validation of the Avoidance-Endurance Questionnaire (AEQ). *Eur J Pain*. 2009;13(6):620–8.

68. Verbunt JA, Smeets RJ, Wittink HM. Cause or effect? Deconditioning and chronic low back pain. *Pain*. 2010;149(3):428–30.

69. Duque IL, Parra J-H, Duvallet A. Aerobic fitness and limiting factors of maximal performance in chronic low back pain patients. *J Back Musculoskelet Rehabil*. 2009;22(2):113–9.

70. Hodselmans AP, Dijkstra PU, Geertzen JHB, van der Schans CP. Exercise capacity in non-specific chronic low back pain patients: a lean body mass-based Astrand bicycle test; reliability, validity and feasibility. *J Occup Rehabil*. 2008;18(3):282–9.

71. Smeets RJ, van Geel KD, Verbunt JA. Is the fear avoidance model associated with the reduced level of aerobic fitness in patients with chronic low back pain? *Arch Phys Med Rehabil*. 2009;90(1):109–17.

72. Smeets RJEM, Wittink H, Hidding A, Knottnerus JA. Do patients with chronic low back pain have a lower level of aerobic fitness than healthy controls? Are pain, disability, fear of injury, working status, or level of leisure time activity associated with the difference in aerobic fitness level? *Spine (Phila Pa 1976)*. 2006;31(1):90–8.

73. Fortin M, Macedo LG. Multifidus and paraspinal muscle group cross-sectional areas of patients with low back pain and control patients: a systematic review with a focus on blinding. *Phys Ther*. 2013;93(7):873–88.

74. Hides J, Stanton W, Mendis MD, Sexton M. The relationship of transversus abdominis and lumbar multifidus clinical muscle tests in patients with chronic low back pain. *Man Ther*. 2011;16(6):573–7.

75. Mannion AF, O'Riordan D, Dvorak J, Masharawi Y. The relationship between psychological factors and performance on the Biering-Sørensen back muscle endurance test. *Spine J*. 2011;11(9):849–57.

76. França FR, Burke TN, Caffaro RR, Ramos LA, Marques AP. Effects of muscular stretching and segmental stabilization on functional disability and pain in patients with chronic low back pain: a randomized, controlled trial. *J Manipulative Physiol Ther*. 2012;35(4):279–85.

77. Renkawitz T, Boluki D, Grifka J. The association of low back pain, neuromuscular imbalance, and trunk extension strength in athletes. *Spine J*. 2006;6(6):673–83.

78. O'Sullivan P. It's time for change with the management of non-specific chronic low back pain. *Br J Sports Med*. 2012;46(4):224–7.

79. Davarian S, Maroufi N, Ebrahimi I, Farahmand F, Parnianpour M. Trunk muscles strength and endurance in chronic low back pain patients with and without clinical instability. *J Back Musculoskelet Rehabil*. 2012;25(2):123–9.

80. Yahia A, Jribi S, Ghroubi S, Elleuch M, Baklouti S, Habib Elleuch M. Evaluation of the posture and muscular strength of the trunk and inferior members of patients with chronic lumbar pain. *Joint Bone Spine*. 2011;78(3):291–7.

81. Gruther W, Wick F, Paul B et al. Diagnostic accuracy and reliability of muscle strength and endurance measurements in patients with chronic low back pain. *J Rehabil Med*. 2009;41(8):613–9.

82. Van Damme BBL, Stevens VK, Van Tiggelen DE, Duvigneaud NNP, Neyens E, Danneels LA. Velocity of isokinetic trunk exercises influences back muscle recruitment patterns in healthy subjects. *J Electromyogr Kinesiol*. 2013;23(2):378–86.

83. Lee CE, Simmonds MJ, Novy DM, Jones SC. Functional self-efficacy, perceived gait ability and perceived exertion in walking performance of individuals with low back pain. *Physiother Theory Pract*. 2002;18(4):193–203.

84. McGregor AH, Hukins DWL. Lower limb involvement in spinal function and low back pain. *J Back Musculoskelet Rehabil*. 2009;22(4):219–22.

85. Hegmann KT. *Occupational Medicine Practice Guidelines: Evaluation and Management of Common Health Problems and Functional Recovery in Workers*. Elk Grove Village (IL): American College of Occupational and Environmental Medicine; 2011. 1178 p.

86. Bouwmeester W, van Enst A, van Tulder M. Quality of low back pain guidelines improved. *Spine (Phila Pa 1976)*. 2009;34(23):2562–7.
87. Wewege MA, Booth J, Parmenter BJ. Aerobic vs. resistance exercise for chronic non-specific low back pain: a systematic review and meta-analysis. *J Back Musculoskelet Rehabil.* 2018;31(5): 889–99.
88. Rodeghero J, Wang Y-C, Flynn T, Cleland JA, Wainner RS, Whitman JM. The impact of physical therapy residency or fellowship education on clinical outcomes for patients with musculoskeletal conditions. *J Orthop Sports Phys Ther.* 2015;45(2):86–96.
89. Abbott AA. Scope of practice. *ACSM Health Fit J.* 2018;22(5):51–5.
90. Saragiotto BT, Maher CG, Yamato TP et al. Motor control exercise for chronic non-specific low-back pain. *Cochrane Database Syst Rev.* 2016;(1):CD012004.
91. Majewski-Schrage T, Evans TA, Ragan B. Development of a core-stability model: a delphi approach. *J Sport Rehabil.* 2014;23(2):95–106.
92. Marshall PW, Desai I, Robbins DW. Core stability exercises in individuals with and without chronic nonspecific low back pain. *J Strength Cond Res.* 2011;25(12):3404–11.
93. Backstrom KM, Whitman JM, Flynn TW. Lumbar spinal stenosis-diagnosis and management of the aging spine. *Man Ther.* 2011;16(4):308–17.
94. May S, Aina A. Centralization and directional preference: a systematic review. *Man Ther.* 2012;17(6):497–506.
95. Wieland LS, Skoetz N, Pilkington K, Vempati R, D'Adamo CR, Berman BM. Yoga treatment for chronic non-specific low back pain. *Cochrane Database Syst Rev.* 2017;1:CD010671.
96. Yamato TP, Maher CG, Saragiotto BT et al. Pilates for low back pain. *Cochrane Database Syst Rev.* 2015;(7):CD010265.
97. Skinner J. Aging for exercise testing and exercise prescription. In: Skinner JS, editor. *Exercise Testing and Exercise Prescription for Special Cases: Theoretical Basis and Clinical Application.* 3rd ed. Baltimore (MD): Lippincott Williams & Wilkins; 2005. p. 85–99.
98. Federal Interagency Forum on Aging-Related Statistics. *Older Americans 2016: Key Indicators of Well-Being* [Internet]. Washington (DC): Federal Interagency Forum on Aging-Related Statistics; 2016 [cited 2020 Mar 30]. Available from: https://agingstats.gov/
99. Gibbons RJ, Balady GJ, Bricker JT et al. ACC/AHA 2002 guideline update for exercise testing: summary article. a report of the American College of Cardiology/American Heart Association Task Force on Practice Guidelines (Committee to Update the 1997 Exercise Testing Guidelines). *Circulation.* 2002;106(14):1883–92.
100. Gellish RL, Goslin BR, Olson RE, McDonald A, Russi GD, Moudgil VK. Longitudinal modeling of the relationship between age and maximal heart rate. *Med Sci Sports Exerc.* 2007;39(5): 822–29.
101. Gill TM, DiPietro L, Krumholz HM. Role of exercise stress testing and safety monitoring for older persons starting an exercise program. *JAMA.* 2000;284(3):342–9.
102. Guralnik JM, Leveille S, Volpato S, Marx MS, Cohen-Mansfield J. Targeting high-risk older adults into exercise programs for disability prevention. *J Aging Phys Act.* 2003;11(2):219–28.
103. Rikli RE, Jones CJ. *Senior Fitness Test Manual.* Champaign (IL): Human Kinetics; 2001. 161 p.
104. Guralnik JM, Simonsick EM, Ferrucci L et al. A short physical performance battery assessing lower extremity function: association with self-reported disability and prediction of mortality and nursing home admission. *J Gerontol.* 1994;49(2):M85–94.
105. Guralnik JM, Ferrucci L, Pieper CF et al. Lower extremity function and subsequent disability: consistency across studies, predictive models, and value of gait speed alone compared with the short physical performance battery. *J Gerontol A Biol Sci Med Sci.* 2000;55(4):M221–31.
106. Cress ME, Buchner DM, Questad KA, Esselman PC, deLateur BJ, Schwartz RS. Continuous-scale physical functional performance in healthy older adults: a validation study. *Arch Phys Med Rehabil.* 1996;77(12):1243–50.
107. Rikli RE, Jones CJ. Development and validation of criterion-referenced clinically relevant fitness standards for maintaining physical independence in later years. *Gerontologist.* 2013;53(2): 255–67.
108. Perera S, Mody SH, Woodman RC, Studenski SA. Meaningful change and responsiveness in common physical performance measures in older adults. *J Am Geriatr Soc.* 2006;54(5):743–9.

109. Studenski S, Perera S, Patel K et al. Gait speed and survival in older adults. *JAMA.* 2011;305(1):50–8.

110. Rolland YM, Cesari M, Miller ME, Penninx BW, Atkinson HH, Pahor M. Reliability of the 400-m usual-pace walk test as an assessment of mobility limitation in older adults. *J Am Geriatr Soc.* 2004;52(6):972–76.

111. Maffiuletti NA, Aagaard P, Blazevich AJ, Folland J, Tillin N, Duchateau J. Rate of force development: physiological and methodological considerations. *Eur J Appl Physiol.* 2016;116(6): 1091–116.

112. Chodzko-Zajko WJ, Proctor DN, Fiatarone Singh MA et al. American College of Sports Medicine position stand. Exercise and physical activity for older adults. *Med Sci Sports Exerc.* 2009;41(7):1510–30.

113. Pahor M, Guralnik JM, Ambrosius WT et al. Effect of structured physical activity on prevention of major mobility disability in older adults: the LIFE study randomized clinical trial. *JAMA.* 2014;311(23):2387–96.

114. Nelson ME, Rejeski WJ, Blair SN et al. Physical activity and public health in older adults: recommendation from the American College of Sports Medicine and the American Heart Association. *Med Sci Sports Exerc.* 2007;39(8):1435–45.

115. Borg G. *Borg's Perceived Exertion and Pain Scales.* Champaign (IL): Human Kinetics; 1998. 104 p.

116. Garber CE, Blissmer B, Deschenes MR et al. American College of Sports Medicine position stand. Quantity and quality of exercise for developing and maintaining cardiorespiratory, musculoskeletal, and neuromotor fitness in apparently healthy adults: guidance for prescribing exercise. *Med Sci Sports Exerc.* 2011;43(7):1334–59.

117. National Council on Aging. *Facts About Healthy Aging* [Internet]. Arlington (VA): National Council on Aging; 2015 [cited 2020 Mar 30]. Available from: https://www.ncoa.org/news/resources-for-reporters/get-the-facts/healthy-aging-facts/

118. El-Khoury F, Cassou B, Charles M-A, Dargent-Molina P. The effect of fall prevention exercise programmes on fall induced injuries in community dwelling older adults: systematic review and meta-analysis of randomised controlled trials. *BMJ.* 2013;347:f6234.

119. Gillespie LD, Robertson MC, Gillespie WJ et al. Interventions for preventing falls in older people living in the community. *Cochrane Database Syst Rev.* 2012;(9):CD007146.

120. Zhao R, Feng F, Wang X. Exercise interventions and prevention of fall-related fractures in older people: a meta-analysis of randomized controlled trials. *Int J Epidemiol.* 2017;46(1):149–61.

121. Medical Advisory Secretariat. Prevention of falls and fall-related injuries in community-dwelling seniors: an evidence-based analysis. *Ont Health Technol Assess Ser.* 2008;8(2):1–78.

122. Clemson L, Fiatarone Singh MA et al. Integration of balance and strength training into daily life activity to reduce rate of falls in older people (the LiFE study): randomised parallel trial. *BMJ.* 2012;345:e4547.

123. Weber M, Belala N, Clemson L et al. Feasibility and effectiveness of intervention programmes integrating functional exercise into daily life of older adults: a systematic review. *Gerontology.* 2018;64(2):172–87.

124. Farlie MK, Robins L, Haas R, Keating JL, Molloy E, Haines TP. Programme frequency, type, time and duration do not explain the effects of balance exercise in older adults: a systematic review with a meta-regression analysis. *Br J Sports Med.* 2018;53(16):996–1002.

125. Roberts CE, Phillips LH, Cooper CL, Gray S, Allan JL. Effect of different types of physical activity on activities of daily living in older adults: systematic review and meta-analysis. *J Aging Phys Act.* 2017;25(4):653–70.

126. Bullo V, Gobbo S, Vendramin B et al. Nordic walking can be incorporated in the exercise prescription to increase aerobic capacity, strength, and quality of life for elderly: a systematic review and meta-analysis. *Rejuvenation Res.* 2018;21(2):141–61.

127. Howes SC, Charles DK, Marley J, Pedlow K, McDonough SM. Gaming for health: systematic review and meta-analysis of the physical and cognitive effects of active computer gaming in older adults. *Phys Ther.* 2017;97(12):1122–37.

128. Bonnefoy M, Jauffret M, Jusot JF. Muscle power of lower extremities in relation to functional ability and nutritional status in very elderly people. *J Nutr Health Aging.* 2007;11(3):223–8.

129. Chan BKS, Marshall LM, Winters KM, Faulkner KA, Schwartz AV, Orwoll ES. Incident fall risk and physical activity and physical performance among older men: the Osteoporotic Fractures in Men Study. *Am J Epidemiol.* 2007;165(6):696–703.

130. Porter MM. Power training for older adults. *Appl Physiol Nutr Metab.* 2006;31(2):87–94.

131. American College of Sports Medicine. American College of Sports Medicine position stand. Progression models in resistance training for healthy adults. *Med Sci Sports Exerc.* 2009;41(3):687–708.

132. ACOG Committee Opinion No. 650: physical activity and exercise during pregnancy and the postpartum period. *Obstet Gynecol.* 2015;126(6):e135–42.

133. Bø K, Artal R, Barakat R et al. Exercise and pregnancy in recreational and elite athletes: 2016/2017 evidence summary from the IOC expert group meeting, Lausanne. Part 5. Recommendations for health professionals and active women. *Br J Sports Med.* 2018;52(17):1080–5.

134. Evenson K, Mottola M, Artal R. Review of recent physical activity guidelines during pregnancy to facilitate advice by health care providers. *Obstet Gynecol Surv.* 2019;74(8):481–9.

135. Mottola MF, Davenport MH, Ruchat S-M et al. 2019 Canadian guideline for physical activity throughout pregnancy. *Br J Sports Med.* 2018;52(21):1339–46.

136. Evenson KR, Barakat R, Brown WJ et al. Guidelines for physical activity during pregnancy: comparisons from around the world. *Am J Lifestyle Med.* 2014;8(2):102–21.

137. Bø K, Artal R, Barakat R et al. Exercise and pregnancy in recreational and elite athletes: 2016 evidence summary from the IOC expert group meeting, Lausanne. Part 1 — exercise in women planning pregnancy and those who are pregnant. *Br J Sports Med.* 2016;50(10):571–89.

138. Bø K, Artal R, Barakat R, Brown W, Dooley M, Evenson KR et al. Exercise and pregnancy in recreational and elite athletes: 2016 evidence summary from the IOC expert group meeting, Lausanne. Part 2-the effect of exercise on the fetus, labour and birth. *Br J Sports Med.* 2016;50(21):1297–1305.

139. Dipietro L, Evenson K, Bloodgood B et al. Benefits of physical activity during pregnancy and postpartum: an umbrella review. *Med Sci Sports Exerc.* 2019;51(6):1292–302.

140. Nascimento SL, Surita FG, Cecatti JG. Physical exercise during pregnancy: a systematic review. *Curr Opin Obstet Gynecol.* 2012;24(6):387–94.

141. Fazzi C, Saunders DH, Linton K, Norman JE, Reynolds RM. Sedentary behaviours during pregnancy: a systematic review. *Int J Behav Nutr Phys Act.* 2017;14(1):32.

142. Artal R, O'Toole M. Guidelines of the American College of Obstetricians and Gynecologists for exercise during pregnancy and the postpartum period. *Br J Sports Med.* 2003;37(1):6–12.

143. Hesse CM, Tinius RA, Pitts BC et al. Assessment of endpoint criteria and perceived barriers during maximal cardiorespiratory fitness testing among pregnant women. *J Sports Med Phys Fitness.* 2018;58(12):1844–51.

144. Wolfe L. Pregnancy. In: Skinner JS, editor. *Exercise Testing and Exercise Prescription for Special Cases: Theoretical Basis and Clinical Application.* 3rd ed. Baltimore (MD): Lippincott Williams & Wilkins; 2005. p. 377–91.

145. Mottola MF. Physical activity and maternal obesity: cardiovascular adaptations, exercise recommendations, and pregnancy outcomes. *Nutr Rev.* 2013;71 (Suppl 1):S31–6.

146. Melzer K, Schutz Y, Boulvain M, Kayser B. Physical activity and pregnancy: cardiovascular adaptations, recommendations and pregnancy outcomes. *Sports Med.* 2010;40(6):493–507.

147. Vladutiu CJ, Evenson KR, Marshall SW. Physical activity and injuries during pregnancy. *J Phys Act Health.* 2010;7(6):761–9.

148. Artal R. *Exercise During Pregnancy and the Postpartum Period* [Internet]. Waltham (MA): UpToDate; 2020 [cited 2020 Mar 30]. Available from: https://www.uptodate.com/contents/exercise-during-pregnancy-and-the-postpartum-period

149. Barakat R, Perales M. Resistance exercise in pregnancy and outcome. *Clin Obstet Gynecol.* 2016;59(3):591–9.

150. Perales M, Santos-Lozano A, Ruiz JR, Lucia A, Barakat R. Benefits of aerobic or resistance training during pregnancy on maternal health and perinatal outcomes: a systematic review. *Early Hum Dev.* 2016;94:43–8.

151. Mørkved S, Bø K. Effect of pelvic floor muscle training during pregnancy and after childbirth on prevention and treatment of urinary incontinence: a systematic review. *Br J Sports Med.* 2014;48(4):299–310.

152. Cakmak B, Ribeiro AP, Inanir A. Postural balance and the risk of falling during pregnancy. *J Maternal Fetal Neonatal Med.* 2016;29(10):1623–5.

153. American College of Obstetricians and Gynecologists. ACOG Committee Opinion No. 548: weight gain during pregnancy. *Obstet Gynecol.* 2013;121(1):210–2.

154. Rasmussen KM, Yaktine AL, editors; U.S. Institute of Medicine, U.S. National Research Council Committee to Reexamine IOM Pregnancy Weight Guidelines. *Weight Gain During Pregnancy: Reexamining the Guidelines* [Internet]. Washington (DC): U.S. National Academies Press; 2009 [cited 2020 Mar 30]. Available from: http://www.ncbi.nlm.nih.gov/books/NBK32813/

155. Bø K, Artal R, Barakat R et al. Exercise and pregnancy in recreational and elite athletes: 2016/17 evidence summary from the IOC Expert Group Meeting, Lausanne. Part 3 — exercise in the postpartum period. *Br J Sports Med.* 2017;51(21):1516–25.

156. Evenson KR, Mottola MF, Owe KM, Rousham EK, Brown WJ. Summary of international guidelines for physical activity after pregnancy. *Obstet Gynecol Surv.* 2014;69(7):407–14.

Considerações Ambientais para a Prescrição de Exercícios Físicos

Capítulo 7

Introdução

Este capítulo aborda fatores exclusivos associados aos efeitos do ambiente sobre o exercício físico, com ênfase específica na altitude, no calor e no frio. Além de descrever as considerações gerais para o exercício físico em ambientes extremos, este capítulo fornece também detalhes sobre doenças e lesões ambientais comuns, estratégias de prevenção e fatores de planejamento organizacional que se destinam a ajudar aqueles que treinam fisicamente ou dão cobertura a atletas nessas condições. O profissional da área deve estar familiarizado com os efeitos do ambiente sobre os atletas, a fim de fornecer aconselhamento efetivo e seguro para o exercício físico em uma variedade de ambientes.

Exercício físico em ambientes de altitude elevada

Por definição, a altitude é dividida nas seguintes faixas de elevação: *baixa altitude* (zero a 1.500 m; zero a 4.921 pés), *altitude elevada* (1.500 a 3.500 m; 4.921 a 11.483 pés), *altitude muito elevada* (3.500 a 5.500 m; 11.483 a 18.045 pés) e *altitude extrema* (5.500 a 8.850 m; 18.045 a 29.035 pés).[1] À medida que a altitude aumenta, há redução correspondente na pressão atmosférica, o que reduz diretamente a pressão parcial de oxigênio inalado. Essa queda na pressão parcial de oxigênio leva a uma diminuição nos níveis de oxigênio arterial e induz à compensação fisiológica. Essas mudanças induzem a várias respostas fisiológicas normais, conforme o corpo tenta se ajustar a elevações mais altas.[1] As respostas compensatórias imediatas incluem aumento da ventilação e do débito cardíaco, este último geralmente por meio da elevação da frequência cardíaca (FC).[2] Essas respostas produzem, então, uma alcalose respiratória, que leva à compensação renal e ocorre pela eliminação de bicarbonato pela urina. Na prática, à medida que o atleta exala níveis cada vez maiores de dióxido de carbono (CO_2), os rins removem o bicarbonato para manter o pH do sangue, o que pode levar ao aumento do risco de hipo-hidratação em função da respiração aumentada. Portanto, o exercício físico em altitude requer um aumento na ingestão de líquidos além dos requisitos esportivos normais.[1]

Tabela 7.1 • Impactos estimados sobre o tempo para a realização de tarefas físicas relacionado com o aumento da altitude, em diferentes altitudes.[5]							
Aumento percentual no tempo para realizar tarefas físicas em relação ao nível do mar							
	Tarefas com duração < 2 minutos		Tarefa com duração entre 2 e 5 minutos		Tarefas com duração entre 10 e 30 minutos		Tarefas com duração > 3 horas	
Altitude	Inicial	> 1 semana	Inicial	> 1 semana	Inicial	> 1 semana	Inicial	> 1 semana
Alta	0	0	2 a 7	0 a 2	4 a 11	1 a 3	7 a 18	3 a 10
Muito alta	0 a 2	0	12 a 18	5 a 9	20 a 45	9 a 20	40 a 65	20 a 45
Extrema	2	0	50	25	90	60	200	90

O desempenho físico diminui com o aumento da altitude. Em geral, o decréscimo do desempenho físico será maior à medida que a elevação, a duração da atividade física e a massa muscular esquelética aumentam, mas esse decréscimo pode ser melhorado com a aclimatação adequada da altitude.[1] Como regra geral, os indivíduos podem esperar uma diminuição no desempenho do exercício físico de 1,5 a 3,5% por 300 m de elevação após 1.500 m.[3,4] O efeito mais comum da altitude no desempenho da tarefa física é o aumento do tempo para conclusão da tarefa em decorrência do ritmo reduzido ou da necessidade de pausas para descanso mais frequentes. Com a exposição à altitude ≥ 1 semana, ocorre aclimatação significativa (ou seja, aumento da ventilação e da quantidade de oxigênio arterial e restauração do equilíbrio ácido-base), e o tempo para realizar uma tarefa é reduzido, mas ainda maior em relação ao nível do mar.[3] Os aumentos estimados no tempo para realização de tarefas físicas de várias durações durante a exposição à altitude são apresentados na Tabela 7.1.[5]

Aclimatação à altitude

A aclimatação adequada normalmente é mais efetiva, quando o tempo possibilita, do que a pré-medicação para a prevenção de doenças agudas da altitude. Uma descrição detalhada das doenças agudas da altitude pode ser encontrada na seção "Considerações clínicas: doenças da altitude e condições preexistentes" a seguir. Com a aclimatação adequada, os indivíduos podem alcançar o desempenho físico e cognitivo ideal para a altitude em que se exercitarão. A aclimatação à altitude consiste em adaptações fisiológicas que se desenvolvem de maneira dependente do tempo durante exposições contínuas a altitudes elevadas.[1] Respirar baixas concentrações de oxigênio ou restringir a ventilação usando máscaras, capuzes e outros equipamentos (ou seja, hipóxia normobárica) não é tão efetivo quanto ser exposto ao ambiente de altitude natural (ou seja, hipóxia hipobárica) para induzir a uma aclimatação à altitude funcionalmente útil.[6]

Uma ascensão gradual de 600 m/dia e 1 dia de descanso a cada 600 a 1.200 m é o método mais amplamente defendido para redução do risco e prevenção de doenças da altitude.[7] Acima de 3.000 m, deve-se evitar dormir sob condição de aumento da altitude superior a 500 m por noite, com 1 dia de descanso a cada 3 a 4 dias.[8] Como isso nem sempre é viável em decorrência do terreno, do transporte ou de acomodações, podem-se fazer modificações calculando-se a taxa de subida média para toda a viagem (dias de subida/ganho total de altitude) e mantendo-a em não mais do que um limite de 500 m/dia.[8] Devem-se incluir dias de descanso adicionais depois das noites em que o ganho de altitude exceder 500 m.[8]

Para indivíduos que ascendem a partir de baixas altitudes, pode-se fazer pelo menos uma aclimatação parcial à altitude ao se residir temporariamente em uma altitude elevada, enquanto se dirige ao evento ou se ascende a uma elevação-alvo mais alta, o que é chamado de *ascensão em etapas*. O objetivo da ascensão em etapas é promover gradualmente o desenvolvimento da aclimatação à altitude, evitando as consequências adversas (p. ex., doenças da altitude) da ascensão rápida a grandes altitudes.[6] A primeira etapa de todos os protocolos de ascensão em etapas deve incluir ≥ 3 dias de estadias em altitude elevada. Nessa altitude, os indivíduos sentirão declínios pequenos no desempenho físico e baixa incidência de doenças relacionadas com a altitude. Em qualquer altitude, quase toda aclimatação é alcançada entre 7 e 12 dias de estadias naquela altitude. Períodos curtos de estadias, de 3 a 7 dias, em altitudes elevadas, diminuirão a suscetibilidade a doenças em altitudes mais elevadas. São necessárias estadias de 6 a 12 dias para melhorar o desempenho do trabalho físico.[6] A magnitude da resposta à aclimatação aumenta com ascensões de preparo adicionais ou estadias mais longas em uma dada elevação. A elevação de preparação final deve ser a mais próxima possível da elevação-alvo. Deve-se observar que esse método é efetivo e projetado para quando há bastante tempo disponível antes do evento. Um retorno a uma elevação mais baixa durante a ascensão em etapas anulará ou reduzirá os benefícios acumulados da aclimatação.[6]

As diretrizes gerais de preparação são as seguintes:[6]

• Para cada dia que o praticante passa a > 1.200 m (3.937 pés), ele está preparado para uma ascensão rápida subsequente para uma altitude mais alta igual ao número de dias naquela altitude vezes 305 m (1.000 pés)
• Por exemplo, um atleta permanece a 1.829 m (6.000 pés) por 6 dias. Portanto, 305 m (1.000 pés) por dia multiplicados por 6 dias equivalem a 1.828 m (6.000 pés) de subida adicional com risco reduzido. Nesse caso, o desempenho físico e o risco de doenças da altitude serão reduzidos até altitudes de 3.657 m (12.000 pés) em comparação com o atleta que não faz a ascensão em etapas
• Esta diretriz se aplica a altitudes de até 4.267 m (14.000 pés).

Ascensão rápida

Muitos indivíduos viajam diretamente para áreas montanhosas a partir do nível do mar para férias de esqui ou *trekking* e não estão aclimatados ao iniciar suas atividades. Durante esse período, a atividade física não deve ser excessiva, e o treinamento de exercícios físicos de resistência deve ser interrompido ou sua intensidade precisa ser bastante reduzida, para minimizar a possibilidade de desenvolvimento da doença aguda das montanhas (DAM) ou seu agravamento, se ela já estiver presente.[7] Algumas horas após uma ascensão rápida a determinada altitude, a DAM pode começar a se manifestar, e os desempenhos físico e cognitivo estarão em seu ponto mais baixo para esses indivíduos não aclimatados.[8] À medida que a aclimatação ocorre, os indivíduos podem retomar gradualmente as atividades normais e o treinamento físico, assim que os sintomas de altitude começarem a diminuir nas horas ou dias subsequentes.[7] Classicamente, as DAM estão associadas a viagens acima de 2.500 m, mas casos de DAM foram observados em altitudes tão baixas quanto 2.000 m.[8]

Avaliação do estado individual de aclimatação à altitude

A avaliação do processo de aclimatação pode possibilitar que o profissional da área forneça uma prescrição de exercício físico (PEx) com decisões informadas acerca da quantidade e da intensidade da atividade física, para reduzir o risco de doenças da altitude. Os melhores índices de aclimatação ao longo do tempo a uma determinada elevação são a melhora do desempenho físico, a diminuição da FC (tanto em repouso quanto em resposta ao exercício físico), o aumento na saturação arterial de oxigênio (SatO$_2$) e, se presente, a diminuição dos sintomas de DAM.[8] A resolução descomplicada da DAM ou sua ausência nos primeiros 3 a 4 dias após a subida indicam uma resposta de aclimatação normal. Após 1 a 2 semanas de aclimatação, o desempenho físico melhora de tal maneira que a maioria das tarefas pode ser realizada por períodos mais longos e com menos esforço percebido em relação à exposição inicial à mesma elevação.[8] Outros sinais precoces de adaptação apropriada à altitude são o aumento da frequência respiratória e o subsequente aumento do volume de urina, que geralmente ocorre durante os primeiros dias em uma determinada elevação. O volume de urina continuará aumentando com a ascensão adicional e retornará ao normal, com a adaptação subsequente após a conclusão da aclimatação.[1]

Podem-se predizer por alto a resposta à aclimatação e a possibilidade de uma DAM, verificando-se a FC máxima (FC$_{máx}$) de um indivíduo em sua altitude normal. Para minimizar o risco de DAM, o objetivo deve ser manter uma FC abaixo de 85% da FC$_{máx}$ do indivíduo. Isso reduz a incidência de DAM em indivíduos não aclimatados/aclimatados para apenas 20%. Isso contrasta com uma incidência de mais de 60% para aqueles que excedem 85% do limite máximo.[9] As fórmulas de estimativa da FC$_{máx}$ são menos precisas em altitudes elevadas do que ao nível do mar para predizer a capacidade dos atletas.[10] Portanto, recomenda-se o uso do monitoramento direto/em tempo real da FC ou a oximetria de pulso em qualquer treinamento físico durante o processo de aclimatação e que se limite a 85% da FC$_{máx}$ medida previamente.

A medição indireta da SatO$_2$ pela oximetria de pulso não invasiva (SpO$_2$) é um indicador muito bom da aclimatação. A oximetria de pulso deve ser realizada em condições de repouso, sem estímulos.[11] A partir do seu nadir no primeiro dia em uma determinada altitude, a SpO$_2$ deve aumentar progressivamente nos próximos 3 a 7 dias antes de se estabilizar. Por exemplo, na exposição inicial a uma altitude de 4.300 m (14.107 pés), a SpO$_2$ em repouso é de 81%; após 1 semana de permanência contínua na mesma elevação, a SpO$_2$ em repouso aumenta progressivamente para aproximadamente 88%.[11] A oximetria de pulso geralmente revela hipóxia pronunciada e deve ser utilizada assim que houver alguma preocupação com a DAM. Embora a oximetria de pulso contínua normalmente não seja necessária, verificações frequentes de pessoas assintomáticas podem ser úteis para a consciência situacional.[12]

Considerações clínicas: doenças da altitude e condições preexistentes

A ascensão rápida para altitudes elevadas e muito elevadas aumenta a suscetibilidade do indivíduo a doenças da altitude. As principais doenças da altitude são a DAM, o edema cerebral de altitude elevada e o edema pulmonar de altitude elevada. Além disso, muitos indivíduos desenvolvem dores de garganta e bronquite em decorrência do ar mais seco, que podem causar espasmos de tosse graves e incapacitantes em altitudes elevadas. A suscetibilidade a doenças relacionadas com a altitude aumenta em indivíduos com histórico prévio, esforço físico prolongado e hipo-hidratação no início da exposição à altitude e com história prévia de doenças agudas da altitude.[12]

A DAM é o tipo mais comum de doença da altitude. Os sintomas incluem cefaleia, náuseas, vômitos, diminuição do apetite, fadiga ou fraqueza, tonturas ou vertigens e dificuldades com o sono. O sistema de pontuação Lake Louise é usado para determinar a gravidade da DAM;[12] a avaliação deve ser realizada por pessoal treinado nesse sistema de pontuação (p. ex., Wilderness First Responder). A DAM geralmente se desenvolve nas primeiras 24 horas da exposição à altitude, e sua incidência e gravidade aumentam em proporção direta à velocidade de ascensão e altitude.[13] A incidência estimada de DAM em indivíduos não aclimatados que ascendem rapidamente direto para altitudes elevadas é de ≤ 15%; para altitudes muito elevadas, 15 a 70%; e para altitudes extremas, 70 a 85%.[13] Na maioria dos indivíduos, se a subida for interrompida e o esforço físico for limitado, os sintomas de DAM alcançam um máximo em cerca de 18 a 22 horas, e a recuperação ocorre nas próximas 24 a 48 horas.[13]

O edema cerebral de altitude elevada é uma doença potencialmente fatal, embora rara, que ocorre em < 2% dos indivíduos que ascendem a mais de 3.658 m.[12] Pode surgir com ou sem DAM; os sintomas podem começar com cefaleias ou náuseas e progredir para ataxia, alteração na consciência (confusão mental, sonolência, capacidade de decisão prejudicada) e depois coma. Ocorre mais frequentemente em indivíduos que têm DAM, mas que continuam ascendendo sem tratamento; a deterioração para o coma pode ocorrer em menos de 12 horas.[12] O edema cerebral de altitude elevada isoladamente, sem edema pulmonar concomitante, é mais comum em altitudes muito elevadas, como em casos ocorridos no Tibete. Os casos ocorridos em altitude elevada geralmente têm edema cerebral e pulmonar concomitantes.[1]

O edema pulmonar de altitude elevada é uma doença potencialmente fatal que ocorre em < 0,6% dos indivíduos que ascendem > 3.658 m.[12] Os sintomas iniciais incluem falta de ar aos esforços físicos, progredindo para falta de ar em repouso e tosse, que pode produzir expectoração com sangue. Indivíduos que fazem subidas e descidas repetidas > 3.658 m e se exercitam vigorosamente no início da exposição, têm maior suscetibilidade ao edema pulmonar de altitude elevada. Metade das pessoas com edema pulmonar tem DAM prévia que não foi tratada. Daqueles diagnosticados com edema pulmonar, 16% têm edema cerebral concomitante na apresentação, enquanto na necrópsia, 50% daqueles com edema pulmonar também apresentam edema cerebral. A presença de crepitações (ou seja, estertores) nos pulmões, dispneia grave e elevação da frequência respiratória e da FC podem indicar edema pulmonar iminente. A maioria das manifestações do edema pulmonar de altitude elevada começa durante a noite ou no início da manhã, entre o primeiro e o terceiro dias de ascensão.[12]

A altitude pode afetar condições preexistentes de várias maneiras, como predispor os indivíduos a doenças agudas da altitude, interferir nos esquemas de treinamento físico ou exacerbar (ou, em alguns casos, aliviar) os sintomas de condições preexistentes. Exemplos dessa variabilidade incluem a doença arterial coronariana, em que o desfecho da altitude depende de quão bem a doença é controlada; a doença falciforme, em que o indivíduo deve evitar completamente o treinamento em altitude; e a asma brônquica, em que os sintomas podem melhorar com a altitude.[12] Indivíduos com condições presentes antes da ascensão devem discutir a ascensão planejada com sua equipe de saúde para se preparar para a altitude e fazer as adaptações ou restrições necessárias.[12]

Prevenção e tratamento das doenças da altitude

A aclimatação à altitude é a melhor contramedida para todas as doenças da altitude. Minimizar a atividade física inicial sustentada, mantendo a hidratação e alimentação adequadas, reduzirá a suscetibilidade a esse tipo de doença durante o processo de aclimatação, cuja duração varia consideravelmente, de acordo com a saúde e os comportamentos individuais. Os medicamentos podem atuar nas doenças da altitude, mesmo quando a aclimatação é possível e devem ser prescritos por um profissional de saúde licenciado, se usados. O fármaco mais comumente utilizado é a acetazolamida (Diamox), que é utilizado como profilaxia na dosagem de 125 mg, duas vezes ao dia, para acelerar a eliminação urinária do bicarbonato, o que acelera a aclimatação.[8] Em situações que requerem ascensão rápida acima de 3.500 m com expectativa de atividade física moderada a extenuante imediata, a acetazolamida deve ser adicionada a 4 mg de dexametasona a cada 12 horas, por via oral, conforme prescrito por um profissional de saúde licenciado.[8]

Quando sintomas e sinais moderados a graves de uma doença relacionada com a altitude se desenvolvem, o tratamento mais efetivo é descer a uma altitude mais baixa. Descidas de 300 a 1.000 m com pernoite podem ser efetivas na prevenção e na recuperação de todas as doenças da altitude, mas variam de acordo com o indivíduo, e podem ser necessárias descidas adicionais.[8] Se nenhum médico estiver prontamente disponível para avaliação, o indivíduo sintomático deve procurar avaliação médica o mais rápido possível.

A DAM pode ser tratada com o uso terapêutico de acetazolamida 250 mg, duas vezes ao dia, que deve ser prescrita por um profissional de saúde licenciado. As cefaleias são tratadas com mais efetividade com ibuprofeno, que tem evidências adicionais que apoiam a redução geral dos sintomas da DAM.[8] Terapias com oxigênio ou câmara hiperbárica portátil (Gamow Bag) podem aliviar os sintomas da DAM e as dificuldades para dormir. A dexametasona (Decadron® e Hexadrol®) é utilizada por via oral e pode ser útil como prevenção; também pode ser administrada por via intravenosa (IV) ou intramuscular (IM) no tratamento agudo.[14] A dexametasona pode ser usada em combinação ou no lugar de outros tratamentos, como a acetazolamida. Observe que a dexametasona não deve ser usada em pacientes pediátricos, em razão dos efeitos de supressão sistêmica em crianças.[14] Uma distinção importante é que, embora os medicamentos sejam considerados o tratamento de primeira linha para a DAM (em conjunto com a descida), o tratamento mais crítico para indivíduos diagnosticados com edema cerebral de grandes altitudes (ECGA) ou edema pulmonar de grande altitude (EPGA) é a descida urgente, rápida e controlada, oxigenoterapia e/ou terapia com saco hiperbárico.[8]

Prescrição de exercícios físicos

Durante os primeiros dias em altitudes elevadas, os indivíduos devem minimizar a prática de exercícios físicos/atividades físicas para reduzir a suscetibilidade a doenças da altitude. Depois disso, se a PEx visa a uma frequência cardíaca alvo (FCalvo), ele pode utilizar os mesmos valores considerados ao nível do mar. A quantidade de sessões semanais de treinamento físico e a duração de cada uma delas podem permanecer semelhantes às da rotina praticada ao nível do mar. Essa abordagem diminui o risco de doenças relacionadas com a altitude e de esforço fisiológico excessivo. Por exemplo, em altitudes elevadas, menor velocidade, distância ou resistência alcançará a mesma FCalvo que em altitudes mais baixas. À medida que a aclimatação à altitude se desenvolve, a FCalvo será alcançada em intensidades de exercício físico progressivamente mais altas.[7] O monitoramento da FC ao exercício físico fornece um meio seguro, fácil e objetivo de quantificar a intensidade do exercício físico em altitude, assim como ao nível do mar. Portanto, usar qualquer modelo de PEx baseado na FC em altitude fornecerá um estímulo de treinamento físico semelhante ao nível do mar, desde que a quantidade e a duração das sessões de treinamento físico sejam mantidas. Esteja ciente de que, para o mesmo esforço percebido, o ritmo de trote ou corrida dos indivíduos será reduzido na altitude em relação ao nível do mar, independentemente do estado de aclimatação à altitude.

Considerações especiais

Indivíduos ativos que estão aclimatados à altitude adequadamente descansados, nutridos e hidratados minimizam o risco de desenvolver doenças da altitude e maximizam suas capacidades de desempenho físico para a altitude à qual estão aclimatados. Os seguintes fatores devem ser considerados para minimizar ainda mais os efeitos negativos da altitude elevada:

- Preparar-se para o ambiente: as regiões de altitude elevada frequentemente estão associadas a maiores extremos diários de temperatura, umidade, vento e radiação solar. Siga as diretrizes apropriadas para ambientes quentes[15] e frios[16]
- Monitorar o clima: uma queda na pressão barométrica com o agravamento do clima pode exacerbar mais diretamente as mudanças da altitude com o aumento da elevação. Mudanças repentinas no clima também podem alterar radicalmente a proteção ambiental necessária de acordo com as diretrizes mencionadas. Lembre-se de que as montanhas podem produzir ou alterar seu próprio clima[8]
- Modificar a atividade em grandes altitudes: os níveis de atividade devem ser baseados no estado de aclimatação à altitude, condicionamento físico, nutrição, qualidade e quantidade de sono, idade, duração e intensidade do exercício físico e disponibilidade de líquidos. Devem-se incorporar pausas de descanso mais longas ou mais frequentes e tempos de atividade reduzidos para facilitar o descanso e a recuperação. Atividades de maior duração são mais afetadas pela altitude elevada do que as de menor duração[7,8]
- Hidratação: aumente razoavelmente a hidratação além da quantidade normal esperada para o esforço físico. Isso se faz para compensar a perda de líquidos pelo processo de aclimatação e a perda de água pela respiração, em razão da menor umidade com o aumento da altitude. A hiper-hidratação com líquidos hipotônicos (p. ex., água), embora rara, pode representar um risco de hiponatremia potencialmente fatal[15]

- Vestuário: roupas e equipamentos individuais precisam fornecer proteção em uma faixa mais ampla de temperatura, condições de vento e radiação solar
- Instruções: o treinamento de *personal trainers*, treinadores/técnicos e equipes comunitárias de resposta a emergências melhora a redução, o reconhecimento e o tratamento de doenças relacionadas com a altitude.

Planejamento organizacional

Quando os indivíduos se exercitam em locais de altitude elevada, as instituições e as organizações direcionadas à prática de exercícios físicos devem formular um plano de gerenciamento padronizado que inclua os seguintes procedimentos:

- Triagem e vigilância de indivíduos em risco
- Uso de procedimentos de aclimatação para minimizar o risco de doenças relacionadas com a altitude e melhorar o desempenho físico
- Considerar os perigos do terreno montanhoso ao projetar programas de exercícios físicos e atividades
- Planejar perfis de ascensão ou métodos de preparação adequados para possibilitar a aclimatação
- Consciência acerca dos sinais e sintomas das doenças da altitude
- Desenvolvimento de procedimentos organizacionais para o atendimento médico de emergência de doenças da altitude
- Os médicos das equipes devem considerar manter um suprimento de oxigênio e de fármacos para prevenir e tratar doenças da altitude.

Exercício físico em ambientes frios

As pessoas se exercitam e trabalham em muitos ambientes de clima frio; embora às vezes desagradáveis, as temperaturas frias não são necessariamente uma barreira à prática de atividade física.[17] Muitos fatores, entre os quais o ambiente, o vestuário, a composição corporal, o estado da saúde, a nutrição, a idade e a intensidade do exercício físico, interagem para determinar se a prática de exercícios físicos no ambiente frio provoca esforço fisiológico adicional e risco de lesão além daqueles associados ao mesmo exercício físico feito em temperaturas mais amenas.[16] Na maioria dos casos, o corpo é capaz de equilibrar a produção com a perda de calor para o ambiente e o exercício físico no frio não aumenta o risco de lesões em virtude do frio.[16] No entanto, existem ocasiões (p. ex., imersão, chuva, exposição prolongada e baixa temperatura do ambiente com vento) nas quais o equilíbrio térmico local ou do corpo todo não pode ser mantido durante o estresse pelo frio relacionado com o exercício físico. Isso, por sua vez, contribui para causar hipotermia, ulceração pelo frio e redução na capacidade e no desempenho do exercício físico.[16] Além disso, o estresse pelo frio relacionado com o exercício físico pode aumentar o risco de morbidade e mortalidade em populações de risco, como aqueles com doença cardiovascular (DCV) e condições asmáticas, ao passo que a inalação de ar frio também pode exacerbar essas condições.[18] É prudente que profissionais envolvidos na prática de exercício físico compreendam os diferentes fatores predisponentes que podem levar a uma lesão relacionada com o frio (Tabela 7.2).

Tabela 7.2 • Fatores predisponentes para lesões causadas pelo frio.			
Produção de calor diminuída	Perda de calor aumentada	Termorregulação prejudicada	Condições agravadas pela exposição ao frio	Outros
Baixa energia	Imersão	Neuropatias	Asma brônquica	Infecção
Baixa ingestão calórica	Chuva	Esclerose múltipla	Broncoconstrição induzida	Insuficiência renal
Inatividade	Vento	Doença de Parkinson	pelo exercício físico	Lesão prévia causada
Fatores endócrinos	Fadiga	Acidente vascular cerebral	Doença arterial coronariana	pelo frio
Hipopituitarismo	Baixa quantidade de	Uso de drogas ilícitas	Doença de Raynaud	
Hipoadrenalismo	gordura corporal	Uso abusivo de bebidas alcoólicas	Doença pulmonar obstrutiva	
Hipoglicemia	Idade (muito jovem	Doença vascular	crônica	
Diabetes melito	ou idoso)	Síndrome de Raynaud		
Idade	Alterações cutâneas	Diabetes melito		
Crianças	Queimadura solar	Doença arterial periférica		
Idade > 60 anos	Dermatite	Vestuário inadequado		
	Psoríase	Roupas/botas constritivas		
	Ferimento aberto			

Adaptada de Castellani et al.[16,19]

Considerações clínicas: lesões relacionadas com o frio

A hipotermia se desenvolve quando a perda de calor excede sua produção, o que faz com que a quantidade de calor corporal diminua,[20] levando a uma temperatura corporal central abaixo de 35°C.[18] O ambiente, as características individuais e o vestuário afetam o desenvolvimento de hipotermia. Alguns fatores de risco específicos para a hipotermia incluem a imersão, a chuva, roupas molhadas, a baixa quantidade de gordura corporal, a idade avançada (p. ex., ≥ 60 anos) e a hipoglicemia.[16] O exercício físico em ambientes úmidos e com vento aumenta acentuadamente as perdas de calor e pode elevar o risco de hipotermia.[18]

A ulceração provocada pelo frio ocorre quando a temperatura do tecido fica abaixo de 0°C.[21,22] É mais comum na pele exposta ao ambiente (ou seja, nariz, orelhas, bochechas e punhos), mas também ocorre nas mãos e nos pés.[16] A úlcera de contato pode ser ocasionada pelo toque em objetos frios com a pele nua, especialmente pedras ou metais altamente condutivos, que provocam rápida perda de calor.[16] Os fatores de risco para ulceração provocada pelo frio incluem roupas inadequadas, idade avançada e lesão prévia causada pelo frio.[23]

Os principais determinantes do estresse pelo frio para a ulceração são a temperatura do ar, a velocidade do vento e a umidade. O vento exacerba a perda de calor, facilitando a perda de calor por convecção e reduzindo o isolamento dado pela roupa.[16] O índice Wind Chill Temperature (WCT) (Figura 7.1) combina os valores de velocidade do vento e de temperatura do ar para fornecer uma estimativa do poder de resfriamento do ambiente. Trata-se de um índice específico, uma vez que estima apenas o perigo de resfriamento da pele exposta de indivíduos que caminham a 1,3 m/segundo. Informações importantes sobre o vento e o WCT incorporam as seguintes considerações:

- O vento não faz que um objeto exposto se torne mais frio do que a temperatura ambiente[16]
- A velocidade do vento obtida de previsões do tempo não considera o vento causado pela ação humana (p. ex., corrida e esqui).[16] Atletas envolvidos na prática esportiva quase sempre estão em movimento e criando vento próprio, que deve ser contabilizado no WCT
- O WTC apresenta o risco relativo de ulceração causada pelo frio, além do tempo previsto para o congelamento (ver Figura 7.1) da pele do rosto exposta – escolhida porque, em geral, é a área que fica desprotegida[16]
- A ulceração pelo frio não ocorre caso a temperatura do ar seja > 0°C[16]
- A pele úmida exposta ao vento se resfria mais rapidamente. Se a pele estiver úmida e for exposta ao ambiente frio, a temperatura usada para a tabela WTC deve ser 10°C menor do que a temperatura ambiente real[24]
- Vale lembrar que a temperatura ambiente nunca é adequada para determinar o risco de ulceração pelo frio, exceto para pessoas paradas (p. ex., espectadores). Para fins de planejamento, o risco de ulceração é < 5% quando a temperatura ambiente é maior que −15°C, mas recomenda-se aumentar a vigilância dos praticantes quando o WCT fica abaixo de −27°C. Nessas condições, a pele exposta pode experimentar ulceração em 30 minutos ou menos.[16]

As lesões não congelantes causadas pelo frio em geral ocorrem quando os tecidos são expostos a temperaturas frias e úmidas entre zero e 15°C por períodos prolongados.[25] Essas lesões podem ocorrer em virtude da imersão ou da criação de um

Velocidade do vento (mph) ↓ / **Temperatura do ar (°F)** →

Velocidade do vento (mph)	40	35	30	25	20	15	10	5	0	-5	-10	-15	-20	-25	-30	-35	-40	-45
5	36	31	25	19	13	7	1	-5	-11	-16	-22	-28	-34	-40	-46	-52	-57	-63
10	34	27	21	15	9	3	-4	-10	-16	-22	-28	-35	-41	-47	-53	-59	-66	-72
15	32	25	19	13	6	0	-7	-13	-19	-26	-32	-39	-45	-51	-58	-64	-71	-77
20	30	24	17	11	4	-2	-9	-15	-22	-29	-35	-42	-48	-55	-61	-68	-74	-81
25	29	23	16	9	3	-4	-11	-17	-24	-31	-37	-44	-51	-58	-64	-71	-78	-84
30	28	22	15	8	1	-5	-12	-19	-26	-33	-39	-46	-53	-60	-67	-73	-80	-87
35	28	21	14	7	0	-7	-14	-21	-27	-34	-41	-48	-55	-62	-69	-76	-82	-89
40	27	20	13	6	-1	-8	-15	-22	-29	-36	-43	-50	-57	-64	-71	-78	-84	-91
45	26	19	12	5	-2	-9	-16	-23	-30	-37	-44	-51	-58	-65	-72	-79	-86	-93
50	26	19	12	4	-3	-10	-17	-24	-31	-38	-45	-52	-60	-67	-74	-81	-88	-95
55	25	18	11	4	-3	-11	-18	-25	-32	-39	-46	-54	-61	-68	-75	-82	-89	-97
60	25	17	10	3	-4	-11	-19	-26	-33	-40	-48	-55	-62	-69	-76	-84	-91	-98

Tempo até a ulceração:
- Ulceração pode ocorrer em 30 minutos
- Ulceração pode ocorrer em 10 minutos
- Ulceração pode ocorrer em 5 minutos

Figura 7.1 Índice Wind Chill Temperature e tempo até a ulceração pelo frio da pele exposta do rosto. De NWS Windchill Chart [Internet]. Silver Spring (MD): National Oceanic and Atmospheric Administration, National Weather Service; 2009 [cited 2015 Aug 18]. Available from: https://www.weather.gov/safety/winter; Canada's Windchill Index: Windchill Hazards and What to Do [Internet]. Gatineau, Quebec (Canada): Environment Canada; 2011 [cited 2015 Aug 18]. Available from: http://www.ec.gc.ca/meteo-weather/default.asp?lang=En&n=5FBF816A-1.

ambiente úmido dentro de botas ou luvas, como frequentemente ocorre durante a transpiração vigorosa.[16] Diagnosticar esse tipo de lesão exige observação dos sintomas clínicos ao longo do tempo, conforme as diferentes, e as distintas fases surgem durante dias até meses após a lesão inicial.[25] As lesões não congelantes causadas pelo frio mais comuns são o pé de trincheira e frieiras, embora também tenham sido observadas lesões nas mãos.[26]

As lesões não congelantes causadas pelo frio inicialmente têm aspecto inchado e edematoso, com sensação de dormência. A cor inicial é vermelha, mas logo se torna pálida e cianótica se a lesão for mais grave.[16] O pé de trincheira é acompanhado por incômodo, dor aumentada e infecções, dificultando a detecção de pulsos periféricos.[16] O tempo de exposição necessário para desenvolver o pé de trincheira é bastante variável, com estimativas variando de 12 horas a 3 a 4 dias em ambientes frios e úmidos.[25-27] Mais comumente, o pé de trincheira se desenvolve quando meias e sapatos molhados são usados continuamente por muitos dias.[23] A probabilidade de pé de trincheira na maioria das atividades esportivas é baixa, exceto em caminhadas de inverno, acampamentos e expedições.[16]

Podem-se prevenir lesões não congelantes causadas pelo frio incentivando-se os indivíduos a permanecerem ativos, o que aumenta o fluxo sanguíneo para os pés, e a manterem os pés secos, com troca contínua de meias.[26] Recomenda-se a troca das meias de duas a três vezes ao longo do dia em ambientes úmidos e frios durante a exposição a longo prazo.[16] O tratamento profilático com antitranspirantes contendo hidróxido de alumínio também pode diminuir a sudorese dos pés. Botas com barreira de vapor (alguns tipos de calçados de caminhada e de esqui) e certos forros não permitem que o suor do pé evapore, o que torna a troca de meias ainda mais importante.[16] Essas botas e forros devem ser retirados todos os dias, limpos e secos. Se forem utilizadas botas comuns, elas precisam de tempo para secar para evitar a umidade de seu isolamento térmico.[16]

Considerações cardíacas e respiratórias

O exercício físico em ambientes frios parece aumentar o risco de broncoconstrição induzida pelo exercício físico (BIE) em indivíduos asmáticos e não asmáticos.[28] Esses efeitos podem reduzir o desempenho atlético.[28] Além disso, a incidência de infecções virais agudas do trato respiratório superior está diretamente correlacionada com o clima frio.[29] As infecções virais agudas do trato respiratório superior também podem exacerbar a BIE subjacente, levando à redução ainda maior no desempenho atlético. Medicamentos apropriados para prevenção e alívio da asma brônquica devem ser fornecidos aos atletas que se exercitam em climas frios.[28] A maioria dos medicamentos comuns para o tratamento da asma é permitida em competições esportivas, mas os médicos devem consultar a lista de medicamentos proibidos da World Anti-Doping Agency (WADA) antes de prescrever fármacos para atletas sujeitos a regulamentos antidoping.[30]

Duas estratégias que podem limitar os efeitos da inalação de ar frio em atletas com BIE conhecido incluem as máscaras faciais e rotinas específicas de aquecimento. Pequenos estudos mostraram que as máscaras que proporcionam troca de calor e umidade reduzem significativamente os efeitos da BIE em clima frio.[31] A redução dos sintomas da BIE parece persistir quando a máscara é utilizada apenas nos períodos de aquecimento e descanso, mas não é usada durante a atividade esportiva real.[32] Além disso, atletas com BIE conhecido podem se beneficiar de uma rotina específica de aquecimento a fim de desencadear um período refratário que reduza a hiper-responsividade. Embora existam evidências para diversas variações, em termos gerais, uma estratégia de aquecimento deve incluir algum exercício físico próximo ao consumo de oxigênio máximo ou $FC_{máx}$ (ou seja, *sprints*) aproximadamente 20 a 30 minutos antes do evento ou competição (consultar "Prescrição de Exercícios Físicos", a seguir).[33] A duração do efeito protetor de um período refratário induzido deve ser considerada a curto prazo, podendo durar entre 2 e 4 horas.[34]

Normalmente, os atletas que praticam exercícios físicos em terra podem se exercitar com segurança no frio com roupas e equipamentos adequados; no entanto, o exercício físico em água fria merece destaque em decorrência de duas condições próprias desse ambiente. O edema pulmonar induzido pela natação é uma causa rara de falta de ar aguda em nadadores e ocorre durante a natação na ausência de aspiração quando há acúmulo de líquido nos pulmões, o que causa dispneia aguda e hemoptise.[35] Afetando cerca de 0,01 a 0,5% dos competidores em eventos aquáticos abertos, o edema pulmonar induzido pela natação pode ocorrer em águas tropicais, mas parece haver maior incidência em águas frias, presumivelmente devido ao aumento do acúmulo venoso central e subsequente aumento na pré-carga cardíaca.[35] É importante observar que as recorrências são imprevisíveis, mas bastante comuns, com taxas entre 13 e 22%.[36] Nadar em água fria também aumenta o risco de arritmias cardíacas, que são observadas em cerca de 2% das imersões em água fria. A imersão em água fria ativa dois reflexos poderosos no corpo humano. O reflexo de mergulho quando a face é imersa em água fria estimula o sistema parassimpático, causando bradicardia, e a resposta de choque frio quando a pele é imersa em água fria estimula o sistema simpático, causando taquicardia.[37] Na maioria das condições normais, esses dois reflexos coexistem sem dificuldade; no entanto, com a suspensão da respiração e a adição de outros fatores predisponentes (p. ex., cardiopatia isquêmica e canalopatias), esse "conflito autonômico" pode representar um risco para arritmias mais graves.[37] Embora a triagem generalizada para essas condições possa não ser justificada, seria prudente aconselhar aqueles que experimentaram edema pulmonar induzido pela natação acerca da alta taxa de recorrência. Da mesma maneira, é fundamental que aqueles que fornecem cobertura médica para eventos em águas abertas estejam cientes do risco elevado de edema pulmonar induzido pela natação e arritmias com a imersão em água fria.

Considerações acerca do vestuário

A roupa para climas frios protege contra hipotermia e úlceras pelo frio, reduzindo a perda de calor por meio do isolamento fornecido pelo tecido e pelo ar preso dentro e entre as camadas do vestuário.[16] Uma vestimenta típica para climas frios consiste em três camadas: (a) uma camada interna (ou seja, poliéster leve ou polipropileno), (b) uma camada intermediária (ou seja, *fleece* de poliéster ou lã) que fornece o isolamento primário e (c) uma camada externa projetada para possibilitar a transferência de umidade para o ar, ao mesmo tempo em que repele o vento e a chuva. As recomendações acerca do vestuário incluem as seguintes considerações:[16,38]

• Ajustar o isolamento das roupas de modo a minimizar a sudorese
• Usar aberturas na roupa para reduzir o acúmulo de suor
• Não usar uma camada externa, a menos que esteja chovendo ou ventando muito
• Reduzir o isolamento das roupas à medida que a intensidade do exercício físico aumenta
• Não impor um padrão único de vestuário a um grupo inteiro de praticantes
• Usar calçados adequados para minimizar os riscos de escorregar e cair em condições de neve ou gelo
• Os emolientes aplicados na pele exposta não protegem contra lesões causadas pelo frio e podem aumentar seu risco
• Pode-se considerar o uso de aquecedores de mãos/pés químicos ou elétricos (esses não devem restringir o fluxo sanguíneo).

Prescrição de exercícios físicos

Para atletas com maior risco de lesão pelo exercício físico no frio, deve-se considerar o seguinte:

• Indivíduos com doença arterial coronariana conhecida devem ter cuidado ao se exercitarem fisicamente em ambientes frios. Os sintomas da angina podem ser mascarados pela imersão em água fria. Além disso, a exposição ao frio aumenta a incidência de eventos cardiovasculares e angina, provavelmente em razão do aumento da pressão arterial (PA), da resistência periférica total e do trabalho cardíaco/demanda de oxigênio do miocárdio[17]
• As condições endócrinas devem ser bem controladas antes da prática esportiva em clima frio.[26] A hipoglicemia e outras anormalidades endócrinas podem prejudicar a capacidade de o indivíduo responder com tremores[18]

- Os atletas devem evitar fármacos vasoconstritores, tabagismo, drogas ilícitas, álcool e medicamentos depressores do sistema nervoso central. Fármacos vasoconstritores e tabagismo podem prejudicar a circulação periférica, aumentando o risco de lesão por frio[26]
- Indivíduos com asma brônquica ou BIE devem receber tratamento médico adequado antes do exercício físico e devem ter medicação beta-2-agonista prontamente disponível durante o exercício físico.[19] O aquecimento pré-exercício físico pode proteger contra a broncoconstrição. O aquecimento intermitente de alta intensidade pré-exercício físico, consistindo de 10 a 15 minutos de exercício físico, aproximadamente 20 a 30 minutos antes do evento, pode fornecer proteção contra a broncoconstrição por 2 a 4 horas.[33]

Exercício físico em ambientes quentes

Os mecanismos de termorregulação do corpo ocorrem por meio de um equilíbrio entre a produção e a perda de calor. Mudanças significativas nesse frágil equilíbrio podem resultar em doenças causadas pelo calor.[39] As contrações musculares produzem calor metabólico, que é transferido dos músculos ativos para a corrente sanguínea, que, por sua vez, aumenta a temperatura central do corpo.[40] As subsequentes elevações da temperatura corporal provocam respostas de perda de calor, como aumento do fluxo sanguíneo da pele e da secreção de suor, para que o calor possa ser dissipado para o ambiente, por meio da evaporação.[41] Como resultado do fluxo sanguíneo cutâneo elevado, o sistema cardiovascular desempenha papel essencial na regulação da temperatura corporal.[41] As trocas de calor entre a pele e o ambiente, por meio da transpiração e das trocas de calor seco, são controladas por propriedades biofísicas ditadas pela temperatura ambiente, umidade e movimento do ar, radiação do céu e do solo e vestimentas.[42] No entanto, quando a quantidade de calor metabólico excede a perda de calor, pode haver hipertermia (ou seja, elevação na temperatura corporal interna).[40] O suor que escorre do corpo ou da roupa não oferece nenhum benefício de resfriamento – inclusive, se o suor secretado escorrer pelo corpo e não for evaporado, será necessária uma taxa de transpiração mais alta para alcançar os requisitos de resfriamento por evaporação.[41] As perdas de suor variam amplamente entre os indivíduos e dependem do volume e intensidade do exercício físico, das vestimentas, dos equipamentos de proteção e das condições ambientais. Outros fatores, como estado de hidratação, composição corporal e nível de condicionamento aeróbio, podem alterar as taxas de sudorese e, por fim, as necessidades hídricas.[42] Por exemplo, a aclimatação ao calor resulta em taxas de sudorese mais altas e mais sustentadas, enquanto o treinamento de exercícios aeróbios tem efeito modesto no aumento das respostas da taxa de sudorese.[41] Quando devidamente controladas e comparadas, as diferenças na termorregulação (p. ex., sudorese) entre homens e mulheres são mínimas.[43,44]

Durante o estresse por calor induzido pelo exercício físico, a desidratação aumenta a tensão fisiológica, medida pela temperatura central, FC e respostas percebidas ao esforço.[45] Quanto maior o déficit de água corporal, maior o aumento da tensão fisiológica para uma determinada tarefa de exercício físico.[46] A desidratação pode exacerbar as elevações da temperatura central durante o exercício físico em ambientes temperados,[47] bem como em ambientes quentes,[48,49] com aumentos típicos de 0,1° a 0,2°C a cada 1% de desidratação. O maior armazenamento de calor com a desidratação está associado a uma diminuição proporcional na perda de calor; assim, a redução da taxa de sudorese (ou seja, perda de calor por evaporação) e a diminuição do fluxo sanguíneo cutâneo (ou seja, perda de calor seco) são responsáveis pelo maior armazenamento de calor observado durante o exercício físico quando hipo-hidratado.[51]

Evitando a desidratação

Os mecanismos pelos quais a desidratação pode prejudicar a força ou a potência muscular esquelética ainda não estão claros.

Uma análise não convencional da literatura sobre o desempenho do exercício físico revelou que a maioria dos estudos apoia o conceito de que a perda de ≥ 2% da massa corporal em razão da desidratação altera negativamente o desempenho do exercício físico de resistência e a termorregulação, enquanto a força e a potência muscular esquelética são negativamente afetadas em menor grau.[43] Isso ocorre quer os indivíduos comecem a se exercitar fisicamente em uma condição de hipo-hidratação ou acumulem a perda de líquidos durante a prática de exercícios físicos.[52]

O déficit de água crítico (ou seja, > 2% da massa corporal para a maioria dos indivíduos) e a magnitude da redução do desempenho físico provavelmente estão relacionados com a temperatura ambiente, com o exercício físico em si e com as características biológicas únicas de cada indivíduo (p. ex., tolerância à desidratação).[52]

A desidratação aguda prejudica o desempenho de atividades físicas de resistência, independentemente de hipertermia do corpo ou da temperatura ambiente, e a capacidade de resistência (ou seja, tempo até a exaustão) diminui ainda mais em ambientes quentes do que em climas temperados ou frios.[53]

Os indivíduos têm taxas de transpiração variadas. Assim, as necessidades de líquidos para aqueles que realizam tarefas semelhantes em condições idênticas podem ser diferentes. Determinar a taxa de suor (ℓ/hora) por meio da avaliação da massa corporal antes e depois da prática de exercícios físicos fornece um guia para a reposição de líquidos. Pessoas fisicamente ativas devem ingerir 0,5 ℓ de líquidos para cada 0,45 kg de massa corporal perdido. As refeições podem ajudar a estimular a sede, restaurando o equilíbrio hídrico. Pausas para pequenas refeições durante sessões de treinamento físico mais longas podem ajudar a repor líquidos, sendo importantes na reposição de sódio e de outros eletrólitos. Atualmente, não existe um consenso científico sobre qual a melhor maneira para avaliar o estado de hidratação em situação de campo.[49] Contudo, para a maioria das atividades de campo, avaliações adicionais da massa corporal pela manhã, combinadas com alguma medida da concentração da primeira urina pela manhã e da percepção geral de sede, fornecem uma solução simples e acessível de distinguir o estado de eu-hidratação da hipo-hidratação bruta resultante da perda pelo suor e ingestão insuficiente de líquidos.[55,56] Ao avaliar a primeira urina da manhã, a coloração mais pálida indica hidratação adequada; uma cor amarela/marrom mais escura indica um maior grau de desidratação.[57] O Boxe 7.1 fornece recomendações para hidratação antes, durante e após o exercício físico ou atividade física.[15]

A ingestão excessiva de líquidos hipotônicos (p. ex., água) pode levar à hiponatremia associada ao exercício físico, um estado de concentração sérica de sódio abaixo do normal (em geral < 135 mEq/ℓ), acompanhado de náuseas, vômitos, cefaleia, edema de membros inferiores e sintomas graves, como edema pulmonar e estado cognitivo alterado.[59] A hiponatremia tende a ser mais comum em atividades físicas de longa duração e é precipitada pela ingestão de líquido hipotônico que excede as perdas pelo

Boxe 7.1	Recomendações para a reposição de líquidos antes, durante e depois da prática de exercícios físicos.	
	Líquido	**Comentários**
Antes do exercício físico	• Ingerir de 5 a 7 mℓ/kg pelo menos 4 horas antes do exercício físico (350 a 490 mℓ para um indivíduo de 70 kg)	• Se não houver produção de urina ou se esta apresentar coloração muito escura, beber mais 3 a 5 mℓ/kg 2 horas antes do exercício físico • Bebidas contendo sódio ou pequenos lanches com sal ajudam a reter líquidos
Durante o exercício físico	• Monitorar as mudanças na massa corporal do indivíduo durante o exercício físico para estimar a perda pelo suor • A composição dos líquidos deve incluir 20 a 30 mEq/ℓ de sódio, 2 a 5 mEq/ℓ de potássio e 5 a 10% de carboidratos	• Evitar perda > 2% da massa corporal • A quantidade e a taxa de reposição de líquidos dependem da taxa individual de suor, do ambiente e da duração do exercício físico
Depois do exercício físico	• A ingestão de refeições e bebidas normais restaura o estado de eu-hidratação • Se for necessária recuperação rápida, ingerir 1,5 ℓ/kg de massa corporal perdido	• O objetivo é restaurar o déficit de líquidos e de eletrólitos • A ingestão de sódio ajuda na recuperação, estimulando a sede e a retenção de líquidos

Adaptado de 15, 58.

suor (normalmente relacionado com ganhos de massa corporal).[60] Ao participar de eventos de exercício físico que resultam em muitas horas de sudorese contínua ou quase contínua, a hiponatremia pode ser prevenida por práticas, como ter um plano de hidratação individualizado, não beber líquidos que excedam a quantidade perdida pela sudorese e ingerir líquidos ou alimentos contendo sal.[15] Para obter informações adicionais, consulte o posicionamento oficial do American College of Sports Medicine (ACSM) sobre reposição hídrica.[15]

Considerações clínicas: doenças causadas pelo esforço físico no calor

As doenças causadas pelo calor compõem um espectro que varia de cãibras musculares esqueléticas à insolação potencialmente fatal. A desidratação pode ser um fator direto (ou seja, cãibras causadas pelo calor e exaustão relacionada com o calor)[61] ou indireto (ou seja, insolação).[62]

As cãibras musculares esqueléticas induzidas pelo exercício físico são contrações musculares involuntárias ou espasmos dolorosos, na maioria das vezes no abdome, nos braços ou nas pernas, podendo ocorrer em conjunto com atividades extenuantes.[63]

O termo *cãibras do calor* é frequentemente usado de maneira intercambiável, mas tecnicamente é um termo inadequado, pois as cãibras do calor estão presentes durante o exercício físico em ambientes quentes e frios e não estão associadas a temperaturas centrais elevadas.[49] Há controvérsias quanto à origem das cãibras musculares esqueléticas induzidas pelo exercício físico; é provável que a causa seja multifatorial e, possivelmente, única para cada atleta.[63] Há evidências que sugerem que as cãibras induzidas pelo exercício físisco podem estar mais relacionadas com a fadiga muscular esquelética e a excitabilidade neuronal do que com o estado de hidratação ou as concentrações de eletrólitos.[64] No entanto, a perda de água e a presença significativa de sódio no suor foram propostas como fatores contribuintes e podem causar cãibras em indivíduos que suam muito (p. ex., > 2 ℓ/hora) ou naqueles que perdem grandes quantidades de líquido e sódio corporal. É improvável que uma só estratégia de tratamento ou prevenção funcione para todos os indivíduos.[49] Todavia, as cãibras induzidas pelo exercício físico melhoram com descanso, alongamento prolongado e alimentações com cloreto de sódio (ou seja, 1/8 a 1/4 colher de chá de sal de mesa ou de um a dois tabletes de sal adicionados a 300 a 500 mℓ de líquido, caldos salgados, sopas ou pequenos lanches salgados). Há evidências anedóticas limitadas quanto ao uso de líquidos IV. A hidratação oral continua sendo a melhor prática para a maioria dos atletas.[65]

A síncope causada pelo calor, ou tontura ortostática, é uma falha circulatória temporária causada pelo acúmulo de sangue nas veias periféricas, especialmente nos membros inferiores. Tende a ocorrer mais entre indivíduos sem preparo físico, sedentários e não aclimatados. É causada por ficar em pé por longos períodos ou pela interrupção de exercícios físicos extenuantes, prolongados e em pé, porque a dilatação máxima dos vasos cutâneos resulta em declínio da PA e em aporte insuficiente de oxigênio para o encéfalo. Os sintomas variam de tontura à perda de consciência; no entanto, a recuperação é rápida quando os indivíduos ficam em decúbito dorsal. A recuperação completa da PA e da FC estáveis pode levar algumas horas.[49] Consultar o posicionamento oficial do ACSM sobre doenças causadas pelo calor durante a prática de exercícios físicos para obter informações adicionais.[58]

A exaustão causada pelo calor é a forma mais comum de doença grave relacionada com a temperatura elevada[66] e consiste na incapacidade de realizar exercícios físicos no calor, em decorrência de uma combinação de fatores que incluem insuficiência cardiovascular, hipotensão, depleção de energia e fadiga central.[67] A exaustão pelo calor manifesta-se com uma temperatura corporal central elevada (geralmente < 40,5°C) quando o corpo não consegue sustentar o nível de volume necessário para manter o fluxo sanguíneo cutâneo para a termorregulação nem o fluxo sanguíneo para as necessidades metabólicas decorrentes do exercício físico.[68] É caracterizada por fadiga proeminente e fraqueza progressiva sem lesão de órgãos-alvo (p. ex., insuficiência renal, rabdomiólise, estado mental alterado ou lesão hepática).[49] Os líquidos orais são mais indicados para a reidratação de indivíduos conscientes, capazes de engolir e que não estejam perdendo líquidos (ou seja, por vômitos e diarreia). A administração IV de líquidos facilita a recuperação de pessoas incapazes de ingerir líquidos orais ou com estado de hipo-hidratação grave.[65] Ao atender atletas de elite, em competição ou não, os profissionais são lembrados de que a administração de líquidos IV fora de um ambiente hospitalar é estritamente regulamentada por alguns órgãos governamentais (p. ex., WADA, United States Anti-Doping Agency [USADA]) e pode exigir isenção para uso terapêutico (TUE, sigla do inglês *therapeutic use exemption*).[69]

A insolação induzida por esforços físicos é causada pela hipertermia e é caracterizada por elevação na temperatura corporal (> 40°C),[70] disfunção profunda do sistema nervoso central e falência de múltiplos órgãos que podem resultar em *delirium*, convulsões ou coma. O maior risco de insolação ocorre durante a prática de exercícios físicos de intensidade muito alta e de curta duração, ou de exercícios físicos prolongados, quando o índice de temperatura de bulbo úmido termômetro de globo (IBUTG) excede 28°C.[58] Trata-se de uma emergência médica potencialmente fatal e que exige resfriamento imediato e efetivo de todo o corpo com água fria e terapias de imersão em água gelada.[49] Condicionamento físico inadequado, adiposidade corporal em excesso, roupas inadequadas, acolchoamento protetor, aclimatação incompleta ao calor, doenças e medicamentos ou suplementos alimentares que contenham estimulantes (p. ex., *Ephedra*; sinefrina) também aumentam o risco de insolação.[70]

Prescrição de exercícios físicos

Os profissionais da área de exercícios físicos podem usar padrões estabelecidos pelo National Institute for Occupational Safety and Health para definir os níveis de BUTG em que o risco de lesão causada pelo calor aumenta. Ainda assim, os exercícios físicos podem ser realizados se forem tomadas medidas preventivas,[71] incluindo pausas para descanso obrigatórias em áreas com sombra ou com ar condicionado entre os períodos de exercício físico.

Se uma PEx especificar uma FC-alvo, esta será alcançada com uma carga de trabalho absoluta mais baixa ao se exercitar fisicamente em um ambiente morno/quente em comparação com um ambiente mais frio. Por exemplo, em climas quentes ou úmidos, um indivíduo alcançará sua FC-alvo a uma velocidade de corrida menor. Assim, reduzir a carga de trabalho de modo a manter a FC-alvo no calor ajudará a reduzir o risco de doenças causadas pelo calor durante a aclimatação. À medida que se desenvolve a aclimatação ao calor, serão necessários níveis progressivamente maiores de intensidade de exercício físicos para alcançar a FC-alvo. A primeira sessão de exercícios físicos no calor pode durar apenas 5 a 10 minutos, por motivos de segurança, podendo ser aumentada gradualmente, conforme o tolerado.[72]

Considerações especiais

Adultos e crianças que estejam adequadamente descansados, nutridos, hidratados e aclimatados têm menor risco de desenvolver doenças causadas pelo esforço físico no calor. No entanto, quando os indivíduos se exercitam fisicamente em situações de cunho recreativo ou direcionadas ao condicionamento físico em ambientes quentes/úmidos, a fim de minimizar os efeitos da hipertermia e da desidratação, a equipe (técnicos, treinadores, educadores etc.) deve formular um plano padronizado de gerenciamento do estresse causado pelo calor incorporado, juntamente dos tópicos apresentados no Boxe 7.2:[49,55]

- Monitorar o ambiente: usar o índice BUTG para determinar a ação apropriada, com base em critérios estabelecidos para modificar ou cancelar exercícios físicos/eventos
- Reservar pelo menos 3 horas (preferencialmente 6 horas) para recuperação e reidratação entre as sessões de exercício físico

Boxe 7.2	Questões para avaliação da prontidão para a prática de exercícios físicos em ambientes quentes.[72]

Indivíduos adultos devem fazer as perguntas a seguir para avaliar a prontidão para se exercitarem fisicamente em ambientes quentes. Ações corretivas devem ser aplicadas em caso de resposta negativa a qualquer uma dessas perguntas:
- Desenvolvi um plano para evitar a desidratação e a hipertermia?
- Aclimatei-me por meio do aumento gradual da duração e da intensidade do exercício físico por pelo menos 10 a 14 dias?
- Limito o exercício físico vigoroso às horas mais frescas do dia (início da manhã)?
- Evito longos períodos de aquecimento em dias quentes e úmidos?
- Ao treinar ao ar livre, sei onde há disponibilidade de líquidos ou levo garrafas de água em um cinto ou em uma mochila?
- Conheço minha taxa de sudorese e a quantidade de líquido que devo ingerir para repor a massa corporal perdida?
- Nessa manhã, minha massa corporal teve variação de 1% em relação à minha média corporal?
- Meu volume diário de urina é suficiente?
- A cor de minha urina é "amarelo-clara" ou "cor de palha"?
- Quando a umidade e o calor estão elevados, reduzo minhas expectativas, o ritmo do meu exercício físico, a distância e/ou a duração do treino ou da corrida?
- Uso roupas soltas, permeáveis e leves?
- Conheço os sinais e os sintomas da insolação, da exaustão, da síncope e das câimbras causadas pelo calor?
- Pratico os exercícios físicos com um(a) parceiro(a) e forneço comentários sobre sua condição física?
- Ingiro uma quantidade adequada de sal em minha alimentação?
- Evito ou reduzo o exercício físico no calor se eu tiver perda de sono, doenças infecciosas, febre, diarreia, vômitos, privação de carboidratos ou consumir algum medicamento ou bebidas alcoólicas, ou fizer uso de drogas ilícitas?

- Modificar a atividade em ambientes extremos: fornecer acesso amplo a líquidos e a vestiários, oferecer mais pausas para descanso e/ou pausas mais longas para facilitar a dissipação do calor, e encurtar ou atrasar os períodos de competição. Realizar exercícios físicos em momentos do dia em que as condições estejam mais frescas em relação ao meio-dia (início da manhã e fim da tarde). Crianças e idosos devem modificar suas atividades em condições de alta temperatura ambiente acompanhada de umidade elevada
- Otimizar, mas não aumentar, a ingestão de líquidos de modo que (a) o volume de líquido ingerido corresponda ao volume de suor perdido e (b) a alteração na massa corporal se limite a < 2% da massa corporal
- Observar e monitorar os participantes sob risco, estabelecendo procedimentos específicos para casos de emergência
- Considerar o estado de aclimatação ao calor, o condicionamento físico, a nutrição, o débito de sono, doenças prévias (especialmente vômitos e/ou diarreia), a idade dos participantes, a intensidade, o tempo/duração e a hora do dia para a realização dos exercícios físicos, a disponibilidade de líquidos e a prática de exercícios físicos em superfícies que reflitam o calor (p. ex., grama em vez de asfalto)
- As adaptações de aclimatação ao calor incluem um aumento de 10 a 20% no volume plasmático, o que possibilita que o corpo armazene mais calor com impacto mínimo em sua temperatura central. A aclimatação resulta em início precoce da

sudorese, redução da perda de sódio pelo suor, diminuição do fluxo sanguíneo da pele e aumento da síntese de proteínas de choque térmico para evitar danos celulares. Adaptações adicionais incluem diminuição da temperatura retal, FC e percepção de esforço; aumento do tempo de tolerância ao exercício físico e aumento da taxa de sudorese

- A aclimatação resulta no seguinte: (a) melhora da transferência de calor do centro do corpo para o ambiente externo, (b) melhora da função cardiovascular, (c) sudorese mais efetiva e (d) melhora do desempenho do exercício físico e tolerância ao calor. A aclimatação sazonal ocorrerá gradualmente durante os meses do fim da primavera e início do verão, com exposição sedentária ao calor. No entanto, esse processo pode ser facilitado com um programa estruturado de exercícios físicos moderados no calor, ao longo de 10 a 14 dias, para estimular as adaptações a temperaturas ambientes mais quentes

- Vestuário: roupas com alta capacidade de absorção podem ajudar na perda de calor por evaporação. Os atletas devem remover o máximo possível de roupas e equipamentos (especialmente capacetes) para possibilitar a perda de calor e reduzir os riscos de hipertermia, especialmente durante os primeiros dias de aclimatação

- Alimentação/nutrição: o corpo perde 0,58 kcal de calor por mililitro de água que evapora. Se um atleta evapora 1 ℓ (1.000 mℓ), ele perdeu 580 kcal de calor

- Instrução: o treinamento dos praticantes de exercícios físicos, especialistas em condicionamento físico, treinadores e equipes de resposta a emergências da comunidade facilita a redução, o reconhecimento e o tratamento de doenças relacionadas com o calor. Esses programas devem enfatizar a importância de se reconhecerem sinais/sintomas de intolerância ao calor e de se estar hidratado, alimentado, descansado e aclimatado ao calor. Orientar os indivíduos acerca da desidratação, avaliar o estado de hidratação e usar uma estratégia de reposição de líquidos podem ajudar a manter a hidratação.

Referências bibliográficas

1. Hacket PH, Roach RC. High-altitude medicine and physiology. In: Auerbach PS, editor. *Wilderness Medicine: Management of Wilderness and Environmental Emergencies.* St. Louis (MO): Mosby; 2011. p. 2–33.
2. Mazzeo RS, Fulco CS. Physiological systems and their responses to conditions to hypoxia. In: Tipton CM, editor. *ACSM's Advanced Exercise Physiology.* Baltimore (MD): Lippincott Williams & Wilkins; 2006. p. 564–80.
3. Buskirk ER, Kollias J, Akers RF, Prokop EK, Reategui EP. Maximal performance at altitude and on return from altitude in conditioned runners. *J Appl Physiol.* 1967;23:259–66.
4. Levine BD, Stray-Gundersen J. "Living high-training low": effect of moderate-altitude acclimatization with low-altitude training on performance. *J Appl Physiol.* 1997;83:102–12.
5. Fulco CS, Rock PB, Cymerman A. Maximal and submaximal exercise performance at altitude. *Aviat Space Environ Med.* 1998;69(8):793–801.
6. Fulco CS, Muza SR, Beidleman BA et al. Effect of repeated normobaric hypoxia exposures during sleep on acute mountain sickness, exercise performance, and sleep during exposure to terrestrial altitude. *Am J Physiol Regul Integr Comp Physiol.* 2011;300(2):R428–36.
7. Derby R, deWeber K. The athlete and high altitude. *Curr Sports Med Rep.* 2010;9(2):79–85.
8. Luks AM, McIntosh SE, Grissom CK et al. Wilderness medical society practice guidelines for prevention and treatment of acute altitude illness: 2014 update. *Wilderness Environ Med.* 2014;25:S4–14.

9. Burtscher M, Philadelphy M, Gatterer H, Burtscher J, Likar R. Submaximal exercise testing at low altitude for prediction of exercise tolerance at high altitude. *J Travel Med*. 2018;1–4.

10. Gallagher CA, Willems MET, Lewis MP, Myers SD. The application of maximal heart rate predictive equations in hypoxic conditions. *Eur J Appl Physiol*. 2015;115:277–84.

11. Young AJ, Reeves JT. Human adaptation to high terrestrial altitude. In: Lounsbury DE, Bellamy RF, Zajtchuk R, editors. *Medical Aspects of Harsh Environments*. Washington (DC): Office of the Surgeon General, Borden Institute; 2002. p. 647–91.

12. Rodway GW, Weber DC, McIntosh SE. *Mountain Medicine & Technical Rescue*. Herefordshire (United Kingdom): Carreg Limited; 2016. p. 30–53.

13. Beidleman BA, Tighiouart H, Schmid CS, Fulco CS, Muza SR. Predictive models of acute mountain sickness after rapid ascent to various altitudes. *Med Sci Sports Exerc*. 2013;45:792–800.

14. Hackett PH, Roach RC. High-altitude illness. *N Engl J Med*. 2001;345(2):107–14.

15. American College of Sports Medicine, Sawka MN, Burke LM et al. American College of Sports Medicine position stand. Exercise and fluid replacement. *Med Sci Sports Exerc*. 2007;39(2): 377–90.

16. Castellani JW, Young AJ, Ducharme MB et al. American College of Sports Medicine position stand: prevention of cold injuries during exercise. *Med Sci Sports Exerc*. 2006;38(11):2012–29.

17. Castellani JW, Tipton MJ. Cold stress effects on tolerance and exercise performance. *Compr Physiol*. 2016;6(1):443–69.

18. Bushman BA. Maximizing safety when exercising in the cold. *ACSM Health Fitness J*. 2018;22(1): 4–8.

19. Fudge JR, Bennett BL, Simanis JP, Roberts WO. Medical evaluation for exposure extremes: cold. *Wilderness Environ Med*. 2015;26(4 suppl):63–8.

20. Pozos RS, Danzl DF. Human physiological responses to cold stress and hypothermia. In: Pandolf KB, editor. *Textbooks of Military Medicine: Medical Aspects of Harsh Environments*. Falls Church (VA): Office of the Surgeon General, United States Army; 2002. p. 351–82.

21. Danielsson U. Windchill and the risk of tissue freezing. *J Appl Physiol*. 1996;81(6):2666–73.

22. Molnar GW, Hughes AL, Wilson O, Goldman RF. Effect of skin wetting on finger cooling and freezing. *J Appl Physiol*. 1973;35(2):205–7.

23. Heil K, Thomas R, Robertson G, Porter A, Milner R, Wood A. Freezing and non-freezing cold weather injuries: a systematic review. *Br Med Bull*. 2016;117(1): 79–93.

24. Brajkovic D, Ducharme MB. Facial cold-induced vasodilation and skin temperature during exposure to cold wind. *Eur J Appl Physiol*. 2006;96(6):711–21.

25. Thomas JR, Oakley EHN. Nonfreezing cold injury. In: Pandolf KB, Burr RE, editors. *Textbooks of Military Medicine: Medical Aspects of Harsh Environments*. Vol. 1. Falls Church (VA): Office of the Surgeon General, U.S. Army; 2002. p. 467–90.

26. Ingram BJ, Raymond TJ. Recognition and treatment of freezing and nonfreezing cold injuries. *Curr Sports Med Rep*. 2013;12(2):125–30.

27. Hamlet MP. Human cold injuries. In: Pandolf KB, Sawka MN, Gonzalez RR, editors. *Human Performance Physiology and Environmental Medicine at Terrestrial Extremes*. Indianapolis (IN): Benchmark; 1988. p. 435–66.

28. Weiler JM, Brannan JD, Randolph CC et al. Exercise-induced bronchoconstriction update — 2016. *J Allergy Clin Immunol*. 2016;138(5):1292–5.

29. Eccles R, Wilkinson JE. Exposure to cold and acute upper respiratory tract infection. *Rhinology*. 2014;53(1):99–106.

30. Bergeron MF, Bahr R, Bärtsch P et al. International Olympic Committee consensus statement on the thermoregulatory and altitude challenges for high-level athletes. *Br J Sports Med*. 2012;46(1):770–9.

31. Beuther DA, Martin RJ. Efficacy of a heat exchanger mask in cold exercise-induced asthma. *Chest*. 2006;129(5):1188–93.

32. Seifert JG, Frost J, St Cyr JA. Recovery benefits of using a heat and moisture exchange mask during sprint exercise in cold temperatures. *SAGE Open Medicine*. 2017;5:1–6.

33. Dickinson J, Amirav I, Hostrup M. Nonpharmacologic strategies to manage exercise-induced bronchoconstriction. *Immunol Allergy Clin North Am*. 2018;38(1):245–58.

34. Stickland MK, Rowe BH, Spooner CH, Vandermeer B, Dryden D. Effect of warm-up exercise on exercise-induced bronchoconstriction. *Med Sci Sports Exerc*. 2012;44(3):383–91.

35. Spencer S, Dickinson J, Forbes L. Occurrence, risk factors, prognosis and prevention of swimming-induced pulmonary oedema: a systematic review. *Sports Med Open*. 2018;4:43.
36. Smith R, Ormerod JOM, Sabharwal N, Kipps C. Swimming-induced pulmonary edema: current perspectives. *Open Access J Sports Med*. 2018;9:131–7.
37. Shattock MJ, Tipton MJ. "Autonomic conflict": a different way to die during cold water immersion? *J Physiol*. 2012;590:3219–30.
38. McIntosh SE, Opacic M, Freer L et al. Wilderness medical society practice guidelines for the prevention and treatment of frostbite: 2014 update. *Wilderness Environ Med*. 2014;3(2):S43–54.
39. Sagalyn E. Heat-related illness. In: Rodway GW, Weber DC, Mcintosh SE, editors. *Mountain Medicine & Technical Rescue*. Herefordshire (United Kingdom): Carreg Limited; 2016. p. 199–206.
40. Lipman GS, Eifling KP, Ellis MA et al. Wilderness Medical Society practice guidelines for the prevention and treatment of heat-related illness: 2014 update. *Wilderness Environ Med*. 2014;25(4 suppl):S55–65.
41. Sawka MN, Young AJ. Physiological systems and their responses to conditions of heat and cold. In: Tipton CM, American College of Sports Medicine, editors. *ACSM's Advanced Exercise Physiology*. Baltimore (MD): Lippincott Williams & Wilkins; 2006. p. 535–63.
42. Gill TM, DiPietro L, Krumholz HM. Role of exercise stress testing and safety monitoring for older persons starting an exercise program. *JAMA*. 2000;284(3):342–9.
43. Cheuvront SN, Kenefick RW. Dehydration: physiology, assessment and performance effects. *Compr Physiol*. 2014;4(1):257–85.
44. Cramer MN, Jay O. Selecting the correct exercise intensity for unbiased comparisons of thermoregulatory responses between groups of different mass and surface area. *J Appl Physiol*. 2014;116(9):1123–32.
45. Sawka MN, Coyle EF. Influence of body water and blood volume on thermoregulation and exercise performance in the heat. *Exerc Sport Sci Rev*. 1999;27:167–218.
46. Montain SJ, Latzka WA, Sawka MN. Control of thermoregulatory sweating is altered by hydration level and exercise intensity. *J Appl Physiol*. 1995;79(5):1434–9.
47. Neufer PD, Young AJ, Sawka MN. Gastric emptying during exercise: effects of heat stress and hypohydration. *Eur J Appl Physiol Occup Physiol*. 1989;58(4):433–9.
48. Senay LC Jr. Relationship of evaporative rates to serum [Na+], [K+], and osmolarity in acute heat stress. *J Appl Physiol*. 1968;25(2):149–52.
49. Casa DJ, DeMartini JK, Bergeron MF et al. National Athletic Trainers' Association Position Statement: exertional heat illness. *J Athl Train*. 2015;50:986–1000.
50. Sawka MN, Francesconi RP, Young AJ, Pandolf KB. Influence of hydration level and body fluids on exercise performance in the heat. *JAMA*. 1984;252(9):1165–9.
51. Nadel ER, Fortney SM, Wenger CB. Circulatory adjustments during heat stress. In: Cerretelli P, Whipp BJ, editors. *Exercise Bioenergetics and Gas Exchange: Proceedings of the International Symposium on Exercise Bioenergetics and Gas Exchange*. Amsterdam (NY): Elsevier/North-Holland Biomedical Press; 1980. p. 303–13.
52. Casa DJ, Clarkson PM, Roberts WO. American College of Sports Medicine roundtable on hydration and physical activity: consensus statements. *Curr Sports Med Rep*. 2005;4(3):115–27.
53. Kenefick RW, Cheuvront SN, Palombo LJ, Ely BR, Sawka MN. Skin temperature modifies the impact of hypohydration on aerobic performance. *J Appl Physiol*. 2010;109(1):79–86.
54. Bain AR, Deren TM, Jay O. Describing individual variation in local sweating during exercise in a temperate environment. *Eur J Appl Physiol*. 2011;111(8):1599–607.
55. Cheuvront SN, Sawka MN. Hydration assessment of athletes. *Sports Sci Exch*. 2005;18(2):1–5.
56. Casa DJ, Armstrong LE, Hillman SK et al. National athletic trainers' association position statement; fluid replacement for athletes. *J Athl Train*. 2000;35:212–24.
57. Armstrong LE, Maresh CM, Castellani JW et al. Urinary indices of hydration status. *Int J Sport Nutr*. 1994;4:265–79.
58. American College of Sports Medicine, Armstrong LE, Casa DJ et al. American College of Sports Medicine position stand. Exertional heat illness during training and competition. *Med Sci Sports Exerc*. 2007;39(3):556–72.
59. Noakes T. *Waterlogged: The Serious Problem of Overhydration in Endurance Sports*. Champaign (IL): Human Kinetics; 2012. 428 p.
60. Levine BD, Thompson PD. Marathon maladies. *N Engl J Med*. 2005;52:1516–8.

61. Sawka MN, Young AJ, Latzka WA, Neufer PD, Quigley MD, Pandolf KB. Human tolerance to heat strain during exercise: influence of hydration. *J Appl Physiol.* 1992;73(1):368–75.
62. Carter R, Cheuvront SN, Williams JO et al. Epidemiology of hospitalizations and deaths from heat illness in soldiers. *Med Sci Sports Exerc.* 2005;37(8):1338–44.
63. Bergeron MF. Muscle cramps during exercise — is it fatigue or electrolyte deficit? *Curr Sports Med Rep.* 2008;7(4):S50–5.
64. Miller KC. The evolution of exercise-associated muscle cramp research. *ACSM Health Fit J.* 2018;22(4):6–8.
65. Givan GV, Diehl JJ. Intravenous fluid use in athletes. *Sports Health.* 2012;4(4):333–9.
66. Armstrong LE. Classification, nomenclature, and incidence of the exertional heat illnesses. In: Armstrong LE, editor. *Exertional Heat Illnesses.* Champaign (IL): Human Kinetics; 2003. p. 17–29.
67. Nybo L, Rasmussen P, Sawka MN. Performance in the heat-physiological factors or importance for hyperthermia-induced fatigue. *Compr Physiol.* 2014;4(2);657–89.
68. Kenefick RW, Sawka MN. Heat exhaustion and dehydration as causes of marathon collapse. *Sports Med.* 2007;37(4-5):378–81.
69. United States Anti-Doping Agency Web site [Internet]. Colorado: United States Anti-Doping Agency; [cited 2018 Nov 15]. Available from: https://www.usada.org/is-it-prohibited-or-dangerous-for-athletes-using-iv-infusions-for-re-hydration-and-recovery/
70. Leon LR, Kenefick R. Pathophysiology of heat-related illnesses. In: Auerbach PS, editor. *Wilderness Medicine.* Philadelphia (PA): Elsevier; 2012. p. 215–31.
71. National Institute for Occupational Safety and Health, Division of Standards Development and Technology Transfer. *Working in Hot Environments.* Cincinnati (OH): National Institute for Occupational Safety and Health; 1992. p. 12.
72. Armstrong LE. Heat and humidity. In: Armstrong LE, editor. *Performing in Extreme Environments.* Champaign (IL): Human Kinetics; 2000. p. 15–70.

Prescrição de Exercícios Físicos para Indivíduos com Doenças Cardiovasculares e Pulmonares

Capítulo

8

Introdução

Este capítulo apresentará as diretrizes e as evidências de apoio para desenvolver uma prescrição de exercícios físicos (PEx) para indivíduos com doenças cardiovasculares (DCV) e pulmonares diversas. O Boxe 8.1 contém uma lista de várias manifestações comuns de DCV e pulmonares. Para lembrar, o Capítulo 5 apresentou os princípios gerais de uma PEx para o treinamento físico aeróbio, de força muscular esquelética (FME) e de flexibilidade para indivíduos aparentemente saudáveis.

Boxe 8.1   **Manifestações das doenças cardiovasculares e pulmonares.**

- Doença cardiovascular: doenças que envolvem o coração e/ou os vasos sanguíneos; incluem (mas não se limitam) hipertensão arterial sistêmica, doença arterial coronariana, insuficiência cardíaca, doença valvar coronariana, doença cerebrovascular etc.; incluem (mas não se limitam) a doença aterosclerótica (isquêmica)
  - Doença arterial periférica: doenças dos vasos sanguíneos arteriais fora do coração e do cérebro
  - Doença cerebrovascular: doença dos vasos sanguíneos que irrigam o cérebro, resultando em acidente vascular cerebral
  - Doença cardíaca coronariana: doença das artérias do coração (geralmente aterosclerótica); também conhecida como doença arterial coronariana
  - Síndrome coronariana aguda: a manifestação aguda da doença cardíaca coronariana, com piora dos sintomas de angina do peito, infarto agudo do miocárdio ou morte súbita
  - Isquemia miocárdica: ausência temporária de fluxo sanguíneo coronariano adequado para suprir as demandas de oxigênio do miocárdio; frequentemente manifesta-se como uma angina do peito (dor no peito)
  - Infarto agudo do miocárdio: lesão/morte do tecido muscular do coração
- Doença pulmonar: doenças que envolvem os pulmões, incluindo (mas não se limitando) doença pulmonar obstrutiva crônica e asma brônquica. As manifestações agudas da doença pulmonar incluem falta de ar ou respiração difícil, rápida ou laboriosa, aperto no peito, acessos de tosse (com muco/secreção), respiração ofegante e resfriados/gripe/pneumonia mais frequentes.

Doenças cardiovasculares, arteriais periféricas e pulmonares

A reabilitação cardíaca (RC) é comumente usada para promover exercícios físicos e outras intervenções no estilo de vida. Consiste em uma intervenção coordenada e multifacetada projetada para reduzir o risco, promover comportamentos saudáveis e adesão a esses comportamentos, reduzir a incapacidade e promover um estilo de vida ativo para indivíduos com tipos diversos de DCV.[1] A RC normalmente é administrada em um contexto ambulatorial (previamente denominado *fases II-III da RC*) e reduz a taxa de mortalidade e morbidade em indivíduos com vários tipos de doença, estabilizando, desacelerando ou mesmo revertendo a progressão do processo aterosclerótico.[2] A RC também pode ser feita com o indivíduo internado (previamente denominada *fase I da RC*).[2] Os benefícios decorrentes da RC são importantes tanto para o indivíduo como para a sociedade como um todo, já que os custos posteriores com cuidados de saúde podem ser reduzidos após a participação no procedimento,[3] sendo que o custo-efetividade é maior em indivíduos com maior risco de eventos cardíacos subsequentes.[4] Atualmente, o *Medicare* e a maioria das companhias de seguro de saúde comerciais ou privadas dos EUA cobrem a RC ambulatorial para aqueles com infarto agudo do miocárdio (IAM)/síndrome coronariana aguda (nos últimos 12 meses), revascularização coronariana (cirurgia de revascularização miocárdica [CRM] ou angioplastia coronária [AC] com ou sem colocação de *stent*), angina do peito estável, reparo ou substituição de valva cardíaca (cirurgia aberta ou procedimento transcutâneo), insuficiência cardíaca com fração de ejeção reduzida (ICFER) e transplante cardíaco. A reabilitação pulmonar (RP) frequentemente é fornecida a indivíduos com doenças pulmonares obstrutivas crônicas (DPOC) diversas, incluindo enfisema pulmonar e bronquite crônica. Além disso, a cobertura foi recentemente ampliada, de modo a reembolsar indivíduos com doença arterial periférica (DAP) submetidos a tratamento por meio de exercícios físicos. As seções a seguir fornecem informações gerais sobre os programas de RC e RP a indivíduos internados e ambulatoriais, seguidas de informações específicas de testes de esforço físico e de PEx para várias doenças e procedimentos cardiovasculares e pulmonares. A reabilitação pós-acidente vascular cerebral utilizando exercícios físicos está se tornando um tratamento importante para aqueles com doença cerebrovascular e também é abordada neste capítulo.

Programas de reabilitação cardíaca para indivíduos internados

A RC para indivíduos internados se refere a uma abordagem intra-hospitalar, multidisciplinar e sistemática para a aplicação de tratamentos secundários de benefício conhecido por meio da avaliação, da mobilização precoce, de orientações quanto a comportamentos de estilo de vida que ajudam a controlar fatores de risco de DCV, da avaliação do nível de prontidão do indivíduo para a atividade física (AF) e do planejamento de alta abrangente após hospitalização por um evento cardíaco agudo, procedimento ou outra DCV relacionada.[5]

Atualmente, é necessário um encaminhamento médico documentado para que os indivíduos comecem a participar de um programa de RC para aqueles internados com foco em serviços preventivos e de reabilitação.[5,6] As Guidelines for the Inpatient CR Program da American Association of Cardiovascular and Pulmonary

Rehabilitation (AACVPR), frequentemente citadas como padrão pelo American College of Cardiology (ACC), pela American Heart Association (AHA) e American College of Sports Medicine (ACSM), afirmam que a RC deve ser conduzida por um especialista competente e se concentrar nos seguintes itens:

- Avaliação clínica por meio da revisão de prontuário e anamnese individual
- Deambulação e mobilização
- Identificação e orientação em relação a fatores de risco modificáveis e autocuidado
- Planejamento de alta para cuidados de transição e um programa domiciliar de Atividades de Vida Diária (AVD)/AF
- Encaminhamento para RC ambulatorial.[7]

As *avaliações clínicas* devem descrever o diagnóstico, a condição clínica atual, as comorbidades, os fatores de risco de DCV, as metas personalizadas e a prontidão do indivíduo para a AF e o aprendizado. A estratificação de risco de DCV de um indivíduo internado deve ser realizada o mais precocemente possível depois de um evento cardíaco agudo ou procedimento de preparação para o início e progressão da AF. Uma ferramenta de estratificação de risco, como a desenvolvida pela AACVPR para indivíduos ambulatoriais com DCV conhecida, pode ser utilizada em indivíduos internados, pois considera o prognóstico geral do indivíduo e seu potencial de reabilitação.[7]

Depois de observadas todas as condições descritas no Boxe 8.2 e considerando-se as indicações/contraindicações para a RC descritas no Boxe 8.3, pode-se iniciar a *deambulação diária supervisionada*. Essas recomendações podem ser substituídas pelo julgamento clínico do médico supervisor em consulta com a equipe de RC. O Boxe 8.4 fornece uma lista de possíveis respostas adversas para as quais seria justificado interromper uma sessão de exercícios físicos. Em geral, os critérios para encerrar uma sessão de exercícios físicos com o indivíduo internado são semelhantes ou ligeiramente mais conservadores do que aqueles para encerrar um teste de esforço físico de baixa intensidade.[7] Cada sessão de AF deve incluir uma avaliação e a documentação dos sinais vitais (ou seja, frequência cardíaca [FC], pressão arterial [PA] e ausculta cardíaca e pulmonar) e fornecer *feedback* sobre a capacidade geral do indivíduo de realizar a AF.

Durante a internação hospitalar, a simples exposição ao estresse ortostático ou gravitacional, como se sentar ou ficar em pé intermitentemente, nas 12 a 24 horas iniciais após um IAM, pode prevenir a deterioração no desempenho do exercício físico que, muitas vezes, segue um evento cardíaco agudo e o subsequente repouso no leito.[8,9] A dose ideal de exercícios físicos para indivíduos internados não foi definida e deve progredir de atividades de autocuidado (p. ex., sentar-se e ir ao banheiro),

Boxe 8.2	**Parâmetros da American Association of Cardiovascular and Pulmonary Rehabilitation (AACVPR) para a deambulação diária na reabilitação cardíaca do indivíduo internado.[7]**

- Ausência de dor torácica nova ou recorrente nas 8 horas anteriores
- Níveis séricos de creatinofosfoquinase e troponina estáveis ou decrescentes
- Nenhuma indicação de insuficiência cardíaca descompensada (p. ex., dispneia em repouso e estertores crepitantes bibasais)
- Ritmo cardíaco normal e eletrocardiograma estável nas 8 horas anteriores.

Boxe 8.3	Indicações e contraindicações da reabilitação cardíaca para indivíduos ambulatoriais e internados.

Indicações

- Indivíduo clinicamente estável pós-infarto agudo do miocárdio
- Angina estável
- Cirurgia de revascularização miocárdica
- Angioplastia coronária transluminal percutânea
- Insuficiência cardíaca estável causada por disfunção sistólica ou diastólica (cardiomiopatia)
- Transplante cardíaco
- Doença/cirurgia das valvas cardíacas
- Doença arterial periférica
- Indivíduo em risco de doença arterial coronariana com diagnóstico de diabetes melito, dislipidemia, hipertensão arterial sistêmica ou obesidade
- Outros indivíduos que podem se beneficiar de exercícios físicos estruturados e/ou de orientações individuais com base no encaminhamento médico e no consenso da equipe de reabilitação

Contraindicações

- Angina instável
- Hipertensão arterial sistêmica descontrolada (pressão arterial sistólica em repouso > 180 mmHg e/ou pressão arterial diastólica em repouso > 110 mmHg)
- Queda > 20 mmHg na pressão arterial ortostática com sintomas
- Estenose aórtica significativa (área da valva aórtica < 1 cm^2)
- Arritmias atriais ou ventriculares não controladas
- Taquicardia sinusal não controlada (> 120 bpm)
- Insuficiência cardíaca não compensada
- Bloqueio atrioventricular de terceiro grau sem marca-passo
- Pericardite ou miocardite ativa
- Embolia recente (pulmonar ou sistêmica)
- Tromboflebite aguda
- Dissecção aórtica
- Doença sistêmica aguda ou febre
- Diabetes melito não controlado
- Condições ortopédicas graves que proibiriam a prática do exercício físico
- Outras condições metabólicas, como tireoidite aguda, hipopotassemia, hiperpotassemia ou hipovolemia (até o tratamento adequado)
- Transtorno psicológico grave.

Informações de Balady et al.[1]

exercícios físicos de amplitude de movimento (ADM) de membros superiores e inferiores e mudanças na postura, até caminhada supervisionada limitada de curta a moderada distâncias com mínima ou nenhuma assistência de três a quatro vezes ao dia no andar do hospital. Outras atividades podem incluir exercícios físicos de movimentação da parte superior do corpo e subir alguns degraus em preparação para o retorno para casa.[7] Embora não existam diretrizes específicas para indivíduos internados em relação ao volume e à velocidade de progressão da AF, pode-se usar uma avaliação individual realizada diariamente por um membro da equipe qualificado (p. ex., ACSM Certified Clinical Exercise Physiologist [ACSM-CEP]), juntamente do uso conservador das recomendações FITT como um guia para o início e a progressão da dose de AF a indivíduos internados. Durante as fases progressivas da AF,

Boxe 8.4	Respostas adversas ao exercício físico em pessoas internadas que levam à interrupção do exercício físico.

- Pressão arterial diastólica (PAD) $\geq$ 110 mmHg
- Diminuição da pressão arterial sistólica (PAS) > 10 mmHg durante o exercício físico, mesmo com aumento da carga de trabalho
- Arritmias ventriculares ou atriais significativas com ou sem sinais/sintomas associados
- Bloqueio cardíaco de segundo ou terceiro graus
- Sinais/sintomas de intolerância ao exercício físico, incluindo angina do peito, dispneia acentuada e alterações sugestivas de isquemia no eletrocardiograma (ECG).

Usado com permissão da American Association of Cardiovascular and Pulmonary Rehabilitation.[7]

deve-se monitorar a adequação das respostas hemodinâmicas do indivíduo (FC, PA sistólica [PAS]), ritmo do eletrocardiograma (ECG) ou alterações de ST e/ou novos sinais ou sintomas cardiovasculares (ou seja, dor no peito, falta de ar, palpitações e fadiga).[7] Embora nem todos os indivíduos possam ser candidatos adequados a exercícios físicos em regime de internação, praticamente todos se beneficiarão de algum nível de intervenção enquanto internados, incluindo a avaliação dos fatores de risco de DCV (ver Tabela 2.2), aconselhamento em relação a AF e/ou orientações individuais ou para seus familiares.

As *orientações individuais* sobre fatores de risco modificáveis, mudanças no estilo de vida e autocuidado não devem ser tentadas até que sejam avaliadas a capacidade física do indivíduo e a vontade psicológica de aprender.[7] Uma vez que isso seja determinado, as orientações individuais são mais bem fornecidas com uma abordagem envolvendo toda a equipe de saúde e devem ser a parte inicial de cada consulta. Avalie os conhecimentos do indivíduo acerca de sua doença e tratamento, pedindo que digam o que sabem; determine o estilo de aprendizagem preferido do indivíduo; comunique utilizando termos leigos e corrija percepções equivocadas; expanda seus conhecimentos sobre suas doenças, sinais e sintomas e tratamentos com o uso de tecnologias, recursos visuais e envolvimento da família.

Na *alta hospitalar*, o indivíduo deve ter um plano abrangente de cuidados e receber materiais educativos que abordem questões, como adesão à medicação, acompanhamento oportuno, intervenções alimentares, cuidados com a ferida cirúrgica, níveis adequados de atividades física e sexual e participação na RC. A equipe médica deve estar atenta às questões psicossociais e socioeconômicas, incluindo acesso ao atendimento, risco de depressão, isolamento social e disparidades no atendimento à saúde.[12] Além disso, deve-se elaborar um plano de exercícios físicos seguro e progressivo antes de o indivíduo deixar o hospital. Até que ele seja avaliado com um teste de esforço físico ou admitido em um programa de RC ambulatorial clinicamente supervisionado. O limite superior da FC ou a classificação na escala de esforço físico percebido (EEP) observada durante o exercício físico não devem exceder os níveis registrados durante o programa de RC em internação.[7] Os indivíduos devem ser orientados a identificar sinais e sintomas anormais que sugiram intolerância a exercícios físicos e a necessidade de avaliação médica.

FITT	Recomendações FITT para programas de reabilitação cardíaca de indivíduos internados.[a,7,10]	
	Aeróbio	**Flexibilidade**
Frequência	2 a 4 sessões/dia nos primeiros 3 dias de internação	No mínimo 1 vez/dia, mas na maior frequência tolerada
Intensidade	Frequência cardíaca de repouso (FCRepouso) sentado ou em pé + 20 bpm para indivíduos com IAM, e + 30 bpm para indivíduos em recuperação de cirurgia cardíaca. Limite máximo ≤ 120 bpm, que corresponde a uma avaliação na EEP ≤ 13 (em uma escala de 6 a 20)[11]	Desconforto muito leve ao alongar
Tempo	Iniciar com sessões intermitentes de caminhada de 3 a 5 minutos, conforme tolerado; aumentar progressivamente a duração. O período de repouso pode ser uma caminhada mais lenta (ou repouso completo), mais curto do que a sessão de exercício físico. Tentar alcançar uma razão exercício físico/repouso de 2:1. Prosseguir para uma caminhada contínua de 10 a 15 minutos	Todas as grandes articulações por pelo menos 30 segundos cada articulação, tomando precauções com o esterno
Tipo	Caminhada. Outras modalidades de exercício físico aeróbio são úteis em ambientes hospitalares (p. ex., esteira ergométrica e bicicleta ergométrica)	Centrar na ADM e no movimento dinâmico. Atentar especialmente à parte inferior das costas e às regiões posteriores da coxa. Indivíduos restritos ao leito podem se beneficiar de um alongamento passivo realizado por um profissional de saúde (p. ex., ACSM-CEP, FT)

[a]O treinamento físico de força muscular esquelética não é recomendado no ambiente hospitalar.
ACSM-CEP, fisiologista clínico do exercício físico certificado pelo ACSM; ADM, amplitude de movimento; EEP, escala de esforço físico percebido; FT, fisioterapeuta; IAM, infarto agudo do miocárdio.

Tabela 8.1 • Estratégias que influenciam o encaminhamento e inscrição em um programa de reabilitação cardíaca.[13]	
Estratégia	**Breve descrição**
Sistema de encaminhamento automático do indivíduo internado para a RC	O encaminhamento para a RC é feito via prescrição médica automática a todos os indivíduos elegíveis
"Contato de ligação" com o indivíduo internado para ajudar a orientar e encaminhá-lo para RC ambulatorial	Um contato de ligação com os indivíduos internados que são elegíveis para RC, orientando e guiando-os no processo de inscrição na RC
Combinação de sistema de encaminhamento automático e "contato de ligação"	Combinação das duas estratégias listadas acima
Limitação ou eliminação de gastos com RC que não seriam reembolsados ao indivíduo	Negociação com as companhias de seguros para limitar ou eliminar taxas de coparticipação e outras despesas diretas para indivíduos em RC
Inclusão da opção de RC domiciliar para indivíduos que não podem frequentar um programa de RC institucional	Abordagens domiciliares definidas em protocolo para a prestação de RC fornecem serviços domiciliares a indivíduos de risco baixo a moderado e podem ser administradas por enfermeiros
Horários flexíveis de funcionamento	Maior flexibilidade no horário de atendimento do centro de RC, incluindo horários no início da manhã, ao meio-dia, depois do horário comercial e em fins de semana
Consulta ambulatorial precoce marcada antes da alta	Os membros da equipe hospitalar e o PE criam uma consulta ambulatorial inicial para RC a todo indivíduo elegível em 12 dias da alta hospitalar
Uso de medidas de desempenho de encaminhamento para RC em um sistema de melhoria de qualidade	O encaminhamento para RC é avaliado, relatado e realizado em um programa sistemático de melhoria de qualidade

RC, reabilitação cardíaca; PE, prontuário eletrônico.

Todos os indivíduos elegíveis devem ser fortemente incentivados a participar de um programa de *reabilitação cardíaca ambulatorial* e, se possível, já ter sua inscrição feita, para melhora da qualidade de vida e da capacidade funcional, além da redução do risco de morbidade e mortalidade. A Tabela 8.1 lista as estratégias que podem ser utilizadas para aumentar a porcentagem de indivíduos com doenças cardíacas que participam de RC ambulatorial.

Reabilitação cardíaca ambulatorial

Há fortes evidências de que a RC ambulatorial, ou prevenção secundária, é um tratamento útil e efetivo para o indivíduo pós-cirurgia cardíaca, IAM, intervenção coronariana e para aqueles com angina estável, DAP ou ICFER. A RC também é recomendada, embora com evidência moderada, para a insuficiência cardíaca (IC) sistólica estável.[5,14,15] A RC ambulatorial pode incluir um programa de RC institucional tradicional ou incluir outros modelos alternativos (p. ex., modelos de RC domiciliar, por monitoramento remoto ou estratégias de saúde móvel que vinculam indivíduos a profissionais de RC, isoladamente ou em combinação com a RC institucional) que atendem a todos os critérios para um programa de RC seguro e efetivo. Os programas de RC também podem incorporar os principais componentes clínicos e operacionais de um serviço padrão da indústria que fornece, rastreia e relata exercícios físicos seguros e efetivos.[5] Por último, os programas de RC oferecem orientações no manejo de doenças centrada no indivíduo, com o objetivo de progredi-los em direção a melhores desfechos nos domínios clínico, funcional e comportamental. Os objetivos da RC ambulatorial estão listados no Boxe 8.5. Os componentes da RC estão listados no Boxe 8.6.

No momento da admissão ao programa de RC, deve-se realizar as seguintes avaliações:[7]

- História de saúde e cirúrgica, incluindo o evento cardiovascular mais recente, comorbidades e outras histórias de saúde pertinentes
- Revisão de testes e procedimentos cardiovasculares recentes, incluindo ECG de 12 derivações, angiografia coronária, ecocardiograma, teste de estresse (testes com exercícios físicos ou farmacológico), cirurgias cardíacas ou intervenções percutâneas e implante de marca-passo/cardioversor-desfibrilador implantável (CDI)

Boxe 8.5   Objetivos da reabilitação cardíaca ambulatorial.

- Desenvolver e auxiliar o indivíduo a cumprir um programa formal seguro e efetivo de AF, envolvendo exercícios físicos regulares e estilo de vida saudável
- Fornecer supervisão e monitoramento adequados para detectar mudanças na condição clínica
- Ofertar apoio contínuo aos profissionais de saúde do indivíduo, a fim de melhorar o tratamento clínico
- Promover o retorno do indivíduo às atividades profissionais e recreativas ou modificar essas atividades com base em sua condição clínica
- Fornecer orientações ao indivíduo e cônjuge/parceiro/familiares a fim de otimizar a prevenção secundária (p. ex., modificação de fatores de risco) por meio do manejo agressivo do estilo de vida e do uso criterioso de fármacos cardioprotetores.

Boxe 8.6   Componentes da reabilitação cardíaca ambulatorial.

- Avaliação dos fatores de risco cardiovascular e aconselhamento em relação ao manejo agressivo do estilo de vida
- Orientações e apoio para que o indivíduo adote mudanças saudáveis no estilo de vida, a fim de reduzir o risco de um evento cardíaco secundário
- Desenvolvimento e execução/supervisão de um plano personalizado de exercícios físicos seguro e efetivo
- Monitoramento com o objetivo de melhorar a PA, os níveis de lipídios/colesterol e o diabetes melito
- Avaliação psicológica/de estresse e aconselhamento
- Comunicação com o médico de cada indivíduo e outros profissionais de saúde em relação ao progresso e a questões relevantes do tratamento clínico
- Retorno a atividades profissionais e recreativas apropriadas.

- Fatores de risco de DCV (ver Tabela 2.2)
- Fármacos atuais, incluindo dose, via de administração e frequência
- Exame físico com ênfase nos sistemas cardiopulmonar e musculoesquelético.

O treinamento físico é seguro e efetivo para a maioria dos indivíduos com doença cardíaca; entretanto, todos eles devem ser avaliados quanto ao risco de ocorrência de um evento cardíaco durante o treinamento físico (ver Boxe 2.2). A avaliação rotineira do risco do exercício físico (ver Capítulos 2 e 4) deve ser realizada antes, durante e após cada sessão de RC, conforme considerado apropriado pela equipe de reabilitação. Deve incluir os seguintes itens:[7]

- FC
- PA
- Massa corporal
- Sintomas ou evidências de alterações na condição clínica, não necessariamente relacionadas com a AF (p. ex., dispneia em repouso, vertigens ou tonturas, palpitações ou pulso irregular, desconforto no peito, ganho de massa corporal repentino)
- Sintomas e evidências de intolerância ao exercício físico
- Mudança em medicamentos e na adesão ao esquema de medicação prescrito
- Monitoramento do ECG e da FC, que pode consistir em monitoramento do traçado rítmico do ECG por telemetria, *bluetooth* ou *hardwire*, dependendo do estado de risco do indivíduo e da necessidade de acurácia na detecção de ritmo.

Prescrição de exercícios físicos

As técnicas de prescrição para determinar a quantidade de exercício físico ou o princípio de Frequência, Intensidade, Tempo e Tipo (FITT) da PEx para a população geral aparentemente saudável estão detalhadas no Capítulo 5. As técnicas de PEx utilizadas para a população adulta aparentemente saudável podem ser aplicadas a vários indivíduos com DCV. Esta seção fornece considerações específicas e modificações da PEx para indivíduos com DCV conhecida.

Considerações acerca do treinamento físico

- Durante cada sessão de exercício físico, devem-se realizar atividades de aquecimento e volta ao repouso por 5 a 10 minutos, incluindo alongamento dinâmico e estático, e atividades físicas aeróbias leves ou muito leves (ver Tabela 5.2).[17]
- A parte de exercícios físicos aeróbios da sessão deve incluir atividades rítmicas dos principais grupos musculares esqueléticos, com ênfase no aumento do gasto calórico para a manutenção da massa corporal saudável e seus muitos outros benefícios à saúde associados (ver Capítulos 1, 5 e 9).
- Devem-se incorporar ao programa exercícios físicos de condicionamento, que incluam os membros superiores e inferiores e múltiplas modalidades de atividades aeróbias e exercícios físicos realizados em equipamentos.
- Os fatores de segurança que devem ser considerados incluem a condição clínica do indivíduo, a categoria de estratificação de risco, a capacidade de exercício físico, eventos adversos/limiar de isquemia/angina, limitações musculoesqueléticas e comprometimento cognitivo/psicológico.
- A presença de angina do peito clássica induzida pelo treinamento físico e aliviada com repouso ou nitroglicerina é evidência suficiente da presença de isquemia miocárdica.

FITT	**Recomendações FITT para indivíduos com DCV em reabilitação cardíaca ambulatorial.[7,10,16]**		
	Aeróbio	**Força muscular esquelética**	**Flexibilidade**
Frequência	No mínimo 3 dias/semana; preferencialmente até 5 dias/semana	2 a 3 dias não consecutivos/ semana	$\geq$ 2 a 3 dias/ semana, sendo mais eficazes se realizados diariamente
Intensidade	Se houver um teste de esforço físico, usar 40 a 80% da capacidade de exercício físico usando FCR, $\dot{V}O_2R$ ou $\dot{V}O_{2máx}$ como referencial Se não houver um teste de esforço físico, usar a FCR na posição sentada ou em pé + 20 a 30 bpm ou uma EEP de 12 a 16 em uma escala de 6 a 20[11]	Realizar 10 a 15 repetições de cada exercício físico sem fadiga significativa; EEP de 11 a 13 em uma escala de 6 a 20 ou de 40 a 60% de 1-RM	Alongar até o ponto de tensão muscular esquelética ou leve desconforto
Tempo	20 a 60 minutos	1 a 3 séries; 8 a 10 exercícios físicos diferentes com foco nos principais grupos musculares esqueléticos.	Manter por 10 a 30 segundos para alongamento estático; $\geq$ 4 repetições de cada exercício físico
Tipo	Ergômetro de braços; combinação de cicloergômetro de membros superiores e inferiores (ação dupla); bicicletas ergométricas vertical e horizontal; *stepper* horizontal, máquina de remo, elíptico, simulador de escada e esteira ergométrica	Selecionar equipamentos seguros e confortáveis para o indivíduo	Alongamento estático e dinâmico com foco nas grandes articulações dos membros e da parte inferior das costas. Considerar o uso da técnica de FNP

1-RM, uma repetição máxima; FCR, frequência cardíaca de reserva; FNP, facilitação neuromuscular proprioceptiva; $\dot{V}O_{2máx}$, consumo de oxigênio máximo; VO_2R, consumo de oxigênio de reserva.

- Se o indivíduo tiver um limiar de evento adverso identificado (ou seja, limiar isquê-mico determinado por angina e/ou depressão isquêmica do segmento ST > 1 mm, resposta hemodinâmica comprometida etc., em um teste de esforço físico), a inten-sidade do exercício físico deve ser prescrita a uma FC 10 batimentos por minuto (bpm) abaixo da FC em que o evento foi inicialmente identificado.[16]
- Se a FC máxima ($FC_{máx}$) for desconhecida, o indivíduo pode ser treinado para usar a EEP para orientar a intensidade do exercício físico utilizando as seguintes relações:[16]
  - < 12 é leve ou menos de 40% da FC de reserva (FCR)
  - 12 a 13 é um pouco difícil ou 40 a 59% da FCR
  - 14 a 16 é difícil ou 60 a 80% da FCR
- O treinamento físico intervalado de alta intensidade (HIIT) pode ser benéfico para essa população; entretanto, no momento não há diretrizes universalmente aceitas para o HIIT na população com doenças cardíacas.[17] Portanto, o HIIT pode ser mais bem adaptado para programas de "manutenção" ou comunitários após a conclusão bem-sucedida de 12 a 18 sessões de um programa de RC supervisionado precoce[10]
- Os indivíduos devem tomar os medicamentos prescritos no horário habitual, con-forme recomendado por seus profissionais de saúde. Indivíduos em tratamento com um agente bloqueador beta-adrenérgico (ou seja, betabloqueador) podem ter uma resposta atenuada da FC ao exercício físico e uma capacidade de exercício fí-sico máxima aumentada ou diminuída. Para indivíduos cuja dose do betabloquea-dor foi alterada após um teste de esforço físico ou durante o curso de um programa de RC, pode ser útil realizar um novo teste de esforço físico progressivo (TEFG)[7]
- Para os indivíduos que tiveram alteração na dose do betabloqueador, mas que não realizaram um teste de esforço físico desde essa mudança, podem-se usar as seguintes recomendações para orientar a intensidade do exercício físico: (a) monitorar sinais e sintomas e (b) observar as respostas de EEP e FC na carga de trabalho mais recente-mente utilizada na RC. A FC e a EEP observadas podem ser utilizadas para estabele-cer o novo objetivo do indivíduo em relação à intensidade do exercício físico
- Os indivíduos em tratamento com diuréticos apresentam risco elevado de depleção de volume, hipopotassemia ou hipotensão arterial ortostática, particularmente após sessões de exercício físico. Para esses indivíduos, deve-se monitorar a resposta da PA ao exercício físico, os sintomas de vertigem ou tontura e as arritmias enquanto se fornecem orientações quanto à hidratação adequada.[18] Consulte o Apêndice A para ver outros medicamentos que podem influenciar a resposta hemodinâmica durante e após o exercício físico
- As diretrizes de exercício físico atuais sugerem que qualquer quantidade de exer-cício físico é melhor do que nada.[17] Para indivíduos com capacidade de exercício físico muito limitada, várias sessões diárias mais curtas (ou seja, < 10 minutos) podem ser consideradas como o ponto de partida, com progressão gradual aumen-tando o tempo de exercícios físicos aeróbios sugerido.[19] Deve-se incentivar o indi-víduo a realizar algumas sessões de exercícios físicos de maneira independente (ou seja, sem supervisão direta)
- Recomenda-se a realização de um teste ergométrico sempre que houver alteração dos sintomas ou outras alterações clínicas que possam indicar comprometimento da capacidade de exercício físico[7]
- Fatores associados a serem considerados ao orientar aqueles que se exercitam em RC incluem o nível de atividade prévio à doença, os objetivos e requisitos vocacio-nais e não vocacionais e os objetivos pessoais de saúde/condicionamento físico.

Monitoramento eletrocardiográfico contínuo

O monitoramento eletrocardiográfico durante as sessões de exercícios físicos supervisionados pode ser útil durante as primeiras semanas de RC. As recomendações a seguir para o monitoramento eletrocardiográfico estão relacionadas aos riscos individuais do exercício físico:[16]

- Indivíduos com DCV estável conhecida e baixo risco de complicações podem começar com o monitoramento eletrocardiográfico contínuo e diminuir para o monitoramento intermitente, ou encerrá-lo após 6 a 12 sessões, ou mesmo antes, conforme o que for considerado apropriado pela equipe de saúde
- Indivíduos com DCV conhecida e risco de complicações cardíacas moderado a alto devem começar com o monitoramento eletrocardiográfico contínuo e diminuir para o monitoramento intermitente, ou interrompê-lo após 12 sessões, conforme o que for considerado apropriado pela equipe de saúde
- Ao considerar a remoção ou redução do monitoramento eletrocardiográfico, o indivíduo deve entender qual é o seu nível específico seguro de exercícios físicos.

Prescrição de exercícios físicos sem um teste de esforço físico prévio

Embora um TEG limitado pelos sintomas antes de iniciar a RC seja ideal ao desenvolver um programa de exercícios físicos, na prática clínica é raro que indivíduos encaminhados para RC tenham um teste desse prévio. Os procedimentos de PEx podem ser baseados nas recomendações destas Diretrizes e no que foi realizado durante a fase de internação e exercícios físicos domiciliares. No lugar de um TEG, pode-se realizar um teste da caminhada de 6 minutos (TC6M) ou outras formas de testes de exercício físico submáximo como medida da tolerância e capacidade de exercício físico.[7] O uso da EEP também pode ser um método prático para a PEx aeróbios e de FME na ausência de um TEG.[10] Todo indivíduo deve ser instruído e monitorado atentamente quanto a sinais e sintomas de intolerância, como fadiga excessiva, tontura ou desmaio, incompetência cronotrópica e sinais/sintomas de isquemia.

Atividade física e estilo de vida

Com base nas recomendações do Physical Activity Guidelines Advisory Committee de 2018, aumentar, mesmo em pequena quantidade, os níveis de AF moderada a vigorosa tem o potencial de ter um impacto substancial nos desfechos de mortalidade por todas as causas em razão de DCV ateroscleróticas na doença coronariana, no acidente vascular cerebral isquêmico e na IC.[17] É importante incentivar os indivíduos a realizar atividades físicas regulares e exercícios físicos fora do programa e também após a conclusão da participação no programa de RC.

Indivíduos com insuficiência cardíaca

A IC crônica é caracterizada por dispneia de esforço físico e fadiga no contexto de ICFER (ou seja, disfunção sistólica), por uma fração de ejeção do ventrículo esquerdo preservada (ICFEP), isto é, disfunção diastólica, ou uma combinação dos dois. Em parte em função do envelhecimento da população e da melhora na sobrevida das DCV, a prevalência de IC está aumentando. Atualmente, a IC afeta cerca de 6,5 milhões de norte-americanos adultos; estima-se que aumente 46% até 2030.[20] Apesar dessa prevalência crescente, a hospitalização por IC descompensada aguda tem diminuído.[20] Entre os indivíduos admitidos por IC aguda, 53% têm ICFER e 47% têm ICFEP, e a mortalidade em 1 ano é de quase 30%.[20]

O treinamento físico é amplamente reconhecido como um valioso complemento na abordagem terapêutica para o atendimento de indivíduos com IC crônica estável, sendo recomendado pela ACC e pela AHA.[21] Os benefícios do treinamento físico em indivíduos com ICFER foram descritos previamente[22] e incluem melhores desfechos clínicos (p. ex., hospitalizações) e qualidade de vida relacionada com a saúde.[23-27] Em indivíduos com ICFER, o treinamento físico também melhora a capacidade de exercício físico (10 a 30%), a função hemodinâmica central, a função do sistema nervoso autônomo e a função vascular periférica e do músculo esquelético.[13] No total, essas adaptações possibilitam que os indivíduos se exercitem fisicamente com taxa máxima de trabalho mais alta ou se exercitem em nível submáximo com menor FC, menor esforço físico percebido e menos dispneia e fadiga. Uma metanálise de 57 estudos que mediram diretamente o volume de oxigênio máximo ($\dot{V}O_{2máx}$) relatou melhora média de 17%.[28] Dados recentes indicam que os indivíduos com ICFEP também se beneficiam do treinamento físico, como evidenciado pela melhora na função do músculo esquelético, na qualidade de vida e na capacidade de exercício físico; no entanto, esta não é uma população submetida a RC até o momento.[29] Há evidências moderadas apoiando a prática de exercícios físicos por indivíduos com IC estável.[5,14,15]

Teste de esforço físico

O teste de esforço físico limitado por sintomas é seguro em indivíduos com ICFER. Quando combinado à medição indireta de gases expirados, fornece não apenas informações úteis sobre respostas eletrocardiográficas e hemodinâmicas ao exercício físico, mas também informações prognósticas:[16]

- Em comparação com indivíduos saudáveis de mesma idade, os indivíduos com ICFER exibem menor $FC_{máx}$, volume sistólico máximo e resposta de débito cardíaco máximo ao exercício físico
- A vasodilatação dos grandes vasos (p. ex., artéria braquial) e a resistência vascular são atenuadas, limitando o fluxo sanguíneo regional e local[30]
- Anormalidades na histoquímica do músculo esquelético limitam a capacidade oxidativa das células metabolicamente mais ativas
- A FC, o volume sistólico e a resposta de débito cardíaco diminuídos ao exercício físico contribuem para a redução da capacidade de exercício físico observada em indivíduos com ICFEP
- A tolerância ao exercício físico em indivíduos com IC sendo considerados para transplante cardíaco pode ser < 50% do normal previsto para a idade ou um volume de oxigênio consumido por minuto ($\dot{V}O_2$) < 12 mℓ/kg/minuto.[31,32] Em virtude dessa limitação, geralmente é utilizado um protocolo de exercício físico que comece com uma taxa de trabalho menor e imponha aumentos menores na taxa de trabalho por estágio, como o protocolo modificado de Naughton ou um protocolo em rampa para ergômetro a 10 W/minuto (ver Capítulo 5)
- Tanto o $\dot{V}O_{2máx}$ quanto a relação de inclinação entre a mudança na ventilação minuto e a mudança na produção de dióxido de carbono (inclinação $\Delta\dot{V}E/\Delta\dot{V}CO_2$, inclinação $\dot{V}E/\dot{V}CO_2$) durante o exercício físico incremental estão relacionados

FITT	Recomendações FITT para indivíduos com insuficiência cardíaca.[25,33]		
	Aeróbio	Força muscular esquelética	Flexibilidade
Frequência	No mínimo 3 dias/semana; preferencialmente até 5 dias/semana	1 a 2 dias não consecutivos/ semana	≥ 2 a 3 dias/ semana, sendo mais eficazes se realizados diariamente
Intensidade	Começar com 40 a 50% e progredir para 70 a 80% do $\dot{V}O_2$ de reserva (ou FCR); titular de acordo com o esforço físico percebido. Na presença de fibrilação atrial, usar apenas o esforço físico percebido, como a EEP (11 a 14 em uma escala de 6 a 20) ou um teste de fala	Começar a 40% de 1-RM para exercícios físicos da parte superior do corpo e a 50% de 1-RM para a parte inferior do corpo. Aumentar gradualmente para 70% de 1-RM ao longo de algumas semanas ou meses	Alongar até o ponto de tensão muscular esquelética ou leve desconforto
Tempo	Aumentar progressivamente para 20 a 60 minutos/dia	1 a 2 séries de 10 a 15 repetições com foco nos principais grupos musculares esqueléticos	Manter por 10 a 30 segundos para alongamento estático; 2 a 4 repetições de cada exercício físico
Tipo	Exercícios físicos aeróbios, com foco na caminhada em esteira ou ao ar livre e no uso da bicicleta ergométrica, conforme possível	Podem ser usados aparelhos de musculação, halteres, faixas elásticas e/ou exercícios físicos aproveitando a própria massa corporal	Alongamento estático, dinâmico e/ou por FNP

1-RM, uma repetição máxima; EEP, escala de esforço físico percebido; FCR, frequência cardíaca de reserva; FNP, facilitação neuromuscular proprioceptiva; $\dot{V}O_2$, volume de oxigênio consumido por unidade de tempo.

com o prognóstico. Ambos podem ser usados para decidir quando encaminhar um indivíduo para um especialista avançado em IC ou quando avaliar a fim de prosseguir para tratamentos mais avançados, como um dispositivo de assistência ao ventrículo esquerdo de fluxo contínuo (LVAD, sigla do inglês *left ventricular assist device*) ou transplante cardíaco.[16,32]

Prescrição de exercícios físicos

Uma vez que reverter a intolerância ao exercício físico e diminuir o subsequente risco de um evento clínico são dois dos principais objetivos do treinamento físico em indivíduos com IC, o princípio da especificidade do treinamento físico determina o uso de exercícios físicos empregados em ensaios clínicos que relatam benefícios funcionais e clínicos melhorados. Portanto, os programas de exercícios físicos devem sempre incluir atividades físicas aeróbias.

Considerações sobre o treinamento físico

- Deve-se determinar um intervalo de FC-alvo, com base na $FC_{máx}$ medida durante um teste de esforço físico máximo limitado pelos sintomas. Não há dados que apoiem o uso da $FC_{máx}$ estimada em indivíduos com IC. Se a $FC_{máx}$ medida não estiver disponível, a FC-alvo deve ser definida como a FC de repouso + 20 a 30 batimentos e EEP de 11 a 14 (escala de 6 a 20). Deve-se determinar a FC de repouso em uma posição vertical estável, e a medida não precisa ser recalculada diariamente, a menos que haja mudança nos fármacos betabloqueadores utilizados
- Para indivíduos que foram submetidos a um teste de esforço físico máximo, pode-se considerar o uso do HIIT, com intervalos de trabalho de 30 segundos a 4 minutos em intensidade de até 85 a 90% da FCR, intercalada com períodos de descanso de 1 a 3 minutos a 50 a 70% FCR.[10,34] O HIIT melhorou o $\dot{V}O_{2máx}$ em 46% em indivíduos estáveis com ICFER e foi associado à remodelação reversa do ventrículo esquerdo.[35,36] No entanto, as evidências sobre o impacto do HIIT em diversas populações clínicas ainda são limitadas[10]
- O programa de exercícios físicos deve ser elaborado de modo a aumentar gradativamente o volume de exercício físico realizado ao longo do tempo, com a duração e a frequência do esforço físico aumentadas antes da intensidade. Indivíduos que se exercitam regularmente podem tolerar ajustes semanais na intensidade ou na duração. Para indivíduos com IC, a meta de volume de exercício físico é de 3 a 7 MET horas por semana[37]
- Depois que os indivíduos se ajustaram e estão tolerando o treinamento físico aeróbio, o que geralmente requer pelo menos 4 semanas, podem-se adicionar atividades de treinamento físico de FME.

Considerações especiais

- Aproximadamente 40% dos indivíduos com IC aderem aos exercícios físicos prescritos ao final de 1 ano, o que não é diferente da adesão a longo prazo em indivíduos com doença arterial coronariana conhecida[24,38,39]
- Uma vez que existem múltiplas barreiras à adoção e à adesão nessa população, devem-se abordar fatores passíveis de intervenção, como o tratamento da ansiedade e da depressão, a motivação, a busca de apoio social e o gerenciamento de problemas logísticos, como o transporte (ver Capítulo 12).

Considerações especiais para indivíduos com um dispositivo de assistência ventricular esquerda

- O treinamento físico regular melhora a tolerância ao exercício físico e a qualidade de vida em indivíduos com LVAD[40]
- O treinamento físico e o teste de esforço físico de indivíduos com doença em estágio terminal que receberam um LVAD como ponte para o transplante ou como terapia final estão se tornando cada vez mais comuns. Esses indivíduos têm baixa capacidade funcional, com $\dot{V}O_{2máx}$ na faixa de 7 a 23 mℓ/kg/minuto[41]
- Em função do fluxo contínuo do LVAD (*ou seja,* ausência de um fluxo pulsátil), a PA (*ou seja,* a PA média [PAM]) é medida por Doppler, e não por ausculta com estetoscópio. A pressão média de repouso deve ser controlada e mantida entre 70 e 80 mmHg.[42] Em geral, a PAM deve aumentar suavemente com o aumento das taxas de trabalho. Estudos mostraram desempenho seguro de exercícios físicos em indivíduos internados com a PAM mantida entre 70 e 90 mmHg[43]
- A FC durante o exercício físico aumenta de modo geralmente linear, com elevação na taxa de trabalho
- Indivíduos com LVAD geralmente apresentam aumentos modestos da taxa de fluxo (possivelmente até 10 ℓ/minuto) durante o exercício físico de intensidade progressiva
- A fadiga de início precoce é comum com o exercício físico. Ao iniciar um programa de treinamento físico, o indivíduo pode relatar fadiga ao final do dia. Se a fadiga ocorrer, o exercício físico intermitente pode reduzir o nível de fadiga experimentado nas sessões subsequentes de treinamento físico
- Até que estejam disponíveis informações mais definitivas descrevendo a relação entre a FC e a intensidade do exercício físico, é apropriado utilizar uma EEP de 11 a 13 para prescrever a intensidade do exercício físico.

Indivíduos com esternotomia

A esternotomia mediana é a incisão padrão para proporcionar acesso em cirurgias cardiovasculares, como a cirurgia de revascularização do miocárdio, LVAD ou substituição valvar.

Embora a maioria dos indivíduos se cure sem complicações e alcance estabilidade esternal adequada em aproximadamente 8 a 10 semanas, observou-se instabilidade esternal em até 16% dos casos.[33,44] Vários fatores, como diabetes melito, idade, uso de determinados fármacos e obesidade, podem predispor um indivíduo a essas complicações e ao efeito associado ao treinamento físico.

Considerações especiais acerca da esternotomia

Para indivíduos submetidos a uma esternotomia, não há precauções ou restrições baseadas em evidências acerca da movimentação do braço, e a maioria dos indivíduos pode iniciar essa movimentação imediatamente após a cirurgia, com pouco ou nenhum risco de deiscência.[45] Outras considerações incluem:

- Os indivíduos devem ser incentivados a mover livremente os braços imediatamente após a cirurgia, mantendo os braços próximos ao corpo para reduzir o estresse sobre o esterno[46]

- A recente opinião de especialistas apoia que o indivíduo deve receber orientações sobre como usar a parte superior do corpo para realizar atividades, evitando o estresse excessivo sobre o esterno, e recomenda uma estratégia individualizada de progressão das atividades[46,47]
- A taxa de deiscência é de 1,5 a 3% dentre todos os indivíduos com esternotomia. Os maiores riscos de deiscência são decorrentes de tosse excessiva, osteoporose ou infecção[45]
- Enquanto em RC ambulatorial, podem-se realizar atividades rítmicas dos membros superiores (p. ex., ergometria de braço, ergômetro de dupla ação)
- O médico ou cirurgião que o encaminhou deve ser notificado sobre observações clinicamente significativas em relação a quaisquer complicações esternais raras.

Marca-passo e cardioversor-desfibrilador implantável

Os marca-passos cardíacos são utilizados para restaurar uma FC ideal em repouso e durante o exercício físico, para sincronizar o preenchimento e a contração atrial e ventricular, no contexto de ritmos anormais, e a contração ventricular direita e esquerda, no contexto de bloqueio do ramo esquerdo (BRE). As indicações específicas para os marca-passos incluem síndrome do nó sinusal com bradicardia sintomática, bloqueio atrioventricular (BAV) adquirido e BAV avançado persistente após um IAM. Os diferentes tipos de marca-passos incluem:

- Marca-passos com resposta de frequência (ou seja, adaptáveis ou modulados à frequência), programados para aumentar ou diminuir a FC de acordo com o nível de AF (p. ex., repouso sentado ou caminhada)
- Marca-passos de câmara única, com apenas uma derivação colocada no átrio ou ventrículo direito; são geralmente indicados para indivíduos com fibrilação atrial crônica com bradicardia sintomática concomitante, como visto no BAV de alto grau ou após a criação de bloqueio cardíaco completo para a medida de controle de frequência definitiva
- Marca-passos de dupla câmara com duas derivações: uma colocada no átrio direito e outra no ventrículo direito; são indicados para estimulação fisiológica, a fim de restabelecer uma sequência e um tempo de contrações normais entre as câmaras superior e inferior do coração
- Marca-passos de terapia de ressincronização cardíaca com três derivações: uma no átrio direito, uma no ventrículo direito e outra no seio coronariano, ou, menos comumente, no miocárdio ventricular esquerdo por meio de cirurgia externa; são indicados para indivíduos específicos com ICFER.

O tipo de marca-passo, independentemente do fabricante, é identificado por um código de quatro letras:

- A primeira letra do código descreve a câmara estimulada (p. ex., átrio [A], ventrículo [V], dupla-câmara [D])
- A segunda letra do código descreve a câmara "sentida"
- A terceira letra do código descreve a resposta do marca-passo a um evento sentido (p. ex., deflagrado [T, do inglês, *triggered*], inibido [I], os dois comportamentos, inibido e/ou deflagrado [D], sem resposta [O])

- A quarta letra do código descreve a disponibilidade das taxas de modulação do marca-passo (p. ex., taxa de modulação/resposta de frequência disponível [R], taxa de modulação não disponível ou desabilitada [O]).

Por exemplo, um marca-passo de código VVIR significa que (a) o ventrículo é estimulado (V) e sentido (V); (b) quando o marca-passo sente uma contração ventricular normal, ele é inibido (I); e (c) o gerador de pulsos tem resposta de frequência (R).

Recomenda-se fortemente a realização de um teste de esforço físico para a avaliação de marca-passos com resposta de frequência para aqueles que consideram aumentar a prática de AF ou esportes competitivos.[16] Nesses casos, o teste de esforço físico pode ajudar a otimizar a resposta da FC e, portanto, aumentar a capacidade de exercício físico de um indivíduo.

O CDI é um dispositivo que monitora o ritmo cardíaco e aplica um choque elétrico caso sejam detectados ritmos que ameacem a vida. Os CDI são utilizados para taquicardia ventricular de alta frequência ou fibrilação ventricular em indivíduos em risco de desenvolver essas condições como resultado de parada cardíaca, cardiomiopatia, IC ou tratamento farmacológico ineficaz para ritmos cardíacos anormais. Quando detectam batimentos cardíacos excessivamente rápidos ou irregulares, os CDI podem primeiro tentar reestabelecer a velocidade e o ritmo normais do coração (ou seja, estabilização antitaquicardia). Se não obtiverem êxito, eles podem, então, aplicar um choque elétrico (ou seja, cardioversão elétrica e desfibrilação), na tentativa de redefinir uma FC e um padrão elétrico normais para o coração. Desse modo, os CDI têm como objetivo proteger o indivíduo contra a morte súbita por taquicardia e fibrilação ventricular. A prática de exercícios físicos é segura para indivíduos com um CDI.[48]

Considerações acerca do treinamento físico

- Antes do teste de esforço físico ou treinamento físico, o cardiologista deve determinar os modos programados de marca-passo, os limites de FC e os algoritmos de detecção de ritmo do CDI
- O teste de esforço físico deve ser usado para avaliar respostas de FC e ritmo antes do início de um programa de exercícios físicos. O treinamento físico não deve ser iniciado em indivíduos cuja FC não aumenta durante o teste de esforço físico. Nesses casos, o mecanismo de detecção ao exercício físico (ou seja, movimento ou respiração) precisa de ajustes, para possibilitar que a FC aumente com a AF
- Quando há um CDI, a $FC_{máx}$ durante o teste de esforço físico e o programa de treinamento físico deve ser mantido de 10 a 15 bpm abaixo do limite de FC programado para desfibrilação[16]
- Depois das primeiras 24 horas após a implantação do dispositivo, podem-se realizar atividades leves de ADM de membros superiores, que podem ser úteis para evitar complicações articulares subsequentes
- Devem-se evitar atividades físicas vigorosas de membros superiores, como natação, boliche, musculação, aparelhos elípticos e golfe, nas 3 a 4 primeiras semanas após o implante do dispositivo. Contudo, exercícios físicos de membros inferiores são permitidos
- Nos EUA, o implante de marca-passo e do CDI isoladamente não é indicação para RC. No entanto, o exercício físico supervisionado pode ser importante para esses indivíduos, principalmente aqueles com uma longa história de vida sedentária.

Indivíduos pós-transplante cardíaco

Em indivíduos com IC em estágio terminal, para os quais o prognóstico é ruim e o tratamento conversador padrão não é capaz de controlar os sintomas, o transplante cardíaco pode ser uma opção cirúrgica para casos elegíveis. Em 2016, foram realizados 3.209 transplantes cardíacos nos EUA e 30.622 pessoas viviam com um transplante de coração. A sobrevida após um transplante cardíaco varia de acordo com a idade e a raça. Entre 2009 e 2011, a taxa de sobrevida pós-transplante em 3 anos foi de 83,5% nos EUA.[49] Após a cirurgia, recomenda-se fortemente a participação em programas de treinamento físico aeróbio e de FME, para melhorar a capacidade de exercício físico e a qualidade de vida, ajudar a restaurar a densidade mineral óssea, reverter a sarcopenia e ajudar a modificar os fatores de risco cardiovascular, como obesidade, hipertensão arterial sistêmica e intolerância à glicose.[50] De acordo com a International Society of Heart and Lung Transplant, há fortes evidências apoiando a eficácia da RC (treinamento com exercícios físicos aeróbios) e exercício de FME após um transplante cardíaco.[50]

Em geral, a melhora na capacidade de exercício físico varia entre 15 e 30% para programas de exercícios físicos de 2 a 6 meses de duração.[51] Essa melhora se deve, em parte, a uma melhor resposta cronotrópica e a melhores efeitos periféricos, como a capacidade oxidativa do músculo esquelético metabolicamente mais ativo. Além disso, o treinamento físico de FME leva à melhora da força e resistência muscular esquelética.[52] Após o transplante cardíaco, os indivíduos estão em risco de várias complicações, incluindo vasculopatia do aloenxerto cardíaco, falha no enxerto, câncer, dislipidemia, hipertensão arterial e diabetes melito.

Teste de esforço físico

Embora haja algumas evidências de reinervação da função autonômica cardíaca em 1 ano ou mais após a cirurgia, na ausência de inervação eferente simpática cardíaca direta, o débito cardíaco máximo é reduzido em 20 a 35%. As anormalidades periféricas (p. ex., disfunção endotelial) e do músculo esquelético presentes antes da cirurgia não são normalizadas pela cirurgia em si; portanto, também contribuem para a redução da capacidade de exercício físico em indivíduos transplantados, quando comparados aos saudáveis de mesma idade.[53]

- A FC de repouso é frequentemente elevada e a resposta da FC ao exercício físico é atenuada. Na ausência de inervação parassimpática, os incrementos na FC são dependentes das catecolaminas circulantes. Como resultado, aumentos na FC na presença de elevação na carga de trabalho são atrasados, FC mais altas podem ocorrer após um teste de esforço físico ou sessão de treinamento físico, e o retorno da FC aos níveis basais é lento
- Frequentemente, a PA é elevada em repouso, com resposta ligeiramente atenuada ao exercício físico máximo
- Dadas as respostas de FC e PA e à redução na capacidade de exercício físico já mencionada, deve-se empregar um protocolo de teste de esforço físico mais gradual, semelhante aos recomendados para indivíduos com IC
- Outras questões relacionadas com o teste de esforço físico, como as variáveis que levam ao encerramento do teste, permanecem as mesmas que aquelas usadas para indivíduos com outros tipos de DCV, exceto no caso da detecção de angina, que não é possível em razão do coração desnervado.

FITT	Recomendações FITT para indivíduos pós-transplante cardíaco.[52,54,55]		
	Aeróbio	Força muscular esquelética	Flexibilidade
Frequência	No mínimo 3 dias/semana; preferencialmente até 5 dias/semana	1 a 2 dias não consecutivos/ semana	≥ 2 a 3 dias/semana, sendo mais eficazes se realizados diariamente
Intensidade	Usar a percepção apenas como em uma EEP (de 11 a 14, em uma escala de 6 a 20) ou teste de fala	Começar com 40% de 1-RM para os exercícios físicos direcionados à parte superior do corpo e 50% de 1-RM à parte inferior; aumentar gradualmente para 70% de 1-RM ao longo de algumas semanas a meses	Alongar até o ponto de tensão muscular esquelética ou leve desconforto
Tempo	Aumentar progressivamente para 20 a 60 minutos/dia	1 a 2 séries de 10 a 15 repetições com foco nos principais grupos musculares esqueléticos	Manter por 10 a 30 s para alongamento estático; 2 a 4 repetições de cada exercício físico
Tipo	Exercícios físicos aeróbios, com foco em caminhada na esteira ou ao ar livre, e no exercício físico em bicicleta ergométrica, conforme possível	Podem ser usados aparelhos de musculação, halteres, faixas elásticas e/ou a própria massa corporal	Alongamento estático, dinâmico e/ou por FNP

1-RM, uma repetição máxima; EEP, escala de esforço físico percebido; FNP, facilitação neuromuscular proprioceptiva.

Prescrição de exercícios físicos

A PEx para indivíduos submetidos a transplante cardíaco é, em grande parte, bastante semelhante à de outros indivíduos com DCV. No entanto, em razão do miocárdio desnervado, definir uma faixa de treinamento físico com base na FC não é apropriado, e devem-se usar métodos subjetivos para orientar a intensidade do exercício físico. Por causa dos efeitos negativos dos fármacos imunossupressores no sistema musculoesquelético, o treinamento físico de FME deve ser realizado regularmente e envolver todos os principais grupos musculares esqueléticos.

Considerações especiais

• Em razão da resposta tardia da FC, deve-se considerar a utilização de períodos de aquecimento e volta ao repouso mais longos
• A terapia de imunossupressão utilizada para prevenir a rejeição do enxerto pode levar à perda óssea, a diabetes melito e à hipertensão arterial sistêmica; a prática regular tanto do exercício físico aeróbio quanto de FME podem desempenhar papel importante no controle desses distúrbios metabólicos
• O HIIT tem sido utilizado em indivíduos que passaram por transplante cardíaco, com bons resultados. Os intervalos de trabalho/descanso são semelhantes aos recomendados para indivíduos com IC, exceto que a FC não será um guia útil para dosar a intensidade[51]
• Em função da esternotomia mediana, a ADM e a taxa de trabalho das atividades e exercícios físicos envolvendo membros superiores devem ser restritas por até 12 semanas. Consultar, neste capítulo, a seção "Indivíduos com esternotomia".

Indivíduos com doença arterial periférica

A placa aterosclerótica que leva a estenose significativa e limitações de vasodilatação, resultando na redução do fluxo sanguíneo para regiões distais à área de oclusão, é a causa mais comum de DAP. Essa redução no fluxo sanguíneo cria uma incompatibilidade entre o suprimento e a demanda de oxigênio, causando o desenvolvimento de isquemia nas áreas afetadas.[56] A gravidade da DAP pode ser classificada com base na presença de sinais e sintomas (Tabela 8.2)[57] e/ou pelo índice tornozelo-braquial (ITB) (Tabela 8.3).[58] Os tratamentos recomendados para DAP incluem uma abordagem inicialmente conservadora de redução do risco cardiovascular e treinamento físico, seguido por medicamentos (p. ex., cilostazol). Quando há uma resposta inadequada ao exercício físico ou à terapia farmacológica, pode-se indicar a revascularização periférica.[58]

Tabela 8.2 • Classificação de Fontaine da doença arterial periférica.[57]	
Estágio	**Sintomas**
1	Assintomático
2 2a 2b	Claudicação intermitente Distância até o início da dor > 200 m Distância até o início da dor < 200 m
3	Dor em repouso
4	Gangrena, perda de tecido

Tabela 8.3 • Escala do índice tornozelo/braquial para doença arterial periférica.	
ITB em decúbito dorsal, em repouso	**Interpretação**
> 0,90	Normal
≤ 0,90	Limiar para confirmação de DAP
Redução > 0,15 ao longo do tempo	Progressão significativa de DAP
ITB pós-exercício físico	**Interpretação**
Sem alteração	Normal
Diminuição > 30 mmHg ou > 20% do ITB em repouso	É razoável considerar o limiar para confirmação de DAP, seja o ITB normal ou não em repouso
Diminuição > 0,15 ao longo do tempo	Progressão significativa de DAP

ITB, índice tornozelo-braquial; DAP, doença arterial periférica. Informações de Hirsch et al.[58]

A claudicação intermitente, o principal sintoma da DAP, é caracterizada por sensação dolorosa e reprodutível de cãibra ou fadiga, que afeta os músculos da panturrilha de uma ou das duas pernas e normalmente é desencadeada pelo exercício físico com pesos e aliviada com o repouso.[59] Dependendo da gravidade da doença e da localização da lesão, a sensação dolorosa também pode ocorrer nas coxas e nas nádegas. Nas manifestações clínicas iniciais, até 35% dos indivíduos com DAP apresentam claudicação típica e até 50% apresentam dor atípica na perna, que não se resolve rapidamente com o repouso.[58] À medida que os sintomas pioram, eles podem tornar-se graves o suficiente para impedir o indivíduo de realizar AVD, afetando significativamente sua qualidade de vida.[60]

A prevalência de DAP sintomática aumenta com a idade, afetando aproximadamente 2% dos indivíduos na faixa etária de 50 a 54 anos e 6% daqueles ≥ 60 anos.[61] Os principais fatores de risco para DAP incluem diabetes melito, hipertensão arterial sistêmica, tabagismo, dislipidemia, hiper-homocisteinemia, raça não caucasiana, sexo biológico masculino, idade, marcadores inflamatórios e insuficiência renal crônica.[61] Os indivíduos com DAP têm risco aumentado de 20 a 60% para IAM e risco de duas a seis vezes maior de morte por DCV em comparação com indivíduos sem DAP.[61]

Teste de esforço físico

O teste de esforço físico pode ser realizado em indivíduos com DAP para determinar sua capacidade funcional, avaliar as limitações ao exercício físico, determinar o tempo de início da dor claudicante e o tempo total de caminhada antes e após a intervenção terapêutica, diagnosticar a presença de DCV e avaliar outros fatores de segurança do exercício físico:[58,62]

- A dose e o momento de uso da medicação devem ser anotados e repetidos de maneira idêntica em testes de esforço físico subsequentes, a fim de avaliar possíveis mudanças terapêuticas
- A PAS da artéria braquial e do tornozelo deve ser aferida bilateralmente após 5 a 10 minutos de repouso em decúbito dorsal, seguindo procedimentos padronizados de ITB.[63] O ITB é calculado dividindo-se a maior medida de PAS do tornozelo pela maior medida de PAS da artéria braquial. Observe que há vários critérios diagnósticos que utilizam o ITB em repouso e durante o exercício físico[61]

- Deve-se usar um protocolo padronizado em esteira ergométrica para garantir a reprodutibilidade do tempo máximo de caminhada livre de dor.[58] Pode-se monitorar a percepção da dor de claudicação com uma escala de classificação numérica (ver Figura 4.3)[64]
- O teste de esforço físico deve começar com uma velocidade lenta e aumentar gradativamente[59] (ver Capítulo 4)
- Após a conclusão do teste de esforço físico, o indivíduo deve se recuperar na posição sentada
- O TC6M pode ser usado para avaliar objetivamente as limitações funcionais na deambulação naqueles que não podem realizar testes em esteira.[58]

Recomendações FITT para indivíduos com doença arterial periférica

O treinamento físico supervisionado tem fortes evidências de eficácia em indivíduos com DAP, conforme observado na diretriz da AHA/ACC de 2016 para o tratamento da DAP de membros inferiores.[65] Vários estudos mostraram que o treinamento físico é um tratamento seguro e efetivo para indivíduos com DAP. Os mecanismos propostos para essas melhorias são muitos e ainda estão sob investigação.[66] O treinamento físico intervalado leva a aumentos no tempo e na distância que um indivíduo com DAP é capaz de caminhar até o início da dor e até o ponto de dor máxima tolerável.[60] Após programas de treinamento físico, ocorreram aumentos de 106 a 177% no tempo de caminhada livre de dor e na distância e de 64 a 85% na capacidade de caminhada absoluta.[67] Recomenda-se as diretrizes FITT para PEx a seguir para indivíduos com DAP.

Considerações acerca do treinamento físico

- Estudos mostraram que a melhora na DAP com a reabilitação por exercícios físicos pode ser mais perceptível nos 2 a 3 meses iniciais de terapia[67]
- O treinamento físico não supervisionado pode ser benéfico, mas não está tão bem estabelecido como tratamento efetivo quanto o supervisionado[65]
- Alguns indivíduos precisam começar o programa acumulando apenas 15 minutos ao dia, aumentando quinzenalmente, de modo gradual, esse tempo em 5 minutos ao dia, quinzenalmente
- Embora o foco de um programa de treinamento físico em indivíduos com DAP deva incluir a caminhada, exercícios físicos que não envolvem descarga de peso podem fornecer benefícios adicionais[67]
- O treinamento físico de FME não demonstrou melhorar de maneira consistente a capacidade de caminhar sem dor em indivíduos com DAP[67]
- O ciclismo ou outras modalidades de exercício físico que não envolvem descarga de peso podem ser utilizados como aquecimento, mas não devem ser o principal tipo de atividade
- A razão ideal entre trabalho/descanso não foi determinada para indivíduos com DAP e pode precisar ser ajustada individualmente
- Um ambiente frio pode agravar os sintomas de claudicação intermitente; portanto, pode ser necessário um período de aquecimento mais longo[68]
- Incentive os indivíduos a gerir todos os fatores de risco de DCV conhecidos.

FITT	Recomendações FITT para indivíduos com doença arterial periférica sintomática em membros inferiores.[58,59,67]		
	Aeróbio	**Força muscular esquelética**	**Flexibilidade**
Frequência	Mínimo 3 dias/ semana; preferencialmente até 5 dias/semana.	Pelo menos 2 dias não consecutivos/ semana.	≥ 2 a 3 dias/ semana, sendo mais eficazes se realizados diariamente
Intensidade	Intensidade moderada (ou seja, 40 a 59% $\dot{V}O_2R$) até o ponto de dor moderada (ou seja, 3 de 4 na escala de dor do tipo claudicação) ou de 50 a 80% da velocidade máxima de caminhada	60 a 80% de 1-RM	Alongar até o ponto de tensão muscular esquelética ou leve desconforto
Tempo	30 a 45 minutos/dia (excluindo períodos de descanso) por no mínimo 12 semanas; pode progredir para 60 minutos/dia	2 a 3 séries de 8 a 12 repetições; 6 a 8 exercícios físicos direcionados aos principais grupos musculares esqueléticos	Manter por 10 a 30 segundos para alongamento estático; 2 a 4 repetições de cada exercício físico
Tipo	Exercício físico envolvendo descarga de peso (ou seja, caminhada livre ou na esteira) com repouso sentado quando o ponto de dor moderada for alcançado, e atividade retomada quando a dor for completamente aliviada	Corpo inteiro, com foco nos principais grupos musculares esqueléticos; ênfase nos membros inferiores se o tempo for limitado	Alongamento estático, dinâmico e/ou por FNP

1-RM, uma repetição máxima; FNP, facilitação neuromuscular proprioceptiva; $\dot{V}O_2R$, consumo de oxigênio de reserva.

Indivíduos com acidente vascular cerebral

Quando o fluxo sanguíneo para uma região do cérebro é obstruído (ou seja, há um acidente vascular cerebral [AVC]), a função cerebral se deteriora rapidamente e leva à morte das células neuronais. Isso pode resultar em danos motores (funcionais), sensoriais, emocionais e cognitivos, cuja extensão é fortemente influenciada pelo tamanho e localização da área afetada e pela presença ou ausência de fluxo sanguíneo colateral. A etiologia de um AVC é mais frequentemente isquêmica (87% em decorrência de trombose ou embolia) em relação à hemorrágica. A cada ano, cerca de 800 mil norte-americanos experimentam um AVC, sendo que as mulheres apresentam maior risco de ter a condição ao longo da vida do que os homens.[69]

A fisioterapia e a terapia ocupacional normalmente são realizadas por até 3 a 6 meses após um AVC, a fim de melhorar/restaurar a mobilidade e o equilíbrio funcional e retornar às AVD. A AHA/American Stroke Association recomendam a AF e exercícios físicos para sobreviventes de um AVC em todas as fases da recuperação.[70] A perda de resistência física, os distúrbios de humor e a adoção de comportamentos sedentários são comuns em pessoas que experimentaram um AVC. Embora a PEx seja com frequência adaptada às habilidades funcionais dos indivíduos, o treinamento físico melhora a capacidade de exercício físico (10 a 20%, conforme medido pelo $\dot{V}O_{2máx}$) e a qualidade de vida, ajudando a gerenciar o risco de um evento secundário.[71]

Teste de esforço físico

Em comparação com aqueles que não experimentaram um AVC, o consumo de oxigênio é maior em um nível submáximo fixo e reduzido no esforço físico máximo entre os sobreviventes de um AVC. Além disso, a capacidade funcional dos sobreviventes de AVC é significativamente reduzida. Durante o teste de esforço físico, tanto a incompetência cronotrópica quanto a fadiga de início precoce são comuns.

- O teste de esforço físico deve empregar um modo de teste que acomode as limitações físicas do indivíduo
- A bicicleta ergométrica (aumento da taxa de trabalho de 5 a 10 W/minuto ou 20 W por estágio) e *steppers* com assento semirreclináveis de dupla ação podem ser preferidos se for necessário sentar para mitigar as deficiências de equilíbrio. Em cada caso, podem ser necessárias modificações do dispositivo (p. ex., tipo de pedal, assento giratório, assento reclinado para trás e apoio de braço flexível) para garantir a segurança e a facilidade de uso do indivíduo[71]
- Os protocolos de teste em esteira devem aumentar a taxa de trabalho de 0,5 para 1 a 2 METs a cada estágio de 2 a 3 minutos, somente podendo ser considerados se o indivíduo puder ficar em pé, demonstrar equilíbrio suficiente e deambular com mínima ou nenhuma assistência. Deficiências de equilíbrio exigem cautela, incluindo corrimãos dos dois lados da esteira e/ou um sistema de suporte da massa corporal.

Prescrição de exercícios físicos

Existem fortes evidências apoiando o tratamento com exercícios físicos para indivíduos com histórico de AVC, conforme relatado na revisão feita para a Public Health Agency of Canada, em 2013.[72] A maior parte dos indivíduos que experimenta um AVC é idosa e muitos têm múltiplas comorbidades, incluindo outras DCVs, artrite

FITT	Recomendações FITT para indivíduos pós-acidente vascular cerebral.[70]		
	Aeróbio	Força muscular esquelética	Flexibilidade
Frequência	No mínimo 3 dias/semana; preferencialmente até 5 dias/semana	Pelo menos 2 dias não consecutivos/semana	≥ 2 a 3 dias/ semana, sendo mais eficazes se realizados diariamente
Intensidade	Se os dados de FC estiverem disponíveis a partir de um TEG recente, usar 40 a 70% da FCR. Na ausência de dados de um TEG ou na presença de fibrilação atrial, usar uma avaliação da EEP de 11 a 14 em uma escala de 6 a 20	50 a 70% de 1-RM	Alongar até o ponto de tensão muscular esquelética ou leve desconforto
Tempo	Aumentar progressivamente de 20 para 60 minutos/ dia. Considerar múltiplas sessões de 10 minutos	1 a 3 séries de 8 a 15 repetições	Manter por 10 a 30 segundos para alongamento estático; 2 a 4 repetições de cada exercício físico
Tipo	Bicicleta ergométrica e steppers com assento semirreclináveis; podem requerer modificação de acordo com as limitações funcionais e cognitivas. Pode-se considerar a caminhada em esteira se o indivíduo tiver equilíbrio suficiente e capacidade de deambular com mínima ou nenhuma assistência	Usar equipamentos e exercícios físicos que melhorem a segurança do indivíduo com limitações (p. ex., força e resistência muscular esquelética, motricidade, equilíbrio): preferir aparelhos de musculação em vez de pesos livres, barras versus pesos de mão, sentado versus em pé, conforme indicado	Alongamento estático, dinâmico e/ou por FNP

1-RM, uma repetição máxima; FC, frequência cardíaca; FCR, frequência cardíaca de reserva; FNP, facilitação neuromuscular proprioceptiva; EEP, escala de esforço percebido; TEG, teste de esforço progressivo.

e distúrbios metabólicos. Ao realizar o teste de esforço físico e prescrever exercícios físicos, devem-se considerar todas as comorbidades e seus medicamentos associados. Depois que um indivíduo experimenta um AVC, o principal objetivo é restaurar sua capacidade de retornar às AVD. O tratamento com exercícios físicos deve ocorrer nas três fases da recuperação: aguda (intra-hospitalar), subaguda (clínica de reabilitação/domicílio) e manutenção (domiciliar). Após a fase aguda de reabilitação, podem-se realizar exercícios físicos aeróbios, neuromusculares e de fortalecimento muscular esquelético para melhorar ainda mais a função, facilitar a prevenção secundária e melhorar o condicionamento físico na prolongada fase de manutenção da recuperação do AVC. Diretrizes futuras podem precisar abordar o espectro dos cuidados na reabilitação do AVC. As diretrizes FITT para PEx a seguir são recomendações gerais para indivíduos com doença cerebrovascular.

Considerações acerca do treinamento físico

- Para não causar elevações excessivas na PA, evite a manobra de Valsalva durante o treinamento de FME
- A esteira deve começar a uma velocidade lenta (1,3 km/hora) e, para a segurança do indivíduo, coletes de suspensão corporal devem ser fornecidos. Se necessário, podem ser feitas caminhadas com o corpo suspenso parcialmente
- Recomenda-se o uso cuidadoso da FC para monitoramento da intensidade, uma vez que a $FC_{máx}$ prevista para a idade raramente é alcançada pelo indivíduo com AVC durante um teste de esforço físico máximo.

Todos os componentes do treinamento físico (treinamento físico aeróbio, fortalecimento muscular esquelético e treinamento físico de equilíbrio) são importantes para o tratamento com exercícios físicos para o AVC.

Outras considerações

- O cuidado abrangente do indivíduo pós-AVC envolve atentar para questões afetivas, como humor, motivação, frustração e confusão mental. O gerenciamento correto de questões afetivas pode influenciar favoravelmente como um indivíduo conduz, adere e responde a um programa de exercícios físicos prescrito. As estratégias destinadas a minimizar as influências negativas incluem supervisão próxima, instrução individualizada até que a independência seja estabelecida, envolvimento de membros da família, repetição de instruções e métodos alternativos de ensino. Além disso, a redução de fatores de risco de DCV é essencial[70]
- O tratamento com exercícios físicos deve ser iniciado somente depois de o indivíduo estar clinicamente estável[70]
- Fadiga muscular esquelética local e geral de início precoce são comuns e devem ser consideradas ao se definirem as taxas de trabalho e a taxa de progressão.

Treinamento físico para retorno ao trabalho

Para indivíduos que desejam retornar à sua profissão anterior, o plano de exercícios físicos deve considerar a musculatura esquelética utilizada e a carga de trabalho necessária para realizar as tarefas ocupacionais. Uma lista de níveis de MET associados a uma ampla gama de tarefas ocupacionais foi publicada e pode ser usada para estimar a carga de trabalho necessária.[73] A especificidade do treinamento físico pode ser empregada tanto para treinamento físico aeróbio quanto de FME, na tentativa de proporcionar ao indivíduo a força e resistência muscular esquelética necessárias para retornar à sua ocupação. O treinamento físico leva a maior capacidade de trabalho, autoeficácia aprimorada e maior desejo e nível de conforto para retornar ao ofício após um AVC.[74,75] O Boxe 8.7 apresenta informações específicas sobre alterações na PEx convencional na preparação para o retorno ao trabalho.

Doenças pulmonares

As doenças pulmonares crônicas são causas significativas de morbidade e mortalidade. Há fortes evidências de que a RP melhora a tolerância ao exercício físico, reduz os sintomas e amplia a qualidade de vida. Para indivíduos com DPOC, as recomendações baseadas em evidências[76-78] e as diretrizes da prática clínica[79-85] indicam que o treinamento físico deve ser um componente obrigatório da RP. A fundamentação científica recomenda fortemente o treinamento físico para pessoas com doenças respiratórias que não a DPOC (p. ex., fibrose cística [FC], hipertensão pulmonar, fibrose pulmonar idiopática [FPI]) e confirma benefícios similares aos observados na DPOC.[77,86-88] O foco principal do exercício físico na RP é a mudança de comportamento a longo prazo para conseguir uma participação contínua na AF e nos exercícios físicos. A participação a longo prazo na RP hospitalar ou domiciliar (ou seja, > 3 meses) pode fornecer benefícios fisiológicos e comportamentais maiores e mais duradouros do

---

Boxe 8.7 — **Prescrição de exercícios físicos ao indivíduo pós-AVC para o retorno ao trabalho.**

- Avaliação das demandas e ambiente de trabalho do indivíduo
  - Natureza do trabalho
  - Grupos musculares esqueléticos usados no trabalho
  - Demandas de trabalho que envolvem principalmente força e resistência muscular esquelética
  - Principais movimentos realizados durante o trabalho
  - Períodos de alta *versus* baixa demanda metabólica
  - Fatores ambientais, incluindo temperatura, umidade e altitude
- Prescrição de exercícios físicos
  - Enfatizar modalidades de exercícios físicos que recrutem grupos musculares esqueléticos envolvidos nas tarefas ocupacionais
  - Se possível, utilizar exercícios físicos que imitem os padrões de movimento usados durante as tarefas ocupacionais
  - Treinamento de equilíbrio com resistência *versus* treinamento físico aeróbio relacionado com as tarefas ocupacionais
  - Se ocorrer estresse ambiental no trabalho, orientar o indivíduo quanto às precauções apropriadas, incluindo a evitação, se necessário. Quando possível, expor o indivíduo a condições ambientais semelhantes a de seu trabalho, fazendo-o realizar atividades parecidas com suas tarefas ocupacionais (ver os *posicionamentos do ACSM* e o Capítulo 7 para obter informações adicionais sobre precauções ambientais).
  - Se possível, monitorar as respostas fisiológicas a um ambiente simulado de trabalho.

que os programas tradicionais de RP de curta duração.[89-98] Os adjuvantes que têm o potencial de melhorar o desempenho no exercício físico e a qualidade de vida em indivíduos específicos incluem a suplementação de oxigênio, técnicas de broncodilatação, técnicas de retreinamento respiratório, como a respiração frenolabial e o uso de andadores com rodas ou outros dispositivos de assistência locomotora.[99] Indivíduos cujas limitações físicas os impedem de se exercitar fisicamente em intensidades mais altas podem alcançar melhora significativa no condicionamento físico aeróbio com treinamento de resistência de intensidade mais baixa.[100] O treinamento físico de FME tem se mostrado essencial para melhorar a força e massa muscular esquelética das partes superior e inferior do corpo, as AVD e a qualidade de vida relacionada com a saúde em indivíduos com DPOC.[77,100-106] São necessárias mais pesquisas sobre o efeito do treinamento físico aeróbio e de FME em indivíduos com doenças pulmonares restritivas e intersticiais, como fibrose pulmonar, embora estudos recentes tenham mostrado resultados encorajadores.[77,107-111] Uma lista de doenças respiratórias nas quais o exercício físico pode ser benéfico é mostrada no Boxe 8.8.

Boxe 8.8   **Indivíduos com doença pulmonar que se beneficiam com a reabilitação pulmonar e exercícios físicos.**

- Doença pulmonar obstrutiva crônica: uma limitação de fluxo de ar, na maioria das vezes irreversível, que consiste em:
  - Bronquite crônica: tosse crônica produtiva por 3 meses em um período de 2 anos consecutivos em indivíduos em que outras causas para a tosse foram excluídas
  - Enfisema pulmonar: aumento permanente dos espaços aéreos distais aos bronquíolos terminais, acompanhado por destruição de suas paredes, sem fibrose óbvia
  - Asma brônquica: obstrução das vias respiratórias decorrente de inflamação e broncospasmo, na maioria das vezes reversível
  - Fibrose cística: doença genética que causa muco excessivo e espesso, obstruindo as vias respiratórias (além de outras vias) e promovendo infecção respiratória recorrente e, por fim, crônica
  - Bronquiectasias: aumento crônico anormal das vias respiratórias com comprometimento da eliminação de muco
- Doenças pulmonares restritivas: doenças respiratórias extrapulmonares que interferem na expansibilidade normal do pulmão. Os exemplos incluem:
  - Doença pulmonar intersticial/fibrose pulmonar: cicatrização e espessamento do parênquima pulmonar
  - Sarcoidose: aumento dos linfonodos por todo o corpo, com aparecimento generalizado de granulomas
  - Pneumoconiose ou doença pulmonar ocupacional: causada pela exposição a longo prazo a poeiras, especialmente amianto
  - Doença restritiva da parede torácica (p. ex., escoliose ou hipercifose)
  - Espondilite anquilosante: um tipo de artrite que eventualmente causa deformidades nas articulações vertebrais e sacroilíacas
- Câncer de pulmão: um dos cânceres mais letais, sendo o tabagismo uma etiologia comum
- Hipertensão arterial pulmonar (HAP): elevação da pressão na artéria pulmonar decorrente de estreitamento, bloqueio ou destruição
- Antes e/ou depois de transplante de pulmão ou cirurgia de redução do volume pulmonar
- Doença respiratória relacionada com a obesidade.

Asma brônquica

A asma brônquica é uma doença inflamatória crônica heterogênea das vias respiratórias, caracterizada por episódios de hiper-responsividade brônquica, limitação variável ao fluxo aéreo, sibilos, dispneia, pressão torácica e tosse recorrentes, que se manifestam particularmente à noite ou no início da manhã. Esses sintomas são variáveis e, muitas vezes, reversíveis.[112] Os sintomas da asma brônquica podem ser provocados ou agravados pelo exercício físico, o que pode contribuir para a redução da participação em esportes e AF e, por fim, contribuir para o descondicionamento físico e a redução do condicionamento cardiorrespiratório (CCR). Com o descondicionamento físico, o ciclo ou "espiral" de piora continua, com os sintomas da asma brônquica sendo desencadeados por AF menos vigorosas e subsequente diminuição na tolerância ao exercício físico.

Não há evidências conclusivas de que o treinamento físico seja uma terapia eficaz para a asma brônquica. No momento, não existem diretrizes baseadas em evidências específicas para esses indivíduos. Todavia, existem fortes evidências que levam a recomendar a AF regular em função de seus benefícios gerais para a saúde[112] e menor incidência de exacerbações.[113] Algumas,[114-116] mas não todas,[117] revisões sistemáticas e metanálises sugerem que o treinamento físico pode ser benéfico para indivíduos com asma brônquica. Os dados examinados a partir dessas revisões são limitados pela pequena quantidade de ensaios clínicos randomizados e pela heterogeneidade de métodos e indivíduos estudados. Observam-se melhora significativa na quantidade de dias sem sintomas de asma, na capacidade física aeróbia, na taxa de trabalho máxima, na resistência ao exercício físico e na VE. Em geral, o treinamento físico é bem tolerado e deve ser encorajado em indivíduos com asma brônquica estável.[114,118,119]

A broncoconstrição induzida pelo exercício físico (BIE), definida como o estreitamento das vias respiratórias que ocorre como resultado do exercício físico, é observada em proporção substancial de indivíduos com asma brônquica,[120] mas pode também ocorrer em pessoas sem o diagnóstico da doença. Em atletas, gatilhos ambientais, como o ar frio ou seco e a poluição, incluindo partículas, alérgenos e tricloraminas nos locais com piscina, podem incitar uma crise de BIE. A BIE pode ser gerenciada com sucesso por meio de farmacoterapia.[120] Também se recomenda fortemente a realização de exercícios físicos de aquecimento de intensidade vigorosa ou variável (combinação de intensidade leve e vigorosa), por 10 a 15 minutos, para induzir um "período refratário" em que a ocorrência de BIE é atenuada.[120,121]

Teste de esforço físico

- A avaliação da função fisiológica deve incluir avaliações da capacidade cardiopulmonar, da função pulmonar (antes e depois do exercício físico) e da saturação de oxi-hemoglobina por meio de métodos não invasivos
- A administração de um broncodilatador inalatório (ou seja, beta2-agonistas; ver Apêndice A) antes do teste pode ser indicada para evitar BIE, proporcionando, assim, uma avaliação otimizada da capacidade cardiopulmonar
- O teste de esforço físico tipicamente é realizado em uma esteira ergométrica motorizada ou em uma bicicleta ergométrica com frenagem eletrônica. Os alvos para ventilação elevada e FC são mais bem alcançados utilizando uma esteira. Em atletas, um modo de avaliação específico de sua modalidade esportiva pode ser mais relevante

- O grau de BIE deve ser avaliado com um exercício físico de intensidade vigorosa realizado por 2 a 4 minutos, e com duração de 4 a 6 minutos em caso de indivíduos respirando ar relativamente seco. Esse teste deve ser acompanhado por uma avaliação espirométrica da alteração no volume expiratório forçado no primeiro segundo (VEF1), a partir do basal, e pelo valor medido em 5, 10, 15 e 30 minutos após o teste de esforço físico.[120] O critério para o diagnóstico da BIE varia, mas muitos laboratórios utilizam uma diminuição do VEF1 a partir do basal ≥ 15%, por conta de sua maior especificidade[120]
- Os testes de esforço físico para a BIE devem ser supervisionados por pessoal apropriadamente treinado. Pode ser necessário acompanhamento do médico em caso de testes de indivíduos com maior risco, pois a broncoconstrição grave é um perigo potencial após o teste. A administração imediata de broncodilatadores e nebulização com oxigênio geralmente é bem-sucedida no alívio da broncoconstrição[122,123]
- Embora seja considerado altamente específico para a detecção de BIE, quando o teste de esforço físico não estiver disponível ou for inviável, testes substitutos para avaliar a hiper-responsividade das vias respiratórias incluem a hiperventilação eucápnica voluntária de ar seco, inalação de aerossóis hiperosmolares de solução salina a 4,5%, manitol em pó seco ou metacolina.[122] Esses testes devem ser administrados por profissionais devidamente treinados, com supervisão médica
- Os detalhes do procedimento para testes diagnósticos de BIE já foram descritos.[120,122] Embora nenhum desses testes substitutos seja 100% sensível ou específico para a BIE, eles são úteis na identificação da hiper-responsividade das vias respiratórias
- Evidências de dessaturação da oxi-hemoglobina ≤ 80% devem ser utilizadas como critérios para o encerramento do teste, além dos critérios-padrão[124]
- O TC6M pode ser usado em indivíduos com asma persistente de moderada a grave quando outros equipamentos de teste não estiverem disponíveis.[83,125,126]

Prescrição de exercícios físicos

O treinamento físico é, em geral, bem tolerado por indivíduos com asma brônquica que foram bem-sucedidos no tratamento com farmacoterapia quando os gatilhos para broncoconstrição (p. ex., frio; ar seco e empoeirado; poluentes inalados) são removidos para trazer o alívio dos sintomas.[114] Assim, as recomendações gerais FITT para o exercício físico abrangente em adultos saudáveis, ajustadas às capacidades dos indivíduos, são adequadas (ver Capítulo 5). As declarações de posicionamentos sobre a prática de exercício físico por indivíduos com asma brônquica[119] e revisões sistemáticas[114] apoiam esta recomendação.

Considerações especiais

- Recomenda-se precaução no uso da FC-alvo para predizer a $FC_{máx}$, em virtude da ampla variabilidade em sua associação à ventilação e dos possíveis efeitos na FC de medicamentos para o controle da asma brônquica
- Indivíduos que experimentarem exacerbações da asma brônquica não devem se exercitar fisicamente até que os sintomas e a função respiratória tenham melhorado.
- Pode ser necessário o uso de broncodilatadores de ação rápida antes ou depois do exercício físico para prevenir ou tratar a BIE (ver Apêndice A)

FITT	Recomendações FITT para indivíduos com asma brônquica.[114,119]		
	Aeróbio	**Força muscular esquelética**	**Flexibilidade**
Frequência	No mínimo 3 dias/semana; preferencialmente até 5 dias/semana	Pelo menos 2 dias não consecutivos/ semana	≥ 2 a 3 dias/ semana, sendo mais eficazes se realizados diariamente
Intensidade	Começar com intensidade moderada (40 a 59% da FCR ou $\dot{V}O_2R$). Se bem tolerada, progredir para 60 a 70% da FCR ou $\dot{V}O_2R$ depois de 1 mês	Força muscular esquelética: 60 a 70% de 1-RM para iniciantes; ≥ 80% para pessoas experientes em treinamento físico de musculação Resistência muscular esquelética: < 50% de 1-RM	Alongar até o ponto de tensão muscular esquelética ou leve desconforto
Tempo	Aumentar progressivamente para pelo menos 30 a 40 minutos/ dia	Força muscular esquelética: 2 a 4 séries de 8 a 12 repetições Resistência muscular esquelética: ≤ 2 séries de 15 a 20 repetições	Manter por 10 a 30 segundos para alongamento estático; 2 a 4 repetições de cada exercício físico
Tipo	Atividades físicas aeróbias que trabalhem grandes grupos musculares esqueléticos, como caminhada, corrida, ciclismo, natação ou exercícios físicos em piscina	Aparelhos de musculação, pesos livres ou exercícios físicos que utilizem a própria massa corporal	Alongamento estático, dinâmico e/ou por FNP

1-RM, uma repetição máxima; FC, frequência cardíaca; FCR, frequência cardíaca de reserva; FNP, facilitação neuromuscular proprioceptiva; $\dot{V}O_2R$, consumo de oxigênio de reserva.

- Indivíduos em tratamento prolongado com corticosteroides orais podem apresentar perda muscular esquelética periférica e, portanto, beneficia-se do treinamento físico de FME
- O exercício físico em ambientes frios ou na presença de alérgenos ou poluentes no ar devem ser limitados, a fim de evitar o desencadeamento de broncoconstrição em indivíduos suscetíveis. A BIE também pode ser desencadeada por exercícios físicos de duração prolongada ou sessões de exercícios físicos de alta intensidade

- Não há evidências suficientes que apoiem um benefício clínico do treinamento muscular inspiratório (TMI) em indivíduos com asma brônquica[116]
- O uso de uma piscina sem cloro é preferível, porque torna o desencadeamento de um evento de asma brônquica menos provável
- Deve-se estar ciente da possibilidade de exacerbação da asma brônquica logo após o exercício físico, sobretudo em um ambiente com alta concentração de alérgenos.

Doença pulmonar obstrutiva crônica

A DPOC é a quarta principal causa de morte e uma das principais causas de morbidade crônica em todo o mundo.[80,127] A DPOC pode ser tratada e evitada, sendo caracterizada por fatores de risco predisponentes, que resultam em inflamação crônica das vias respiratórias, sobretudo em decorrência de exposição a gases e partículas nocivas, especialmente fumaça de cigarro e diversas exposições ambientais e ocupacionais. Dispneia, tosse crônica e produção de muco são sintomas comuns. Efeitos sistêmicos importantes, como perda de massa corporal, anormalidades nutricionais, sarcopenia e disfunção musculoesquelética frequentemente acompanham a DPOC.[80,127,128] A DPOC abrange a bronquite crônica e o enfisema pulmonar. Os indivíduos podem ser categorizados de acordo com a gravidade da doença, com base em testes de função pulmonar e nos critérios da Global Iniciative for Chronic Obstructive Lung Disease (GOLD; Tabela 8.4).[127]

A dispneia, ou falta de ar em respostas aos esforços físicos, é um sintoma cardinal da DPOC, que resulta em limitações na AF e descondicionamento físico. A atrofia muscular esquelética por desuso é comum nos indivíduos com DPOC, em função da "espiral" negativa de aumento da limitação ventilatória, falta de ar e diminuição da prática de AF. Isso contribui para a perda de força, potência e resistência muscular esquelética e diminui o desempenho nas AVD. O exercício físico é uma intervenção eficaz e potente, que pode melhorar os sintomas, diminuir o desenvolvimento de comprometimento e incapacidade funcional e melhorar a qualidade de vida nos indivíduos com DPOC, independentemente da gravidade da doença.[76,80,128] Os efeitos benéficos do exercício físico ocorrem, sobretudo, por meio de adaptações nos sistemas musculoesquelético e cardiovascular que, por sua vez, reduzem o estresse sobre o sistema pulmonar durante o exercício físico.[129]

Tabela 8.4 • Classificação da Global Iniciative for Chronic Obstructive Lung Disease (GOLD) da gravidade da doença em indivíduos com DPOC, baseada no VEF_1 obtido em testes de função pulmonar.[127]

Gravidade da doença	VEF_1/CVF pós-broncodilatador	VEF_1 pós-broncodilatador
Leve	< 0,70	$VEF_1 \geq 80\%$ do previsto
Moderada	< 0,70	$50\% \leq VEF_1 < 80\%$ do previsto
Grave	< 0,70	$30\% \leq VEF_1 < 50\%$ do previsto
Muito grave	< 0,70	$VEF_1 < 30\%$ do previsto

VEF_1, volume expiratório forçado no primeiro segundo; CVF, capacidade vital forçada.

Teste de esforço físico

- O teste de esforço físico (p. ex., esteira, bicicleta ergométrica e TC6M) tem vários propósitos na avaliação de indivíduos com doença pulmonar crônica. Esses propósitos incluem quantificar a capacidade de exercício físico antes do início no programa de RP,[77,83,124] estabelecer uma linha de base para a documentação do desfecho,[82,83] avaliar a eficácia do tratamento farmacológico, auxiliar no desenvolvimento da PEx,[77,100] avaliar a dispneia inexplicada e a intolerância ao exercício físico e avaliar o prognóstico para estratificação do risco individual. De modo ideal, todos os indivíduos que ingressam em um programa de RP devem realizar algum tipo de avaliação da capacidade de exercício físico antes de começá-lo (p. ex., teste de esforço cardiopulmonar [TECP], TC6M ou teste de caminhada)[82,83,124]

- Diretrizes baseadas em evidências confirmam a utilidade do TECP em adultos com DPOC, bem como com outras doenças pulmonares crônicas (ou seja, doença pulmonar intersticial (DPI), hipertensão pulmonar primária e FC) em fornecer uma medida objetiva da capacidade de exercício físico, mecanismos de intolerância ao exercício físico, prognóstico, progressão da doença e resposta ao tratamento[123,124,130]

- Podem-se usar testes de esforço físico incrementais (p. ex., TEG em uma esteira ou cicloergômetro com frenagem eletrônica) para avaliar a função cardiopulmonar e o CCR. Protocolos tradicionais podem precisar ser modificados (p. ex., incrementos menores da taxa de trabalho), dependendo das limitações funcionais e do aparecimento de dispneia. Uma duração de teste de 8 a 12 minutos é ideal para aqueles com DPOC leve a moderada,[131] enquanto uma duração de teste de 5 a 9 minutos é recomendada para indivíduos com doença grave e muito grave[123]

- Indivíduos com DPOC moderada a grave podem apresentar dessaturação da oxihemoglobina ao exercício físico. Portanto, deve-se fazer uma medida da oxigenação sanguínea, seja a pressão parcial de oxigênio no sangue arterial (PaO_2) ou a porcentagem de saturação de oxigênio no sangue arterial (SaO_2) durante o TEG inicial e durante qualquer TEG de acompanhamento para ajudar a determinar o grau de melhora ou declínio na oxigenação do sangue periférico[82]

- Dependendo do motivo do teste e do estado clínico do indivíduo, pode usar o teste de esforço físico submáximo. No entanto, indivíduos com doença pulmonar podem ter limitações ventilatórias ao exercício físico; portanto, a predição do $\dot{V}O_{2máx}$ com base na $FC_{máx}$ prevista para a idade pode não ser apropriada como critério para encerrar o TEG submáximo

- Particularmente quando realizado em uma esteira ergométrica, pode-se usar um teste com taxa de trabalho constante (CWR, sigla do inglês *contant work rate*), com 80 a 90% da taxa de trabalho máxima alcançada no TEG, pois avalia os níveis de atividade relacionados com o trabalho que provavelmente serão encontrados na vida cotidiana[132]

- A medição das alças fluxo-volume durante o TEG usando instrumentos comercialmente disponíveis pode ajudar a identificar indivíduos com hiperinsuflação dinâmica e aumento da dispneia decorrente de limitações ao fluxo aéreo expiratório. O uso de terapia broncodilatadora pode ser benéfico para esses indivíduos[77]

- A dispneia em resposta aos esforços físicos é um sintoma comum em indivíduos com muitos tipos de doenças pulmonares. A escala CR10 de Borg modificada (Figura 8.1) tem sido amplamente utilizada para avaliar a dispneia antes, durante e após o exercício físico.[134] Os indivíduos devem receber instruções específicas e padronizadas sobre

0	Sem falta de ar
0,5	Extremamente leve (quase imperceptível)
1	Muito leve
2	Leve falta de ar
3	Moderada
4	Pouco intensa
5	Falta de ar intensa
6	
7	Falta de ar muito intensa
8	
9	Extremamente intensa (quase máxima)
10	Máxima

Figura 8.1 Escala CR-10 de Borg modificada para dispneia.

como relacionar os níveis da escala com seu nível de falta de ar.[125,126] Como as escalas de dispneia são subjetivas, é aconselhável precaução em sua interpretação, uma vez que a intolerância ao exercício físico pode ser acompanhada por pontuações exageradas de dispneia sem a correspondente confirmação fisiológica[135]

- O TC6M é uma ferramenta de avaliação por exercício físico amplamente utilizada para analisar a função cardiorrespiratória na RP.[83,125,126,136] O teste é seguro, fácil de administrar, envolve o uso de recursos técnicos mínimos, é bem tolerado e reflete com precisão as capacidades de locomoção. Para obter resultados válidos e confiáveis, é essencial padronizar o procedimento de teste (ou seja, equipe, distância/configuração do trajeto ou corredor percorrido, instruções individuais, reforço verbal usado durante o teste, tipo e taxa de fluxo de oxigênio suplementar, dispositivos de assistência à caminhada e quantidade de tentativas).[83,125,126,136,137] Relatou-se que a mínima diferença clinicamente importante na distância percorrida no TC6M é de, em média, 30 m.[83,126]

- Os Testes de Caminhada Incrementais (TCI) e de Resistência (TCR) também são usados para avaliar a função cardiopulmonar em indivíduos com doença pulmonar crônica.[138-141] O TCI é um teste de caminhada incremental limitado por sintomas que simula um TECP limitado por sintomas.[142] Esse teste mede a distância percorrida limitada por sintomas em um percurso de caminhada demarcado de 10 m. Essa distância se correlaciona bem com o $\dot{V}O_{2máx}$ em indivíduos com doença pulmonar crônica[83,143] e tem se mostrado uma medida confiável, válida e responsiva da capacidade funcional estimada em indivíduos com DPI[144] e asma brônquica.[145] O TCI utiliza um temporizador com sinal sonoro para aumentar gradativamente a frequência dos sinais. O indivíduo caminha de acordo com a frequência do sinal sonoro até ficar muito sem fôlego para continuar ou não conseguir acompanhar o sinal de estimulação externo. Como no TC6M, o resultado primário do teste de TCI é a distância percorrida total. O TCR é um derivado do TCI, em que o indivíduo caminha pelo maior tempo possível em uma porcentagem predeterminada do desempenho máximo de caminhada avaliado pelo TCI em um dia de teste subsequente.[141] Para esse teste, a medida de desfecho é o tempo total percorrido (minutos)

- O modo de teste de esforço físico tipicamente envolve caminhar ou pedalar em uma bicicleta ergométrica. Os protocolos de caminhada podem ser mais adequados para indivíduos com doenças graves, que carecem de FME para superar a resistência crescente das bicicletas ergométricas
- Embora a ergometria de braço seja um bom complemento para exercícios físicos aeróbios com descarga de peso, ela deve ser usada com cautela em indivíduos com DPOC, pois pode resultar em aumento da dispneia, o que pode limitar a intensidade e a duração da atividade
- Além dos critérios de encerramento padrão,[77,126] o teste de esforço físico pode ser encerrado por dessaturação arterial grave da oxi-hemoglobina (ou seja, $SatO_2 \leq$ 80%).[125]

Prescrição de exercícios físicos

Atualmente, não há diretrizes baseadas em evidências que descrevam a aplicação específica do princípio FITT para indivíduos com DPOC, embora revisões de especialistas, declarações oficiais e diretrizes de prática clínica para os componentes do princípio FITT tenham sido publicadas[76,77,79,80] e tendam a estar em acordo geral.

O treinamento físico aeróbio é recomendado para indivíduos em todos os estágios da DPOC que são capazes de se exercitar fisicamente.[77,79,82] As doenças pulmonares e seus tratamentos afetam os pulmões e os músculos esqueléticos (ou seja, disfunção dos músculos esqueléticos dos membros decorrente da atrofia e fraqueza).[146-150] O treinamento físico de força é a intervenção mais potente para tratar a disfunção muscular esquelética observada na DPOC e deve ser parte integrante da PEx.[77,79,80,151,152] Os efeitos do treinamento físico de FME no desfecho da doença e na função pulmonar ainda não são bem compreendidos em indivíduos com doenças pulmonares crônicas. No entanto, evidências limitadas de uma revisão sistemática e metanálise acerca dos desfechos do treinamento físico de força em indivíduos com DPOC demonstraram melhorias na capacidade vital forçada (CVF) e na ventilação minuto máximo ($\dot{V}E_{máx}$), mas não no VEF1.[153]

De maior preocupação é a observação comum de quedas em pessoas com DPOC.[154,155] Como a fraqueza muscular esquelética, a marcha e as anormalidades do equilíbrio estão entre os fatores de risco para quedas,[156] o fortalecimento dos músculos esqueléticos de membros inferiores e o treinamento do equilíbrio são contramedidas efetivas. Dessa maneira, devem-se incorporar exercícios físicos funcionais para o equilíbrio, postura e marcha adequados às sessões de treinamento físico da RP.[82,88]

Considerações acerca do treinamento físico

- Maiores intensidades promovem mais benefícios fisiológicos (p. ex., $\dot{V}E$ e FC reduzidas em uma determinada carga de trabalho) e devem ser encorajadas quando apropriado[76,79]
- Para indivíduos com DPOC leve, as diretrizes de intensidade para idosos saudáveis são apropriadas (ver Capítulo 6). Para aqueles com DPOC moderada a grave, recomendam-se intensidades que representem uma taxa de trabalho máxima < 60%[77]
- O exercício físico aeróbio de intensidade leve é apropriado para aqueles com DPOC grave ou indivíduos muito descondicionados fisicamente. A intensidade pode ser aumentada conforme o tolerado na janela de tempo-alvo

- O treinamento físico intervalado pode ser uma alternativa ao treinamento de resistência contínuo padrão para aqueles que têm dificuldade em alcançar a intensidade de exercício físico desejada em razão de dispneia, fadiga ou outros sintomas.[146,157] O treinamento físico intervalado é uma modificação do treinamento físico de resistência em que exercícios físicos de maior intensidade são intercalados com períodos de descanso ou de menor intensidade.[77] Vários ensaios clínicos randomizados e controlados[98,157-160] e revisões sistemáticas[161,162] não encontraram diferenças clinicamente relevantes entre os protocolos de treinamento físico intervalado e contínuo na capacidade de exercício físico, qualidade de vida relacionada com a saúde e adaptações do músculo esquelético após o treinamento físico. Assim, as características individuais determinarão o uso de protocolos de treinamento físico a partir de exercícios físicos intervalados ou contínuos
- A supervisão no início do treinamento físico possibilita orientar acerca da execução correta do programa de exercícios físicos, maior segurança e otimização dos benefícios[163]
- A limitação ventilatória no exercício físico máximo em indivíduos com DPOC grave coincide com reservas metabólicas significativas durante o exercício físico para o corpo inteiro.[164] Isso pode possibilitar que esses indivíduos tolerem taxas de trabalho relativamente altas, que se aproximam dos níveis máximos,[80] e alcancem efeitos de treinamento significativos
- Alternativamente ao uso da taxa de trabalho máxima ou do $\dot{V}O_{2máx}$ para determinar a intensidade do exercício físico, podem-se utilizar classificações de dispneia entre três e seis na escala CR10 de Borg (ver Figura 8.1).[77,165] Verificou-se que uma classificação de dispneia entre três e seis nessa escala corresponde a 53 e 80% do $\dot{V}O_{2máx}$, respectivamente.[165] A maioria dos indivíduos com DPOC pode produzir com precisão e confiança uma classificação de dispneia obtida a partir de um teste de esforço físico incremental como alvo para regular/monitorar a intensidade do exercício físico
- Alvos de intensidade baseados na porcentagem da $FC_{máx}$ ou da FCR estimadas podem ser inadequados.[166] Particularmente em indivíduos com DPOC grave, a $FC_{repouso}$, muitas vezes, é elevada, e as limitações ventilatórias, bem como os efeitos de alguns medicamentos, impedem que se alcance a $FC_{máx}$ prevista e, portanto, atrapalhando seu uso em cálculos de intensidade
- O uso da oximetria é recomendado para as sessões iniciais de treinamento físico, para avaliar a possível dessaturação da oxi-hemoglobina induzida pelo exercício físico e para identificar a carga de trabalho em que a dessaturação ocorreu
- Exercícios físicos de flexibilidade podem ajudar a superar os efeitos dos comprometimentos posturais que limitam a mobilidade torácica e, portanto, prejudicam a função pulmonar[77]
- Independentemente da intensidade do exercício físico prescrito, o profissional de educação física deve monitorar atentamente as sessões iniciais, ajustando a intensidade e a duração de acordo com as respostas e a tolerância do indivíduo. Em muitos casos, a presença de sintomas, particularmente dispneia/falta de ar, substitui métodos objetivos de PEx.

Considerações especiais

- A disfunção muscular esquelética periférica contribui para a intolerância ao exercício físico[146] e relaciona-se de maneira significativa e independente com o aumento do uso de recursos de saúde,[168] pior prognóstico[169] e maior taxa de mortalidade,[170]

FITT	Recomendações FITT para indivíduos com doença pulmonar obstrutiva crônica.[76,77,79,80,167]		
	Aeróbio	Força muscular esquelética	Flexibilidade
Frequência	No mínimo 3 dias/semana; preferencialmente até 5 dias/semana	Pelo menos 2 dias não consecutivos/ semana	≥ 2 a 3 dias/ semana, sendo mais eficazes se realizados diariamente
Intensidade	Intensidade moderada a vigorosa (50 a 80% da taxa de trabalho máximo ou de 4 a 6 na Escala CR10 de Borg)	Força muscular esquelética: 60 a 70% de 1-RM para iniciantes; ≥ 80% para indivíduos com experiência em musculação Resistência muscular esquelética: < 50% de 1-RM	Alongar até o ponto de tensão muscular esquelética ou leve desconforto
Tempo	20 a 60 minutos/ dia em intensidade moderada a alta, conforme tolerado. Se essas durações não puderem ser alcançadas, acumular ≥ 20 minutos de exercícios físicos intercalados com momentos de repouso ou de exercícios físicos de baixa intensidade	Força muscular esquelética: de 2 a 4 séries de 8 a 12 repetições Resistência muscular esquelética: ≤ 2 séries de 15 a 20 repetições	Manter por 10 a 30 segundos para alongamento estático; 2 a 4 repetições de cada exercício físico
Tipo	Modalidades aeróbias comuns, incluindo caminhada (livre ou em esteira), bicicleta estacionária e ergometria da parte superior do corpo	Aparelhos de musculação, pesos livres ou exercícios físicos utilizando a própria massa corporal	Alongamento estático, dinâmico e/ou por FNP
1-RM, uma repetição máxima; FNP, facilitação neuromuscular proprioceptiva.			

o que enfatiza a importância do treinamento físico de FME nesses indivíduos. Em indivíduos com limitação ao fluxo respiratório, maximizar a função pulmonar com broncodilatadores antes do treinamento físico pode reduzir a dispneia e melhorar a tolerância ao exercício físico[77]

• Uma vez que indivíduos com DPOC podem apresentar dispneia mais vigorosa ao realizarem AVD envolvendo os membros superiores, devem-se incluir exercícios físicos de FME para os membros superiores

• A fraqueza muscular inspiratória contribui para a intolerância ao exercício físico e a dispneia em indivíduos com DPOC. Em indivíduos sob tratamento farmacológico ideal que ainda apresentam fraqueza muscular inspiratória e falta de ar, o TMI pode ser útil para aqueles que não podem participar de treinamento físico ou pode ser usado como um complemento para aqueles que participam de um programa de exercícios físicos.[77,79,80,171] O TMI melhora a força e a resistência muscular inspiratória, a capacidade funcional, a dispneia e a qualidade de vida, o que pode levar a melhorias na tolerância ao exercício físico naqueles com DPOC[171] e com asma brônquica[172]

• Não há claras diretrizes baseadas em evidências para o TMI em populações específicas de indivíduos com doenças pulmonares crônicas, embora tenha sido recomendada uma intensidade de carga de treinamento $\geq$ 30% da pressão inspiratória máxima.[79]

• Indica-se suplementação de oxigênio a indivíduos com $PaO_2 \leq 55$ mmHg ou $SatO_2 \leq 88$% em ar ambiente.[173] Essa recomendação se aplica ao considerar a suplementação de oxigênio durante o exercício físico. Em indivíduos que usam suplementação de oxigênio ambulatorial, as taxas de fluxo provavelmente precisarão ser aumentadas durante o exercício físico para manter uma $SatO_2 >$ 88%[77,80,174]

• Indivíduos que experimentam exacerbações agudas da doença pulmonar devem limitar o exercício físico até que os sintomas tenham diminuído.

Treinamento físico para doenças pulmonares que não a doença pulmonar obstrutiva crônica

Apesar de haver substancialmente menos pesquisas acerca dos benefícios do treinamento físico em doenças pulmonares crônicas que não a DPOC, fortes evidências científicas apoiam a inclusão do treinamento físico para muitas doenças pulmonares e condições crônicas além da DPOC, com benefícios clínicos e fisiológicos demonstrados.[81,86,87,107-109,175] Publicaram-se métodos para adaptar o treinamento físico a indivíduos com doença pulmonar crônica que não a DPOC.[81] Cada programa deve ser modificado de modo a incluir estratégias específicas à doença com base nas diretrizes baseadas em evidências atualmente disponíveis.

Hipertensão arterial pulmonar

A hipertensão arterial pulmonar (HAP) é uma doença crônica debilitante e progressiva, caracterizada por comprometimento na função do leito vascular pulmonar. A HAP é caracterizada por pressões pulmonares elevadas decorrentes da disfunção e da proliferação das células endoteliais, que contribuem para o enrijecimento, estreitamento e subsequente perda de pequenos vasos pulmonares. Essa sequência resulta em sinais e sintomas que incluem fadiga, dispneia, descondicionamento muscular esquelético grave e síncope.[77,176] Em indivíduos com HAP, a rigidez arterial pulmonar e a disfunção vasodilatadora aumentam a resistência vascular durante o exercício físico agudo, resultando em diminuição do volume sistólico do ventrículo direito e débito cardíaco, bem como incompetência cronotrópica em indivíduos idosos.[176] Nesses indivíduos, as pressões pulmonares podem aumentar repentina e drasticamente durante o exercício físico, predispondo-os à descompensação do ventrículo direito e colapso cardiovascular.[177]

Apresentaram-se recomendações para o treinamento físico especificamente para indivíduos com HAP estável que estão recebendo tratamento conservador ideal.[88,176,178,179] No entanto, a PEx ideal para aqueles com HAP permanece desconhecida.[77,85] Em geral, as seguintes diretrizes de exercícios físicos podem ser aplicáveis ao indivíduo com HAP:[88,176,178,179]

- Em razão da remodelação cardíaca e da insuficiência ventricular direita frequentemente associada à HAP, o monitoramento eletrocardiográfico por telemetria contínua pode ser útil para a detecção de ectopia ventricular de alto grau ou bradiarritmias inadequadas
- Em muitos indivíduos, pode ser necessária suplementação de oxigênio para manter níveis de saturação de oxigênio capilar periférico (SpO$_2$) > 90% durante o exercício físico, em decorrência do potencial de hipoxemia, que pode aumentar ainda mais as pressões da artéria pulmonar, podendo levar a arritmias complexas ou colapso circulatório
- Devem-se empregar exercícios físicos aeróbios de baixa intensidade, que consistem em esteira, caminhada em superfície nivelada, *stepper* reclinado e ergometria de braço ou bicicleta ergométrica. A frequência ideal para as sessões de exercícios físicos aeróbios é de 5 ou mais dias por semana (incluindo exercícios físicos domiciliares) para produzir ganhos significativos na capacidade funcional geral
- Devem-se evitar exercícios físicos ou atividades físicas de alta intensidade que possam levar ao aumento da pressão intratorácica ou mudanças rápidas na hemodinâmica pulmonar, como treinamento físico intervalado, musculação com muito peso ou exercícios físicos contra resistências que requeiram manobra de Valsalva
- Devem-se monitorar atentamente a PA, a FC e a SatO$_2$ durante cada sessão de exercícios físicos
- O ritmo e a conservação de energia são de vital importância para o indivíduo com HAP durante as sessões de RP e de exercícios físicos domiciliares
- Os exercícios físicos de força que utilizam a própria massa corporal e/ou halteres leves podem ser suficientes para complementar os programas de treinamento físico aeróbio. No entanto, aparelhos de musculação, faixas e tubos elásticos têm se mostrado seguros em indivíduos com HAP sob supervisão adequada e podem ser incorporados de acordo com o indivíduo
- Embora o TC6M seja a técnica de avaliação da capacidade funcional mais comumente usada naqueles com HAP, o TECP fornece uma riqueza de informações para o prognóstico individual e a PEx.

Doença pulmonar intersticial

A DPI abrange um grupo de doenças caracterizadas por graus variáveis de fibrose e inflamação (ou ambas) nos compartimentos alveolares do parênquima pulmonar. Esses distúrbios incluem a FPI, a asbestose, a sarcoidose e a pneumonite induzida por fármacos, entre outras doenças pulmonares fibróticas relacionadas. Os sintomas comuns de DPI incluem tosse seca, dispneia aos esforços físicos, hipoxemia e intolerância aos exercícios físicos. Em contraste com a DPOC, os indivíduos com DPI geralmente apresentam baixos volumes pulmonares e capacidade de difusão reduzida, resultando em um padrão respiratório rápido e superficial. Muitas vezes, esses indivíduos precisam de suplementação de oxigênio em decorrência do prejuízo nas trocas gasosas, pois sua capacidade de difusão diminui, principalmente durante o exercício físico. A combinação dessas alterações cardiopulmonares prejudiciais resulta em aumento da ventilação do espaço morto e frequência respiratória, disfunção muscular esquelética periférica, hipoxemia aos esforços físicos e diminuição geral da qualidade de vida relacionada com a saúde.[110,180]

Apresentaram-se as diretrizes de exercícios físicos para aqueles com DPI:[81,107-109]

- As diretrizes FITT são semelhantes às para a DPOC, embora os exercícios físicos aeróbios de intensidade moderada devam constituir o componente central do programa de exercícios físicos
- A intensidade do exercício físico deve ser inferior àquela que provoca dispneia grave, dessaturação de oxigênio ou hipertensão arterial sistêmica
- Pode ser necessária alta fração inspirada de oxigênio (FIO_2) durante o treinamento físico em decorrência da hipoxemia aos esforços físicos
- A PEx deve ser amplamente focada em técnicas de estimulação e conservação de energia, bem como no uso de broncodilatadores e aquecimento gradual antes dos exercícios físicos
- Como acontece com a maioria das doenças pulmonares crônicas, o TECP é valioso nesses indivíduos em razão da complexa base multifatorial das limitações ao exercício físico da DPI.

Fibrose cística

A FC é uma doença hereditária que afeta os pulmões e o sistema digestório, em que o corpo produz um muco viscoso e excessivamente espesso que obstrui os pulmões e o pâncreas. A FC causa grande morbidade, com sintomas de tosse, expectoração, dispneia, hemoptise intermitente, intolerância ao exercício físico, prejuízo funcional e diminuição da qualidade de vida.[88] Embora não haja cura para a FC, demonstrou-se que exercícios físicos regulares e níveis aumentados de AF são benéficos para o indivíduo com essa doença. Níveis mais elevados de aptidão física têm sido associados a melhores taxas de sobrevida nestes indivíduos.[181] A PEx usada no indivíduo com DPOC é aplicável àquele com FC antes e depois do transplante de pulmão,[182] quando as modificações são adaptadas à tolerância do indivíduo ao exercício físico. A manutenção de uma nutrição adequada, o uso regular de técnicas de desobstrução das vias respiratórias, a estimulação/conservação de energia e o controle de infecção devem ser prioridades para o indivíduo com FC. Há diretrizes específicas para a PEx para crianças, adolescentes e adultos com FC.[183]

Transplante pulmonar

O exercício físico desempenha papel fundamental em indivíduos pós-transplante pulmonar, tanto antes quanto após o procedimento. A capacidade de exercício físico é um importante preditor do desfecho da cirurgia torácica e sobrevivência;[182] portanto, o aumento da tolerância ao exercício físico tem o potencial de melhorar os desfechos cirúrgicos. A RP pré-transplante pode ajudar o indivíduo a otimizar e manter seu estado funcional antes da cirurgia para melhor tolerar os rigores do processo de transplante.[77] Embora atualmente não existam diretrizes de exercício físico baseadas em evidências publicadas para indivíduos pós-transplante de pulmão, foram apresentadas recomendações para o exercício físico:[77,88]

• Antes do transplante, os indivíduos devem se exercitar fisicamente perto da carga de trabalho mais alta que são capazes de tolerar do ponto de vista de dispneia e fadiga
• O exercício físico deve ser atentamente supervisionado de modo a garantir que a carga de trabalho prescrita possa ser tolerada com segurança até o nível de intensidade que terá um efeito benéfico
• O exercício físico deve ser continuado até o momento da cirurgia em um programa de RP, complementado por exercícios físicos domiciliares
• Orientações individualizadas são essenciais para o indivíduo pós-transplante de pulmão, com tópicos que incluem o procedimento cirúrgico, cuidados com a ferida pós-transplante, potenciais complicações do transplante, manejo da ansiedade/depressão, métodos de ventilação assistida e estratégias para otimizar a nutrição
• O treinamento físico intervalado tem sido associado a níveis mais baixos de dispneia e menos interrupções não intencionais em candidatos a transplante de pulmão, em comparação com o treinamento físico contínuo, ao mesmo tempo que promove melhorias semelhantes na capacidade geral de exercício físico.[195] Assim, o treinamento físico intervalado pode ser a modalidade de exercício físico preferida para o indivíduo em RP
• A intolerância ao exercício físico e a deficiência funcional geralmente persistem após o transplante de pulmão, apesar da restauração para níveis quase normais de dinâmica da função pulmonar e trocas gasosas pulmonares
• A disfunção do músculo esquelético desempenha papel importante na incapacidade de exercício físico no indivíduo pós-transplante de pulmão. A reabilitação pós-operatória pode começar 24 horas após a cirurgia para minimizar o efeito prejudicial dos imunossupressores e do repouso no leito sobre o músculo esquelético
• A reabilitação no período pós-operatório inicial deve incluir exercícios físicos de ADM, atividades de transferência (p. ex., passar de sentado para em pé), treinamento da eficiência do padrão respiratório e orientações acerca da desobstrução das vias respiratórias
• A má postura e a marcha inadequada podem agravar o desconforto da incisão. Devem-se monitorar atentamente o equilíbrio, a postura e a marcha após a cirurgia, e devem-se incorporar exercícios físicos para melhorar cada um destes aspectos
• Devem-se evitar exercícios físicos aeróbios ou de FME vigorosos 4 a 6 semanas após o transplante, particularmente as atividades envolvendo os membros superiores, para garantir a cicatrização adequada da incisão
• Pode haver problemas musculoesqueléticos quando o indivíduo se exercita fisicamente em um nível de intensidade ou duração demasiadamente alto após o transplante.

Outros testes de aptidão muscular esquelética para indivíduos com doença pulmonar crônica

Há vários testes de função física validados em indivíduos idosos que podem ser usados para avaliar a força e resistência muscular esquelética de membros superior e inferior em populações em RP. O teste é realizado no início do programa e periodicamente depois disso para avaliação de melhoria ou declínio individual. Pode-se avaliar a potência muscular esquelética das partes superior e inferior do corpo (p. ex., em watts) a partir de alguns desses testes. Estes são alguns exemplos dos tipos de testes existentes:

- Teste *Timed Up and Go* (TUG)[185,186]
- Teste *Five Times Sit to Stand* (Sentar-Levantar Cinco Vezes)[187]
- Teste *30-Second Chair Stand* (Teste de Sentar e Levantar da Cadeira em 30 Segundos)[188]
- Teste *30-Second Arm Curl* (flexões de cotovelo, usando um halter posicionado na mão como resistência, durante 30 segundos)[189]
- Teste *6-Minute Pegboard and Ring* (Teste das Argolas de 6 Minutos)[190]
- Teste com dinamômetro de preensão manual[191-193]
- Teste de lançamento da bola terapêutica sentado[194]
- Teste *gallon-jug shelf-transfer* (teste de mudar galões de prateleira).[195]

Embora atualmente não existam dados normativos para muitos desses testes para indivíduos com doença pulmonar crônica, os valores normativos publicados podem fornecer um ponto de referência razoável para determinar a taxa de melhora (ou declínio) ao longo do tempo. Esses dados também podem mostrar ao indivíduo como ele se compara aos indivíduos em sua categoria de idade específica.[189] Devem-se levar em consideração a gravidade e o tipo de doença pulmonar, comorbidades, anormalidades musculoesqueléticas e hipoxemia, com avaliação subjetiva e objetiva regular desses tipos de testes. Até que esses (e outros) testes de aptidão muscular esquelética tenham sido validados em populações de indivíduos com doença pulmonar, os resultados dos testes devem ser vistos com cautela ao se compararem com valores normativos para populações geriátricas.

Recursos *online*

American Association for Cardiovascular and Pulmonary Rehabilitation: http://www.aacvpr.org
American Heart Association: https://www.heart.org/en/health-topics/cardiac-rehab
American Lung Association: http://www.lungusa.org/lung-disease/copd/
EPR3: Guidelines for the Diagnosis and Management of Asthma (Expert Panel Report 3): http://www.nhlbi.nih.gov/guidelines/asthma/asthgdln.htm
CTSNet. Goodbye Sternal Precautions, Hello Move in the Tube? https://www.ctsnet.org/article/goodbye-sternal-precautions-hello-move-tube
Global Initiative for Asthma: http://www.ginasthma.org
Global Initiative for Chronic Obstructive Lung Disease: https://goldcopd.org/gold-reports/
Society for Vascular Medicine: http://www.vascularmed.org
American Stroke Association: http://www.strokeassociation.org

Referências bibliográficas

1. Balady GJ, Williams MA, Ades PA et al. Core components of cardiac rehabilitation/secondary prevention programs: 2007 update: a scientific statement from the American Heart Association Exercise, Cardiac Rehabilitation, and Prevention Committee, the Council on Clinical Cardiology; the Councils on Cardiovascular Nursing, Epidemiology and Prevention, and Nutrition, Physical Activity, and Metabolism; and the American Association of Cardiovascular and Pulmonary Rehabilitation. *Circulation.* 2007;115:2675–82.

2. Taylor RS, Brown A, Ebrahim S et al. Exercise-based rehabilitation for patients with coronary heart disease: systematic review and meta-analysis of randomized controlled trials. *Am J Med.* 2004;116(10):682–92.

3. Oldridge N, Furlong W, Feeny D et al. Economic evaluation of cardiac rehabilitation soon after acute myocardial infarction. *Am J Cardiol.* 1993;72:154–61.

4. Leggett LE, Hauer T, Martin BJ et al. Optimizing value from cardiac rehabilitation: a cost-utility analysis comparing age, sex, and clinical subgroups. *Mayo Clin Proc.* 2015;90(8):1011–20.

5. Thomas RJ, Balady G, Banka G et al. 2018 ACC/AHA clinical performance and quality measures for cardiac rehabilitation: a report of the American College of Cardiology/American Heart Association Task Force on Performance Measures. *J Am Coll Cardiol.* 2018;71(16):1814–37.

6. *The Official U.S. Government Site for Medicare: Cardiac rehabilitation programs — Medicare Part B* [Internet]. Baltimore (MD): U.S. Centers for for Medicare & Medicaid Services; [cited 2019 Mar 2]. Available from: https://www.medicare.gov/coverage/cardiac-rehab-programs.html

7. American Association of Cardiovascular and Pulmonary Rehabilitation. The continuum of care: from inpatient and outpatient cardiac rehabilitation to long-term secondary prevention. In: *Guidelines for Cardiac Rehabilitation and Secondary Prevention Programs.* 5th ed. Champaign (IL): Human Kinetics; 2013. p. 5–18.

8. Convertino VA. Value of orthostatic stress in maintaining functional status soon after myocardial infarction or cardiac artery bypass grafting. *J Cardiovasc Nurs.* 2003;18:124–30.

9. Chobanian AV, Lille RD, Tercyak A, Blevins P. The metabolic and hemodynamic effects of prolonged bed rest in normal subjects. *Circulation.* 1974;49:551–9.

10. Squires RW, Kaminsky LA, Porcari JP, Ruff JE, Savage PD, Williams MA. Progression of exercise training in early outpatient cardiac rehabilitation: an official statement from the American Association of Cardiovascular and Pulmonary Rehabilitation. *J Cardiopulm Rehabil Prev.* 2018;38(3):139–46.

11. Borg GA. Psychophysical bases of perceived exertion. *Med Sci Sports Exerc.* 1982;14(5):377–81.

12. O'Gara PT, Kushner FG, Ascheim DD et al. 2013 ACCF/AHA guideline for the management of ST-elevation myocardial infarction: a report of the American College of Cardiology Foundation/American Heart Association Task Force on Practice Guidelines. *Circulation.* 2013;128(25):e481.

13. Ades PA, Keteyian SJ, Wright JS et al. Increasing cardiac rehabilitation participation from 20% to 70%: a road map from the million hearts cardiac rehabilitation collaborative. *Mayo Clin Proc.* 2017;92(2):234–42.

14. Jneid H, Addison D, Bhatt DL et al. 2017 AHA/ACC clinical performance and quality measures for adults with ST-elevation and non–ST-elevation myocardial infarction: a report of the American College of Cardiology/American Heart Association Task Force on Performance Measures. 2017;70(16):2048–90.

15. Simon M, Korn K, Cho L, Blackburn GG, Raymond C. Cardiac rehabilitation: a class 1 recommendation. *Cleve Clin J Med.* 2018;85(7):551–8.

16. Fletcher GF, Ades PA, Kligfield P et al. Exercise standards for testing and training: a scientific statement from the American Heart Association. *Circulation.* 2013;128(8):873–934.

17. 2018 Physical Activity Guidelines Advisory Committee. *2018 Physical Activity Guidelines Advisory Committee Scientific Report.* Washington (DC): U.S. Department of Health and Human Services; 2018 [cited 2019 March 22]. Available from: https://health.gov/sites/default/files/2019-09/02_A_Executive_Summary.pdf

18. Sawka MN, Burke LM, Eichner ER et al. American College of Sports Medicine position stand. Exercise and fluid replacement. *Med Sci Sports Exerc.* 2007;39(2):377–90.

19. Garber CE, Blissmer B, Deschenes MR et al. American College of Sports Medicine position stand. Quantity and quality of exercise for developing and maintaining cardiorespiratory, musculoskeletal, and neuromotor fitness in apparently healthy adults: guidance for prescribing exercise. *Med Sci Sports Exerc.* 2011;43:1334–59.

20. Benjamin EJ, Virani SS, Callaway CW et al. Heart disease and stroke statistics — 2018 update: a report from the American Heart Association. *Circulation.* 2018;137(12):e67–492. doi:10.1161/CIR.0000000000000558.

21. Yancy CW, Jessup M, Bozkurt B et al. 2013 ACCF/AHA guideline for the management of heart failure. A report of the American College of Cardiology Foundation/American Heart Association Task Force on Practice Guidelines. *Circulation.* 2013;128(16):e240–327. doi:10.1161/CIR.0b013e31829e8776.

22. Keteyian SJ. Exercise training in congestive heart failure: risks and benefits. *Prog Cardiovasc Dis.* 2011;53:419–28.
23. Davies EJ, Moxham T, Rees K et al. Exercise based rehabilitation for heart failure. *Cochrane Database Syst Rev.* 2010;(4):CD003331. doi:10.1002/14651858.CD003331.pub3.
24. O'Connor CM, Whellan DJ, Lee KL et al. Efficacy and safety of exercise training in patients with chronic heart failure: HF-ACTION randomized controlled trial. *JAMA.* 2009;301(14):1439–50.
25. Piepoli MF, Davos C, Francis DP, Coats AJ; for ExTraMATCH Collaborative. Exercise training meta-analysis of trials in patients with chronic heart failure (ExTraMATCH). *BMJ.* 2004;328:189.
26. Rich MW, Beckham V, Wittenberg C, Leven CL, Freedland KE, Carney RM. A multidisciplinary intervention to prevent the readmission of elderly patients with congestive heart failure. *N Engl J Med.* 1995;333:1190–5.
27. Riegel B, Moser DK, Anker SD et al. State of the science: promoting self-care in persons with heart failure: a scientific statement from the American Heart Association. *Circulation.* 2009;120:1141–63.
28. Smart N, Marwick T. Exercise training for patients with heart failure: a systematic review of factors that improve mortality and morbidity. *Am J Med.* 2004;116:693–706.
29. Haykowsky MJ, Kitzman DW. Exercise physiology in heart failure and preserved ejection fraction. *Heart Fail Clin.* 2014;10:445–52.
30. Duscha BD, Schulze PC, Robbins JL, Forman DE. Implications of chronic heart failure on peripheral vasculature and skeletal muscle before and after exercise training. *Heart Fail Rev.* 2008;13:21–37.
31. Fang JC, Ewald GA, Allen LA et al. Advanced (stage D) heart failure: a statement from the Heart Failure Society of America Guidelines Committee. *J Card Fail.* 2015;21(6):519–34.
32. Mehra MR, Canter CE, Hannan MM et al. The 2016 International Society for Heart Lung Transplantation listing criteria for heart transplantation: a 10-year update. *J Heart Lung Transplant.* 2016;35(1):1–23.
33. Williams MA, Haskell WL, Ades PA et al. Resistance exercise in individuals with and without cardiovascular disease: 2007 update: a scientific statement from the American Heart Association Council on Clinical Cardiology and Council on Nutrition, Physical Activity, and Metabolism. *Circulation.* 2007;116(5):572–84.
34. Mezzani A, Hamm LF, Jones AM et al. Aerobic exercise intensity assessment and prescription in cardiac rehabilitation: a joint position statement of the European Association for Cardiovascular Prevention and Rehabilitation, the American Association of Cardiovascular and Pulmonary Rehabilitation, and the Canadian Association of Cardiac Rehabilitation. *J Cardiopulm Rehabil Prev.* 2012;32(6):327–50.
35. Keteyian SJ. High intensity interval training in patients with cardiovascular disease: a brief review of the physiologic adaptations and suggestions for future research. *J Clin Exerc Physiol.* 2013;2:12–9.
36. Wisløff U, Støylen A, Loennechen JP et al. Superior cardiovascular effect of aerobic interval training versus moderate continuous training in heart failure patients: a randomized study. *Circulation.* 2007;115(24):3086–94.
37. Keteyian SJ, Leifer ES, Houston-Miller N et al. Relation between volume of exercise and clinical outcomes in patients with heart failure. *J Am Coll Cardiol.* 2012;60:1899–905.
38. Daly J, Sindone AP, Thompson DR, Hancock K, Chang E, Davidson P. Barriers to participation in and adherence to cardiac rehabilitation programs: a critical literature review. *Prog Cardiovasc Nurs.* 2002;17:8–17.
39. Evangelista LS, Hamilton MA, Fonarow GC, Dracup K. Is exercise adherence associated with clinical outcomes in patients with advanced heart failure? *Phys Sportsmed.* 2010;38:28–36.
40. Kerrigan DJ, Williams CT, Ehrman JK et al. Cardiac rehabilitation improves functional capacity and patient-reported health status in patients with continuous-flow left ventricular assist devices: the Rehab-VAD randomized controlled trial. *JACC Heart Fail.* 2014;2(6):653–9.
41. Kerrigan DJ, Williams CT, Ehrman JK et al. Muscular strength and cardiorespiratory fitness are associated with health status in patients with recently implanted continuous-flow LVADs. *J Cardiopulm Rehabil Prev.* 2013;33:396–400.
42. Slaughter MS, Pagani FD, Rogers JG et al. Clinical management of continuous-flow left ventricular assist devices in advanced heart failure. *J Heart Lung Transplant.* 2010;29(4 Suppl):S1–39.

43. Scheiderer R, Belden C, Schwab D, Haney C, Paz J. Exercise guidelines for inpatients following ventricular assist device placement: a systematic review of the literature. *Cardiopulm Physical Ther J*. 2013;24:35–42.

44. Balachandran S, Lee A, Royse A, Denehy L, El-Ansary D. Upper limb exercise prescription following cardiac surgery via median sternotomy: a web survey. *J Cardiopulm Rehabil Prev*. 2014;34:390–5.

45. Adams J, Pullum G, Stafford P et al. Challenging traditional activity limits after coronary artery bypass graft surgery: a simulated lawn-mowing activity. *J Cardiopulm Rehabil Prev*. 2008;28:118–21.

46. Adams J, Lotshaw A, Exum E et al. An alternative approach to prescribing sternal precautions after median sternotomy, "Keep Your Move in the Tube." *Proc (Bayl Univ Med Cent)*. 2016;29(1):97–100.

47. Cahalin LP, Lapier TK, Shaw DK. Sternal precautions: is it time for change? Precautions versus restrictions — a review of literature and recommendations for revision. *Cardiopulm Phys Ther J*. 2011;22(1):5–15.

48. Pandey A, Parashar A, Moore C et al. Safety and efficacy of exercise training in patients with an implantable cardioverter-defibrillator: a meta-analysis. *JACC Clin Electrophysiol*. 2017;3(2):117–126.

49. Colvin M, Smith JM, Hadley N et al. OPTN/SRTR 2016 annual data report: heart. *Am J Transplant*. 2018;18 Suppl 1:291–362.

50. Costanzo MR, Dipchand A, Starling R et al. The International Society of Heart and Lung Transplantation guidelines for the care of heart transplant recipients. *J Heart Lung Transplant*. 2010;29:914–56.

51. Nytrøen K, Gullestad L. Exercise after heart transplantation: an overview. *World J Transplant*. 2013;3:78–90.

52. Braith RW, Edwards DG. Exercise following heart transplantation. *Sports Med*. 2000;30:171–92.

53. Jendzjowsky NG, Tomczak CR, Lawrance R et al. Impaired pulmonary oxygen uptake kinetics and reduced peak aerobic power during small muscle mass exercise in heart transplant recipients. *J Appl Physiol (1985)*. 2007;103:1722–7.

54. Keteyian SJ, Ehrman J, Fedel F, Rhoads K. Heart rate-perceived exertion relationship during exercise in orthotopic heart transplant patients. *J Cardiopulm Rehabil*. 1990;10:287–93.

55. Hsieh PL, Wu YT, Chao WJ. Effects of exercise training in heart transplant recipients: a meta-analysis. *Cardiology*. 2011;120(1):27–35.

56. Hiatt WR, Cox L, Greenwalt M, Griffin A, Schechter C. Quality of the assessment of primary and secondary endpoints in claudication and critical leg ischemia trials. *Vasc Med*. 2005;10(3):207–13.

57. Fontaine R, Kim M, Kieny R. Surgical treatment of peripheral circulation disorders [in German]. *Helv Chir Acta*. 1954;21(5–6):499–533.

58. Hirsch AT, Haskal ZJ, Hertzer NR et al. ACC/AHA 2005 practice guidelines for the management of patients with peripheral arterial disease (lower extremity, renal, mesenteric, and abdominal aortic): a collaborative report from the American Association for Vascular Surgery/Society for Vascular Surgery, Society for Cardiovascular Angiography and Interventions, Society for Vascular Medicine and Biology, Society of Interventional Radiology, and the ACC/AHA Task Force on Practice Guidelines (writing committee to develop guidelines for the management of patients with peripheral arterial disease): endorsed by the American Association of Cardiovascular and Pulmonary Rehabilitation; National Heart, Lung, and Blood Institute; Society for Vascular Nursing; TransAtlantic Inter-Society Consensus; and Vascular Disease Foundation. *Circulation*. 2006;113(11):e463–654.

59. Askew CD, Parmenter B, Leicht AS, Walker PJ, Golledge J. Exercise & Sports Science Australia (ESSA) position statement on exercise prescription for patients with peripheral arterial disease and intermittent claudication. *J Sci Med Sport*. 2014;17(6):623–9.

60. Gardner AW, Montgomery PS, Flinn WR, Katzel LI. The effect of exercise intensity on the response to exercise rehabilitation in patients with intermittent claudication. *J Vasc Surg*. 2005;42(4):702–9.

61. Stein R, Hriljac I, Halperin JL, Gustavson SM, Teodorescu V, Olin JW. Limitation of the resting ankle-brachial index in symptomatic patients with peripheral arterial disease. *Vasc Med*. 2006;11:29–33.

62. Bronas U, Hirsch A, Murphy T et al. Design of the multicenter standardized supervised exercise training intervention for the claudication: exercise vs endoluminal revascularization (CLEVER) study. *Vasc Med.* 2009;14(4):313-21.
63. Hiatt WR. Medical treatment of peripheral arterial disease and claudication. *N Engl J Med.* 2001;344:1608-21.
64. Treat-Jacobson D, Henly SJ, Bronas UG, Leon AS, Henly GA. The pain trajectory during treadmill testing in peripheral artery disease. *Nurs Res.* 2011;60(3 Suppl):S38-49.
65. Gerhard-Herman MD, Gornik HL, Barrett C et al. 2016 AHA/ACC guideline on the management of patients with lower extremity peripheral artery disease: executive summary: a report of the American College of Cardiology/American Heart Association Task Force on Clinical Practice Guidelines. *J Am Coll Cardiol.* 2017;69(11):1465-1508.
66. Hamburg NM, Balady GJ. Exercise rehabilitation in peripheral artery disease: functional impact and mechanisms of benefits. *Circulation.* 2011;123(1):87-97.
67. Bulmer AC, Coombes JS. Optimising exercise training in peripheral arterial disease. *Sports Med.* 2004;34(14):983-1003.
68. Castellani JW, Young AJ, Ducharme MB et al. American College of Sports Medicine position stand: prevention of cold injuries during exercise. *Med Sci Sports Exerc.* 2006;38(11):2012-29.
69. Go AS, Mozaffarian D, Roger VL et al. Heart disease and stroke statistics — 2014 update: a report from the American Heart Association. *Circulation.* 2014;129:e28-292.
70. Billinger SA, Arena R, Bernhardt J et al. Physical activity and exercise recommendations for stroke survivors: a statement for healthcare professionals from the American Heart Association/ American Stroke Association. *Stroke.* 2014;45:2532-53.
71. Palmer-McLean K, Harbst K. Stroke and brain injury. In: Durstine JL, Moore GE, Painter PL, Roberts SO, editors. *ACSM's Exercise Management for Persons with Chronic Diseases and Disabilities.* Champaign (IL): Human Kinetics; 2009. p. 287-97.
72. Pang MYC, Charlesworth SA, Lau RWK, Chung RCK. Using aerobic exercise to improve health outcomes and quality of life in stroke: evidence-based exercise prescription recommendations. *Cerebrovasc Dis.* 2013;35:7-22.
73. Ainsworth BE, Haskell WL, Whitt MC et al. Compendium of physical activities: an update of activity codes and MET intensities. *Med Sci Sports Exerc.* 2000;32(9 Suppl):S498-504.
74. Leon AS, Franklin BA, Costa F et al. Cardiac rehabilitation and secondary prevention of coronary heart disease: an American Heart Association scientific statement from the Council on Clinical Cardiology (Subcommittee on Exercise, Cardiac Rehabilitation, and Prevention) and the Council on Nutrition, Physical Activity, and Metabolism (Subcommittee on Physical Activity), in collaboration with the American Association of Cardiovascular and Pulmonary Rehabilitation. *Circulation.* 2005;111(3):369-76.
75. Sheldahl LM, Wilke NA, Tristani FE. Evaluation and training for resumption of occupational and leisure-time physical activities in patients after a major cardiac event. *Med Exerc Nutr Health.* 1995;4:273-89.
76. Nici L, Donner C, Wouters E et al. American Thoracic Society/European Respiratory Society statement on pulmonary rehabilitation. *Am J Respir Crit Care Med.* 2006;173(12):1390-413.
77. Spruit MA, Singh SJ, Garvey C et al. An official American Thoracic Society/European Respiratory Society statement: key concepts and advances in pulmonary rehabilitation. *Am J Respir Care Med.* 2013;188:e13-64.
78. Lacasse Y, Martin S, Lasserson TJ, Goldstein RS. Meta-analysis of respiratory rehabilitation in chronic obstructive pulmonary disease. A Cochrane systematic review. *Eura Medicophys.* 2007;43:475-85.
79. Langer D, Hendriks E, Burtin C et al. A clinical practice guideline for physiotherapists treating patients with chronic obstructive pulmonary disease based on a systematic review of available evidence. *Clin Rehabil.* 2009;23(5):445-62.
80. Ries AL, Bauldoff GS, Carlin BW et al. Pulmonary rehabilitation: joint ACCP/AACVPR evidence-based clinical practice guidelines. *Chest.* 2007;131(5 Suppl):4S-42S.
81. Holland AE, Wadell K, Spruit MA. How to adapt the pulmonary rehabilitation programme to patients with chronic respiratory disease other than COPD. *Eur Respir Rev.* 2013;22(130):577-86.

82. Garvey C, Crouch R, Verrill D. Exercise assessment and training. In: *Guidelines for Pulmonary Rehabilitation Programs*. 5th ed. Champaign (IL): American Association of Cardiovascular and Pulmonary Rehabilitation; 2020. p. 57–70.
83. Singh SJ, Puhan MA, Andrianopoulos V et al. An official systematic review of the European Respiratory Society/American Thoracic Society: measurement properties of field walking tests in chronic respiratory disease. *Eur Respir J*. 2014;44:1447–78.
84. Collins EG, Bauldoff G, Carlin B et al. Clinical competency guidelines for pulmonary rehabilitation professionals: position statement of the American Association of Cardiovascular and Pulmonary Rehabilitation. *J Cardiopulm Rehabil Prev*. 2014;34:291–302.
85. Alison JA, McKeough ZJ, Johnston K et al. Australian and New Zealand pulmonary rehabilitation guidelines. *Respirology*. 2017;22:800–19.
86. Rochester CL, Fairburn C, Crouch RH. Pulmonary rehabilitation for respiratory disorders other than chronic obstructive pulmonary disease. *Clin Chest Med*. 2014;35(2):369–89.
87. Gomes-Neto M, Silva CM, Ezequiel D et al. Impact of pulmonary rehabilitation on exercise tolerance and quality of life in patients with idiopathic pulmonary fibrosis a systematic review and meta-analysis. *J Cardiopulm Rehabil Prev*. 2018;38:273–8.
88. Tenebeck C, Menson K, Raskin J, Carlin B. Disease-specific approaches in pulmonary rehabilitation. In: *Guidelines for Pulmonary Rehabilitation Programs*. 5th ed. Champaign (IL): American Association of Cardiovascular and Pulmonary Rehabilitation; 2020. p. 101–22.
89. Hassanein SE, Narsavage GL. The dose effect of pulmonary rehabilitation on physical activity, perceived exertion, and quality of life. *J Cardiopulm Rehabil Prev*. 2009;29:255–60.
90. Güell MR, Cejudo P, Ortega F et al. Benefits of long-term pulmonary rehabilitation maintenance program in patients with severe chronic obstructive pulmonary disease. Three-year follow-up. *Am J Respir Crit Care Med*. 2017;195(5):622–29.
91. Verrill D, Barton C, Beasley M, Lippard WM. The effects of short-term and long-term pulmonary rehabilitation on functional capacity, perceived dyspnea, and quality of life. *Chest*. 2005;128:673–83.
92. Berry MJ, Rejeski WJ, Adair NE, Ettinger WH Jr, Zaccaro DJ, Sevick MA. A randomized, controlled trial comparing long-term and short-term exercise in patients with chronic obstructive pulmonary disease. *J Cardiopulm Rehabil*. 2003;23:60–8.
93. Ochmann U, Jorres RA, Nowak D. Long-term efficacy of pulmonary rehabilitation: a state-of-the-art review. *J Cardiopulm Rehabil Prev*. 2012;32:117–26.
94. Güell R, Casan P, Belda J et al. Long-term effects of outpatient rehabilitation of COPD: a randomized trial. *Chest*. 2000;117:976–83.
95. Strijbos JH, Postma DS, van Altena R, Gimeno F, Koëter GH. A comparison between an outpatient hospital-based pulmonary rehabilitation program and a home-care pulmonary rehabilitation program in patients with COPD. A follow-up of 18 months. *Chest*. 1996;109:366–72.
96. Wijkstra PJ, van der Mark TW, Kraan J, van Altena R, Koëter GH, Postma DS. Long-term effects of home rehabilitation on physical performance in chronic obstructive pulmonary disease. *Am J Respir Crit Care Med*. 1996.153:1234–41.
97. Griffiths TL, Burr ML, Campbell IA et al. Results at 1 year of outpatient multidisciplinary pulmonary rehabilitation: a randomised controlled trial. *Lancet*. 2000;355:362–8.
98. Mador MJ, Krawza M, Alhajhusian A, Khan AI, Shaffer M, Kufel TJ. Interval training versus continuous training in patients with chronic obstructive pulmonary disease. *J Cardiopulm Rehabil Prev*. 2009;29:126–132.
99. Lee AL, Beauchamp MK, Goldstein RS, Brooks D. Clinical and physiological effects of rollators in individuals with chronic obstructive pulmonary disease: a systematic review. *J Cardiopulm Rehabil Prev*. 2018;38:366–373.
100. Casaburi R, Porszasz J, Burns MR, Carithers ER, Chang RS, Cooper CB. Physiologic benefits of exercise training in rehabilitation of patients with severe chronic obstructive pulmonary disease. *Am J Respir Crit Care Med*. 1997;155(5):1541–51.
101. Kofod LM, Døssing M, Steentoft J, Kristensen MT. Resistance training with ankle weight cuffs is feasible in patients with acute exacerbation of COPD. *J Cardiopulm Rehabil Prev*. 2017;37:49–56.
102. Zambom-Ferraresi F, Cebollero P, Gorostiaga EM et al. Effects of combined resistance and endurance training versus resistance training alone on strength, exercise capacity, and quality of life in patients with COPD. *J Cardiopulm Rehabil Prev*. 2015;35:446–53.

103. Iepsen UW, Jørgensen KJ, Ringbaek T, Hansen H, Skrubbeltrang C, Lange P. A systematic review of resistance training versus endurance training in COPD. *J Cardiopulm Rehabil Prev.* 2015;35:163–72.

104. O'Shea SD, Taylor NF, Paratz J. Peripheral muscle strength training in COPD: a systematic review. *Chest.* 2004;126:903–14.

105. Spruit MA, Gosselink R, Troosters T, De Paepe K, Decramer M. Resistance versus endurance training in patients with COPD and peripheral muscle weakness. *Eur Respir J.* 2002;19:1072–8.

106. Kongsgaard M, Backer V, Jørgensen K, Kjaer M, Beyer N. Heavy resistance training increases muscle size, strength and physical function in elderly male COPD-patients — a pilot study. *Respir Med.* 2004;98:1000–7.

107. Kenn K, Gloeckl R, Behr J. Pulmonary rehabilitation in patients with idiopathic pulmonary fibrosis — a review. *Respiration.* 2013;86(2):89–99.

108. Dowman L, Hill CJ, Holland AE. Pulmonary rehabilitation for interstitial lung disease. *Cochrane Database Syst Rev.* 2014;(10):CD006322.

109. Huppmann P, Sczepanski B, Boensch M et al. Effects of inpatient pulmonary rehabilitation in patients with interstitial lung disease. *Eur Respir J.* 2013;42(2):444–53.

110. Nishiyama O, Kondoh Y, Kimura T et al. Effects of pulmonary rehabilitation in patients with idiopathic pulmonary fibrosis. *Respirology.* 2008;13:394–9.

111. Holland AE, Hill CJ, Conron M, Munro P, McDonald CF. Short term improvement in exercise capacity and symptoms following exercise training in interstitial lung disease. *Thorax.* 2008;63:549–54.

112. Global Initiative for Asthma. *Global Strategy for Asthma Management and Prevention* [Internet]. Fontana (WI): Global Initiative for Asthma; 2016 [cited 2016 Sep 8]. Available from: http://www.ginasthma.org

113. Garcia-Aymerich J, Varraso R, Antó JM, Camargo CA Jr. Prospective study of physical activity and risk of asthma exacerbations in older women. *Am J Respir Crit Care Med.* 2009;179(11):999–1003.

114. Carson KV, Chandratilleke MG, Picot J, Brinn MP, Esterman AJ, Smith BJ. Physical training for asthma. *Cochrane Database Syst Rev.* 2013;(9):CD001116.

115. Eichenberger PA, Diener SN, Kofmehl R, Spengler CM. Effects of exercise training on airway hyperreactivity in asthma: a systematic review and meta-analysis. *Sports Med.* 2013;43(11):1157–70.

116. Ram FS, Robinson SM, Black PN, Picot J. Physical training for asthma. *Cochrane Database Syst Rev.* 2005;(4):CD001116.

117. Pakhale S, Luks V, Burkett A, Turner L. Effect of physical training on airway inflammation in bronchial asthma: a systematic review. *BMC Pulm Med.* 2013;13:38.

118. Craig TJ, Dispenza MC. Benefits of exercise in asthma. *Ann Allergy Asthma Immunol.* 2013;110(3):133–40.

119. Morton AR, Fitch KD. Australian association for exercise and sports science position statement on exercise and asthma. *J Sci Med Sport.* 2011;14(4):312–6.

120. Parsons JP, Hallstrand TS, Mastronarde JG et al. An official American Thoracic Society clinical practice guideline: exercise-induced bronchoconstriction. *Am J Respir Crit Care Med.* 2013;187(9):1016–27.

121. Stickland MK, Rowe BH, Spooner CH, Vandermeer B, Dryden DM. Effect of warm-up exercise on exercise-induced bronchoconstriction. *Med Sci Sports Exerc.* 2012;44(3):383–91.

122. Crapo RO, Casaburi R, Coates AL et al. Guidelines for methacholine and exercise challenge testing-1999. This official statement of the American Thoracic Society was adopted by the ATS Board of Directors, July 1999. *Am J Respir Crit Care Med.* 2000;161(1):309–29.

123. Palange P, Ward SA, Carlsen KH et al. Recommendations on the use of exercise testing in clinical practice. *Eur Respir J.* 2007;29(1):185–209.

124. American Thoracic Society, American College of Chest Physicians. ATS/ACCP statement on cardiopulmonary exercise testing. *Am J Respir Crit Care Med.* 2003;167(2):211–77.

125. ATS Committee on Proficiency Standards for Clinical Pulmonary Function Laboratories. ATS statement: guidelines for the six-minute walk test. *Am J Respir Crit Care Med.* 2002;166(1):111–7.

126. Holland AE, Spruit MA, Troosters T et al. An official European Respiratory Society/American Thoracic Society technical standard: field walking tests in chronic respiratory disease. *Eur Respir J.* 2014;44:1428–46.

127. Global Initiative for Chronic Obstructive Lung Disease. *Global Initiative for Chronic Obstructive Lung Disease Pocket Guide to COPD Diagnosis, Management, and Prevention. A Guide for Health Care Professionals: 2020 Report* [Internet]. Florence (Italy): Global Initiative for Chronic Obstructive Lung Disease; 2020 [cited 2020 April 18]. Available from: https://goldcopd.org/wp-content/uploads/2020/03/GOLD-2020-POCKET-GUIDE-ver1.0_FINAL-WMV.pdf

128. Spruit MA, Vanderhoven-Augustin I, Janssen PP, Wouters EF. Integration of pulmonary rehabilitation in COPD. *Lancet.* 2008;371(9606):12–3.

129. American Thoracic Society, European Respiratory Society. Skeletal muscle dysfunction in chronic obstructive pulmonary disease. A statement of the American Thoracic Society and European Respiratory Society. *Am J Respir Crit Care Med.* 1999;159(4 Pt 2):S1–40.

130. Mezzani A. Cardiopulmonary exercise testing: basics of methodology and measurements. *Ann Am Thorac Soc.* 2017;14:S3–11.

131. Buchfuhrer MJ, Hansen JE, Robinson TE, Sue DY, Wasserman K, Whipp BJ. Optimizing the exercise protocol for cardiopulmonary assessment. *J Appl Physiol Respir Environ Exerc Physiol.* 1983;55(5):1558–64.

132. Casaburi R. Factors determining constant work rate exercise tolerance in COPD and their role in dictating the minimal clinically important difference in response to interventions. *COPD.* 2005;2(1):131–6.

133. Kendrick KR, Baxi SC, Smith RM. Usefulness of the modified 0-10 Borg scale in assessing the degree of dyspnea in patients with COPD and asthma. *J Emerg Nurs.* 2000;26(3):216–22.

134. Ries AL. Impact of chronic obstructive pulmonary disease on quality of life: the role of dyspnea. *Am J Med.* 2006;119(10 Suppl 1):12–20.

135. Cooper CB, Storer TW. *Exercise Testing and Interpretation: A Practical Approach.* Cambridge (United Kingdom): Cambridge University Press; 2001. 17 p.

136. Garvey C, Bauldoff G. Teneback C et al. *AACVPR Pulmonary Rehabilitation Outcome Toolkit* [Internet]. Chicago (IL): American Association of Cardiovascular and Pulmonary Rehabilitation; 2018 [cited 2018 Oct]. Available from: https://www.aacvpr.org/Member-Center/Pulmonary-Rehab-Outcomes-Resource-Guide

137. Puhan MA, Mador MJ, Held U, Goldstein R, Guyatt GH, Schünemann HJ. Interpretation of treatment changes in 6-minute walk distance in patients with COPD. *Eur Respir J.* 2008;32:637–43.

138. Borel B, Pepin V, Mahler DA, Nadreau É, Maltais F. Prospective validation of the endurance shuttle walking test in the context of bronchodilation in COPD. *Eur Respir J.* 2014;44(5):1166–76.

139. Eaton T, Young P, Nicol K, Kolbe J. The endurance shuttle walking test: a responsive measure in pulmonary rehabilitation for COPD patients. *Chron Respir Dis.* 2006;3(1):3–9.

140. Singh SJ, Morgan MD, Hardman AE, Rowe C, Bardsley PA. Comparison of oxygen uptake during a conventional treadmill test and the shuttle walking test in chronic airflow limitation. *Eur Respir J.* 1994;7(11):2016–20.

141. Revill SM, Morgan MD, Singh SJ, Williams J, Hardman AE. The endurance shuttle walk: a new field test for the assessment of endurance capacity in chronic obstructive pulmonary disease. *Thorax.* 1999;54:213–22.

142. Hill K, Dolmage T, Woon L, Counts D, Goldstein, Brook D. A simple method to derive speed for the endurance shuttle walk test. *Respir Med.* 2012;106(12):1665–70.

143. Hill K, Dolmage TE, Woon L, Coutts D, Goldstein R, Brooks D. Comparing peak and submaximal cardiorespiratory responses during field walking tests with incremental cycle ergometry in COPD. *Respirology.* 2012;17:278–84.

144. Singh S, Moiz JA, Ali MS, Talwar D. Reliability, validity and responsiveness of the incremental shuttle walk test in patients with interstitial lung disease. *J Cardiopulm Rehabil Prev.* 2018;38:425–29.

145. Costa IP, Dal Corso S, Borghi-Silva A et al. Reliability of the shuttle walk test with controlled incremental velocity in patients with difficult-to-control asthma. *J Cardiopulm Rehabil Prev.* 2018;38:54–57.

146. Maltais F, Decramer M, Casaburi R et al. An official American Thoracic Society/European Respiratory Society statement: update on limb muscle dysfunction in chronic obstructive pulmonary disease. *Am J Respir Crit Care Med.* 2014;189(9):e15–62.

147. Singer J, Yelin EH, Katz PP et al. Respiratory and skeletal muscle strength in chronic obstructive pulmonary disease: impact on exercise capacity and lower extremity function. *J Cardiopulm Rehabil Prev.* 2011;31:111–119.

148. Gea J, Pascual S, Casadevall C, Orozco-Levi M, Barreiro E. Muscle dysfunction in chronic obstructive pulmonary disease: update on causes and biological findings. *J Thorac Dis.* 2015;7(10):e418–38.

149. Casaburi R. Skeletal muscle dysfunction in chronic obstructive pulmonary disease. *Med Sci Sports Exerc.* 2001;33:S662–70.

150. Gosselink R, Troosters T, Decramer M. Peripheral muscle weakness contributes to exercise limitation in COPD. *Am J Respir Crit Care Med.* 1996;153:976–80.

151. Marciniuk DD, Brooks D, Butcher S et al. Optimizing pulmonary rehabilitation in chronic obstructive pulmonary disease — practical issues: a Canadian Thoracic Society Clinical Practice Guideline. *Can Respir J.* 2010;17(4):159–68.

152. O'Shea SD, Taylor NF, Paratz JD. Progressive resistance exercise improves muscle strength and may improve elements of performance of daily activities for people with COPD: a systematic review. *Chest.* 2009;136(5):1269–83.

153. Strasser B, Siebert U, Schobersberger W. Effects of resistance training on respiratory function in patients with chronic obstructive pulmonary disease: a systematic review and meta-analysis. *Sleep Breath.* 2013;17(1):217–26.

154. Beauchamp MK, Janaudis-Ferreira T, Parreira V et al. A randomized controlled trial of balance training during pulmonary rehabilitation for individuals with COPD. *Chest.* 2013;144(6):1803–10.

155. Roig M, Eng JJ, MacIntyre DL et al. Falls in people with chronic obstructive pulmonary disease: an observational cohort study. *Respir Med.* 2011;105:461–9.

156. Tinetti ME, Speechley M, Ginter SF. Risk factors for falls among elderly persons living in the community. *N Engl J Med.* 1988;319(26):1701–7.

157. Arnardóttir RH, Boman G, Larsson K, Hedenström H, Emtner M. Interval training compared with continuous training in patients with COPD. *Respir Med.* 2007;101:1196–204.

158. Varga J, Porszasz J, Boda K, Casaburi R, Somfay A. Supervised high intensity continuous and interval training vs. self-paced training in COPD. *Respir Med.* 2007;101:2297–304.

159. Nasis IG, Vogiatzis I, Stratakos G et al. Effects of interval-load versus constant-load training on the BODE index in COPD patients. *Respir Med.* 2009;103:1392–8.

160. Vogiatzis I, Terzis G, Stratakos G et al. Effect of pulmonary rehabilitation on peripheral muscle fiber remodeling in patients with COPD in GOLD stages II to IV. *Chest.* 2011;140:744–52.

161. Beauchamp MK, Nonoyama M, Goldstein RS et al. Interval versus continuous training in individuals with chronic obstructive pulmonary disease — a systematic review. *Thorax.* 2010;65:157–164.

162. Zainuldin R, Mackey MG, Alison JA. Optimal intensity and type of leg exercise training for people with chronic obstructive pulmonary disease. *Cochrane Database Syst Rev.* 2011;(11):CD008008.

163. Puente-Maestu L, Sánz ML, Sánz P, Cubillo JM, Mayol J, Casaburi R. Comparison of effects of supervised versus self-monitored training programmes in patients with chronic obstructive pulmonary disease. *Eur Respir J.* 2000;15(3):517–25.

164. Richardson RS, Sheldon J, Poole DC, Hopkins SR, Ries AL, Wagner PD. Evidence of skeletal muscle metabolic reserve during whole body exercise in patients with chronic obstructive pulmonary disease. *Am J Respir Crit Care Med.* 1999;159:881–5.

165. Horowitz MB, Littenberg B, Mahler DA. Dyspnea ratings for prescribing exercise intensity in patients with COPD. *Chest.* 1996;109(5):1169–75.

166. Brolin SE, Cecins NM, Jenkins SC. Questioning the use of heart rate and dyspnea in the prescription of exercise in subjects with chronic obstructive pulmonary disease. *J Cardiopulm Rehabil.* 2003;23(3):228–34.

167. Kortianou EA, Nasis IG, Spetsioti ST, Daskalakis AM, Vogiatzis I. Effectiveness of interval exercise training in patients with COPD. *Cardiopulm Phys Ther J.* 2010;21(3):12–9.

168. Decramer M, Gosselink R, Troosters T, Verschueren M, Evers G. Muscle weakness is related to utilization of health care resources in COPD patients. *Eur Respir J.* 1997;10:417–23.
169. Schols AM, Soeters PB, Dingemans AM, Mostert R, Frantzen PJ, Wouters EF. Prevalence and characteristics of nutritional depletion in patients with stable COPD eligible for pulmonary rehabilitation. *Am Rev Respir Dis.* 1993;147(5):1151–6.
170. Swallow EB, Reyes D, Hopkinson NS et al. Quadriceps strength predicts mortality in patients with moderate to severe chronic obstructive pulmonary disease. *Thorax.* 2007;62(2):115–20.
171. Gosselink R, De Vos J, van den Heuvel SP, Segers J, Decramer M, Kwakkel G. Impact of inspiratory muscle training in patients with COPD: what is the evidence? *Eur Respir J.* 2011;37(2):416–25.
172. Duruturk N, Acar M, Doğrul MI. Effect of inspiratory muscle training in the management of patients with asthma: a randomized controlled trial. *J Cardiopulm Rehabil Prev.* 2018;38:198–203.
173. Qaseem A, Wilt TJ, Weinberger SE et al. Diagnosis and management of stable chronic obstructive pulmonary disease: a clinical practice guideline update from the American College of Physicians, American College of Chest Physicians, American Thoracic Society, and European Respiratory Society. *Ann Intern Med.* 2011;155:179–91.
174. Nonoyama M, Brooks D, Lacasse Y, Guyatt GH, Goldstein RS. Oxygen therapy during exercise training in chronic obstructive pulmonary disease. *Cochrane Database Syst Rev.* 2007;(2):CD005372.
175. Burtin C, Hebestreit H. Rehabilitation in patients with chronic respiratory disease other than chronic obstructive pulmonary disease: exercise and physical activity interventions in cystic fibrosis and non-cystic fibrosis bronchiectasis. *Respiration.* 2015;89(3):181–9.
176. Ozemek C, Berry MJ, Arena R. A review of exercise interventions in pulmonary arterial hypertension and recommendations for rehabilitation programming. *J Cardiopulm Rehabil Prev.* 2019;39:138–45.
177. Barst RJ, McGoon M, Torbicki A et al. Diagnosis and differential assessment of pulmonary arterial hypertension. *J Am Coll Cardiol.* 2004;43(12 Suppl S):40S–7S.
178. Arena R. Exercise testing and training in chronic lung disease and pulmonary arterial hypertension. *Prog Cardiovasc Dis.* 2011;53(6):454–63.
179. Zafrir B. Exercise training and rehabilitation in pulmonary arterial hypertension: rationale and current data evaluation. *J Cardiopulm Rehabil Prev.* 2013;33:263–73.
180. Ryerson CJ, Abbritti M, Ley B, Elicker BM, Jones KD, Collard HR. Cough predicts prognosis in idiopathic pulmonary fibrosis. *Respirology.* 2011;16(6):969–75.
181. Nixon PA, Orenstein DM, Kelsey SF, Doershuk CF. The prognostic value of exercise testing in patients with cystic fibrosis. *N Engl J Med.* 1992;327:1785–8.
182. Rochester CL. Pulmonary rehabilitation for patients who undergo lung-volume-reduction surgery or lung transplantation. *Respir Care.* 2008;53:1196–202.
183. Danduran MJ, Camarda L. Cystic fibrosis. In: Ehrman JK, Gordon PM, Visich PS, Keteyian SK, editors. *Clinical Exercise Physiology.* Champaign (IL): Human Kinetics; 2019. p. 347–70.
184. Gloeckl R, Halle M, Kenn K. Interval versus continuous training in lung transplant candidates: a randomized trial. *J Heart Lung Transplant.* 2012;31:934–41.
185. Bellet RN, Francis RL, Jacob JS et al. Timed up and go tests in cardiac rehabilitation: reliability and comparison with the 6-minute walk test. *J Cardiopulm Rehabil Prev.* 2013;33:99–105.
186. Jones CJ, Rikli RE. Measuring functional fitness of older adults. *J Active Aging.* 2002:2:24–30.
187. Whitney SL, Wrisley DM, Marchetti GF, Gee MA, Redfern MS, Furman JM. Clinical measurement of sit-to-stand performance in people with balance disorders: validity of data for the five-times-sit-to-stand test. *Phys Ther.* 2005;85:1034–45.
188. Smith WN, Del Rossi G, Adams JB et al. Simple equations to predict concentric lower-body muscular power in older adults using the 30-second chair-rise test: a pilot study. *Clin Interv Aging.* 2010;5:173–80.
189. Rikli RE, Jones CJ. *Senior Fitness Test Manual.* 2nd ed. Champaign (IL): Human Kinetics; 2013.
190. Takeda K, Kawasaki Y, Yoshida K et al. The 6-minute pegboard and ring test is correlated with upper extremity activity of daily living in chronic obstructive pulmonary disease. *Int J Chron Obstruct Pulmon Dis.* 2013;8:347–51.

191. Mroszczyk-McDonald A, Savage PD, Ades PA. Handgrip strength in cardiac rehabilitation: normative values, interaction with physical function, and response to training. *J Cardiopulm Rehabil Prev.* 2007;27:298–302.
192. Shechtman O, Mann WC, Justiss MD, Tomita M. Grip strength in the frail elderly. *Am J Phys Med Rehabil.* 2004;83:819–826.
193. Rantanen T, Volpato S, Ferrucci L, Heikkinen E, Fried LP, Guralnik JM. Handgrip strength and cause-specific and total mortality in older disabled women: exploring the mechanism. *J Am Geriatr Soc.* 2003;51:636–641.
194. Harris C, Wattles AP, DeBeliso M, Sevene-Adams PG, Berning JM, Adams KJ. The seated medicine ball throw as a test of upper body power in older adults. *J Strength Cond Res.* 2011;25:2344–8.
195. Signorile JF, Sandler DJ, Ma F et al. The gallon-jug shelf-transfer test: an instrument to evaluate deteriorating function in older adults. *J Aging Phys Act.* 2007;15:56–74.

Prescrição de Exercícios Físicos para Indivíduos com Fatores de Risco para Doenças Metabólicas e Cardiovasculares

Introdução

Este capítulo contém diretrizes e recomendações para a prescrição de um programa de exercícios físicos (PEx) para indivíduos com fatores de risco para doenças metabólicas e cardiovasculares (DCV). Essas diretrizes e recomendações são apresentadas usando o princípio Frequência, Intensidade, Tempo e Tipo (FITT) da PEx, baseada na literatura disponível. Para informações relacionadas com o volume e a progressão, os profissionais da área devem consultar o Capítulo 5. Frequentemente, faltam informações sobre o volume e a progressão do exercício físico nas doenças crônicas e problemas de saúde apresentados neste capítulo. Nesses casos, as diretrizes e recomendações fornecidas no Capítulo 5 para as populações aparentemente saudáveis devem ser adaptadas, de acordo com um bom julgamento clínico, às doenças crônicas e condições de saúde em questão.

Diabetes melito

O diabetes melito (DM) consiste em um grupo de doenças metabólicas caracterizadas por concentração sérica elevada de glicose (ou seja, hiperglicemia). Isso resulta da falha na secreção de insulina e/ou na capacidade de sua ação. Níveis séricos de glicose constantemente elevados colocam os indivíduos em risco de complicações a longo prazo, como doenças microvasculares (p. ex., retinopatia e nefropatia), comorbidades macrovasculares (p. ex., doença arterial coronariana [DAC], doença arterial periférica), bem como neuropatias (periféricas e autonômicas). Além disso, aqueles com DM são mais propensos a ter maior prevalência de outros fatores de risco de DCV (p. ex., dislipidemias e marcadores inflamatórios) em comparação com aqueles sem DM. De acordo com os Centers for Disease Control and Prevention (CDC), 30,3 milhões de indivíduos, ou 9,4% da população dos EUA, têm DM, com 23,8% deles não diagnosticados.[1] Há quatro tipos de DM reconhecidos, com base em sua origem etiológica: tipo 1 (DM1), tipo 2 (DM2), gestacional (ou seja, diagnosticado durante a gestação) e outras origens específicas (ou seja, causado por alterações genéticas ou consumo de drogas); entretanto, a maioria dos indivíduos tem DM2 (90 a 95% de todos os casos), seguido por DM1 (5 a 10% de todos os casos).[1]

O DM1 é causado principalmente pela destruição autoimune das células beta pancreáticas produtoras de insulina, embora alguns casos sejam de origem idiopática.[2] A deficiência quase absoluta de insulina e a alta tendência à cetoacidose são as principais características dos indivíduos com DM1. Já o DM2 é causado pela resistência à insulina de músculos esqueléticos, tecidos adiposos e fígado, combinada com prejuízo na secreção desse hormônio. Uma característica comum do DM2 é o excesso de gordura corporal, distribuída na região do tronco (ou seja, obesidade abdominal ou central).[2] Identificar o tipo de DM depende, em geral, das circunstâncias presentes no momento do diagnóstico, com alguns indivíduos não necessariamente se enquadrando em uma única categoria (como ter exclusivamente DM1 ou DM2) e com as manifestações clínicas e a progressão da doença variando consideravelmente entre os diferentes tipos de DM.[2] Por exemplo, aqueles com DM2 que estão em tratamento com insulina podem ter riscos semelhantes (p. ex., hipoglicemia ou cetoacidose) daqueles com DM1.

A obesidade central e a resistência à insulina frequentemente evoluem para pré-DM, uma condição caracterizada por (a) níveis séricos de glicose elevados em resposta aos carboidratos da alimentação, denominada *intolerância à glicose* (IG) e/ou glicemia plasmática elevada em jejum, denominada *IG em jejum* (IGJ) (Tabela 9.1). Pacientes com pré-DM têm alto risco de desenvolver DM, uma vez que a capacidade compensatória das células beta em secretar insulina diminui ao longo do tempo, o que as torna incapazes de conter as elevações na glicemia.

O principal objetivo do gerenciamento do DM é o controle glicêmico, por meio de alimentação, prática de exercícios físicos e, em muitos casos, uso de medicamentos, como insulina e agentes hipoglicemiantes. O tratamento intensivo para controlar a glicemia reduz os riscos de progressão das complicações do DM em todo indivíduo com a doença.[2] Os critérios para o diagnóstico de DM e de pré-DM

Tabela 9.1 • Critérios diagnósticos para pré-diabetes melito e diabetes melito.[2]		
Normal	**Pré-diabetes melito**	**Diabetes melito**
HbA1c < 5,7% (≤ 38 mmol/mol)	HbA1c = 5,7 a 6,4% (39 a 47 mmol/mol)	HbA1c ≥ 6,5% (≥ 48 mmol/mol)
GPJ < 100 mg/dℓ (5,6 mmol/ℓ)	GPJ = 100 a 125 mg/dℓ (5,6 a 6,9 mmol/ℓ) (glicemia de jejum prejudicada)	GPJ ≥ 126 mg/dℓ (7,0 mmol/ℓ)
GP de 2 horas < 140 mg/dℓ (7,8 mmol/ℓ) durante um TOTG	GP de 2 horas = 140-199 mg/dℓ (7,8 a 11,0 mmol/ℓ) durante um TOTG (tolerância à glicose prejudicada)	GP de 2 horas ≥ 200 mg/dℓ (11,1 mmol/ℓ) durante um TOTG
		Em um indivíduo com sintomas clássicos de hiperglicemia ou crise hiperglicêmica, uma GP aleatória ≥ 200 mg/dℓ (11,1 mmol/ℓ)

GP, glicose plasmática; GPJ, glicose plasmática em jejum (pelo menos 8 horas); HbA1c, hemoglobina glicada; TOTG, teste oral de intolerância à glicose (75 g de glicose).

são apresentados na Tabela 9.1. A American Diabetes Association (ADA) e a Organização Mundial da Saúde (OMS) agora endossam o uso da hemoglobina glicada (HbA1c) $\geq$ 6,5%, da glicose plasmática em jejum (GPJ) elevada ($\geq$ 126 mg/dℓ ou 7,0 mmol/ℓ) e da glicose plasmática em 2 horas após um teste oral de tolerância à glicose de 75 g (TOTG; $\geq$ 200 mg/dℓ ou 11,1 mmol/ℓ) como sendo igualmente apropriado como método de diagnóstico do DM.[2,3] Mais detalhes sobre o manuseio dos testes diagnósticos de HbA1c, GPJ e TOTG são destacados nas recomendações da Classification and Diagnosis of Diabetes, da ADA, publicadas em 2018.[2] Além do controle glicêmico, o manejo de outras comorbidades (p. ex., obesidade, doença coronariana) e fatores de risco de DCV (p. ex., hipertensão arterial sistêmica) são importantes. A presença desses outros fatores afetará a abordagem tanto do teste de esforço físico quanto da PEx.

Benefícios da atividade física regular para o controle do diabetes melito

A atividade física (AF) é uma ferramenta-chave no manejo de qualquer tipo de DM, podendo auxiliar na prevenção de múltiplas complicações relacionadas com a doença, na resistência à insulina e na progressão do DM2. O exercício físico regular praticado por indivíduos com DM2 resulta em melhorias na tolerância à glicose.[4-7] Outros benefícios importantes para indivíduos com DM1, DM2 ou pré-DM incluem melhorias em vários fatores de risco de DCV e na qualidade de vida geral.[8-10] A prática regular de exercícios físicos também pode prevenir ou retardar a transição para o DM2 em indivíduos com pré-DM com alto risco de desenvolver a doença.[11] Naqueles com DM1, o exercício físico pode melhorar a sensibilidade à insulina, diminuindo as necessidades de insulina exógena, apesar de ter pouco ou nenhum impacto sobre a função pancreática.[12] A diminuição da dose de insulina tem sido associada a menor risco de DAC no DM1.[13] Outros benefícios da AF regular incluem a melhora no perfil de risco de mortalidade por todas as causas e DCV, bem como a diminuição do risco de acidente vascular cerebral.[14,15] Aqueles com DM também apresentam risco aumentado de condições psicológicas deletérias, como depressão,[16] que estão associadas ao controle glicêmico deficiente entre outros fatores de risco. A AF regular demonstrou melhorar os perfis psicológicos em pessoas com DM, o que pode, por sua vez, melhorar marcadores biológicos, como a homeostase da glicose.[16]

Em estudos observacionais, a prática de exercícios físicos de intensidade moderada, totalizando 150 minutos por semana, foi associada à redução da morbidade e da mortalidade em todas as populações, incluindo aquelas com DM.[17] Descobriu-se que o tempo sedentário prolongado está independentemente associado a desfechos de saúde deletérios, como o DM2 e a mortalidade por todas as causas; porém, esses efeitos deletérios associados ao tempo sedentário normalmente diminuem com níveis mais elevados de AF.[17,18] Além disso, a interrupção no tempo de sedentarismo, por meio do aumento da AF geral, bem como por meio de várias sessões de AF, é benéfica para o controle glicêmico. Assim, todos os indivíduos com DM ou pré-DM devem ser incentivados a praticar AF regularmente, incluindo maior movimentação física diariamente, exercícios físicos estruturados e diminuição do tempo sedentário geral, para melhorar sua saúde e longevidade.

Teste de esforço físico

A seguir são apresentadas considerações especiais para o teste de esforço físico em indivíduos com DM:

- Ao iniciar um programa de exercícios físicos de intensidade leve a moderada, geralmente não é necessário um teste de esforço físico para indivíduos com DM ou pré-DM sem sintomas de DCV.[8,10,19,20] O American College of Sports Medicine (ACSM) incentiva aqueles com DM que são sedentários, mesmo que sem sintomas de DCV, a receber autorização médica antes de iniciar um programa de exercícios físicos, independente da intensidade planejada. Em contraste, a ADA concluiu que não é necessária autorização médica para indivíduos com DM e sem sintomas de DCV que desejam iniciar um programa de exercícios físicos de intensidade leve a moderada[10]
- O teste de eletrocardiograma (ECG) de estresse pode ser indicado a indivíduos com DM,[8,10,21] especialmente para aqueles até pouco tempo sedentários e que desejam praticar atividades físicas de intensidade vigorosa
  - Se forem observadas alterações no ECG positivas ou não específicas em resposta ao exercício físico, ou alterações não específicas do segmento ST e da onda T em repouso, podem-se realizar testes diagnósticos de acompanhamento. No entanto, o estudo "Detection of Ischemia in Asymptomatic Diabetes", que envolveu 1.123 indivíduos com DM2 sem sintomas de DCV, descobriu que o rastreamento da isquemia miocárdica com imagem de perfusão miocárdica com radionuclídeos, sob estresse induzido por adenosina, ao longo de um período de acompanhamento de 4,8 anos, não alterou as taxas de eventos cardíacos.[22] Os resultados do estudo DYNAMIT encontraram resultados semelhantes, nos quais a detecção de isquemia silenciosa em indivíduos assintomáticos não proporcionou nenhum benefício em predizer o risco de eventos cardíacos futuros.[23] Portanto, o custo-benefício e o valor diagnóstico de testes mais intensivos permanecem questionáveis. Além disso, a declaração mais recente da Preventive Services Task Force dos EUA sugere contrariedade ao uso do ECG de repouso ou de esforço físico para predizer eventos cardíacos em adultos assintomáticos[24]
- A isquemia silenciosa em indivíduos com DM geralmente não é detectada;[25] portanto, devem-se realizar avaliações anuais dos fatores de risco de DCV.[8,10]

Prescrição de exercícios físicos

O princípio FITT da PEx para adultos saudáveis geralmente se aplica a indivíduos com DM (ver Capítulo 5) sem complicações. Naqueles com outras complicações/comorbidades, a PEx deve ser modificada conforme apropriado para essas outras condições. A participação em um programa de exercícios físicos confere benefícios extremamente importantes para indivíduos com DM1 e DM2. Portanto, maximizar os benefícios cardiovasculares e metabólicos resultantes do exercício físico é um desfecho importante para ambos os tipos de DM. A perda saudável de massa corporal e a manutenção da massa corporal adequada frequentemente são problemas para aqueles com DM2 e pré-DM, mas o excesso de massa corporal e gordura também pode estar presente naqueles com DM1, de modo que um programa de exercícios físicos pode ser útil para ambos (consulte as seções "Sobrepeso e obesidade" e "Síndrome metabólica").

FITT	Recomendações FITT para indivíduos com diabetes melito.[9,10,33,34]		
	Aeróbio	**Força muscular esquelética**	**Flexibilidade e equilíbrio**
Frequência	3 a 7 dias/ semana. Não mais que 2 dias consecutivos sem atividade	Pelo menos 2 dias não consecutivos/ semana, mas preferencialmente 3 dias	≥ 2 a 3 dias/ semana para ambos
Intensidade	Moderada a vigorosa (de acordo com a experiência subjetiva de "moderada" a "muito forte")	Moderada (50 a 69% de 1-RM) a vigorosa (70 a 85% de 1-RM) para melhorar a força muscular esquelética	Alongar até o ponto de tensão muscular esquelética ou leve desconforto Exercícios físicos de equilíbrio: intensidade leve a moderada
Tempo	DM1 e DM2: 150 minutos/ semana em intensidade moderada a vigorosa	Pelo menos 8 a 10 exercícios físicos com 1 a 3 séries de 10 a 15 repetições, próximos à fadiga em cada série no início do treinamento físico	Manter o alongamento estático por 10 a 30 segundos; 2 a 4 repetições de cada exercício físico Equilíbrio: qualquer duração
Tipo	Atividades rítmicas prolongadas usando os grandes grupos musculares esqueléticos (p. ex., caminhada, ciclismo e natação) Atividade contínua ou HIIT	Aparelhos de musculação, pesos livres, faixas elásticas e/ou a própria massa corporal	Estático, dinâmico, outros alongamentos e ioga

Incentiva-se a prática de atividades não estruturadas (incumbências gerais, tarefas domésticas e jardinagem) por pessoas com diabetes melito para auxiliar na redução do tempo sedentário, aumento do gasto energético diário e auxílio no controle de massa corporal.[10] 1-RM, uma repetição máxima; DM1; diabetes melito tipo 1; DM2, diabetes melito tipo 2; HIIT, treinamento físico intervalado de alta intensidade.

Uma recente revisão sistemática e metanálise não encontrou evidências de que exercícios físicos de força muscular esquelética (FME) se diferenciem de exercícios físicos aeróbios quanto aos impactos nos marcadores de risco cardiovascular ou de segurança em indivíduos com DM2, com exceção da HbA1c, com o exercício físico de FME diminuindo a HbA1c em magnitude maior, embora de maneira não clinicamente significativa.[26] É importante observar também que o exercício físico aeróbio aumentou significativamente o condicionamento cardiorrespiratório (CCR) em maior magnitude em comparação com o exercício físico de FME. O CCR tem mostrado ser um dos mais fortes preditores independentes de mortalidade entre aqueles com DM2.[27-29] Assim, incentiva-se que aqueles com DM2 e com DM1 pratiquem volumes suficientes de exercícios físicos aeróbios e de FME. Diversos estudos forneceram evidências que sugerem que uma combinação de exercícios físicos aeróbios e de FME é superior à prática de apenas exercícios físicos aeróbios ou apenas de FME no manejo da homeostase da glicose, bem como de outros fatores de risco.[7,30] Ainda não foi totalmente esclarecido se os benefícios adicionais são causados por um maior gasto calórico geral[31] ou pela combinação dos treinamentos físicos aeróbios e de FME.[12,30,32]

Considerações acerca do treinamento físico

- Muitas pessoas com DM apresentam comorbidades; adapte a PEx em conformidade. Muitos indivíduos com pré-DM ou DM apresentam alto risco ou já têm DCV (ver Capítulo 8)
- A maioria dos indivíduos com DM2 e pré-DM, além de muitos com DM1, apresentam sobrepeso ou obesidade (ver a seção "Sobrepeso e obesidade" e a declaração oficial do American College of Sports Medicine [ACSM])[35]
- Em razão dos baixos níveis iniciais de condicionamento físico, a maioria dos indivíduos com DM2 precisará de pelo menos 150 minutos/semana de exercícios físicos aeróbios de intensidade moderada a vigorosa para alcançar a redução ideal do risco de DCV e aumentar o CCR[8,10]
- Inserir momentos muito curtos e de alta intensidade durante exercícios físicos aeróbios de intensidade moderada pode ser útil para atenuar o declínio da glicemia durante o período inicial de recuperação pós-exercício físico[36,37]
- Dada a importância estabelecida do CCR, deve-se dar maior ênfase ao exercício físico aeróbio de intensidade vigorosa, se não for contraindicado por complicações relacionadas com o DM. Pode-se alcançar melhor controle glicêmico global por meio do treinamento físico de intensidade vigorosa. Tanto o treinamento físico intervalado de alta intensidade (HIIT) quanto o treinamento físico contínuo são tipos de exercícios físicos recomendados para indivíduos com DM.[9,10,38] Para o DM2, evitar mais do que 2 dias consecutivos sem exercícios físicos aeróbios, a fim de evitar um período de declínio excessivo na ação da insulina
- Deve-se incentivar o treinamento físico de FME a indivíduos com DM ou pré-DM na ausência de contraindicações, como hipertensão arterial sistêmica não controlada, retinopatia proliferativa grave e tratamentos recentes usando cirurgia a *laser*. Maiores resistências (ou seja, cargas mais pesadas) podem ser benéficas para a otimização da força do músculo esquelético, para a ação da insulina e para o controle da glicemia,[34,39,40] embora resistências moderadas possam ser igualmente efetivas em indivíduos previamente sedentários[41]

- A progressão apropriada do treinamento físico de FME é importante para prevenir lesões, uma vez que aqueles com DM2 frequentemente apresentam risco aumentado de tendinopatia[42] e podem ter mobilidade articular mais limitada em virtude do processo de glicação do colágeno, especialmente idosos.[43] A intensidade do treinamento físico inicial deve ser moderada, com 10 a 15 repetições por série, com aumentos na carga ou na resistência feitos com um número baixo de repetições (8 a 10), somente depois de o número-alvo de repetições por série ser alcançado de maneira consistente.[10,43] Esse aumento na resistência pode ser seguido por maior quantidade de séries e, por fim, por um aumento na frequência de treinamento físico[44]

- Durante o treinamento físico combinado, realizar o treinamento de FME antes do treinamento físico aeróbio pode diminuir o risco de hipoglicemia em indivíduos com DM1.[37,45,46] O HIIT pode ter um efeito semelhante[37,46]

- Embora o treinamento físico de flexibilidade possa ser indicado para indivíduos com todos os tipos de DM, não deve substituir outras atividades recomendadas (ou seja, treinamentos físicos aeróbio e de FME), uma vez que o treinamento físico de flexibilidade não afeta o controle glicêmico, a composição corporal e nem a ação da insulina

- Possíveis complicações/contraindicações podem afetar a adequação de alguns tipos de atividades (p. ex., retinopatia diabética, neuropatia autonômica e periférica e nefropatia). Consulte as referências a seguir para obter mais informações[10,16]
  - Pacientes com DM e retinopatia apresentam risco de hemorragia vítrea. No entanto, o risco pode ser minimizado evitando atividades que elevam drasticamente a pressão arterial (PA) sistêmica. Todo indivíduo com retinopatia diabética grave, não proliferativa e proliferativa, deve evitar exercícios físicos aeróbios e de FME de intensidade vigorosa, saltos, choques, atividades de cabeça para baixo e a manobra de Valsalva[10]

- Durante o exercício físico, a neuropatia autonômica pode causar incompetência cronotrópica (ou seja, uma resposta limitada da frequência cardíaca [FC]), cinética atenuada do volume de oxigênio consumido por unidade de tempo ($\dot{V}O_{2máx}$) e anidrose (ou seja, privação de água).[10] Na presença de neuropatia autonômica, deve-se considerar o seguinte:
  - Monitorar os sinais e os sintomas de isquemia silenciosa, como falta de ar ou dor nas costas incomuns, decorrente da incapacidade de perceber a angina
  - Monitorar a PA antes e depois do exercício físico para controlar a hipotensão e a hipertensão arterial sistêmica associadas a exercícios físicos de intensidade vigorosa (consulte a seção "Hipertensão arterial sistêmica")
  - As respostas da FC e da PA ao exercício físico podem ser atenuadas secundariamente à disfunção autonômica. Deve-se usar a escala de esforço físico percebido (EEP) para avaliar a intensidade do exercício físico[32]

- Para indivíduos com neuropatia periférica, são necessários cuidados adequados com os pés para prevenir úlceras e diminuir o risco de amputação.[10] Devem-se tomar precauções especiais para evitar bolhas nos pés. Os pés devem ser mantidos secos, e devem ser usados sílica gel ou palmilhas de ar, bem como meias de poliéster ou mistas. Todos os indivíduos devem examinar atentamente seus pés diariamente para detectar e tratar feridas ou úlceras precocemente. Incentiva-se considerar a prática de atividades físicas adicionais, que não envolvam descarga de peso

• Para indivíduos com nefropatia, o exercício físico não parece acelerar a progressão da doença renal, embora a excreção de proteínas aumente agudamente após o exercício físico.[10,16,47] Tanto o treinamento físico aeróbio quanto o de FME melhoram a função física e a qualidade de vida em indivíduos com doença renal, que devem ser incentivados a praticar AF. O exercício físico deve começar com intensidade e volume baixos se a capacidade aeróbia e a função muscular esquelética forem substancialmente reduzidas[10,48] (ver Capítulo 10 para mais informações sobre exercícios físicos e doença renal).

Considerações especiais

• A hipoglicemia é a preocupação mais comum para indivíduos em uso de insulina ou agentes hipoglicemiantes orais que aumentam a secreção desse hormônio[10]

  ▪ A hipoglicemia, definida como nível sérico de glicose < 70 mg/dℓ (< 3,9 mmol/ℓ), é uma contraindicação relativa para o início de uma sessão de exercícios físicos[8]

  ▪ O exercício físico pode levar a reduções rápidas na glicemia, tornando os indivíduos sintomáticos mesmo quando a glicemia está bem acima de 70 mg/dℓ. Por outro lado, os níveis de glicemia podem diminuir em alguns indivíduos sem produzir sintomas visíveis (ou seja, *desconhecimento hipoglicêmico*)

  ▪ Sintomas adrenérgicos comumente associados à hipoglicemia incluem tremores, fraqueza, sudorese anormal, nervosismo, ansiedade, parestesia na boca e nos dedos e fome. Outros sintomas neuroglicopênicos mais graves podem incluir cefaleia, distúrbios visuais, lentidão mental, confusão mental, amnésia, convulsões e coma

• Pacientes com DM que usam insulina ou fármacos que aumentam sua secreção devem monitorar os níveis séricos de glicose antes, ocasionalmente durante, e após o exercício físico, compensando, também, com mudanças apropriadas na alimentação e/ou no esquema medicamentoso (de acordo com indicações médicas), conforme necessário para manter a euglicemia[8,10,37] (ver Colberg et al;[50] Colberg et al.[10], p. 2069, Tabela 2, para recomendações de redução de dose)

• Para aqueles com DM, os níveis ideais de glicemia pré-exercício físico estão entre 90 e 250 mg/dℓ (5,0 e 13,9 mmol/ℓ). A ADA fornece diretrizes sobre a ingestão de carboidratos com base nos níveis plasmáticos de glicose pré-exercício físico[10]

• O risco de hipoglicemia é maior durante e imediatamente após o exercício físico aeróbio de intensidade moderada, mas pode ocorrer até 12 horas ou mais após o exercício físico, tornando necessário o ajuste na alimentação e/ou na medicação, principalmente em usuários de insulina.[37,51] No entanto, o exercício físico aeróbio em intensidade vigorosa mostrou diminuir/desacelerar a velocidade na qual a glicose plasmática diminui após o exercício físico.[52] Além disso, a realização de exercícios físicos de FME antes do exercício físico aeróbio pode provocar efeitos semelhantes.[37] No entanto, o monitoramento frequente dos níveis séricos de glicose é essencial para detectar e prevenir a hipoglicemia de início tardio

• Fármacos com sulfonilureia e outros compostos que elevam a secreção de insulina (p. ex., gliburida, glipizida, glimepirida, nateglinida e repaglinida) aumentam o risco de hipoglicemia, pois os efeitos da insulina e da contração muscular esquelética na captação de glicose do sangue são aditivos.[53,54] Recomenda-se monitoramento da glicemia ao iniciar um programa regular de exercícios físicos, a fim de avaliar a necessidade de mudanças nas doses dos medicamentos

- O momento em que o exercício físico é realizado é especialmente importante para indivíduos que usam insulina. Alterar o momento de administração da insulina, reduzir suas doses e/ou aumentar o consumo de carboidratos são estratégias efetivas para prevenir a hipoglicemia e a hiperglicemia durante e após o exercício físico.[55] A prática de exercícios físicos no início do dia, em particular, pode resultar em aumento dos níveis plasmáticos de glicose, em vez da diminuição usual que ocorre com a atividade moderada[56]

- Antes de realizar um exercício físico planejado, doses de insulina de ação rápida ou curta provavelmente terão de ser reduzidas para evitar a hipoglicemia, em especial se o exercício físico ocorrer durante os picos de insulina (geralmente dentro de 2 a 3 horas). Fármacos análogos à insulina, sintéticos e de ação rápida (ou seja, lispro, asparte e glulisina) induzem diminuições mais rápidas na glicemia se comparados com a insulina humana regular

- Insulinas basais de ação mais longa (p. ex., glargina, detemir e NPH [sigla do inglês *Neutral Protamine Hagedorn*]) têm menos chance de causar hipoglicemia induzida por exercício físico,[57] embora as doses gerais possam precisar ser reduzidas para entrarem em sincronia com os efeitos fisiológicos decorrentes do treinamento físico regular

- Para indivíduos com DM1 que usam bombas de insulina, a administração do hormônio durante o exercício físico pode ser marcadamente reduzida diminuindo-se a taxa de infusão da dose basal ou desconectando a bomba por curtos períodos, dependendo da intensidade e da duração do exercício físico. Pode ser necessário reduzir as taxas basais da administração de insulina por um período de 12 horas pós-exercício físico, a fim de evitar a hipoglicemia de início tardio

- Monitores contínuos de glicose podem ser muito úteis na detecção de padrões glicêmicos ao longo de vários dias e na avaliação tanto dos efeitos imediatos quanto dos efeitos tardios do exercício físico[10,37,58]

- Pacientes com DM que apresentaram crises hipoglicêmicas induzidas pelo exercício físico devem, idealmente, fazer exercícios físicos com um parceiro ou sob supervisão, para reduzir o risco de problemas associados a esses eventos. Durante o exercício físico, recomenda-se carregar documentação que os identifica como pessoas que apresentam DM, um telefone celular e os comprimidos de glicose ou outros tipos de tratamentos rápidos com carboidratos para contornar a hipoglicemia

- Neuropatia autonômica diabética, DM1 de longa duração e crises hipoglicêmicas ou exercícios físicos recentes contribuem para deterioração das respostas da adrenalina e de outros hormônios, além do desconhecimento hipoglicêmico,[59] tornando necessário, portanto, o monitoramento frequente da glicemia. Em indivíduos idosos com DM2, a combinação da ocorrência do desconhecimento hipoglicêmico e a deterioração da função cognitiva é um fator crítico que precisa ser considerado ao prescrever exercícios físicos[60]

- Hiperglicemia com ou sem cetose é uma preocupação para indivíduos com DM1 que não têm controle glicêmico adequado. Os sintomas comumente associados à hiperglicemia no DM1 incluem poliúria, fadiga, fraqueza, aumento da sede e hálito cetônico. Pacientes que apresentam hiperglicemia (ou seja, glicose sanguínea $\geq$ 250 mg/dℓ ou 13,9 mmol/ℓ), desde que se sintam bem e não tenham corpos cetônicos presentes nos testes de sangue ou urina, podem praticar exercícios físicos de intensidade moderada; contudo, devem mensurar a glicemia com frequência e se abster de exercícios físicos de intensidade vigorosa, até que os níveis de glicose diminuam e que a hidratação adequada seja garantida[10]

- Recomenda-se que indivíduos com DM1 verifiquem a presença de cetonas na urina quando os níveis de glicose no sangue forem ≥ 250 mg/dℓ (13,9 mmol/ℓ) antes de iniciar o exercício físico.[10,61] O exercício físico deve ser adiado na presença de hiperglicemia e corpos cetônicos
- Se os níveis plasmáticos de glicose forem ≥ 350 mg/dℓ (≥ 19,4 mmol/ℓ), mesmo sem a presença de cetonas, recomenda-se a administração conservadora corretiva de insulina antes do exercício físico[10]
- Se a glicemia estiver elevada por < 2 a 3 horas após uma refeição, indivíduos com DM2 provavelmente sofrerão redução nos níveis séricos de glicose durante o exercício físico aeróbio, uma vez que os níveis endógenos de insulina estarão altos.[53,62] Aqueles com DM1 podem sofrer declínios similares nos níveis de glicemia se os níveis de insulina injetada ou bombeada forem maiores durante o exercício físico realizado em estado pós-prandial
- Independentemente dos níveis séricos de glicose iniciais, qualquer tipo de AF vigorosa pode aumentar a glicemia, em decorrência da liberação exacerbada de hormônios contrarregulatórios, como adrenalina e glucagon.[63] Nesses casos, indivíduos com DM1 podem precisar de pequenas doses de insulina suplementar para diminuir a hiperglicemia pós-exercício físico
- A desidratação resultante da poliúria, secundária à hiperglicemia, pode contribuir para uma resposta termorreguladora inadequada.[10,64] A desidratação também pode contribuir para a elevação da glicemia. Todo indivíduo com hiperglicemia tem risco elevado de desenvolver doenças relacionadas com o calor, devendo monitorar frequentemente os sinais e os sintomas associados a elas (ver Capítulo 7 e outros documentos do ACSM)[65,66]
- Considerando a probabilidade de falha na termorregulação em ambientes quentes e frios (10, p. 2074) naqueles com DM, são necessárias precauções adicionais para doenças relacionadas a esses ambientes (ver Capítulo 7 e outros documentos do ACSM).[65-67]

Recursos *online*

American College of Sports Medicine position stand on exercise and Type 2 diabetes mellitus: https://www.acsm.org/acsm-positions-policy/official-positions
American Diabetes Association: http://www.diabetes.org
Diabetes Motion (for information about exercising safely with diabetes): http://www.diabetesmotion.com
National Institute of Diabetes and Digestive and Kidney Diseases: https://www.niddk.nih.gov/

Dislipidemia

A dislipidemia consiste em uma quantidade anormal de lipídios (p. ex., colesterol) no sangue. É ainda definida pela presença de níveis elevados de colesterol total ou lipoproteína de baixa densidade (LDL-c), níveis elevados de triglicerídeos (TG) ou níveis baixos de lipoproteína de alta densidade (HDL-c). As definições atuais de dislipidemia podem ser vistas nas Tabelas 2.4 e 2.5. Quase 30% da população dos EUA tem dislipidemia,[68] um dos principais fatores de risco para DCV aterosclerótica.

A dislipidemia tem muitas causas. A causa contribuinte mais comum são escolhas inadequadas na alimentação e estilo de vida; contudo, o fator genético frequentemente desempenha papel contribuinte importante, e níveis muito elevados de colesterol frequentemente acometem membros de uma mesma família (tanto a hipercolesterolemia familiar quanto a hiperlipidemia familiar combinada).[69] Vários estados de doença também podem alterar os níveis séricos de lipídios. Com frequência, os níveis de LDL-c são aumentados em indivíduos com hipotireoidismo e síndrome nefrótica. Níveis muito altos de TG são regularmente encontrados em indivíduos com obesidade, resistência à insulina ou DM. A síndrome metabólica (SM) é parcialmente definida pela presença de níveis elevados de TG. Além disso, o uso de esteroides anabolizantes androgênicos orais tem sido associado a uma redução de 20 a 70% nos níveis de HDL-c.[70]

Mudanças no estilo de vida são a base para o tratamento da dislipidemia, mesmo para indivíduos que eventualmente necessitam de medicamentos para tratá-la. A prática de exercícios físicos é útil para tratar a doença, embora a magnitude do efeito seja pequena. O treinamento físico aeróbio reduz consistentemente a LDL-c em 3 a 6 mg/dℓ (0,17 a 0,33 mmol/ℓ), mas não parece ter um efeito contínuo sobre os níveis de HDL-c ou TG.[44] Já o treinamento físico de FME parece reduzir as concentrações de LDL-c e de TG em 6 a 9 mg/dℓ (0,33 a 0,5 mmol/ℓ), mas os resultados foram menos consistentes quando comparados ao exercício físico aeróbio.[71] Além disso, melhorias na alimentação e a perda de massa corporal parecem ter importantes efeitos benéficos no tratamento da dislipidemia e devem ser encorajadas.[72,73]

As estatinas, também conhecidas como inibidores da hidroximetilglutaril-CoA (HMG-CoA) redutase, são muito eficazes para o tratamento da dislipidemia.[74] Quando usada adequadamente, a terapia com estatinas melhora consistentemente a sobrevida, prevenindo o infarto agudo do miocárdio e o acidente vascular cerebral. Os quatro grupos mais importantes de pessoas que se beneficiam de estatinas são (a) indivíduos com DCV estabelecida, (b) indivíduos com níveis de LDL-c > 190 mg/dℓ, (c) indivíduos ≥ 40 anos com DM e (d) indivíduos com risco estimado de DCV em 10 anos ≥ 7,5%. A pontuação de risco em 10 anos é baseada na presença e na gravidade dos marcadores para doença cardíaca e pode ser determinada por meio de calculadoras on-line (consultar "Recursos online" no final desta seção). As diretrizes atuais para a estratificação de risco para a determinação do tratamento farmacológico da dislipidemia estão disponíveis nos relatórios de 2013 do American College of Cardiology (ACC)/American Heart Association (AHA) sobre a avaliação do risco cardiovascular e sobre o tratamento dos níveis séricos de colesterol para reduzir o risco cardiovascular em adultos.[71,74,75] Ao considerar o tratamento farmacológico, recomenda-se o uso de diretrizes de prescrição baseadas em evidências, além da avaliação personalizada e da tomada de decisões em conjunto com o profissional de saúde do indivíduo.

Em geral, os níveis de lipídios no sangue da população estão melhorando.[76] Essa melhoria é atribuída à conscientização quanto ao nível do colesterol, às mudanças nos hábitos alimentares, ao consumo reduzido de gordura trans e ao aumento no uso de medicamentos.[76] No entanto, um número substancial de pessoas nos EUA e em todo o mundo ainda tem dislipidemia não controlada; na última década, a taxa de melhora na dislipidemia da população parece ter diminuído.[76]

O ACSM faz recomendações acerca do teste de esforço físico e do treinamento físico para indivíduos com dislipidemia, como será visto a seguir.

Teste de esforço físico

- Em geral, não é necessário teste de esforço físico para indivíduos assintomáticos antes do início de um programa de treinamento físico de intensidade leve a moderada
- Os métodos e protocolos-padrão de teste de esforço físico são apropriados para uso em indivíduos com dislipidemia que tenham sido liberados para teste de esforço físico (ver Capítulos 3 e 4)
- Deve-se ter precaução ao testar indivíduos com dislipidemia, pois pode haver DCV não detectada
- Atentar especialmente para a presença de outras doenças crônicas e problemas de saúde (p. ex., SM, obesidade ou hipertensão arterial sistêmica) que possam exigir modificações nos protocolos e nas modalidades de teste de esforço físico padrão (ver as seções deste capítulo e outros documentos relevantes do ACSM acerca dessas doenças e condições de saúde crônicas).[35,77]

Prescrição de exercícios físicos

O princípio FITT da PEx para indivíduos com dislipidemia sem comorbidades é muito semelhante à PEx para adultos saudáveis (ver Capítulo 5).[44,78] No entanto, uma diferença importante no que diz respeito a indivíduos com dislipidemia em comparação com adultos saudáveis é que se deve enfatizar amplamente a manutenção da massa corporal saudável. Consequentemente, o exercício físico aeróbio com o propósito de maximizar o gasto energético (GE) para a perda de massa corporal torna-se a base da PEx; as recomendações FITT são consistentes com as indicações para perda de massa corporal saudável e manutenção da prática de 250 a 300 minutos de AF por semana (consultar a seção "Sobrepeso e obesidade" e a declaração de posicionamento relacionado do ACSM).[35] Embora sejam benéficos para a saúde em geral, os exercícios físicos de FME e de flexibilidade devem ser considerados auxiliares ao programa de treinamento físico aeróbio, porque esses tipos de exercícios físicos têm menos efeitos benéficos consistentes em indivíduos com dislipidemia.[79,80] Assim, o treinamento físico de flexibilidade é recomendado apenas para benefícios gerais à saúde.

Considerações acerca do treinamento físico

- O princípio FITT da PEx pode ser modificado caso o indivíduo com dislipidemia apresente outras doenças e condições de saúde crônicas, como SM, obesidade e hipertensão arterial (ver seções "Síndrome metabólica", "Sobrepeso e obesidade", "Hipertensão" e outras declarações de posicionamento do ACSM sobre essas doenças e condições de saúde crônicas)[35,77]
- Pacientes com mais de 65 anos e com dislipidemia devem seguir as diretrizes para idosos do ACSM[82]
- A realização de exercícios físicos aeróbios intermitentes de pelo menos 10 minutos de duração, a fim de acumular as recomendações de duração, parece ser uma alternativa efetiva ao exercício físico contínuo, mas só devem ser feitos por aqueles que não são capazes de acumular de 30 a 60 minutos de exercícios físicos contínuos.[83]

FITT	Recomendações FITT para indivíduos com dislipidemia.[44,79,81]		
	Aeróbio	**Força muscular esquelética**	**Flexibilidade**
Frequência	≥ 5 dias/semana para maximizar o gasto calórico	2 a 3 dias/semana	≥ 2 a 3 dias/ semana
Intensidade	40 a 75% do $\dot{V}O_2R$ ou da FCR	Moderada (50 a 69% de 1-RM) a vigorosa (70 a 85% de 1-RM) para melhorar a força muscular esquelética	Alongar até o ponto de tensão muscular esquelética ou leve desconforto
Tempo	30 a 60 minuto/ dia. Para promover ou manter a perda de massa corporal, recomenda-se de 50 a 60 minuto/ dia ou mais de exercícios físicos diários	2 a 4 séries, 8 a 12 repetições para força muscular esquelética; ≤ 2 séries, 12 a 20 repetições para força muscular esquelética	Manter o alongamento estático por 10 a 30 segundos; 2 a 4 repetições de cada exercício físico
Tipo	Atividades rítmicas prolongadas usando os grandes grupos musculares esqueléticos (p. ex., caminhar, pedalar, nadar)	Aparelhos de musculação, pesos livres e/ou a própria massa corporal	Alongamentos estáticos, dinâmicos e/ou por FNP

1-RM, uma repetição máxima; FCR, frequência cardíaca de reserva; FNP, facilitação neuromuscular proprioceptiva; $\dot{V}O_2R$, consumo de oxigênio de reserva.

Consideração especial

• Pacientes em uso de hipolipemiantes (ou seja, estatinas e ácido fíbrico) podem sentir fraqueza e dor muscular esquelética, denominada *mialgia*. Embora raro, esses medicamentos podem causar lesões musculares diretas e graves. Deve-se consultar um profissional da saúde caso um indivíduo em tratamento com esses medicamentos apresente dores musculares esqueléticas incomuns ou persistentes durante a prática de exercícios físicos.

Recursos *online*

American Heart Association: http://my.americanheart.org/professional/
    ScienceNews/Clinical-Practice-Guidelines-for-Prevention_UCM_457211_
    Article.jsp
ASCVD Risk Estimator: http://tools.acc.org/ASCVD-Risk-Estimator-Plus

Hipertensão arterial sistêmica

A hipertensão arterial sistêmica primária (essencial) crônica foi recentemente definida pela Task Force on Clinical Practice Guidelines do ACC/AHA como uma PA
sistólica (PAS) em repouso ≥ 130 mmHg e/ou PA diastólica (PAD) em repouso
≥ 80 mmHg, confirmadas por, no mínimo, duas aferições realizadas em pelo menos
2 dias distintos, ou pela utilização de medicação anti-hipertensiva para fins de controle da PA.[84] É importante ressaltar que esses limites recém-atualizados representam
um afastamento da definição tradicional e de longa data de hipertensão arterial sistêmica, definida pelo "Seventh Report of the Joint National Committee" (JNC7) quanto
à prevenção, à detecção, à avaliação e ao tratamento da PA elevada. Esse relatório
definia a hipertensão arterial sistêmica como a presença de uma PAS em repouso
≥ 140 mmHg e/ou PAD em repouso ≥ 90 mmHg, confirmadas por, no mínimo, duas
aferições realizadas em pelo menos 2 dias separados, ou pelo uso de medicação anti-hipertensiva para fins de controle da PA.[85] O JNC7 também definia previamente
uma classe adicional de indivíduos cuja PAS variava de 120 a 139 mmHg e/ou PAD
variando de 80 a 89 mmHg como tendo pré-hipertensão arterial sistêmica e em risco
elevado de desenvolver hipertensão arterial sistêmica no futuro.[86] É importante estar
familiarizado com os limites e as classificações de PA do ACC/AHA e do JNC7, pois
essas alterações podem resultar em pequenas variações nas taxas de prevalência e
controle e/ou influenciar as orientações individuais. Ver Tabela 2.3, que apresenta os
dois conjuntos de critérios.

A hipertensão arterial sistêmica primária é responsável por 95% dos casos e é um
fator de risco para o desenvolvimento de DCV e morte prematura.[85,87] Os fatores
contribuintes conhecidos da hipertensão arterial sistêmica primária incluem fatores
genéticos e de estilo de vida, como padrões alimentares com alto teor de gordura
e sal e sedentarismo.[85,87] A hipertensão arterial sistêmica secundária é responsável
pelos 5% restantes. As principais causas da hipertensão arterial sistêmica secundária
são a doença renal crônica, a estenose da artéria renal, o feocromocitoma, a secreção
excessiva de aldosterona e a apneia do sono.[85,86] Nos EUA, estima-se que 78 milhões
de adultos ≥ 20 anos de idade e mais de 1 bilhão de pessoas em todo o mundo tenham
hipertensão arterial sistêmica.[86,88]

Aproximadamente 42 milhões de homens e 28 milhões de mulheres (37% da população adulta dos EUA) têm pré-hipertensão arterial sistêmica ou PA elevada (ver
Tabela 2.3, que descreve todos os níveis de classificação da hipertensão arterial sistêmica). Estima-se que a taxa de incidência de progressão para hipertensão arterial
sistêmica em 4 anos seja de 26 a 50% em indivíduos ≥ 65 anos.[89] Embora a taxa de
progressão de pré-hipertensão arterial sistêmica para hipertensão arterial sistêmica esteja associada à idade, à PA basal e às comorbidades,[90] a hipertensão arterial sistêmica

não parece ser uma característica fundamental do envelhecimento humano, mas o resultado de fatores relacionados com o estilo de vida (ou seja, padrões alimentares com alto teor de sal e de gordura, excesso de massa corporal e sedentarismo).[90,91]

Há uma variedade de medicamentos para o tratamento da hipertensão arterial sistêmica. As diretrizes atuais para o manejo dessa doença fornecem instruções específicas sobre a realização de tratamentos farmacológicos.[92] A maioria dos indivíduos em tratamento farmacológico precisa de mais de um fármaco para alcançar a PA-alvo. Além disso, alguns anti-hipertensivos podem afetar a resposta fisiológica ao exercício físico e, portanto, devem ser levados em consideração durante o teste de esforço físico e a prescrição de exercício físico (ver Apêndice A).[77]

As diretrizes para o manejo da hipertensão arterial sistêmica também enfatizam modificações no estilo de vida, que incluem a prática habitual de AF como terapia inicial para reduzir a PA e para prevenir ou atenuar a progressão da hipertensão arterial sistêmica em indivíduos com pré-hipertensão arterial sistêmica.[77,85,87,92] Outras mudanças no estilo de vida recomendadas incluem a cessação do tabagismo, o controle de massa corporal, a redução da ingestão de sódio, a moderação no consumo de bebidas alcoólicas e hábitos alimentares gerais condizentes com as abordagens alimentares para conter a hipertensão arterial sistêmica, ou seja, as DASH, do inglês *Dietary Approaches to Stop Hypertension*.[85,87]

Teste de esforço físico

Embora a hipertensão arterial sistêmica não seja uma indicação para a realização do teste de esforço físico, este pode ser útil para avaliar a resposta da PA ao exercício físico, o que pode, por sua vez, orientar a PEx.[21] Indivíduos com hipertensão arterial sistêmica podem apresentar respostas exageradas da PA ao exercício físico, mesmo se a PA em repouso estiver controlada.[91] Alguns indivíduos com pré-hipertensão arterial sistêmica podem ter respostas semelhantes.[93]

As recomendações acerca do teste de esforço físico para indivíduos com hipertensão arterial sistêmica variam de acordo com seu nível de PA e a presença de outros fatores de risco de DCV (ver Capítulo 4), doença de órgão-alvo ou DCV clínica.[21,77] Para a maioria dos indivíduos assintomáticos com hipertensão arterial sistêmica e pré-hipertensão arterial sistêmica, o controle adequado da PA antes do envolvimento em programas de exercícios físicos de intensidade leve a moderada, como caminhada, é suficiente, sem necessidade de avaliação médica ou teste de esforço físico.[21]

As recomendações incluem o seguinte:

- Indivíduos com hipertensão arterial sistêmica e cuja PA não é controlada (ou seja, PAS ≥ 140 mmHg e/ou PAD ≥ 90 mmHg) devem consultar o médico antes de iniciar um programa de exercícios físicos para determinar se é necessário um teste de esforço físico
- Indivíduos com hipertensão arterial sistêmica em estágio 2 (PAS em repouso ≥ 160 mmHg ou PAD em repouso ≥ 100 mmHg) ou com doença de órgão-alvo (p. ex., hipertrofia ventricular esquerda ou retinopatia) não devem praticar qualquer exercício físico, incluindo testes de esforço físico, antes de uma avaliação médica e manejo adequado da PA. Para esses indivíduos, recomenda-se, antes de iniciar um programa de exercícios físicos, um teste de esforço físico limitado por

sintomas e supervisionado por um médico. Podem ser realizadas avaliações adicionais e variadas, de acordo com os resultados do teste e da condição clínica do indivíduo

- Quando o teste de esforço físico é realizado com o propósito específico de projetar a PEx, é preferível que os indivíduos tomem seus medicamentos anti-hipertensivos usuais, como recomendado[21]
- É provável que indivíduos em tratamento com betabloqueadores tenham resposta de FC atenuada aos exercícios físicos e capacidade máxima de exercício físico reduzida. Pacientes em terapia diurética podem apresentar hipopotassemia e outros desequilíbrios eletrolíticos, além de arritmias cardíacas ou, potencialmente, um teste de esforço físico falso positivo (ver Apêndice A).

Prescrição de exercícios físicos

- Treinamentos físicos aeróbios crônicos de intensidade, duração e volume adequados e que melhorem a capacidade de realização de exercícios físicos levam a reduções de 5 a 7 mmHg nos níveis de PAS e de PAD em repouso em indivíduos com hipertensão arterial sistêmica, além de reduções na PAS durante o exercício físico com carga submáxima.[77,91] Foram relatados também regressão da espessura da parede cardíaca e da massa ventricular esquerda em indivíduos com hipertensão arterial sistêmica que realizam treinamento físico aeróbio[93,94] e menor massa ventricular esquerda em indivíduos com pré-hipertensão arterial sistêmica, além de um condicionamento físico moderado a alto.[95] Pesquisas emergentes sugerem que o exercício físico dinâmico de FME resulta em reduções na PA em magnitude igual ou maior àquelas experimentadas após exercícios físicos aeróbios.[96] Portanto, a PEx para indivíduos com hipertensão arterial sistêmica não mais enfatiza apenas a prática de exercícios físicos aeróbios, mas de uma variedade de exercícios físicos, em diversas modalidades, que reflitam a preferência pessoal do praticante. Recomenda-se que o indivíduo com hipertensão arterial sistêmica pratique exercícios físicos aeróbios ou de FME isoladamente ou de forma combinada (ou seja, exercícios físicos simultâneos) na maioria dos dias da semana, idealmente em todos os dias, totalizando 90 a 150 minutos por semana.[96] Além disso, devem-se realizar exercícios físicos neuromotores 2 a 3 dias por semana em intensidade baixa a moderada por ≥ 20 a 30 minutos por sessão e incluir exercícios físicos que envolvam habilidades motoras e/ou exercícios físicos funcionais que utilizem a própria massa corporal ou exercícios físicos de flexibilidade, como ioga, Pilates e Tai Chi.[96] Os exercícios físicos de flexibilidade devem ser realizados após um aquecimento completo ou durante o período de volta ao repouso, seguindo as orientações para adultos saudáveis (ver Capítulo 5). É importante ressaltar que o exercício físico neuromotor funcional utilizando a própria massa corporal pode ser substituído pelo exercício físico de FME e, dependendo da quantidade de exercício físico de flexibilidade integrado em uma sessão, o exercício físico neuromotor de flexibilidade pode ser substituído por exercícios físicos de flexibilidade, dependendo da preferência pessoal.

Considerações acerca do treinamento físico

- Devem-se considerar o nível de controle da PA, as mudanças recentes no tratamento farmacológico anti-hipertensivo, os efeitos adversos relacionados com a medicação, a presença de doença em órgão-alvo, outras comorbidades e a idade.

FITT	**Recomendações FITT para indivíduos com hipertensão arterial.**		
	Aeróbio	**Força muscular esquelética**	**Flexibilidade**
Frequência	≥ 5 a 7 dias/semana	≥ 2 a 3 dias/semana	≥ 2 a 3 dias/semana
Intensidade	Intensidade moderada (ou seja, 40 a 59% da $\dot{V}O_2R$ ou FCR; EEP entre 12 e 13 em uma escala de 6 a 20)	Intensidade moderada (ou seja, 60 a 70% de 1-RM; pode progredir para 80% de 1-RM. Para idosos e iniciantes, começar com 40 a 50% de 1-RM)	Alongar até o ponto de tensão muscular esquelética ou leve desconforto
Tempo	≥ 30 minutos/dia de exercício físico contínuo ou acumulado	2 a 4 séries de 8 a 12 repetições para cada um dos grandes grupos musculares esqueléticos por sessão, totalizando ≥ 20 minutos por sessão, com dias de descanso intercalados dependendo dos grupos musculares esqueléticos exercitados	Manter o alongamento estático por 10 a 30 segundos, com 2 a 4 repetições de cada exercício físico visando às principais unidades musculotendíneas, até o total de 60 segundos de alongamento para cada exercício físico; ≤ 10 minutos por sessão
Tipo	Atividades rítmicas prolongadas que exercitem grandes grupos musculares esqueléticos (p. ex., caminhar, pedalar ou nadar)	Aparelhos de musculação, pesos livres, faixas elásticas e/ou exercícios físicos funcionais que utilizem a própria massa corporal	Alongamento estático, dinâmico e/ou por FNP

1-RM, uma repetição máxima; EEP, escala de esforço físico percebido; FCR, reserva de frequência cardíaca; $\dot{V}O_2R$, consumo de oxigênio de reserva.

A PEx deve ser ajustada considerando esses aspectos. Em geral, a progressão deve ser gradual para a maioria dos indivíduos com hipertensão arterial sistêmica, evitando grandes aumentos em qualquer um dos componentes FITT da PEx, especialmente na intensidade

- Alguns indivíduos podem apresentar uma resposta exagerada da PA a intensidades de exercício físico relativamente baixas e em níveis de FC < 85% da FC máxima ($FC_{máx}$) prevista para a idade, mesmo quando a PA de repouso é controlada com medicação anti-hipertensiva. Em alguns casos, um teste de esforço físico pode ser benéfico para estabelecer a FC durante o exercício físico correspondente à PA exagerada nesses indivíduos
- É prudente manter a PAS ≤ 220 mmHg e/ou a PAD ≤ 105 mmHg durante o exercício físico[77]
- Embora o exercício físico aeróbio de intensidade vigorosa (ou seja, ≥ 60% do consumo de oxigênio reserva [$\dot{V}O_2R$]) não seja necessariamente contraindicado para indivíduos hipertensos, em geral recomendam-se exercícios físicos aeróbios de intensidade moderada (ou seja, 40 a 59% de $\dot{V}O_2R$) para otimizar a relação risco-benefício
- Pacientes com hipertensão arterial sistêmica costumam apresentar sobrepeso ou obesidade. Assim, a PEx deve concentrar-se no aumento do gasto calórico associado à redução da ingestão calórica, a fim de facilitar a perda de massa corporal (ver seção "Sobrepeso e obesidade" e a declaração de posicionamento do ACSM)[35]
- Inspirar e prender a respiração ao levantar pesos (ou seja, manobra de Valsalva) pode resultar em respostas pressóricas extremamente altas, bem como tontura e até mesmo desmaios. Desse modo, essa prática deve ser evitada durante o treinamento físico de FME.

Considerações especiais

- Para pessoas com hipertensão arterial sistêmica com risco moderado a alto de desenvolver complicações cardíacas, os testes de esforço físico e os exercícios físicos de intensidade vigorosa devem estar sob supervisão médica até que haja garantia de segurança para a atividade prescrita[21]
- Betabloqueadores e diuréticos podem afetar negativamente a função termorregulatória, além de aumentar a predisposição à hipoglicemia em certos indivíduos (especialmente em indivíduos com DM que fazem uso de insulina ou medicamentos secretagogos de insulina, que aumentam a secreção deste hormônio no pâncreas), mascarando algumas das manifestações da hipoglicemia (particularmente a taquicardia). Nessas situações, devem-se instruir os indivíduos em relação aos sinais e sintomas de intolerância ao calor e hipoglicemia e informá-los acerca das precauções que devem ser tomadas para evitar essas ocorrências (consultar o Apêndice A)
- Os betabloqueadores, em particular os tipos não seletivos, podem reduzir a capacidade física submáxima e máxima de exercício físico, sobretudo em indivíduos sem isquemia miocárdica (ver Apêndice A). Deve-se então usar a $FC_{máx}$ alcançada no exercício físico durante um teste de esforço físico padronizado para estabelecer a intensidade do treinamento físico. Se a $FC_{máx}$ durante o exercício físico não estiver disponível, deve-se usar a EEP

- Fármacos anti-hipertensivos, como os alfabloqueadores, os bloqueadores dos canais de cálcio e os vasodilatadores, podem levar a reduções excessivas e súbitas na PA pós-exercício físico. Portanto, o término do exercício físico deve ser gradual e o período de volta ao repouso deve ser prolongado e cuidadosamente monitorado, até que a PA e a FC retornem aos níveis de repouso
- É provável que a maioria dos idosos apresente hipertensão arterial sistêmica. Entretanto, a redução da PA relativa ao exercício físico ocorre independentemente da idade. Por isso, idosos têm reduções na PA induzidas pelo exercício físico similares às de indivíduos mais jovens (ver Capítulo 6 e as recomendações do ACSM/AHA relevantes)[97]
- Os efeitos de redução da PA oriundos do exercício físico aeróbio são imediatos, uma resposta fisiológica chamada de *hipotensão pós-exercício físico*. Os indivíduos devem ser conscientizados quanto à hipotensão pós-exercício físico e instruídos a respeito de como ajustar seus efeitos (p. ex., exercícios físicos contínuos de intensidade muito leve, como caminhada lenta)
- Se um indivíduo com hipertensão arterial sistêmica apresenta isquemia durante o exercício físico, devem-se utilizar as recomendações da PEx para aqueles com DCV com isquemia. Consultar o Capítulo 8 para obter mais informações.

Recursos *online*

American College of Sports Medicine position stand on exercise and hypertension: https://www.acsm.org/acsm-positions-policy/official-positions
American Heart Association: http://www.heart.org/HEARTORG/Conditions /HighBloodPressure/PreventionTreatmentofHighBloodPressure/Physical-Activity-and-Blood-Pressure_UCM_301882_Article.jsp

Síndrome metabólica

A SM é caracterizada por um agrupamento de fatores de risco associados a um aumento na incidência de DCV, DM e acidente vascular cerebral.[98] Há controvérsia sobre a SM ser uma entidade fisiopatológica distinta ou apenas um marcador clínico de eventos adversos futuros, particularmente no que diz respeito à mortalidade relacionada com a DCV. Pesquisas observacionais mostram mais riscos de morte por DCV em indivíduos com SM em comparação àqueles que não têm a síndrome,[99] mas não há evidências de estudos prospectivos confirmando esses achados.

Até recentemente, os critérios para definir a SM variavam de acordo com a entidade de saúde,[100] o que rendeu uma taxa de prevalência de 34 e 39% em adultos nos EUA.[101,102] Atualmente, há um consenso quanto a sua definição,[101] em que cada entidade inclui hiperglicemia (ou uso atual de medicação para glicemia), PA elevada (ou uso atual de medicação contra hipertensão arterial sistêmica), dislipidemia (ou uso atual de medicação hipolipemiante) e pontos de corte nacionais ou regionais para a adiposidade central, com base na perimetria da cintura; porém, diferenças nos valores específicos dentro desses critérios ainda permanecem (Tabela 9.2). No entanto, há consenso de que um indivíduo é categorizado como tendo SM quando exibe pelo menos três dos fatores de risco estabelecidos.

As diretrizes de tratamento para SM recomendadas pelo Adult Treatment Panel III (ATP III) do National Cholesterol Education Program (NCEP) focam em três intervenções, incluindo controle da massa corporal, PA e tratamento dos fatores de risco de DCV associados que pode incluir farmacoterapia.[106] As diretrizes da International Diabetes Federation (IDF) para intervenção primária incluem (a) restrição moderada na ingestão energética (IE) a fim de alcançar uma perda de 5 a 10% da massa corporal em 1 ano, (b) aumentos moderados na PA consistentes com as recomendações do consenso de saúde pública de 30 minutos de AF de intensidade moderada na maioria dos dias da semana[78] e (c) mudança na composição dos alimentos ingeridos, consistente com a modificação de fatores de risco de DCV especificados (ou seja, diminuição na ingestão de carboidratos simples e de gordura saturada e aumento no consumo de alimentos proteicos magros).[104] A intervenção secundária da IDF inclui farmacoterapia para fatores de risco de DCV associados.[104,107]

Teste de esforço físico

- A presença de SM não resulta na necessidade de um teste de esforço físico antes do início de um programa de exercícios físicos de intensidade baixa a moderada
- Se um teste de esforço físico for realizado, as recomendações gerais podem ser seguidas (ver Boxes 3.1 e 3.2), com consideração particular para dislipidemia, hipertensão arterial sistêmica ou hiperglicemia, quando presentes.
- Como muitos indivíduos com SM apresentam sobrepeso ou obesidade, devem-se seguir as considerações de teste de esforço físico específicas para esses indivíduos (consulte a seção "Sobrepeso e obesidade" e a declaração de posicionamento do ACSM relevante)[35]
- A possibilidade de baixa capacidade de exercício físico em indivíduos com sobrepeso ou obesidade pode exigir uma carga de trabalho inicial baixa (ou seja, 2 a 3 equivalentes metabólicos [METs]) e pequenos incrementos por estágio de teste (0,5 a 1,0 MET) (ver Capítulo 5)
- Em razão da potencial presença de PA elevada, deve-se seguir estrita adesão aos protocolos de avaliação da PA antes e durante o teste de esforço físico (ver Capítulo 2).[108]

Tabela 9.2 • Critérios diagnósticos da SM: NCEP/ATP III, IDF e OMS.			
Critérios	**NCEP/ATP III[103]**	**IDF[104]**	**OMS[105a]**
Massa corporal	Perímetro da cintura[a, b]	Perímetro da cintura[a, b]	Razão cintura-quadril (homens > 0,90; mulheres > 0,85) e/ou IMC > 30 kg/m²
Homens	> 102 cm	≥ 94 cm	Razão > 0,9
Mulheres	> 88 cm	≥ 80 cm	Razão > 0,85
Resistência à insulina/glicose	≥ 100 mg/dℓ^d ou em tratamento farmacológico para glicemia elevada	≥ 100 mg/dℓ^d ou DM2 previamente diagnosticada	Ver nota de rodapé[e]

(Continua)

Tabela 9.2 • **Critérios diagnósticos da SM: NCEP/ATP III, IDF e OMS.** *(Cont.)*			
Critérios	**NCEP/ATP III[103]**	**IDF[104]**	**OMS[105a]**
Dislipidemia			
HDL	Homens: < 40 mg/dℓ Mulheres: < 50 mg/dℓ Qualquer pessoa em tratamento farmacológico para HDL-c reduzido	Homens: < 40 mg/dℓ Mulheres: < 50 mg/dℓ Qualquer pessoa em tratamento farmacológico para HDL-c reduzido	Homens: < 35 mg/dℓ Mulheres: < 39 mg/dL[f]
Triglicerídeos	≥ 150 mg/dℓ ou em tratamento farmacológico para TG elevado	≥ 150 mg/dℓ ou em tratamento farmacológico para TG elevado	≥ 150 mg/dℓ ou em tratamento farmacológico para TG elevado
Pressão arterial elevada	≥ 130 ou ≥ 85 mmHg ou em tratamento farmacológico para hipertensão arterial	≥ 130 ou ≥ 85 mmHg ou em tratamento de hipertensão arterial previamente diagnosticada	Medicação anti-hipertensiva e/ou PA ≥ 140 ou ≥ 90 mmHg
Outros	N/A	N/A	Taxa de excreção urinária de albumina ≥ 20 µg/minuto ou relação albumina/creatina ≥ 30 mg/g

[a]Sobrepeso e obesidade estão associados à resistência à insulina e à SM. Entretanto, a presença de obesidade abdominal está mais correlacionada com esses fatores de risco metabólicos do que com IMC alto. Assim, recomenda-se a medida simples do perímetro da cintura para identificar o componente massa corporal da SM.

[b]Alguns homens desenvolvem vários fatores de risco metabólicos quando o perímetro da cintura aumenta apenas marginalmente (94 a 102 cm). Esses indivíduos podem ter forte contribuição genética para resistência à insulina, devendo, portanto, beneficiar-se de mudanças nos hábitos de vida, de modo similar aos homens com aumento categórico no perímetro da cintura.

[c]Um critério obrigatório, definido como perímetro da cintura ≥ 94 cm para homens caucasianos e ≥ 80 cm para mulheres caucasianas, com valores específicos à etnia para outros grupos.

[d]A American Diabetes Association estabeleceu um ponto de corte ≥ 100 mg/dℓ, acima do qual o indivíduo é caracterizado como tendo pré-diabetes melito (glicemia de jejum alterada) ou diabetes melito.[2] Esse ponto de corte deve ser aplicado para identificar o limite inferior a fim de definir uma glicemia elevada como critério para a SM.

[e]O critério exigido é um dos seguintes: diabetes melito tipo 2, glicemia de jejum prejudicada, tolerância à glicose prejudicada ou indivíduos com níveis glicêmicos em jejum normais (< 100 mg/dℓ), captação de glicose abaixo do quartil mais baixo para populações em investigação sob condições hiperinsulinêmicas e euglicêmicas. Observa-se que esse valor foi atualizado para adaptar-se às recomendações atuais da ADA em relação aos níveis plasmáticos normais de glicose em jejum.[2]

[f]Estes valores foram atualizados a partir dos originais apresentados para garantir a consistência com os pontos de corte do ATP III.

Nota: para converter a glicose de mg/dℓ para mmol/ℓ, deve-se multiplicar o valor por 0,0555; para converter o HDL de mg/dℓ para mmol/ℓ, multiplicar por 0,0259; para converter os triglicerídeos de mg/dℓ para mmol/ℓ, multiplicar por 0,0113.

ATP III, Adult Treatment Panel III; HDL-c, lipoproteína de alta densidade; IDF, Internacional Diabetes Federation; IMC, índice de massa corporal; OMS, Organização Mundial da Saúde; NCEP, National Cholesterol Education Program; PA, pressão arterial; TG, triglicerídeo.

Prescrição de exercícios físicos/considerações especiais

O princípio FITT da PEx para a SM geralmente é consistente com as recomendações quanto ao exercício físico aeróbio, de FME e de flexibilidade (ver Capítulo 5). Do mesmo modo, a quantidade mínima de AF para melhorar os desfechos de saúde/condicionamento físico é consistente com o consenso de recomendações de saúde pública de 150 minutos por semana ou 30 minutos de AF de intensidade moderada na maioria dos dias da semana.[78,109] Contudo, em função do agrupamento dos fatores de risco de DCV e DM, além da provável presença de doenças e condições de saúde crônicas que acompanham a SM, sugerem-se as seguintes considerações especiais relativas à PEx:

- Ao desenvolver a PEx para a SM, deve-se dar atenção a cada fator de risco/condição presente, usando os critérios mais conservadores para definir as cargas iniciais de trabalho (ver outras seções deste capítulo sobre o princípio FITT da PEx para outras doenças crônicas e problemas de saúde, bem como a declaração de posicionamento do ACSM).[8,35,77] Ao longo do tempo e conforme tolerado, podem ser necessárias maior duração e intensidades mais elevadas para alcançar desfechos significativos de saúde e condicionamento físico
- Para reduzir o impacto da SM, variável considerada fator de risco para DCV e DM, o treinamento físico inicial deve ser realizado em uma intensidade moderada (ou seja, 40 a 59% do $\dot{V}O_2R$ ou FCR), totalizando um mínimo de 150 minutos por semana ou 30 minutos por dia na maioria dos dias da semana para otimizar a saúde/condicionamento físico. Quando apropriado, progredir para uma intensidade mais vigorosa (ou seja, ≥ 60% do $\dot{V}O_2R$ ou FCR)
- A redução da massa corporal é um objetivo importante para indivíduos com SM;[103] portanto, devem-se aumentar de modo gradual os níveis de AF para aproximadamente 250 a 300 minutos por semana ou podem ser necessários 50 a 60 minutos em 5 dias por semana, quando apropriado.[35] Quantidades diárias e semanais de AF podem ser acumuladas por múltiplas sessões mais curtas (≥ 10 minutos de duração) e incluir várias modalidades de AF de intensidade moderada, incorporadas ao estilo de vida. Para alguns indivíduos, pode ser necessária progressão para 60 a 90 minutos por dia de AF para promover ou manter a perda de massa corporal (ver as recomendações da PEx para indivíduos com sobrepeso e obesidade, neste capítulo, e a declaração de posicionamento do ACSM relevante)[35]
- O treinamento físico de FME, quando combinado com o treinamento físico aeróbio, pode produzir maiores reduções na prevalência da SM do que o treinamento físico aeróbio isoladamente.[110,111] Realizar atividades de fortalecimento muscular esquelético em ≥ 2 dias por semana reduz o risco de desenvolver dislipidemia, IGJ, pré-hipertensão arterial sistêmica e aumento do perímetro da cintura – todas partes do agrupamento de fatores de risco relacionados com a SM[112] (ver Capítulo 5, que contém diretrizes para o treinamento físico de FME).

Recursos *online*

American College of Sports Medicine position stand on exercise and hypertension:
    https://www.acsm.org/acsm-positions-policy/official-positions
American Heart Association, metabolic syndrome:
    http://www.heart.org/HEARTORG/Conditions/More/MetabolicSyndrome/
    Metabolic-Syndrome_UCM_002080_SubHomePage.jsp

Mayo Clinic Diseases and Conditions, metabolic syndrome: https://www.
mayoclinic.org/diseases-conditions/metabolic-syndrome/symptoms-causes/syc-
20351916

National Heart Lung and Blood Institute. What is metabolic syndrome?:
http://www.nhlbi.nih.gov/health/health-topics/topics/ms

Sobrepeso e obesidade

A prevalência de *sobrepeso* e *obesidade* tem aumentado nos EUA e em países desenvolvidos em todo o mundo. Estimativas recentes indicam que aproximadamente 70% da população dos EUA é classificada como tendo sobrepeso ou obesidade (índice de massa corporal [IMC] $\geq$ 25,0 kg/m^2); aproximadamente 40% são classificados como obesos (IMC $\geq$ 30,0 kg/m^2), incluindo os 7% que têm obesidade grave (IMC $\geq$ 40 kg/m^2).[113] As taxas de obesidade são mais elevadas em determinados grupos étnicos e sexos biológicos. Por exemplo, nos EUA, mulheres negras não hispânicas têm taxas de sobrepeso/obesidade ajustadas por idade de 82%, seguidas de perto pelos homens hispânicos (78,6%).[114] Embora a prevalência da obesidade tenha aumentado constantemente ao longo das últimas três décadas, dados recentes indicam que a prevalência geral de obesidade se estabilizou.[114]

As estatísticas relativas aos jovens indicam que 32% das crianças e dos adolescentes apresentam sobrepeso ou obesidade.[114] Nos EUA, a porcentagem de crianças de 6 a 11 anos consideradas obesas aumentou de 7%, em 1980, para 18%, em 2012; o percentual de adolescentes (12 a 19 anos de idade) obesos aumentou de 5 para 21% durante o mesmo período.[114] Os dados preocupantes sobre a prevalência de sobrepeso/obesidade nas populações adultas e pediátricas e suas implicações para a saúde levaram a maior conscientização quanto à importância de se identificarem e tratarem indivíduos com massa corporal excessiva.[35,115-117]

Em todas as idades e etnias, o sobrepeso e a obesidade estão associados a um aumento do risco de diversas doenças crônicas, incluindo DCV, DM, alguns tipos de câncer e alterações musculoesqueléticas.[118] Estima-se que problemas relacionados com a obesidade representem mais de 7% dos custos totais com cuidados de saúde nos EUA; os gastos diretos e indiretos com a obesidade são superiores a US$ 190 bilhões anualmente.[119]

A manutenção da massa corporal depende do equilíbrio energético, determinado pela ingestão e pelo GE (IE e GE, respectivamente). Para que um indivíduo com sobrepeso ou obesidade reduza sua massa corporal, o GE deve exceder a IE. A perda de massa corporal de 3 a 5% traz reduções clinicamente significativas em vários fatores de risco de DCV, incluindo TG, níveis de glicose sanguínea e de HbA1c e risco de desenvolver DM2.[120] Há evidências de que perdas de 2 a 3% podem resultar em diminuição similar do fator de risco para DCV.[35] É mais provável que esses benefícios sejam mantidos por meio da manutenção da massa corporal perdida; contudo, manter a massa corporal perdida é difícil. Em média, 33 a 50% da massa corporal inicial é recuperada em 1 ano após o término do tratamento.[121]

Intervenções no estilo de vida com o objetivo de perder massa corporal que combinem reduções na IE e aumentos no GE por meio de exercícios físicos e outras modalidades de AF geralmente resultam em uma diminuição inicial de 5 a 10% da massa corporal.[122] A AF parece ter efeito modesto sobre a perda de massa corporal observada durante a intervenção inicial, se comparada às reduções na IE.[118]

Uma revisão das intervenções de perda de massa corporal identificou que os programas que combinaram alimentação e exercício físico resultaram em aumento de 20% (cerca de 3 kg) na perda de massa corporal, em comparação com a restrição alimentar isolada;[123] porém, esse efeito se perde quando a IE é gravemente reduzida.[35] A AF e a restrição alimentar proporcionarão perda de massa corporal comparável se fornecerem níveis semelhantes de balanço energético negativo.[35] Em virtude dos baixos níveis de condicionamento físico, pode ser difícil para indivíduos com sobrepeso/obesidade realizarem um volume de AF necessário para uma perda de massa corporal clinicamente significativa. Portanto, a combinação de reduções moderadas no IE com níveis adequados de AF maximiza a perda de massa corporal desses indivíduos.

Há uma relação dose-resposta entre os níveis de AF e a magnitude de perda de massa corporal. A declaração de posicionamento do ACSM acerca da AF e perda de massa corporal concluiu que < 150 minutos por semana de AF promovem perda mínima; > 150 minutos por semana de AF resultam em perda modesta de aproximadamente 2 a 3 kg; e > 225 a 420 minutos por semana de AF resultam em perda de 5 a 7,5 kg.[35]

A AF parece necessária à maioria dos indivíduos, a fim de evitar a recuperação da massa corporal, mas não há estudos com métodos apropriados, adequadamente controlados e que forneçam informações quanto ao equilíbrio energético para fornecer evidências acerca da quantidade de AF necessária para evitar que a massa corporal seja recuperada após a sua perda.[35] No entanto, há trabalhos que sugerem que essa quantidade pode ser maior do que a recomendação, tida por consenso, de 150 minutos por semana de AF ou 30 minutos na maioria dos dias da semana.[35,78,124] Alguns estudos defendem o valor de cerca de 200 a 300 minutos por semana de AF para evitar o ganho após a perda de massa corporal, levando a crer, nesse caso, que "mais é melhor".[35]

Com base nas evidências científicas existentes e nas diretrizes de prática clínica,[35] o ACSM faz recomendações para o teste de esforço físico e o treinamento físico de indivíduos com sobrepeso e obesidade.

Teste de esforço físico

• Geralmente não é necessário um teste de esforço físico para a população com sobrepeso/obesidade antes do início de um programa de exercícios físicos de intensidade leve a moderada
• Indivíduos com sobrepeso e obesidade apresentam risco de outras comorbidades (p. ex., dislipidemia, hipertensão arterial sistêmica, hiperinsulinemia ou hiperglicemia) que, por sua vez, estão associadas ao risco de DCV
• Deve-se considerar também o momento de uso dos medicamentos para tratar comorbidades em relação ao momento em que é realizado o teste de esforço físico, particularmente em indivíduos que usam fármacos betabloqueadores e antidiabéticos
• A presença de condições musculoesqueléticas e/ou ortopédicas pode exigir a prática de exercícios físicos de perna ou braço com cicloergômetros
• A baixa capacidade de exercício físico em indivíduos com sobrepeso e obesidade pode exigir uma carga de trabalho inicial menor (ou seja, 2 a 3 METs) e pequenos incrementos de 0,5 a 1 MET por estágio de teste. Consultar os Capítulos 3 e 4 para obter exemplos de protocolos

FITT	Recomendações FITT para indivíduos com sobrepeso e obesidade.[35,125]		
	Aeróbio	**Força muscular esquelética**	**Flexibilidade**
Frequência	≥ 5 dias/semana	2 a 3 dias/semana	≥ 2 a 3 dias/semana
Intensidade	A intensidade inicial deve ser moderada (40 a 59% do $\dot{V}O_2R$ e da FCR); progredir para intensidade vigorosa (≥ 60% do $\dot{V}O_2R$ ou FCR) para obter maiores benefícios à saúde	60 a 70% de 1-RM; aumentar gradualmente para melhorar a força e massa muscular esquelética	Alongar até o ponto de tensão muscular esquelética ou leve desconforto
Tempo	30 minutos/dia (150 minutos/semana); aumentar para 60 minutos/dia ou mais (250 a 300 minutos/semana)	2 a 4 séries de 8 a 12 repetições para cada um dos grandes grupos musculares esqueléticos	Manter o alongamento estático por 10 a 30 segundos; 2 a 4 repetições de cada exercício físico
Tipo	Atividades rítmicas e prolongadas usando grandes grupos musculares esqueléticos (p. ex., caminhar, pedalar ou nadar)	Aparelhos de musculação e/ou pesos livres	Estático, dinâmico e/ou por FNP

1-RM, uma repetição máxima; FCR, frequência cardíaca de reserva; FNP, facilitação neuromuscular proprioceptiva; $\dot{V}O_2R$, consumo de oxigênio de reserva.

- Os equipamentos de teste devem ser adequados para atender à especificação de massa corporal de indivíduos com sobrepeso e obesidade, para fins de segurança e calibração
- O tamanho do manguito deve ser adequado para aferir a PA em indivíduos com sobrepeso e obesidade, a fim de minimizar possíveis imprecisões na aferição.

Prescrição de exercícios físicos

Os objetivos do exercício físico durante a fase ativa de perda de massa corporal são (a) maximizar a quantidade de gasto calórico para aumentar a perda de massa corporal e (b) integrar o exercício físico ao estilo de vida do indivíduo para prepará-lo para uma fase bem-sucedida de manutenção da perda de massa corporal.

Considerações acerca do treinamento físico

- Inicialmente, a duração da AF de intensidade moderada a vigorosa deve progredir até chegar a pelo menos 30 minutos por dia[78,124]
- Para manter a perda de massa corporal a longo prazo, os indivíduos devem aumentar a quantidade de exercícios físicos de intensidade moderada a vigorosa para, pelo menos, 250 minutos por semana ($\geq$ 2.000 kcal/semana). Para alcançar o objetivo semanal de manutenção que inclui a prática de atividades por $\geq$ 250 minutos por semana, devem-se realizar exercícios físicos e AF em 5 a 7 dias por semana
- Indivíduos com sobrepeso e obesidade podem acumular essa quantidade de AF em múltiplas sessões diárias, com pelo menos 10 minutos de duração, ou pela adição de outras modalidades de AF de intensidade moderada a seu estilo de vida. O acúmulo de exercícios físicos intermitentes pode elevar o volume de AF alcançado por indivíduos previamente sedentários, aumentando também a probabilidade de adoção e manutenção de uma rotina de AF[125]
- O treinamento físico de FME não resulta em perda de massa corporal clinicamente significativa,[35,126] e sua adição à restrição energética não parece impedir a perda de massa livre de gordura ou a redução observada no GE[125]
- O exercício físico de FME pode aumentar a FME e a função física em indivíduos com sobrepeso ou obesos. Além disso, a prática de exercícios físicos de FME pode causar benefícios adicionais à saúde, como diminuição dos fatores de risco para DCV, DM e doenças crônicas.[125]

Considerações especiais[35,127]

- Definir metas para alcançar a perda de massa corporal a curto e longo prazos. Almejar uma redução na massa corporal de pelo menos 3 a 10% da massa corporal inicial ao longo de 3 a 6 meses
- Determinar a redução da IE atual para alcançar a perda de massa corporal desejada. Uma redução de 500 a 1.000 kcal/dia é adequada para provocar uma perda de massa corporal de 0,5 a 0,9 kg/semana. Essa diminuição da IE deve ser combinada com redução na ingestão de gorduras
- Uma perda de massa corporal maior que 5 a 10% pode exigir alterações mais agressivas na alimentação, no comportamento e na rotina de exercícios físicos (ver Capítulo 12). Para aqueles que não respondem a nenhum grau de intervenção no estilo de vida, podem ser indicados tratamentos clínicos, como fármacos ou cirurgias
- Padrões alimentares de consumo calórico muito baixo e com restrição energética de até 1.500 kcal/dia, com indicação médica, podem resultar em perda de massa corporal inicial maior, em comparação a reduções de IE mais conservadoras. Esses planos alimentares com acompanhamento médico são normalmente usados apenas para indivíduos específicos e por curtos períodos
- Após o período inicial de perda de massa corporal, devem-se incorporar oportunidades para melhorar a comunicação entre os profissionais de saúde, nutricionistas, profissionais de educação física e o indivíduo com sobrepeso e obesidade
- Almejar mudanças nos hábitos alimentares e no comportamento em relação aos exercícios físicos, uma vez que mudanças nessas condutas resultam em perda e manutenção de massa corporal significativas a longo prazo. Durante as fases de perda e manutenção de massa corporal, ajudar os indivíduos a obter recomendações baseadas em evidências para a prática de exercícios físicos aeróbios.

Cirurgia bariátrica

A cirurgia bariátrica para perda de massa corporal pode ser indicada para indivíduos com IMC $\geq$ 40 kg/m^2 ou para aqueles que tenham fatores de risco de comorbidades e IMC $\geq$ 35 kg/m^2. O tratamento abrangente após a cirurgia inclui AF, pois há evidências de maior perda de massa corporal com a prática de exercícios físicos;[128,129] entretanto, isso ainda não foi estudado sistematicamente. A AF provavelmente facilitará alcançar e manter o equilíbrio energético pós-cirurgia, além de existirem evidências de que o exercício físico melhora a sensibilidade à insulina e o CCR depois da cirurgia.[130] Atualmente, está em andamento um ensaio clínico multicêntrico patrocinado pelo National Institutes of Health, o Longitudinal Assessment of Bariatric Surgery (LABS).[131] Quando os resultados forem publicados, fornecerão respostas mais completas sobre a relação entre a cirurgia bariátrica e a prática de exercícios físicos.[132] Dados preliminares do estudo LABS relataram que a maioria dos indivíduos submetidos à cirurgia bariátrica aumentaram seus níveis de AF depois da cirurgia, embora 24 a 29% tenham se tornado menos ativos do que antes da cirurgia.[133]

Uma vez que a prática de exercícios físicos após a cirurgia seja liberada pelo médico, a elaboração de um programa progressivo de exercícios físicos deve seguir o princípio FITT da PEx para perda e manutenção de massa corporal para indivíduos com sobrepeso e obesidade, conforme listado previamente nesta seção. Indivíduos com histórico de lesões ortopédicas devem ser avaliados, a fim de reduzir o risco de agravamento por exercícios físicos envolvendo descarga de peso. Em indivíduos cujo excesso de massa corporal pode limitar a capacidade de envolvimento em exercícios físicos com descarga de peso ou exercícios físicos contínuos, devem-se considerar práticas intermitentes e alternativas que não envolvam descarga de peso. Posteriormente, exercícios físicos contínuos e com descarga de peso, como a caminhada, podem ser introduzidos lenta e gradualmente, até que possam compor uma parcela maior do programa de exercícios físicos.

Recursos *online*

American College of Sports Medicine position stand on overweight and obesity: https://www.acsm.org/acsm-positions-policy/official-positions
National Heart, Lung, and Blood Institute. Clinical guidelines on the identification, evaluation, and treatment of overweight and obesity in adults: the evidence report: http://www.nhlbi.nih.gov/health-pro/guidelines/archive/clinical-guidelines-obesity-adults-evidence-report

Referências bibliográficas

1. U.S. Centers for Disease Control and Prevention. *National Diabetes Statistics Report, 2017* [Internet]. Atlanta (GA): U.S. Department of Health and Human Services; 2017 [cited 2020 Mar 6]. Available from: https://www.cdc.gov/diabetes/pdfs/data/statistics/national-diabetes-statistics-report.pdf
2. American Diabetes Association. Classification and diagnosis of diabetes: standards of medical care in diabetes-2019. *Diabetes Care.* 2019;42(Suppl 1):S13–28.

3. World Health Organization. *Global Report on Diabetes*. [Internet]. Geneva (Switzerland): World Health Organization; 2016 [cited 2020 Mar 6]. Available from: https://www.who.int/diabetes/publications/grd-2016/en/

4. Snowling NJ, Hopkins WG. Effects of different modes of exercise training on glucose control and risk factors for complications in type 2 diabetic patients: a meta-analysis. *Diabetes Care*. 2006;29(11):2518–27.

5. Umpierre D, Ribeiro PA, Kramer CK et al. Physical activity advice only or structured exercise training and association with HbA1c levels in type 2 diabetes: a systematic review and meta-analysis. *JAMA*. 2011;305(17):1790–9.

6. Gordon BA, Benson AC, Bird SR, Fraser SF. Resistance training improves metabolic health in type 2 diabetes: a systematic review. *Diabetes Res Clin Pract*. 2009;83:157–75.

7. Pan B, Ge L, Xun YQ et al. Exercise training modalities in patients with type 2 diabetes mellitus: a systematic review and network meta-analysis. *Int J Behav Nutr Phys Act*. 2018;15:72.

8. Colberg SR, Albright AL, Blissmer BJ et al. Exercise and type 2 diabetes: American College of Sports Medicine and the American Diabetes Association: joint position statement. Exercise and type 2 diabetes. *Med Sci Sports Exerc*. 2010;42(12):2282–303.

9. Kemps H, Kränkel N, Dörr M et al. Exercise training for patients with type 2 diabetes and cardiovascular disease: what to pursue and how to do it. A position paper of the European Association of Preventive Cardiology (EAPC). *Eur J Prev Cardiol*. 2019;26(7):709–27.

10. Colberg SR, Sigal RJ, Yardley JE et al. Physical activity/exercise and diabetes: a position statement of the American Diabetes Association. *Diabetes Care*. 2016;39:2065–79.

11. Knowler WC, Barrett-Connor E, Fowler SE et al. Reduction in the incidence of type 2 diabetes with lifestyle intervention or metformin. *N Engl J Med*. 2002;346(6):393–403.

12. D'hooge R, Hellinckx T, Van Laethem C et al. Influence of combined aerobic and resistance training on metabolic control, cardiovascular fitness and quality of life in adolescents with type 1 diabetes: a randomized controlled trial. *Clin Rehabil*. 2011;25(4):349–59.

13. Conway B, Costacou T, Orchard T. Is glycaemia or insulin dose the stronger risk factor for coronary artery disease in type 1 diabetes? *Diab Vasc Dis Res*. 2009;6:223–30.

14. Sluik D, Buijsse B, Muckelbauer R et al. Physical activity and mortality in individuals with diabetes mellitus: a prospective study and meta-analysis. *Arch Intern Med*. 2012;172(17):1285–95.

15. Kodama S, Tanaka S, Heianza Y et al. Association between physical activity and risk of all-cause mortality and cardiovascular disease in patients with diabetes: a meta-analysis. *Diabetes Care*. 2013;36(2):471–9.

16. American Diabetes Association. 5. Lifestyle management: standards of medical care in diabetes-2019. *Diabetes Care*. 2019;42(Suppl 1):S46–60

17. Physical Activity Guidelines Advisory Committee. *Physical Activity Guidelines Advisory Committee Report* [Internet]. Washington (DC): U.S. Department of Health and Human Services; 2018 [cited 2020 Mar 6]. Available from: https://health.gov/our-work/physical-activity/current-guidelines/scientific-report

18. Biswas A, Oh PI, Faulkner GE et al. Sedentary time and its association with risk for disease incidence, mortality, and hospitalization in adults: a systematic review and meta-analysis. *Ann Intern Med*. 2015;162(2):123–32.

19. U.S. Preventive Services Task Force. Screening for coronary heart disease: recommendation statement. *Ann Intern Med*. 2004;140(7):569–72.

20. Riebe D, Franklin BA, Thompson PD et al. Updating ACSM's recommendations for exercise preparticipation health screening. *Med Sci Sports Exerc*. 2015;47:2473–9.

21. Fletcher GF, Ades PA, Kligfield P et al. Exercise standards for testing and training: a scientific statement from the American Heart Association. *Circulation*. 2013;128(8):873–934.

22. Young LH, Wackers FJ, Chyun DA et al. Cardiac outcomes after screening for asymptomatic coronary artery disease in patients with type 2 diabetes: the DIAD study: a randomized controlled trial. *JAMA*. 2009;301(15):1547–55.

23. Lièvre MM, Moulin P, Thivolet C et al. Detection of silent myocardial ischemia in asymptomatic patients with diabetes: results of a randomized trial and meta-analysis assessing the effectiveness of systematic screening. *Trials*. 2011;12:23.

24. Moyer VA. Screening for coronary heart disease with electrocardiography: U.S. Preventive Services Task Force recommendation statement. *Ann Intern Med*. 2012;157(7):512–8.

25. Wackers FJ, Young LH, Inzucchi SE et al. Detection of silent myocardial ischemia in asymptomatic diabetic subjects: the DIAD study. *Diabetes Care*. 2004;27(8):1954–61.
26. Yang Z, Scott CA, Mao C, Tang J, Farmer AJ. Resistance exercise versus aerobic exercise for type 2 diabetes: a systematic review and meta-analysis. *Sports Med*. 2014;44(4):487–99.
27. Wei M, Gibbons LW, Kampert JB, Nichaman MZ, Blair SN. Low cardiorespiratory fitness and physical inactivity as predictors of mortality in men with type 2 diabetes. *Ann Intern Med*. 2000;132(8):605–11.
28. Church TS, LaMonte MJ, Barlow CE, Blair SN. Cardiorespiratory fitness and body mass index as predictors of cardiovascular disease mortality among men with diabetes. *Arch Intern Med*. 2005;165(18):2114–20.
29. Lyerly GW, Sui X, Lavie CJ, Church TS, Hand GA, Blair SN. The association between cardiorespiratory fitness and risk of all-cause mortality among women with impaired fasting glucose or undiagnosed diabetes mellitus. *Mayo Clin Proc*. 2009;84:780–6.
30. Johannsen NM, Swift DL, Lavie CJ, Earnest CP, Blair SN, Church TS. Combined aerobic and resistance training effects on glucose homeostasis, fitness, and other major health indices: a review of current guidelines. *Sports Med*. 2016;46:1809–18.
31. Pescatello LS, MacDonald HV, Ash GI et al. Assessing the existing professional exercise recommendations for hypertension: a review and recommendations for future research priorities. *Mayo Clin Proc*. 2015;90(6):801–12.
32. Church TS, Blair SN, Cocreham S et al. Effects of aerobic and resistance training on hemoglobin A1c levels in patients with type 2 diabetes: a randomized controlled trial. *JAMA*. 2010;304(20): 2253–62.
33. Dunstan DW, Daly RM, Owen N et al. High-intensity resistance training improves glycemic control in older patients with type 2 diabetes. *Diabetes Care*. 2002;25(10):1729–36.
34. Dunstan DW, Daly RM, Owen N et al. Home-based resistance training is not sufficient to maintain improved glycemic control following supervised training in older individuals with type 2 diabetes. *Diabetes Care*. 2005;28(1):3–9.
35. Donnelly JE, Blair SN, Jakicic JM et al. American College of Sports Medicine position stand. Appropriate physical activity intervention strategies for weight loss and prevention of weight regain for adults. *Med Sci Sports Exerc*. 2009;41(2):459–71.
36. Guelfi KJ, Ratnam N, Smythe GA, Jones TW, Fournier PA. Effect of intermittent high-intensity compared with continuous moderate exercise on glucose production and utilization in individuals with type 1 diabetes. *Am J Physiol Endocrinol Metab*. 2007;292(3):E865–70.
37. Yardley JE, Sigal RJ. Exercise strategies for hypoglycemia prevention in individuals with type 1 diabetes. *Diabetes Spectr*. 2015;28:32–8.
38. Karstoft K, Winding K, Knudsen SH et al. Mechanisms behind the superior effects of interval vs continuous training on glycaemic control in individuals with type 2 diabetes: a randomised controlled trial. *Diabetologia*. 2014;57(10):2081–93.
39. Willey KA, Singh MA. Battling insulin resistance in elderly obese people with type 2 diabetes: bring on the heavy weights. *Diabetes Care*. 2003;26:1580–8.
40. Pesta DH, Goncalves RLS, Madiraju AK, Strasser B, Sparks LM. Resistance training to improve type 2 diabetes: working toward a prescription for the future. *Nutr Metab (Lond)*. 2017;14:24.
41. Balducci S, Zanuso S, Cardelli P et al. Effect of highversus low-intensity supervised aerobic and resistance training on modifiable cardiovascular risk factors in type 2 diabetes; the Italian Diabetes and Exercise Study (IDES). *PLoS One*. 2012;7(11):e49297.
42. Ranger TA, Wong AM, Cook JL, Gaida JE. Is there an association between tendinopathy and diabetes mellitus? A systematic review with meta-analysis. *Br J Sports Med*. 2016;50:982–9.
43. Abate M, Schiavone C, Pelotti P, Salini V. Limited joint mobility (LJM) in elderly subjects with type II diabetes mellitus. *Arch Gerontol Geriatr*. 2011;53(2):135–40.
44. Garber CE, Blissmer B, Deschenes MR et al. American College of Sports Medicine position stand. Quantity and quality of exercise for developing and maintaining cardiorespiratory, musculoskeletal, and neuromotor fitness in apparently healthy adults: guidance for prescribing exercise. *Med Sci Sports Exerc*. 2011;43(7):1334–59.
45. Yardley JE, Kenny GP, Perkins BA et al. Effects of performing resistance exercise before versus after aerobic exercise on glycemia in type 1 diabetes. *Diabetes Care*. 2012;35(4):669–75.

46. Hasan S, Shaw SM, Gelling LH, Kerr CJ, Meads CA. Exercise modes and their association with hypoglycemia episodes in adults with type 1 diabetes mellitus: a systematic review. *BMJ Open Diabetes Res Care.* 2018;6:e000578.
47. American Diabetes Association. Section 4: foundations of care: education, nutrition, physical activity, smoking cessation, psychosocial care, and immunization. *Diabetes Care.* 2015;38(Suppl):S20–30.
48. Violan MA, Pomes T, Maldonado S et al. Exercise capacity in hemodialysis and renal transplant patients. *Transplant Proc.* 2002;34(1):417–8.
49. International Hypoglycaemia Study Group. Glucose concentrations of less than 3.0 mmol/l (54 mg/dL) should be reported in clinical trials: a joint position statement of the American Diabetes Association and the European Association for the Study of Diabetes. *Diabetes Care.* 2017;40:155–7.
50. Colberg SR, Riddell MC. Physical activity: regulation of glucose metabolism, clinical management strategies and weight control. In: Peters A, Laffel L, editors. *American Diabetes Association/JDRF Type 1 Diabetes Sourcebook.* Alexandria (VA): American Diabetes Association; 2013. p. 249–92.
51. McMahon SK, Ferreira LD, Ratnam N et al. Glucose requirements to maintain euglycemia after moderate-intensity afternoon exercise in adolescents with type 1 diabetes are increased in a biphasic manner. *J Clin Endocrinol Metab.* 2007;92(3):963–8.
52. Bussau VA, Ferreira LD, Jones TW, Fournier PA. The 10-s maximal sprint: a novel approach to counter an exercise-mediated fall in glycemia in individuals with type 1 diabetes. *Diabetes Care.* 2006;29:601–6.
53. Galbo H, Tobin L, van Loon LJ. Responses to acute exercise in type 2 diabetes, with an emphasis on metabolism and interaction with oral hypoglycemic agents and food intake. *Appl Physiol Nutr Metab.* 2007;32(3):567–75.
54. Khayat ZA, Patel N, Klip A. Exerciseand insulin-stimulated muscle glucose transport: distinct mechanisms of regulation. *Can J Appl Physiol.* 2002;27(2):129–51.
55. Chu L, Hamilton J, Riddell MC. Clinical management of the physically active patient with type 1 diabetes. *Phys Sportsmed.* 2011;39(2):64–77.
56. Poirier P, Mawhinney S, Grondin L et al. Prior meal enhances the plasma glucose lowering effect of exercise in type 2 diabetes. *Med Sci Sports Exerc.* 2001;33(8):1259–64.
57. Plöckinger U, Topuz M, Riese B, Reuter T. Risk of exercise-induced hypoglycaemia in patients with type 2 diabetes on intensive insulin therapy: comparison of insulin glargine with NPH insulin as basal insulin supplement. *Diabetes Res Clin Pract.* 2008;81(3):290–5.
58. Allen NA, Fain JA, Braun B, Chipkin SR. Continuous glucose monitoring counseling improves physical activity behaviors of individuals with type 2 diabetes: a randomized clinical trial. *Diabetes Res Clin Pract.* 2008;80(3):371–9.
59. Fanelli C, Pampanelli S, Lalli C et al. Long-term intensive therapy of IDDM patients with clinically overt autonomic neuropathy: effects on hypoglycemia awareness and counterregulation. *Diabetes.* 1997;46(7):1172–81.
60. Bremer JP, Jauch-Chara K, Hallschmid M, Schmid S, Schultes B. Hypoglycemia unawareness in older compared with middle-aged patients with type 2 diabetes. *Diabetes Care.* 2009;32(8): 1513–7.
61. Kitabchi AE, Umpierrez GE, Murphy MB et al. Hyperglycemic crises in diabetes. *Diabetes Care.* 2004;27(Suppl 1):S94–102.
62. MacLeod SF, Terada T, Chahal BS, Boulé NG. Exercise lowers postprandial glucose but not fasting glucose in type 2 diabetes: a meta-analysis of studies using continuous glucose monitoring. *Diabetes Metab Res Rev.* 2013;29(8):593–603.
63. Sigal RJ, Fisher SJ, Halter JB, Vranic M, Marliss EB. Glucoregulation during and after intense exercise: effects of beta-adrenergic blockade in subjects with type 1 diabetes mellitus. *J Clin Endocrinol Metab.* 1999;84(11):3961–71.
64. Burge MR, Garcia N, Qualls CR, Schade DS. Differential effects of fasting and dehydration in the pathogenesis of diabetic ketoacidosis. *Metabolism.* 2001;50(2):171–7.
65. American College of Sports Medicine, Armstrong LE, Casa DJ et al. American College of Sports Medicine position stand. Exertional heat illness during training and competition. *Med Sci Sports Exerc.* 2007;39(3):556–72.
66. American College of Sports Medicine, Sawka MN, Burke LM et al. American College of Sports Medicine position stand. Exercise and fluid replacement. *Med Sci Sports Exerc.* 2007;39(2):377–90.

67. Castellani JW, Young AJ, Ducharme MB et al. American College of Sports Medicine position stand: prevention of cold injuries during exercise. *Med Sci Sports Exerc.* 2006;38(11):2012–29.
68. Goff DC Jr, Bertoni AG, Kramer H et al. Dyslipidemia prevalence, treatment, and control in the Multi-Ethnic Study of Atherosclerosis (MESA): gender, ethnicity, and coronary artery calcium. *Circulation.* 2006;113(5):647–56.
69. Hopkins PN, Toth PP, Ballantyne CM, Rader DJ. Familial hypercholesterolemias: prevalence, genetics, diagnosis and screening recommendations from the National Lipid Association Expert Panel on Familial Hypercholesterolemia. *J Clin Lipidol.* 2011;5(3 Suppl):S9–17.
70. Achar S, Rostamian A, Narayan SM. Cardiac and metabolic effects of anabolic-androgenic steroid abuse on lipids, blood pressure, left ventricular dimensions, and rhythm. *Am J Cardiol.* 2010;106(6):893–901.
71. Eckel RH, Jakicic JM, Ard JD et al. 2013 AHA/ACC guideline on lifestyle management to reduce cardiovascular risk: a report of the American College of Cardiology/American Heart Association Task Force on Practice Guidelines. *Circulation.* 2014;129(25 Suppl 2):S76–99.
72. Dattilo AM, Kris-Etherton PM. Effects of weight reduction on blood lipids and lipoproteins: a meta-analysis. *Am J Clin Nutr.* 1992;56(2):320–8.
73. Tang JL, Armitage JM, Lancaster T, Silagy CA, Fowler GH, Neil HA. Systematic review of dietary intervention trials to lower blood total cholesterol in free-living subjects. *BMJ.* 1998;316(7139):1213–20.
74. Stone NJ, Robinson JG, Lichtenstein AH et al. 2013 ACC/AHA guideline on the treatment of blood cholesterol to reduce atherosclerotic cardiovascular risk in adults: a report of the American College of Cardiology/American Heart Association Task Force on Practice Guidelines. *Circulation.* 2014;129(25 Suppl 2):S1–45.
75. Goff DC Jr, Lloyd-Jones DM, Bennett G et al. 2013 ACC/AHA guideline on the assessment of cardiovascular risk: a report of the American College of Cardiology/American Heart Association Task Force on Practice Guidelines. *Circulation.* 2014;129(25 Suppl 2):S49–73.
76. Kaufman HW, Blatt AJ, Huang X, Odeh MA, Superko HR. Blood cholesterol trends 2001–2011 in the United States: analysis of 105 million patient records. *PloS One.* 2013;8(5):e63416.
77. Pescatello LS, Franklin BA, Fagard R et al. American College of Sports Medicine position stand. Exercise and hypertension. *Med Sci Sports Exerc.* 2004;36(3):533–53.
78. Haskell WL, Lee IM, Pate RR et al. Physical activity and public health: updated recommendation for adults from the American College of Sports Medicine and the American Heart Association. *Med Sci Sports Exerc.* 2007;39(8):1423–34.
79. Braith RW, Stewart K. Resistance exercise training: its role in the prevention of cardiovascular disease. *Circulation.* 2006;113:2642–50.
80. Kelley GA, Kelley KS. Impact of progressive resistance training on lipids and lipoproteins in adults: another look at a meta-analysis using prediction intervals. *Prev Med.* 2009;49(6):473–5.
81. Dubé JJ, Allison KF, Rousson V, Goodpaster BH, Amati F. Exercise dose and insulin sensitivity: relevance for diabetes prevention. *Med Sci Sports Exerc.* 2012;44(5):793–9.
82. American College of Sports Medicine, Chodzko-Zajko WJ, Proctor DN et al. American College of Sports Medicine position stand. Exercise and physical activity for older adults. *Med Sci Sports Exerc.* 2009;41(7):1510–30.
83. Altena TS, Michaelson JL, Ball SD, Guilford BL, Thomas TR. Lipoprotein subfraction changes after continuous or intermittent exercise training. *Med Sci Sports Exerc.* 2006;38(2):367–72.
84. Arnett DK, Blumenthal RS, Albert MA et al. 2019 ACC/AHA guideline on the primary prevention of cardiovascular disease: a report of the American College of Cardiology/American Heart Association Task Force on Clinical Practice Guidelines. *Circulation.* 2019;140:e596–646. doi:10.1161/CIR.0000000000000678.
85. Chobanian AV, Bakris GL, Black HR et al. The seventh report of the Joint National Committee on prevention, detection, evaluation, and treatment of high blood pressure: the JNC 7 report. *JAMA.* 2003;289(19):2560–72.
86. Go AS, Mozaffarian D, Roger VL et al. Heart disease and stroke statistics — 2014 update: a report from the American Heart Association. *Circulation.* 2014;129:e28–292.
87. Rosendorff C, Black HR, Cannon CP et al. Treatment of hypertension in the prevention and management of ischemic heart disease: a scientific statement from the American Heart Association

Council for High Blood Pressure Research and the Councils on Clinical Cardiology and Epidemiology and Prevention. *Circulation*. 2007;115(21):2761–88.

88. Kearney PM, Whelton M, Reynolds K, Muntner P, Whelton PK, He J. Global burden of hypertension: analysis of worldwide data. *Lancet*. 2005;365(9455):217–23.

89. Vasan RS, Larson MG, Leip EP, Kannel WB, Levy D. Assessment of frequency of progression to hypertension in non-hypertensive participants in the Framingham Heart Study: a cohort study. *Lancet*. 2001;358:1682–6.

90. Gurven M, Blackwell AD, Rodríguez DE, Stieglitz J, Kaplan H. Does blood pressure inevitably rise with age? Longitudinal evidence among forager-horticulturalists. *Hypertension*. 2012;60:25–33.

91. Kokkinos P. Cardiorespiratory fitness, exercise, and blood pressure. *Hypertension*. 2014;64:1160–4.

92. James PA, Oparil S, Carter BL et al. 2014 Evidence-based guideline for the management of high blood pressure in adults: report from the panel members appointed to the Eighth Joint National Committee (JNC 8). *JAMA*. 2014;311(5):507–20.

93. Kokkinos PF, Narayan P, Colleran JA et al. Effects of regular exercise on blood pressure and left ventricular hypertrophy in African-American men with severe hypertension. *N Engl J Med*. 1995;333:1462–7.

94. Hinderliter A, Sherwood A, Gullette EC et al. Reduction of left ventricular hypertrophy after exercise and weight loss in overweight patients with mild hypertension. *Arch Intern Med*. 2002;162:1333–9.

95. Kokkinos P, Pittaras A, Narayan P, Faselis C, Singh S, Manolis A. Exercise capacity and blood pressure associations with left ventricular mass in prehypertensive individuals. *Hypertension*. 2007;49:55–61.

96. Pescatello LS, Buchner DM, Jakicic JM et al. Physical activity to prevent and treat hypertension: a systematic review. *Med Sci Sports Exer*. 2019;51(6):1314–23.

97. Nelson ME, Rejeski WJ, Blair SN et al. Physical activity and public health in older adults: recommendation from the American College of Sports Medicine and the American Heart Association. *Circulation*. 2007;116:1094–105.

98. Churilla JR, Zoeller R Jr. Physical activity: physical activity and the metabolic syndrome: a review of the evidence. *Am J Lifestyle Med*. 2008;2:118–25.

99. Isomaa B, Almgren P, Tuomi T et al. Cardiovascular morbidity and mortality associated with the metabolic syndrome. *Diabetes Care*. 2001;24(4):683–9.

100. Churilla JR, Fitzhugh EC, Thompson DL. The metabolic syndrome: how definition impacts the prevalence and risk in U.S. adults: 1999–2004 NHANES. *Metab Syndr Relat Disord*. 2007;5(4):331–42.

101. Alberti KG, Eckel RH, Grundy SM et al. Harmonizing the metabolic syndrome: a joint interim statement of the International Diabetes Federation Task Force on Epidemiology and Prevention; National Heart, Lung, and Blood Institute; American Heart Association; World Heart Federation; International Atherosclerosis Society; and International Association for the Study of Obesity. *Circulation*. 2009;120:1640–5.

102. Mozumdar A, Liguori G. Persistent increase of prevalence of metabolic syndrome among U.S. adults: NHANES III to NHANES 1999–2006. *Diabetes Care*. 2011;34(1):216–9.

103. Grundy SM, Cleeman JI, Daniels SR et al. Diagnosis and management of the metabolic syndrome: an American Heart Association/National Heart, Lung, and Blood Institute Scientific Statement. *Circulation*. 2005;112(17):2735–52.

104. International Diabetes Federation. *IDF Consensus Worldwide Definition of the Metabolic Syndrome* [Internet]. Brussels (Belgium): International Diabetes Federation; 2006 [cited 2016 Jan 18]. Available from: http://www.idf.org/webdata/docs/IDF_Meta_def_final.pdf

105. Alberti KG, Zimmet PZ. Definition, diagnosis and classification of diabetes mellitus and its complications. Part 1: diagnosis and classification of diabetes mellitus provisional report of a WHO consultation. *Diabet Med*. 1998;15(7):539–53.

106. National Cholesterol Education Program (NCEP) Expert Panel on Detection, Evaluation, and Treatment of High Blood Cholesterol in Adults (Adult Treatment Panel III). Third Report of the National Cholesterol Education Program (NCEP) Expert Panel on Detection, Evaluation, and Treatment of High Blood Cholesterol in Adults (Adult Treatment Panel III) final report. *Circulation*. 2002;106(25):3143–421.

107. Dela F, Larsen JJ, Mikines KJ, Ploug T, Petersen LN, Galbo H. Insulin-stimulated muscle glucose clearance in patients with NIDDM. Effects of one-legged physical training. *Diabetes.* 1995;44(9):1010–20.

108. Perri MG, Anton SD, Durning PE et al. Adherence to exercise prescriptions: effects of prescribing moderate versus higher levels of intensity and frequency. *Health Psychol.* 2002;21(5):452–8.

109. Physical Activity Guidelines Advisory Committee. *Physical Activity Guidelines Advisory Committee Report, 2008* [Internet]. Washington (DC): U.S. Department of Health and Human Services; 2008 [cited 2016 Jan 18]. 683 p. Available from: http://www.health.gov/paguidelines/Report/pdf/CommitteeReport.pdf

110. Earnest CP, Johannsen NM, Swift DL et al. Aerobic and strength training in concomitant metabolic syndrome and type 2 diabetes. *Med Sci Sports Exerc.* 2014;46(7):1293–301.

111. Mann S, Beedie C, Balducci S et al. Changes in insulin sensitivity in response to different modalities of exercise: a review of the evidence. *Diabetes Metab Res Rev.* 2014;30:257–68.

112. Churilla JR, Magyari PM, Ford ES, Fitzhugh EC, Johnson TM. Muscular strengthening activity patterns and metabolic health risk among US adults. *J Diabetes.* 2012;4:77–84.

113. Fryar CD, Carroll MD, Ogden CL. *Prevalence of overweight, obesity, and severe obesity among adults aged 20 and over: United States, 1960–1962 through 2015–2016.* Hyattsville (MD): National Center for Health Statistics; 2018.

114. Ogden CL, Carroll MD, Kit BK, Flegal KM. Prevalence of childhood and adult obesity in the United States, 2011–2012. *JAMA.* 2014;311(8):806–14.

115. Daniels SR, Jacobson MS, McCrindle BW, Eckel RH, Sanner BM. American Heart Association Childhood Obesity Research Summit Report. *Circulation.* 2009;119(15):e489–517. doi:10.1161/CIRCULATIONAHA.109.192216.

116. Kumanyika SK, Obarzanek E, Stettler N et al. Population-based prevention of obesity: the need for comprehensive promotion of healthful eating, physical activity, and energy balance: a scientific statement from American Heart Association Council on Epidemiology and Prevention, Interdisciplinary Committee for Prevention (formerly the Expert Panel on Population and Prevention Science). *Circulation.* 2008;118(4):428–64.

117. U.S. Preventive Services Task Force, Barton M. Screening for obesity in children and adolescents: US Preventive Services Task Force recommendation statement. *Pediatrics.* 2010;125(2):361–7.

118. Clinical guidelines on the identification, evaluation, and treatment of overweight and obesity in adults — the evidence report. National Institutes of Health. *Obes Res.* 1998;6(Suppl 2):51S–209S.

119. Cawley J, Meyerhoefer C. The medical care costs of obesity: an instrumental variables approach. *J Health Econ.* 2012;31:219–30.

120. Jensen MD, Ryan DH, Apovian CM et al. 2013 AHA/ACC/TOS guideline for the management of overweight and obesity in adults: a report of the American College of Cardiology/American Heart Association Task Force on Practice Guidelines and The Obesity Society. *J Am Coll Cardiol.* 2014;63(25 Pt B):2985–3023.

121. Svien LR, Berg P, Stephenson C. Issues in aging with cerebral palsy. *Top Geriatr Rehabil.* 2008;24(1):26–40.

122. White LJ, McCoy SC, Castellano V et al. Resistance training improves strength and functional capacity in persons with multiple sclerosis. *Mult Scler.* 2004;10(6):668–74.

123. Curioni CC, Lourenço PM. Long-term weight loss after diet and exercise: a systematic review. *Int J Obes (Lond).* 2005;29:1168–74.

124. Unnithan VB, Clifford C, Bar-Or O. Evaluation by exercise testing of the child with cerebral palsy. *Sports Med.* 1998;26(4):239–51.

125. Macfarlane DJ, Taylor LH, Cuddihy TF. Very short intermittent vs continuous bouts of activity in sedentary adults. *Prev Med.* 2006;43(4):332–6.

126. Donnelly JE, Jakicic JM, Pronk NP et al. Is resistance exercise effective for weight management? *Evid Based Prev Med.* 2004;1(1):21–9.

127. Jakicic JM, Clark K, Coleman E et al. American College of Sports Medicine position stand. Appropriate intervention strategies for weight loss and prevention of weight regain for adults. *Med Sci Sports Exerc.* 2001;33(12):2145–56.

128. Egberts K, Brown WA, Brennan L, O'Brien PE. Does exercise improve weight loss after bariatric surgery? A systematic review. *Obes Surg.* 2012;22:335–41.

129. Mundi MS, Lorentz PA, Swain J, Grothe K, Collazo-Clavell M. Moderate physical activity as predictor of weight loss after bariatric surgery. *Obes Surg.* 2013;23:1645–9.
130. Coen PM, Tanner CJ, Helbling NL et al. Clinical trial demonstrates exercise following bariatric surgery improves insulin sensitivity. *J Clin Invest.* 2015;125(1):248–57.
131. Epidemiology Data Center. *Longitudinal Assessment of Bariatric Surgery* [Internet]. Pittsburgh (PA): University of Pittsburgh, Epidemiology Data Center; 2020 [cited 2014 Dec 5]. Available from: http://www.edc.gsph.pitt.edu/labs/
132. King WC, Belle SH, Eid GM et al. Physical activity levels of patients undergoing bariatric surgery in the Longitudinal Assessment of Bariatric Surgery study. *Surg Obes Relat Dis.* 2008;4(6):721–8.
133. King WC, Hsu JY, Belle SH et al. Preto postoperative changes in physical activity: report from the Longitudinal Assessment of Bariatric Surgery-2 (LABS-2). *Surg Obes Relat Dis.* 2012;8(5):522–32.

Teste de Esforço Físico e Prescrição de Exercícios Físicos para Populações com Outras Doenças Crônicas e Problemas de Saúde

Capítulo

10

Introdução

Este capítulo contém as diretrizes e recomendações de teste de esforço físico e prescrição de exercícios físicos (PEx) para indivíduos com doenças crônicas e outros problemas de saúde não abordados nos Capítulos 8 (Doenças Cardiovasculares e Pulmonares) e 9 (Doenças Metabólicas). Assim como nos outros capítulos, as diretrizes e as recomendações são apresentadas usando o princípio Frequência, Intensidade, Tempo e Tipo (FITT) da PEx baseado em artigos e declarações científicas de posicionamento de entidades de organização profissional e outros textos da literatura. Os princípios gerais para o teste de esforço físico são apresentados no Capítulo 3 e, para a PEx, no Capítulo 5. Em muitos casos, o treinamento físico pode ser realizado sem um teste de esforço físico prévio. No entanto, se um teste de esforço físico for realizado, este capítulo apresenta recomendações específicas para indivíduos com várias doenças crônicas e problemas de saúde. Observe que, muitas vezes, faltam informações sobre o volume e a progressão do treinamento físico para as doenças crônicas e problemas de saúde apresentados neste capítulo. Nesses casos, as diretrizes e recomendações fornecidas no Capítulo 5 para populações aparentemente saudáveis devem ser adaptadas com bom julgamento clínico às doenças crônicas e problemas de saúde em questão.

Artrite

Artrite é um termo genérico que descreve mais de cem doenças reumáticas que, juntas, quando medidas em anos vividos com incapacidade (YLDs, sigla do inglês *years lived with disability*), fornecem a segunda causa mais comum de incapacidade nos EUA[1] e no mundo.[2] O impacto da incapacidade relacionada com a artrite está aumentando rapidamente, com os anos vividos com incapacidade especificamente atribuíveis à osteoartrite (OA), tendo aumentado globalmente em 75% de 1990 a 2013.[2] Entre os adultos nos EUA, aproximadamente 23% (54,4 milhões) relatam ter um diagnóstico clínico de artrite;[3] destes, 44% (23,7 milhões) se queixam de limitações nas atividades físicas (AFs) relacionadas com a artrite.[1]

Os dois tipos mais comuns de artrite são a OA e a artrite reumatoide (AR). A OA é uma doença articular degenerativa local e progressiva que afeta uma ou várias articulações (mais comumente as mãos, os quadris, a coluna e os joelhos) e está associada a fatores de risco, incluindo sobrepeso/obesidade, histórico de lesão ou cirurgia articular, predisposição genética, envelhecimento, sexo biológico feminino e determinadas ocupações. A AR é uma doença autoimune inflamatória crônica, sistêmica, de etiologia desconhecida, na qual a resposta inflamatória local causa inchaço (inflamação) do revestimento articular (sinovite), danos à cartilagem articular e ligamentos de suporte, e pode levar a erosões ósseas; sistemicamente, resulta em fadiga significativa, perda muscular esquelética, ganho de gordura corporal, risco aumentado de osteoporose e risco de doença cardiovascular (DCV) significativamente exacerbado, principalmente devido à aterosclerose acelerada.[4,5] Outras doenças reumáticas comuns incluem gota, espondiloartropatias (p. ex., espondilite anquilosante [EA], artrite psoriásica, artrite reativa e artrite enteropática) e doenças específicas do tecido conjuntivo (p. ex., lúpus eritematoso sistêmico e esclerose sistêmica [esclerodermia]) e dermatomiosite.

Independentemente do tipo, a artrite é geralmente caracterizada por dor, capacidade física prejudicada, fadiga e alterações adversas na composição corporal (ou seja, perda muscular esquelética e aumento da adiposidade), com, por exemplo, 66% dos indivíduos com OA apresentando sobrepeso ou obesidade no momento de início da doença.[6] Em decorrência do envelhecimento da população e da crescente epidemia de obesidade, estima-se que a prevalência de artrite diagnosticada clinicamente aumente para cerca de 78 milhões de norte-americanos (26%) em 2040,[7] tendência que se acredita ser seguida globalmente.[2]

O tratamento farmacológico da artrite envolve principalmente analgésicos e anti-inflamatórios não esteroidais (AINEs) tópicos e orais; para a AR, fármacos antirreumáticos modificadores de doença (DMARD, sigla do inglês *disease modifying antirheumatic drugs*), terapia biológica e glicocorticoides. O tratamento ideal da artrite inclui uma abordagem multidisciplinar, com tratamento farmacológico, orientações individuais de autocuidado, fisioterapia, terapia ocupacional e exercícios físicos (p. ex., 8 a 12). Quando os danos articulares e a perda de mobilidade são graves, e a restauração de um nível razoável de funcionalidade e de controle da dor não é mais viável via tratamento farmacológico e conservador (ou seja, quando a doença está em "estágio terminal"), cirurgias de artroplastia total e outras intervenções cirúrgicas são opções terapêuticas.

Embora a dor e as limitações funcionais possam impor desafios à AF em indivíduos com artrite, o exercício físico regular é essencial para o manejo dessas condições; portanto, são uma recomendação básica das diretrizes internacionais. Por exemplo, em função da AF reduzida e, no caso das artropatias inflamatórias, do próprio processo de doença (ou seja, inflamação), os indivíduos com artrite são mais propensos a ter perda muscular esquelética (favorecendo o desenvolvimento da sarcopenia) e excesso de adiposidade do que indivíduos saudáveis da mesma idade e sexo biológico.[3,13] Assim, o exercício físico regular desempenha papel importante no controle da massa corporal e na obtenção de uma composição corporal saudável, tanto por meio dos efeitos anabólicos e lipolíticos do exercício físico, quanto por meio dos efeitos anti-inflamatórios da AF regular. O exercício físico regular oferece inúmeros benefícios adicionais para o indivíduo com artrite, incluindo a minimização do declínio funcional ou melhoria da capacidade funcional em indivíduos descondicionados fisicamente; redução do risco de queda; atenuação da dor e rigidez articular; redução de comorbidades, como DCV, diabetes melito tipo 2 (DM2), síndrome metabólica e osteoporose; e melhora da saúde mental e da qualidade de vida.[4,11,14-20]

Teste de esforço físico

A maioria dos indivíduos com artrite tolera testes de esforço físico limitados por sintomas, consistentes com as recomendações para adultos aparentemente saudáveis (ver Capítulos 3 e 4). A seguir, considerações especiais para indivíduos com artrite:

- O exercício físico de alta intensidade, como o realizado durante um teste de estresse máximo, é contraindicado quando há inflamação aguda (ou seja, articulações quentes, inchadas e dolorosas; período de "crise da doença"). Nesses casos, o teste de esforço físico deve ser adiado até que a crise tenha melhorado
- Embora a maioria dos indivíduos com artrite tolere a caminhada em esteira, o uso de bicicleta ergométrica ou cicloergômetro de braço pode ser menos doloroso, possibilitando melhor avaliação da função e/ou capacidade cardiorrespiratória. O tipo de exercício físico escolhido deve ser o menos doloroso para o indivíduo que está sendo testado
- Promover um tempo de atividades de aquecimento (em um nível de intensidade muito leve ou leve), de acordo com o estado funcional de cada indivíduo, antes de iniciar o teste de esforço físico progressivo (TEG)
- Monitorar os níveis de dor durante o teste usando uma escala de intensidade de exercício físico validada, como a escala CR-10 de Borg (ver Figura 4.2)[21] e a escala numérica de dor (Figura 10.1)[22]
- A força e a resistência muscular esquelética podem ser medidas usando protocolos padrão (ver Capítulo 3). Entretanto, o avaliador deve estar ciente de que a dor pode prejudicar a contração muscular esquelética voluntária máxima por meio da inibição neural do recrutamento de fibras musculares nas articulações afetadas.

Prescrição de exercícios físicos

Um grande empecilho para que o indivíduo com artrite inicie um programa de AF é a crença de que os exercícios físicos, sobretudo os que envolvem descarga de peso, exacerbarão os danos articulares e sintomas como a dor e a fadiga. Esse receio é predominante não apenas entre os indivíduos com artrite, mas também entre médicos e profissionais da saúde responsáveis pelo tratamento da doença.[23] Assim, o indivíduo com artrite precisa ser informado de que o exercício físico não apenas é seguro, como ainda reduz a dor, a fadiga, a inflamação e a progressão da doença.[11,14-20,24-27] Para aqueles com artrite, especialmente com dor e sem preparo físico, devem-se aumentar gradualmente a intensidade e o volume dos exercícios físicos, para que forneçam benefícios clinicamente significativos. Em geral, as indicações para a PEx são consistentes com aquelas voltadas a adultos aparentemente saudáveis (ver Capítulo 5), desde que sejam observadas as recomendações FITT e a progressão da doença do indivíduo, sua dor, integridade articular e limitações funcionais e preferencias quanto a AF/exercícios físicos. Embora essas recomendações sejam indicadas para a maioria das pessoas com artrite, tanto para o treinamento físico aeróbio quanto para o de força muscular esquelética (FME), as preferências do indivíduo acerca da intensidade precisam ser consideradas, a fim de otimizar a adoção e a adesão ao exercício físico.

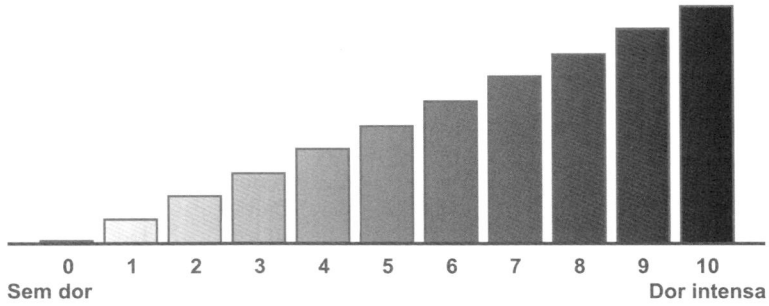

0   1   2   3   4   5   6   7   8   9   10

Sem dor   **Dor intensa**

Figura 10.1 Escala visual numérica de dor. Reproduzida, com autorização, de Ritter et al.[22]

Considerações acerca do treinamento físico

- O objetivo do treinamento físico aeróbio é melhorar o condicionamento cardior-respiratório (CCR), sem exacerbar dores ou lesões articulares. Não há evidências claras de que indivíduos com artrite não possam/devam praticar atividades de alto impacto, como correr, subir escadas e atividades com paradas e retomadas bruscas, a menos que apresentem problemas biomecânicos ou de estabilidade articular óbvios. Contudo, em razão de apresentarem níveis mais baixos de CCR, FME e reflexos neuromusculares protetores, esses indivíduos devem realizar com cautela os exercícios físicos de alto impacto para minimizar o risco de lesões ou o agravamento dos sintomas articulares
- Inicialmente, sessões longas e contínuas de exercícios físicos aeróbios podem ser difíceis para indivíduos muito descondicionados fisicamente ou com restrições decorrente da dor e da mobilidade articular reduzida; portanto, interromper o comportamento sedentário incentivando o movimento ao longo do dia é benéfico e deve ser incentivado. É apropriado começar com sessões curtas de apenas 5 minutos, ou o que puder ser inicialmente tolerado
- Além de melhorar a força e a resistência muscular esquelética, as evidências de pesquisas indicam que o treinamento físico de FME melhora a função física e é provável que reduza a dor crônica por meio de alterações locais (ou seja, melhora na estabilidade dinâmica, atenuação das forças articulares) e sistêmicas (ou seja, redução na inflamação e elevação nos opioides endógenos)[33,34]
- O treinamento físico de flexibilidade é importante para aumentar a amplitude de movimento (ADM) e evitar os efeitos negativos da artrite sobre a mobilidade articular. Além disso, a ADM ativa pode encurtar os episódios de "rigidez matinal" em indivíduos com AR
- O treinamento físico de equilíbrio é importante para indivíduos com envolvimento de membros inferiores, pois a dor e o déficit na coordenação, nos reflexos de proteção e na propriocepção os colocam em maior risco de queda. Recomendam-se tanto atividades de equilíbrio estático (p. ex., ficar em pé em tandem ou em apoio unipodal) quanto dinâmico (p. ex., caminhar, mudar de direção, desviar de obstáculos)

FITT	**Recomendações FITT para indivíduos com artrite.**[11,14,23,27-32]		
	Aeróbio	**Força muscular esquelética**	**Flexibilidade**
Frequência	3 a 5 dias/semana	2 a 3 dias/semana	Diariamente
Intensidade	Intensidade moderada (40 a 59% do $\dot{V}O_2R$ ou FCR) a vigorosa ($\geq$ 60% do $\dot{V}O_2R$ ou FCR)	60 a 80% de 1-RM. A intensidade inicial deve ser menor (ou seja, 50 a 60% de 1-RM) para aqueles não acostumados ao treinamento físico de força muscular esquelética	Realizar o exercício físico em ADM até o ponto de tensão/ alongamento sem dor. Progrida a ADM de cada exercício físico apenas quando houver pouca ou nenhuma dor articular
Tempo	Acumular 150 minutos/ semana de exercícios físicos de intensidade moderada ou 75 minutos/ semana em intensidade vigorosa, ou uma combinação equivalente dos dois, em sessões $\geq$ 10 minutos	Use valores para adultos saudáveis e ajuste em conformidade (ou seja, 8 a 12 repetições por 1 a 3 séries); incluir todos os principais grupos musculares esqueléticos	Até 10 repetições para movimentos dinâmicos; manter o alongamento estático por 10 a 30 segundos; 2 a 4 repetições de cada exercício físico
Tipo	Atividades com baixo estresse articular, como caminhada, ciclismo, natação ou exercícios físicos aquáticos	Aparelhos de musculação, pesos livres, tubos elásticos. Exercícios físicos utilizando a própria massa corporal também são apropriados para a maioria dos indivíduos com artrite	Uma combinação de alongamento ativo, estático e por facilitação neuromuscular proprioceptiva (ver Boxe 5.5) de todas as principais articulações, com foco nas articulações afetadas e nos músculos esqueléticos que cruzam essas articulações

1-RM, uma repetição máxima; ADM, amplitude de movimento; FCR, frequência cardíaca de reserva; $\dot{V}O_2R$, consumo de oxigênio de reserva.

- São necessários períodos adequados de aquecimento e volta ao repouso (5 a 10 minutos) para minimizar a dor. Essas atividades devem envolver movimentos controlados das articulações ao longo de toda a ADM, além de exercícios físicos aeróbios de intensidade leve
- Indivíduos com muita dor e limitações funcionais podem precisar de metas intermediárias que sejam mais curtas do que o recomendado pelo FITT; devem ser incentivados a realizar e manter qualquer quantidade de AF que seja tolerada com segurança. Na ausência de recomendações específicas para pessoas com artrite, pode-se aplicar a recomendação da população geral de aumentar a duração dos exercícios físicos aeróbios em 5 a 10 minutos a cada 1 a 2 semanas nas primeiras 4 a 6 semanas de um programa de treinamento físico
- A progressão regular do treinamento físico de FME é essencial para alcançar ganhos na força e resistência muscular esquelética e na capacidade funcional. Seguir as diretrizes do American College of Sports Medicine (ACSM)[35] para a progressão do treinamento físico de força muscular esquelética em adultos saudáveis é um bom ponto de partida, embora reconheça-se que os indivíduos com artrite possam precisar aumentar as cargas em taxas mais lentas e em incrementos menores para minimizar a reação articular localizada e o desconforto.

Considerações especiais[23,25]

- Evitar exercícios físicos extenuantes durante crises agudas. No entanto, é apropriado mover delicadamente as articulações ao longo de toda a ADM e interromper o comportamento sedentário com atividades leves durante esses episódios
- Informar aos indivíduos com artrite que é comum sentir um pequeno desconforto nos músculos esqueléticos e nas articulações durante ou imediatamente após a prática de um exercício físico ao qual não se está acostumado, e que isso não significa necessariamente que as articulações estejam sendo prejudicadas ainda mais. Avaliações de dor mais elevadas em 48 a 72 horas após a prática de exercícios físicos podem ocorrer em razão da dor muscular esquelética de início tardio (DMIT), sobretudo em indivíduos que começaram a praticar exercícios físicos recentemente; deve-se informar ao indivíduo que esta é uma resposta normal aos exercícios físicos aos quais não se está acostumado, que diminuirá progressivamente à medida que o treinamento físico progride e o indivíduo se adapta às demandas do exercício físico
- Caso os exercícios físicos específicos piorem a dor nas articulações, deve-se considerar o uso de exercícios físicos alternativos que trabalhem os mesmos grupos musculares esqueléticos e sistemas metabólicos
- Incentivar os indivíduos com artrite a se exercitarem fisicamente no período do dia em que a dor é geralmente menos vigorosa e/ou durante o efeito máximo dos analgésicos
- Calçados adequados, que proporcionem estabilidade e bom amortecimento de impacto, são particularmente importantes para indivíduos com artrite. Especialistas em calçados podem fornecer recomendações personalizadas à biomecânica do indivíduo
- A fim de melhorar o controle e o equilíbrio neuromuscular e a capacidade de realizar Atividades de Vida Diária (AVD), incorporar exercícios físicos funcionais, como se sentar e levantar, subir degraus e escadas e carregar pesos

- Para exercícios físicos aquáticos, a temperatura da água entre 28 e 31°C auxilia no relaxamento, aumentando a complacência muscular esquelética e reduzindo a dor.

Recursos *online*

American College of Rheumatology: http://www.rheumatology.org;
  https://www.rheumatology.org/I-Am-A/Patient-Caregiver/Diseases-Conditions/
  Living-Well-with-Rheumatic-Disease/Exercise-and-Arthritis
Arthritis Foundation: http://www.arthritis.org . Individuals can click on "Your Local
  Area" to locate appropriate walking, group exercise, and aquatic classes in their
  community.
Exercise is Medicine's Rx for Health Series:
  https://www.exerciseismedicine.org/support_page.php/rx-for-health-series/

Câncer

O câncer é a segunda principal causa de mortalidade em homens e mulheres nos EUA. A cada ano, mais de 320 mil homens e 286 mil mulheres nos EUA morrem de câncer.[36] A doença está sendo cada vez mais reconhecida não como uma, mas como muitas doenças, definidas não apenas pelas diferentes localizações anatômicas, mas também pela célula de origem, fatores etiológicos e suscetibilidade ao tratamento. Assim, o tratamento do câncer tem se tornado cada vez mais individualizado.

Surgiram evidências demonstrando o papel da AF na prevenção e no controle do câncer. Volumes maiores de AF estão associados a um menor risco de desenvolver 13 tipos diferentes de câncer (p. ex., prevenção primária do câncer)[37] e redução na mortalidade relacionada com o câncer em indivíduos com vários tipos de câncer comuns (p. ex., prevenção secundária do câncer).[38] O exercício físico, um subconjunto da AF, também demonstrou ajudar a mitigar os efeitos colaterais do tratamento do câncer e melhorar as medidas funcionais em indivíduos com câncer.[10,39] Os benefícios da AF para a prevenção primária do câncer estão resumidos no Capítulo 1. Esta seção descreve os benefícios da AF e do exercício físico para indivíduos com histórico de câncer, conhecidos como sobreviventes do câncer,[40] e oferece considerações acerca do teste de esforço físico e PEx para essa população.

Visão geral da importância da atividade física em sobreviventes do câncer

Mortalidade relacionada com o câncer

Estudos observacionais sugerem que a realização de quantidades regulares e suficientes de AF após o diagnóstico de câncer em estádio inicial, potencialmente curável, está associada a menor risco de mortalidade específica por câncer nos tumores de mama, próstata e cólon.[38] Evidências emergentes também sugerem que o comportamento sedentário e as atividades eletrônicas que utilizam tela são fatores de risco independentes para mortalidade específica por câncer.[41] Atualmente, não há dados definitivos de ensaios clínicos randomizados (ECRs) que avaliem os efeitos das intervenções de AF na recorrência ou mortalidade por câncer como desfecho primário. No entanto, vários ECRs multicêntricos em andamento determinarão se a AF reduz o risco de recorrência do câncer e prolonga a sobrevida em sobreviventes do câncer.[42-44]

Desfechos fisiológicos e de qualidade de vida

Os sobreviventes do câncer obtêm uma variedade de benefícios fisiológicos e de qualidade de vida com os exercícios físicos. Metanálises e revisões sistemáticas de ensaios de intervenção por exercício físico em indivíduos com câncer durante e após o tratamento demonstram que o exercício físico aeróbio aumenta o condicionamento cardiovascular,[45] e o treinamento físico de FME aumenta a FME de membros superiores e inferiores e a massa corporal magra,[46] com dados sugerindo que o exercício físico supervisionado melhora esses desfechos mais do que o exercício físico não supervisionado.[47] Além disso, evidências mais limitadas sugerem que atividades combinadas de FME e alto impacto (p. ex., saltar, pular e correr no lugar) podem ter um efeito osteogênico sutil na densidade mineral óssea (DMO) da região lombar da coluna vertebral.[48]

Muitos estudos também avaliaram o efeito do exercício físico na qualidade de vida e em desfechos relacionados em sobreviventes do câncer. Metanálises demonstraram que intervenções por exercício físico reduzem a fadiga e a depressão durante e após o tratamento do câncer, melhoram a qualidade de vida e diminuem os distúrbios do sono após o tratamento do câncer.[49,50] Novamente, estudos sugerem que intervenções supervisionadas e não supervisionadas podem ser eficazes; entretanto, as supervisionadas tendem a produzir melhora mais pronunciada.[51,52] Estudos também mostram que níveis mais elevados de fadiga basal e outros sintomas predizem maiores benefícios das intervenções por exercício físico.[47,51]

Padrões de atividade física em sobreviventes de câncer

O volume de exercício físico frequentemente diminui durante o tratamento do câncer e pode não retornar ao volume prévio ao diagnóstico após a conclusão do tratamento.[53-55] Em uma amostra norte-americana nacionalmente representativa de sobreviventes do câncer, apenas 8% dos indivíduos praticaram 150 minutos por semana de exercícios físicos de intensidade moderada a vigorosa.[56] Um estudo semelhante demonstrou que as sobreviventes de câncer de mama realizaram uma média diária de 1 minuto de exercícios físicos de intensidade moderada a vigorosa, passando a maior parte do dia em atividades sedentárias (66%) ou leves (33%).[57] Consequentemente, há oportunidades significativas para utilizar o exercício físico como modalidade terapêutica para melhorar vários desfechos em sobreviventes do câncer.[58] Além disso, mais de 60% dos sobreviventes de câncer têm ≥ 65 anos[59] e frequentemente terão outros problemas de saúde preexistentes, como DCV, DM2, artrite e obesidade.[60] O resultado combinado dos efeitos colaterais relacionados com o câncer, do envelhecimento e de outros problemas de saúde frequentemente se manifestam como condicionamento cardiovascular prejudicado, limitações funcionais e redução na qualidade de vida em sobreviventes do câncer.[61-64] Portanto, promover exercícios físicos sem criar barreiras desnecessárias à participação é de importância crítica em sobreviventes do câncer.[65,66] O exercício físico é seguro para quase todos, incluindo a maioria dos sobreviventes do câncer, e os benefícios à saúde advindos do exercício físico superam os riscos para a maioria das pessoas.[67]

Avaliação prévia à prática do treinamento físico

Avaliações pré-exercício físico

Considerando os benefícios conhecidos dos exercícios físicos em sobreviventes do câncer e a baixa adesão às diretrizes de exercícios físicos, é importante não criar barreiras ao exercício físico. Dado o baixo risco absoluto de eventos adversos graves que ocorrem com o exercício físico, a maioria dos métodos de rastreamento em indivíduos assintomáticos produzirá altas taxas de falsos-positivo.[68] No entanto, os sobreviventes do câncer muitas vezes experimentam uma variedade de efeitos colaterais agudos, crônicos e tardios do câncer e seus tratamentos, que podem influenciar a abordagem do teste de esforço físico e PEx.[69] Uma avaliação pré-exercício físico com base em instrumentos autorrelatados, como o Questionário de Prontidão para Atividade Física para Todos (PAR-Q+, sigla do inglês *Physical Activity Readiness Questionnaire for Everyone*) (p. ex., Figura 2.4), pode identificar sobreviventes do câncer com sintomas cardiopulmonares evidentes (p. ex., desconforto no peito em repouso) que podem se beneficiar de uma avaliação clínica ou teste de esforço físico antes de começar a praticar exercícios físicos de intensidade moderada a vigorosa. Os profissionais de saúde/educação física podem coletar um breve histórico a respeito do câncer e administrar um inventário de sintomas para fornecer informações ao elaborar a PEx (Boxe 10.1), juntamente do conhecimento das avaliações pré-exercício físico recomendadas especificamente ao indivíduo com câncer (Figura 10.2).

Avaliação clínica e teste de esforço físico

O algoritmo de rastreamento para início da prática do exercício físico do ACSM pode ser usado para determinar se é necessário um teste de esforço físico antes que o indivíduo sobrevivente do câncer pratique exercícios físicos de intensidade moderada a vigorosa. Não é necessário um teste de esforço físico para a avaliação prévia para a maioria dos sobreviventes do câncer.[66] A American College of Sports Medicine Roundtable on Exercise Guidelines for Cancer Survivors, de 2019, concluiu que o teste de esforço físico não é necessário antes de atividades de caminhada, exercícios físicos de FME ou de flexibilidade.[71] Populações específicas de sobreviventes do câncer para as quais uma avaliação clínica e/ou teste de esforço físico devem ser considerados in-

Boxe 10.1	Exemplos de perguntas para levantar a história a respeito do câncer.

- Qual é o tipo do câncer?
- O indivíduo está atualmente em tratamento contra o câncer (e, em caso afirmativo, com quais agentes)?
- O câncer foi removido ou ainda está presente?
- O indivíduo apresenta algum sintoma ou efeito colateral atribuído ao tratamento do câncer? Incluindo:
  - Neuropatia
  - Linfedema
  - Ostomia
  - Metástases ósseas
  - Qualquer outro sintoma que o indivíduo acredita que pode influenciar sua capacidade de praticar exercícios físicos

cluem aqueles com doença metastática, aqueles com efeitos colaterais persistentes e significativos relacionados com o tratamento do câncer ou aqueles com comorbidades significativas.[72] Dada a falta de precisão em relação à definição de efeitos colaterais e comorbidades "significativos", incentiva-se fortemente a colaboração entre profissionais de educação física e a equipe de oncologia e/ou equipe de atendimento primário. Além disso, sugere-se uma avaliação clínica pré-exercício físico (Tabela 10.1).

Não há evidências de que o nível de supervisão médica necessário para o teste de esforço físico limitado por sintomas ou máximo precisa ser diferente para sobreviventes do câncer do que para outras populações. Técnicas de teste de esforço físico e contraindicações para a população em geral são apropriadas para sobreviventes do câncer, com as seguintes considerações específicas a essa população:

- *Morbidade do braço e linfedema*: sobreviventes de câncer com morbidade do braço ou ombro que torna seu uso inseguro ou impossível para o teste de esforço físico de FME devem ser encaminhados para fisioterapia para reabilitação.[74] O exercício físico de FME com teste de uma repetição máxima (1-RM) é seguro entre sobreviventes de câncer de mama e com risco de linfedema de membro superior[75]
- *Metástases ósseas*: os sobreviventes de câncer com metástases ósseas têm um risco aumentado de fratura óssea, compressão da coluna vertebral e exacerbação da dor óssea. A modalidade de teste de esforço físico escolhida deve evitar impor carga musculoesquelética direta sobre lesões metastáticas ou músculos esqueléticos proximais às lesões metastáticas[76,77]
- *Neuropatia*: sobreviventes do câncer com neuropatia periférica podem ter instabilidade, dificuldade de equilíbrio e biomecânica da marcha alterada, o que aumenta o risco de quedas.[78] A avaliação da estabilidade, do equilíbrio e da biomecânica da marcha pode ser útil para refinar a escolha da modalidade de teste de esforço físico a ser utilizada (p. ex., bicicleta ergométrica *versus* esteira)
- *Ostomia*: durante o teste de esforço físico de FME, os sobreviventes devem ser alertados a evitar a indução de pressão intra-abdominal excessiva (p. ex., manobra de Valsalva). Não há evidências empíricas que apoiem essa recomendação, que é baseada na opinião de especialistas.[73]

Prescrição de exercícios físicos

Recomendações gerais

As Physical Activity Guidelines for Americans de 2018 constituem a base a partir da qual são feitas adaptações para sobreviventes do câncer.[67] Recomendações importantes dessas diretrizes que são aplicáveis a sobreviventes do câncer incluem evitar a inatividade física, acumular pelo menos 150 a 300 minutos por semana de exercícios físicos aeróbios de intensidade moderada ou 75 a 150 minutos por semana de exercícios físicos aeróbios de intensidade vigorosa quando possível, praticando exercícios físicos de FME em 2 ou mais dias da semana, e integração de exercícios físicos de equilíbrio e flexibilidade nos dias em que são realizados exercícios físicos aeróbios e de FME. Várias organizações, incluindo o ACSM,[73] a American Cancer Society[76] e a National Comprehensive Cancer Network,[72] endossaram diretrizes semelhantes para a PEx de sobreviventes do câncer. Como parte das recomendações gerais para o teste de esforço físico e PEx, os profissionais de educação física devem compreender as contraindicações relevantes (Tabela 10.2).

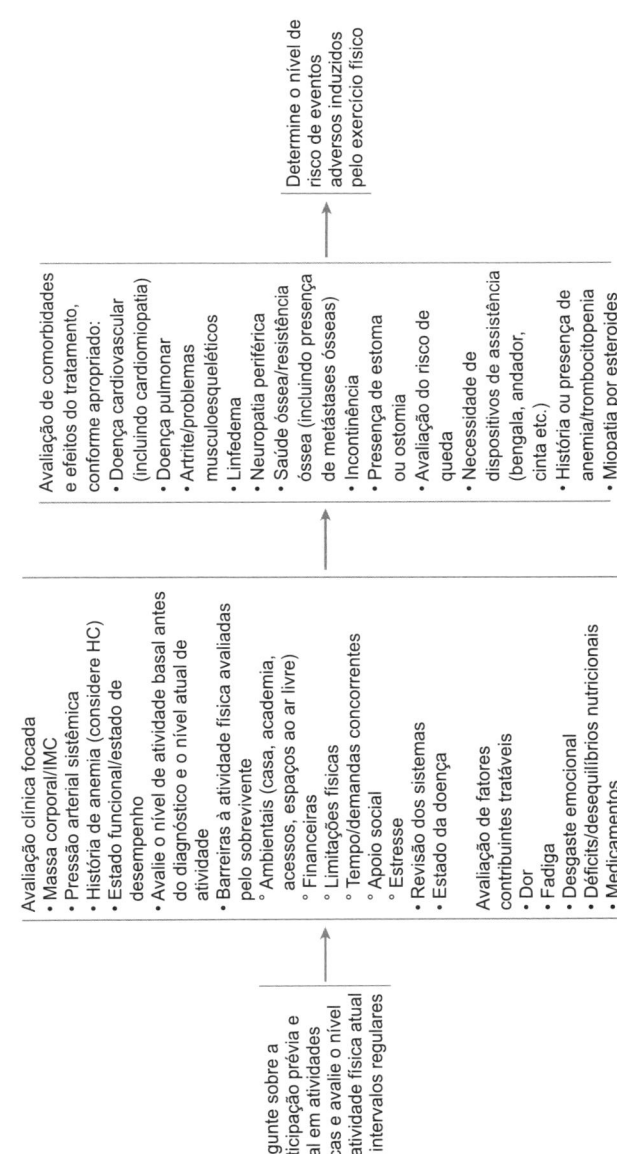

Figura 10.2 Recomendações para avaliação pré-exercício físico entre participantes com histórico de câncer. Reproduzida, com autorização, de National Comprehensive Cancer Network.[70]

Tabela 10.1 • Avaliação clínica pré-exercício físico para indivíduos com câncer.

Local do câncer	Mama	Próstata	Cólon	Hematológico adulto (sem TCTH)	TCTH adulto	Ginecológico
Avaliações clínicas gerais recomendadas antes do exercício físico	Recomenda-se avaliação para identificação de neuropatias periféricas e morbidades musculoesqueléticas secundárias ao tratamento, independentemente do tempo decorrido desde o tratamento. Se foi realizada terapia hormonal, recomenda-se avaliação do risco de fratura. Indivíduos com doença óssea metastática exigirão avaliação para determinar o que é seguro antes de iniciar o exercício físico. Indivíduos com cardiopatias (secundárias ao câncer ou não) necessitam avaliação clínica sobre a segurança do exercício físico antes de iniciar. Sempre existe o risco de que metástase óssea ou a toxicidade cardíaca secundária aos tratamentos do câncer não sejam detectadas. Esse risco varia amplamente entre a população de sobreviventes. Os profissionais de educação física podem consultar a equipe médica do indivíduo para discernir essa probabilidade. Entretanto, não se recomenda exigir avaliação clínica de doença metastática e cardiotoxicidade de todos os sobreviventes, pois isso criaria uma barreira desnecessária à obtenção dos benefícios do exercício físico em indivíduos para os quais essas disfunções são improváveis.					
Avaliações clínicas específicas ao local do câncer recomendadas antes do início de um programa de exercícios físicos	Recomenda-se avaliação da morbidade do braço/ombro antes de iniciar exercícios físicos para a parte superior do corpo	Avaliação da força muscular esquelética e perda da massa muscular esquelética	Deve-se avaliar se o indivíduo tem hábitos consistentes e proativos com relação à prevenção de infecção de ostomia antes de iniciar um programa de exercícios físicos mais vigoroso do que um programa de caminhada	Nenhuma	Nenhuma	Indivíduos com obesidade mórbida podem precisar de avaliações adicionais para garantir a segurança da atividade, além do risco específico do câncer. Recomenda-se avaliação do linfedema de membros inferiores antes do início de treinamentos físicos de força muscular esquelética ou de exercícios físicos aeróbios de intensidade vigorosa

TCTH, transplante de células-tronco hematopoéticas.
Reproduzida, com autorização, de Schmitz et al.[73]

FITT	**Recomendações FITT para indivíduos sobreviventes do câncer.**		
	Aeróbio	**Força muscular esquelética**	**Flexibilidade**
Frequência	3 a 5 dias/semana	2 a 3 dias/semana, com no mínimo 48 horas de descanso entre as sessões	Pelo menos 2 a 3 dias/ semana, podendo ser realizado diariamente
Intensidade	40 a < 60% do $\dot{V}O_2R$ ou FCR. A EEP pode ser útil para avaliar a intensidade do exercício físico	60 a 80% de 1-RM ou permitir 6 a 15 repetições. Aumentar o peso conforme tolerado e quando forem realizadas > 15 repetições A EEP se correlaciona com a % 1-RM em sobreviventes do câncer[83]	Alongar nos limites da dor até o ponto de tensão muscular esquelética ou leve desconforto
Tempo	≥ 30 minutos/dia. Sem limite inferior para a duração do treino físico. Durante o tratamento, pode ser necessário modificar a duração do exercício físico em razão da quimioterapia ou de toxicidades relacionadas com a radioterapia	≥ 1 série, ≥ 8 repetições por série; ≥ 60 segundos de descanso entre as séries	Manter cada alongamento por 10 a 30 segundos
Tipo	Caminhada, ciclismo, natação. A natação não deve ser prescrita para indivíduos com cateteres centrais, ostomizados, imunocomprometidos ou que estejam em radioterapia	8 a 10 exercícios físicos para os principais grupos musculares esqueléticos; aparelhos de musculação ou pesos livres	Alongamentos estáticos (passivos e/ou ativos) para todos os principais grupos musculares esqueléticos. Tai Chi e ioga podem ser preferidos

1-RM, uma repetição máxima; EEP, escala de esforço físico percebido; FCR, frequência cardíaca de reserva; $\dot{V}O_2R$, consumo de oxigênio de reserva.

Princípio FITT

O treinamento físico é seguro durante e após o tratamento do câncer; os sobreviventes do câncer devem evitar a inatividade física e praticar exercícios físicos regularmente. As recomendações gerais para sobreviventes do câncer são consistentes com as diretrizes apresentadas no Capítulo 5 e em outros locais.[35,79-82]

Os profissionais de educação física podem desejar implementar essas recomendações sequencialmente, primeiro prescrevendo um pequeno volume de atividade física e, em seguida, aumentando gradativamente a frequência, a intensidade e o tempo de exercício físico, conforme tolerado.[72] Além das diretrizes do ACSM, o Department of Health and Human Services dos EUA publicou alterações nas diretrizes de exercícios físicos necessários para sobreviventes do câncer (Tabela 10.3). As PEx para a população em geral são apropriadas para sobreviventes de câncer, com as seguintes considerações específicas para o indivíduo pós-câncer:

- *Morbidade do braço e linfedema do membro superior:* os sobreviventes com linfedema do membro superior estabelecido devem usar uma vestimenta de compressão durante o exercício físico de FME,[76] progredir o peso lentamente e considerar trabalhar com um profissional de educação física especializado. Não há limite superior para a quantidade de peso que os sobreviventes do câncer de mama ou em risco de linfedema podem levantar.[74,75] A segurança do exercício físico, no caso de linfedema dos membros inferiores, permanece desconhecida[84]
- *Metástases ósseas:* as modalidades de exercício físico utilizadas devem evitar sobrecarga musculoesquelética direta sobre lesões metastáticas ou músculos esqueléticos que estão próximos a elas.[76,77] Deve-se monitorar a dor óssea durante e após o exercício físico.[76,77] Se a dor óssea piorar, os exercícios físicos devem ser interrompidos; se a dor não melhorar com a interrupção do exercício físico, recomenda-se encaminhamento ao médico.
- *Neuropatia:* a avaliação sistemática de quedas pode ser informativa em sobreviventes do câncer de mais idade[85] ou naqueles com histórico de quedas e/ou neuropatia grave em membros inferiores.[78,86] Devem-se selecionar cuidadosamente as atividades que envolvem descarga de peso para reduzir o risco de queda. Deve-se monitorar os sintomas de neuropatia durante e após o exercício físico. Se a neuropatia piorar, os exercícios físicos devem ser interrompidos ou devem-se considerar exercícios físicos alternativos; se os sintomas de neuropatia não melhorarem com a interrupção dos exercícios físicos, recomenda-se encaminhamento ao médico.
- *Ostomia:* sobreviventes de câncer com ostomia devem aderir às práticas de redução do risco de infecção. Os exercícios físicos de FME devem começar com baixa resistência e progredir lentamente. Evitar esportes de contato e exercícios físicos que causem pressão intra-abdominal excessiva (p. ex., manobra de Valsalva). Não há evidências empíricas apoiando essa recomendação, que é baseada na opinião de especialistas.[73]

Entre os sobreviventes do câncer, a presença de ataxia, fadiga grave, anemia significativa, fraqueza profunda ou qualquer outra piora ou alteração na condição física que possa tornar insegura a prática de exercícios físicos deve ser encaminhada para que receba tratamento clínico.[72] Até o momento, não há recomendações estabelecidas sobre a supervisão ao exercício físico necessária ao longo de todo o período de sobrevida ou nos vários contextos de prática de exercício físico. Os profissionais de educação física devem usar um julgamento prudente ao decidir o nível de supervisão necessário a cada indivíduo.

Tabela 10.2 • Contraindicações para iniciar e interromper o exercício físico e risco de lesão em sobreviventes do câncer.					
	Mama	Próstata	Cólon	Hematológico adulto (sem TCTH)	TCTH adulto	Ginecológico

	Mama	Próstata	Cólon	Hematológico adulto (sem TCTH)	TCTH adulto	Ginecológico
Contraindicações gerais, comuns a todos os tipos de câncer, para o início de um programa de exercícios físicos	Dar tempo suficiente para a cicatrização depois da cirurgia. O período necessário para a recuperação cirúrgica pode chegar a 8 semanas. Não submeter a exercícios físicos o indivíduo que apresente febre, fadiga extrema, anemia significativa ou ataxia. Seguir as diretrizes do ACSM acerca das contraindicações cardiovasculares e pulmonares para o início de um programa de exercícios físicos. Contudo, o risco de evento cardiopulmonar pode ser maior entre os sobreviventes de câncer do que em indivíduos com a mesma idade, em razão da toxicidade da radioterapia e da quimioterapia, além dos efeitos a longo prazo ou tardios da cirurgia contra o câncer					
Contraindicações específicas ao câncer para o início de um programa de exercícios físicos	Mulheres com problemas agudos nos braços ou nos ombros, secundários ao tratamento do câncer de mama, devem procurar atendimento médico para resolver essas questões antes de praticar exercícios físicos com a parte superior do corpo	Nenhuma	Recomenda-se permissão médica para indivíduos com ostomia antes da participação em exercícios físicos/ esportes de contato (risco de rompimento) e treinamentos físicos com pesos (risco de hérnia)	Nenhuma	Nenhuma	Mulheres com inchaço ou inflamação no abdome, virilha ou membro inferior devem procurar atendimento médico para resolver esses problemas antes de praticar exercícios físicos com a parte inferior do corpo
Razões específicas ao câncer para interrupção do programa de exercícios físicos (Nota: as diretrizes gerais do ACSM para interrupção do exercício físico permanecem em vigor para essa população)	Alterações nos sintomas ou no inchaço de braço/ ombro demandam redução ou evitação dos exercícios físicos com a parte superior do corpo até que a avaliação médica apropriada e o tratamento resolvam o problema	Nenhuma	Hérnia e infecções sistêmicas relacionadas com a ostomia	Nenhuma	Nenhuma	Alterações no inchaço ou inflamação do abdome, virilha ou membros inferiores demandam redução ou evitação dos exercícios físicos com a parte inferior do corpo até que a avaliação médica apropriada e o tratamento resolvam o problema

(Continua)

Tabela 10.2 • Contraindicações para iniciar e interromper o exercício físico e risco de lesão em sobreviventes do câncer. (cont.)

	Mama	Próstata	Cólon	Hematológico adulto (sem TCTH)	TCTH adulto	Ginecológico
Risco geral de lesão comum a todos os tipos de câncer	Indivíduos com metástases ósseas podem ter seus programas de exercícios físicos alterados em relação à intensidade, à duração e ao tipo em razão do risco aumentado de fraturas ósseas. O risco de infecção é maior em indivíduos em quimioterapia ou radioterapia, ou que estejam com a função imune comprometida após o tratamento. Deve-se ter cuidado para reduzir o risco de infecção em academias frequentadas por sobreviventes de câncer. Indivíduos em tratamento atual e que acabaram de terminar o tratamento podem ter uma tolerância ao exercício físico que varia de uma sessão de exercício físico para outra, dependendo de seu esquema de tratamento. Indivíduos com doença óssea metastática conhecida precisarão de modificações e maior supervisão para evitar fraturas. Indivíduos com problemas cardíacos (secundários ao câncer ou não) necessitarão modificações e podem precisar de maior supervisão para segurança					
Risco de lesões específicas ao câncer, procedimentos de emergência	Os braços/ombros devem ser exercitados, mas estimula-se o uso de abordagens proativas de prevenção de lesões, devido à alta incidência de morbidade do braço/ombro em sobreviventes do câncer de mama. Mulheres com linfedema devem usar vestimenta de compressão bem ajustada durante a prática de exercícios físicos. Estar ciente quanto ao risco de fratura entre pessoas tratadas com terapia hormonal, com diagnóstico de osteoporose ou com metástases ósseas	Atentar para o risco de fratura entre os indivíduos tratados com TPA, que tenham diagnóstico de osteoporose ou metástases ósseas	Recomenda-se evitar pressão intra-abdominal excessiva em indivíduos com ostomia	Indivíduos com mieloma múltiplo devem ser tratados como se possuíssem osteoporose	Nenhum	A parte inferior do corpo deve ser exercitada, mas estimula-se o uso de abordagens proativas de prevenção de lesões, em função do potencial de inchaço ou inflamação dos membros inferiores nessa população. Mulheres com linfedema devem usar uma vestimenta de compressão bem ajustada durante a prática de exercícios físicos. Estar ciente quanto ao risco de fratura entre pessoas tratadas com terapia hormonal, com diagnóstico de osteoporose ou com metástases ósseas

ACSM, American College of Sports Medicine; TCTH, transplante de células-tronco hematopoéticas; TPA, terapia de privação de andrógeno. Informações de Campbell et al.[71]

Tabela 10.3 • Revisão das Physical Activity Guidelines (DAF) do U.S. Department of Health and Human Services para norte-americanos e alterações necessárias para sobreviventes do câncer.

	Mama	Próstata	Cólon	Hematológico adulto (sem TCTH)	TCTH adulto	Ginecológico
Declaração geral	Evitar a inatividade física, retornar às atividades diárias normais o mais rápido possível após a cirurgia. Continuar as atividades diárias normais e os exercícios físicos tanto quanto possível durante e após tratamentos não cirúrgicos. Indivíduos com doença óssea metastática conhecida precisarão de modificações para evitar fraturas. Indivíduos com problemas cardíacos (secundários ao câncer ou não) podem exigir modificações e podem precisar de maior supervisão para garantir a segurança.					
Treinamento de exercícios físicos aeróbios (volume, intensidade e progressão)	As recomendações são as mesmas que as diretrizes apropriadas para a idade das DAF para norte-americanos				Podem exercitar-se fisicamente todos os dias, recomendam-se intensidade mais leve e progressão mais lenta na intensidade	As recomendações são as mesmas que as diretrizes apropriadas para a idade das DAF para norte-americanos. Mulheres com obesidade mórbida podem exigir supervisão adicional e cronograma alterado
Comentários específicos do local do câncer em relação à prescrição de exercícios físicos aeróbios	Esteja ciente do risco de fratura	Esteja ciente do potencial aumentado de fratura	Recomenda-se permissão médica para indivíduos com ostomia pré-participação em esportes de contato (risco de vazamento)	Nenhum	Deve-se ter cuidado para evitar o excesso de treinamento físico devido aos efeitos imunológicos do exercício físico vigoroso	Se houver neuropatia periférica, uma bicicleta ergométrica pode ser preferível a exercícios físicos com descarga de peso
Treinamento físico de força muscular esquelética (volume, intensidade e progressão)	Recomendações alteradas. Ver a seguir	Recomendações iguais às DAF apropriadas para a idade	Recomendações alteradas. Ver a seguir	Recomendações iguais às DAF apropriadas para a idade		Recomendações alteradas. Ver a seguir

(Continua)

Tabela 10.3 • Revisão das Physical Activity Guidelines (DAF) do U.S. Department of Health and Human Services para norte-americanos e alterações necessárias para sobreviventes do câncer. *(Cont.)*

	Mama	Próstata	Cólon	Hematológico adulto (sem TCTH)	TCTH adulto	Ginecológico
Comentários específicos do local do câncer em relação à prescrição de treinamento físico de força muscular esquelética	Comece com um programa supervisionado de pelo menos 16 sessões e resistência muito baixa, com progressão da resistência em pequenos incrementos. Não há limite máximo de peso para o qual os sobreviventes podem progredir. Fique atento para sintomas de braço/ombro, incluindo linfedema, e reduza a resistência ou interrompa exercícios físicos específicos, de acordo com a resposta do sintoma. Se as atividades forem interrompidas, diminua o nível da resistência correspondente ao incremento de 2 semanas para cada semana sem exercício físico (p. ex., 2 semanas de férias = volte utilizando a resistência usada 4 semanas atrás). Esteja ciente do risco de fratura nessa população	Adicione exercícios físicos para o assoalho pélvico àqueles submetidos à prostatectomia radical. Esteja ciente do risco de fratura	As recomendações iguais às DAF apropriadas à idade. Para indivíduos com estoma, comece com baixa resistência e aumente-a lentamente para evitar herniação no estoma	Nenhum	O treinamento físico de força muscular esquelética pode ser mais importante do que o exercício físico aeróbio em indivíduos pós-TMO. Ver o texto que contém uma discussão mais aprofundada sobre esse assunto	Não há dados acerca da segurança do treinamento físico de força muscular esquelética em mulheres com linfedema dos membros inferiores secundário ao câncer ginecológico. Essa condição é muito complexa de gerenciar. Pode não ser possível extrapolar a partir dos achados no linfedema do membro superior. Proceda com cuidado se o indivíduo teve remoção de linfonodos e/ou recebeu radioterapia em linfonodos inguinais

(Continua)

Treinamento físico de flexibilidade (volume, intensidade e progressão)	As recomendações são as mesmas que as DAF apropriadas à idade para norte-americanos	As recomendações são iguais às DAF apropriadas à idade, com cuidado para evitar pressão intra-abdominal excessiva em indivíduos com ostomias	As recomendações são as mesmas que as DAF apropriadas à idade para norte-americanos	O treinamento físico de força muscular esquelética pode ser mais importante do que o exercício físico aeróbio em indivíduos pós-TMO. Ver o texto que contém uma discussão mais aprofundada sobre esse assunto	Não há dados acerca da segurança do treinamento físico de força muscular esquelética em mulheres com linfedema dos membros inferiores secundário ao câncer ginecológico. Essa condição é muito complexa de gerenciar. Pode não ser possível extrapolar a partir dos achados no linfedema do membro superior. Proceda com cuidado se o indivíduo teve remoção de linfonodos e/ou recebeu radioterapia em linfonodos inguinais
Exercícios físicos com considerações especiais (p. ex,, ioga, esportes organizados e pilates)	A yoga parece segura, desde que as morbidades dos braços e ombros sejam levadas em consideração. A corrida de barco de dragão não foi testada empiricamente, mas o volume de participantes valida superficialmente a segurança dessa atividade. Não há evidências em relação a esportes organizados ou pilates	Se houver ostomia, serão necessárias modificações para natação ou esportes de contato	Lacuna de pesquisa	Lacuna de pesquisa	Lacuna de pesquisa

TCTH, transplante de células-tronco hematopoéticas; TMO, transplante de medula óssea. Informações de Campbell et al.[7]

Resumo

- Todos os sobreviventes do câncer devem ser incentivados a evitar a inatividade física e a serem o mais fisicamente ativos possível
- O exercício físico é geralmente seguro para os sobreviventes do câncer durante e após o tratamento do câncer
- PEx geral para a maior parte* dos sobreviventes do câncer:
  - Pelo menos 150 minutos por semana de exercícios físicos de intensidade moderada ou 75 minutos por semana de exercícios físicos de intensidade vigorosa ou uma combinação equivalente de atividade física aeróbia de intensidade moderada e vigorosa. A atividade física aeróbia deve ser preferencialmente distribuída ao longo da semana
  - Atividades de treinamento físico de FME de intensidade moderada a vigorosa e que envolvam todos os principais grupos musculares esqueléticos em dois ou mais dias por semana, pois essas atividades fornecem benefícios adicionais à saúde
  - Alongar os principais grupos musculares esqueléticos e realizar atividades de equilíbrio e neuromusculares em tantos dias quanto tolerável
- Os exercícios físicos podem ser personalizados de modo a minimizar o risco de eventos adversos e potencializar a probabilidade de desfechos de saúde desejados. A adaptação deve incorporar as capacidades, preferências, problemas de saúde pré-existentes e efeitos colaterais relacionados com o tratamento de um indivíduo
- Pode-se usar a resposta aos sintomas para orientar a PEx. Começar com uma intensidade leve e progredir lentamente podem reduzir o risco de exacerbação dos sintomas. O princípio *começar devagar e progredir lentamente* pode ser útil para os sobreviventes do câncer
- Para indivíduos em tratamento de câncer ativo e aqueles com câncer metastático, a colaboração entre profissionais de educação física com oncologistas pode oferecer informações úteis para adaptar a PEx.

Recursos *online*

American Cancer Society: http://www.cancer.org
American College of Sports Medicine/American Cancer Society Certified Cancer
  Exercise Trainer:
  https://www.acsm.org/get-stay-certified/get-certified/specialization/cet
Livestrong at the YMCA:
  https://www.livestrong.org/what-we-do/program/livestrong-at-the-ymca

Fibromialgia

A fibromialgia é uma síndrome caracterizada por dor crônica generalizada como sintoma principal. Outros sintomas comuns, mas não universais, incluem fadiga (90% dos indivíduos), distúrbios do sono e transtornos de humor, como ansiedade

---

*Sobreviventes de câncer para os quais a PEx pode ser individualizada incluem aqueles com doença metastática, efeitos colaterais persistentes e significativos relacionados com o tratamento do câncer ou comorbidades significativas.[72]

Boxe 10.2	Sinais e sintomas da fibromialgia.[a]

- Dor generalizada
- Fadiga
- Sono não restaurador
- Ansiedade
- Depressão
- Disfunção cognitiva
- Rigidez matinal
- Hiperalgesia (dor aumentada em resposta a estímulos normalmente dolorosos) e/ou alodínia (dor em resposta a estímulos normalmente não dolorosos)
- Hipersensibilidade sensitiva e ambiental (frio, luzes, ruídos e odores)
- Parestesia (sensação de queimação, dormência e formigamento ou prurido na pele sem causa física aparente)
- Fraqueza
- Sensação de inchaço nas mãos ou nos pés
- Cefaleia
- Pernas inquietas

[a]Os sintomas podem piorar com estresse emocional, sono insatisfatório, lesão ou cirurgia, umidade elevada, inatividade física ou atividade física excessiva. De Fitzcharles et al.,[87] Nicassio et al.,[88] Glass,[89] Ghavidel-Parsa et al.[90] e Boomershine.[91]

e depressão (75% dos indivíduos) e disfunção cognitiva[87-89] (ver Boxe 10.2, que contém uma lista de sinais e sintomas). Os indivíduos com fibromialgia frequentemente experimentam condições concomitantes e comórbidas[92] que causam dor, incluindo condições musculoesqueléticas, distúrbios cardiovasculares ou endocrinológicos, síndrome da bexiga dolorosa (ou cistite intersticial), dor pélvica crônica, distúrbio da articulação temporomandibular, distúrbios psiquiátricos, síndrome do intestino irritável, enxaqueca e dismenorreia.[90,93,94] Os sintomas da fibromialgia variam, e sua intensidade muda de um dia para o outro, e até em um mesmo dia.[95-97] Os sintomas e condições concomitantes afetam a qualidade de vida dos indivíduos, destacando a necessidade de os profissionais compreenderem a complexidade e a heterogeneidade da fibromialgia e a necessidade de uma abordagem de tratamento personalizada.[98,99]

Até o momento, não existe uma etiologia definitiva, nem um teste clínico ou laboratorial disponível para confirmar o diagnóstico de fibromialgia. As evidências sugerem que a fibromialgia é, em parte, uma síndrome de amplificação da dor causada pelo sistema nervoso central (SNC). Não é um distúrbio autoimune, inflamatório, articular nem muscular esquelético.[100] Os indivíduos apresentam um processamento sensorial aumentado e incapacidade de modular a dor de maneira eficaz. A hiperalgesia (aumento da dor em resposta a estímulos normalmente dolorosos) e/ou alodínia (dor em resposta a estímulos normalmente não dolorosos)[90,91,101] são sintomas comuns. Parece haver influência de fatores genéticos; parentes de indivíduos com fibromialgia têm probabilidade oito vezes maior de ter a mesma condição.[102,103]

O American College of Rheumatology (ACR) publicou os primeiros critérios diagnósticos,[104] que exigiam a presença de dor generalizada com duração superior a 3 meses e 11 de 18 *tender points* ativos. Após preocupações contínuas com os critérios de 1990, o ACR publicou um método alternativo de diagnóstico baseado em sintomas.[105,106] Os critérios diagnósticos ACR 2010 (utilizados na forma de um questionário administrado pelo médico ou como um questionário) incluem o Índice de Dor Generalizado (WPI, do inglês *Widespread Pain Index*; 19 áreas que representam os planos frontal anterior e posterior e os membros) e uma Escala de Gravidade de Sintomas (SS, do inglês *Symptom Severity scale*). A SS contém itens relacionados a sintomas como fadiga, distúrbios do sono, cognição e queixas somáticas. Os indivíduos atendem aos critérios diagnósticos do ACR 2010 se apresentarem: (a) escore 7 de 19 locais de dor no WPI e pontuação de 5 de 12 na SS (ou entre WPI 3 a 6/19 e SS 9/12), (b) dor generalizada (definida como dor em pelo menos 4 de 5 regiões), (c) sintomas em um nível semelhante por pelo menos 3 meses e (d) ausência de outro distúrbio que poderia explicar a dor.[88]

A fibromialgia é mais comum em mulheres com mais de 50 anos de idade e de baixo nível socioeconômico e educacional.[107] Embora comum em mulheres de meia-idade, a fibromialgia também pode afetar crianças, homens e idosos. Usando os critérios diagnósticos da ACR de 1990,[104] a prevalência média mundial é de 2,7%, incluindo 4,1% de mulheres e 1,4% de homens; uma revisão mais recente[108] relatou uma prevalência geral de 0,2 a 4,7%. Raros estudos de prevalência utilizaram os critérios diagnósticos do ACR de 2010. Parece que a sensibilidade e a especificidade do diagnóstico melhoram quando os dois critérios são usados simultaneamente.[109]

Tem havido enorme crescimento nas pesquisas sobre o tratamento da fibromialgia em adultos nas últimas duas décadas. Diretrizes baseadas em evidências criadas a partir deste corpo de pesquisa enfatizam a tomada de decisão compartilhada e a participação individual ativa tanto para estratégias não farmacológicas quanto para estratégias de tratamento farmacológico.[110-115] Essas diretrizes reconhecem o efeito benéfico do treinamento físico nos sintomas da fibromialgia[110-116] e defendem a incorporação do exercício físico como um dos principais componentes do controle da síndrome.

A fibromialgia tem impacto profundo na vida das pessoas; a gravidade e a imprevisibilidade dos sintomas dificultam bastante as tarefas diárias (ou seja, atividades ocupacionais e sociais ou exercícios físicos).[117] Pessoas com fibromialgia são frequentemente menos tolerantes à AF, o que pode levar ao comportamento sedentário,[118,119] e têm menor capacidade funcional percebida e desempenho físico prejudicado.[120,121] Além disso, pesquisas indicam que o comportamento sedentário está independentemente e positivamente correlacionado com os níveis de dor, fadiga e impacto da fibromialgia em mulheres.[122] Esses fatores aumentam o risco de morbidade adicional[123,124] e potencial perda de autonomia.[125] Pessoas com fibromialgia podem ficar com medo (e esquiva) de exercícios físicos, antecipando a dor pós-exercício físico ou o aumento da fadiga.[126] Essa evitação tem consequências negativas, tanto físicas (ou seja, perda de força e resistência muscular esquelética, mobilidade e outros componentes da saúde) quanto psicológicas (ou seja, redução da autoestima, isolamento e depressão).[125,127]

Embora a dor e a fadiga possam representar desafios para a prática e a manutenção de exercícios físicos regulares por indivíduos com fibromialgia, há evidências de que o exercício físico regular melhore alguns sintomas da fibromialgia e mantenha ou melhore o condicionamento físico.[128-143] É importante reconhecer, entretanto, que esses resultados são baseados em estudos que se concentraram principalmente em mulheres de meia-idade de países de alta renda.

Teste de esforço físico

Estudos que investigam os efeitos do treinamento físico para adultos com fibromialgia têm usado uma variedade de testes para avaliar os componentes do condicionamento físico. No entanto, a identificação de testes de esforço físico mais adequados e as precauções específicas para indivíduos com fibromialgia têm recebido menos atenção. Compreender os sintomas atuais da fibromialgia, em conjunto com o histórico de exercícios físicos, ajudará os profissionais a selecionar os testes e equipamentos mais adequados para o indivíduo.

Como os adultos com fibromialgia parecem tolerar melhor o exercício físico aeróbio de intensidade moderada do que o exercício físico de intensidade vigorosa, sugere-se o uso de testes físicos aeróbios submáximos. Uma revisão sistemática[144] buscou identificar testes cardiorrespiratórios (incluindo testes de campo) que são válidos e confiáveis para uso em indivíduos com fibromialgia. Os seguintes testes físicos submáximos podem ser usados para avaliar a resposta aeróbia e as mudanças ao longo do tempo: Åstrand, Åstrand modificado e teste de Åstrand baseado na massa corporal magra; teste submáximo em bicicleta ergométrica seguindo diferentes protocolos do teste de Åstrand; testes de caminhada de 5 , 6 e 10 minutos; teste incremental de caminhada.[144] Em contraste, pesquisadores desaconselham o uso do teste físico aeróbio de caminhada de 2 km, principalmente em razão da incapacidade de controlar o esforço físico durante a caminhada.[144,145]

Existem muitos protocolos em uso para testes de FME e flexibilidade para pessoas com fibromialgia, e nenhum é preferido em detrimento de outro. Semelhantemente aos testes delineados para a população em geral (ver Capítulo 3), os profissionais podem utilizar avaliações de FME e flexibilidade em adultos com fibromialgia. Por fim, todos os testes devem ser o mais específicos possível ao exercício físico planejado.

A bateria de teste de condicionamento físico sênior é um conjunto de testes de campo que avalia a resistência cardiorrespiratória, a FME, a velocidade/agilidade e a flexibilidade. Essa bateria foi originalmente desenvolvida para idosos residentes na comunidade;[146] pesquisas subsequentes estabeleceram padrões de condicionamento referenciados por critérios para idosos que predizem o nível de capacidade necessário para manter a independência física na vida adulta.[146] Com a adição da força de preensão manual, essa bateria foi usada para desenvolver padrões de referência de condicionamento físico para indivíduos com fibromialgia.[147-149]

Em resumo, as pessoas com fibromialgia podem realizar testes de esforço físico com segurança, mas os profissionais devem estar cientes dos sintomas de cada indivíduo e de como ele se sente ao longo do tempo (ou seja, antes, durante e depois do teste).

Antes do teste

- Antes do teste, o profissional deve garantir que a avaliação inclua o histórico de saúde, os sintomas da fibromialgia, o estilo de vida atual, o nível de AF e comportamento sedentário,[122] o histórico de exercícios físicos e as atitudes
- A avaliação deve incluir informações sobre os horários do dia em que os sintomas (incluindo rigidez matinal, dor, fadiga) são geralmente menos intrusivos e programar todos os testes e sessões de treinamento físico para esses horários
- Compreender os sintomas atuais da fibromialgia em conjunto com o histórico de exercícios físicos ajudará o profissional a selecionar os testes e equipamentos mais adequados ao indivíduo. Por exemplo, se o indivíduo tem pontos dolorosos nos glúteos, considere um teste de caminhada em vez de um teste com bicicleta ergométrica. Em contraste, se o indivíduo sentir dor nas pernas antes do teste, considere um teste que envolva suporte da massa corporal, como usando uma bicicleta ergométrica vertical ou horizontal. Essa compreensão ajudará o profissional a estar atento aos testes limitados por sintomas

- Pessoas com fibromialgia podem apresentar sintomas que dificultam a realização do teste de esforço físico. Comumente usado, o questionário específico Fibromyalgia Impact Questionnaire (FIQ)[150] ou FIQ-Revised[151] pode ajudar a avaliar a função física, o impacto geral da síndrome e os sintomas da fibromialgia
- Os indivíduos com fibromialgia e os médicos podem esclarecer o impacto potencial e contínuo dos sintomas no exercício físico/AF (e vice-versa) usando um registro diário dos sintomas, variação dos sintomas ao longo do dia, exercícios físicos e AF
- Determine o nível de compreensão se o indivíduo apresenta disfunção cognitiva;[89] assegure-se de que as instruções verbais e escritas para o teste e o treinamento físicos sejam adequadas ao indivíduo, para garantir a segurança individual
- Oriente o indivíduo acerca da diferença entre dor e fadiga pós-exercício físico e as variações normais na dor, na fadiga e em outros sintomas que ocorrem com a fibromialgia
- Os profissionais devem estabelecer a melhor maneira de incentivar verbalmente os indivíduos a ter um bom desempenho durante um teste de esforço físico, sendo consistentes entre os indivíduos e as sessões de teste.

Durante o teste

- Certificar-se de que o indivíduo descanse o suficiente entre os testes. Pode ser preferível realizar testes de resistência cardiorrespiratória, FME e flexibilidade em dias separados. Se estiver realizando todos os testes em 1 dia, considere a ordem dos testes para possibilitar o descanso adequado e a recuperação dos diferentes sistemas fisiológicos e/ou grupos musculares esqueléticos
- Os limites dos movimentos dolorosos do indivíduo devem orientar o posicionamento no equipamento de teste de esforço físico e o teste em si; modifique os equipamentos de acordo com a necessidade
- Monitore como o indivíduo está se sentindo durante o teste. A CR-10 de Borg (ver Figura 4.2) e as Escalas Visuais Analógicas para dor e fadiga podem ajudar a monitorar o esforço físico percebido e como o indivíduo está se sentindo. Certificar-se de que a pessoa avaliada sabe que o teste pode ser interrompido a qualquer momento.

Prescrição de exercícios físicos

Diretrizes baseadas em evidências reconhecem o exercício físico como um importante componente no controle dos sintomas da fibromialgia.[110,112,113,115,116] O treinamento físico pode melhorar a qualidade de vida relacionada com a saúde e a função física; levar à diminuição da dor, da rigidez, da ansiedade, da fadiga e da depressão; e manter ou melhorar o condicionamento físico.[128-138,140-142] Esses efeitos são relatados para o treinamento físico em solo e aquático e para o treinamento físico usando um tipo (aeróbio ou de FME) ou uma combinação (aeróbio, FME e de flexibilidade) de tipos de treinamento físico.[139,143]

O exercício físico de flexibilidade como uma forma autônoma de treinamento físico não parece melhorar os sintomas da fibromialgia;[152] entretanto, quando adicionado a programas de treinamento físico aeróbio ou de FME, espera-se que contribua para a condição física geral do indivíduo. Programas de atividades meditativas, como Tai Chi e ioga, podem melhorar alguns sintomas da fibromialgia, independentemente do treinamento físico aeróbio.[139,143]

Os princípios FITT da PEx são baseados na literatura atual sobre fibromialgia e treinamento físico.

FITT	**Recomendações FITT baseadas em evidências para indivíduos com fibromialgia.**[128-133,135,138,142,152,153]		
	Aeróbio	**Força muscular esquelética**	**Flexibilidade**
Frequência	Começar com 1 a 2 dias/semana e aumentar gradualmente para 2 a 3 dias/semana	2 a 3 dias/semana com intervalo mínimo de 48 horas entre as sessões	2 a 3 dias/semana
Intensidade	Começar em intensidade leve (30 a 39% do $\dot{V}O_2R$ ou FCR). Aumentar gradualmente para intensidade moderada (40 a 59% do $\dot{V}O_2R$ ou FCR)	40 a 80% de 1-RM. Aumentar gradualmente para 60 a 80% de 1-RM concêntrica para força muscular esquelética. Para resistência muscular esquelética, usar $\leq 50\%$ de 1-RM	Alongar nos limites da dor até o ponto de tensão muscular esquelética ou leve desconforto
Tempo	Começar com 10 minutos/dia e aumentar gradualmente para um total de 30 a 60 minutos/dia, o quanto antes for tolerado	Força muscular esquelética: progredir gradualmente, conforme tolerado, de 4 a 5 para 8 a 12 repetições, passando de 1 para 2 a 4 séries por grupo muscular esquelético, com pelo menos 2 a 3 minutos de descanso entre as séries. Resistência muscular esquelética: 15 a 20 repetições, aumentando de 1 para 2 séries com menor intervalo de descanso	Manter cada alongamento por 10 a 30 segundos
Tipo	Exercícios físicos de baixo impacto (p. ex., exercícios físicos aquáticos, caminhada, dança e outros movimentos aeróbios ao som de música, natação, ciclismo)	Com o uso da própria massa corporal, faixas elásticas, halteres, pesos de punho e tornozeleiras, aparelhos de musculação. Para resistência na água, use dispositivos para manipular a turbulência (velocidade, área de superfície)	Alongamentos estáticos (passivos e/ou ativos), para todos os principais grupos musculares esqueléticos. Alongamentos dinâmicos também podem ser usados

1-RM, uma repetição máxima; FCR, frequência cardíaca de reserva; $\dot{V}O_2R$, consumo de oxigênio de reserva.

As informações da tabela FITT resumem o corpo de pesquisas atual sobre a fibromialgia e treinamento físico usada nos ECRs que foram incluídos nas revisões sistemáticas citadas; esses estudos relataram poucos eventos adversos. O corpo de evidências atual não determina as curvas de dose-resposta para intensidade e frequência de cada tipo de exercício físico *versus* sintomas da fibromialgia e se as curvas de dose-resposta diferem entre os diferentes subgrupos de indivíduos.

Considerações acerca do treinamento físico

- É crucial reconhecer que os indivíduos com fibromialgia fazem parte de um grupo heterogêneo. A PEx deve ser individualizada, com base na condição inicial do indivíduo e na atual função física, gravidade e variação da dor, fadiga e outros sintomas da fibromialgia e tolerância ao exercício físico e dor induzida pelo exercício físico[154]
- As diretrizes baseadas em evidências defendem a tomada de decisão compartilhada[114] e a participação ativa[112] dos indivíduos no manejo dos sintomas da fibromialgia. Trabalhe colaborativamente para desenvolver prescrições individualizadas de exercícios físicos e AF que melhor se adaptem aos sintomas, potenciais crises de sintomas e preferências de exercício físico do indivíduo e que promovam a adesão regular a longo prazo a exercícios físicos que maximizem a função e o bem-estar
- Embora sejam observadas mudanças positivas com o exercício físico realizado em frequência de 1 a 2 dias por semana, a redução dos sintomas é maior quando a frequência é aumentada para 3 dias por semana[129]
- O treinamento de exercícios físicos aeróbios pode começar em intensidades muito leves (< 30% do consumo de oxigênio de reserva [$\dot{V}O_2R$] ou frequência cardíaca de reserva [FCR]), mas deve ser progredido para intensidades leves (30 a 39% do $\dot{V}O_2R$ ou FCR) e, em seguida, para intensidades moderadas (40 a 59% do $\dot{V}O_2R$ ou FCR), conforme tolerado. Conforme recomendado no Capítulo 5 deste livro, ao iniciar um programa de exercícios físicos para indivíduos descondicionados fisicamente, o princípio "começar devagar e progredir lentamente", aumentando o tempo/duração do exercício físico por sessão antes de aumentar a intensidade, pode ajudar a evitar efeitos adversos. Intensidades leves a moderadas são mais amplamente toleradas, mas estudos mostraram que alguns indivíduos podem tolerar a progressão para intensidades vigorosas (60 a 89% do $\dot{V}O_2R$ ou FCR)[128-133,135,142,152,153]
- Os profissionais de educação física podem utilizar a escala do esforço físico (EEP) para prescrever a intensidade do exercício físico no treinamento físico de FME, aeróbio e de resistência. A EEP pode ser particularmente útil durante crises de dor e/ou fadiga
- Orientar os indivíduos com fibromialgia a ajustar a intensidade do exercício físico de acordo com seus sintomas (autorregulação). Por exemplo, aconselhe as pessoas a "dar o máximo quando puderem e a recuar se for necessário por causa de crises de sintomas"
- Ensinar os indivíduos a controlar a respiração para evitar a manobra de Valsalva
- Indivíduos com fibromialgia podem estar fisicamente inativos por causa de seus sintomas. Inicialmente, prescrever exercícios físicos em um nível de esforço físico que o indivíduo seja capaz de fazer sem dor indevida nem exacerbação dos sintomas; progredir lentamente para possibilitar a adaptação fisiológica sem piora nos sintomas. Monitorar a fadiga e a dor[150,151] intermitentemente para avaliar o impacto geral contínuo da doença e dos sintomas da fibromialgia com o exercício físico

- Adaptar a taxa de progressão do princípio FITT da PEx aos sintomas da fibromialgia e à capacidade funcional do indivíduo
- Individualizar os tempos de recuperação para minimizar o agravamento ou exacerbação dos sintomas da fibromialgia
- Exercícios físico aquáticos[131] e terrestres,[128] que incluem dois ou três tipos de treinamento físico (aeróbio, FME, flexibilidade) em cada sessão ou em cada semana de treinamento físico, bem como o treinamento físico usando um único tipo de exercício físico, são igualmente benéficos no controle dos sintomas da fibromialgia.[154] Para promoção da função física e saúde a longo prazo, recomendam-se programas de exercícios físicos mistos[155]
- Identificar os horários do dia para os exercícios físicos em que os sintomas são menos intrusivos. Por exemplo, aqueles que apresentam rigidez matinal devem evitar exercícios físicos matinais
- Trabalhar com o indivíduo para identificar estratégias para manter a inclusão de um pouco de AF durante os surtos de sintomas como dor e fadiga. Usar atividades funcionais (p. ex., caminhar, subir escadas, levantar-se de uma cadeira, dançar) para facilitar a manutenção de AF de intensidade leve a moderada durante as crises de sintomas. Pode ser melhor diminuir a intensidade ou duração antes de reduzir a frequência para manter um padrão de AF regular[156]
- Incluir exercícios físicos de alongamento, exercícios de respiração e técnicas de relaxamento ao final das sessões de exercício físico
- Ensinar e demonstrar a mecânica correta para realizar cada exercício físico para reduzir o potencial de lesões e dor.

Considerações especiais

- Certificar-se de que o indivíduo tenha informações sobre os potenciais benefícios dos exercícios físicos para os sintomas da fibromialgia e para o condicionamento físico[113,128-143] e saúde[155]
- Por causa das dificuldades que os indivíduos com fibromialgia têm com o exercício físico, fornecer informações sobre melhorias na saúde que podem ser derivadas da redução do tempo gasto em comportamento sedentário por meio de aumentos modestos na AF regular.[155] Incentivar o indivíduo a evitar ficar sentado por muito tempo e a inatividade tanto quanto os sintomas permitirem. Elaborar estratégias com o indivíduo para identificar outras maneiras de transpor essa ideia à vida diária
- Ajudar os indivíduos com fibromialgia a definir metas realistas de curto e longo prazo. As melhorias nos sintomas com o treinamento físico são modestas e podem levar mais de 7 semanas após o início de um programa de exercícios físicos para serem clinicamente relevantes.[129]
- Os indivíduos podem sentir piora nos sintomas durante os primeiros dias ou semanas, até que ocorra a adaptação ao exercício físico
- Para testes e exercícios físicos aquáticos, use piscinas com água a uma temperatura de 33 a 36°C para melhorar o conforto e maximizar o desempenho físico[131]
- A entrevista motivacional pode ter um efeito positivo a curto prazo sobre a dor e autorrelato de AF em indivíduos com fibromialgia.[157] Para minimizar as barreiras à adesão, concentre-se nas experiências e nas preferências de exercício físico do indivíduo ao aplicar o princípio da especificidade quando escolher os testes de esforço e prescrever exercícios

- Os indivíduos podem precisar de apoio e incentivo adicionais para manter um programa de exercícios físicos. Incentivar o exercício físico supervisionado ou em grupo no início de um programa de treinamento físico para fornecer um sistema de apoio social para reduzir o estresse físico e emocional e promover a adesão.[158-160] Discutir maneiras de promover a independência nos exercícios físicos, em um esforço para aumentar a adesão a longo prazo.

Recursos *online*

Canadian Guidelines for the Diagnosis and Management of Fibromyalgia Syndrome:
  http://fmguidelines.ca/
EULAR (European League Against Rheumatism):
  https://www.eular.org/recommendations_management.cfm
IASP (International Association for the Study of Pain):
  http://www.iasp-pain.org/
National Fibromyalgia & Chronic Pain Association (NfmCPA):
  https://www.fmcpaware.org/
National Fibromyalgia Association (NFA):
  http://www.fmaware.org/new-home-page/
OMERACT (Outcome Measures in Rheumatology): https://omeract.org/

Vírus da imunodeficiência humana

Nas últimas duas décadas, as taxas de infecção pelo vírus da imunodeficiência humana (HIV) foram maiores entre as minorias e classes socioeconômicas mais baixas. Em razão da taxa de incidência relativamente alta entre essas populações, as pessoas que têm HIV geralmente estão iniciando o tratamento com um índice de massa corporal (IMC) mais alto e força e massa muscular esquelética reduzidas. Eles também são mais propensos a ter condições sociais e ambientais que os predispõem a altos níveis de gordura visceral e obesidade.[161,162] Ainda não está claro como o avanço da idade interagirá com o estado do HIV, características sociodemográficas e risco de doenças crônicas. No entanto, em homens idosos, as evidências sugerem que o CCR baixo está associado à presença de comorbidades adicionais, como hipertensão arterial sistêmica, mas não com a contagem de células CD4 ou a carga viral do HIV.[163]

O amplo uso de terapia antirretroviral (TARV) para reduzir a carga viral do HIV aumentou significativamente a expectativa de vida após o diagnóstico de infecção pelo HIV.[164,165] Pesquisas recentes indicam que a expectativa de vida das pessoas que têm HIV é semelhante à da população não infectada pelo vírus.[166] A TARV também reduz drasticamente a prevalência de desnutrição, baixa massa corporal, fraqueza e imunossupressão. No entanto, certos medicamentos antirretrovirais estão associados a problemas de saúde metabólicos e antropométricas e morfológicas, incluindo sarcopenia, dislipidemia, distribuição anormal de gordura corporal (ou seja, obesidade abdominal e perda de gordura subcutânea) e resistência à insulina.[167,168]

Os inibidores da protease, outra opção de tratamento comum, estão associados à resistência à insulina e um risco aumentado de diabetes melito. Além disso, a infecção pelo HIV está associada a disfunção cardíaca e maior risco de DCV.[169,170] Antes da TARV eficaz, as opções de tratamento incluíam esteroides anabolizantes androgênicos, hormônio do crescimento e fatores de crescimento para perda de massa muscular esquelética da síndrome da imunodeficiência adquirida (AIDS);[171] em conjunto com a TARV, AF e aconselhamento nutricional e alimentar devem ser avaliados como opções de tratamento viáveis para pessoas que têm HIV.

Múltiplos estudos indicaram que exercícios físicos aeróbios e de FME proporcionam importantes benefícios à saúde em pessoas que têm HIV.[172-176] O treinamento físico aumenta a capacidade aeróbia funcional, a resistência cardiorrespiratória e muscular esquelética e o bem-estar geral. A AF também pode reduzir a gordura corporal e o risco de diabetes melito e outras condições metabólicas. Há menos estudos examinando os efeitos do treinamento físico de FME isolado na qualidade muscular esquelética e óssea de pessoas que têm HIV. No entanto, o relatório de uma metanálise sugere uma consistência entre os estudos indicando que o exercício físico progressivo de FME aumenta a FME, mas, no geral, as evidências não apoiam que haja hipertrofia muscular esquelética.[177] Além disso, as revisões a acerca do efeito do exercício físico na densidade óssea indicam que, apesar da alta prevalência de osteoporose e osteopenia em pessoas que têm HIV, o exercício físico progressivo de FME é eficaz em aumentar a DMO.[178] Como é o caso em outras populações saudáveis e com doenças, vários estudos analisando o exercício físico relataram melhora no humor e no estado psicológico em pessoas que têm HIV.[174] É importante observar que não há evidências que sugiram que a prática regular de exercícios físicos de intensidade moderada suprimirá a função imune em indivíduos assintomáticos ou sintomáticos e, portanto, os exercícios físicos não devem ser evitados por medo de exacerbar a condição.[173,179]

Teste de esforço físico

Nem todas as pessoas que têm HIV requerem um teste de esforço físico antes da participação de programas de exercícios físicos. No entanto, se for realizado, a maior prevalência de disfunções cardiovasculares, distúrbios metabólicos, DM2, hiperlipidemia e as complexas rotinas de medicação de pessoas que têm HIV requerem uma consulta especializada antes do teste de esforço físico. Essa consulta deve ser realizada por um especialista em doenças infecciosas ou, no mínimo, por um profissional de saúde com amplo conhecimento dos esquemas farmacológicos e sintomas relacionados com o HIV. Além das considerações usuais antes do teste de esforço físico, deve-se atentar para os seguintes tópicos:

- O teste de esforço físico deve ser adiado em indivíduos com infecções agudas
- A variabilidade dos resultados do teste de esforço físico será maior para indivíduos com HIV do que em uma população saudável. É comum que essa população tenha um consumo de oxigênio máximo ($\dot{V}O_{2máx}$) significativamente menor quando comparada a indivíduos saudáveis da mesma idade.[180,181]

Ao realizar testes de esforço cardiopulmonar fora do ambiente clínico, deve-se prestar atenção ao cumprimento das precauções estabelecidas tanto para os indivíduos que estão sendo testados quanto para aqueles que realizam o teste.[182,183] Embora o HIV não seja transmitido pela saliva, possíveis infecções orais ou pulmonares e a possível presença de sangue na boca ou nas gengivas exigem o cumprimento das diretrizes recomendadas para esterilização completa de equipamentos e suprimentos reutilizáveis quando os descartáveis não estiverem disponíveis. Considerar o uso de bocais descartáveis e esterilização adequada de todo o equipamento não descartável após cada teste, além da vacinação anual contra gripe e teste de tuberculose de todos os pesquisadores e funcionários, conforme exigido em ambientes clínicos. Devem-se usar precauções baseadas na transmissão, um nível além das precauções padrão, no caso de indivíduos com infecção conhecida ou suspeita por outros patógenos importantes transmitidos pelo ar, fluidos ou superfícies contaminadas (p. ex., hepatite B ou tuberculose).

- A prevalência aumentada de deficiências cardiovasculares e, particularmente, de arritmias cardíacas, requer monitoramento da pressão arterial (PA) sistêmica e um eletrocardiograma (ECG)
- Em razão da maior prevalência de neuropatias periféricas, deve-se alterar o modo de teste, se necessário, para acomodar quaisquer limitações funcionais, incluindo reduções na ADM
- As limitações típicas do teste de esforço físico por estágio da doença incluem o seguinte:
  - Assintomático: teste de esforço físico normal, com capacidade de exercício físico reduzida
  - Sintomático: tempo de exercício físico, $\dot{V}O_{2máx}$ e limiar ventilatório significativamente reduzidos
  - A AIDS reduzirá drasticamente o tempo de exercício físico e o $\dot{V}O_{2máx}$. A redução do tempo de exercício físico provavelmente impedirá que seja alcançado o limiar ventilatório; além disso, alcançar > 85% da $FC_{máx}$ prevista para a idade potencialmente produzirá respostas anormais dos sistemas nervoso e endócrino.

Prescrição de exercícios físicos

As doenças crônicas e os problemas de saúde associados à infecção pelo HIV sugerem que a participação regular em um programa combinado de exercícios físicos aeróbios e de FME propiciaria benefícios à saúde. Aliás, vários ensaios clínicos demonstraram que a prática de AF habitual resulta em benefícios à saúde física e mental.[172-176,179,184] Contudo, as manifestações clínicas variadas de indivíduos com HIV requerem abordagem flexível, e, notavelmente, nenhum ensaio clínico dos efeitos da AF na sintomatologia da infecção pelo HIV mostrou um efeito imunossupressor. Além disso, dados indicam que as pessoas que possuem HIV se adaptam prontamente ao treinamento físico, com alguns estudos mostrando respostas mais robustas do que seria esperado em uma população saudável[172-176,179,184] e tolerância a exercícios físicos aeróbios de intensidade vigorosa, apesar das comorbidades.[185] Há poucos dados disponíveis para orientar o treinamento físico especificamente na população com HIV.[186] Portanto, o princípio FITT geral da PEx é consistente com o de adultos aparentemente saudáveis (ver Capítulo 5) ou idosos (ver Capítulo 6), mas deve-se enfatizar o manejo do risco de DCV. Os profissionais educação física devem estar atentos à mudança potencialmente rápida no estado de saúde dessa população, particularmente a alta incidência de infecções agudas, e devem ajustar a PEx em conformidade.

Considerações acerca do treinamento físico

- Esportes de contato e de alto risco (p. ex., artes marciais mistas, boxe, skate, escalada) não são recomendados devido ao risco de sangramento

FITT	**Recomendações FITT para indivíduos com vírus da imunodeficiência humana.**		
	Aeróbio	**Força muscular esquelética**	**Flexibilidade**
Frequência	3 a 5 dias/semana	2 a 3 dias/semana	≥ 2 a 3 dias/semana
Intensidade	Começar com intensidade leve (30 a 39% do $\dot{V}O_2R$ ou FCR), progredindo gradualmente para intensidade moderada (40 a 59% do $\dot{V}O_2R$ ou FCR)	Começar com intensidade leve, tendo como objetivo o aumento gradual para até 60% de 1-RM	Alongar até o ponto de tensão muscular esquelética ou leve desconforto
Tempo	Começar com 10 minutos e aumentar gradualmente para 30 a 60 minuto/dia	1 a 2 séries, com aumento gradual para 3 séries de 8 a 10 repetições	Manter de 10 a 30 segundos de alongamento estático; 2 a 4 repetições de cada exercício físico
Tipo	A modalidade pode variar de acordo com o estado de saúde e os interesses do indivíduo. A presença da osteopenia exigirá a prática de atividades envolvendo descarga de peso	Aparelhos de musculação são seguros e efetivos para uso sem supervisão; pesos livres podem ser usados por praticantes experientes ou com supervisão	Alongamentos estáticos, dinâmicos e/ou por FNP

1-RM, uma repetição máxima; FCR, frequência cardíaca de reserva; FNP, facilitação neuromuscular proprioceptiva; $\dot{V}O_2R$, consumo de oxigênio de reserva.

- Por causa dos efeitos colaterais de vírus e fármacos, a progressão provavelmente ocorrerá em taxa mais lenta do que em populações saudáveis. No entanto, os objetivos a longo prazo para pessoas assintomáticas que têm HIV devem ser alcançar as recomendações do ACSM para exercícios físicos aeróbios e de FME para adultos saudáveis, com modificações apropriadas para indivíduos sintomáticos. A PEx deve ser ajustada de acordo com a idade do indivíduo e seu estado de saúde atual.

Considerações especiais

- Não há diretrizes estabelecidas acerca das contraindicações ao exercício físico para pessoas que têm HIV
- O exercício físico supervisionado, seja feito em ambiente comunitário ou em casa, é recomendado para pessoas que possuem HIV e são sintomáticas ou aqueles com comorbidades diagnosticadas
- Além das sessões de exercícios físicos supervisionadas, as pessoas que têm HIV exigem nível mais alto de monitoramento da saúde. Isso é especialmente importante para aqueles que praticam AFs extenuantes e/ou treinamento intervalado (*ou seja*, exercícios físicos aeróbios de intensidade vigorosa e/ou treinamento físico de FME)
- As pessoas que têm HIV devem relatar ao seu médico qualquer aumento na sensação geral de fadiga ou no esforço físico percebido durante a atividade, desconforto gastrintestinal baixo ou falta de ar
- Pequenos incrementos na sensação de fadiga não devem impedir a participação, mas tontura, inchaço articular ou vômitos devem ser avaliados antes de se prosseguir
- O risco aumentado de neuropatia periférica entre pessoas que têm HIV pode exigir ajustes no tipo, intensidade e ADM do exercício físico
- O monitoramento regular dos benefícios à saúde/condicionamento físico relacionados com os fatores de risco da AF e DCV é fundamental para o manejo clínico e a prática contínua de exercícios físicos.

Recursos *online*

Centers for Disease Control and Prevention: http://www.cdc.gov/hiv/

Doença renal

Estimativas mais recentes indicam que mais de 30 milhões de adultos nos EUA (ou seja, aproximadamente 14,8% da população adulta) têm doença renal crônica (DRC);[187] espera-se que essa incidência aumente pelo incremento na prevalência de diabetes melito e obesidade. A hipertensão arterial sistêmica, o diabetes melito e a DCV são muito comuns na população com DRC, com a prevalência dessas comorbidades aumentando gradativamente com a gravidade da DRC.[188] A DRC é diagnosticada em indivíduos com lesão renal ou função renal deficiente. O dano renal é evidenciado por níveis moderadamente elevados de albumina na urina, enquanto a função renal deficiente é indicada pela estimativa da taxa de filtração glomerular (TFG) < 60 mℓ/min/1,73 m^2 durante $\geq$ 3 meses.[189] A DRC é categorizada em cinco estágios distintos, com base na TFG estimada e na quantidade de albumina presente na urina. O nível de função renal e as evidências de dano são usados para identificar o risco de progressão da doença e a probabilidade de desfechos ruins (Tabela 10.4). [189] A DRC em estágio 1 indica TFG estimada normal ou alta, mas está associada a alguma evidência de doença ou dano renal. Indivíduos no estágio 5 têm TFG estimada < 15 mℓ/min/1,73 m^2 e estão se aproximando da necessidade de uma terapia de substituição renal, como hemodiálise (em um centro de hemodiálise ou em

Tabela 10.4 • Categorias da taxa de filtração glomerular (TFG) na doença renal crônica.

Categoria da TFG	TFG (mℓ/min/1,73 m^2)	Termos
G1	≥ 90	Normal ou alta
G2	60 a 89	Levemente diminuída[a]
G3a	45 a 59	Leve a moderadamente diminuída
G3b	30 a 44	Moderada a gravemente diminuída
G4	15 a 29	Gravemente diminuída
G5	< 15	Insuficiência renal

Observação: na ausência de dano renal, as categorias G1 e G2 da TFG não preenchem os critérios para doença renal crônica.
[a]Relativo ao nível no adulto jovem.
Reimpresso de Kidney Disease: Improving Global Outcomes.[189]

casa), diálise peritoneal, transplante renal ou tratamento conservador (ou seja, sem diálise ou transplante). A última opção é frequentemente escolhida por idosos com fragilidades. Sintomas e complicações da DRC em estágio avançado determinam o momento e o início da terapia de substituição renal.

Teste de esforço físico

Aqueles que não realizavam treinamento físico regular nos 3 meses anteriores devem ser encaminhados para liberação médica antes de iniciar o exercício físico (ver Capítulo 2). Como a DCV é a principal causa de morte em indivíduos com DRC, quando os sintomas estão presentes ou a DCV é diagnosticada, o teste de esforço físico pode ser indicado como parte do processo de liberação médica antes de iniciar um programa de exercícios físicos de intensidade moderada a vigorosa.[190] Em alguns casos, o teste de esforço físico também pode ser incluído na avaliação de um possível transplante de rim ou naqueles com DRC que apresentam dor torácica.[191] No entanto, alguns sugerem que o teste de esforço físico não é necessário em indivíduos com doença renal em estágio terminal (ou seja, DRC em estágio 5), bem como naqueles que são frágeis, pois seu desempenho físico pode ser afetado pela fadiga muscular esquelética, e esses testes pode atuar como uma barreira desnecessária à sua participação em um programa de treinamento físico.[192,193] Se realizado, o teste de esforço físico em indivíduos com DRC deve usar critérios e métodos padrão para encerramento do teste (consulte o Capítulo 4).

A maioria das pesquisas em indivíduos com DRC foi realizada em indivíduos classificados em estágio 5 da DRC. Esses indivíduos têm baixa capacidade funcional, com valores em torno de 50 a 80% menores do que aqueles encontrados em pessoas saudáveis da mesma idade e sexo biológico, com $\dot{V}O_{2máx}$ variando entre 15 e 25 mℓ/kg/min.[194] Com o treinamento físico, os valores de $\dot{V}O_{2máx}$ podem aumentar aproximadamente 17 a 23%, mas em geral nunca chegarão aos valores alcançados por indivíduos controle pareados por idade e sexo biológico.[194] Acredita-se que essa capacidade funcional reduzida esteja relacionada com vários fatores, incluindo estilo de vida sedentário, disfunção cardíaca, anemia e disfunção musculoesquelética. Naqueles encaminhados para teste de esforço físico, devem-se observar as seguintes considerações:

- É necessário obter autorização médica
- É provável que os indivíduos com DRC utilizem vários medicamentos, muitos dos quais podem afetar a capacidade ou os resultados do teste de esforço físico (ver Apêndice A)
- Ao realizar um teste de esforço físico em indivíduos com DRC nos estágios 1 a 4, devem-se seguir os procedimentos padrão do teste de esforço físico (ver Capítulos 3 e 4). No entanto, em indivíduos em hemodiálise de manutenção, o teste deve ser agendado para dias sem diálise, e deve-se monitorar a PA no braço que não contém a fístula ou enxerto arteriovenoso[193]
- Para fins de conforto, os indivíduos em diálise peritoneal ambulatorial contínua devem ser testados com pouco líquido dialisante em seu abdome[193]
- Usam-se procedimentos de teste de esforço físico padrão para testar indivíduos submetidos a transplantes
- Podem-se usar tanto protocolos de esteira quanto de bicicleta ergométrica para testar indivíduos com doenças renais. Em razão da baixa capacidade funcional dessa população, protocolos de esteira mais conservadores, como os protocolos modificados de Balke ou de Naughton, são os mais indicados[195] (ver Capítulo 4). Se for usada bicicleta ergométrica, as cargas de trabalho para aquecimento inicial devem ser de 20 a 25 W, sendo aumentadas de 10 a 30 W a cada 1 a 3 minutos[196,197]
- Em indivíduos em hemodiálise de manutenção, a frequência cardíaca máxima ($FC_{máx}$) é geralmente atenuada e pode não ultrapassar 75% da máxima prevista para a idade;[198] portanto, deve-se sempre monitorar a EEP (ver Capítulo 4)
- Como resultado da capacidade funcional muito reduzida, os testes de esforço físico tradicionais nem sempre fornecem as melhores informações para a PEx e para a avaliação das adaptações do treinamento físico.[19] Consequentemente, podem-se usar diversos testes de desempenho físico que foram utilizados em outras populações (p. ex., idosos) (ver Capítulo 6). A bateria de desempenho físico curta duração (SPPB, do inglês *short physical performance battery*) foi identificada como um teste funcional útil em indivíduos com DRC com baixa capacidade funcional.[200,201] Podem-se escolher testes para avaliar o CCR, a FME, o equilíbrio e a flexibilidade.[199,202]
- O teste de FME isotônica deve ser feito com carga de 3-RM ou mais (p. ex., 10 a 12-RM), porque o teste de 1-RM geralmente é contraindicado para indivíduos com DRC em virtude do medo de fraturas por avulsão espontâneas.[193,203-205] Há equações para predizer o valor de 1-RM a partir de um teste de múltiplas RM,[206-207] que pode ser utilizado para desenvolver a PEx de treinamento físico de FME. Alguns pesquisadores usaram o teste de 1-RM em indivíduos pré-diálise com DRC, sem relato de respostas adversas[208,209]
- A força e a resistência muscular esquelética podem ser avaliadas com segurança usando dinamômetros isocinéticos, empregando velocidades angulares variando de 60 a 180°/segundo[195,210,211]

- Por estar mais relacionada com a capacidade funcional do que a força ou resistência muscular esquelética, a potência muscular esquelética deve ser medida com um dinamômetro computadorizado.[199] Para avaliar a potência muscular esquelética, os indivíduos devem realizar uma repetição com porcentagem específica de seu máximo estimado, o mais rápido que puderem.[212]

Prescrição de exercícios físicos

O treinamento físico em pessoas com DRC leva a reduções na PA e a melhorias na capacidade física aeróbia, variabilidade da frequência cardíaca (FC), função muscular esquelética e qualidade de vida.[213] O princípio FITT ideal da PEx para indivíduos com DRC não foi totalmente desenvolvido, mas com base nas pesquisas disponíveis, os programas para esses indivíduos devem consistir em uma combinação de treinamento físico aeróbio e de FME.[190,211] As diretrizes de prática clínica Kidney Diseases: Improving Global Outcomes (KDIGO) recomendam que aqueles com DRC tenham como objetivo a prática de AF de natureza aeróbia em 5 dias por semana por pelo menos 30 minutos, mas não fornecem orientações mais específicas acerca da PEx.[189] A National Kidney Foundation incentiva os indivíduos a serem ativos, fornecendo algumas recomendações gerais semelhantes às sugeridas para a população adulta saudável.[214] Como um FITT ideal não foi desenvolvido para indivíduos com DRC, é prudente modificar as recomendações para a população em geral, usando inicialmente uma intensidade leve a moderada e progredindo gradualmente ao longo do tempo, de acordo com a tolerância individual. Indivíduos submetidos a transplante renal e que foram liberados pelo médico para a prática de exercícios físicos podem iniciar o treinamento físico logo após a cirurgia.[202,215]

Considerações acerca do treinamento físico

- Alguns indivíduos com DRC não são capazes de realizar exercícios físicos contínuos e, portanto, devem realizar exercícios físicos intermitentes, com períodos de 3 minutos intercalados com 3 minutos de repouso (ou seja, razão entre trabalho e repouso de 1:1). À medida que o indivíduo se adapta ao treinamento físico, a duração do período de trabalho pode ser gradualmente aumentada, e o intervalo de descanso diminuído. Inicialmente, o tempo total de exercício físico pode durar 15 minutos, podendo ser aumentado dentro da tolerância, até alcançar 20 a 60 minutos de atividade física contínua
- É importante considerar a condição clínica do indivíduo. Em caso de contratempo médico, pode ser que a progressão precise ser adiada
- Indivíduos com DRC, incluindo aqueles com DRET, devem avançar gradualmente para um volume maior de exercícios físicos ao longo do tempo. Dependendo da condição clínica e da capacidade funcional do indivíduo, a intensidade inicial do treinamento físico deve ser leve (ou seja, 30 a 39% do $\dot{V}O_2R$), com apenas 10 a 15 minutos de atividade física contínua ou a quantidade tolerada pelo indivíduo. Antes de aumentar a intensidade, a duração da AF deve receber incrementos de 3 a 5 minutos por semana, até que o indivíduo consiga realizar 30 minutos de atividade física contínua
- Como os indivíduos com DRC tendem a ser sedentários, além de enfatizar a necessidade de aumentar seus níveis de AF para atender às recomendações atuais, eles também devem ser incentivados a diminuir o tempo gasto diariamente em comportamentos sedentários.[216]

FITT	Recomendações FITT para indivíduos com doença renal.[194]		
	Aeróbio	**Força muscular esquelética**	**Flexibilidade**
Frequência	3 a 5 dias/ semana	2 a 3 dias/semana	2 a 3 dias/semana
Intensidade	Intensidade moderada (40 a 59% do $\dot{V}O_2R$, EEP de 12 a 13 em uma escala de 6 a 20)	65 a 75% de 1-RM. A realização de 1-RM não é recomendada; estabelecer 1-RM a partir de um teste $\geq$ 3-RM	Estático: alongar até o ponto de tensão muscular esquelética ou de leve desconforto; FNP: 20 a 75% da contração voluntária máxima
Tempo	20 a 60 minutos de atividade física contínua; contudo, se esse valor não puder ser alcançado, usar sessões de 3 a 5 minutos de exercício físico intermitente até acumular os 20 a 60 minutos/dia	Mínimo de 1 série de 10 a 15 repetições, com o objetivo de alcançar múltiplas séries, na maioria das pessoas. Escolher entre 8 e 10 exercícios físicos diferentes que trabalhem os grandes grupos musculares esqueléticos	60 segundos por articulação no alongamento estático (manter a posição de 10 a 30 segundos por alongamento); contrações de 3 a 6 segundos seguidas de 10 a 30 s de alongamento por FNP assistido
Tipo	Atividades rítmicas prolongadas que trabalhem grandes grupos musculares esqueléticos (p. ex., caminhar, pedalar e nadar)	Aparelhos de musculação, pesos livres ou faixas elásticas	Estático ou por FNP

1-RM, uma repetição máxima; 3-RM, três repetições máximas; EEP, escala de esforço físico percebido; FNP, facilitação neuromuscular proprioceptiva; $\dot{V}O_2R$, consumo de oxigênio de reserva.

Considerações especiais

- Hemodiálise
  - Imediatamente após a diálise, a maioria dos indivíduos não se sente com energia suficiente para praticar AF e, portanto, a recomendação geral é aguardar 2 horas após a diálise. No entanto, para aqueles que se sentem capazes, a AF pode ser iniciada já na última hora de tratamento dialítico. Recomenda-se que façam um

lanche pelo menos 1 hora antes de começar a praticar AFs e/ou durante a AF. Essas recomendações devem ser individualizadas, pois os indivíduos que conseguem tolerar a prática de AF durante ou imediatamente após a diálise, sem qualquer resposta adversa, devem ser incentivados a fazê-lo

- Durante todo exercício físico aeróbio, pode ser benéfico usar a EEP para orientar a intensidade do exercício físico, porque a FC pode não ser confiável. Tenha por meta alcançar a classificação na EEP na faixa de intensidade leve (9 a 11) a moderada (12 a 13). No entanto, há evidências preliminares de que exercícios físicos de maior intensidade podem ser tão ou mais eficazes e tão bem tolerados quanto em indivíduos bem selecionados com DRC[217,218]
- Os indivíduos podem exercitar o braço com cateter arteriovenoso permanente, mas devem sempre evitar colocar peso ou pressão sobre o dispositivo de acesso.[204]
- Medir a PA no braço que não contém a fístula
- Se o exercício físico for realizado durante a diálise, ele deve ser feito na primeira metade do tratamento, a fim de evitar episódios hipotensivos, embora alguns indivíduos possam usar o exercício físico no final da diálise para neutralizar uma resposta hipotensiva. Os exercícios físicos normalmente são realizados em bicicleta ergométrica ou aparelhos de *stepper*, pois podem ser feitos enquanto o indivíduo permanece sentado na cadeira de diálise. Entretanto, durante a diálise, os indivíduos não devem exercitar o braço com cateter arteriovenoso permanente
  - Esses indivíduos precisam ser aconselhados a interromper seu tempo sentado ao longo do dia, quando fora da diálise
- Hemodiálise domiciliar
  - Esses indivíduos devem ser incentivados a realizar programas de AF de intensidade moderada, 3 a 5 dias por semana, como a população em geral. Também devem ser incentivados a reduzir o tempo sedentário
- Diálise peritoneal
  - Indivíduos que realizam diálise peritoneal ambulatorial contínua podem tentar praticar exercícios físicos com líquido no abdome; porém, se isso causar desconforto, devem ser incentivados a drenar o líquido antes do exercício físico[204]
- Indivíduos submetidos a transplante renal:
  - Embora a intensidade deva ser reduzida nos períodos de rejeição, o exercício físico ainda pode ser continuado.[202]

Recursos *online*

Kidney Disease: Improving Global Outcomes: http://kdigo.org/home/
National Institute of Diabetes and Digestive and Kidney Diseases:
    http://www2.niddk.nih.gov/
National Kidney Foundation: http://www.kidney.org/
United States Renal Data System: http://www.usrds.org/atlas.htm

Esclerose múltipla

A *esclerose múltipla* (EM) é uma doença crônica, inflamatória e autoimune do SNC que atualmente afeta cerca de 2 a 3 milhões de pessoas em todo o mundo.[219] Fatores causais para a EM incluem fatores ambientais (p. ex., deficiência de vitamina D e tabagismo), fatores genéticos e exposição a agentes infecciosos.[219] A patogênese subjacente da EM é complexa e acredita-se ser controlada por uma cascata de respostas inflamatórias que afetam o SNC, envolvendo células dos sistemas imune adaptativo e inato (p. ex., linfócitos B e T).[219] Os efeitos resultantes dessas respostas imunes incluem perda axonal ou neuronal (neurodegeneração) e danos à bainha de mielina (desmielinização), levando aos sintomas clínicos observados na EM (p. ex., neurite óptica, ataxia e disfunção vesical), que variam dependendo da localização das lesões desmielinizantes inflamatórias no SNC e da extensão da inflamação.[219] Episódios transitórios de déficits neurológicos, conhecidos como recaídas, caracterizam a EM inicial. O diagnóstico de EM é feito usando uma combinação de achados clínicos, de imagem e laboratoriais. A maioria das pessoas que desenvolve EM terá um único episódio, conhecido como síndrome clinicamente isolada, que se resolve com o tempo. Uma segunda recaída indica o início da EM.

O início da EM geralmente ocorre entre 20 e 50 anos e afeta as mulheres em uma frequência duas a três vezes maior do que os homens.[220] O curso da doença é altamente variável de um indivíduo para outro e em um mesmo indivíduo ao longo do tempo (Tabela 10.5). Pessoas com EM são descritas como tendo EM remitente-recorrente se experimentarem pelo menos duas recaídas.[219] Esse é o tipo mais comum de EM. Destes, 15 a 30% desenvolvem incapacidade progressiva, com ou sem recidivas (ou seja, EM secundária progressiva).[219] Aproximadamente 15% das pessoas com EM apresentam incapacidade progressiva desde o início da EM, que é descrita como EM primária progressiva.[219] Em 2013, recomendou-se que a EM fosse ainda subcategorizada como ativa ou não ativa; a EM ativa é definida como "a ocorrência de recidiva clínica ou a presença de novas lesões em T2 ou realçadas com gadolínio durante um período especificado, preferencialmente em pelo menos 1 ano".[221] A Tabela 10.6 é um resumo da Escala Expandida do Estado de Incapacidade (EDSS, do inglês *Expanded Disability Status Scale*; intervalo de 0 a 10), que é comumente usada para indicar o nível de incapacidade relacionado com a progressão da EM.[222]

Os sintomas da EM incluem espasticidade; fadiga; dor; déficit de mobilidade; ataxia e tremor; disfunção vesical, intestinal e sexual; labilidade emocional; comprometimento cognitivo e distúrbios visuais[219] (Boxe 10.3). Esses sintomas podem limitar a capacidade de realizar as AVD e impactar na qualidade de vida. A fadiga é um dos sintomas mais comuns da SM,[224] assim como o comprometimento da mobilidade,

Tabela 10.5 • Curso da esclerose múltipla.	
Tipo	**Característica**
Remitente-recorrente	Exacerbações periódicas seguidas de recuperação total ou parcial dos déficits
Primária progressiva	Progressão contínua da doença desde o início, com pouca ou nenhuma estabilização ou melhora
Secundária progressiva	Progressão lenta e constante da doença que passou do tipo remitente-recorrente
Progressiva-recorrente	Progressão desde o início, com recaídas sobrepostas à progressão constante, com ou sem recuperação total

| Tabela 10.6 • Resumo da Escala Expandida do Estado de Incapacidade de Kurtzke. ||
Classificação	Incapacidade
0-2,5	Nenhuma incapacidade ou incapacidade mínima
3-5,5	Incapacidade moderada, mas ainda capaz de deambular sem dispositivos auxiliares
6-7	Incapacidade grave, mas ainda capaz de deambular com dispositivos auxiliares
7,5-9	Na maior parte do tempo, locomoção em cadeira de rodas ou permanência no leito
10	Morte atribuída à esclerose múltipla

que pode levar as pessoas com SM a evitar a prática de AF. A fadiga pode ser primária (ou seja, diretamente relacionada com os aspectos fisiopatológicos da EM) e secundária à redução do condicionamento físico. Pessoas com EM também experimentam sensibilidade ao calor e regulação da temperatura prejudicadas, o que pode resultar em piora dos sintomas, incluindo a fadiga e função física e cognitiva durante a AF.[225] Evitar a AF por causa da fadiga e da termorregulação prejudicada pode levar à redução da capacidade física aeróbia,[226] que é conhecida por diminuir com o aumento dos níveis de incapacidade física.[227] Isso pode resultar em um ciclo negativo de descondicionamento físico, redução da participação em AF[228] e agravamento dos sintomas, incluindo fadiga e dificuldade de locomoção.

A diminuição do desempenho muscular esquelético também é comumente observada na EM. A FME isométrica dos membros superiores e inferiores, a potência muscular esquelética dos membros inferiores e a taxa de desenvolvimento de força dos membros inferiores são reduzidos em pessoas com EM em comparação com aqueles sem SM.[229] A diminuição da flexibilidade muscular esquelética também pode ser aparente em pessoas com EM, particularmente entre aqueles com espasticidade. A redução da FME pode ser decorrente da redução na massa muscular esquelética entre aqueles com EM, encontrada em alguns estudos,[230-232] embora isso não seja

Boxe 10.3	Sinais e sintomas comuns da esclerose múltipla.	

Sintomas

Fraqueza muscular esquelética	Disfunção intestinal
Fadiga sintomática	Disfunção cognitiva
Dormência	Tontura e vertigem
Distúrbios visuais	Depressão
Problemas de marcha, equilíbrio e coordenação	Alterações emocionais
Disfunção vesical	Disfunção sexual
	Dor

Sinais

Neurite óptica	Parestesia
Nistagmo	Espasticidade

Reimpresso de Chung et al.[223]

consistente em todos os estudos.[233-235] A redução da contração voluntária máxima, na presença de nenhuma alteração na área de secção transversa da musculatura esquelética, sugere que a ativação central prejudicada na EM contribui para a diminuição do desempenho muscular esquelético.[234] A inatividade física também pode contribuir para a redução do tamanho e da FME e, portanto, alimentar um ciclo negativo de descondicionamento e inatividade física.

A prática de AF habitual está associada a melhorias nos fatores de risco cardiovasculares (ou seja, perímetro da cintura, níveis de colesterol, níveis de glicose),[236] longevidade[237] e melhorias na qualidade de vida relacionada com a saúde.[238] Além disso, a redução na participação em AF pode estar associada ao agravamento dos sintomas da EM.[239] Há evidências de que intervenções por meio do exercício físico, incluindo treinamento físico aeróbio, de FME, bem como a combinação entre eles, melhoram a qualidade de vida relacionada com a saúde,[240] a velocidade de deambulação e resistência à caminhada,[241] o equilíbrio,[242] sintomas depressivos,[243] a FME[244] e o CCR[226,245] em pessoas com incapacidade leve a moderada. As intervenções que incorporam treinamento da marcha, do equilíbrio e funcional demonstram maior melhora no equilíbrio, mas essas melhorias podem não se traduzir na redução das quedas.[242] Existem evidências de baixa qualidade (de acordo com a abordagem GRADE, *Grading of Recommendations, Assessment, Development and Evaluation*) de que os programas de AF (incluindo fisioterapia e programas de exercícios físicos estruturados) melhoram a espasticidade em pessoas com EM.[246] Entre as pessoas especificamente com EM progressiva e incapacidade moderada, há poucas evidências de que o treinamento físico aeróbio melhora o CCR, a mobilidade e a função cognitiva e que o treinamento físico de FME melhora a FME.[247]

Por ser um dos sintomas mais comuns e debilitantes da EM, o controle da fadiga costuma ser um objetivo importante para as pessoas com EM. Há evidências de qualidade moderada de que as intervenções por exercício físico podem melhorar a fadiga entre pessoas com EM em comparação com nenhum exercício físico.[248] Especificamente, há evidências de qualidade moderada de que exercícios físicos aeróbios e o treinamento físico misto, especificamente, têm efeito positivo sobre a fadiga em comparação a nenhum exercício físico.[248] No entanto, os estudos são limitados a pessoas com incapacidade mínima a moderada[248-250] e há grande variabilidade entre os estudos em termos de tipo de intervenção de exercício físico usada e tipo de comparação.[248,250] Os estudos também avaliam a fadiga por meio de diferentes medidas de desfecho, como a Escala de Gravidade da Fadiga e a Escala de Impacto da Fadiga Modificada, e, portanto, os resultados podem não ser comparáveis.[248] Além disso, a fadiga normalmente não é o desfecho principal em estudos de intervenção utilizando exercícios físicos e, portanto, a maioria dos estudos até o momento não selecionou indivíduos com base em seu nível de fadiga ou calculou o tamanho da amostra necessário para detectar uma diferença na fadiga.

A maioria das pesquisas sobre exercícios físicos para EM inclui indivíduos com incapacidade mínima a moderada. Embora o exercício físico tenha benefícios para esse grupo, abordagens semelhantes de treinamento físico podem não ser acessíveis ou viáveis para pessoas com incapacidade grave. Uma revisão do exercício físico para indivíduos com um escore EDSS ≥ 6,0 concluiu que não havia evidências claras sobre os benefícios dos programas convencionais de exercícios físicos aeróbios, mas que o treinamento físico de FME progressivo convencional pode melhorar a aptidão muscular esquelética, o equilíbrio, a fadiga e a qualidade de vida.[251] Embora os benefícios do exercício físico aeróbio não fossem claros, os estudos incluídos relataram que era seguro e viável para pessoas com incapacidade grave.[251] Para aqueles que são incapazes de realizar exercícios físicos convencionais, o treinamento físico adaptado pode ser particularmente útil. O treinamento físico em esteira com sustentação da massa corporal e a caminhada no aparelho *stepper* horizontal são dois desses exercícios físicos adaptados que podem melhorar a incapacidade, a FME, a fadiga e a qualidade de vida desses indivíduos.[251]

Teste de esforço físico

O teste de esforço físico é útil para determinar o nível de condicionamento, a resposta fisiológica e a efetividade do treinamento físico em indivíduos com EM. Antes do teste de esforço físico, deve-se buscar autorização médica (ver Capítulo 2), e recomenda-se revisar o histórico clínico, a lista de medicamentos utilizados pelo indivíduo e sua capacidade funcional. Um grupo de especialistas recomendou o seguinte conjunto básico de medidas de desfecho para uso em estudos que analisam o exercício físico na EM:[252] qualidade de vida avaliada usando a Multiple Sclerosis Impact Scale (MSIS-29) ou a MSQoL54, fadiga avaliada pela Escala de Gravidade da Fadiga e pela Escala de Impacto da Fadiga Modificada, a tolerância ao exercício físico avaliada usando o teste de caminhada de 6 minutos, a função muscular esquelética avaliada por meio do *Timed Up and Go*, a composição corporal avaliada pela relação cintura-quadril ou IMC. Além disso, uma diretriz de prática clínica relativa a medidas de desfecho para adultos com condições neurológicas recomendou o uso da Escala de Equilíbrio de Berg para avaliar o equilíbrio estático e dinâmico sentado e em pé, a Avaliação Funcional da Marcha para avaliar o equilíbrio na caminhada, o teste de caminhada de 10 m para avaliar a velocidade da caminhada e as cinco repetições de sentar e ficar de pé para avaliar a capacidade de transferência.[253]

Considerações acerca do teste de esforço físico

- Evitar realizar o teste durante uma exacerbação aguda nos sintomas da EM
- Monitorar atentamente quaisquer sinais de fadiga, aquecimento excessivo ou piora geral dos sintomas à medida que a intensidade do exercício físico aumenta
- Aplicar o teste de esforço físico no início do dia, pois a fadiga geralmente piora ao longo do dia em indivíduos com EM
- Realizar o teste em uma sala climatizada (22,2 a 24,4°C e baixa umidade) e usar ventiladores elétricos ou compressas frias no pescoço conforme apropriado
- Além disso, avaliar se há perda sensitiva antes de aplicar compressas quentes
- Além da FC, usar a EEP para avaliar a intensidade do exercício físico. Indivíduos com EM podem apresentar disfunção cardiovascular como resultado da disfunção autonômica.[254] As respostas da FC podem ser atenuadas durante o exercício físico e, portanto, a FC pode não ser um indicador válido da intensidade do exercício físico[255]
- Na maioria dos indivíduos com EM, o exercício físico em bicicleta ergométrica é o método recomendado para testar o condicionamento físico aeróbio, pois essa modalidade requer menos equilíbrio e coordenação quando comparada à caminhada em esteira.[256] O uso da bicicleta ergométrica vertical ou horizontal, com firma pés, pode ser necessário em casos de indivíduos com problemas de equilíbrio e coordenação

- Em alguns indivíduos, aparelhos que permitam o uso dos membros superiores e inferiores simultaneamente, como o aparelho de *stepper* horizontal ou cicloergômetro estacionário de dupla ação, podem ser vantajosos, uma vez que distribuem o trabalho a todos os membros, minimizando a potencial influência da fadiga muscular esquelética local ou a fraqueza em um único membro no teste de esforço físico máximo
- As pessoas que não conseguem deambular, mas têm funcionalidade suficiente nos membros superiores, podem ser avaliadas com um cicloergômetro de braço
- A avaliação do $\dot{V}O_{2máx}$ é uma medida válida do CCR em indivíduos com incapacidade leve (pontuação no EDSS $\leq 4,0$). No entanto, o $\dot{V}O_{2máx}$ em indivíduos com incapacidade moderada (pontuação no EDSS $> 4,0$) pode ser limitado pelos sintomas e, portanto, indicar sua capacidade funcional em vez do CCR[257]
- Dependendo da incapacidade e do nível de condicionamento físico do indivíduo, recomenda-se o uso de um protocolo contínuo ou descontínuo de 3 a 5 minutos, com aumento da carga de trabalho de 12 a 25 W a cada etapa para bicicleta ergométrica e de 8 a 12 W para cicloergômetro de braço
- Antes de iniciar um teste de esforço físico, deve-se realizar um aquecimento leve de 1 a 2 minutos
- Em geral, a força e a resistência muscular esquelética podem ser determinadas em pessoas com EM usando protocolos padrão. Todos os membros e cada grande grupo muscular esquelético devem ser testados, pois a fraqueza pode se manifestar em apenas um grupo ou um membro separadamente, em função da heterogeneidade da localização da lesão e impacto na EM. A dinamometria isocinética pode ser usada para avaliar de maneira confiável o desempenho muscular esquelético;[229] porém, em contextos clínicos ou comunitários, pode-se usar o teste de 8 a 10-RM ou testes funcionais (p. ex., teste de sentar e levantar de 30 segundos) para medir a força e resistência muscular esquelética.

Prescrição de exercícios físicos

Indivíduos com EM que não são capazes de atender às diretrizes para AF de 150 minutos de exercícios físicos de intensidade moderada por semana devem se engajar em AF regular de acordo com suas capacidades, com o apoio de profissionais de saúde. Em indivíduos com incapacidade mínima (EDSS 0 a 2,5), o princípio FITT da PEx geralmente é consistente com o descrito no Capítulo 5 para adultos saudáveis. À medida que os sintomas da EM e o nível de incapacidade aumentam, as modificações a seguir podem ser necessárias.

Considerações acerca do treinamento físico

- Em indivíduos com paresia significativa, considere avaliar a EEP dos membros separadamente usando a escala OMNI de zero a dez (Figura 10.3),[259] a fim de mensurar os efeitos da fadiga muscular esquelética local na tolerância ao exercício físico
- Durante uma exacerbação aguda dos sintomas de EM, diminua o FITT da PEx até o nível de tolerância. Se a exacerbação for grave, concentre-se em manter a mobilidade funcional e/ou concentre-se em exercícios físicos aeróbios e de flexibilidade. Reconheça que em tempos de recaída grave, qualquer exercício físico pode ser muito difícil de realizar

FITT	Recomendações FITT para indivíduos com esclerose múltipla.		
	Aeróbio	Força muscular esquelética	Flexibilidade
Frequência	2 a 5 dias/ semana	2 dias/semana	5 a 7 dias/semana, 1 a 2 vezes/dia
Intensidade	40 a 70% do $\dot{V}O_2R$ ou FCR; EEP 12 a 15	60 a 80% de 1-RM	Alongar até o ponto de tensão muscular esquelética ou leve desconforto
Tempo	Aumentar o tempo do exercício físico inicialmente até um mínimo de 10 minutos antes de aumentar a intensidade. Progredir para 30 a 60 minutos, conforme tolerado	Começar com 1 série e aumentar gradualmente para 2 séries de 10 a 15 repetições	Manter o alongamento por 30 a 60 segundos, 2 a 4 repetições
Tipo	Atividades rítmicas prolongadas que trabalhem grandes grupos musculares esqueléticos (p. ex., caminhar, pedalar e nadar)	Exercícios físicos que envolvam uma ou múltiplas articulações, utilizando aparelhos de musculação, pesos livres, faixas elásticas de treinamento físico de força muscular esquelética ou a própria massa corporal	Alongamento estático

1-RM, uma repetição máxima; EEP, classificação na escala de esforço físico percebido; FCR, frequência cardíaca de reserva; $\dot{V}O_2R$, consumo de oxigênio de reserva. Fundamentado em dados de Latimer-Cheung et al.[258]

- Ao fortalecer grupos musculares esqueléticos mais fracos ou trabalhar com indivíduos facilmente fadigados, aumentar o tempo de descanso (p. ex., 2 a 5 minutos) entre as séries e os exercícios físicos necessário para possibilitar a recuperação muscular esquelética completa. Concentre-se nos grandes grupos musculares esqueléticos e minimize a quantidade total de exercícios físicos realizados
- Para eliminar as preocupações com o equilíbrio durante os exercícios físicos de flexibilidade, devem-se realizar exercícios físicos de ADM passiva lentos e suaves com o indivíduo sentado ou deitado

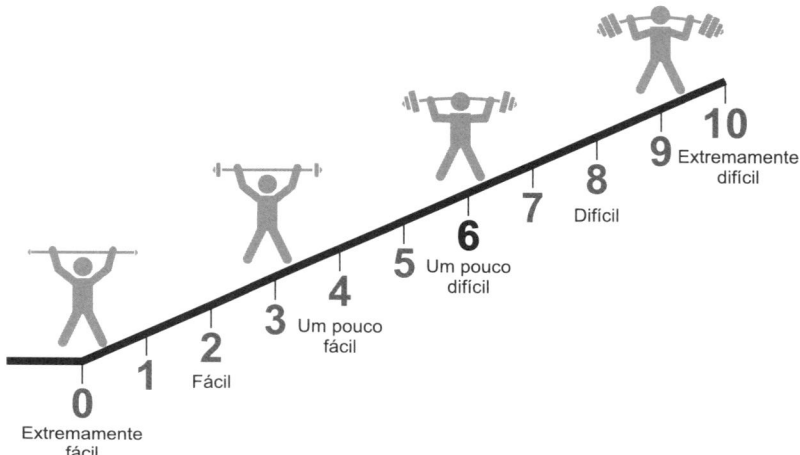

Figura 10.3 Escala do exercício resistido OMNI de esforço físico percebido. Usada com permissão de Latimer-Cheung et al.[258]

- Músculos esqueléticos e articulações com rigidez ou contratura significativa podem exigir uma duração mais longa (vários minutos a várias horas) e menor carga de alongamento posicional para alcançar aumentos na ADM articular. Ciclos de intensidade muito baixa, baixa velocidade ou sem carga podem ser benéficos para aqueles com espasticidade frequente.

Considerações especiais

- Fármacos modificadores de doença comumente usados, como interferon beta-1a e acetato de glatirâmer, têm efeitos colaterais comuns, incluindo humor alterado, sintomas semelhantes aos da gripe, insuficiência hepática e irritação localizada no local da injeção. Levar os efeitos colaterais dos medicamentos em consideração ao organizar o teste de esforço físico e o cronograma de exercícios físicos
- Deve-se ajudar o indivíduo com EM a compreender a diferença entre a fadiga central mais geral da EM e a fadiga periférica temporária relacionada com o exercício físico
- Alguns indivíduos podem restringir sua ingestão diária de líquidos devido a problemas de controle vesical. Eles devem ser incentivados a aumentar a ingestão de líquidos em caso de níveis aumentados de AF para evitar a hipo-hidratação e a hipertermia, secundárias à termorregulação prejudicada
- Muitos indivíduos com EM têm algum nível de déficit cognitivo que pode afetar sua compreensão dos testes e instruções de treinamento físico. Eles também podem ter perda de memória a curto prazo, o que requer instruções por escrito e sugestões e reforços verbais frequentes
- Atentar à piora transitória dos sintomas sensitivos e motores, mais comumente a deficiência visual, associada ao exercício físico e à elevação da temperatura corporal. Os sintomas podem ser minimizados usando estratégias de volta ao repouso e ajustando o tempo e a intensidade do exercício físico.

Recursos *online*

National Institute of Neurological Disorders and Stroke:
https://www.ninds.nih.gov/Disorders/All-Disorders/Multiple-Sclerosis-
Information-Page
National Multiple Sclerosis Society: http://www.nationalmssociety.org
Physical Activity Guidelines for Americans: https://health.gov/sites/default
/files/2019-09/16_F-10_Individuals_with_Chronic_Conditions.pdf

Osteoporose

A *osteoporose* é uma doença esquelética caracterizada por baixa DMO e alterações na microarquitetura óssea que aumentam a suscetibilidade a fraturas. O posicionamento oficial da International Society of Clinical Densitometry define a osteoporose em mulheres na pós-menopausa e em homens ≥ 50 anos como uma DMO com escore T da coluna lombar, quadril total ou colo femoral ≤ –2,5.[260] O Grupo de Trabalho da National Bone Health Alliance (NBHA) propõe critérios diagnósticos adicionais para osteoporose, de modo a incluir aqueles com osteopenia diagnosticada que sofreram fratura vertebral de baixo trauma, fratura de úmero proximal, pelve ou distal de antebraço, ou que têm um risco elevado de fratura de acordo com o Algoritmo de Risco de Fratura (FRAX, do inglês *Fracture Risk Algorithm*).[261] Com base nos critérios da NBHA e usando dados da National Health and Nutrition Examination Survey, Wright et al.[262] verificaram que, em indivíduos dos EUA com mais de 50 anos, 30% das mulheres e 16% dos homens têm osteoporose.

A carga sobre a sociedade e o indivíduo produzida pela osteoporose é significativa. Nos EUA, mais de 54 milhões de indivíduos têm osteoporose ou baixa densidade óssea.[263] A International Osteoporosis Foundation estima que os custos diretos com o tratamento de fraturas osteoporóticas são de US$ 48 bilhões dentre aqueles residentes nos EUA, na Europa e no Canadá.[264] Como resultado do envelhecimento da população e da diminuição contínua da AF, espera-se que tanto o custo quanto a incidência de osteoporose aumentem em até 25% nos próximos anos.[263,264] Embora a osteoporose mais que duplique o risco de qualquer fratura, 50% das mulheres que experimentam uma fratura apresentam osteopenia (baixa massa óssea), em vez de osteoporose.[265]

Evidências recentes indicam que o exercício físico pode retardar o início da osteoporose e reduzir o risco de fraturas.[265-267] Os benefícios dos exercícios físicos na saúde óssea ocorrem em crianças e adultos e são decorrentes principalmente do aumento na densidade, volume e força óssea e de um aumento paralelo na FME.[265,268] O exercício físico também melhora o equilíbrio em populações jovens e idosas, o que pode reduzir as quedas e o risco de fratura osteoporótica subsequente.[269,270] Portanto, os exercícios físicos podem, em geral, ser considerados o principal tratamento não farmacológico para a prevenção da osteoporose. No entanto, muitos pesquisadores concluíram que ainda são necessários grandes ECRs em mulheres e homens para determinar a PEx ideal para prevenir a osteoporose e fraturas.[265,267,271] Evidências recentes indicam que provavelmente é necessária frequência mínima de duas sessões de exercício físico por semana para aumentar a DMO em mulheres osteopênicas.[272]

Teste de esforço físico

Em geral, quando um teste de esforço físico é clinicamente indicado para aqueles com osteoporose, devem-se seguir os procedimentos normais de teste (ver Capítulo 3). No entanto, quando os testes de esforço físico são realizados em indivíduos com osteoporose, devem-se considerar as seguintes questões:

- O uso de uma bicicleta ergométrica alternativamente ao teste de esforço físico em esteira para avaliar a função cardiorrespiratória pode ser indicado para indivíduos com osteoporose vertebral grave, para quem caminhar é doloroso ou arriscado
- Fraturas múltiplas por compressão vertebral que levem à perda de estatura e à deformação da coluna vertebral podem comprometer a capacidade ventilatória e resultar em deslocamento anterior do centro de gravidade, que pode afetar o equilíbrio durante a caminhada na esteira
- O teste máximo de FME pode ser contraindicado para indivíduos com osteoporose grave, embora não existam diretrizes estabelecidas com relação a contraindicações
- Deve-se considerar a avaliação do risco de queda ou a realização de um teste físico de equilíbrio em indivíduos com osteoporose ou baixa densidade óssea. As avaliações do equilíbrio disponíveis incluem a Performance-Oriented Mobility Assessment e a Modified Falls Efficacy Scale.[273]

Prescrição de exercícios físicos

Atualmente, há poucas evidências quanto ao protocolo ideal de exercícios físicos para indivíduos com osteoporose ou que tenham risco de desenvolver a doença. Em geral, o exercício físico aeróbio visa principalmente os benefícios gerais à saúde, mas o exercício físico aeróbio com descarga de peso junto com algum tipo de treinamento físico de FME de maior impacto, maior velocidade e maior intensidade é considerado a melhor opção.[79,265,274] O treinamento físico supervisionado parece ser superior ao não supervisionado no que diz respeito à maioria dos desfechos (massa óssea, equilíbrio, prevenção de quedas), embora haja evidências limitadas em relação ao treinamento físico não supervisionado.[275]

Considerações especiais

- A atividade física aeróbia beneficia principalmente os indivíduos com osteoporose ou osteopenia por meio da melhoria da saúde cardiovascular e metabólica. Dependendo do tipo de AF aeróbia, o impacto (força de reação do solo) e a velocidade associada ao exercício físico aeróbio envolvendo descarga de peso também podem contribuir para a sobrecarga óssea
- É difícil quantificar a intensidade do exercício físico em termos de carga de força exercida nos ossos. No entanto, a magnitude de carga de força geralmente aumenta proporcionalmente à intensidade do exercício físico, quantificada por métodos convencionais (p. ex., percentual de FCR para treinamento físico aeróbio ou percentual de 1-RM para treinamento físico de FME). O fortalecimento ósseo ocorre apenas na região envolvida. Treinamentos físicos aeróbios com descarga de peso e de FME de alta velocidade são recomendados. A postura e o alinhamento adequados são mais importantes do que a intensidade, especialmente para aqueles com histórico de fraturas.[265,274]

FITT	Recomendações FITT para indivíduos com osteoporose.[79,265,274]		
	Aeróbio	**Força muscular esquelética**	**Flexibilidade**
Frequência	4 a 5 dias/semana	Começar com 1 a 2 dias não consecutivos/semana; pode progredir para 2 a 3 dias/semana	5 a 7 dias/semana
Intensidade	Intensidade moderada (40 a 59% do $\dot{V}O_2R$ ou FCR). O uso da escala CR-10 com classificações entre 3 e 4 pode ser um método mais adequado para determinar a intensidade	Ajustar a resistência de modo que as duas últimas repetições das séries sejam realizadas com certa dificuldade. O treinamento físico de alta intensidade e alta velocidade pode ser benéfico para aqueles que consigam tolerá-lo	Alongar até o ponto de tensão muscular esquelética ou de leve desconforto
Tempo	Começar com 20 minutos; aumentar gradualmente para, no mínimo, 30 minutos (máximo de 45 a 60 minutos)	Começar com 1 série de 8 a 12 repetições; aumentar para 2 séries após cerca de 2 semanas; não prescrever mais que 8 a 10 exercícios físicos por sessão	Manter o alongamento estático por 10 a 30 segundos; 2 a 4 repetições de cada exercício físico
Tipo	Caminhada, ciclismo ou outra atividade física aeróbia individualmente apropriada (preferencialmente envolvendo descarga de peso). Exercícios físicos com impacto, como salto ou step, podem ser usados por pessoas com risco baixo ou moderado de fratura	Os equipamentos padrões podem ser usados, com as instruções adequadas e considerações de segurança. Os exercícios físicos com movimentos compostos são os melhores	Alongamento estático de todas as grandes articulações

FCR, frequência cardíaca de reserva; $\dot{V}O_2R$, consumo de oxigênio de reserva.

- Não há diretrizes estabelecidas acerca das contraindicações ao exercício físico em indivíduos com osteoporose. A recomendação geral é prescrever exercícios físicos que envolvam descarga de peso, de intensidade moderada e que não causem nem piorem a dor. Exercícios físicos que envolvam movimentos de explosão ou de alto impacto devem ser evitados, especialmente naqueles com alto risco de fratura.[265] Exercícios físicos ou rotinas específicas em grupo (p. ex., ioga ou pilates) que exijam torção, flexão ou compressão excessiva da coluna vertebral também devem ser cuidadosamente avaliados e evitados, particularmente naqueles com valores de DMO espinhal muito baixos[79,265]
- As quedas em pessoas com osteoporose aumentam a probabilidade de fratura óssea. Para mulheres e homens idosos com risco aumentado de quedas, a PEx também deve incluir AF que melhorem o equilíbrio (ver Capítulos 5 e 6, a declaração de posicionamento do ACSM relevante,[79] e Beck et al.[265]). As considerações primárias devem ser exercícios físicos que fortaleçam os músculos esqueléticos quadríceps, posteriores de coxa, glúteos e de tronco, porque esses são os principais músculos esqueléticos responsáveis pelo equilíbrio.[269] Tarefas realizadas com os olhos fechados também devem ser consideradas para indivíduos com risco baixo ou moderado (mas não alto) de fratura[265]
- Por conta dos rápidos e profundos efeitos da imobilização e do repouso absoluto sobre a perda óssea e do prognóstico desfavorável da recuperação da DMO após a remobilização, mesmo os idosos mais frágeis devem permanecer tão ativos quanto sua saúde permitir, pois isso preservará melhor a integridade musculoesquelética. Mesmo curtos períodos em pé ou de caminhada são desejáveis durante doenças prolongadas
- As recomendações desta seção aplicam-se a indivíduos com osteoporose ou que apresentem risco de desenvolvê-la. Podem ser necessárias modificações com base no julgamento clínico para alguns indivíduos.[265,274] Devem-se considerar também as metas e preferências do indivíduo, a fim de ajudar na adesão.[265]

Recursos *online*

International Society of Clinical Densitometry:
   http://www.iscd.org/official-positions/
National Institutes of Health Osteoporosis and Related Bone Diseases:
   http://www.niams.nih.gov/Health_Info/Bone/default.asp
National Osteoporosis Foundation: http://www.nof.org

Lesão da medula espinal

A *lesão da medula espinal* (LME) resulta em perda das funções somáticas, sensitivas e autonômicas abaixo do nível da lesão. As lesões na região cervical normalmente resultam em tetraplegia (também conhecida como quadriplegia, que resulta na perda parcial ou total da função abaixo do nível cervical da lesão), enquanto as lesões nas regiões torácica, lombar e sacral levam à paraplegia (o que não influencia a função do braço). O nível de LME e o grau da lesão são atualmente determinados pelo International Standards for Neurological Classification of Spinal Cord Injury (ISNCSCI) ou pela classificação da American Spinal Cord Injury Impairment Scale (AIS). Essa classificação considera principalmente a deficiência motora e sensitiva no nível ou abaixo do nível da lesão. A LME pode levar à paralisia motora completa (AIS A e B) ou motora incompleta (AIS C e D). Um indivíduo com perda sacral (ou seja, perda de resposta sensitiva e motora em S4-S5) é considerado AIS A (ou seja, perda completa tanto da função motora quanto sensorial). Indivíduos com função sensorial abaixo do nível de lesão neurológica, mas sem função motora, são classificados como AIS B. Lesões motoras incompletas são distinguidas pela capacidade funcional abaixo do nível de lesão (AIS C; mais da metade dos principais grupos musculares esqueléticos tendo um grau de FME < 3: AIS D; pelo menos metade dos principais grupos musculares esqueléticos tendo um grau de FME ≥ 3).

As lesões incompletas são a classificação neurológica mais frequente (45,8 e 20,9% para tetraplegia incompleta e paraplegia, respectivamente), em que algumas funções somatossensoriais abaixo da lesão ainda são mantidas.[276] Aproximadamente 19,7% dos indivíduos apresentam paraplegia motora completa, sendo os 13,2% restantes classificados como tetraplegia motora completa. As causas mais comuns de LME podem ser atribuídas a acidentes automobilísticos ou quedas, com os homens sendo responsáveis por aproximadamente 81% dos novos casos de LME.[276] A LME de origem traumática frequentemente ocorre em uma idade precoce (18 a 40 anos). Os indivíduos com LME têm alto risco de desenvolver condições secundárias (p. ex., dor no ombro, infecções do trato urinário, úlceras de pressão na pele, osteopenia, dor crônica, espasticidade problemática, contraturas articulares, depressão, ansiedade, fadiga, obesidade, dislipidemia, DM2 e DCV).

O nível da LME e o grau da lesão impactam diretamente na função física, bem como nas respostas cardiorrespiratórias metabólicas e autonômicas ao exercício físico. Por exemplo, indivíduos com LME em T6 ou acima desse nível apresentam perda do controle supraespinal autonômico dos órgãos viscerais (incluindo do coração e dos vasos sanguíneos), o que limita a FC máxima e prejudica a redistribuição do sangue e a regulação da PA durante o exercício físico.[277] Essas alterações resultam em redução do retorno venoso ao coração, o que limita o volume sistólico e, portanto, o débito cardíaco, muitas vezes levando à fadiga prematura. Portanto, é crucial considerar o nível da LME ao realizar o teste de esforço físico e prescrever exercícios físicos para aqueles com LME completa. Os pontos a seguir descrevem considerações motoras e autonômicas específicas, dependendo do nível da LME:

• L2 a S2: não há controle voluntário e autonômico da bexiga, do intestino e da função sexual; contudo, os membros superiores e o tronco geralmente têm função normal
• T6 a L2: há controle respiratório e motor que depende da capacidade funcional dos músculos esqueléticos abdominais (ou seja, mínima em T6 e máxima em L2)
• T1 a T6: podem ter termorregulação prejudicada, hipotensão arterial ortostática ou pós-exercício físico (com sintomas debilitantes, como tontura, atordoamento e fadiga) e disreflexia autonômica. A disreflexia autonômica é uma resposta reflexa e não regulada, mediada pela medula espinal e chamada de *reflexo em massa*; pode ser uma emergência de saúde potencialmente fatal, com hipertensão arterial sistêmica súbita, bradicardia, cefaleia latejante, piloereção, rubor, tremores, calafrios, sudorese acima do nível da lesão, congestão nasal e manchas na pele. Quando não há estímulo simpático supraespinal para o coração (T1-T5), a FC em repouso pode ser bradicárdica em razão da dominância vagal, e a FC$_{máx}$ se limita a aproximadamente 115 a 130 bpm. Por conta da paralisia dos músculos esqueléticos intercostais, a capacidade respiratória diminui ainda mais; entretanto, a função do braço permanece normal

- C5 a C8: são tetraplégicos. Aqueles com lesões na C8 têm controle voluntário da escápula, dos ombros, dos cotovelos e dos punhos, mas diminuição na função das mãos, enquanto aqueles com lesões na C5 contam com os músculos esqueléticos bíceps braquial e do ombro para autocuidado e mobilidade
- Acima de C4: requerem suporte ventilatório para respirar. Comumente recomenda-se que esses indivíduos recebam um estimulador de nervo frênico implantado para ativação direta do músculo diafragma, a fim de atuar como uma técnica de estimulação diafragmática. A disreflexia autonômica, a hipotensão arterial ortostática e pós-exercício físico, juntamente com problemas termorregulatórios, também podem ocorrer em indivíduos com lesões C4 a C8.

Teste de esforço físico

Deve-se observar que as opções de teste de esforço físico após a LME avançaram e agora incluem a estimulação elétrica funcional (FES, do inglês *functional electrical stimulation*) dos músculos plégicos, modalidades locomotoras (ou seja, treinamento físico em esteira, com aparelho de suporte da massa corporal [BWSTT], exoesqueletos robóticos) e outras formas híbridas, incluindo interface cérebro-computador (BCI, do inglês *brain computer intervention*), neuromodulação (ou seja, estimulação epidural ou transcutânea da medula espinal) e estratégias de realidade virtual, que podem ser usadas em conjunto com as modalidades locomotoras tradicionais. Isso é um acréscimo às formas comumente disponíveis de exercício físico, que se concentram principalmente na ativação voluntária dos músculos esqueléticos poupados acima do nível da lesão (ou seja, ergômetro de braço [ACE], treinamento físico de FME em circuito e propulsão em cadeira de rodas).

Ao testar indivíduos com LME, considere os seguintes pontos:

- Deve-se avaliar o nível de independência funcional, incluindo a ADM, a FME, o teste manual de FME de membros inferiores e superiores, o equilíbrio sentado e em pé, a independência nas transferências, a mobilidade em cadeira de rodas e o envolvimento motor dos membros inferiores. Essa avaliação facilitará a escolha dos equipamentos, dos protocolos e das adaptações do teste de esforço físico
- Considerar a finalidade do teste de esforço físico, o nível e grau da LME (completa ou incompleta) e o nível de condicionamento físico do participante, a fim de otimizar a seleção de equipamentos e protocolos
- Escolher um tipo de exercício físico que possibilite que a pessoa acione a maior quantidade possível de massa muscular esquelética. Se grande parte das funções do tronco e dos membros inferiores estiver intacta, considerar a combinação entre cicloergômetro de braço e de perna ou *stepper* horizontal. Se as lesões motoras forem completas, o exercício físico com cicloergômetro de braço é o mais fácil de executar e serve de referência normativa para a avaliação do CCR.[278]Além disso, há também dados normatizados para exercícios físicos em cadeira de rodas[279,280]
- Os paradigmas da FES necessários para evocar a ativação muscular esquelética podem variar de um único músculo esquelético treinado, usando a estimulação elétrica neuromuscular (EENM), ou a ativação muscular esquelética múltipla usando a FES associada a cicloergometria de membros inferiores (FES-LCE, sigla do inglês *functional electrical stimulation lower extremity cycling*; ou seja, até seis grupos musculares esqueléticos). Com qualquer um dos paradigmas, recomenda-se que

seja fornecida recuperação adequada entre as sessões (pelo menos 48 horas) para evitar o dano muscular esquelético induzido pelo exercício físico que normalmente ocorre após a ativação de músculos esqueléticos plégicos[281]

- Indivíduos com LME em T6 ou acima desse nível são propensos a experimentar disreflexia autonômica (aumento repentino na PA sistólica [PAS] 20 a 40 mmHg acima dos valores basais) durante a FES-LCE e, às vezes, EENM. Indivíduos com tendência à disreflexia autonômica devem ter acesso a um agente anti-hipertensivo de ação rápida (ou seja, nifedipino, captopril ou nitroglicerina), que pode ser administrado caso a PAS permaneça acima de 150 mmHg. É importante que os praticantes monitorem periodicamente a PA ao longo de cada sessão de exercícios físicos (idealmente a cada 3 a 5 minutos) e modulem os parâmetros de estimulação de modo a reduzir a densidade de carga desenvolvida sob os eletrodos durante a FES-LCE. Ao se exercitarem fisicamente, os indivíduos devem estar sempre sentados (para garantir uma resposta de hipotensão arterial ortostática protegendo os vasos encefálicos), e os exercícios físicos podem ser pausados ou encerrados com base nas respostas de PA do indivíduo
- Se disponível, um sistema de rolamento estacionário de cadeira de rodas ou esteira elétrica deve ser usado com a cadeira de rodas corretamente ajustada ao participante. Os protocolos de esteira motorizada possibilitam simulação realista das condições externas, como alterações na inclinação e na velocidade[282]
- Testes de esforço físico incrementais para a avaliação em laboratório do CCR devem começar a 0 W, com incrementos de 5 a 10 W por estágio para pessoas com tetraplegia. Dependendo de sua capacidade funcional e de seu condicionamento, indivíduos com paraplegia podem empregar incrementos de 10 a 25 W por estágio
- Para avaliações do CCR em campo, específicas ao esporte, recomenda-se um teste incremental, adaptado do teste de caminhada de Léger e Boucher, em torno de uma quadra retangular predeterminada. As características do piso e a interface entre o usuário e a cadeira de rodas devem ser padronizadas[282,283]
- Depois de exercícios físicos máximos em indivíduos com tetraplegia, pode ser necessário tratar a exaustão e a hipotensão arterial sistêmica com repouso, posicionamento em decúbito, elevação das pernas e ingestão de líquidos. Os indivíduos devem considerar o uso de meias elásticas para as pernas e/ou uma faixa abdominal para evitar o acúmulo de sangue venoso durante o exercício físico. O teste de esforço físico máximo, particularmente em indivíduos com LME alta, deve ser acompanhado pelo monitoramento do ECG à procura de arritmias cardíacas. Não há considerações especiais para a avaliação da FME em relação ao tipo de teste de esforço físico além daquelas para a população em geral, com exceção do nível de lesão, que determinará a função motora residual e, portanto, a necessidade de estabilização, bandagem nas mãos (*ou seja*, Active Hands) e a acessibilidade dos equipamentos de teste
- Indivíduos com LME que requerem cadeira de rodas para mobilidade podem desenvolver contratura articular em função da espasticidade muscular esquelética, do desequilíbrio de forças e da posição flexionada das articulações na cadeira de rodas (ou seja, flexão de quadril, adução de quadril e flexão de joelho), propulsão frequente da cadeira de rodas e transferências manuais (ou seja, tórax anterior e ombro). Portanto, o treinamento físico intensivo específico ao esporte deve ser complementado com alongamento dos principais músculos esqueléticos dos membros superiores responsáveis pelo movimento, bem como um programa de fortalecimento dos músculos esqueléticos antagonistas, a fim de promover o equilíbrio muscular esquelético em torno das articulações

- Durante o exercício físico locomotor (ou seja, BWSTT, exoesqueleto robótico), os indivíduos podem apresentar hipotensão arterial ortostática (uma queda na PAS ou PA diastólica [PAD] de 20 ou 10 mmHg, respectivamente) e sintomas debilitantes associados durante a transição para a posição em pé. Isso é particularmente comum em indivíduos com lesões em T6 ou acima. A PA deve ser monitorada rotineiramente e os indivíduos retornados à posição sentada ou ao decúbito dorsal se os sintomas persistirem.

Prescrição de exercícios físicos

Os objetivos do treinamento físico incluem prevenir o descondicionamento físico; melhorar a saúde (ou seja, controle da massa corporal, homeostase da glicose, menor risco cardiovascular); melhorar a força e resistência muscular esquelética e a flexibilidade para a independência funcional (mobilidade em cadeira de rodas, transferências, AVD); prevenir quedas e lesões esportivas; e melhorar o desempenho físico (segurança e sucesso em esportes adaptados e atividades recreativas). Atualmente, não há consenso com relação a recomendações para o desenvolvimento de uma PEx para a população com LME, sendo necessárias pesquisas adicionais.[284,285] Assim, as recomendações específicas do princípio FITT da PEx fornecidas no quadro a seguir são baseadas em várias revisões sistemáticas e documentos de consenso, conforme listado no quadro.

FITT	Recomendações FITT para indivíduos com lesão medular.[286-289]		
	Aeróbio	**Força muscular esquelética**	**Flexibilidade**
Frequência	Mínimo de 2 dias/ semana; progredir para 3 dias/ semana. Atletas podem progredir para 3 a 5 dias/ semana	Mínimo de 2 dias/ semana	Diariamente, especialmente na presença de contratura articular, espasticidade ou propulsão frequente da cadeira de rodas e transferências manuais
Intensidade	Iniciantes: intensidade moderada (40 a 59% da FCR), progredindo para intensidade vigorosa (75 a 90% da FCR)	Inicialmente, usar 50% de 1-RM, progredindo para 80% de 1-RM para todos os grandes grupos musculares esqueléticos em cada exercício físico	Não permitir alongamento que cause dor > 2 em uma escala de 0 a 10

(Continua)

FITT	Recomendações FITT para indivíduos com lesão medular.[286-289] *(Cont.)*		
	Aeróbio	**Força muscular esquelética**	**Flexibilidade**
Tempo	Inicialmente, séries de 5 a 10 minutos, alternando com períodos de recuperação ativa de 5 minutos. Aumentar gradualmente para pelo menos 20 a 40 minutos por sessão[a] ou 30 a 44 minutos por sessão,[b] dependendo da variável de saúde de interesse. Procurar diminuir ou eliminar os períodos de descanso com progressão	Inicialmente, 1 a 2 séries de 8 repetições em cada exercício físico por sessão. Aumentar gradualmente para 3 séries de 10 repetições	Alongar cada grupo muscular esquelético repetidamente por 3 a 4 minutos/dia, de preferência após o aquecimento ou após o treinamento físico/competição
Tipo	Exercitar a maior quantidade de massa muscular esquelética possível: exercícios físicos com cicloergômetro de perna + braço, ou combinação de FES-LCE e cicloergometria voluntária de braço ou remo, *stepper* horizontal, cicloergometria de braço, ergometria em cadeira de rodas ou sistema de rolamento estacionário de cadeira de rodas	Equipamentos/aparelhos de musculação acessíveis são convenientes e seguros. Se não estiverem disponíveis, use halteres, tornozeleiras e munhequeiras com peso ou faixas/tubos elásticos. Também pode ser realizado treinamento de força muscular esquelética com estimulação elétrica neuromuscular de superfície para músculos esqueléticos plégicos	O alongamento ativo é preferível; se não for possível, podem-se realizar alongamentos passivos de baixa intensidade feitos pelo próprio indivíduo ou pelo assistente. Pode-se utilizar também uma estrutura vertical[c]

[a]Quantidade mínima recomendada se o exercício físico aeróbio for combinado com o treinamento físico de força muscular esquelética para melhorar o condicionamento cardiorrespiratório, a produção de potência e força muscular esquelética. [b]Quantidade mínima recomendada se forem realizados apenas exercícios físicos aeróbios (sem treinamento de força muscular esquelética) para melhorar a força muscular esquelética, a composição corporal e o risco de doença cardiometabólica. [c]Aqueles com lesão da medula espinal (LME) e história limitada ou nenhuma história recente de ortostatismo podem ter risco aumentado de fratura devido à osteoporose. As atividades com descarga de peso devem ser limitadas aos indivíduos com histórico não complicado de ortostatismo ou para os quais foi obtida autorização médica prévia para descarga total de peso. Preferencialmente, os indivíduos devem fazer um exame de absorciometria de raios X de dupla energia para avaliar a DMO; considera-se que um escore T menor que -2,5 DP para corpo total ou DMO menor que 0,6 g/cm² para fêmur distal ou tíbia proximal apresentam alto risco durante o ortostatismo. 1-RM, uma repetição máxima; FCR, frequência cardíaca de reserva; FES-LCE, estimulação elétrica funcional associada a cicloergometria de membros inferiores.

Uma revisão sistemática recente, que informou as recomendações FITT previamente mencionadas para indivíduos com LME, mencionou que ainda faltam evidências de ECR de alta qualidade para informar as diretrizes de exercício físico específicas para a população.[286] A baixa prevalência e a considerável heterogeneidade da população com LME têm impacto negativo na qualidade e na quantidade de literatura existente sobre treinamento físico. Outros autores têm defendido volumes de exercícios físicos de intensidade moderada a vigorosa mais semelhantes às diretrizes para pessoas sem deficiência, como as propostas pelo ACSM (ou seja, > 150 minutos por semana).[290] Considerando que estas recomendações podem ser puramente aspiracionais para indivíduos intensamente inativos, ou aqueles com deficiências motoras graves, foi sugerido que estratificar os indivíduos em *"iniciantes"*, *"intermediários"* e *"avançados"* ajudará na aplicação de diretrizes para a prática clínica para indivíduos com LME. As recomendações FITT mencionadas são consistentes com as recentes diretrizes de exercícios físicos da International Spinal Cord Society (ISCoS)[287] (ou seja, 20 a 30 minutos de exercícios físicos de intensidade moderada a vigorosa, duas a três vezes por semana). É importante observar que esse volume de exercício físico é aproximadamente um terço do recomendado pela Organização Mundial da Saúde (OMS) e pela ACSM para melhorar o CCR e os fatores de risco para doenças cardiometabólicas.

As recomendações FITT mencionadas destinam-se principalmente a modalidades de exercício físico que se concentram na ativação voluntária dos músculos esqueléticos poupados acima do nível da lesão. As diretrizes para o exercício físico por FES não estão bem estabelecidas.[291] No entanto, evidências preliminares apoiam que a prática duas a três vezes por semana pode ser uma frequência razoável para evocar a hipertrofia do músculo esquelético, melhorar a saúde cardiometabólica e atenuar a perda óssea.

Recomenda-se que as aplicações de FES comecem tão logo quanto algumas semanas após a lesão para atenuar a perda induzida pela lesão nos tecidos muscular esquelético e ósseo.[292] O músculo esquelético é um tecido altamente plástico e os indivíduos com LME são propensos a apresentar atrofia substancial decorrente do desuso, acompanhada por infiltração de gordura nesse tecido, apenas algumas semanas após a lesão.[293] Evidências provenientes de indivíduos com LME aguda indicaram que a FES, duas a três vezes por semana (por 30 a 60 minutos por sessão), variando de 8 semanas a 6 meses, provavelmente atenua a atrofia muscular esquelética.[291]

Os estudos que analisaram os efeitos da FES sobre a saúde óssea foram inconclusivos. São necessários pelo menos 6 meses de treinamento físico com FES para induzir a mudanças no osso trabecular, bem como diminuir os biomarcadores de reabsorção óssea.[294] Cargas de 1 a 1,5 vez a massa corporal, aplicadas via estimulação elétrica do músculo sóleo, por 3 anos, podem resultar em maior DMO trabecular da tíbia distal em comparação com o membro contralateral não treinado.[295] Portanto, podem ser necessários esquemas de treinamento físico mais intensivos e a longo prazo para melhorar a saúde óssea com FES em indivíduos com LME.

Outras modalidades de exercício físico envolvendo treinamento locomotor foram recomendadas para melhorar o CCR (ou seja, BWSTT e deambulação assistida por aparelho exoesquelético). Para o BWSTT, o consenso tem sido realizar o treinamento físico de três a cinco vezes por semana durante 60 minutos, começando com 50% de suporte da massa corporal ou suporte suficiente para que os indivíduos não flexionem os joelhos. Os ECRs não foram capazes de estabelecer a superioridade do BWSTT em comparação com a deambulação em solo, especialmente em indivíduos com LME incompleta aguda.[296] Parece que a quantidade e a intensidade do treinamento físico são altamente proporcionais à extensão da recuperação em indivíduos com LME incompleta. Com base nas evidências disponíveis, para otimizar a recuperação neurológica espontânea, o treinamento físico deve ser feito cinco vezes por semana durante os primeiros 12 a 18 meses após a lesão e, em seguida, limitado gradualmente a três vezes por semana.

Também não há consenso em relação à deambulação assistida por aparelho exoesquelético. Atualmente, as evidências disponíveis apoiam que a prática duas a três vezes por semana por 30 a 60 minutos podem ser suficientes para melhorar a qualidade de vida e promover o CCR em indivíduos com LME crônica. No entanto, uma advertência importante é que a velocidade da caminhada é restringida pela capacidade do indivíduo de obter controle postural e equilíbrio. Caminhar em velocidades abaixo de 0,5 m/s não proporciona um esforço físico percebido maior que 12 a 13, o que pode não provocar uma intensidade de exercício físico acima da recomendada pelas diretrizes do ACSM para melhorar o CCR. Portanto, semelhantemente ao BWSTT, é possível que as melhorias na saúde alcançadas com a deambulação assistida por aparelho exoesquelético sejam dependentes do nível e da gravidade da LME. Deve-se considerar também que essas abordagens requerem muitos recursos, ou seja, é necessário uma equipe treinada e equipamentos caros que podem não estar disponíveis a todos os indivíduos com LME ou praticantes de exercícios físicos.

As evidências acerca do exercício físico e vários desfechos de saúde específicos para indivíduos com LME são fracas para indivíduos com LME aguda (< 1 ano), lesões motoras incompletas (AIS C-D) e idosos (aqueles com > 65 anos em geral são negligenciados pela literatura acerca do exercício físico e LME). A força das evidências existentes também é maior para adultos jovens e de meia-idade.[286,287] As evidências atuais são insuficientes para comentar sobre as associações inversas de dose-resposta entre exercícios físicos e variáveis relacionadas com a saúde. Se as mudanças nos comportamentos relacionados com o exercício físico dos indivíduos forem monitoradas e registradas com precisão (usando métodos validados),[297] pesquisas futuras podem possibilitar entendimento mais profundo da dose ideal de exercício físico especificamente nessa população. É importante ressaltar que poucos eventos adversos têm sido documentados com o exercício físico nesta população, além de queixas musculoesqueléticas ocasionais, e o risco parece ser comparável ao observado na população em geral.[287]

Considerações acerca do treinamento físico

• Incluir exercícios físicos de FME para todos os grupos musculares esqueléticos inervados, geralmente envolvendo a parte superior do corpo, mas não ignorando os músculos esqueléticos paréticos do braço, tronco ou perna. Grupos musculares esqueléticos plégicos agora podem ser exercitados usando treinamento de FME-EENM de superfície.[298] Uma publicação em vídeo recente possibilitou que médicos e pesquisadores aprendessem procedimentos passo a passo sobre como ativar de maneira simples os músculos esqueléticos paralisados, usando o treinamento de FME-EENM de superfície e FES-LCE em indivíduos com LME.[299] Com base nesse protocolo estabelecido, o treinamento físico de FME eletricamente evocado é oferecido nas formas de 4 × 10 repetições por perna (40 repetições).

Sentados em uma cadeira de rodas, os indivíduos com LME começam a mover as pernas contra a gravidade, sem pesos nos tornozelos, por 1 a 2 semanas. Em seguida, coloca-se peso gradualmente nas pernas, usando pesos de tornozelo, com progressão incremental de 900 g por semana. A falha em realizar 40 repetições interrompe a progressão de adição de peso extra

- Apesar de essa estratégia ser segura para ser aplicada em indivíduos com LME, é preciso tomar certos cuidados, incluindo o escaneamento ósseo das articulações de quadril e joelho usando absorciometria de raios X de dupla energia. Um escore T de menos de 3,5% DP dos colos femorais ou DMO de menos de 0,6 g/cm^2 pode exigir autorização médica para garantir a participação segura em um protocolo que visa ao treinamento físico de FME eletricamente evocado dos músculos esqueléticos paralisados

- Resistir em enfatizar exageradamente nos movimentos de "empurrar", como exercícios físicos de supino na máquina ou peso livre, ou mergulho nas barras paralelas, que desenvolvem os músculos esqueléticos peitorais e anteriores do ombro, os protratores da escápula e os rotadores mediais (músculos motores primários para habilidades funcionais, como propulsão e transferências de cadeiras de rodas)

- Equilibrar os exercícios físicos de "empurrar" com exercícios físicos de "puxar", como remo e puxada pela frente, que desenvolvem os retratores e depressores da escápula, deltoides posteriores, músculos que compõem o manguito rotador externo e latíssimo do dorso

- Se o objetivo for melhorar a FME e não houver desenvolvimento de síndromes de uso excessivo do braço, aumente a resistência para 5 a 10-RM. À medida que a tolerância ao exercício físico aumenta e se as síndromes de uso excessivo do braço não se desenvolverem, aumente o volume para três a quatro séries por sessão

- Os exercícios físicos avançados para atletas podem incluir exercícios físicos com bola terapêutica, treinamento com corda náutica e habilidades específicas do esporte que requerem força e velocidade

- Os exercícios físicos terapêuticos podem ser indicados para articulações com desequilíbrio muscular e espasticidade muscular esquelética. O objetivo principal é a prevenção/correção de contraturas articulares e perda de ADM

- Todos os músculos esqueléticos devem ser alongados lentamente, especialmente os músculos esqueléticos espásticos, para minimizar a elicitação dos reflexos de estiramento (espasticidade), que podem agravar o desequilíbrio muscular esquelético e as contraturas. Dê relevância aos músculos esqueléticos motores primários do tórax, anteriores de ombros e rotadores mediais de ombro. As articulações adjacentes devem ser estabilizadas para alongar os músculos esqueléticos pretendidos

- Alongar músculos esqueléticos espásticos que podem causar contraturas articulares (p. ex., flexores de cotovelo, flexores de quadril/joelho, adutores de quadril e flexores plantares do tornozelo). A postura passiva/ativa também pode alongar os flexores plantares e de quadril

- A progressão (ADM aumentada) deve ser lenta e baseada na tolerância à dor, especialmente em indivíduos com idade avançada, artrite, contratura articular permanente, imobilização periódica (repouso no leito, hospitalizações), ossificação heterotópica (OH) e síndromes de uso excessivo crônico e dor.

Considerações especiais

Autonômicas

- Indivíduos com LME completa em T6 ou acima, principalmente aqueles com tetraplegia completa, podem apresentar baixo desempenho físico, em decorrência de disfunções motoras e cardiovasculares. Esses indivíduos podem alcançar sua $FC_{máx}$, débito cardíaco (Q) máximo e consumo de oxigênio ($\dot{V}O_2$) em níveis de exercício físicos mais baixos do que aqueles com paraplegia com níveis de lesão abaixo de T5-T6
- Indivíduos com níveis de lesão mais altos podem se beneficiar do uso de pressão positiva na parte inferior do corpo, aplicando meias antiembólicas compressivas, cinta abdominal elástica, estimulação elétrica para os músculos esqueléticos das pernas e/ou exercícios físicos em postura reclinada. Os efeitos hemodinâmicos benéficos podem incluir manutenção da PA, menor FC e maior volume sistólico durante o trabalho de braço para compensar o acúmulo de sangue abaixo da lesão
- Durante o exercício físico, a ocorrência de disreflexia autonômica resulta em liberação aumentada de catecolaminas, o que eleva a FC, o $\dot{V}O_2$, a PA e a capacidade de exercício físico.[300] A PA pode aumentar e chegar a níveis excessivamente elevados (ou seja, PAS de 250 a 300 mmHg e/ou PAD de 200 a 220 mmHg). Nessas situações, são necessárias respostas emergenciais imediatas para diminuir a PA (ou seja, interromper o exercício físico, sentar-se na vertical ou identificar e remover o estímulo irritante, como um cateter/dispositivo de coleta de urina obstruído, roupas ou aparelhos apertados). Se os sintomas persistirem, deve-se procurar atendimento médico de emergência
- A prática de disreflexia autonômica autoinduzida é denominada *boosting* e tem sido usada para induzir a uma vantagem competitiva em atletas com LME.[301] No entanto, o Comitê Paralímpico Internacional (CPI) impede que os atletas compitam com disreflexia autonômica em razão das potenciais consequências catastróficas para a saúde, incluindo hemorragia cerebral, convulsão, infarto agudo do miocárdio ou até mesmo morte.[302] O CPI recomenda medir a PA em repouso antes da competição para detectar o *boosting*. Se a PAS estiver acima de 160 mmHg, deverá ser reexaminada 10 minutos depois. Se a PAS permanecer elevada acima de 160 mmHg, o atleta será retirado da competição. Defende-se o uso de intervenção farmacêutica quando a PAS permanece acima de 150 mmHg. Mudanças na PAS > 20 mmHg também são consideradas indicativas de disreflexia autonômica. Isso é relevante quando se considera que uma PA sistêmica baixa em repouso (ou seja, 90/60 mmHg) é comum em indivíduos com níveis de lesão mais altos, com um aumento para ou acima de 160 mmHg ($\Delta \geq 70$ mmHg) considerado muito perigoso. A prática de disreflexia autonômica autoinduzida deve ser amplamente desencorajada pelos profissionais
- Os praticantes devem esvaziar seu intestino e bexiga antes de praticar o exercício físico, uma vez que a disreflexia autonômica pode ser desencadeada por bexiga cheia ou distensão intestinal
- Indivíduos com LME tendem a suportar temperaturas centrais mais altas durante os exercícios físicos de resistência se comparados com aqueles sem LME. Apesar desse impulso termorregulador aprimorado, eles geralmente têm taxas de sudorese mais baixas. Os seguintes fatores reduzem a tolerância ao calor e devem ser evitados: falta de aclimatação, hipo-hidratação, depleção de glicogênio, déficit de sono, álcool e doenças infecciosas. Durante o treinamento físico e competição, recomenda-se o uso de roupas leves, coletes de gelo, protetor solar e *sprays* hidratantes no rosto.[303]

Musculoesqueléticas

- Participantes iniciantes com LME, saudáveis, mas sem preparo físico, provavelmente sentirão cansaço muscular esquelético antes de alcançar um estímulo cardiovascular central substancial. Indivíduos com tetraplegia que têm pouca musculatura ativa também sentirão cansaço muscular esquelético antes de alcançar a capacidade cardiorrespiratória central máxima
- Sessões de treinamento físico de FME na posição sentada na cadeira de rodas devem ser complementadas com sessões de exercícios físicos fora da cadeira de rodas para trabalhar todos os músculos esqueléticos estabilizadores de tronco. No entanto, as transferências (p. ex., da cadeira de rodas para o aparelho de exercícios físicos) devem ser limitadas porque aumentam as forças de contato glenoumerais e o risco de lesões por esforço repetitivo, como a síndrome do impacto do ombro e a distensão/ruptura do manguito rotador, especialmente em indivíduos com tetraplegia.[304] Deve-se atentar especialmente para o desequilíbrio da musculatura esquelética do ombro e para a prevenção de lesões por esforços repetitivos. Os músculos esqueléticos motores primários da propulsão da cadeira de rodas devem ser alongados (ou seja, músculos esqueléticos da parte anterior do ombro e tórax) e os antagonistas devem ser fortalecidos (ou seja, músculos esqueléticos da parte posterior do ombro, escápula e parte superior das costas)[305]
- A *tenodese* (ou seja, flexão dos dedos induzida pela ativação dos extensores do punho) possibilita a preensão manual funcional em indivíduos com tetraplegia com perda da função muscular esquelética da mão. Para manter o efeito da tenodese, esses indivíduos nunca devem alongar os músculos esqueléticos flexores de dedos (ou seja, extensão máxima e simultânea do punho e dos dedos)
- A OH consiste em crescimento de osso ectópico que comumente ocorre ao redor das articulações do quadril em indivíduos com LME. A OH pode causar dor nos nervos, pressão isquêmica e limitações na ADM. Recomenda-se exame radiológico, especialmente para indivíduos com probabilidade de utilizar o FES-LCE ou treinamento físico com exoesqueleto para prevenir crescimento adicional. Essa condição deve ser considerada como uma contraindicação relativa, não absoluta, ao exercício físico. Deve-se solicitar autorização médica de acordo com a condição do indivíduo.

Pele

- As lesões por pressão da pele devem ser evitadas a todo custo e as áreas de potencial risco precisam ser verificadas regularmente. Comumente recomenda-se que os indivíduos com lesões por pressão sacral ou pélvica maiores que grau II se exercitem fisicamente apenas após autorização médica. Isso protege a pele contra o estresse de cisalhamento e possibilita tempo essencial para a cicatrização. O teste de mapeamento de pressão está agora disponível, o que pode fornecer uma indicação de áreas problemáticas para indivíduos sentados que provavelmente progredirão para lesões por pressão futuras.

Opções de exercício físico

- Para pessoas com paralisia espástica acima de T12 que apresentam perda sensorial substancial e respondem à estimulação com contrações estáticas ou dinâmicas, um treinamento físico híbrido pode proporcionar um trabalho cardiovascular de maior intensidade, quando comparado ao exercício físico de braço isolado.

O exercício físico híbrido ativa mais grupamentos musculares esqueléticos e elicita valores máximo e submáximos de $\dot{V}O_2$, volume sistólico e Q maiores do que treinos físicos com cicloergômetro de braço ou na estimulação elétrica funcional associada a cicloergometria de membros inferiores, especialmente para indivíduos tetraplégicos.[306,307] No entanto, há evidências de que exercícios físicos de ciclismo híbrido podem não contar com benefícios adicionais em relação à cicloergometria de membros superiores nesta população[308]

- A prescrição da intensidade do exercício físico com base nos dados de FC pode ser difícil para indivíduos com desregulação autonômica (> T6). Foi sugerido que as avaliações de esforço físico percebido ou um teste de fala são alternativas viáveis para prescrever exercícios físicos em determinada intensidade nessa população[309-311]
- O treinamento físico intervalado de alta intensidade (TIAI) pode ser uma estratégia alternativa de exercício físico viável para promover exercícios físicos de intensidade vigorosa em indivíduos com LME.[312] Enquanto o protocolo ideal para exercícios físicos para membros superiores especificamente para essa população ainda precisa ser elucidado, essa abordagem oferece uma solução de exercícios físicos relativamente simples, prontamente disponível e eficiente em termos de tempo. Por natureza, o TIAI também facilita os períodos de descanso que podem reduzir a fadiga periférica; evidências recentes sugerem que essa modalidade de exercício físico é mais agradável do que os exercícios físicos tradicionais de intensidade moderada para indivíduos com LME.[313]

Recursos *online*

American Spinal Injury Association Learning Center:
  https://asia-spinalinjury.org/learning/
National Center on Health, Physical Activity and Disability:
  http://www.nchpad.org/Articles/9/Exercise~and~Fitness
Peter Harrison Centre for Disability Sport:
  http://www.lboro.ac.uk/research/phc/educational-toolkit/
SCI Action Canada: https://sciactioncanada.ok.ubc.ca/
Spinal Cord Injury Rehabilitation Evidence:
  https://scireproject.com/evidence/rehabilitation-evidence/

Múltiplas doenças crônicas e problemas de saúde

Os Centers for Disease Control and Prevention estimam que metade da população adulta dos EUA (117 milhões) tem pelo menos uma das dez principais doenças crônicas, e que uma a cada quatro dessas pessoas tem mais de uma dessas condições.[314] Entre aqueles com mais de 65 anos, 80% têm pelo menos uma e 77% têm pelo menos duas doenças crônicas.[315]

Isso torna cada vez mais provável que os profissionais de educação física desenvolvam uma PEx para indivíduos com múltiplas doenças crônicas e problemas de saúde. Os Capítulos 8, 9 e este capítulo apresentam as diretrizes da PEx para muitas doenças e condições crônicas individuais. Essa seção considera as diretrizes para indivíduos com mais de uma doença ou condição crônica. Em geral, as recomendações devem ser de acordo com a doença ou condição com as diretrizes mais conservadoras. O exercício físico geralmente é seguro para a maioria dos indivíduos com múltiplas doenças e problemas crônicos que estão clinicamente estáveis e que desejam participar de um programa de exercícios físicos de intensidade leve a moderada (ver Capítulos 1 e 2). No entanto, incentivam-se os profissionais de educação física a consultar um médico quando houver dúvidas sobre doenças e/ou problemas de saúde conhecidos de um indivíduo que possam limitar sua participação em um programa de exercícios físicos.

Teste de esforço físico

Siga o processo de triagem para início do exercício físico no Capítulo 2 para determinar se é necessária autorização médica para um indivíduo específico. Frequentemente não é necessário teste de esforço físico para iniciar um programa de exercícios físicos regulares. No entanto, se esse teste for recomendado por um profissional de saúde ou solicitado pelo indivíduo para estabelecer um nível de condicionamento físico básico, consulte as informações acerca da doença ou condição que dita a abordagem mais conservadora.

Prescrição de exercícios físicos

Em geral, o princípio FITT da PEx para indivíduos com múltiplas doenças e problemas de saúde seguirá as recomendações para adultos saudáveis (ver Capítulo 5), exceto quando uma doença ou condição ditar uma abordagem mais conservadora. Devem-se revisar as recomendações da PEx para cada doença e problema de saúde, a fim de fazer essa determinação. O principal desafio é estabelecer as especificidades da PEx que deve ser recomendada para o indivíduo que apresenta várias doenças crônicas, em decorrência da variabilidade existente na quantidade de exercício físico que afeta de modo mais favorável determinada doença, condição de saúde ou fator de risco de DCV (p. ex., a PA requer doses mais baixas de exercício físico para ser melhorada do que a lipoproteína de alta densidade [HDL], a adiposidade abdominal ou a densidade óssea).

Considerações especiais

- Em pessoas com várias doenças ou condições crônicas, é importante certificar-se de que todas estejam estáveis antes de iniciar um programa de treinamento físico
- Em alguns casos, as adaptações ao treinamento físico podem fazer com que um aumento na intensidade do exercício físico desencadeie sintomas de uma doença. Por exemplo, no indivíduo com claudicação intermitente, a caminhada regular pode possibilitar um aumento na intensidade do exercício físico que pode, posteriormente, revelar sintomas de angina ou dispneia que não estavam presentes em níveis de intensidade mais baixos
- Um grande corpo de evidências científicas apoia o papel da AF em retardar a mortalidade prematura e reduzir os riscos de muitas doenças crônicas e problemas de saúde. Também há evidências claras de uma relação dose-resposta entre AF e saúde. Assim, qualquer quantidade de AF deve ser incentivada, mesmo que o nível seja muito baixo em razão de uma doença ou problema crônico

- Começar com uma PEx para a doença/problema de saúde que representa o maior risco ou que mais limita as AVD, a qualidade de vida ou o início e manutenção de um programa de exercícios físicos. Considerar também as preferências e os objetivos do indivíduo
- Alternativamente, começar com a PEx mais conservadora para as várias doenças, problemas de saúde e/ou fatores de risco de DCV que o indivíduo apresenta
- Conhecer a magnitude e o tempo de resposta dos vários desfechos de saúde que podem ser esperados da PEx prescrita, a fim de guiar o indivíduo em uma progressão segura e apropriada
- Monitorar com frequência os sinais e os sintomas para garantir a segurança, adaptação e progressão adequadas.

Referências bibliográficas

1. Theis KA, Roblin D, Helmick CG, Luo R. Prevalence and causes of work disability among working-age adults, 2011-2013, NHIS. *Disabil Health J.* 2018;11(1):108–15.
2. Global Burden of Disease Study 2013 Collaborators. Global, regional, and national incidence, prevalence, and years lived with disability for 301 acute and chronic diseases and injuries in 188 countries, 1990-2013: a systematic analysis for the Global Burden of Disease Study 2013. *Lancet.* 2015;386(9995):743–800.
3. Barbour KE, Helmick CG, Boring MA, Brady TJ. Vital signs: prevalence of doctor-diagnosed arthritis and arthritis-attributable activity limitation — United States, 2013–2015. *MMWR Morb Mortal Wkly Rep.* 2017;66:246–53.
4. Metsios G, Stavropoulos-Kalinoglou A, Veldhuijzen van Zanten JJ et al. Rheumatoid arthritis, cardiovascular disease and physical exercise: a systematic review. *Rheumatology (Oxford).* 2008;47:239–48.
5. Radner H, Lesperance T, Accortt NA, Solomon DH. Incidence and prevalence of cardiovascular risk factors among patients with rheumatoid arthritis, psoriasis, or psoriatic arthritis. *Arthritis Care Res (Hoboken).* 2017;(10):1510–18.
6. Shih M, Hootman J, Kruger J, Helmick C. Physical activity in men and women with arthritis. *Am J Prev Med.* 2006;30(5):385–93.
7. Hootman JM, Helmick CG, Barbour KE, Theis KA, Boring MA. Updated projected prevalence of self-reported doctor-diagnosed arthritis and arthritis-attributable activity limitation among US adults, 2015–2040. *Arthritis Rheumatol.* 2016;68(7):1582–7.
8. Combe B, Landewe R, Daien CI et al. 2016 Update of the EULAR recommendations for the management of early arthritis. *Ann Rheum Dis.* 2017;76(6):948–59.
9. Fernandes L, Hagen KB, Bijlsma JW et al. EULAR recommendations for the non-pharmacological core management of hip and knee osteoarthritis. *Ann Rheum Dis.* 2013;72(7):1125–35.
10. McAlindon TE, Bannuru RR, Sullivan MC et al. OARSI guidelines for the non-surgical management of knee osteoarthritis. *Osteoarthritis Cartilage.* 2014;22(3):363–88.
11. Rausch Osthoff A-K, Niedermann K, Braun J et al. 2018 EULAR recommendations for physical activity in people with inflammatory arthritis and osteoarthritis. *Ann Rheum Dis.* 2018;77(9):1251–60.
12. Hochberg MC, Altman RD, April KT et al. American College of Rheumatology 2012 recommendations for the use of nonpharmacologic and pharmacologic therapies in osteoarthritis of the hand, hip, and knee. *Arthritis Care Res (Hoboken).* 2012;64(4):465–74.
13. Summer GD, Deighton CM, Rennie MJ, Booth AH. Rheumatoid cachexia: a clinical perspective. *Rheumatology.* 2008;47(8):1124–31.
14. American College of Rheumatology. *Exercise and Arthritis.* Atlanta (GA): American College of Rheumatology; 2018. Available from: from https://www.rheumatology.org/I-Am-A/Patient-Caregiver/Diseases-Conditions/Living-Well-with-Rheumatic-Disease/Exercise-and-Arthritis
15. Cramp F, Hewlett S, Almeida C et al. Non-pharmacological interventions for fatigue in rheumatoid arthritis. *Cochrane Database Syst Rev.* 2013;(8):CD008322.

16. Dagfinrud H, Kvien TK, Hagen KB. Physiotherapy interventions for ankylosing spondylitis. *Cochrane Database Syst Rev.* 2008;(1):CD002822.

17. Hurkmans E, van der Giesen FJ, Vliet Vlieland TP, Schoones J, Van den Ende EC. Dynamic exercise programs (aerobic capacity and/or muscle strength training) in patients with rheumatoid arthritis. *Cochrane Database Syst Rev.* 2009;(7):CD006853.

18. Fransen M, McConnell S. Exercise for osteoarthritis of the knee. *Cochrane Database Syst Rev.* 2008;(4):CD004376.

19. Fransen M, McConnell S, Hernandez-Molina G, Reichenbach S. Exercise for osteoarthritis of the hip. *Cochrane Database Syst Rev.* 2009;(3):CD007912.

20. Regnaux JP, Lefevre-Colau MM, Trinquart L et al. High-intensity versus low-intensity physical activity or exercise in people with hip or knee osteoarthritis. *Cochrane Database Syst Rev.* 2015;(10):CD010203.

21. Borg GA. Scaling pain and related subjective somatic symptoms. In: Borg GA, editor. *Borg's Perceived Exertion and Pain Scales.* Champaign (IL): Human Kinetics; 1998. p. 63–7.

22. Ritter PL, González VM, Laurent DD, Lorig KR. Measurement of pain using the visual numeric scale. *J Rheumatol.* 2006;33(3):574–80.

23. Munneke M, de Jong Z, Zwinderman AH et al. High intensity exercise or conventional exercise for patients with rheumatoid arthritis? Outcome expectations of patients, rheumatologists, and physiotherapists. *Ann Rheum Dis.* 2004;63:804–8.

24. Brosseau L, MacLeay L, Robinson V, Wells G, Tugwell P. Intensity of exercise for the treatment of osteoarthritis. *Cochrane Database Syst Rev.* 2003;(2):CD004259.

25. Durstine JL, Moore GE, Painter PL, Macko R, Gordon BT, Kraus WE. Arthritis and back pain. In: Moore GE, Durstine JL, Painter PL, editors. *ACSM's Exercise Management for Persons with Chronic Diseases and Disabilities.* 4th ed. Champaign (IL): Human Kinetics; 2016. p. 85–8.

26. Bartels EM, Lund H, Hagen KB, Dagfinrud H, Christensen R, Danneskiold-Samsøe B. Aquatic exercise for the treatment of knee and hip osteoarthritis. *Cochrane Database Syst Rev.* 2007;(4):CD005523.

27. De Jong Z, Munneke M, Kroon HM et al. Long-term follow-up of a high intensity exercise program in patients with rheumatoid arthritis. *Clin Rheumatol.* 2009;28:663–71.

28. De Jong Z, Munneke M, Zwinderman AH et al. Is a long-term high-intensity exercise program effective and safe in patients with rheumatoid arthritis? Results of a randomized controlled trial. *Arthritis Rheum.* 2003;48(9):2415–24.

29. Häkkinen A. Effectiveness and safety of strength training in rheumatoid arthritis. *Curr Opinion Rheumatol.* 2004;16:132–7.

30. Häkkinen A, Sokka T, Kotaniemi A, Hannonen P. A randomized two-year study of the effects of dynamic strength training on muscle strength, disease activity, functional capacity, and bone mineral density in early rheumatoid arthritis. *Arthritis Rheum.* 2001;44:515–22.

31. Lockette KF, Keyes AM. *Conditioning with Physical Disabilities.* Champaign (IL): Human Kinetics; 1994. 288 p.

32. van den Ende CH, Hazes JM, le Cessie S et al. Comparison of high and low intensity training in well controlled rheumatoid arthritis. Results of a randomised clinical trial. *Ann Rheum Dis.* 1996;55(11):798–805.

33. Zhang O, Young L, Li F. Network meta-analysis of various nonpharmacological interventions on pain relief in older adults with osteoarthritis. *Am J Phys Med Rehabil.* 2019;98(6):469–78.

34. Goldfarb AH. Exercise and endogenous opiates. In: Constantini N, Hackney AC, editors. *Endocrinology of Physical Activity and Sport.* 2nd ed. New York (NY): Springer; 2013. p. 23–36.

35. American College of Sports Medicine. American College of Sports Medicine position stand. Progression models in resistance training for health adults. *Med Sci Sports Exerc.* 2009;41(3):687–708.

36. Siegel RL, Miller KD, Jemal A. Cancer statistics, 2018. *CA Cancer J Clin.* 2018;68(1):7–30.

37. Moore SC, Lee IM, Weiderpass E et al. Association of leisure-time physical activity with risk of 26 types of cancer in 1.44 million adults. *JAMA Intern Med.* 2016;176(6):816–25.

38. Friedenreich CM, Neilson HK, Farris MS, Courneya KS. Physical activity and cancer outcomes: a precision medicine approach. *Clin Cancer Res.* 2016;22(19):4766–75.

39. Cormie P, Zopf EM, Zhang X, Schmitz KH. The impact of exercise on cancer mortality, recurrence, and treatment-related adverse effects. *Epidemiol Rev.* 2017;39(1):71–92.

40. Marzorati C, Riva S, Pravettoni G. Who is a cancer survivor? A systematic review of published definitions. *J Cancer Educ.* 2017;32(2):228–37.
41. Biswas A, Oh PI, Faulkner GE et al. Sedentary time and its association with risk for disease incidence, mortality, and hospitalization in adults: a systematic review and meta-analysis. *Ann Intern Med.* 2015;162(2):123–32.
42. Courneya KS, Booth CM, Gill S et al. The colon health and life-long exercise change trial: a randomized trial of the National Cancer Institute of Canada Clinical Trials Group. *Curr Oncol.* 2008;15(6):279–85.
43. Thomson CA, Crane TE, Miller A, Garcia DO, Basen-Engquist K, Alberts DS. A randomized trial of diet and physical activity in women treated for stage II-IV ovarian cancer: rationale and design of the Lifestyle Intervention for Ovarian Cancer Enhanced Survival (LIVES): an NRG Oncology/ Gynecologic Oncology Group (GOG-225) study. *Contemp Clin Trials.* 2016;49:181–9.
44. Newton RU, Kenfield SA, Hart NH et al. Intense Exercise for Survival among Men with Metastatic Castrate-Resistant Prostate Cancer (INTERVAL-GAP4): a multicentre, randomised, controlled phase III study protocol. *BMJ Open.* 2018;8(5):e022899.
45. Scott JM, Zabor EC, Schwitzer E et al. Efficacy of exercise therapy on cardiorespiratory fitness in patients with cancer: a systematic review and meta-analysis. *J Clin Oncol.* 2018;36(22):2297–305.
46. Strasser B, Steindorf K, Wiskemann J, Ulrich CM. Impact of resistance training in cancer survivors: a meta-analysis. *Med Sci Sports Exerc.* 2013;45(11):2080–90.
47. Sweegers MG, Altenburg TM, Brug J et al. Effects and moderators of exercise on muscle strength, muscle function and aerobic fitness in patients with cancer: a meta-analysis of individual patient data. *Br J Sports Med.* 2019;53(13):812.
48. Dalla Via J, Daly RM, Fraser SF. The effect of exercise on bone mineral density in adult cancer survivors: a systematic review and meta-analysis. *Osteoporos Int.* 2018;29(2):287–303.
49. Cramp F, Byron-Daniel J. Exercise for the management of cancer-related fatigue in adults. *Cochrane Database Syst Rev.* 2012;(11):CD006145.
50. Mishra SI, Scherer RW, Geigle PM et al. Exercise interventions on health-related quality of life for cancer survivors. *Cochrane Database Syst Rev.* 2012;(8):CD007566.
51. Buffart LM, Kalter J, Sweegers MG et al. Effects and moderators of exercise on quality of life and physical function in patients with cancer: an individual patient data meta-analysis of 34 RCTs. *Cancer Treat Rev.* 2017;52:91–104.
52. Brown JC, Huedo-Medina TB, Pescatello LS et al. The efficacy of exercise in reducing depressive symptoms among cancer survivors: a meta-analysis. *PLoS One.* 2012;7(1):e30955.
53. Chung JY, Lee DH, Park JH et al. Patterns of physical activity participation across the cancer trajectory in colorectal cancer survivors. *Support Care Cancer.* 2013;21(6):1605–12.
54. Coups EJ, Park BJ, Feinstein MB et al. Physical activity among lung cancer survivors: changes across the cancer trajectory and associations with quality of life. *Cancer Epidemiol Biomarkers Prev.* 2009;18(2):664–72.
55. Ferriolli E, Skipworth RJ, Hendry P et al. Physical activity monitoring: a responsive and meaningful patient-centered outcome for surgery, chemotherapy, or radiotherapy? *J Pain Symptom Manage.* 2012;43(6):1025–35.
56. Thraen-Borowski KM, Gennuso KP, Cadmus-Bertram L. Accelerometer-derived physical activity and sedentary time by cancer type in the United States. *PLoS One.* 2017;12(8):e0182554.
57. Lynch BM, Dunstan DW, Healy GN, Winkler E, Eakin E, Owen N. Objectively measured physical activity and sedentary time of breast cancer survivors, and associations with adiposity: findings from NHANES (2003–2006). *Cancer Causes Control.* 2010;21(2):283–8.
58. Brown JC, Ligibel JA. The role of physical activity in oncology care. *J Natl Cancer Inst Monogr.* 2017;2017(52). doi:10.1093/jncimonographs/lgx017.
59. Bluethmann SM, Mariotto AB, Rowland JH. Anticipating the "Silver Tsunami": prevalence trajectories and comorbidity burden among older cancer survivors in the United States. *Cancer Epidemiol Biomarkers Prev.* 2016;25(7):1029–36.
60. Greenlee H, Shi Z, Sardo Molmenti CL, Rundle A, Tsai WY. Trends in obesity prevalence in adults with a history of cancer: results from the US National Health Interview Survey, 1997 to 2014. *J Clin Oncol.* 2016;34(26):3133–40.
61. Jones LW, Courneya KS, Mackey JR et al. Cardiopulmonary function and age-related decline across the breast cancer survivorship continuum. *J Clin Oncol.* 2012;30(20):2530–7.

62. Ness KK, Wall MM, Oakes JM, Robison LL, Gurney JG. Physical performance limitations and participation restrictions among cancer survivors: a population-based study. *Ann Epidemiol.* 2006;16(3):197–205.

63. Petrick JL, Foraker RE, Kucharska-Newton AM et al. Trajectory of overall health from self-report and factors contributing to health declines among cancer survivors. *Cancer Causes Control.* 2014;25(9):1179–86.

64. Petrick JL, Reeve BB, Kucharska-Newton AM et al. Functional status declines among cancer survivors: trajectory and contributing factors. *J Geriatr Oncol.* 2014;5(4):359–67.

65. Franklin BA. Preventing exercise-related cardiovascular events: is a medical examination more urgent for physical activity or inactivity? *Circulation.* 2014;129(10):1081–4.

66. Kenjale AA, Hornsby WE, Crowgey T et al. Pre-exercise participation cardiovascular screening in a heterogeneous cohort of adult cancer patients. *Oncologist.* 2014;19(9):999–1005.

67. Piercy KL, Troiano RP, Ballard RM et al. The physical activity guidelines for Americans. *JAMA.* 2018;320(19):2020–8.

68. Whitfield GP, Pettee Gabriel KK, Rahbar MH, Kohl HW III. Application of the American Heart Association/American College of Sports Medicine Adult Preparticipation Screening Checklist to a nationally representative sample of US adults aged >=40 years from the National Health and Nutrition Examination Survey 2001 to 2004. *Circulation.* 2014;129(10):1113–20.

69. Baker F, Denniston M, Smith T, West MM. Adult cancer survivors: how are they faring? *Cancer.* 2005;104(11 Suppl):2565–76.

70. National Comprehensive Cancer Network. *NCCN Guidelines Survivorship Version 2.2014.* Fort Washington (PA): National Comprehensive Cancer Network: 2014. 72 p.

71. Campbell KL, Winters-Stone KM, Wiskemann J et al. Exercise guidelines for cancer survivors: consensus statement from international multidisciplinary roundtable. *Med Sci Sports Exerc.* 2019;51(11):2375–2390.

72. Denlinger CS, Sanft T, Baker KS et al. Survivorship, version 2.2018, NCCN clinical practice guidelines in oncology. *J Natl Compr Canc Netw.* 2018;16(10):1216–47.

73. Schmitz KH, Courneya KS, Matthews C et al. American College of Sports Medicine roundtable on exercise guidelines for cancer survivors. *Med Sci Sports Exerc.* 2010;42(7):1409–26.

74. Silver JK, Baima J, Mayer RS. Impairment-driven cancer rehabilitation: an essential component of quality care and survivorship. *CA Cancer J Clin.* 2013;63(5):295–317.

75. Schmitz KH, Ahmed RL, Troxel A et al. Weight lifting in women with breast-cancer-related lymphedema. *N Engl J Med.* 2009;361(7):664–73.

76. Rock CL, Doyle C, Demark-Wahnefried W et al. Nutrition and physical activity guidelines for cancer survivors. *CA Cancer J Clin.* 2012;62(4):243–74.

77. Cormie P, Newton RU, Spry N, Joseph D, Taaffe DR, Galvão DA. Safety and efficacy of resistance exercise in prostate cancer patients with bone metastases. *Prostate Cancer Prostatic Dis.* 2013;16(4):328–35.

78. Winters-Stone KM, Horak F, Jacobs PG et al. Falls, functioning, and disability among women with persistent symptoms of chemotherapy-induced peripheral neuropathy. *J Clin Oncol.* 2017;35(23):2604–12.

79. American College of Sports Medicine, Chodzko-Zajko WJ, Proctor DN et al. American College of Sports Medicine position stand. Exercise and physical activity for older adults. *Med Sci Sports Exerc.* 2009;41(7):1510–30.

80. Donnelly JE, Blair SN, Jakicic JM et al. American College of Sports Medicine position stand. Appropriate physical activity intervention strategies for weight loss and prevention of weight regain for adults. *Med Sci Sports Exerc.* 2009;41(2):459–71.

81. Garber CE, Blissmer B, Deschenes MR et al. American College of Sports Medicine position stand. Quantity and quality of exercise for developing and maintaining cardiorespiratory, musculoskeletal, and neuromotor fitness in apparently healthy adults: guidance for prescribing exercise. *Med Sci Sports Exerc.* 2011;43(7):1334–59.

82. Kohrt WM, Bloomfield SA, Little KD, Nelson ME, Yingling VR, American College of Sports Medicine. American College of Sports Medicine position stand: physical activity and bone health. *Med Sci Sports Exerc.* 2004;36(11):1985–96.

83. Fairman CM, LaFountain RL, Lucas AR, Focht BC. Monitoring resistance exercise intensity using ratings of perceived exertion in previously untrained patients with prostate cancer undergoing androgen deprivation therapy. *J Strength Cond Res*. 2018;32(5):1360–5.
84. Katz E, Dugan NL, Cohn JC, Chu C, Smith RG, Schmitz KH. Weight lifting in patients with lower-extremity lymphedema secondary to cancer: a pilot and feasibility study. *Arch Phys Med Rehabil*. 2010;91(7):1070–6.
85. Huang MH, Blackwood J, Godoshian M, Pfalzer L. Prevalence of self-reported falls, balance or walking problems in older cancer survivors from Surveillance, Epidemiology and End Results — Medicare Health Outcomes Survey. *J Geriatr Oncol*. 2017;8(4):255–61.
86. Tofthagen C, Overcash J, Kip K. Falls in persons with chemotherapy-induced peripheral neuropathy. *Support Care Cancer*. 2012;20(3):583–9.
87. Fitzcharles MA, Ste-Marie PA, Goldenberg DL et al. Canadian Pain Society and Canadian Rheumatology Association recommendations for rational care of persons with fibromyalgia: a summary report. *J Rheumatol*. 2013;40(8):1388–93.
88. Nicassio PM, Moxham EG, Schuman CE, Gevirtz RN. The contribution of pain, reported sleep quality, and depressive symptoms to fatigue in fibromyalgia. *Pain*. 2002;100(3):271–9.
89. Glass JM. Review of cognitive dysfunction in fibromyalgia: a convergence on working memory and attentional control impairments. *Rheum Dis Clin North Am*. 2009;35(2):299–311.
90. Ghavidel-Parsa B, Amir Maafi A, Aarabi Y et al. Correlation of invalidation with symptom severity and health status in fibromyalgia. *Rheumatology (Oxford)*. 2015;54(3):482–6.
91. Boomershine CS. Fibromyalgia: the prototypical central sensitivity syndrome. *Curr Rheumatol Rev*. 2015;11(2):131–45.
92. Rehm SE, Koroschetz J, Gockel U et al. A cross-sectional survey of 3035 patients with fibromyalgia: subgroups of patients with typical comorbidities and sensory symptom profiles. *Rheumatology (Oxford)*. 2010;49(6):1146–52.
93. Bennett RM. Clinical manifestations and diagnosis of fibromyalgia. *Rheum Dis Clin North Am*. 2009;35(2):215–32.
94. Clauw DJ. Fibromyalgia: an overview. *Am J Med*. 2009;122(12 Suppl):S3–13.
95. Bossema ER, van Middendorp H, Jacobs JW, Bijlsma JW, Geenen R. Influence of weather on daily symptoms of pain and fatigue in female patients with fibromyalgia: a multilevel regression analysis. *Arthritis Care Res (Hoboken)*. 2013;65(7):1019–25.
96. Okifuji A, Bradshaw DH, Donaldson GW, Turk DC. Sequential analyses of daily symptoms in women with fibromyalgia syndrome. *J Pain*. 2011;12(1):84–93.
97. Toussaint L, Vincent A, McAllister SJ, Whipple M. Intraand inter-patient symptom variability in fibromyalgia: results of a 90-day assessment. *Musculoskeletal Care*. 2015;13(2):93–100.
98. Macfarlane GJ, Kronisch C, Atzeni F et al. EULAR recommendations for management of fibromyalgia. *Ann Rheum Dis*. 2017;76(12):e54.
99. Okifuji A, Gao J, Bokat C, Hare BD. Management of fibromyalgia syndrome in 2016. *Pain Manag*. 2016;6(4):383–400.
100. American College of Rheumatology. Fibromyalgia [Internet]. Atlanta (GA): American College of Rheumatology; 2017 [cited 2018 October 28]. Available from: https://www.rheumatology.org/I-Am-A/Patient-Caregiver/Diseases-Conditions/Fibromyalgia
101. Iqbal R, Mughal MS, Arshad N, Arshad M. Pathophysiology and antioxidant status of patients with fibromyalgia. *Rheumatol Int*. 2011;31(2):149–52.
102. Neumann L, Buskila D. Epidemiology of fibromyalgia. *Curr Pain Headache Rep*. 2003;7(5):362–8.
103. Bennett R. Fibromyalgia: present to future. *Curr Pain Headache Rep*. 2005;7(5):371–6.
104. Wolfe F, Smythe HA, Yunus MB et al. The American College of Rheumatology 1990 criteria for the classification of fibromyalgia: report of the multicenter criteria committee. *Arthritis Rheum*. 1990;33(2):160–72.
105. Wolfe F, Clauw DJ, Fitzcharles MA et al. Fibromyalgia criteria and severity scales for clinical and epidemiological studies: a modification of the ACR Preliminary Diagnostic Criteria for Fibromyalgia. *J Rheumatol*. 2011;38(6):1113–22.
106. Wolfe F, Clauw DJ, Fitzcharles MA et al. The American College of Rheumatology preliminary diagnostic criteria for fibromyalgia and measurement of symptom severity. *Arthritis Care Res (Hoboken)*. 2010;62(5):600–10.
107. Queiroz LP. Worldwide epidemiology of fibromyalgia. *Curr Pain Headache Rep*. 2013;17(8):356.

108. Pasqual Marques A, de Sousa do Espírito Santo A, Assumpção Berssaneti A, Akemi Matsutani L, King Yuan SL. Prevalence of fibromyalgia: literature review update. *Rev Bras Reumatol.* 2017;57(4):356–63.

109. Segura-Jiménez V, Aparicio VA, Álvarez-Gallardo IC et al. Validation of the modified 2010 American College of Rheumatology diagnostic criteria for fibromyalgia in a Spanish population. *Rheumatology (Oxford).* 2014;53(10):1803–11.

110. Ablin J, Fitzcharles MA, Buskila D, Shir Y, Sommer C, Hauser W. Treatment of fibromyalgia syndrome: recommendations of recent evidence-based interdisciplinary guidelines with special emphasis on complementary and alternative therapies. *Evid Based Complement Alternat Med.* 2013;2013:485272.

111. Dreher T, Häuser W, Schiltenwolf M. Fibromyalgia syndrome — updated S3 guidelines [in German]. *Z Orthop Unfall.* 2013;151(6):603–9.

112. Fitzcharles MA, Ste-Marie PA, Goldenberg DL et al. 2012 Canadian guidelines for the diagnosis and management of fibromyalgia syndrome: executive summary. *Pain Res Manag.* 2013;18(3):119–26.

113. Macfarlane GJ, Kronisch C, Dean LE et al. EULAR revised recommendations for the management of fibromyalgia. *Ann Rheum Dis.* 2017;76(2):318–28.

114. Petzke F, Brückle W, Eidmann U et al. General treatment principles, coordination of care and patient education in fibromyalgia syndrome: updated guidelines 2017 and overview of systematic review articles. *Schmerz.* 2017;31(3):246–54.

115. Thieme K, Mathys M, Turk DC. Evidenced-based guidelines on the treatment of fibromyalgia patients: are they consistent and if not, why not? Have effective psychological treatments been overlooked? *J Pain.* 2017;18(7):747–56.

116. Winkelmann A, Bork H, Brückle W et al. Physiotherapy, occupational therapy and physical therapy in fibromyalgia syndrome: updated guidelines 2017 and overview of systematic review articles. *Schmerz.* 2017;31(3):255–65.

117. Arnold LM, Crofford LJ, Mease PJ et al. Patient perspectives on the impact of fibromyalgia. *Patient Educ Couns.* 2008;73(1):114–20.

118. McLoughlin MJ, Colbert LH, Stegner AJ, Cook DB. Are women with fibromyalgia less physically active than healthy women? *Med Sci Sports Exerc.* 2011;43(5):905–12.

119. Segura-Jiménez V, Álvarez-Gallardo IC, Estévez-López F et al. Differences in sedentary time and physical activity between female patients with fibromyalgia and healthy controls: the al-Ándalus project. *Arthritis Rheumatol.* 2015;67(11):3047–57.

120. Jones CJ, Rutledge DN, Aquino J. Predictors of physical performance and functional ability in people 50+ with and without fibromyalgia. *J Aging Phys Act.* 2010;18(3):353–68.

121. Álvarez-Gallardo IC, Carbonell-Baeza A, Segura-Jiménez V et al. Physical fitness reference standards in fibromyalgia: the al-Ándalus project. *Scand J Med Sci Sports.* 2017;27(11):1477–88.

122. Segura-Jiménez V, Borges-Cosic M, Soriano-Maldonado A et al. Association of sedentary time and physical activity with pain, fatigue, and impact of fibromyalgia: the al-Ándalus study. *Scand J Med Sci Sports.* 2017;27(1):83–92.

123. Raftery G, Bridges M, Heslop P, Walker DJ. Are fibromyalgia patients as inactive as they say they are? *Clin Rheumatol.* 2009;28(6):711–4.

124. Acosta-Manzano P, Segura-Jiménez V, Estévez-López F et al. Do women with fibromyalgia present higher cardiovascular disease risk profile than healthy women? The al-Ándalus project. *Clin Rheumatol.* 2017;35 Suppl 105(3):61–7.

125. Beltrán-Carrillo VJ, Tortosa-Martínez J, Jennings G, Sánchez ES. Contributions of a groupbased exercise program for coping with fibromyalgia: a qualitative study giving voice to female patients. *Women Health.* 2013;53(6):612–29.

126. Russell D, Álvarez Gallardo IC, Wilson I et al. 'Exercise to me is a scary word': perceptions of fatigue, sleep dysfunction, and exercise in people with fibromyalgia syndrome — a focus group study. *Rheumatol Int.* 2018;38(3):507–15.

127. Nijs J, Roussel N, Van Oosterwijck J et al. Fear of movement and avoidance behaviour toward physical activity in chronic-fatigue syndrome and fibromyalgia: state of the art and implications for clinical practice. *Clin Rheumatol.* 2013;32(8):1121–9.

128. Bidonde J, Busch A, Schachter C et al. Mixed exercise training for adults with fibromyalgia. *Cochrane Database Syst Rev.* 2019;(5):CD013340.

129. Bidonde J, Busch AJ, Bath B, Milosavljevic S. Exercise for adults with fibromyalgia: an umbrella systematic review with synthesis of best evidence. *Curr Rheumatol Rev*. 2014;10(1):45–79.
130. Bidonde J, Busch AJ, Schachter CL et al. Aerobic exercise training for adults with fibromyalgia. *Cochrane Database Syst Rev*. 2017;(6):CD012700.
131. Bidonde J, Busch AJ, Webber SC et al. Aquatic exercise training for fibromyalgia. *Cochrane Database Syst Rev*. 2014;(10):CD011336.
132. Busch AJ, Webber SC, Richards RS et al. Resistance exercise training for fibromyalgia. *Cochrane Database Syst Rev*. 2013;(12):CD010884.
133. Cerrillo-Urbina AJ, García-Hermoso A, Sánchez-López M, Martínez-Vizcaíno V. Effect of exercise programs on symptoms of fibromyalgia in peri-menopausal age women: a systematic review and meta-analysis of randomized controlled trials. *MYOPAIN*. 2015;23(1–2):56–70.
134. Ericsson A, Palstam A, Larsson A et al. Resistance exercise improves physical fatigue in women with fibromyalgia: a randomized controlled trial. *Arthritis Res Ther*. 2016;18:176.
135. García-Hermoso A, Saavedra JM, Escalante Y. Effects of exercise on functional aerobic capacity in adults with fibromyalgia syndrome: a systematic review of randomized controlled trials. *J Back Musculoskelet Rehabil*. 2015;28(4):609–19.
136. Häuser W, Klose P, Langhorst J et al. Efficacy of different types of aerobic exercise in fibromyalgia syndrome: a systematic review and meta-analysis of randomised controlled trials. *Arthritis Res Ther*. 2010;12(3):R79.
137. Kelley GA, Kelley KS. Effects of exercise on depressive symptoms in adults with arthritis and other rheumatic disease: a systematic review of meta-analyses. *BMC Musculoskelet Disord*. 2014;15:121.
138. Larsson A, Palstam A, Löfgren M et al. Resistance exercise improves muscle strength, health status and pain intensity in fibromyalgia — a randomized controlled trial. *Arthritis Res Ther*. 2015;17:161.
139. Lauche R, Cramer H, Häuser W, Dobos G, Langhorst J. A systematic overview of reviews for complementary and alternative therapies in the treatment of the fibromyalgia syndrome. *Evid Based Complement Alternat Med*. 2015;2015:610615.
140. Lima TB, Dias JM, Mazuquin BF et al. The effectiveness of aquatic physical therapy in the treatment of fibromyalgia: a systematic review with meta-analysis. *Clin Rehabil*. 2013;27(10):892–908.
141. McDowell CP, Cook DB, Herring MP. The effects of exercise training on anxiety in fibromyalgia patients: a meta-analysis. *Med Sci Sports Exerc*. 2017;49(9):1868–76.
142. Sosa-Reina MD, Nunez-Nagy S, Gallego-Izquierdo T, Pecos-Martin D, Monserrat J, Alvarez-Mon M. Effectiveness of therapeutic exercise in fibromyalgia syndrome: a systematic review and meta-analysis of randomized clinical trials. *Biomed Res Int*. 2017; 2017:2356346.
143. Wang C, Schmid CH, Fielding RA et al. Effect of tai chi versus aerobic exercise for fibromyalgia: comparative effectiveness randomized controlled trial. *BMJ*. 2018;360:k851.
144. Ratter J, Radlinger L, Lucas C. Several submaximal exercise tests are reliable, valid and acceptable in people with chronic pain, fibromyalgia or chronic fatigue: a systematic review. *J Physiother*. 2014;60(3):144–50.
145. Viitanen JV. Feasibility of fitness tests in subjects with chronic pain (fibromyalgia): discordance between cycling and 2-km walking tests. *Rheumatol Int*. 2001;21(1):1–5.
146. Rikli RE, Jones CJ. Development and validation of criterion-referenced clinically relevant fitness standards for maintaining physical independence in later years. *Gerontologist*. 2013;53(2): 255–67.
147. Aparicio VA, Carbonell-Baeza A, Ortega FB, Ruiz JR, Heredia JM, Delgado-Fernández M. Handgrip strength in men with fibromyalgia. *Clin Exp Rheumatol*. 2010;28(6 Suppl 63): S78–81.
148. Aparicio VA, Ortega FB, Heredia JM, Carbonell-Baeza A, Sjöström M, Delgado-Fernandez M. Handgrip strength test as a complementary tool in the assessment of fibromyalgia severity in women. *Arch Phys Med Rehabil*. 2011;92(1):83–8.
149. Carbonell-Baeza A, Álvarez-Gallardo IC, Segura-Jimenez V et al. Reliability and feasibility of physical fitness tests in female fibromyalgia patients. *Int J Sports Med*. 2015;36(2):157–62.
150. Burckhardt CS, Clark SR, Bennett RM. The fibromyalgia impact questionnaire: development and validation. *J Rheumatol*. 1991;18(5):728–33.
151. Bennett RM, Friend R, Jones KD, Ward R, Han BK, Ross RL. The Revised Fibromyalgia Impact Questionnaire (FIQR): validation and psychometric properties. *Arthritis Res Ther*. 2009;11(4):R120.
152. Kim SY, Busch AJ, Overend TJ et al. Flexibility exercise training for adults with fibromyalgia. *Cochrane Database Syst Rev*. 2019;(9):CD013419.

153. Fernandes G, Jennings F, Nery Cabral MV, Pirozzi Buosi AL, Natour J. Swimming improves pain and functional capacity of patients with fibromyalgia: a randomized controlled trial. *Arch Phys Med Rehabil.* 2016;97(8):1269–75.

154. Bidonde J, Busch AJ, Musselman K, Tupper S, Schachter C, Dal Bello-Hass V, editors. *A Comparison of Land and Water Based Mixed Exercise Interventions on Pain for Adults with Fibromyalgia: A Systematic Review* [poster]. Buenos Aires (Argentina): International Association for the Study of Pain 15th World Congress on Pain; 2014.

155. 2018 Physical Activity Guidelines Advisory Committee. *2018 Physical Activity Guidelines Advisory Committee Scientific Report.* Washington (DC): U.S. Department of Health and Human Services; 2018. 779 p.

156. Mannerkorpi K, Iversen MD. Physical exercise in fibromyalgia and related syndromes. *Best Pract Res Clin Rheumatol.* 2003;17(4):629–47.

157. Ang DC, Kaleth AS, Bigatti S et al. Research to encourage exercise for fibromyalgia (REEF): use of motivational interviewing, outcomes from a randomized-controlled trial. *Clin J Pain.* 2013;29(4):296–304.

158. Busch AJ, Webber SC, Brachaniec M et al. Exercise therapy for fibromyalgia. *Curr Pain Headache Rep.* 2011;15(5):358–67.

159. Rooks DS, Gautam S, Romeling M et al. Group exercise, education, and combination selfmanagement in women with fibromyalgia: a randomized trial. *Arch Intern Med.* 2007;167(20): 2192–200.

160. Schachter CL, Busch AJ, Peloso PM, Sheppard MS. Effects of short versus long bouts of aerobic exercise in sedentary women with fibromyalgia: a randomized controlled trial. *Phys Ther.* 2003;83(4):340–58.

161. Needle RH, Trotter RT II, Singer M et al. Rapid assessment of the HIV/AIDS crisis in racial and ethnic minority communities: an approach for timely community interventions. *Am J Public Health.* 2003;93(6):970–9.

162. Sidney S, Lewis CE, Hill JO et al. Association of total and central adiposity measures with fasting insulin in a biracial population of young adults with normal glucose tolerance: the CARDIA study. *Obes Res.* 1999;7(3):265–72.

163. Oursler KK, Katzel LI, Smith BA, Scott WB, Russ DW, Sorkin JD. Prediction of cardiorespiratory fitness in older men infected with the human immunodeficiency virus: clinical factors and value of the six-minute walk distance. *J Am Geriatr Soc.* 2009;57(11):2055–61.

164. Fang CT, Chang YY, Hsu HM et al. Life expectancy of patients with newly-diagnosed HIV infection in the era of highly active antiretroviral therapy. *QJM.* 2007;100(2):97–105.

165. van Sighem A, Gras L, Reiss P, Brinkman K, de Wolf F. Life expectancy of recently diagnosed asymptomatic HIV-infected patients approaches that of uninfected individuals. *AIDS.* 2010;24(10):1527–35.

166. Nakagawa F, Lodwick RK, Smith CJ et al. Projected life expectancy of people with HIV according to timing of diagnosis. *AIDS.* 2012;26(3):335–43.

167. Anuurad E, Semrad A, Berglund L. Human immunodeficiency virus and highly active antiretroviral therapy-associated metabolic disorders and risk factors for cardiovascular disease. *Metab Syndr Relat Disord.* 2009;7(5):401–10.

168. Wasserman P, Segal-Maurer S, Rubin DS. High prevalence of low skeletal muscle mass associated with male gender in midlife and older HIV-infected persons despite CD4 cell reconstitution and viral suppression. *J Int Assoc Provid AIDS Care.* 2014;13(2):145–52.

169. Freiberg MS, Chung-Chou HC, Skanderson M et al. Association between HIV infection and the risk of heart failure with reduced ejection fraction and preserved ejection fraction in the antiretroviral therapy era: results from the veterans aging cohort study. *JAMA Cardiol.* 2017;2(5):536–46.

170. Freiberg MS, Chang CC, Kuller LH et al. HIV infection and the risk of acute myocardial infarction. *JAMA Intern Med.* 2013;173(8):614–22.

171. Yarasheski KE, Roubennoff R. Exercise treatment for HIV-associated metabolic and anthropomorphic complications. *Exerc Sport Sci Rev.* 2001;29(4):170–4.

172. Garcia A, Fraga GA, Vieira RC Jr et al. Effects of combined exercise training on immunological, physical and biochemical parameters in individuals with HIV/AIDS. *J Sports Sci.* 2014;32(8):785–92.

173. Hand GA, Lyerly GW, Jaggers JR, Dudgeon WD. Impact of aerobic and resistance exercise on the health of HIV-infected persons. *Am J Lifestyle Med.* 2009;3(6):489–99.
174. Jaggers JR, Hand GA, Dudgeon WD et al. Aerobic and resistance training improves mood state among adults living with HIV. *Int J Sports Med.* 2015;36(2):175–81.
175. Ortiz A, Ramirez-Marrero F, Rosario M, Venegas-Rios HL. Long-term participation in a community-based fitness program for Hispanic adults living with HIV influences health-related outcomes. *J Physical Ther Health Prom.* 2014;2(1):1–7.
176. Tiozzo E, Jayaweera D, Rodriguez A et al. Short-term combined exercise training improves the health of HIV-infected patients. *J AIDS HIV Res.* 2013;5:80–9.
177. Poton R, Polito M, Farinatti P. Effects of resistance training in HIV-infected patients: a meta-analysis of randomized controlled trials. *J Sports Sci.* 2017;35(24):2380–9.
178. Chisati EM, Constantinou D, Lampiao R. Management of reduced bone mineral density in HIV: pharmacological challenges and the role of exercise. *Front Physiol.* 2018;9:1074.
179. Hand GA, Phillips KD, Dudgeon WD et al. Moderate intensity exercise training reverses functional aerobic impairment in HIV-infected individuals. *AIDS Care.* 2008;20(9):1066–74.
180. Oursler KK, Sorkin JD, Smith BA, Katzel LI. Reduced aerobic capacity and physical functioning in older HIV-infected men. *AIDS Res Hum Retroviruses.* 2006;22(11):1113–21.
181. Somarriba G, Lopez-Mitnik G, Ludwig DA et al. Physical fitness in children infected with the human immunodeficiency virus: associations with highly active antiretroviral therapy. *AIDS Res Hum Retroviruses.* 2013;29:112–20.
182. Kendrick AH, Johns DP, Leeming JP. Infection control of lung function equipment: a practical approach. *Respir Med.* 2003;97(11):1163–79.
183. Bierer BE. Universal precautions: necessary safety procedures when handling human blood, body fluids, and specimens. *Curr Protoc Immunol.* 2017;118(1):A.3P.1–3.
184. Jaggers JR, Prasad VK, Dudgeon WD et al. Associations between physical activity and sedentary time on components of metabolic syndrome among adults with HIV. *AIDS Care.* 2014;26 (11):1387–92.
185. Oursler KK, Sorkin JD, Ryan AS, Katzel LI. A pilot randomized aerobic exercise trial in older HIV-infected men: insights into strategies for successful aging with HIV. *PLoS One.* 2018;13(6):e0198855.
186. Gomes Neto M, Ogalha C, Andrade AM, Brites C. A systematic review of effects of concurrent strength and endurance training on the health-related quality of life and cardiopulmonary status in patients with HIV/AIDS. *Biomed Res Int.* 2013;2013:319524.
187. Saran R, Robinson B, Abbott KC et al. US Renal Data System 2017 Annual Data Report: epidemiology of kidney disease in the United States. *Am J Kidney Dis.* 2018;71(3 Suppl 1):A7.
188. U.S. Renal Data System. *USRDS 2009 Annual Data Report: Atlas of Chronic Kidney Disease and End-Stage Renal Disease in the United States* [Internet]. Bethesda (MD): National Institutes of Health, National Institute of Diabetes and Digestive and Kidney Disease; 2009 [cited 2015 Jan 15]. Available from: http://www.usrds.org/atlas09.aspx.
189. Kidney Disease: Improving Global Outcomes. KDIGO 2012 clinical practice guideline for the evaluation and management of chronic kidney disease. *Kidney International Supplements.* 2013;3:134–5.
190. Johansen KL. Exercise in end-stage renal disease population. *J Am Soc Nephrol.* 2007;18(6):1845–54.
191. Lin K, Stewart D, Cooper S, Davis CL. Pre-transplant cardiac testing for kidney-pancreas transplant candidates and association with cardiac outcomes. *Clin Transplant.* 2001;15(4):269–75.
192. American Association on Intellectual and Developmental Disabilities. *Intellectual Disability: Definition, Classification, and Systems of Support.* 11th ed. Washington (DC): American Association on Intellectual and Developmental Disabilities; 2010. 280 p.
193. Painter PL, Hector L, Ray K et al. A randomized trial of exercise training after renal transplantation. *Transplantation.* 2002;74(1):42–8.
194. Johansen KL, Painter P. Exercise in individuals with CKD. *Am J Kidney Dis.* 2012;59(1):126–34.
195. Painter PL. Physical functioning in end-stage renal disease patients: update 2005. *Hemodial Int.* 2005;9(3):218–35.
196. Clyne N, Jogestrand T, Lins LE, Pehrsson SK. Factors influencing physical working capacity in renal transplant patients. *Scand J Urol Nephrol.* 1989;23(2):145–50.

197. Violan MA, Pomes T, Maldonado S et al. Exercise capacity in hemodialysis and renal transplant patients. *Transplant Proc.* 2002;34(1):417–8.
198. Painter PL, Krasnoff JB. End-stage metabolic disease: renal failure and liver failure. In: Durstine JL, Moore GE, editors. *ACSM's Exercise Management for Persons with Chronic Diseases and Disabilities.* 2nd ed. Champaign (IL): Human Kinetics; 2003. p. 126–32.
199. Painter PL, Marcus R. Assessing physical function and physical activity in patients with CKD. *Clin J Am Soc Nephrol.* 2013(8):861–72.
200. Koufaki P, Kouidi E. Current best evidence recommendations on measurement and interpretation of physical function in patients with chronic kidney disease. *Sports Med.* 2010;40(12): 1055–74.
201. Taşoğlu Ö, Bayrakci N, Sezgin Özcan D, Özkayar N, Taşoğlu İ, Özgİrgİn N. A functional tool demonstrating the physical function decline independent of age in patients with predialysis chronic kidney disease. *Turk J Med Sci.* 2017;47(1):91–7.
202. Painter PL. Exercise after renal transplantation. *Adv Ren Replace Ther.* 1999;6:159–64.
203. Bhole R, Flynn JC, Marbury TC. Quadriceps tendon ruptures in uremia. *Clin Orthop Relat Res.* 1985;(195):200–6.
204. Johansen KL. Exercise and chronic kidney disease: current recommendations. *Sports Med.* 2005;35(6):485–99.
205. Ryuzaki M, Konishi K, Kasuga A et al. Spontaneous rupture of the quadriceps tendon in patients on maintenance hemodialysis — report of three cases with clinicopathological observations. *Clin Nephrol.* 1989;32(3):144–8.
206. Baechle TR, Earle RW, Wathen D. Resistance training. In: Baechle TR, Earle RW, editors. *Essentials of Strength Training and Conditioning.* 2nd ed. Champaign (IL): Human Kinetics; 2000. p. 395–425.
207. Brzycki M. Strength testing — predicting a one-rep max from reps-to-fatigue. *J Physical Ed Rec Dance.* 1993;64:88–90.
208. Balakrishnan VS, Rao M, Menon V et al. Resistance training increases muscle mitochondrial biogenesis in patients with chronic kidney disease. *Clin J Am Soc Nephrol.* 2010;5(6):996–1002.
209. Gollie JM, Harris-Love MO, Patel SS, Argani S. Chronic kidney disease: considerations for monitoring skeletal muscle health and prescribing resistance exercise. *Clin Kidney J.* 2018;11(6):822–31.
210. Diesel W, Noakes TD, Swanepoel C, Lambert M. Isokinetic muscle strength predicts maximum exercise tolerance in renal patients on chronic hemodialysis. *Am J Kidney Dis.* 1990;16(2): 109–14.
211. Headley S, Germain M, Mailloux P et al. Resistance training improves strength and functional measures in patients with end-stage renal disease. *Am J Kidney Dis.* 2002;40(2):355–64.
212. Bean JF, Kiely DK, Herman S et al. The relationship between leg power and physical performance in mobility-limited older people. *J Am Geriatr Soc.* 2002;50:461–7.
213. Heiwe S, Jacobson S. Exercise training in adults with CKD: a systematic review and metaanalysis. *Am J Kidney Dis.* 2014;64(3):383–93.
214. National Kidney Foundation. *Staying Fit with Kidney Disease* [Internet]. New York (NY): National Kidney Foundation; [cited 2015 Feb 19]. Available from: http://www.kidney.org/atoz/content/stayfit
215. Miller TD, Squires RW, Gau GT, Ilstrup DM, Frohnert PP, Sterioff S. Graded exercise testing and training after renal transplantation: a preliminary study. *Mayo Clin Proc.* 1987;62(9):773–7.
216. Tremblay MS, Aubert S, Barnes JD et al. Sedentary Behavior Research Network (SBRN) — terminology consensus project process and outcome. *Int J Behav Nutr Phys Act.* 2017;14(1):1–17.
217. Beetham KS, Howden EJ, Kirshnasamy R, Isbel NM, Coombs JS. Feasibility of higher intensity exercise in patients with chronic kidney disease. *J Sports Med Phys Fitness.* 2018;58(1–2): 127–34.
218. Tucker PS, Scanlan AT, Dalbo VJ. High intensity interval training favourably affects angiotensinogen mRNA expression and markers of cardiorenal health in a rat model of early-stage chronic kidney disease. *Biomed Res Int.* 2015;2015:156584.
219. Thompson AJ, Baranzini SE, Geurts J, Hemmer B, Ciccarelli O. Multiple sclerosis. *Lancet.* 2018;391:1522–36.
220. Orten SM, Herrera BM, Yee IM et al. Sex ratio of multiple sclerosis in Canada: a longitudinal study. *Lancet Neurol.* 2006;5(11):932–6.
221. Lublin FD. New multiple sclerosis phenotypic classification. *Eur Neurol.* 2014;72(Suppl 1):1–5.
222. Kurtzke JF. Rating neurologic impairment in multiple sclerosis: an expanded disability status scale (EDSS). *Neurology.* 1983;33(11):1444–52.

223. Chung LH, Kent-Braun J. Multiple sclerosis. In: Ehrman JK, Gordon PM, Visich PS, Keteyian SJ, editors. *Clinical Exercise Physiology*. 3rd ed. Champaign (IL): Human Kinetics; 2013. p. 511-24.
224. Shah A. Fatigue in multiple sclerosis. *Phys Med Rehabil Clin N Am.* 2009;20(2):363-72.
225. Davis SL, Wilson TE, White AT, Frohman EM. Thermoregulation in multiple sclerosis. *J Appl Physiol.* 2010;109(5):1531-37.
226. Langeskov-Christensen M, Heine M, Kwakkel G, Dalgas U. Aerobic capacity in persons with multiple sclerosis: a systematic review and meta-analysis. *Sports Med.* 2015;45(6): 905-23.
227. Heine M, Wens I, Langeskov-Christensen M et al. Cardiopulmonary fitness is related to disease severity in multiple sclerosis. *Mult Scler.* 2016;22(2):231-8.
228. Sandroff BM, Dlugonski D, Weikert M, Suh Y, Balantrapu S, Motl RW. Physical activity and multiple sclerosis: new insights regarding inactivity. *Acta Neurol Scand.* 2012;126(4): 256-62.
229. Jorgensen M, Dalgas U, Wens I, Hvid LG. Muscle strength and power in persons with multiple sclerosis — a systematic review and meta-analysis. *J Neurol Sci.* 2017;376:225-41.
230. Kent-Braun JA, Ng AV, Castro M et al. Strength, skeletal muscle composition, and enzyme activity in multiple sclerosis. *J Appl Physiol.* 1997;83(6):1998-2004.
231. Formica CA, Cosman F, Nieves J, Herbert J, Lindsay R. Reduced bone mass and fat-free mass in women with multiple sclerosis: effects of ambulatory status and glucocorticoid use. *Calcif Tissue Int.* 1997;61:129-33.
232. Garner DJ, Widrick JJ. Cross-bridge mechanisms of muscle weakness in multiple sclerosis. *Muscle Nerve.* 2003;27:456-64.
233. Carroll CC, Gallagher PM, Seidle ME, Trappe SW. Skeletal muscle characteristics of people with multiple sclerosis. *Arch Phys Med Rehabil.* 2005;86(2):224-9.
234. Ng AV, Miller RG, Gelinas D, Kent-Braun JA. Functional relationships of central and peripheral muscle alterations in multiple sclerosis. *Muscle Nerve.* 2004;29(6):843-52.
235. Lambert CP, Lee Archer R, Evans WJ. Body composition in ambulatory women with multiple sclerosis. *Arch Phys Med Rehabil.* 2002;83:1559-61.
236. Slawta JN, McCubbin JA, Wilcox AR, Fox SD, Nalle DJ, Anderson G. Coronary heart disease risk between active and inactive women with multiple sclerosis. *Med Sci Sports Exerc.* 2002;34(6):905-12.
237. Turner AP, Hartoonian N, Maynard C, Leipertz SL, Haselkorn JK. Smoking and physical activity: examining health behaviors and 15-year mortality among individuals with multiple sclerosis. *Arch Phys Med Rehabil.* 2015;96(3):402-9.
238. Motl RW, McAuley E. Physical activity and health-related quality of life over time in adults with multiple sclerosis. *Rehabil Psychol.* 2014;59(4):415-21.
239. Motl RW, Arnett PA, Smith MM, Barwick FH, Ahlstrom B, Stover EJ. Worsening of symptoms is associated with lower physical activity levels in individuals with multiple sclerosis. *Mult Scler.* 2008;14(1):140-2.
240. Kuspinar A, Rodriguez AM, Mayo NE. The effects of clinical interventions on health-related quality of life in multiples sclerosis: a meta-analysis. *Mult Scler.* 2012;18(12):1686-1704.
241. Pearson M, Dieberg G, Smart N. Exercise as a therapy for improvement of walking ability in adults with multiple sclerosis: a meta-analysis. *Arch Phys Med Rehabil.* 2015;96(7):1339-48.
242. Gunn H, Markevics S, Haas B, Marsden J, Freeman J. Systematic review: the effectiveness of interventions to reduce falls and improve balance in adults with multiple sclerosis. *Arch Phys Med Rehabil.* 2015;96:1898-912.
243. Adamson BC, Ensari I, Motl RW. Effect of exercise on depressive symptoms in adults with neurologic disorders: a systematic review and meta-analysis. *Arch Phys Med Rehabil.* 2015;96: 1329-38.
244. Kjølhede T, Vissing K, Dalgas U. Multiple sclerosis and progressive resistance training: a systematic review. *Mult Scler.* 2012;18(9):1215-28.
245. Platta ME, Ensari I, Motl RW, Pilutti LA. Effect of exercise training on fitness in multiple sclerosis: a meta-analysis. *Arch Phys Med Rehabil.* 2016;97(9):1564-72.
246. Amatya B, Khan F, La Mantia L, Demetrios M, Wade DT. Non pharmacological interventions for spasticity in multiple sclerosis. *Cochrane Database Syst Rev.* 2013;(2):CD009974.
247. Campbell E, Coulter EH, Mattison PG, Miller L, McFadyen A, Paul L. Physiotherapy rehabilitation for people with progressive multiple sclerosis: a systematic review. *Arch Phys Med Rehabil.* 2016;97(1):141-51.
248. Heine M, van de Port I, Rietberg MB, van Wegen EE, Kwakkel G. Exercise therapy for fatigue in multiple sclerosis. *Cochrane Database Syst Rev.* 2015;(9):CD009956.

249. Safari R, Van der Linden ML, Mercer TH. Effect of exercise interventions on perceived fatigue in people with multiple sclerosis: synthesis of meta-analytic reviews. *Neurodegener Dis Manag.* 2017;7(3):219–30.

250. Asano M, Finlayson ML. Meta-analysis of three different types of fatigue management interventions for people with multiple sclerosis: exercise, education, and medication. *Mult Scler Int.* 2014;2014:798285.

251. Edwards T, Pilutti LA. The effect of exercise training in adults with multiple sclerosis with severe mobility disability: a systematic review and future research directions. *Mult Scler Relat Disord.* 2017;16:31–9.

252. Paul L, Coote S, Crosbie J et al. Core outcome measures for exercise studies in people with multiple sclerosis: recommendations from a multidisciplinary consensus meeting. *Mult Scler.* 2014;20(12):1641–50.

253. Moore JL, Potter K, Blankshain K, Kaplan SL, O'Dwyer LC, Sullivant JE. A core set of outcome measures for adults with neurologic conditions undergoing rehabilitation: a clinical practice guideline. *J Neurol Phys Ther.* 2018;42(3):174–220.

254. Acevedo AR, Nava C, Arriada N, Violante A, Corona T. Cardiovascular dysfunction in multiple sclerosis. *Acta Neurol Scand.* 2000;101:85–8.

255. Chetta A, Rampello A, Marangio E et al. Cardiorespiratory response to walk in multiple sclerosis patients. *Respir Med.* 2014;98(6):522–9.

256. van den Akker LE, Heine M, van der Veldt N, Dekker J, de Groot V, Beckerman H. Feasibility and safety of cardiopulmonary exercise testing in multiple sclerosis: a systematic review. *Arch Phys Med Rehabil.* 2015;96(11):2055–66.

257. Heine M, Hoogervorst EL, Hacking HG, Verschuren O, Kwakkel G. Validity of maximal exercise testing in people with multiple sclerosis and low to moderate levels of disability. *Phys Ther.* 2014;94(8):1168–75.

258. Latimer-Cheung AE, Martin Ginis KA, Hicks AL. Development of evidence-informed physical activity guidelines for adults with multiple sclerosis. *Arch Phys Med Rehabil.* 2013;94: 1829–36.

259. Robertson RJ, Goss FL, Rutkowski J et al. Concurrent validation of the OMNI perceived exertion scale for resistance exercise. *Med Sci Sports Exerc.* 2003;35(2):333–41.

260. Schousboe JT, Shepherd JA, Bilezikian JP, Baim S. Executive summary of the 2013 International Society for Clinical Densitometry Position Development Conference on Bone Densitometry. *J Clin Densitom.* 2013;16(4):455–66.

261. Siris ES, Alder R, Bilezikian JP et al. The clinical diagnosis of osteoporosis: a position statement from the National Bone Health Alliance Working Group. *Osteoporos Int.* 2014;25(5):1439–43.

262. Wright NC, Saag KG, Dawson-Hughes B, Khosla S, Siris ES. The impact of the new National Bone Health Alliance (NBHA) diagnostic criteria on the prevalence of osteoporosis in the USA. *Osteoporos Int.* 2017;28:1225–32.

263. National Osteoporosis Foundation Web site [Internet]. Arlington (VA): National Osteoporosis Foundation; [cited 2018 Oct 29]. Available from: www.NOF.org.

264. International Osteoporosis Foundation Web site [Internet]. Nyon (Switzerland): International Osteoporosis Foundation; [cited 2018 Oct 30]. Available from: http://www.iofbonehealth.org.

265. Beck BR, Daly RM, Singh MAF, Taaffe DR. Exercise and Sports Science Australia (ESSA) position statement on exercise prescription for the prevention and management of osteoporosis. *J Sci Med Sport.* 2017;20:438–45.

266. Guirguis-Blake JM, Michael YL, Perdue LA, Coppola EL, Beil TL, Thompson JH. *Interventions to Prevent Falls in Community-Dwelling Older Adults: A Systematic Review for the U.S. Preventive Services Task Force. Evidence Synthesis No. 159. AHRQ Publication No. 17-05232-EF-1.* Rockville, MD: Agency for Healthcare Research and Quality; 2018. 273 p.

267. Segev D, Hellerstein D, Dunsky A. Physical activity — does it really increase bone density in postmenopausal women? A review of articles published between 2001–2016. *Curr Aging Sci.* 2018;11(1):4–9.

268. Weaver CM, Gordon CM, Janz KF et al. The National Osteoporosis Foundation's position statement on peak bone mass development and lifestyle factors: a systematic review and implementation recommendations. *Osteoporos Int.* 2016;27:1281–386.

269. Cadore EL, Rodríguez-Mañas L, Sinclair A, Izquierdo M. Effects of different exercise interventions on risk of falls, gait ability, and balance in physically frail older adults: a systematic review. *Rejuvenation Res*. 2013;16(2):105–14.

270. Varahra A, Rodrigues IB, MacDermid JC, Bryant D, Birmingham T. Exercise to improve functional outcomes in persons with osteoporosis: a systematic review and meta-analysis. *Osteoporos Int*. 2018;29:265–86.

271. Kemmler W, Shojaa M, Kohl M, von Stengel S. Exercise effects of bone mineral density in older men: a systematic review with special emphasis on study interventions. *Osteoporos Int*. 2018;29:1493–504.

272. Kemmler W, von Stengel S, Kohl M. Exercise frequency and bone mineral density development in exercising postmenopausal osteopenic women. Is there a critical dose of exercise for affecting bone? Results of the Erlangen Fitness and Osteoporosis Prevention Study. *Bone*. 2016;89:1–6.

273. Chen T-Y, Edwards JD, Janke MC. The effects of the A Matter of Balance Program on falls and physical risk of falls, Tampa, Florida, 2013. *Prev Chronic Dis*. 2015;12:150096.

274. Giangregorio LM, McGill S, Wark JD et al. Too fit to fracture: outcomes of a Delphi consensus process on physical activity and exercise recommendations for adults with osteoporosis with or without vertebral fractures. *Osteoporos Int*. 2015;26:891–910.

275. Lacroix A, Hortobágyi T, Beurskens R, Granacher U. Effects of supervised vs. unsupervised training programs on balance and muscle strength in older adults: a systematic review and meta-analysis. *Sports Med*. 2017;47:2341–61.

276. National Spinal Cord Injury Statistical Center. *Spinal Cord Injury Facts and Figures at a Glance*. Birmingham (AL): University of Alabama at Birmingham; 2018. p. 41–118.

277. Krassioukov A, West C. The role of autonomic function on sport performance in athletes with spinal cord injury. *PM R*. 2014;6:S58–65.

278. Simmons OL, Kressler J, Nash MS. Reference fitness values in the untrained spinal cord injury population. *Arch Phys Med Rehabil*. 2014;95:2272–8.

279. Janssen TWJ, Dallmeijer AJ, Veeger D, van der Woude LHV. Normative values and determinants of physical capacity in individuals with spinal cord injury. *J Rehabil Res Dev*. 2002;39:29–39.

280. Haisma JA, van der Woude LHV, Stam HJ, Bergen MP, Sluis TAR, Bussmann JBJ. Physical capacity in wheelchair-dependent persons with a spinal cord injury: a critical review of the literature. *Spinal Cord*. 2006;44:642–52.

281. Gorgey AS, Poarch HJ, Dolbow DD, Castillo T, Gater DR. Effect of adjusting pulse durations of functional electrical stimulation cycling on energy expenditure and fatigue after spinal cord injury. *J Rehabil Res Dev*. 2014;51:1455–68.

282. Vanlandewijck Y, Theisen D, Daly D. Wheelchair propulsion biomechanics: implications for wheelchair sports. *Sports Med*. 2001;31:339–67.

283. Léger L, Boucher R. An indirect continuous running multistage field test: the Université de Montreal track test. *Can J Appl Sport Sci*. 1980;5:77–84.

284. Bochkezanian V, Raymond J, de Oliveira CQ, Davis GM. Can combined aerobic and muscle strength training improve aerobic fitness, muscle strength, function and quality of life in people with spinal cord injury? A systematic review, *Spinal Cord*. 2015;53:418–31.

285. Hicks AL, Ginis KAM, Pelletier CA, Ditor DS, Foulon B, Wolfe DL. The effects of exercise training on physical capacity, strength, body composition and functional performance among adults with spinal cord injury: a systematic review. *Spinal Cord*. 2001;49:1103–27.

286. van der Scheer JW, Martin Ginis KA, Ditor DS et al. Effects of exercise on fitness and health of adults with spinal cord injury: a systematic review. *Neurology*. 2017;89:736–45.

287. Martin Ginis KA, van der Scheer JW, Latimer-Cheung AE et al. Evidence-based scientific exercise guidelines for adults with spinal cord injury: an update and a new guideline. *Spinal Cord*. 2018;56:308–21.

288. Goosey-Tolfrey VL, van der Scheer JW, Lexell J, Clements K, Martin Ginis KA, International SCI Exercise Guidelines Project Group. Development of scientific exercise guidelines for adults with spinal cord injury. *Br J Sports Med*. 2018;52:1166–67.

289. Evans N, Wingo B, Sasso E, Hicks A, Gorgey AS, Harness E. Exercise recommendations and considerations for persons with spinal cord injury. *Arch Phys Med Rehabil*. 2015;96:1749–50.

290. Tweedy SM, Beckman EM, Geraghty TJ et al. Exercise and Sports Science Australia (ESSA) position statement on exercise and spinal cord injury. *J Sci Med Sport*. 2017;20(2):108–115.

291. Gorgey AS, Dolbow DR, Dolbow JD, Khalil RK, Gater DR. The effects of electrical stimulation on body composition and metabolic profile after spinal cord injury — part II. *J Spinal Cord Med.* 2015;38:23–37.

292. Dudley-Javoroski S, Shields RK. Muscle and bone plasticity after spinal cord injury: review of adaptations to disuse and to electrical muscle stimulation. *J Rehabil Res Dev.* 2008;45:283–96.

293. Gorgey AS, Dudley GA. Skeletal muscle atrophy and increased intramuscular fat after incomplete spinal cord injury. *Spinal Cord.* 2007;45:304–09.

294. Johnston TE, Marino RJ, Oleson CV et al. Musculoskeletal effects of 2 functional electrical stimulation cycling paradigms conducted at different cadences for people with spinal cord injury: a pilot study. *Arch Phys Med Rehabil.* 2016;97:1413–22.

295. Shields RK, Dudley-Javoroski S. Musculoskeletal plasticity after acute spinal cord injury: effects of long-term neuromuscular electrical stimulation training. *J Neurophysiol.* 2006;95:2380–90.

296. Dobkin B, Apple D, Barbeau H et al. Weight-supported treadmill vs over-ground training for walking after acute incomplete SCI. *Neurology.* 2006;66:484–93.

297. Nightingale TE, Rouse PC, Thompson D, Bilzon JLJ. Measurement of physical activity and energy expenditure in wheelchair users: methods, considerations and future directions. *Sports Med Open.* 2017;3:10.

298. Gorgey AS, Mather KJ, Cupp HR, Gater DR. Effects of resistance training on adiposity and metabolism after spinal cord injury. *Med Sci Sports Exerc.* 2012;44:165–74.

299. Gorgey AS, Khalil RE, Lester RM, Dudley GA, Gater DR. Paradigms of lower extremity electrical stimulation training after spinal cord injury. *J Vis Exp.* 2018;(132):57000.

300. Schmid A, Schmidt-Trucksäss A, Huonker M et al. Catecholamines response of high performance wheelchair athletes at rest and during exercise with autonomic dysreflexia. *Int J Sports Med.* 2001;22:2–7.

301. Gee CM, West CR, Krassioukov AV. Boosting in elite athletes with spinal cord injury: a critical review of physiology and testing procedures. *Sports Med.* 2015;45:1133–42.

302. Wan D, Krassioukov AV. Life-threatening outcomes associated with autonomic dysreflexia: a clinical review. *J Spinal Cord Med.* 2014;37(1):2–10.

303. Griggs KE, Price MJ, Goosey-Tolfrey VL. Cooling athletes with a spinal cord injury. *Sports Med.* 2015;45:9–21.

304. van Drongelen S, van der Woude LH, Janssen TW, Angenot EL, Chadwick EK, Veeger DH. Glenohumeral contact forces and muscle forces evaluated in wheelchair-related activities of daily living in able-bodied subjects versus subjects with paraplegia and tetraplegia. *Arch Phys Med Rehabil.* 2005;86:1434–40.

305. Figoni SF. Overuse shoulder problems after spinal cord injury: a conceptual model of risk and protective factors. *Clinical Kinesiol.* 2009;63:12–22.

306. Hettinga DM, Andrews BJ. Oxygen consumption during functional electrical stimulationassisted exercise in persons with spinal cord injury: implications for fitness and health. *Sports Med.* 2008;38:825–38.

307. Hooker SP, Figoni SF, Rodgers MM et al. Metabolic and hemodynamic responses to concurrent voluntary arm crank and electrical stimulation leg cycle exercise in quadriplegics. *J Rehabil Res Dev.* 1992;29:1–11.

308. Bakkum AJT, Paulson TAW, Bishop NC et al. Effects of hybrid cycle and handcycle exercise on cardiovascular disease risk factors in people with spinal cord injury: a randomized controlled trial. *J Rehabil Med.* 2015;47:523–30.

309. Goosey-Tolfrey V, Lenton J, Goddard J, Oldfield V, Tolfrey K, Eston R. Regulating intensity using perceived exertion in spinal cord-injured participants. *Med Sci Sports Exerc.* 2010;42:608–13.

310. Cowan RE, Ginnity KL, Kressler J, Nash MS. Assessment of the talk test and rating of perceived exertion for exercise intensity prescription in persons with paraplegia. *Top Spinal Cord Inj Rehabil.* 2012;18:212–19.

311. van der Scheer JW, Hutchinson MJ, Paulson T, Martin Ginis KA, Goosey-Tolfrey VL. Reliability and validity of subjective measures of aerobic intensity in adults with spinal cord injury: a systematic review. *PM R.* 2018;10:194–207.

312. Nightingale TE, Metcalfe RS, Vollaard NBJ, Bilzon JLJ. Exercise guidelines to promote cardiometabolic health in spinal cord injured humans: time to raise the intensity? *Arch Phys Med Rehabil.* 2017;98(9):1693–1704.

313. Astorino TA, Thum JS. Within-session responses to high-intensity interval training in spinal cord injury. *Disabil Rehabil*. 2016:1–6.
314. Ward BW, Schiller JS, Goodman RA. Multiple chronic conditions among US adults: a 2012 update. *Prev Chronic Dis* [Internet]. 2014 [cited 2015 Jan 6];11. Available from: http://www.cdc.gov/pcd/issues/2014/pdf/13_0389.pdf. doi:10.5888/pcd11.130389.
315. Gerteis J, Izrael D, Deitz D et al. *Multiple Chronic Conditions Chartbook*. *AHRQ Publication No. Q14-0038*. Rockville (MD): Agency for Healthcare Research and Quality; 2014. 45 p.

Saúde do Cérebro e Distúrbios Relacionados

Introdução

A saúde do cérebro pode ser definida genericamente como o funcionamento ideal ou máximo das medidas comportamentais e biológicas do cérebro e das experiências subjetivas decorrentes da função cerebral (p. ex., humor). O Physical Activity Guidelines Scientific Report de 2018[1] concluiu que há evidências inequívocas de que o exercício físico influencia a saúde do cérebro e indivíduos com problemas que afetam a saúde desse órgão (p. ex., depressão maior) poderiam se beneficiar muito com a prática de exercícios físicos.

Este capítulo contém as diretrizes e recomendações de teste de esforço físico e prescrição de um programa de exercícios (PEx) para indivíduos com problemas de saúde relacionados com o cérebro. Assim como nos demais capítulos, as diretrizes e recomendações para a PEx são apresentadas usando o princípio de frequência, intensidade, tempo e tipo (FITT) da PEx, baseado nas evidências disponíveis de documentos de posicionamento de organizações profissionais e literatura científica. Para alguns problemas de saúde relacionados ao cérebro, não há informações suficientes com relação ao volume adequado e à progressão do treinamento físico. Nesses casos, as diretrizes e as recomendações fornecidas em outros capítulos destas Diretrizes devem ser adaptadas com bom julgamento clínico para a condição em questão. Em muitos casos, o treinamento físico pode ser realizado sem um teste de esforço físico prévio. No entanto, se um teste de esforço físico for realizado, este capítulo apresenta recomendações específicas para indivíduos com vários problemas de saúde cerebrais.

Um aspecto da saúde cerebral de grande interesse público é a concussão. No entanto, quando esta 11ª edição das Diretrizes foi publicada, existiam evidências limitadas acerca do papel do exercício físico ou da atividade física (AF) na mitigação ou recuperação de uma concussão. Edições futuras das Diretrizes e outras publicações do ACSM conterão informações sobre concussões, no que se refere a exercícios físicos e atividades físicas, conforme surgirem evidências de suporte.

Transtorno de déficit de atenção com hiperatividade

O transtorno de déficit de atenção com hiperatividade (TDAH) é um distúrbio do desenvolvimento neurológico comum, caracterizado por desatenção, hiperatividade-impulsividade ou ambos.[2] A prevalência de TDAH em todo o mundo é de aproximadamente 5% em criança e adolescentes e uma média de cerca de 2,5 a 3,4% em adultos.[3] No entanto, as estimativas em crianças e adolescentes variam entre os sexos biológicos, sendo marcadamente mais prevalentes em meninos do que em meninas, em uma razão de 2 a 3:1.[4,5] Os dados existentes indicam que a prevalência de TDAH não aumentou nas últimas três décadas.[4] Apesar da crença popular de que o TDAH é principalmente um transtorno pediátrico, metanálises de estudos de seguimento mostraram que cerca de 65% das crianças com TDAH continuarão tendo TDAH quando adultas.[6] Os problemas relacionados com o TDAH incluem comorbidades psiquiátricas (p. ex., depressão maior, ansiedade e transtorno bipolar), problemas de saúde (p. ex., obesidade e hipertensão arterial sistêmica), disfunção psicológica, fracasso escolar e ocupacional, deficiência social e comportamentos de risco (p. ex., mentir, roubar e fazer uso abusivo de substâncias).[2]

O TDAH é um transtorno complexo e sua etiologia ainda não está completamente compreendida. Embora existam evidências de que fatores ambientais desempenham um papel importante, o TDAH tem forte componente genético, com estimativas de herdabilidade média de aproximadamente 75%.[6-8] Utilizam-se tratamentos farmacológicos e não farmacológicos no TDAH. Embora agentes não estimulantes (p. ex., o inibidor seletivo da recaptação de noradrenalina chamado atomoxetina e formulações de ação prolongada de dois fármacos agonistas alfa-2 adrenérgicos, a clonidina e a guanfacina) sejam algumas vezes usados com base nas contraindicações ou preferências pessoais, os principais agentes utilizados para tratar o TDAH em indivíduos de todas as idades são os estimulantes (como a anfetamina ou o metilfenidato).[2] Além disso, tratamentos não farmacológicos, como abordagens alimentares e nutricionais, neurocognitivas e comportamentais, também são utilizados como alternativa ou complemento aos tratamentos farmacológicos.

De acordo com o Physical Activity Guidelines Advisory Committee de 2018, a AF regular melhora várias dimensões da cognição, incluindo duas que são de extrema importância para indivíduos com TDAH: a atenção e a inibição.[1] A desatenção é um dos principais sintomas do TDAH. As evidências mais atualizadas do relatório do Physical Activity Guidelines Advisory Committee corroboram fortemente o uso da AF para melhorar a atenção.[9] A impulsividade é outro sintoma fundamental do TDAH. As evidências existentes indicam que há ligação entre o envolvimento em AF e melhorias na inibição cognitiva.[10,11] A inibição cognitiva é um componente importante da função executiva; lida com a capacidade das pessoas de inibir respostas para conseguir responder melhor a um estímulo específico. Nesse contexto, o exercício físico demonstrou melhorar a inibição na população em geral[12] e em crianças com TDAH.[10] Outras funções cognitivas, como a melhor capacidade de planejar e organizar as atividades de vida diária, consideradas parte das funções executivas, também estão positivamente relacionadas com o exercício físico na população em geral e podem trazer benefícios adicionais para aqueles com TDAH.[1,13,14] Além disso, a duração e a qualidade do sono são frequentemente prejudicadas em pessoas com TDAH[15] (consulte Suarez-Manzano et al.,[13] que contém uma revisão). O relatório do Physical Activity Guidelines Advisory Committee indica que pessoas fisicamente ativas têm melhor qualidade de sono, em termos de tempo na cama até o início do sono, número e duração de vezes que uma pessoa desperta à noite após ter adormecido e eficiência do sono, entre outros.[1] Este seria, portanto, outro mecanismo pelo qual os exercícios físicos podem melhorar os sintomas do TDAH.

As principais comorbidades no TDAH incluem a obesidade (ver Capítulo 9), a hipertensão arterial sistêmica (ver Capítulo 9) e a depressão/ansiedade (conforme discutido neste capítulo);[2,3,16,17] os exercícios físicos podem desempenhar papel fundamental na mitigação de cada uma dessas condições.[1]

Teste de esforço físico

Dada a maior prevalência de TDAH na infância/adolescência em comparação com a idade adulta, as considerações acerca do teste de esforço físico para indivíduos com TDAH serão principalmente aquelas referentes a crianças e adolescentes. Na maioria dos casos, aqueles com TDAH podem iniciar um programa de exercícios físicos de intensidade moderada sem avaliação médica prévia, considerando que o teste de esforço físico para fins clínicos não é necessário, a menos que haja algum outro problema de saúde.[18-20] No entanto, o teste de esforço físico, tanto na população pediátrica quanto na adulta, é sempre informativo como um indicador de saúde e para monitorar as melhorias no condicionamento físico como consequência do exercício físico.[21] Nesse caso, as recomendações para o teste de esforço físico na população em geral (ver Capítulos 3 e 4) se aplicam ao TDAH.[22] Em crianças e adolescentes, a bateria de teste de condicionamento físico mais atualizada e baseada em evidências é a ALPHA, financiada pela União Europeia,[23-26] também apoiada pelo Institute of Medicine dos EUA.[27,28] Os testes selecionados, por serem os mais válidos, confiáveis e relacionados com saúde futura são (a) o teste de corrida de ir e vir de 20 m (*shuttle run*), para avaliação do condicionamento cardiorrespiratório (CCR); (b) o teste de força muscular esquelética (FME) de preensão manual; (c) o salto em distância, para avaliar a aptidão musculoesquelética; (d) o índice de massa corporal (IMC); (e) a espessura das dobras cutâneas e (f) a perimetria da cintura, para avaliar a composição corporal.[26] Os valores normativos internacionais para a interpretação correta da avaliação de aptidão por sexo biológico e idade estão disponíveis em outros locais.[29-32] A maioria desses testes também está incluída na bateria FITNESSGRAM. Se o TDAH apresentar comorbidades, os profissionais de educação física devem revisar as opções de teste de esforço físico relevantes, conforme listado em outra parte destas Diretrizes.

Prescrição de exercícios físicos

Como o TDAH é mais comumente diagnosticado no início da vida, os princípios da PEx para crianças e adolescentes saudáveis se aplicam ao TDAH (ver Capítulo 6). Dado que o TDAH continua na idade adulta em quase dois terços das crianças, os princípios da PEx para adultos também se aplicam (ver Capítulo 5).

Considerações acerca do exercício físico

• Deve-se prestar atenção às comorbidades potencialmente coexistentes, como sobrepeso/obesidade, hipertensão arterial sistêmica e depressão/ansiedade

- Evidências emergentes sugerem que o baixo condicionamento físico é comum no TDAH.[18-20,33] Deve-se ter o cuidado de começar devagar e definir metas realistas para o condicionamento físico dessa população
- O transtorno do desenvolvimento da coordenação está frequentemente presente em indivíduos com TDAH.[34-36] Portanto, podem-se incorporar exercícios físicos complexos que requerem habilidades motoras específicas com alto controle neuromuscular (como a dança), mas eles devem ser realizados de modo mais progressivo[37,38]
- Para melhorar a adesão ao exercício físico em pessoas com TDAH, é importante escolher atividades lúdicas e estimulantes que proporcionem motivação e *feedback* positivo e, sempre que possível, treinar em pequenos grupos. Tudo isso pode contribuir para aprimorar as habilidades sociais e melhorar a adesão
- O treinamento físico intervalado de alta intensidade (HIIT) pode ser uma boa escolha para aqueles com TDAH uma vez que um nível de condicionamento físico moderado seja alcançado. A menor duração e a maior intensidade tendem a exigir maiores níveis de concentração e foco, o que pode ser benéfico.[39]

Considerações especiais

- Para a maioria dos indivíduos com TDAH, a AF e/ou exercícios físicos serão complementares ao seu tratamento farmacológico. Demonstrou-se que o exercício físico pode aumentar os efeitos dos estimulantes (ou seja, metilfenidato) nos sintomas clínicos, na função cognitiva e na atividade cerebral daqueles com TDAH.[40-43] Portanto, aqueles com TDAH são aconselhados a discutir com seus médicos informações sobre as doses dos medicamentos e como eles podem interagir com um programa de exercícios físicos, pois podem ser necessários ajustes na dosagem
- O uso de técnicas de mudança de comportamento (ver Capítulo 12) para definir e criar metas de comportamento de curto e longo prazos também pode ser apropriado para essa população[44,45]
- Características a serem consideradas ao se prescrever exercícios físicos para indivíduos com TDAH:
  - Sessões de exercício físico estruturadas, previamente planejadas e parte de uma rotina, feitas com um especialista em esportes ou em um ambiente de grupo
  - Variedade de programas, incluindo padrões de movimento funcional
  - Um objetivo definido, específico e mensurável para o dia e para curto prazo.

Considerações para o futuro

De modo geral, são necessários ensaios clínicos randomizados controlados mais rigorosos e bem planejados, que testem os efeitos do exercício físico em crianças, adolescentes e adultos com TDAH. Até o momento, a maioria dos estudos acerca do exercício físico e TDAH foi realizada em crianças, e a maioria das intervenções por exercício físico nesse transtorno concentra-se exclusivamente no exercício físico aeróbio. Dados os múltiplos benefícios do treinamento físico de FME para a saúde na população em geral, estudos futuros devem incluir esse treinamento em indivíduos com TDAH para explorar seus efeitos na saúde geral e nos sintomas específicos do transtorno. Além disso, estudos futuros devem investigar como o exercício físico interage com a medicação para esse transtorno (p. ex., se a incorporação de AF na vida diária de uma pessoa com TDAH medicada poderia contribuir para reduzir a dose do medicamento).

Recursos *online*

ADHD Europe: https://www.adhdeurope.eu/
ADHD in Adults: http://www.adhdinadults.com
American Academy of Pediatrics ADHD Toolkit: https://www.aap.org/en-us
   /pubserv/adhd2/Pages/kit/data/introframe.html
American Professional Society for ADHD and Related Disorders:
   http://www.apsard.org
Australian NHMRC: http://www.nhmrc.gov.au/guidelines-publications/mh26
Children and Adults with ADHD: http://www.chadd.org
European Network on Adult ADHD: http://www.eunetworkadultadhd.com/
International Collaboration on ADHD and Substance Abuse:
   http://www.adhdandsubstanceabuse.org
Mayo Clinic Diseases and Conditions. Attention-deficit/hyperactivity disorder:
   https://www.mayoclinic.org/diseases-conditions/adult-adhd/symptoms-causes/
   syc-20350878
National Institute of Mental Health: https://www.nimh.nih.gov/health/topics
   /attention-deficit-hyperactivity-disorder-adhd/index.shtml
The Canadian ADHD Resource Alliance: http://www.caddra.ca
UK Adult ADHD Network: http://www.ukaan.org
World Federation of ADHD: http://www.adhd-federation.org

Doença de Alzheimer

A doença de Alzheimer é a causa mais comum de demência, sendo responsável por
60 a 80% de todos os casos.[46] É caracterizada por declínios precoces e progressivos
no aprendizado e na memória, bem como em outros processos cognitivos (p. ex.,
funções executivas), seguidos por declínios mais graves na cognição, no humor e
nas habilidades motoras, à medida que a doença progride.[47] A doença de Alzheimer
também é caracterizada por sintomas depressivos aumentados, problemas comportamentais, como divagação ou agitação, e distúrbios do sono significativos, sendo
que todos podem mediar ou exacerbar o comprometimento da memória.[48] Com o
tempo, as deficiências tornam-se graves o suficiente para interferir na capacidade
de realizar as atividades instrumentais de vida diária (AIVD). Embora a doença
de Alzheimer seja mais comum em indivíduos com mais de 65 anos, sua forma de
início precoce geralmente afeta aqueles com menos de 65 anos. Além disso, os processos neurodegenerativos e neuropatológicos associados à doença iniciam-se uma
a duas décadas antes do aparecimento de quaisquer sintomas cognitivos, tornando
a busca pela prevenção e o tratamento precoce da doença grandes prioridades de
saúde pública.[49,50]

Atualmente, a doença de Alzheimer é a sexta principal causa de morte nos EUA,
com quase 46 milhões de pessoas tendo a doença ou uma demência relacionada.
Dado o aumento projetado na quantidade de adultos com mais de 65 anos, o World
Alzheimer's Report e a Alzheimer's Association indicam que, sem a descoberta de
medidas eficazes de prevenção e tratamento, o número de casos pode dobrar até
2050.[46] A idade é o principal fator de risco para a doença de Alzheimer, com 81%
dos indivíduos tendo 75 anos ou mais. A taxa de prevalência aumenta exponencial-
mente com a idade, de modo que cerca de 3% dos indivíduos com 65 a 74 anos e

32% daqueles com mais de 85 anos têm a doença.[51] Um indivíduo com o diagnóstico da doença sobrevive em média 7 a 12 anos.[52,53] Infelizmente, no momento, essa doença é incurável.

A doença de Alzheimer é caracterizada principalmente por duas características patológicas marcantes: placas beta-amiloides e emaranhados neurofibrilares. Na fase pré-clínica da doença, placas e emaranhados se acumulam no cérebro até duas décadas antes do desenvolvimento dos sintomas cognitivos.[49,54] De 20 a 40% dos indivíduos com mais de 65 anos sem evidência de perda de memória ou declínio cognitivo têm características patológicas detectáveis da doença. Acredita-se que a presença dessas características conduza a outros processos neuropatológicos subsequentes, como atrofia do hipocampo e de outras regiões do cérebro.[55] Subsequente ao estágio pré-clínico, há um segundo estágio caracterizado pela presença da doença de Alzheimer e neurodegeneração (p. ex., atrofia do hipocampo), juntamente de sinais de comprometimento cognitivo leve. O estágio final (demência decorrente da doença de Alzheimer) é caracterizado por comprometimento cognitivo que pode ser medido objetivamente de modo mais significativo, bem como incapacidade de realizar de maneira independente muitas AIVD e relatos subjetivos de problemas cognitivos ou de memória.

Vários estudos examinaram o potencial de tratamentos farmacológicos e não farmacológicos de prevenir, retardar ou reverter o curso da doença de Alzheimer. Esses tratamentos incluem agentes farmacológicos que têm como alvo o sistema colinérgico ou as vias enzimáticas das cascatas amiloide ou da proteína tau, bem como agentes não farmacológicos que têm como alvo o estresse oxidativo e intervenções comportamentais, como o exercício físico. Infelizmente, a maioria desses tratamentos teve sucesso clínico limitado. Por causa disso, sugere-se que há maior chance de sucesso em alterar a trajetória do curso da doença ao se alcançar os estágios mais iniciais possíveis, quando as placas beta-amiloides começam a apresentar acúmulo aumentado.

Os estudos observacionais costumam considerar em conjunto atividades de lazer, AF e comportamentos de exercício físico ao avaliarem o risco longitudinal de demência ou deficiência cognitiva. Em contraste, os ensaios clínicos randomizados frequentemente usam programas estruturados que avaliam se os exercícios físicos podem ser usados como um tratamento eficaz para os sintomas da doença. Um conjunto significativo de pesquisas demonstra que maiores quantidades de AF estão associadas a um risco reduzido de declínio cognitivo no final da idade adulta,[56] bem como a um risco reduzido de desenvolver doença de Alzheimer.[57,58] Também há evidências preliminares de que o exercício físico pode melhorar as funções física e cognitiva em indivíduos com a doença,[59] mas esses achados estão longe de serem conclusivos (ver de Souto Barreto et al.[60] e Brasure et al.[61]), e são necessárias mais pesquisas para determinar a magnitude e a consistência desse efeito. Há também dados sugerindo que um CCR mais alto está relacionado a menor atrofia cerebral no início da doença,[62] e o aumento dos níveis de condicionamento físico por meio de intervenções por exercício físico pode diminuir a perda de memória e a atrofia cerebral.[63] Em adultos cognitivamente saudáveis, há evidências limitadas de que o exercício físico pode ser capaz de alterar positivamente o tamanho e a função de áreas do cérebro que são afetadas no curso da doença,[62] que melhoram em função das mudanças induzidas pelo exercício físico nas vias celulares e moleculares e poderiam mitigar os efeitos neuropatológicos ou reduzir o acúmulo de placas beta-amiloides. Com base nesses dados, o relatório do Physical Activity Guidelines Advisory Committee, de 2018, relatou que há fortes evidências de que maiores quantidades de AF reduzem o risco de demência.[64] Embora haja muito a aprender sobre o potencial da AF e dos exercícios físicos em influenciar a saúde cognitiva e cerebral na doença de Alzheimer, há evidências emergentes de um aumento na capacidade funcional nos estágios iniciais da doença[63] e evidências fortes e inequívocas de que o exercício físico reduz o risco de quedas e lesões, bem como melhora nas vias fisiológicas associadas a condições que frequentemente ocorrem com a doença de Alzheimer (p. ex., diabetes melito tipo 2).

Teste de esforço físico

As recomendações para o teste de esforço físico dependem do estágio e da gravidade da doença, de modo que os indivíduos que estão nos estágios pré-clínicos e iniciais são muito mais propensos a compreender e tolerar os procedimentos do teste do que aqueles em um estágio mais avançado da doença.[65,66] Portanto, é sempre necessário um julgamento clínico para determinar a segurança de se realizar o teste em uma pessoa; recomenda-se que todos os testes de esforço físico sejam realizados em consulta com um médico e/ou neuropsicólogo que entenda o nível de deficiência do indivíduo. Como a demência costuma ocorrer conjuntamente com condições cardiovasculares e cardiometabólicas, o teste de esforço físico também deve levar em consideração a presença dessas condições. O teste de esforço físico de alta intensidade, como durante um teste de esforço físico máximo, é seguro, a menos que haja contraindicações de equilíbrio, musculares esqueléticas ou coronarianas, conforme descrito no Capítulo 4. O uso da bicicleta ergométrica pode ser mais eficaz e menos doloroso para alguns indivíduos com comorbidades cuja dor se intensifica durante o teste de esforço físico (p. ex., artrite grave).

Em todos os procedimentos, recomenda-se realizar um aquecimento de intensidade leve, de acordo com o nível de deficiência e o estado funcional. Recomenda-se ainda organizar um período suficiente de volta ao repouso após atividade, enquanto se monitoram atentamente os sinais vitais do indivíduo. Indivíduos com deficiências cognitivas mais graves podem ter dificuldade de se lembrar dos objetivos do teste físico ou do que devem fazer. Essas deficiências de memória podem variar de um momento para o outro, tornando o teste de esforço físico contraindicado em condições de perda de memória grave. Medidas padrão de esforço físico, como a escala de Borg (ver Figura 4.2), também podem ser inválidas em casos de doença de Alzheimer grave; contudo, em estágios pré-clínicos e iniciais, podem ser consideradas uma ferramenta de avaliação válida. O teste de FME também é possível nessa população, especialmente em casos de estágio pré-clínico, comprometimento cognitivo leve ou demência inicial. Em casos com déficits de memória mais graves, o teste de FME torna-se mais perigoso e sempre deve ser realizado em consulta com um médico e/ou neuropsicólogo que entenda a gravidade da deficiência.

Prescrição de exercícios físicos

Dependendo da gravidade da deficiência cognitiva, os profissionais responsáveis e cuidadores às vezes hesitam em iniciar um programa de exercícios físicos com medo de que as perdas cognitivas possam resultar em uma maior probabilidade de distração, esquecimento do que se está fazendo ou superestimação das habilidades atuais para realizar exercícios físicos. Apesar desses temores, o exercício físico é seguro em indivíduos com doença de Alzheimer, contanto que a PEx seja progredida e monitorada de maneira semelhante ao que é feito em idosos cognitivamente saudáveis (ver Capítulo 5). Há evidências de que indivíduos com deficiência cognitiva, incluindo aqueles com doença de Alzheimer, também podem beneficiar-se de AF de intensidade mais baixa, permitindo-lhes praticar diversos exercícios físicos em uma variedade de intensidades.[56] Indivíduos com doença de Alzheimer também podem se beneficiar de vários tipos de exercício físico, como treinamento físico aeróbio, de fortalecimento muscular esquelético, de coordenação, de flexibilidade e de equilíbrio,[67] já que todos os benefícios à saúde usuais associados a esses exercícios são aplicáveis aos indivíduos com essa doença. Eles devem evitar a inatividade física e o sedentarismo. Como é o caso no teste de esforço físico, toda a PEx deve ser organizada em consulta com um médico e/ou neuropsicólogo que entenda a gravidade da deficiência, bem como outras comorbidades que podem afetar a segurança ou a PEx (ver Capítulos 8 a 10). Todos os exercícios físicos, incluindo o treinamento físico aeróbio e de FME,[68] para indivíduos com doença de Alzheimer devem ser realizados com base na intensidade relativa dos sintomas e no estado físico da pessoa e progredidos em uma velocidade que otimize a adoção e a adesão. Por fim, todas as pessoas que possuírem doença de Alzheimer devem se envolver em níveis de AF conforme suas habilidades permitirem.

Considerações acerca do exercício físico

- Há evidências crescentes de que os indivíduos com doença de Alzheimer podem obter os benefícios do exercício físico por meio da melhoria em aspectos fisiológicos e de saúde cerebral; o fato de ser ou não capaz de realizar AFs por conta própria depende da gravidade da doença
- Séries longas e contínuas de exercício físico têm maior probabilidade de serem úteis e seguras nos estágios pré-clínicos e iniciais da doença e menor probabilidade de serem viáveis durante os estágios posteriores da doença
- Comorbidades metabólicas, cardiovasculares, articulares e de atrofia muscular esquelética podem restringir a frequência e a duração dos exercícios físicos. Portanto, pode ser apropriado iniciar um regime de exercícios físicos com sessões curtas, de 10 minutos ou menos
- Ter como alvo vários modos de AF pode ser o modo mais eficaz de melhorar o equilíbrio, a flexibilidade e a força e a resistência muscular esqueléticas
- Períodos adequados de aquecimento e volta ao repouso, com monitoramento dos sinais vitais, são essenciais para minimizar as preocupações com a segurança.

Considerações especiais

- Nos estágios iniciais da doença de Alzheimer, incluindo o caso de comprometimento cognitivo leve, os indivíduos ainda são capazes de realizar exercícios físicos de maneira independente e na comunidade
- A PEx deve sempre ser realizada em consulta com o médico e/ou neuropsicólogo do indivíduo.
- Pode haver benefícios de treinar e se exercitar fisicamente com o cuidador ajudando a fornecer suporte e motivação e cuidando da segurança
- Informe os indivíduos, bem como os cuidadores, que um nível leve de dor musculoesquelética durante ou imediatamente após uma sessão de exercícios físicos é uma consequência normal do início de um regime de exercícios físicos

FITT	**Recomendações FITT para indivíduos com doença de Alzheimer.**		
	Aeróbio	**Força muscular esquelética**	**Flexibilidade**
Frequência	3 dias/semana	2 a 3 dias/semana	≥ 2 a 3 dias/ semana, sendo mais eficazes se feitos diariamente
Intensidade	Dependendo da gravidade da doença, começar com intensidade leve e progredir para uma intensidade moderada com base no desempenho do indivíduo (40 a 59% de V̇O₂R ou FCR; EEP de 12 a 13 em uma escala de 6 a 20)	40 a 50% de 1-RM para indivíduos que estão começando a melhorar a força muscular esquelética; 60 a 70% de 1-RM para praticantes mais avançados. Sempre considere a gravidade das deficiências cognitivas, bem como a presença de quaisquer condições concomitantes que possam modificar esses níveis	Extensão, flexão, rotação totais, ou alongamento até o ponto de leve desconforto
Tempo	Dependendo da gravidade da doença, pode ser necessário começar com sessões < 10 minutos e progredir a uma velocidade confortável para o indivíduo. O exercício físico pode ser realizado por até 30 a 60 minutos de atividade contínua ou acumulada	≥ 1 série de 8 a 12 repetições; 10 a 15 repetições em adultos com doença de Alzheimer que estão iniciando um programa de exercícios físicos	Manter o alongamento estático por 10 a 30 segundos; 2 a 4 repetições de cada exercício físico
Tipo	Atividades rítmicas prolongadas usando os grandes grupos musculares esqueléticos (p. ex., caminhar, andar de bicicleta, nadar e dançar)	Por segurança, evitar pesos livres; concentrar-se em aparelhos de musculação e outros métodos de resistência (p. ex., faixas elásticas e peso corporal)	Alongamentos estáticos lentos para todos os grandes grupos musculares esqueléticos

1-RM, uma repetição máxima; EEP, escala de esforço físico percebido; FCR, frequência cardíaca de reserva; V̇O₂R, consumo de oxigênio de reserva.

- Praticar exercícios físicos pela manhã pode ser mais fácil e benéfico, pois a manhã costuma ser quando o indivíduo demonstra a menor gravidade dos sintomas
- Incentiva-se o exercício físico em centros de enfermagem especializada, instituições de longa permanência para idosos ou clínicas de memória, desde que haja uma equipe devidamente treinada para monitorar o progresso e a segurança individual.

Considerações para o futuro

São necessárias pesquisas futuras para examinar os parâmetros e modos de atividade ideais para prevenir e tratar os sintomas da doença de Alzheimer. Além disso, não se sabe se os exercícios físicos podem reduzir a incidência da doença ou a janela ideal no curso da doença para iniciar um regime de exercícios físicos. Pesquisas futuras devem examinar se o exercício físico é mais eficaz no tratamento dos sintomas em estágios pré-clínicos antes que o declínio cognitivo seja evidente ou se é igualmente eficaz em estágios posteriores do curso da doença.

Recursos *online*

Alzheimer's Association: https://www.alz.org
Mayo Clinic: https://www.mayoclinic.org/diseases-conditions/alzheimers-disease/symptoms-causes/syc-20350447
National Institute of Aging: https://www.nia.nih.gov/health/alzheimers
World Alzheimer's Report: https://www.alz.co.uk/research/world-report

Ansiedade e depressão

A ansiedade e a depressão são transtornos que interferem no aspecto social, ocupacional ou em outros aspectos importantes da vida diária. Os critérios diagnósticos foram descritos no *Manual Diagnóstico e Estatístico de Transtornos Mentais*.[69] As experiências subjetivas predominantes que podem indicar ansiedade ou depressão envolvem a antecipação de uma ameaça ou experiência de tristeza, respectivamente, na maioria dos dias por um período prolongado; no entanto, as manifestações individuais podem variar amplamente.

A ansiedade e a depressão também costumam ser comórbidas, o que significa que os indivíduos com um transtorno frequentemente apresentam sintomas do outro (às vezes o suficiente para se qualificar um diagnóstico duplo). Um risco crítico no caso da depressão é o suicídio (ou seja, ideação, planos ou tentativas de suicídio). Os profissionais de educação física não devem tentar diagnosticar ansiedade ou transtornos depressivos, mas, em vez disso, encaminhar o indivíduo em questão a profissionais de saúde mental para avaliação, diagnóstico e planejamento do tratamento.

A Organização Mundial da Saúde[70] estima que mais de 300 milhões de pessoas têm depressão e mais de 250 milhões têm transtornos de ansiedade em todo o mundo, com a prevalência de ambos aumentando na última década. A prevalência ao longo da vida é tal que mais de 33% da população adulta dos EUA experienciará um transtorno de ansiedade e 21%, um transtorno de humor (13% para transtorno depressivo maior recorrente).[71] Todos os anos, mais de 21% dos norte-americanos adultos experimentam um transtorno de ansiedade e quase 10% experimentam um transtorno de humor (e mais de 7% experimentam episódios depressivos maiores recorrentes).[71] Infelizmente, 45 a 80% das pessoas com ansiedade ou transtornos depressivos não recebem tratamento e, entre aquelas que recebem, muitas não respondem aos tratamentos de primeira linha.[72-74]

Os transtornos mentais estão entre os problemas de saúde mais dispendiosos nos EUA. Mais dinheiro é gasto no tratamento e gerenciamento da saúde mental anualmente (201 bilhões de dólares por ano) do que com câncer, doenças cardíacas, diabetes melito, doenças pulmonares, doenças renais ou hipertensão arterial sistêmica.[75] Embora ampliar os tratamentos para a ansiedade e os transtornos depressivos seja caro, estima-se que os benefícios econômicos a longo prazo, em termos de aumento nos anos de vida saudável e melhora da produtividade, sejam 3,3 a 5,7 vezes superiores.[76]

Teste de esforço físico

Para aqueles com ansiedade e depressão, os testes de esforço físico submáximo são altamente recomendados, porque esses indivíduos geralmente têm baixa saúde física, baixos níveis de condicionamento físico, baixa autoestima física, limitação na experiência com o treinamento físico aeróbio e limitação na energia e na motivação para o esforço físico máximo.[77,78] A ansiedade pré-teste também pode influenciar os resultados do teste, em razão do medo de reações fisiológicas que mimetizem sintomas físicos de ansiedade e depressão (p. ex., falta de ar e dor no peito).[79] Os testes físicos submáximos usados com frequência incluem o teste de caminhada de 6 minutos (TC6M)[80] e o teste em cicloergômetro de Franz.[78]

- Todos os indivíduos com ansiedade e/ou depressão devem ser avaliados quanto ao uso de medicamentos antes do teste de esforço físico à procura de possíveis contraindicações. Em particular, os benzodiazepínicos podem causar sonolência e má coordenação, bem como reduzir a resposta das catecolaminas plasmáticas ao exercício físico[81]
- Indivíduos com transtornos de ansiedade apresentam respostas levemente prejudicadas de pressão arterial sistêmica (PA) ao exercício físico e devem ser avaliados antes do teste de esforço físico.[79,82] Em particular, os indivíduos com transtorno de ansiedade generalizada demonstraram preocupação elevada e baixo tônus vagal a partir da variabilidade da frequência cardíaca (FC), os quais poderiam impactar negativamente seus testes de esforço físico[83]
- Mulheres com transtornos de ansiedade e sem história de doença arterial coronariana apresentam risco aumentado de isquemia durante o teste de esforço físico.[84]

Prescrição de exercícios físicos

Ansiedade

O exercício físico é efetivo em reduzir os sintomas de ansiedade, e isso se aplica a pessoas com e sem transtornos de ansiedade e àquelas com e sem outros diagnósticos clínicos.[77,85-89] A quantidade de ensaios clínicos randomizados de alta qualidade é limitada, e muitos estudos com participantes clinicamente ansiosos combinaram exercícios físicos com outros tratamentos. No entanto, apesar das limitações, é possível fazer recomendações preliminares sobre como prescrever o exercício físico com base nas evidências disponíveis.

Em indivíduos com transtornos de ansiedade clínica, o exercício físico é efetivo em reduzir os sintomas tanto em combinação com outros tratamentos quanto em comparação com grupos-controle não ativos.[87,89] A gravidade dos sintomas não altera esses efeitos.[89] Em indivíduos com outros problemas de saúde, os tratamentos multimodais não parecem ser mais efetivos do que o exercício físico em si.[86]

Em geral, atender às recomendações das Physical Activity Guidelines for Americans de 2018 é apropriado para reduzir a ansiedade.[1] Essas diretrizes recomendam que os adultos acumulem pelo menos 150 minutos por semana de AF de intensidade moderada (p. ex., caminhada) ou 75 minutos por semana de AF de intensidade vigorosa (p. ex., corrida, ciclismo rápido ou uma combinação equivalente dos dois). Também recomendam que os adultos pratiquem exercícios físicos de fortalecimento muscular esquelético (p. ex., flexões e extensões de cotovelos com as mãos apoiadas no chão, ioga e musculação) para todos os principais grupos musculares esqueléticos, pelo menos duas vezes por semana. Além dessas diretrizes gerais, as revisões sistemáticas dos efeitos do exercício físico sobre os sintomas de ansiedade fornecem orientações específicas para informar a PEx.

- *Frequência.* Na população em geral, os efeitos do exercício físico parecem ser maiores quando as sessões ocorrem três a quatro vezes por semana.[90] Em indivíduos com transtornos de ansiedade, a frequência semanal de exercícios físicos não foi associada à redução da ansiedade, nem foi identificada uma frequência ideal.[89] Naqueles com diagnóstico primário de outros problemas de saúde (p. ex., doença cardiovascular, fibromialgia, esclerose múltipla e câncer), os efeitos foram maiores no caso de programas realizados três ou cinco vezes por semana.[86]
- *Intensidade.* Na população em geral, a AF de intensidade moderada e vigorosa (ou seja, exercícios físicos) reduz a ansiedade.[90] Os ensaios de eficácia comparativa em indivíduos com transtornos de ansiedade são limitados, mas, com base nos ensaios clínicos disponíveis, a AF de intensidade moderada a vigorosa pode ser eficaz para reduzir os sintomas de ansiedade.[87] Naqueles com diagnóstico primário de outros problemas de saúde, exercícios físicos leves, moderados e vigorosos foram associados à redução da ansiedade.[86] Há algumas evidências de que programas de exercícios físicos aeróbios de maior intensidade (p. ex., corrida em esteira a 60 a 90% da FC máxima [$FC_{máx}$] ou $\geq$ 60% do consumo de oxigênio máximo [$\dot{V}O_{2máx}$]) tiveram maiores efeitos na redução da ansiedade do que os de menor intensidade (p. ex., caminhada abaixo de 60% da $FC_{máx}$ ou $\dot{V}O_{2máx}$)[91]
- *Tempo.* Na população em geral, os exercícios físicos têm efeitos agudos que reduzem o estado de ansiedade após as sessões de exercício físico;[1] não parece haver duração mínima da sessão para que se obtenham esses efeitos. Reduções na ansiedade são evidentes após sessões de exercício físico que duram de 1 a 30 minutos e podem aumentar depois de sessões que duram de 61 a 90 minutos.[90] Os efeitos são evidentes em programas com duração de 4 a 15 ou mais semanas; no entanto, os efeitos podem diminuir com o tempo. Em indivíduos com transtornos de ansiedade, programas de exercício físico mais longos estão associados a maiores reduções nos sintomas de ansiedade, mas pouco se sabe sobre os requisitos de duração.[87,89] Naqueles com outras condições de saúde, a duração do programa e a duração da sessão parecem influenciar a intensidade das respostas ao tratamento. As maiores respostas foram encontradas em sessões com duração de 30 minutos e programas com duração de 3 a 12 semanas.[86]

• *Tipo*. Tanto o treinamento físico aeróbio quanto o de FME parecem ser eficazes em reduzir os sintomas de ansiedade em populações saudáveis ou não saudáveis.[87,90] O treinamento físico de FME pode reduzir mais a ansiedade em populações saudáveis do que em populações com doenças físicas ou mentais.[85] Não está claro se a combinação dos diferentes tipos de AF leva a maiores reduções na ansiedade.

Depressão

O exercício físico é efetivo em reduzir os sintomas depressivos em pessoas com e sem depressão clínica e também reduz as chances do diagnóstico clínico naqueles que começaram o exercício físico com diagnóstico clínico de depressão. Os efeitos do exercício físico aeróbio são mais profundos entre os indivíduos clinicamente deprimidos.[92,93] Naqueles com depressão, o exercício físico aeróbio tem se mostrado tão efetivo quanto a psicoterapia ou a farmacoterapia em reduzir os sintomas depressivos.[92,93] O exercício físico também é mais eficaz em reduzir a depressão do que a fototerapia e outros controles.[92]

• *Frequência*. A frequência cumulativa de exercícios físicos é mais importante para indivíduos com transtornos depressivos do que para aqueles sem a condição.[93] Programas de exercício físico com 12 ou menos dias têm efeitos inconsistentes; no entanto, programas com duração de 13 ou mais dias reduzem consistentemente os sintomas depressivos em amostras individuais
• *Intensidade*. Não há evidências suficientes para indicar que determinada intensidade é mais efetiva do que outra em reduzir os sintomas depressivos. A AF em qualquer nível de intensidade parece ser eficaz em reduzir os sintomas depressivos.[92,93] Embora mais evidências tenham sido coletadas acerca da AF moderada a vigorosa do que da AF leve, parece que o exercício físico em todas as intensidades é benéfico em reduzir os sintomas depressivos
• *Tempo*. O exercício físico tem efeitos agudos ou imediatos nos estados afetivos essenciais que podem ser úteis para aliviar temporariamente os sintomas depressivos após o exercício físico.[94,95] Episódios curtos de 20 minutos parecem ser suficientes para reduzir os sintomas depressivos em indivíduos sem transtornos depressivos.[93] Para indivíduos com transtornos depressivos, 45 minutos é a duração de sessão recomendada.[77,93]
• *Tipo*. Os efeitos do exercício físico aeróbio sobre os sintomas depressivos foram mais bem caracterizados do que os efeitos dos exercícios físicos de flexibilidade.[92] Em geral, tanto o treinamento físico aeróbio quanto o de FME reduzem os sintomas depressivos.[92,93,96,97] Programas mistos, incluindo componentes de treinamento físico aeróbio e de FME, parecem ser mais eficazes do que programas com apenas uma forma de treinamento físico; entretanto, esta conclusão é baseada em evidências limitadas.[93] Para indivíduos com transtornos depressivos, tanto os exercícios físicos aeróbios quanto os de FME reduzem os sintomas depressivos.[92] O exercício físico produz efeitos semelhantes sobre o humor depressivo do que o alongamento, a meditação e o relaxamento.[92]

Considerações acerca do exercício físico

• O exercício físico pode induzir a mudanças fisiológicas semelhantes a um ataque de pânico (p. ex., aumento da FC e falta de ar); portanto, os indivíduos com transtornos de pânico conhecidos devem ser aconselhados a esperar esses sintomas como um resultado normal do exercício físico

- Alguns exercícios físicos parecem ser melhores do que nenhum exercício físico em reduzir a ansiedade e a depressão, embora atender aos níveis recomendados de AF tenha apresentado os melhores resultados
- Para indivíduos com humor deprimido, é importante encontrar AF que serão mantidas, e eles devem incluir uma mistura de AF aeróbias e de FME.

Considerações especiais

- O suicídio envolve ideação, planos ou ações destinadas a acabar com a própria vida. Trata-se de um risco no caso de transtornos depressivos, e as consequências podem ser graves. Os profissionais de educação física devem encaminhar os indivíduos suspeitos de transtornos depressivos a profissionais de saúde mental licenciados para avaliação, diagnóstico e planejamento de tratamento abrangente
- Para indivíduos com transtornos depressivos, a sensibilidade reduzida a recompensas pode criar desafios adicionais à adesão a um programa de AF
- Os indivíduos podem se beneficiar do emprego de automonitoramento (p. ex., ferramentas digitais e treinamento físico baseado em evidências) ao exercício físico para gerenciar esses estados de doença crônica.

Considerações para o futuro

As relações dose-resposta entre o exercício físico e desfechos de saúde mental precisam ser caracterizadas em mais detalhes usando métodos de pesquisa de efetividade comparativa. Esses estudos podem indicar a prescrição ideal em termos de frequência, intensidade, tempo e tipo de atividade. Existem informações limitadas sobre os efeitos das diferentes intensidades de exercício físico para indivíduos com depressão e ansiedade. São necessárias pesquisas adicionais acerca dos efeitos do treinamento físico de FME, bem como do exercício físico aeróbio combinado e dos exercícios físicos de flexibilidade para a ansiedade e a depressão. A ansiedade e a depressão costumam ser comórbidas, e os efeitos do exercício físico sobre a ansiedade e a depressão comórbidas não são bem compreendidos.

Recursos *online*

Ansiedade

- Anxiety: https://www.nimh.nih.gov/health/topics/anxiety-disorders/index.shtml
- Anxiety disorders: https://www.psychiatry.org/patients-families/anxiety-disorders/what-are-anxiety-disorders
- Generalized anxiety disorder: https://www.nimh.nih.gov/health/publications/generalized-anxiety-disorder-gad/index.shtml
- Panic disorder: https://www.nimh.nih.gov/health/publications/panic-disorder-when-fear-overwhelms/index.shtml
- Social anxiety disorder: https://www.nimh.nih.gov/health/publications/social-anxiety-disorder-more-than-just-shyness/index.shtml

Depressão

- Depression: https://www.nimh.nih.gov/health/topics/depression/index.shtml
- Overview and diagnostic criteria: https://www.psychiatry.org/patients-families/depression/what-is-depression

- Depression in teens: https://www.nimh.nih.gov/health/publications/teen-depression/index.shtml
- Depression in college students: https://infocenter.nimh.nih.gov/pubstatic/NIH%2012-4266/NIH%2012-4266.pdf
- Depression in older adults: https://www.nimh.nih.gov/health/publications/older-adults-and-depression/index.shtml
- Postpartum depression: https://www.nimh.nih.gov/health/publications/postpartum-depression-facts/index.shtml

Transtorno do espectro do autismo

O *transtorno do espectro do autismo* (TEA) é um transtorno neurológico e de desenvolvimento complexo, com taxa de prevalência estimada de um caso a cada 59 crianças nos EUA. O diagnóstico é baseado na observação de comportamentos atípicos, que incluem déficits persistentes na comunicação e na interação social e padrões restritos e repetitivos de comportamento, interesses ou atividades.[69] Além disso, as comorbidades também são prevalentes, incluindo condições clínicas (p. ex., taxas mais altas de convulsões, distúrbios gastrintestinais, condições metabólicas, doenças psiquiátricas e TDAH)[98,99] e déficits de coordenação motora.[100,101] Ao todo, o TEA é uma condição heterogênea com múltiplas trajetórias de desenvolvimento. Embora a etiologia não seja completamente compreendida, sabe-se que há influência de fatores genéticos e ambientais. A contribuição genética para o TEA é apoiada por estudos com famílias e gêmeos, que relatam estimativas de herdabilidade de 50 a 95%.[102] O estudo de fatores contribuintes não genéticos identificou a idade parental avançada e o parto pré-termo como fatores de risco. Fatores como poluição do ar e curto intervalo entre as gestações também podem ser fatores de risco.[102]

As opções de tratamento para os sintomas do TEA – as características principais do transtorno e das comorbidades associadas – incluem abordagens clínicas e comportamentais. As intervenções comportamentais, geralmente implementadas no início da vida, são consideradas o tratamento padrão-ouro atual para os sintomas comportamentais do TEA.[103] Os tratamentos visam aos sintomas de TEA e podem incluir terapia comportamental aplicada, terapia fonoaudiológica, terapia ocupacional e fisioterapia. Existe uma série de outras terapias que incorporam práticas baseadas em evidências para ajudar a melhorar os sintomas do TEA; essas práticas são classificadas pelo National Professional Development Center on Autism Spectrum Disorder.[104] As opções de tratamento farmacológico, embora comumente usadas, frequentemente carecem de evidências que sustentem seu benefício.[105] A risperidona e o aripiprazol, tratamentos comuns para comportamentos desafiadores e repetitivos entre crianças com TEA, têm as evidências mais claras e permanecem como as duas únicas intervenções farmacológicas para o tratamento de sintomas associados com o TEA que são aprovadas pela Food and Drug Administration (FDA) dos EUA.[105] Efeitos adversos significativos do tratamento clínico para indivíduos com TEA são frequentemente relatados, incluindo ganho de massa corporal, fadiga, sedação e sonolência – efeitos frequentemente associados com a descontinuação do tratamento.

O exercício físico é uma das 27 práticas baseadas em evidências identificadas para indivíduos com TEA. Sabe-se que melhora o condicionamento físico, aumenta os comportamentos desejados (tempo na tarefa e resposta correta) e diminui comportamentos inadequados (autoagressão e autolesão).[104] Além disso, metanálises recentes do efeito de intervenções por exercício físico em crianças com TEA relatam efeito moderado a elevado de intervenções direcionadas ao desenvolvimento de habilidades motoras, aptidão relacionada a habilidades, funcionamento social e força e resistência musculares esqueléticas.[106,107] É evidente que o exercício físico atua nos sintomas e nas comorbidades do TEA e oferece benefícios de melhora na saúde. No entanto, jovens com TEA tendem a ser menos ativos e menos propensos a atender às diretrizes de AF em comparação com crianças sem TEA.[108] Isso não é surpreendente quando se considera que a natureza da AF – tipicamente uma experiência física, social, sensorial e dinâmica – pode entrar em conflito direto com as características do TEA. Portanto, é necessária atenção especial para o teste de esforço físico e a PEx a essa população.

Teste de esforço físico

Além dos possíveis riscos associados à AF e ao exercício físico que existem para a população em geral, conforme descrito no Capítulo 1, o teste de esforço físico é seguro para populações com TEA. Portanto, a triagem de saúde prévia à participação em programas de exercícios físicos e testes de esforço físico deve seguir as recomendações gerais do Capítulo 2. No entanto, deve-se garantir que os procedimentos e ambientes de teste sejam reconhecidos, motivadores e confortáveis para o indivíduo com TEA. Existe grande heterogeneidade na população com diagnóstico de TEA; por exemplo, os indivíduos apresentam variações nos domínios cognitivo, social, comportamental, sensorial e motor. Essa heterogeneidade significa que fornecer recomendações para o teste de esforço físico a indivíduos com TEA não é uma tarefa do tipo "tamanho único". O responsável pela condução do teste de esforço físico deve, no entanto, considerar como as práticas baseadas em evidências identificadas para indivíduos com TEA, incluindo cronogramas visuais, narrativas sociais, análise de tarefas, sugestões e reforço, podem ser usadas para auxiliar nos procedimentos de teste (Tabela 11.1); as práticas baseadas em evidências são frequentemente usadas combinadas entre si.

Prescrição de exercícios físicos

Recomenda-se a crianças e adultos com TEA a PEx com progressão gradual da frequência, intensidade e tempo a partir daqueles recomendados para crianças e adultos sem TEA. Como vários tipos de AF mostraram ser benéficos para esses indivíduos,[100,106,107] o tipo de exercício físico prescrito deve depender de fatores como os interesses do indivíduo e a meta do programa de exercícios físicos (p. ex., uma meta de desenvolver habilidade social *versus* condicionamento físico). As atividades do tipo A (p. ex., caminhada e ciclismo lento) ou B (p. ex., trote, corrida, remo e exercícios físicos em elípticos) podem ser preferíveis para o desenvolvimento de resistência cardiorrespiratória entre indivíduos com TEA com déficits motores. Além disso, devido aos déficits sociais associados ao TEA, recomenda-se que o programa de exercícios físicos para indivíduos com TEA comece com foco nessas atividades individuais do "tipo A". No entanto, o desenvolvimento de habilidades mais avançadas necessárias para atividades do tipo C (p. ex., natação e esqui) e do tipo D (p. ex., futebol, basquete e esportes com raquete) não deve ser negligenciado, de modo a garantir que o indivíduo com TEA possa escolher participar de uma gama de atividades. O último tipo de atividades (tipo D) é particularmente pertinente para indivíduos com TEA, visto que envolvem inerentemente o uso

Tabela 11.1 • Recomendações de teste de esforço físico para indivíduos/pessoas com transtorno do espectro do autismo (TEA).

Recomendação	Elaboração/exemplo

1. Compreenda os pontos fortes, habilidades e preferências do indivíduo	• O indivíduo...
	  ▪ tem limitações sensoriais?
	  ▪ usa ferramentas para auxiliar na comunicação?
	  ▪ toma medicamentos com efeitos colaterais como fadiga ou sedação?

2. Escolha um teste apropriado dependendo dos atributos do indivíduo	• Pode-se preferir o uso de uma bicicleta ergométrica em vez de uma esteira para um indivíduo com equilíbrio ou coordenação inadequada • Os testes que são familiares ao indivíduo podem ser preferidos no caso de deficiência intelectual ou transtorno de ansiedade
3. Mantenha uma rotina e previsibilidade	• Muitos indivíduos com TEA têm "insistência na mesmice" e "adesão inflexível às rotinas" • Seja consistente com as rotinas, os equipamentos e a organização • Cronogramas impressos podem ajudar a reforçar a rotina, fornecendo uma representação gráfica das tarefas e atividades programadas
4. Prepare o indivíduo para o teste de esforço físico	• Exponha gradualmente o indivíduo aos procedimentos e ambiente de teste • Use narrativas sociais.[109] As narrativas sociais descrevem situações sociais novas para os indivíduos com TEA, fornecendo pistas relevantes e descrições de comportamentos apropriados esperados
5. Use a análise de tarefas,[110] o processo de quebrar uma habilidade ou tarefa em componentes menores e mais gerenciáveis	• A análise da tarefa de um teste de esforço físico e o subsequente ensino de suas "partes" podem ser necessários antes de testar um indivíduo com TEA que não está familiarizado com a atividade e/ou pode achar a atividade desafiadora
6. Use a incitação[111] para ajudar o indivíduo nos procedimentos de teste	• Os procedimentos de incitação incluem qualquer ajuda dada aos aprendizes que os auxilie no uso de uma habilidade específica • Os procedimentos de incitação podem incluir dicas verbais (seja conciso e concreto), gestuais e físicas • As incitações normalmente são fornecidas em conjunto com outras práticas baseadas em evidências. Há diversos procedimentos de incitação, incluindo o uso de incitações do mínimo para o máximo, a incitação simultânea e a incitação gradativa. Para uma visão geral desses procedimentos, consulte Neitzel et al.[112]

(Continua)

Tabela 11.1 • Recomendações de teste de esforço físico para indivíduos/pessoas com transtorno do espectro do autismo (TEA). *(Cont.)*	
Recomendação	**Elaboração/exemplo**
7. Use a modelagem[113] e/ou modelagem em vídeo[114] para fornecer um modelo visual dos procedimentos de teste	• A modelagem envolve a demonstração de uma atividade ou habilidade pelo instrutor para iniciar a imitação do comportamento/habilidade pelo aluno/praticante • A modelagem em vídeo envolve o uso de gravações em vídeo e equipamento de exibição para fornecer um modelo visual do comportamento ou habilidade[114] para o aluno/praticante • Os tipos de modelagem em vídeo incluem a modelagem em vídeo básica, a automodelagem em vídeo, a modelagem em vídeo de ponto de vista e a incitação em vídeo[114]
8. Use reforços para aumentar a probabilidade de o indivíduo terminar o movimento[104,115]	• Recompensar o indivíduo com TEA por terminar um teste de esforço físico (p. ex., com atividades preferidas, elogios verbais e itens tangíveis) • Perguntar aos pais/responsáveis ou ao indivíduo com TEA quais são seus reforçadores preferidos

de habilidades sociais e de comunicação, oferecendo oportunidades para que as características principais do TEA sejam aprimoradas (ver Tipos de atividades, Tabela 5.4). É importante ressaltar que isso também significa que a participação nesses tipos de atividades pode ser socialmente exigente e, portanto, talvez indutora de ansiedade para o participante com TEA. Assim, deve-se fornecer apoio adequado ao indivíduo com TEA ao organizar atividades em grupo, incluindo oportunidades para que eles brinquem em atividades do tipo D e a utilização de intervalos regulares.

Fazer recomendações FITT específicas para intervenções por exercício físico é dificultado pela grande variabilidade que existe nas intervenções estudadas entre indivíduos com TEA.[106] Por exemplo, uma série de intervenções demonstrou afetar positivamente as habilidades sociais entre crianças com TEA, usando tipos de exercícios físicos que variaram de ioga a acampamentos poliesportivos, em quantidades diversas que variaram de 6,5 a 150 horas.[116] Da mesma maneira, a força e a resistência muscular esquelética de crianças com TEA mostraram ser impactadas positivamente por uma série de tipos de exercícios físicos, desde *exergames* até equoterapia, em doses que variaram de 20 a 60 horas.[106] Embora as evidências não ajudem a tomar decisões específicas sobre a programação de exercícios físicos para essa população, elas apoiam fortemente o benefício do exercício físico em vários tipos e quantidades para indivíduos com TEA.

Considerações acerca do treinamento físico

A Tabela 11.2 destaca as considerações acerca do ambiente de exercícios físicos e a programação de exercícios físicos para indivíduos com TEA. Deve-se notar que aproximadamente um terço deles tem deficiência intelectual (DI);[117] portanto, os leitores também podem achar utilidade nas informações do capítulo relacionado a pessoas *com deficiência intelectual*.

Considerações para o futuro

Para compreender como conduzir de maneira mais eficiente o teste de esforço físico e a PEx para indivíduos com TEA, são necessárias pesquisas com amostras maiores e mais homogêneas usando projetos de pesquisa rigorosos para determinar quais modificações, se houver, são necessárias aos princípios FITT para essa população. Os princípios FITT que correspondem a desfechos relevantes específicos para indivíduos com TEA (p. ex., comportamentos repetitivos e habilidades sociais) também requerem investigação. Além disso, duas populações pouco estudadas incluem crianças mais novas (< 4 anos) e adultos com TEA. Em decorrência da importância da intervenção precoce para essa população,[103] a maneira como o exercício físico pode ser usado para beneficiar crianças pequenas com TEA, incluindo a incorporação do exercício físico em outras intervenções para o TEA, é um caminho perfeito para pesquisas. Também é necessário o foco em adultos; apesar da crescente quantidade de adultos com TEA e das maiores disparidades de saúde que eles experimentam,[118] as intervenções por exercício físico para essa população são esparsas.

Tabela 11.2 • Recomendações de treinamento físico para indivíduos com transtorno do espectro do autismo (TEA).

Componentes do treinamento físico	Desafios e estratégias
Ambiente de exercício físico	• Questão da hipersensibilidade. Aprender e preparar-se para os problemas de processamento sensorial que o indivíduo possa ter. Por exemplo, considerar os ruídos e a iluminação no ginásio e modificar o ambiente, se necessário • Previsibilidade. Organizar o espaço de maneira previsível para cada sessão de treinamento/teste físico • Pessoas. Considerar o ambiente social: o indivíduo com TEA pode preferir atividades individuais, paralelas ou em pequenos grupos • Ansiedade. Novos ambientes podem causar ansiedade em alguns indivíduos com TEA; fazer uma transição lenta para novos ambientes e dar tempo suficiente para que ele se acostume com o novo espaço
Programação dos exercícios físicos	• Desejo de "mesmice". Manter uma estrutura previsível em seu programa de exercícios físicos e comunicá-la utilizando uma programação visual • Déficits motores. Adaptar equipamentos e atividades de modo a atender possíveis déficits motores (p. ex., coordenação, equilíbrio, força muscular esquelética [FME]) • Fadiga. Oferecer pausas durante o período de exercícios físicos. Estar ciente de que o indivíduo pode precisar de interrupção em estímulos sensoriais e interação social, além da fadiga física • Aplicar práticas baseadas em evidências (individualmente ou em combinação com outras práticas) para a promoção de habilidades e comportamentos de exercícios físicos: consultar a Tabela 11.3 para um resumo das práticas baseadas em evidências, como análise de tarefas, modelagem, modelagem em vídeo, sugestões e reforços. Ver Wong et al.,[104] que oferecem uma visão abrangente das práticas baseadas em evidências para indivíduos com TEA

Recursos *online*

ACSM/Exercise Connection Autism Exercise Specialist Course: http://acsm.
  ideafit.com/acsm/autism-exercise-specialist-certificate
Autism Society: http://www.autism-society.org
Autism Speaks: https://www.autismspeaks.org
Evidence-Based Practices: https://autismpdc.fpg.unc.edu/evidence-based-practices
National Autism Association: http://nationalautismassociation.org
The National Professional Development Center on Autism Spectrum Disorder:
  https://autismpdc.fpg.unc.edu/national-professional-development-center-
  autism-spectrum-disorder

Paralisia cerebral

A *paralisia cerebral* (PC) é definida como "um grupo de distúrbios permanentes do de-senvolvimento do movimento e da postura, que causam limitação nas atividades e que são atribuídos a distúrbios não progressivos que ocorreram no desenvolvimento do cé-rebro do feto ou do lactente".[119] Desse modo, a PC engloba uma variedade de distúrbios motores, que podem ser acompanhados de distúrbios nas sensações, na cognição, no comportamento e na comunicação.[119] A PC é a deficiência motora mais comum na in-fância. A gravidade da deficiência motora pode variar consideravelmente de uma pessoa para outra. Um indivíduo com deficiência motora grave pode não ser capaz de manter as posturas da cabeça e do tronco e precisar de uma cadeira de rodas para se locomover. Alguém com PC leve pode apresentar comprometimento da velocidade, do equilíbrio e da coordenação e não precisar de nenhum tipo de assistência especial ou recurso para deambular. O indivíduo com PC também costuma apresentar condições associadas, in-cluindo epilepsia e distúrbios musculoesqueléticos.[119] Normalmente, a PC é diagnos-ticada entre 12 e 24 meses de idade, usando uma combinação de avaliações motoras padronizadas, exames de neuroimagem e histórico de saúde.[120] Os fatores de risco para PC incluem baixa massa corporal ao nascer, crianças nascidas em partos múltiplos, anor-malidades placentárias, asfixia ao nascer, obesidade materna[121] e infecções neonatais.[122] No entanto, o caminho causal para a PC é mal compreendido. A taxa de prevalência de PC é de 1,5 a 3,8 por mil nascidos vivos na Europa, na Austrália e nos EUA.[123-125]

As principais características da PC são a anormalidade na motricidade fina e gros-sa,[119] que se manifesta como tônus motor anormal, fraqueza e perda do controle mo-tor e da coordenação.[126] O principal tipo de anormalidade motora experimentada por pessoas com PC é a espasticidade (85 a 91%), seguida da discinesia (4 a 7%) e da ataxia (4 a 6%);[119,127] no entanto, dois sintomas característicos da PC são a fra-queza muscular esquelética e a redução da massa muscular esquelética.[128] Embora seja recomendado que o tipo dominante de anormalidade motora seja descrito em um contexto clínico, muitos indivíduos com PC terão uma combinação de tipos de deficiência (ou seja, espasticidade com ataxia e/ou discinesia). Indivíduos com PC espástica apresentam aumento do tônus muscular esquelético e reflexos patológicos (p. ex., hiper-reflexia). A espasticidade é caracterizada por aumento da resistência dependente da velocidade.[129] Pessoas com PC discinética têm movimentos involun-tários e tônus muscular esquelético flutuante. A discinesia pode ser dividida em dis-tonia e coreoatetose.[119] Pessoas com PC atáxica apresentam perda da coordenação muscular esquelética e, geralmente, tônus baixo, ataxia de tronco e marcha, além de

Tabela 11.3 • Sistema de Classificação da Função Motora Grossa.	
Nível I	Deambula sem restrições, com limitações nas habilidades motoras mais especializadas
Nível II	Deambula sem assistência, com limitação leve na locomoção na comunidade
Nível III	Deambula com equipamentos de assistência à locomoção, com dificuldade de locomoção na comunidade
Nível IV	Automobilidade com limitações; mobilidade sobre rodas usada na maioria dos ambientes, mas pode se transferir com assistência física e deambular por curtas distâncias com assistência física ou em um andador que apoie o corpo
Nível V	Mobilidade gravemente limitada, mesmo com equipamentos e adaptações; transportado em cadeira de rodas em todos os ambientes, mas pode usar mobilidade motorizada com extensas adaptações

tremor. Além de apresentar tônus muscular esquelético anormal, aqueles com PC experimentam redução na FME, pouca capacidade de ativar músculos esqueléticos seletivamente e redução na amplitude de movimento articular (ADM),[130-132] o que resulta em dificuldades na execução de atividades físicas.[133,134]

A PC foi historicamente categorizada de acordo com a distribuição das anormalidades motoras, incluindo diplegia, hemiplegia, quadriplegia e tetraplegia. No entanto, desde 2007, tem sido recomendado que sejam usados os termos PC unilateral e bilateral para descrever a distribuição da anormalidade motora, visto que eles reconhecem o envolvimento da cabeça e do tronco. Também foi reconhecido que a categorização de indivíduos com PC de acordo com sua capacidade funcional é mais útil para descrever, comparar e predizer necessidades futuras. O Gross Motor Function Classification System (GMFCS) é um sistema de classificação de cinco pontos amplamente utilizado para descrever indivíduos com PC de acordo com sua mobilidade funcional[135] (Tabela 11.3). As distinções entre os níveis do GMFCS são baseadas nas habilidades funcionais e na necessidade de tecnologia assistiva, incluindo equipamentos portáteis de assistência à locomoção (andadores, muletas ou bengalas) ou mobilidade sobre rodas (níveis III-V) e, em menor grau, qualidade do movimento e deambulação independente (níveis I/II). Uma descrição completa de cada nível do GMFCS está na Tabela 11.3.

Teste de esforço físico

Em indivíduos com PC, pode-se fazer um teste de esforço físico para detectar desafios ou barreiras à AF regular, determinar a capacidade funcional do indivíduo e prescrever a quantidade de exercício físico apropriada para exercícios físicos aeróbios e de fortalecimento muscular esquelético. No entanto, não é necessário um teste de esforço físico progressivo (TEFP) limitado por sintomas para aqueles com PC iniciarem um programa de treinamento físico. Deve-se buscar autorização médica antes do teste de esforço físico (ver Capítulo 2), e recomenda-se, ainda, revisar o histórico de saúde e a lista de medicamentos do indivíduo antes do teste de esforço físico, bem como considerar possíveis comorbidades existentes e avaliar a capacidade funcional. Uma alta proporção de pessoas com PC sente dor e fadiga, o que pode afetar seu desempenho no teste de esforço físico.[136] A avaliação da capacidade funcional, incluindo a capacidade de deambulação, facilitará a escolha de equipamentos, protocolos e adaptações do teste de esforço físico. No caso de atletas, a modalidade de teste também dependerá do esporte desejado.

Um grupo de especialistas identificou um conjunto básico de testes de esforço físico para crianças e adolescentes com PC, que inclui testes de corrida de ir e vir de 10 m para GMFCS níveis I e II, teste de corrida/caminhada de ir e vir de 7,5 m para GMFCS de nível III, o teste Muscle Power Sprint e o teste aneróbio de Wingate de 20/30 segundos para membros inferiores ou superiores.[137] Mais informações sobre esses testes são fornecidas na Tabela 11.4.

Tabela 11.4 • Testes de esforço físico para crianças com paralisia cerebral (PC).		
Teste de esforço físico	**Componente do condicionamento físico avaliado**	**Comentários adicionais**
Teste anaeróbio de Wingate, de 30 segundos, de membros superiores	Condicionamento físico anaeróbio e agilidade	Medida confiável em crianças com PC nos níveis III e IV do GMFCS[138]
Teste físico anaeróbio de Wingate, de 20 segundos, de membros inferiores	Condicionamento físico anaeróbio e agilidade	Medida viável e confiável em crianças com PC nos níveis I a III do GMFCS[139]
Teste Muscle Power Sprint	Condicionamento físico anaeróbio	Foi adaptado para avaliar o condicionamento físico anaeróbio durante a autopropulsão em cadeira de rodas em crianças de níveis III e IV no GMFCS; foi considerado válido e confiável[140] O teste Muscle Power Sprint, utilizando as modalidades de caminhada e corrida, foi considerado válido, confiável e viável em crianças de níveis I e II no GMFCS[138,141] Publicaram-se valores normativos para crianças com PC[142]
Teste de corrida de ir e vir de 10 m (SRT-I e SRT-II)	Condicionamento cardiorrespiratório	Dois testes de corrida de ir e vir foram desenvolvidos especificamente para crianças de níveis I e II no GMFCS, respectivamente Viável, confiável e válido em comparação ao teste em esteira para avaliação do condicionamento cardiorrespiratório em crianças com PC[143] Publicaram-se valores normativos para crianças com PC[142]
Teste de corrida/caminhada de ir e vir de 7,5 m	Condicionamento cardiorrespiratório	Desenvolvido para crianças que precisam de assistência à locomoção (GMFCS nível III), é uma medida confiável do condicionamento cardiorrespiratório[137]
Teste de deslocamento em cadeira de roda de ir e vir de 10 m	Condicionamento cardiorrespiratório	Teste viável, válido e confiável para avaliação do condicionamento cardiorrespiratório de crianças que usam cadeira de rodas com propulsão manual[144]

GMFCS, Gross Motor Function Classification System; PC, paralisia cerebral.

Considerações acerca do teste de esforço físico

A escolha do modo de exercício físico e o uso de equipamentos adaptativos é importante ao realizar testes de esforço físico com pessoas com PC. Quando necessário, o teste deve ser realizado usando-se o equipamento adaptativo apropriado, como tiras e luvas de proteção, de modo a garantir a segurança e as condições de teste ideais em termos de eficiência mecânica. Pode-se usar o teste em esteira para avaliar o CCR entre indivíduos de alta funcionalidade que deambulam (GMFCS níveis I e II). Embora os testes graduais de ergometria de braço sejam frequentemente usados para avaliar o CCR em pessoas com comprometimento motor, a demanda cardiorrespiratória durante esse teste mostrou ser significativamente menor em comparação com um teste de deslocamento de ir e vir em cadeira de rodas em indivíduos com PC. Portanto, um teste de deslocamento em cadeira de rodas de ir e vir de 10 m pode fornecer uma indicação mais precisa do CCR.[138] Testes de esforço físico submáximos de estágio único, como o TC6M, fornecem informações sobre a capacidade de caminhada, mas não são métodos validados de medição do CCR em pessoas com PC.[145] Esses testes podem ser apropriados para uso em pessoas com deficiências mais graves, a fim de monitorar a distância percorrida, a FC, a eficiência da marcha ou a escala de esforço físico percebido (EEP), para as quais o teste de CCR máximo verdadeiro não é apropriado ou não é necessário.

Ao avaliar a FME isocinética, pode não ser viável usar um dinamômetro isocinético em pessoas com PC.[146] Pode-se usar dinamômetros de mão para avaliar a FME isométrica em pessoas com PC de níveis I a III do GMFCS, mas os avaliadores devem estar cientes de que a confiabilidade desse método pode ser ruim, particularmente ao avaliar a FME de extensores de quadril, extensores de joelho e músculos plantar e dorsiflexores do tornozelo.[147] Além disso, o teste de uma repetição máxima (1-RM) pode ser difícil de realizar em indivíduos com PC em razão das dificuldades para identificar métodos adequados de incremento de resistência, dificuldades de coordenação e equilíbrio e falta de experiência de trabalho até o esforço físico máximo. Portanto, pode ser mais apropriado usar testes físicos submáximos, como testes de múltiplas RM (p. ex., 8-RM) para predizer a FME máxima e/ou prescrever programas progressivos de treinamento físico de FME. Esses testes requerem exercícios físicos de múltiplas tentativas e tipos de resistência (p. ex., pesos livres, aparelhos de musculação, faixas elásticas de resistência) a fim de identificar exercícios físicos que possibilitem às pessoas com PC ativar o grupo muscular esquelético necessário e fornecer sobrecarga adequada a esse grupo muscular esquelético. Se estiver usando testes de múltiplas RM, deve-se tentar garantir que o indivíduo não seja capaz de realizar mais de dez repetições, pois a previsão de FME máxima diminui com RM mais altas. Testes de FME funcional, como a quantidade de movimentos de sentar-levantar realizados em 30 segundos, são confiáveis para pessoas nos níveis I e II do GMFCS,[148] mas podem não ser sensíveis a mudanças na FME máxima.

Considerações especiais

• A dor articular é prevalente entre pessoas com PC[149] e pode ser exacerbada pela sobrecarga nas articulações. Deve-se escolher um modo de teste de esforço físico que minimize a dor articular

• Devem-se considerar o posicionamento e o nível de conforto durante o teste de esforço físico, para evitar incrementos não intencionais no tônus muscular esquelético ou a facilitação de reflexos primitivos, que também podem causar dor

- A fadiga nos últimos estágios do teste de esforço físico pode reduzir a coordenação e o equilíbrio, e deve-se ter cuidado para evitar quedas e lesões
- Pessoas com PC geralmente apresentam respostas reduzidas ao exercício físico aeróbio e anaeróbio em comparação com aqueles com desenvolvimento típico[150]
- A predição da $FC_{máx}$ usando equações padrão pode não ser precisa naqueles com PC. Recomenda-se o uso de uma FC > 180 bpm como indicação de que o esforço físico máximo foi alcançado durante os testes de caminhada/corrida de ir e vir.[143]

Prescrição de exercícios físicos

Indivíduos com PC apresentam níveis reduzidos de condicionamento físico em comparação com seus pares sem deficiência.[132,151] As intervenções associadas à PC, como cirurgias ortopédicas, podem ter efeito prejudicial em curto prazo na FME e no CCR;[152,153] frequentemente há também deterioração no condicionamento físico com a idade. Embora a PC seja uma condição não progressiva, entre 20 e 50% dos adultos com PC relatam deterioração na mobilidade em jovens até a meia-idade,[154] que pode resultar em perda da ADM, redução do equilíbrio, redução da FME, redução da capacidade física aeróbia ou dor.[155] A combinação de baixa massa muscular esquelética, FME reduzida e perda da função física, observada em pessoas com PC, levou à comparação com a sarcopenia em idosos com desenvolvimento típico.[128]

Os indivíduos com PC devem manter um alto nível de condicionamento físico para compensar o declínio na função associado ao envelhecimento e aos efeitos da PC. Nesses indivíduos, deve-se promover a prática de exercícios físicos desde a mais tenra idade, a fim de prevenir doenças crônicas, otimizar a função e promover a qualidade de vida. O treinamento físico para desenvolver a FME e a resistência física aeróbia pode ser especialmente valioso para essas pessoas, por impedir a deterioração funcional e a dependência física associada que os adultos com PC experimentam.[156] No entanto, as pesquisas na área da PEx concentram-se quase inteiramente em crianças e adolescentes e indivíduos com envolvimento mínimo ou moderado (ou seja, aqueles que deambulam).[157] Além disso, embora o exercício físico pareça ser seguro para aqueles com PC, os efeitos sobre seus desfechos funcionais são inconclusivos.[157]

Indivíduos com PC que não são capazes de atender às recomendações das diretrizes de AF de 150 minutos por semana de exercícios físicos de intensidade moderada devem praticar AF regular, de acordo com suas habilidades, com o apoio de profissionais de saúde. Em geral, o princípio FITT das recomendações para a PEx para a população em geral deve ser aplicado a indivíduos com PC (ver Capítulo 5).[158] É importante observar, entretanto, que o princípio FITT das recomendações para a PEx para indivíduos com PC se baseia amplamente na opinião de especialistas e tem suporte limitado na literatura. Portanto, atualmente, o princípio FITT da PEx necessário para obter benefícios à saúde/condicionamento físico em indivíduos com PC não é claro. Uma a duas sessões de exercícios físicos aeróbios por semana podem ser suficientes para melhorar o CCR em pessoas com PC que estão fisicamente descondicionadas. Particularmente naqueles com limitação significativa (GMFCS níveis IV e V), esforços físicos mínimos podem resultar em gasto energético elevado. Na prescrição de AF, é importante considerar que atividades consideradas de intensidade leve para a população em geral podem constituir atividades de intensidade leve ou mesmo moderada a vigorosa, respectivamente, em indivíduos com deficiência motora moderada a grave.[159] A combinação de redução no CCR e aumento do custo energético para a deambulação também resulta em maior esforço físico ao deambular, e quase metade dos indivíduos é capaz de deambular em seu limiar anaeróbio ou acima dele.[150]

Mesmo que os métodos dos programas de treinamento físico para potencializar os benefícios à saúde/condicionamento físico devam ser baseados nos mesmos princípios da população em geral, podem ser necessárias modificações no protocolo de treinamento físico, com base no nível de mobilidade funcional do indivíduo, quantidade e tipo de condições associadas e grau de envolvimento de cada membro.[158] Por esse motivo, as recomendações relativas ao princípio FITT da PEx estão incluídas na seção "Considerações especiais" a seguir.

Considerações especiais

• Indivíduos com PC têm um risco aumentado de osteoporose e fraturas em comparação com aqueles sem PC.[160,161] Podem-se usar cicloergômetros de membros inferiores e de braços para minimizar o risco de quedas e fraturas, principalmente entre pessoas com déficit de equilíbrio

• As sessões de treinamento físico podem ser mais eficazes para indivíduos com tônus muscular esquelético elevado se (a) forem realizadas várias sessões de treinamento físico curtas em vez de uma sessão mais longa, (b) forem incluídas rotinas de relaxamento e alongamento ao longo da sessão e (c) forem introduzidas novas habilidades no início da sessão[162,163]

• Os exercícios físicos de FME devem ser realizados ao longo de toda a ADM, envolvendo contração muscular esquelética concêntrica e excêntrica, em velocidades de contração lentas. O treinamento físico excêntrico pode diminuir a co-contração e melhorar o desenvolvimento de torque líquido[164]

• Os exercícios físicos uniarticulares e unilaterais podem ser mais eficazes do que os exercícios físicos multiarticulares e bilaterais para pessoas muito fracas ou com controle motor seletivo deficiente, pois impedem a compensação com outros grupos musculares esqueléticos

• Deve-se tentar o uso de diferentes exercícios físicos e métodos de resistência (p. ex., pesos livres, faixas elásticas de resistência e aparelhos de musculação) para ativar o grupo muscular esquelético apropriado e usar a resistência apropriada para sobrecarregar o músculo esquelético

• Antes de iniciar exercícios físicos de fortalecimento em cadeia cinética aberta com pesos livres, sempre se deve verificar o impacto dos reflexos primitivos no desempenho físico (ou seja, posicionamento da cabeça, do tronco e de articulações proximais dos membros) e se o indivíduo tem controle neuromotor adequado para se exercitar com pesos livres

• O bom posicionamento da cabeça, do tronco e das articulações proximais dos membros para controlar os reflexos primitivos persistentes é preferível ao uso de faixas. Sempre que necessário, devem-se usar modificações baratas que possibilitem um bom posicionamento, como luvas de velcro para prender as mãos ao equipamento

• Indivíduos com PC podem ser mais suscetíveis a lesões por uso excessivo em virtude de sua maior incidência de inatividade física e condições associadas (ou seja, tônus muscular esquelético anormal, contraturas e dor articular)

• Sugere-se estimular fortemente a participação em esportes, pois atletas de elite com PC não apresentam fadiga neuromuscular esquelética inferior associada.[165]

Considerações para o futuro

A base de evidências que apoia a prática de exercícios físicos para a pessoa com PC é limitada a pequenos estudos que apresentam alta probabilidade de viés.[157] Muitos estudos também falham em descrever a intervenção por exercício físico em detalhes suficientes para possibilitar sua replicação na prática. Além de melhorar o relato das intervenções por exercício físico, os estudos precisam incluir informações adicionais sobre a fidelidade ao conteúdo e a aplicação das intervenções. Indivíduos com PC podem não ser capazes de realizar todos os exercícios físicos conforme prescrito, e compreender a fidelidade à intervenção é importante para identificar se as intervenções por exercício físico são ineficazes para pessoas com PC ou simplesmente inviáveis de serem realizadas conforme prescrito. As evidências acerca do exercício físico na PC são amplamente limitadas a crianças com PC leve a moderada (GMFCS níveis I a III). As pesquisas voltadas ao efeito do exercício físico em adultos com PC ou pessoas com PC moderada a grave são raras. Esses subgrupos precisam ser incluídos em estudos futuros, pois os efeitos do exercício físico para a PC podem depender da idade e da função motora. Por fim, o efeito do exercício físico para indivíduos com PC foi examinado em uma quantidade relativamente pequena de desfechos. Existem poucos estudos que analisam os efeitos do exercício físico aeróbio na capacidade aeróbia. Poucos estudos exploraram os efeitos do exercício físico na qualidade de vida. São necessários estudos futuros para investigar os efeitos a longo prazo dos exercícios físicos sobre a função e a saúde de pessoas com PC, incluindo a dor, a fadiga, quedas, doenças cardiovasculares, a osteoartrite e a depressão. O exercício físico pode ser particularmente benéfico para manter a função e prevenir o desenvolvimento de doenças crônicas entre adolescentes e adultos jovens com PC. São necessários estudos futuros com seguimento a longo prazo para examinar esse aspecto.

Recursos *online*

American Academy for Cerebral Palsy and Developmental Medicine Fact Sheets: https://www.aacpdm.org/UserFiles/file/fact-sheet-fitness-083115.pdf

"Learn more about Cerebral Palsy (CP)" from the Centers for Disease Control and Prevention Web site: https://www.cdc.gov/ncbddd/cp/index.html

National Institute of Neurological Disorders and Stroke. Cerebral palsy: http://www.ninds.nih.gov/disorders/cerebral_palsy/cerebral_palsy.htm

Peter Harrison Centre for Disability Sport. Educational toolkit: http://www.lboro .ac.uk/research/phc/educational-toolkit

Physical Activity Guidelines for Americans . Chapter 10: https://health.gov/sites /default/files/2019-09/16_F-10_Individuals_with_Chronic_Conditions.pdf

Deficiência intelectual e síndrome de Down

A DI ou transtorno(s) do desenvolvimento intelectual são diagnosticados antes dos 18 anos como limitações leves, moderadas, graves ou profundas nas áreas do funcionamento adaptativo (dificuldade de adquirir habilidades para a vida diária) e/ ou funcionamento intelectual (aquisição de conhecimento, resolução de problemas e raciocínio lógico).[69,166] A DI tem prevalência global estimada de 1%[167] e, embora não se conheça sua etiologia em todos os casos, foram estabelecidos fatores de risco relacionados com a saúde dos pais (ou seja, diabetes melito materno, exposição a drogas, exposição ao álcool e infecção),[168] fatores genéticos (ou seja, síndrome de Down [SD], síndrome do X frágil, fenilcetonúria)[168] e fatores não fisiológicos relacionados com o acesso à saúde, os níveis socioeconômico e de escolaridade.[169-171] A DI inclui ampla gama de funções intelectuais e adaptativas e pode ser distribuída em deficiência leve (quociente de inteligência [QI] 55 a 70), moderada (QI 40 a 55), grave (QI 25 a 40) ou profunda (QI < 25).[69] Enquanto a maioria dos indivíduos com DI cai na classificação leve, os indivíduos com SD têm QI que varia de leve a grave (QI 30 a 70).[172]

A expectativa de vida daqueles com DI pode ser até 20 anos menor do que a da população em geral, com as principais causas de morte relacionadas com doenças respiratórias e circulatórias.[173] Naqueles com SD, as causas de morte são ligeiramente diferentes, sendo as anomalias cardíacas congênitas e as doenças respiratórias as principais causas.[173] Demonstrou-se que as taxas de mortalidade para indivíduos com DI estão inversamente relacionadas com a gravidade da condição.[174] No entanto, as taxas de expectativa de vida desses indivíduos têm aumentado, assim como para aqueles com SD.[175] Indivíduos com DI ou SD têm risco elevado de doenças que podem impactar gravemente a saúde a longo prazo, como obesidade,[176-178] síndrome metabólica,[179,180] epilepsia,[181,182] e deficiência visual.[181] Essas comorbidades, consideradas as principais causas de morte nessa população, evidenciam a necessidade de aumentar os níveis de AF para todos os indivíduos com DI. A DI, bem como suas comorbidades relacionadas, oferece desafios únicos à implementação de um programa de exercícios físicos. Isso é verdadeiro tanto para aqueles que vivem de maneira independente com auxílio de cuidadores familiares, quanto para os que vivem em ambientes residenciais coletivos.

Teste de esforço físico

Em geral, o teste de esforço físico é viável para indivíduos com DI ou SD.[183] Recomenda-se que eles façam uma avaliação física antes de começar qualquer tipo de teste de esforço físico ou treinamento físico subsequente.[184] Para aqueles sem SD, a autorização do médico e os níveis normais de supervisão do exercício físico serão suficientes. Além disso, indivíduos com SD devem ser avaliados quanto a fatores relacionados com a instabilidade articular e prejuízos cardiovasculares antes de qualquer prática de exercícios físicos. Se um indivíduo com SD tem história dessas comorbidades, deve-se considerar o uso de supervisão adicional durante o teste de esforço físico.

Antes do teste, deve-se considerar a familiaridade do participante com o protocolo de teste, uma vez que estudos de confiabilidade teste-reteste de protocolos de caminhada e corrida mostram que há uma melhora no desempenho físico na segunda tentativa entre indivíduos com DI.[185-187] A escolha do protocolo de teste correto para um participante é fundamental e pode diferir entre os participantes com base na experiência prévia, na preferência do participante ou na adequação médica, incluindo a consideração de outras comorbidades. Portanto, recomendam-se sessões de familiarização, pois estas podem ajudar os profissionais de educação física a obter dados confiáveis e diminuir a probabilidade de lesões durante o teste. Recomendam-se um mínimo de duas sessões de familiarização para protocolos de laboratório e uma sessão de familiarização para testes de campo para participantes com DI.[188] Porém, cada protocolo de teste deve ter sua própria sessão de familiarização.[188] Deve-se considerar cuidadosamente a seleção de um protocolo de teste de FME para indivíduos com SD, a fim de evitar lesões induzidas pelo exercício físico (p. ex., garantir que o equipamento de exercício físico se ajuste ao corpo do participante de maneira adequada), considerando o potencial de diferenças de comprimento dos membros entre indivíduos com SD[189] (Tabela 11.5).

É importante avaliar a EEP durante o teste de esforço físico máximo ou submáximo e incentivar o participante a fazer o esforço físico máximo quando apropriado. Alguns trabalhos na área de percepção de esforço físico indicaram que indivíduos com DI/SD são capazes de avaliar com precisão a EEP quando comparados à FC, tanto na escala de Borg quanto em uma versão modificada da escala infantil OMNI 1 a 10 de caminhada/corrida;[195] no entanto, são necessárias mais evidências para validar essas escalas nessa população.[196] Determinar os desfechos de teste com base na FC pode ser difícil, pois os cálculos da $FC_{máx}$ para indivíduos com DI são diferentes da população em geral. O cálculo da $FC_{máx}$ na SD e na DI pode ser estimado usando-se a fórmula [$FC_{máx} = 210 - 0,56$ (idade) $- 15,5$ (SD)], em que SD = 2 e todas as outras DI = 1.[197]

A seleção de um protocolo de teste físico aeróbio pode depender das habilidades e das preferências individuais, bem como dos recursos disponíveis. Os testes de laboratório para condicionamento físico aeróbio têm se mostrado válidos e confiáveis

Tabela 11.5 • Protocolos de teste de esforço físico recomendados para indivíduos com deficiência intelectual.[144,190-194]	
Tipo de exercício físico	**Protocolo(s) de teste recomendado(s)**
Cardiorrespiratório	• Teste de caminhada de 6 minutos (TC6M) • Teste de corrida de ir e vir • Teste Rockport One-Mile Fitness Walking • Protocolo máximo descontínuo em esteira
Força/resistência muscular esquelética	• 6-RM ou 12-RM usando aparelhos • 1-RM (se apropriado) • Medição da força funcional (Functional Strength Measurement [FSM-ID]) em crianças com deficiência intelectual • Contração muscular esquelética isométrica voluntária máxima (CVMI) • Teste isocinético
Flexibilidade	• Goniometria em articulações específicas
Equilíbrio e habilidade motora	• Teste Bruininks-Oseretsky de Proficiência Motora – segunda edição (BOT-2) • Escala de equilíbrio de Berg modificada (mBBS) • Teste de desenvolvimento da motricidade grossa (Gross Motor Development) para jovens (todas as variações) • Protocolos de equilíbrio estático
Antropometria e composição corporal	• Índice de massa corporal (IMC) • Perímetro da cintura • Medidas de dobras cutâneas (uso da equação de Slaughter) • Pletismografia por deslocamento de ar • Absorciometria de raios X de dupla energia (DXA)

1-RM, uma repetição máxima; 6-RM, seis repetições máximas; 12-RM, doze repetições máximas.

para crianças e adolescentes com DI, incluindo o uso do teste físico aeróbio máximo em esteira.[198] Protocolos máximos descontínuos em esteira também podem ser úteis para essa população,[199] pois podem fornecer alívio da fadiga e ajuste do equipamento facial, o que pode ser útil para testar a adesão.[199] Os testes de campo para essa população podem ser úteis para aqueles sem equipamento de teste de laboratório ou para os participantes que não estão seguros ou não estão familiarizados com o teste em esteira; entretanto, há várias questões a serem lembradas com relação ao uso de testes de campo para avaliar o CCR desses indivíduos. Por exemplo, o teste Rockport One-Mile Fitness Walking pode ser mais adequado para crianças ou adolescentes com DI leve a moderada.[200] Além disso, desenvolveram-se fórmulas específicas para predizer o $\dot{V}O_{2máx}$ usando o teste Rockport One-Mile Fitness Walking para a população com DI, mas há discordância quanto à precisão dessa estimativa;[201] portanto, esta deve ser usada com cautela. O teste de corrida de ir e vir de 20 m também foi considerado uma ferramenta confiável para estimar o CCR em adolescentes[202] e crianças[203] com DI leve a moderada. As adaptações de 16 m e 10 m desse teste também se mostraram confiáveis em crianças com DI[203] e adultos com DI grave.[187] No entanto, existem limitações em seu nível de acurácia.[204] O TC6M mostrou preocupações com confiabilidade, reprodutibilidade e validade em indivíduos com DI e SD.[186,190,205,206]

Para o teste de FME, pode-se considerar o uso de 6-RM ou 12-RM para indivíduos com pouca experiência em treinamento físico de FME. Embora normalmente se use 1-RM, o uso de 6-RM ou 12-RM pode fornecer a indivíduos inexperientes menor risco de lesão, bem como menos dor,[207,208] ainda que esse protocolo não tenha sido validado naqueles com DI ou SD. Recomenda-se o uso de aparelhos de musculação para todos os protocolos de FME, a fim de minimizar o risco de lesões que podem surgir em razão da frouxidão articular daqueles com SD. Há evidências de que aqueles com DI apresentam ativação muscular esquelética reduzida,[209] podendo resultar em resistência e carga que parece ser menor do que o esperado, em comparação com aqueles sem deficiência com condicionamento físico semelhante. Portanto, os profissionais de educação física devem ter isso em mente ao selecionarem resistências e pesos para protocolos de teste de FME. A medição da força funcional em crianças com DI (Functional Strength Measurement [FSM-DI]) é outra opção para o teste de FME. É uma avaliação da FME funcional de oito itens que pontua os indivíduos com base na sua capacidade de realizar tarefas funcionais, como passar de sentado para em pé e subir escadas. Embora tenha se mostrado uma ferramenta confiável e válida, podem ser necessárias sessões de familiarização ou sessões de prática de cada tarefa utilizada no FSM-ID nesse grupo populacional.[191]

Indivíduos com DI têm demonstrado dificuldade em integrar informações sensoriais com problemas motores,[210] o que pode levar a maior risco de quedas e lesões.[211] Portanto, a adição de testes de equilíbrio e flexibilidade à bateria de testes de esforço físico pode ser particularmente útil nesse grupo populacional. O teste de flexibilidade pode ser útil em especial em razão da sua importância na prevenção de lesões e na manutenção da amplitude de movimento de modo a possibilitar as AIVD em adultos saudáveis, embora isso não tenha sido especificamente mostrado na DI/SD.[212] No entanto, como as quedas são comuns entre indivíduos com DI, devem ser tomados cuidados extras para garantir que os participantes estejam confortáveis e sejam capazes de realizar qualquer teste de equilíbrio sem risco aumentado de queda.[213] O nível de DI pode impactar no desempenho geral em testes de esforço físico e, particularmente, em testes que requerem funções cognitivas ou perceptivas mais elevadas, como avaliações do equilíbrio.[183] A idade avançada também pode impactar no desempenho físico nos testes por causa da diminuição da aptidão muscular esquelética associada à idade em pessoas não treinadas.[183] Durante o teste, é imprescindível uma observação cuidadosa por parte do avaliador, especialmente observando se há instabilidade.

A avaliação da composição corporal e da antropometria na DI é importante em razão de questões relacionadas com a obesidade nesse grupo populacional. Utilizaram-se os métodos de plestimografia por deslocamento de ar e absorciometria de raios X de dupla energia (DXA) com resultados confiáveis.[214,215] Recomenda-se que esses métodos sejam usados quando disponíveis, embora algumas considerações devam ser feitas com relação à precisão. Em algumas populações com deficiência, demonstrou-se que a DXA superestima a massa muscular esquelética quando esta, livre de gordura, é usada para estimar a massa muscular esquelética;[216,217] no entanto, isso não foi mostrado especificamente para aqueles com DI ou SD. O IMC e o perímetro da cintura têm se mostrado medidas confiáveis nas populações com DI e SD. Medidas de dobras cutâneas podem apresentar problemas de precisão em razão da não aquiescência do participante e de erro do avaliador;[218] entretanto, a equação de predição da medida de dobras cutâneas para indivíduos com SD fornecida por Slaughter et al.[219] mostrou concordar com os resultados da pletismografia por deslocamento de ar (Tabela 11.6).

Tabela 11.6 • Equações de dobras cutâneas para jovens e adolescentes.[219]	
Homens	PFDWB = 0,735 (tríceps + panturrilha) + 1,0
Mulheres	PFDWB = 0,610 (tríceps + panturrilha) + 5,1
Homens brancos pré-púberes	PFDWB = 1,21 (tríceps + subescapular) − 0,008 (tríceps + subescapular)^2 − 1,7
Homens negros pré-púberes	PFDWB = 1,21 (tríceps + subescapular) − 0,008 (tríceps + subescapular)^2 − 3,2
Homens brancos púberes	PFDWB = 1,21 (tríceps + subescapular) − 0,008 (tríceps + subescapular)^2 − 3,4
Homens negros púberes	PFDWB = 1,21 (tríceps + subescapular) − 0,008 (tríceps + subescapular)^2 − 5,2
Homens brancos pós-púberes	PFDWB = 1,21 (tríceps + subescapular) − 0,008 (tríceps + subescapular)^2 − 5,5
Homens negros pós-púberes	PFDWB = 1,21 (tríceps + subescapular) − 0,008 (tríceps + subescapular)^2 − 6,8
Todas as mulheres	PFDWB = 1,33 (tríceps + subescapular) − 0,013 (tríceps + subescapular)^2 − 2,5
Para uma soma de tríceps e subescapular maior que 35 mm, deve-se aplicar a seguinte equação	Todos os homens: PFDWB = 0,783 (tríceps + subescapular) + 1,6 Todas as mulheres: PFDWB = 0,546 (tríceps + subescapular)

PFDWB, porcentagem de densidade corporal, água e conteúdo mineral ósseo.

Prescrição de exercícios físicos

Em geral, a PEx para alguém com DI é descomplicada e pode ser benéfico recomendar a prática diária de AF como incentivo a um comportamento saudável e mudança de comportamento para os esforços de perda de massa corporal e redução de comorbidades.[220] As comorbidades, como hipertensão arterial sistêmica, diabetes melito ou dor articular, podem afetar o comportamento com relação ao exercício físico, e os profissionais devem estar cientes desses fatores. O gasto energético pode variar entre indivíduos com DI com deficiência física mais grave *versus* menos grave, bem como entre os sexos biológicos.[221] Demonstrou-se que a caminhada lenta (3,0 km/hora) mimetiza o gasto energético da caminhada moderada naqueles com DI, possivelmente em razão das diferenças na eficiência biomecânica.[221]

Estudos que avaliaram o CCR em indivíduos com DI demonstraram déficits significativos no CCR quando comparados àqueles sem DI, principalmente naqueles com SD com déficits mais graves.[190] Um mecanismo explorado para essa redução no CCR nessa população é a disfunção autonômica. Na SD, a disfunção autonômica é demonstrada tanto pela disfunção simpática (baixa resposta das catecolaminas ao exercício físico máximo)[222] quanto parassimpática (baixa função vagal basal quando comparada aos controles).[223] Juntas, essas disfunções autonômicas resultam em dificuldade

FITT	Recomendações FITT para prescrição de exercícios físicos para indivíduos com deficiência intelectual.[184]		
	Aeróbio	**Força muscular esquelética**	**Flexibilidade**
Frequência	≥ 3 dias/semana de exercício físico moderado a vigoroso	2 a 3 dias/semana	Preferencialmente todos os dias, mas pelo menos 2 a 3 dias/semana
Intensidade	40 a 80% do $\dot{V}O_2$máx em um padrão progressivo	Começar com 10 a 12 repetições de 60 a 70% de uma repetição máxima (1-RM); progredir para 10 a 12 repetições de 70% a 80% de 1-RM	Até o ponto de leve desconforto
Tempo	30 a 60 min/dia; alternativamente, sessões intermitentes de 10 a 15 minutos	2 a 3 séries	Alongamentos estáticos de 10 a 30 segundos; repetir 2 a 4 vezes por exercício físico
Tipo	Atividades baseadas na caminhada, natação, ergometria (braço e perna)	Preferem-se protocolos controlados por aparelhos/cabos	Alongamento estático

de modulação da FC em praticantes com SD. Isso é exemplificado por uma resposta reduzida da FC ao exercício físico (incompetência cronotrópica),[224,225] tipicamente 25 a 30 bpm abaixo da $FC_{máx}$ correspondente à idade naqueles sem deficiência.[224] Também foram encontradas evidências de incompetência cronotrópica em indivíduos com DI com o exercício físico submáximo.[226] No entanto, as evidências de incompetência cronotrópica na DI não são conclusivas, pois também há evidências de resposta cardíaca adequada ao exercício físico.[227]

Pode-se elaborar PEx integrativas e inovadoras para esse grupo da população. Os programas de exercícios físicos combinados que usam treinamento físico aeróbio, de equilíbrio e de FME têm se mostrado eficazes em melhorar o condicionamento cardiovascular, a FME e a massa corporal em adultos com DI.[228] A integração de novas tecnologias também pode ser uma área a ser expandida na PEx para essa população. Aparelhos de realidade virtual comuns, combinados com programas de exercícios físicos focados em atividades semelhantes a jogos, também mostraram melhorar o condicionamento físico naqueles com DI, conforme avaliado por avaliações funcionais.[229]

Tanto o treinamento físico aeróbio intervalado[230] quanto o contínuo em intensidades mais altas[231] mostraram diminuir a massa corporal e o IMC em adultos com SD, com um efeito ligeiramente maior com o treinamento físico intervalado.[230] Além disso, há evidências de que o HIIT pode ser usado para aumentar a capacidade física aeróbia em indivíduos com SD.[230] Diante desses achados e das evidências de que as pessoas com SD têm déficits de atenção, o treinamento físico intervalado poderia ser usado na PEx nessa população, embora haja necessidade de mais pesquisas nessa área. O protocolo de treinamento físico intervalado que elicitou esses benefícios consistia em uma razão trabalho:repouso de 1:3, com a intensidade de trabalho sendo *all out* durante a sessão de exercícios físicos.[230] No entanto, como acontece com adultos saudáveis, os participantes com SD devem se familiarizar com o movimento adequado (ou seja, a forma) antes de iniciar o treinamento físico intervalado. Os profissionais de educação física que trabalham com indivíduos com SD que estão realizando treinamento físico intervalado também devem se familiarizar com as maneiras pelas quais seus participantes comunicam a dor ou outras sensações relacionadas com o exercício físico.

Considerações especiais para indivíduos com deficiência intelectual

- Indivíduos com DI podem fazer uso de uma variedade de medicamentos; alguns deles podem levar a dificuldades para ganhar ou perder massa corporal, como fármacos anti-hipertensivos, anticonvulsivantes, antidepressivos ou medicamentos para o diabetes melito[232]
- As instruções devem ser concisas e as demonstrações tão precisas quanto possível
- As capacidades de equilíbrio e marcha podem ser afetadas em indivíduos com DI, em comparação com controles de mesma idade;[213] portanto, deve-se considerar o risco de queda ao prescrever e realizar exercícios
- Encontraram-se correlatos de sintomas de TDAH em crianças com DI, incluindo déficit de atenção.[233] Reduzir as distrações possibilitará maior concentração durante o exercício físico. Deve-se atentar para criar um ambiente de exercícios físicos com o mínimo de distração, particularmente durante movimentos que exigem mais habilidade, como o treinamento físico de FME ou de equilíbrio

- Indivíduos com DI e SD apresentam déficits na memória a curto prazo.[234] Portanto, recomendam-se o uso de linguagem simples e a repetição das orientações. Pode ser necessário demonstrar os movimentos
- Fornecer variedade de modalidades de exercício físico para pessoas com DI pode ser útil para promover o prazer, embora isso não tenha sido bem estudado. Além disso, programas esportivos, como o Special Olympics, podem oferecer exercícios físicos agradáveis, embora a participação nesse programa não garanta mudanças no condicionamento físico[235]
- Praticar exercícios físicos em grupo ou com pessoas familiares pode ser benéfico para facilitar o prazer e a promoção do exercício físico[236]
- O incentivo à prática de exercícios físicos é fundamental para esse grupo populacional. Indivíduos com DI precisam de níveis mais altos de incentivo para se exercitar fisicamente, potencialmente por causa de características de personalidade que os predispõem a um prazer menor do que a média na resolução de problemas e a níveis mais baixos de sucesso esperado quando apresentados a uma nova tarefa.[237] Esse incentivo pode vir de várias formas, como afirmação verbal, definição de metas ou construção de relacionamentos
- A acessibilidade é uma grande barreira à AF em adultos com DI, incluindo acesso a instalações recreativas em ambientes internos ou externos.[238] Os profissionais de educação física devem estar cientes de fatores ambientais, como o ambiente construído dentro e ao redor da área de convivência do indivíduo, que podem impactar sua escolha e o comportamento com relação à AF.[239] Envolver-se com essa população e conversar sobre o que está ou não disponível para ele no ambiente construído pode ajudar a alcançar melhores desfechos e comportamentos a longo prazo com relação ao exercício físico
- A fim de incentivar os indivíduos com DI a se exercitarem fora do treinamento físico regularmente agendado, a PEx pode incluir exercícios físicos a serem realizados de maneira independente. Esses exercícios físicos podem ser bastante eficazes se forem familiares e os participantes tiverem os recursos e a experiência necessários para realizá-los, como demonstração em vídeo e exigência de poucos equipamentos[240]
- Os familiares e cuidadores podem ser facilitadores para a prática de exercícios físicos por pessoas com DI ou SD fora do treinamento físico regularmente programado e fornecer informações valiosas sobre como seu ente querido se comporta com relação à prática de exercícios físicos. No entanto, familiares e cuidadores também podem fornecer barreiras à prática de exercícios físicos em pessoas com DI ou SD ao não oferecer a prática de atividades domiciliares.[241] Compreender a estrutura domiciliar do indivíduo com DI e SD pode auxiliar os profissionais de educação física na elaboração de uma PEx mais holística
- Fornecer ambiente confortável para o exercício físico é muito importante, incluindo fatores como controlar a quantidade de pessoas em um determinado espaço, tocar a música preferida, disponibilizar equipamentos de exercício físico para serem escolhidos etc. Esses fatores ambientais podem influenciar na participação inicial e na manutenção da participação ao longo do tempo.[242] Perguntar aos participantes com o que eles se sentem confortáveis também pode ajudar a criar um ambiente adequado
- Indivíduos com DI ou SD podem ter disposições de personalidade que levam ao mal-estar quando próximos de pessoas desconhecidas.[237] Por esse motivo, os participantes devem estar familiarizados e confortáveis com a equipe com quem farão o teste, incluindo canais efetivos de comunicação durante o teste de esforço físico e o treinamento físico.

Considerações especiais para indivíduos com síndrome de Down

• Os indivíduos com SD costumam ter outras comorbidades, como doença cardíaca, obesidade, leucemia, doença de Alzheimer, demência e outras infecções, como infecção fúngica da pele, infecção bacteriana grave e infecção de orelha.[243-245] Essas condições podem afetar a capacidade de exercício físico e a motivação para fazê-lo

• Características faciais que afetam a capacidade de respirar, como nariz menor, ponte nasal plana e boca menor, devem ser levadas em consideração ao se exercitar fisicamente em intensidades mais altas. Certificar-se de que o participante é capaz de manter suas vias respiratórias desobstruídas em razão das diferenças estruturais da face ajudará no desempenho durante o exercício físico e na segurança. Isso pode incluir fazer pausas e manter uma comunicação aberta com o participante durante a sessão de exercícios físicos

• A frouxidão articular e a hipotonia dos músculos esqueléticos também podem afetar a escolha do exercício físico naqueles com SD. Eles podem apresentar instabilidade atlanto-occipital (movimento entre a vértebra C1 e o occipício), instabilidade atlantoaxial (movimento excessivo entre as vértebras C1 e C2) e instabilidade cervical (frouxidão geral entre as vértebras cervicais).[246] Por causa dessas condições, recomenda-se cautela com exercícios físicos que colocam pressão no pescoço (como exercícios físicos abdominais)

• As articulações do joelho e do quadril podem sofrer pressão elevada em razão do sobrepeso ou da obesidade, bem como por vários fatores biológicos e de marcha.[247,248] Deve-se ter cautela ao pedir aos indivíduos com SD que pratiquem exercícios físicos que possam causar sobrecarga nessas articulações. Oferecer exercícios físicos alternativos, especialmente no caso de exercícios físicos com descarga de peso, pode ser útil para reduzir o estresse nas articulações. Em populações fisicamente ativas saudáveis, o treinamento físico multicomponente, que inclui treinamento físico de FME, agilidade, pliometria, flexibilidade e equilíbrio, demonstrou reduzir as lesões nas articulações de membros inferiores,[249] embora não seja específico da SD. São necessárias mais pesquisas sobre esse aspecto na SD

• Observa-se consistentemente menor capacidade de trabalho em indivíduos com SD quando comparados a controles saudáveis. Deve-se analisar cuidadosamente a FC durante o exercício físico, bem como fazer um monitoramento cuidadoso da percepção de esforço físico do participante

• Também há evidências de que indivíduos com SD têm função mitocondrial mais baixa do que aqueles sem SD, conforme medido pela taxa de ressíntese de fosfocreatina, o que pode contribuir para as taxas mais baixas de AF na população com SD.[250]

Considerando que é necessário ter cuidado ao prescrever e executar um programa de exercícios físicos com esse grupo da população, as recompensas do exercício físico em pessoas com DI e SD podem ser grandes. Demonstrou-se que o exercício físico agudo melhora significativamente o humor e a autoconfiança nessa população,[251] enquanto um programa de exercícios físicos prolongado demonstrou aumentar a autoeficácia[252] e melhorar a satisfação com a vida[253] em indivíduos com DI e SD. Os efeitos do exercício físico nessa população podem se estender adicionalmente à rede de cuidadores e familiares.[254] No geral, os exercícios físicos podem fornecer uma experiência positiva e potencialmente benéfica para a saúde de pessoas com DI ou SD.

Considerações para o futuro

São necessárias pesquisas adicionais para entender melhor como as pessoas com DI e SD respondem ao exercício físico e para determinar as intensidades e modos de exercício físico que são ideais para a prevenção e a redução de doenças crônicas associadas com a DI e a SD. Essas informações podem ser usadas para melhorar as diretrizes de exercícios físicos para essas populações, bem como informar as escolhas dos profissionais de educação física para a elaboração de uma PEx ideal. Na prática, são necessários mais esforços para levar as pessoas com DI e SD a programas de exercícios físicos eficazes e baseados em evidências, projetados para produzir mudanças significativas nos benefícios à saúde induzidos pela AF.

Recursos *online*

American Association on Intellectual and Development Disabilities:
    http://www.aamr.org
Center for Parent Information & Resources. Intellectual disability: http://www.
    parentcenterhub.org/intellectual
National Association for Down Syndrome: http://www.nads.org
TASH: http://www.tash.org
The Arc of the United States: http://www.thearc.org

Doença de Parkinson

A doença de Parkinson (DP) é a segunda doença neurodegenerativa mais comum, depois da doença de Alzheimer. Estima-se que cerca de 700 mil pessoas nos EUA com 45 anos de idade ou mais vivam com DP, com projeções de que esse número deve dobrar até 2030.[255] É incomum que a DP seja diagnosticada antes dos 50 anos de idade, mas a incidência aumenta em cinco a dez vezes dos 60 aos 90 anos.[256] A estimativa global da prevalência de DP atualmente é de 6,1 milhões de pessoas.[257] A DP é uma doença neurológica progressiva crônica caracterizada por sinais de bradicinesia, tremor em repouso, rigidez, instabilidade postural e anormalidades da marcha (Boxe 11.1). É uma forma de parkinsonismo, uma síndrome clínica que inclui outros distúrbios parkinsonianos neurodegenerativos, como atrofia de múltiplos sistemas, paralisia supranuclear progressiva e degeneração corticobasal. Eles são chamados coletivamente de distúrbios parkinsonianos atípicos e têm características básicas semelhantes, mas sinais clínicos variáveis levam a diagnósticos diferenciais.[259] As características motoras da DP são o resultado da degeneração da via dopaminérgica nigroestriatal do mesencéfalo, que resulta em uma redução do neurotransmissor dopamina no estriado. A causa da DP é desconhecida; no entanto, envelhecimento, suscetibilidade genética e fatores ambientais provavelmente influenciam. A inflamação e a disfunção mitocondrial também podem contribuir para o processo da doença.[260-263]

Boxe 11.1	Distúrbios de movimento comuns em indivíduos com doença de Parkinson.[258]
Bradicinesia	Velocidade e amplitude de movimento reduzidas; no extremo, é conhecida como *hipocinesia*, que se refere à "pobreza" de movimento
Acinesia	Dificuldade em iniciar movimentos
Episódios de congelamento	Bloqueios motores/incapacidade repentina de se mover durante a execução de uma sequência de movimento
Equilíbrio prejudicado e instabilidade postural	Dificuldade em manter uma postura ereta com uma base de apoio estreita, em resposta a uma perturbação no centro de massa ou com os olhos fechados; dificuldade em manter a estabilidade ao se sentar ou ao passar de uma posição para outra; pode se manifestar como quedas frequentes
Discinesia	Reatividade excessiva dos músculos esqueléticos; pode se manifestar como distonia; movimentos de torção/contorção; coreia ou, raramente, atetose
Tremor	Mais frequentemente, tremor em repouso; mais raramente, tremor postural ou de ação
Rigidez	Hipertonia e hiper-reflexia em grupos musculares esqueléticos agonistas e antagonistas em um determinado membro
Respostas adaptativas	Atividade física reduzida, fraqueza muscular esquelética, comprimento muscular esquelético reduzido, contraturas, deformidade, capacidade física aeróbia reduzida

A progressão dos estágios da doença é descrita pela escala de estadiamento de Hoehn e Yahr (HY)[264] (Boxe 11.2). O principal ponto a ser observado na escala HY é que as pessoas nos estágios 1 e 2 não apresentam instabilidade postural.

A escala clínica padrão para avaliar a DP é a Movement Disorder Society Unified Parkinson's Disease Rating Scale (MDS-UPDRS). A MDS-UPDRS é uma escala de avaliação clínica abrangente, válida e confiável, usada para monitorar o impacto e a extensão da DP.[266,267] Consiste em 65 itens e abrange quatro domínios diferentes: a parte I avalia as experiências não motoras da vida diária, como cognição, depressão, sono, fadiga e alucinações; a parte II avalia a percepção do indivíduo acerca da sua capacidade de se envolver em AIVDs, como comer, vestir-se, praticar *hobbies* e caminhar; a parte III abrange a avaliação motora, que inclui classificações de rigidez, bradicinesia (lentidão), marcha, estabilidade postural e tremor; e a parte IV avalia as complicações motoras, incluindo classificações de discinesias (movimentos involuntários), distonia (cãibras dolorosas) e flutuações motoras (respostas irregulares à medicação para DP).[235,265] Cada item é classificado em uma escala de zero a quatro (zero = normal; um = fraco; dois = leve; três = moderado; quatro = grave), com pontuações mais altas indicando maior impacto dos sintomas da DP.[266] Indivíduos com DP podem ter dificuldade em realizar AIVD e experimentar redução na qualidade de vida.[268] A principal característica da DP é a bradicinesia, que se refere à lentidão dos movimentos e à redução na amplitude do movimento. É caracterizada por fadiga e diminuição dos movimentos rápidos, como bater dedos continuamente (*finger tapping*). Clinicamente, causa redução na destreza, manifestada por micrografia, redução do balanço do braço e dificuldade com tarefas motoras finas. O tremor de

Boxe 11.2	**Escala de estadiamento de Hoehn e Yahr da doença de Parkinson.**[265]

Estágio 1 = Envolvimento unicamente unilateral, geralmente com comprometimento funcional mínimo ou nenhum comprometimento.
Estágio 2 = Envolvimento bilateral ou da linha média, sem comprometimento do equilíbrio.
Estágio 3 = Primeiro sinal de reflexos de endireitamento prejudicados. Isso é evidente pela instabilidade quando o indivíduo se vira ou é demonstrado quando ele é empurrado do equilíbrio ereto com os pés juntos e os olhos fechados. Funcionalmente, essa pessoa tem atividades um tanto restritas, mas pode ter algum potencial de trabalho, dependendo do tipo de emprego. Os indivíduos são fisicamente capazes de levar uma vida independente, e sua deficiência é de leve a moderada.
Estágio 4 = Doença totalmente desenvolvida e gravemente incapacitante; a pessoa ainda é capaz de deambular e ficar em pé sem ajuda, mas está bastante incapacitada.
Estágio 5 = Confinamento ao leito ou cadeira de rodas, a menos que haja ajuda.

repouso está presente em alguns indivíduos com DP[269] e consiste tipicamente em uma agitação rítmica de grande amplitude das extremidades distais, ocorrendo mais comumente na mão ou no braço. Normalmente, é assimétrico e pode ser suprimido pela atividade voluntária, sono e relaxamento completo dos músculos esqueléticos axiais. O estresse e a ansiedade pioram o tremor em repouso.[270] A rigidez consiste em aumento do tônus, muitas vezes com movimento semelhante a uma catraca – dito movimento em roda denteada – que pode levar a um aumento na percepção do esforço físico ao movimento e estar relacionada com sensação de fadiga.[271] Esses três sinais da doença (micrografia, redução do balanço do braço, dificuldade com tarefas motoras finas) podem ocorrer nos estágios 1 e 2 de HY.

A instabilidade postural se refere "ao comprometimento do equilíbrio que afeta a capacidade de manter ou mudar de postura, como ao ficar em pé e deambular".[272] Essa é uma característica dos estágios mais avançados da doença (estágios HY 3 a 5) e pode causar quedas. Indivíduos com DP mais avançada podem ter postura curvada (ombros arredondados, cabeça anteriorizada, aumento da flexão de tronco e joelhos) e menor comprimento da passada ao deambular, de modo que a marcha parece ser arrastada, com diminuição do balanço do braço, e podem ter pior economia da marcha quando comparados a pessoas sem DP.[273,274] Dificuldade e lentidão para fazer curvas, levantar-se, transferir-se e nas AIVD são comuns à medida que a doença avança.[275] Outros problemas incluem salivação excessiva ou sialorreia; fala lenta e arrastada; e uma variedade de características não motoras, incluindo deficiência cognitiva, distúrbios do humor e distúrbios do sono que afetam a qualidade de vida. Indivíduos com DP também experimentam disfunção autonômica, incluindo disfunção cardiovascular, especialmente em estágios avançados.[276,277] A disfunção autonômica na DP pode resultar em hipotensão arterial ortostática, arritmias cardíacas, distúrbios da sudorese e problemas urinários.[276,277]

É importante observar que as pessoas podem ter tido DP por vários anos antes de receberem o diagnóstico da doença. Isso é conhecido como o estágio prodrômico da doença e é caracterizado por distúrbio do sono REM, constipação intestinal, depressão, perda do olfato (hiposmia), ansiedade e sonolência diurna excessiva.[256] Os exercícios físicos podem ajudar em todos esses sintomas, que podem preceder a doença em muitos anos.

O tratamento da DP é complexo em razão da natureza progressiva da doença, da vasta gama de sintomas motores e não motores e dos diferentes efeitos colaterais associados às intervenções terapêuticas.[278] Um ponto importante com relação à doença é que ela é implacavelmente progressiva. Os diferentes sinais e sintomas progridem em velocidades distintas. A progressão costuma ser mais rápida no início da doença. A progressão dos sinais motores pode ser de três a seis pontos por ano ou mais quando medida pela Unified Parkinson's Disease Rating Scale.[279] Os tratamentos incluem terapia farmacológica, cirurgia, reabilitação física e programas de exercícios físicos. Com relação ao tratamento farmacológico, a levodopa é precursora da dopamina que é convertida no cérebro. A carbidopa é adicionada à levodopa para evitar a degradação da levodopa no sangue, possibilitando que a quantidade máxima da medicação chegue ao cérebro, enquanto limita os potenciais efeitos adversos causados pela dopamina no corpo, como náuseas e vômitos.[280] A levodopa + carbidopa é a classe de medicamento mais comumente prescrita para o tratamento da DP e é o fármaco isolado mais eficaz disponível para tratar todas as características cardinais da DP, com a possível exceção do tremor de repouso.[278,280] Conforme a DP progride, o efeito da levodopa pode diminuir. O uso a longo prazo está associado a complicações motoras, incluindo flutuações motoras e discinesias em cerca de 50% dos usuários em 5 anos.[281] Outros efeitos colaterais incluem náuseas, sedação, hipotensão arterial ortostática e sintomas psiquiátricos, como alucinações, confusão mental e paranoia.[282] Outros fármacos usados para tratar os sintomas da DP são ilustrados na Tabela 11.7. Esses medicamentos podem ser usados como monoterapia ou terapia adjuvante para fornecer alívio sintomático na DP e ter efeitos colaterais que precisam ser considerados ao prescrever exercícios físicos para aqueles com DP. Recomenda-se aos profissionais de educação física que trabalham com indivíduos com DP que se familiarizem com esses medicamentos (ver Tabela 11.7).

Indivíduos com DP avançada, cujas complicações motoras são tratadas de maneira inadequada com medicamentos, podem optar por se submeterem à estimulação cerebral profunda (ECP). A ECP estimula o cérebro em altas frequências e, portanto, substitui o disparo neuronal anormal alto e variável por um padrão consistente.[283] A ECP é mais eficaz do que o tratamento farmacológico na DP avançada em reduzir discinesias, melhorar a função motora e aumentar a qualidade de vida.[284]

Juntamente do tratamento farmacológico e da cirurgia no tratamento e no controle da DP estão os exercícios físicos, que são um componente vital do controle dos sinais e sintomas da doença. O exercício físico regular diminuirá ou retardará as sequelas secundárias que afetam os sistemas musculoesquelético e cardiorrespiratório que ocorrem como resultado da AF reduzida. Como a DP é uma doença crônica progressiva, é necessária prática contínua de exercícios físicos para manter os benefícios. As evidências sugerem que os exercícios físicos podem reduzir a gravidade da doença[285] e retardar a progressão de seus sinais.[286] O exercício físico também melhora a FME,[285,287-289] a capacidade física aeróbia,[286,290,291] o desempenho da marcha[291-293] e a qualidade de vida[292] em indivíduos com DP.

Teste de esforço físico

O teste de esforço físico pode ser usado para determinar os níveis de condicionamento físico atuais, a resposta fisiológica a uma determinada sessão de exercícios físicos e quaisquer limitações funcionais antes da PEx, para que o programa possa

Tabela 11.7 • **Fármacos comumente utilizados para o tratamento de sintomas motores da doença de Parkinson.**

Classe de medicamento	Nome do medicamento	Efeitos adversos	Indicação
Levodopa-PDDI	Levodopa + carbidopa Levodopa + benserazida	Náuseas, hipotensão arterial ortostática, discinesia e alucinações	Todos os sintomas motores
Agonistas da dopamina	Pramipexol Ropinirol Rotigotina	Náuseas, hipotensão arterial ortostática, alucinações, DCI, edema e sonolência aumentada	Todos os sintomas motores
MAOBI	Selegilina	Efeito estimulante, tonturas, cefaleia, confusão mental e exacerbação dos efeitos adversos da levodopa	Sintomas leves iniciais e flutuações motoras
	Rasagilina	Cefaleia, artralgia, dispepsia, depressão, sintomas gripais, exacerbação dos efeitos adversos da levodopa e constipação intestinal	
COMTI	Entacapona	Urina de cor escura e exacerbação dos efeitos adversos da levodopa	Flutuações motoras
	Tolcapona	Urina de cor escura, exacerbação dos efeitos adversos da levodopa e hepatotoxicidade	
Não especificado	Amantadina	Alucinações, confusão mental, visão turva, edema de tornozelo, livedo reticular, náuseas, boca seca e constipação intestinal	Disfunção da marcha, discinesia
Anticolinérgicos	Triexifenidil Benztropina	Alucinações, disfunção cognitiva, náuseas, boca seca, visão turva, retenção urinária e constipação intestinal	Tremor

COMTI, inibidores da catecol-O-metiltransferase; DCI, distúrbios de controle de impulso; MAOBI, inibidores da monoamina oxidase tipo B; PDDI, inibidor da dopa descarboxilase periférica. Tabela adaptada de Wuang et al.[194]

ser detalhado de acordo com as necessidades específicas do indivíduo. A maioria dos indivíduos com DP apresenta mobilidade prejudicada e problemas de marcha, equilíbrio e capacidade funcional, que variam de um indivíduo para outro. Muitos experimentam flutuações em seus sintomas motores de um dia para o outro, ou mesmo em diferentes momentos do dia. Essas flutuações às vezes são atribuídas ao momento e à dosagem de sua medicação e podem variar em um mesmo indivíduo e entre diferentes indivíduos. É importante levar isso em consideração durante o teste de esforço físico e o programa de exercícios físicos, pois a variabilidade das flutuações motoras pode influenciar os resultados do teste[294] e o desempenho nos exercícios físicos diariamente. Como uma tentativa de controlar a variabilidade nos resultados dos testes em decorrência das flutuações nos sintomas e para ajudar a documentar mudanças precisas no desempenho físico, pode ser útil utilizar uma lista de verificação de graduação dos sintomas nos dias pré e pós-teste.[294] As deficiências da DP são frequentemente acompanhadas por baixos níveis de aptidão física (p. ex., CCR, força e resistência muscular esquelética, estabilidade central e flexibilidade).

Há vários pontos especiais que devem ser levados em consideração antes de realizar o teste de esforço físico em um indivíduo com DP. Como muitos deles são idosos e praticam pouca AF, pode ser necessária avaliação do risco cardiovascular (ver Capítulo 2) antes de iniciá-lo. Pode haver disfunção do sistema nervoso autônomo nesses indivíduos,[295] aumentando, assim, o risco de desenvolver anormalidades na PA[296] que podem ser posteriormente afetadas pelos medicamentos.[297] Além disso, os indivíduos com DP podem apresentar hipotensão arterial ortostática. A ocorrência de hipertensão arterial ortostática está diretamente relacionada com a duração e a gravidade da doença e pode ser induzida por algum dos fármacos dopaminérgicos usados para controlar seus sintomas.[298] Recomendam-se testes de equilíbrio, marcha, mobilidade geral, ADM, flexibilidade, FME, estabilidade central e capacidade física aeróbia antes de realizar um teste de esforço físico. Os resultados desses testes podem orientar como testar o indivíduo com DP com segurança. A avaliação do equilíbrio estático e dinâmico e das limitações físicas do praticante deve ser usada na tomada de decisões com relação às modalidades de teste válidas e seguras.

Para indivíduos com DP, os testes clínicos de equilíbrio incluem o teste de alcance funcional,[299] a escala de equilíbrio de Berg,[300] o Mini-BESTest,[301] o teste de equilíbrio em tandem,[302] o teste de equilíbrio em apoio unipodal[303] e testes de tração.[302-304] A mobilidade funcional pode ser avaliada com o teste Timed Up and Go[305,306] e o teste de sentar-levantar da cadeira.[307] Pode-se analisar a marcha durante o teste de caminhada de 10 m a uma velocidade de caminhada confortável.[308,309] Enquanto isso, pode-se avaliar a FME com testes manuais de FME, testes de flexão de cotovelos (rosca direta de bíceps), avaliação de RM usando aparelhos de musculação, dinamômetros e testes de levantar da cadeira, assim como feito em idosos.[310] Pode-se avaliar a flexibilidade com goniometria, teste de sentar e alcançar e teste de coçar as costas (teste *back-scratch*).[311] Pode-se avaliar a capacidade física aeróbia submáxima com o TC6M.[312]

As decisões relativas aos protocolos de teste de esforço físico submáximo e máximo podem ser influenciadas pelo estágio da DP (ver Boxe 11.2) ou pelas limitações físicas do indivíduo. O uso de uma bicicleta ergométrica sozinha ou em combinação com um cicloergômetro de braço pode ser mais adequado para aqueles com comprometimento grave na marcha ou no equilíbrio ou com histórico de quedas.[263] No entanto, o uso de bicicleta ergométrica/ciclo ergômetro de braço pode impedir que indivíduos com DP alcancem uma resposta cardiorrespiratória máxima em decorrência da fadiga muscular esquelética precoce antes que os níveis cardiorrespiratórios máximos sejam alcançados.[313] Os protocolos de esteira podem ser usados com segurança em indivíduos com DP em estágio inicial ou HY estágios 1 e 2.[286,314] Os testes submáximos podem ser mais apropriados em casos avançados (estágio HY ≥ 3) ou em casos de comprometimento grave da mobilidade. Na DP muito avançada (estágio HY ≥ 4) e naqueles incapazes de realizar um TEFP por vários motivos, como incapacidade de ficar em pé sem cair, postura gravemente curvada e descondicionamento físico, pode ser necessário um teste de estresse com radionuclídeos ou ecocardiografia sob estresse. Além disso, para o praticante fisicamente descondicionado, que apresenta fraqueza em membros inferiores ou com um histórico de quedas, devem-se tomar cuidados e precauções, especialmente nos estágios finais do protocolo em esteira, quando ocorre fadiga, e a marcha do indivíduo pode piorar. Deve-se usar uma cinta de marcha, e um técnico deve ficar perto do indivíduo para protegê-lo durante o teste em esteira. Para aqueles com sintomas avançados, deve-se considerar o uso do teste de esforço físico limitado por sintomas alternativamente ao teste de esforço físico limitado pela FC, embora essa recomendação possa ser modificada em certas situações.[315] Os sintomas incluem, mas não estão limitados a, fadiga, falta de ar, respostas anormais da PA e sinais de desconforto. A EEP de Borg é uma ferramenta válida que pode e deve ser utilizada como um auxílio durante o teste de esforço físico para monitorar os níveis de esforço físico e avaliar a fadiga.[314,316] Deve-se observar o uso de fármacos antiparkinsonianos antes da realização do teste de esforço físico, em decorrência da suscetibilidade do indivíduo em apresentar hipotensão arterial ortostática como efeito colateral da medicação dopaminérgica. Se possível, o TEFP deve ser realizado quando a medicação antiparkinsoniana está em seu máximo de efeito. Além disso, é importante praticar a caminhada em esteira antes do teste e usar o protocolo de Bruce modificado (ver Figura 4.1). Embora o protocolo de Bruce seja o mais comumente usado para o teste de esforço físico em esteira,[317] ele pode ser muito árduo para alguns indivíduos com DP.[295]

Naqueles com ECP, o sinal do gerador de pulsos proveniente da ECP interfere no registro do ECG. Portanto, os médicos devem consultar um neurologista antes de realizar o teste de esforço físico nesses indivíduos, e a desativação da ECP deve ser feita por um médico ou neurologista treinado. Pode-se usar o monitoramento da FC quando a ECP não estiver ativada. Deve-se usar a EEP para monitorar os níveis de esforço físico durante o teste de esforço físico.

Além das preocupações mencionadas previamente, consideram-se os procedimentos padrão, as contraindicações ao teste de esforço físico, os intervalos de monitoramento recomendados e os critérios de encerramento padrão para testar indivíduos com DP (ver Capítulos 3 e 4). Não houve efeitos adversos graves conhecidos exacerbados pela interação entre fármacos para DP e exercícios físicos. Há relatos de alguns episódios de queda da pressão arterial sistólica (PÁS) > 20 mmHg durante sessões de treinamento físico em esteira.[318] No entanto, não foi encontrada associação entre o uso de medicamentos e a queda da PAS durante o exercício físico. Frequentemente observa-se comprometimento cognitivo em indivíduos com DP, mesmo que nem todos eles apresentem déficits cognitivos. Isso pode se manifestar como uma sensação de distração, esquecimento, pensamento e processamento de informações mais lentos e dificuldade de concentração ou gerenciamento de tarefas complexas. Recomenda-se que todas as instruções de teste sejam explicadas de maneira lenta e concisa e repetidas conforme necessário.

Programa de exercícios físicos

O principal objetivo da PEx para indivíduos com DP deve ser, em última análise, desacelerar a velocidade de progresso dos sinais da doença, reduzir os sinais da doença, reduzir as comorbidades, evitar complicações secundárias do desuso muscular esquelético e melhorar a capacidade funcional, a independência e a qualidade de vida.

O princípio FITT da PEx deve abordar o CCR, a força e resistência muscular esquelética, a flexibilidade, o treinamento neuromotor e o controle motor. A capacidade de quantificar, medir e prescrever com rigor exercícios físicos aeróbios, de FME e de flexibilidade resultou nos princípios FITT com exercícios físicos que se concentram predominantemente nesses três domínios. No entanto, a importância de incorporar o treinamento físico neuromotor e exercícios físicos que melhorem o controle motor não deve ser negligenciada ou subestimada, independentemente da dificuldade associada à determinação de uma prescrição precisa para esses tipos de exercícios físicos. Como regra geral, o treinamento neuromotor deve progredir em complexidade motora do exercício físico e nos parâmetros quantitativos do treinamento físico (ou seja, os princípios FITT). A complexidade motora do exercício físico se refere aos requisitos de coordenação e controle da atividade motora. Assim, a complexidade motora do exercício físico e os parâmetros quantitativos do treinamento físico não devem ser prescritos simultaneamente (pois o primeiro prejudica a progressão do segundo), mas de maneira sequencial.

Além disso, não se deve subestimar a importância de identificar as modalidades de exercício físico das quais o participante gosta, pois a adesão é um ingrediente-chave para obter o máximo benefício do exercício físico. Como a DP é um distúrbio crônico e progressivo, um programa de exercícios físicos deve ser prescrito logo no início do diagnóstico e continuado regularmente por toda a vida. A PEx deve ser revista e revisada conforme o progresso da doença, pois diferentes problemas físicos ocorrem em estágios distintos de sua evolução.

Os principais desfechos de saúde de um programa de exercícios físicos projetado para indivíduos com DP são melhorar (a) a capacidade física aeróbia, (b) a força e a resistência muscular esquelética, (c) a mecânica da marcha, (d) o equilíbrio, (e) a função física e (f) a flexibilidade.[319] Como o princípio FITT das recomendações da PEx para indivíduos com DP é baseado em uma quantidade menor de literatura, a PEx para adultos saudáveis geralmente se aplica àqueles com DP;[212] no entanto, as limitações impostas pelo processo da doença devem ser avaliadas, e a PEx deve ser individualmente adaptada em conformidade.

É importante observar que o princípio FITT das recomendações da PEx para treinamento físico de FME em indivíduos com DP é baseado na literatura, com objetivos variáveis de acordo com o método e desfechos do estudo.[320] O treinamento físico de FME é bem tolerado naqueles com DP leve a moderada[320] e deve ser progressivo.[285] Parâmetros físicos, como força e potência muscular esquelética,[288] velocidade de movimento[285] e equilíbrio dinâmico, juntamente de parâmetros de qualidade de vida, como fadiga, são melhorados com o treinamento físico de FME nesses indivíduos,[320,321] com as melhorias de FME sendo semelhantes em comparação com controles neurologicamente normais.[285,293] Portanto, as recomendações para exercícios físicos de FME em idosos neurologicamente saudáveis podem ser aplicadas àqueles com DP.[293] Uma modificação recente no treinamento físico de FME progressivo que tem se mostrado benéfica na DP é a incorporação de recursos que promovam instabilidade.[322] Os resultados desse tipo de treinamento físico mostraram melhora na mobilidade, sinais motores, desfechos neuromusculares, equilíbrio, redução do comprometimento cognitivo, redução do medo de cair e melhora na qualidade de vida, o que pode ser atribuído à progressão da complexidade motora do exercício físico (ou seja, grau de instabilidade) e parâmetros quantitativos de treinamento físico (ou seja, frequência, intensidade e tempo).[322-324]

FITT	Recomendações FITT para indivíduos com doença de Parkinson.[285-288]			
	Aeróbio	**Força muscular esquelética**	**Flexibilidade**	**Neuromotor**
Frequência	3 a 4 dias/semana	2 a 3 dias/ semana	≥ 2 a 3 dias/ semana, sendo diariamente mais eficaz	2 a 3 dias/ semana
Intensidade	Alta intensidade (80 a 85% da frequência cardíaca máxima [$FC_{máx}$]) para doença de Parkinson (DP) leve a moderada; intensidade moderada (60 a 65% $FC_{máx}$) para indivíduos fisicamente descondicionados ou com DP mais avançada; é possível progredir para 80 a 85% da $FC_{máx}$	30 a 60% de uma repetição máxima (1-RM) para indivíduos que estão começando a melhorar a FME; 60 a 80% de 1-RM para praticantes mais avançados	Amplitude total de extensão, flexão, rotação ou alongamento, até o ponto de leve desconforto	N/A
Tempo	30 minutos de exercício físico contínuo ou acumulado	1 a 3 séries de 8 a 12 repetições, começando com 1 série e aumentando até 3 séries	Manter o alongamento estático por 10 a 30 segundos; 2 a 4 repetições de cada exercício físico	30 a 60 minutos
Tipo	Atividades rítmicas prolongadas usando os principais grupos musculares esqueléticos (p. ex., caminhar, correr, andar de bicicleta, nadar e dançar)	Por segurança, evitar pesos livres para indivíduos em estágios mais avançados da doença; concentrar-se em aparelhos de musculação e outros recursos de resistência (p. ex., faixas elásticas, a própria massa corporal)	Alongamentos estáticos lentos para todos os principais grupos musculares esqueléticos	Exercícios físicos que envolvam habilidades motoras (p. ex., equilíbrio, agilidade, coordenação, marcha e tarefas duplas), como Tai Chi, ioga, treinamento de passos multidirecionais e treinamento de instabilidade

As evidências acumuladas sugerem que o exercício físico aeróbio a longo prazo pode atenuar a progressão da DP.[325,326] O treinamento físico aeróbio geral em intensidade moderada pode melhorar o condicionamento físico aeróbio, a fadiga, o humor, a função executiva e a qualidade de vida em pessoas com DP leve a moderada.[327,328] O exercício físico de FME de alta intensidade (80 a 85% da FC$_{máx}$) pode ser prescrito com segurança para indivíduos com DP em estágio inicial (HY estágios 1 e 2) e demonstrou atenuar a piora dos sinais motores.[286] Os indivíduos devem ser encorajados a se exercitarem fisicamente em alta intensidade, na medida em que estejam dispostos a fazê-lo. Aqueles em estágios HY ≥ 3 também devem considerar exercícios físicos aeróbios de alta intensidade, mas verifique com o médico se eles têm disfunção autonômica.

Recomendações para exercícios físicos neuromotores em indivíduos com doença de Parkinson

Exercícios físicos de resistência, de FME e alongamentos irão beneficiar a postura e o equilíbrio,[329,330] mas também há benefícios em realizar exercícios físicos específicos para a postura, o equilíbrio e a mobilidade. O comprometimento do equilíbrio e as quedas são os principais problemas em indivíduos com DP. Aproximadamente 61% das pessoas com DP experimentam pelo menos uma queda e 39% experimentam quedas recorrentes.[331] O treinamento físico de equilíbrio é um exercício físico crucial para todos aqueles com DP. A instabilidade postural e o desempenho no equilíbrio em indivíduos com DP leve a moderada podem ser melhorados com a AF e exercícios físicos.[332] Devem-se incluir treinamento físico estático, dinâmico e de equilíbrio durante as atividades funcionais. Os médicos devem tomar medidas para garantir a segurança do indivíduo (p. ex., usar uma cinta de marcha e grades ou barras paralelas próximas, e manter o chão organizado) ao usar AF que desafiam o equilíbrio. Os programas de treinamento físico podem incluir uma variedade de AF desafiadoras (p. ex., treinamento de passos multidirecionais, subir e descer, alcançar para a frente e para os lados, desviar de obstáculos, virar, caminhar com comprimento de passo adequado, levantar e sentar).[258,333,334] Quando se utiliza dica externa na forma de estimulação auditiva rítmica durante o treinamento de passos multidirecionais, os indivíduos com DP apresentam melhorias nos parâmetros funcionais da marcha, incluindo equilíbrio, e mantêm essas melhorias por mais tempo do que quando não é utilizada dica externa.[258] Tai Chi, tango e valsa são outras atividades para melhorar o equilíbrio na DP.[335-337] A incorporação de recursos instáveis, como blocos de equilíbrio, discos dinâmicos, discos de equilíbrio, bola BOSU ou bolas terapêuticas, em um programa de treinamento físico de FME, também demonstrou melhorar o equilíbrio na DP.[322]

Modalidades e considerações acerca do treinamento físico

A seleção do tipo de exercício físico depende das manifestações clínicas do indivíduo com relação à gravidade da DP e a preferências pessoais. Além dos exercícios físicos em esteira, atividades em bicicleta ergométrica vertical e horizontal, elípticos, remos e cicloergômetros de braço são modalidades seguras e eficazes para o treinamento físico aeróbio. Além disso, os exercícios físicos aquáticos e o treinamento físico de marcha robótica são eficazes para algumas pessoas com DP.[338] O treinamento físico de realidade virtual, a prática mental, o boxe e a caminhada nórdica têm uma pequena quantidade de evidências que apoiam seu uso na DP.[338] Programas de dança, especialmente aqueles que incluem pistas visuais e auditivas e tarefas rítmicas, mostraram melhorar algumas das características motoras da doença e melhorar a mobilidade funcional.[335,336,339] O Tai Chi tem se mostrado eficaz na melhora da função motora, do equilíbrio e da qualidade de vida em indivíduos com DP, com evidências limitadas também mostrando melhorias no risco de queda e na depressão.[340] No entanto, as pesquisas por trás da dose ideal e protocolos específicos para os vários subtipos de DP e cargas de sintomas são limitadas.[340]

Podem-se utilizar pesos livres na DP leve a moderada. No entanto, os pesos livres podem se tornar inseguros em estágios mais avançados da doença e naqueles com maior gravidade do tremor, especialmente durante exercícios físicos que envolvem levantamento de peso acima da cabeça.[341] Aparelhos de musculação e outros recursos de resistência, como faixas elásticas ou a própria massa corporal, são alternativas seguras aos pesos livres. Pode ser necessário modificar certos exercícios físicos em razão da diminuição na ADM associada à DP.[341] Durante o treinamento físico de FME, devem-se enfatizar os músculos extensores de tronco e de quadril para evitar posturas incorretas. Devem-se treinar todos os principais músculos esqueléticos dos membros inferiores para manter a mobilidade.

Os exercícios físicos de flexibilidade e ADM devem incluir alongamentos estáticos lentos e exercícios físicos passivos de ADM para todos os principais grupos musculares esqueléticos e articulações, com ênfase nos membros superiores e no tronco.[263,341] Recomendam-se exercícios físicos de mobilidade da coluna vertebral e rotação axial para todos os estágios de gravidade.[309] Devem-se enfatizar exercícios físicos de flexibilidade do pescoço, pois a rigidez do pescoço está correlacionada com postura, marcha, equilíbrio e mobilidade funcional.[342] Além disso, devem-se incorporar exercícios físicos funcionais, como passar de sentado para em pé, subir degraus, virar-se e sair do leito conforme tolerado, a um programa de exercícios físicos para melhorar o controle neuromotor, melhorar o equilíbrio e manter as AIVDs.

O programa Lee Silverman Voice Training (LSVT) BIG é um tratamento comportamental baseado em exercícios físicos, realizado por um terapeuta certificado, que consiste em exercícios físicos específicos que envolvem padrões de movimento exagerados e de grande amplitude.[343] Os exercícios físicos são realizados com alta intensidade e esforços físicos que se tornam progressivamente mais difíceis e complexos, com o objetivo geral de restaurar a amplitude de movimento normal em situações da vida real e nas AIVDs.[344] O LSVT BIG tem se mostrado eficaz para melhorar a função motora naqueles com DP.[345] Pode ser benéfico incorporar os conceitos desse programa ao exercício físico funcional.

Considerações especiais

- Alguns medicamentos usados para tratar a DP prejudicam ainda mais as funções do sistema nervoso autônomo.[296] A levodopa + carbidopa pode produzir bradicardia ao exercício físico e taquicardia e discinesia transitórias no máximo de dose. Deve-se ter cuidado ao testar e treinar fisicamente um indivíduo cujo tratamento farmacológico foi mudado recentemente, porque a resposta pode ser imprevisível.[263] Vários sintomas não motores podem prejudicar o desempenho nos exercícios físicos (Boxe 11.3)[345,346]
- O resultado do treinamento físico varia significativamente entre os indivíduos com DP em razão da complexidade e da natureza progressiva da doença[263]

Boxe 11.3	Sintomas não motores na doença de Parkinson.[345]
Domínios	**Sintomas**
Cardiovascular	Ortostase sintomática, desmaios e tontura
Sono/fadiga	Distúrbios do sono, sonolência excessiva diurna, insônia, fadiga, falta de energia e pernas inquietas
Humor/cognição	Apatia, depressão, perda de motivação, perda de interesse, transtornos de ansiedade e ataques de pânico e declínio cognitivo
Problemas perceptuais/alucinações	Alucinações, delírio e visão dupla
Atenção/memória	Dificuldade de concentração, esquecimento e perda de memória
Gastrintestinal	Sialorreia, deglutição, engasgos e constipação intestinal
Urinário	Incontinência urinária, micção excessiva à noite e poliúria
Função sexual	Alteração no interesse pelo ato sexual, problemas para ter uma relação sexual
Diversos	Dor, perda do olfato/paladar e apetite/massa corporal, sudorese excessiva e resposta flutuante à medicação

- O declínio cognitivo e a demência são sintomas não motores comuns na DP e podem atrapalhar o treinamento físico e a progressão.[347] Recomenda-se que as instruções sejam dadas de maneira lenta, clara e concisa, repetidas conforme necessário. Os exercícios físicos devem ser demonstrados e distribuídos em uma série de etapas curtas e simples. Utilizar dicas verbais, visuais e táteis ao instruir o indivíduo
- Deve-se levantar o histórico de quedas. Os indivíduos com DP com mais de uma queda no ano anterior provavelmente cairão novamente nos próximos 3 meses.[348] Devem ser tomadas precauções para evitar quedas, sempre que possível, evitando-se passarelas estreitas e/ou irregulares, curvas e pivôs bruscos e removendo-se quaisquer obstáculos do chão
- Incorporar e enfatizar a prevenção/redução e orientações sobre quedas no programa de exercícios físicos. Orientações sobre como evitar quedas devem ser dadas e praticadas para prevenir lesões graves. A maioria das quedas na DP ocorre durante tarefas múltiplas ou movimentos longos e complexos.[348,349] Se o profissional de educação física tiver alguma dúvida, ele deve sugerir ao praticante que busque um encaminhamento para treinamento físico de prevenção de quedas com um fisioterapeuta
- Deve-se enfatizar o treinamento físico de equilíbrio em todos aqueles com DP[350]
- As atividades envolvendo dupla tarefa ou múltiplas tarefas devem ser usadas com muito cuidado em praticantes novatos. Indivíduos com DP têm dificuldade em prestar atenção total em múltiplas tarefas. O desempenho de dupla tarefa durante a marcha se correlacionou com aumento no risco de queda e diminuição da qualidade de vida.[351] Demonstrou-se que o treinamento físico de tarefa dupla aumenta significativamente o comprimento da passada e a cadência naqueles com DP[352] e pode prepará-lo melhor para responder a uma perturbação no equilíbrio.[353] O treinamento físico de dupla tarefa pode ser incorporado ao treinamento físico assim que o praticante for capaz de realizar bem uma tarefa única

- Podem-se usar pistas visuais e auditivas durante o exercício físico para melhorar a marcha em pessoas com DP[354]
- Alguns indivíduos com DP apresentam congelamento da marcha, que é uma sensação intermitente de que seus pés estão "congelados" ou presos ao chão ao tentar caminhar. Embora o treinamento físico de FME e de equilíbrio não pareça melhorar o congelamento da marcha,[355] a utilização de pistas visuais e auditivas ajudará durante esses episódios, embora não necessariamente os alivie.[356] Utilizar programas de exercícios físicos que limitam a oportunidade de episódios de congelamento, como ciclismo estacionário e exercícios físicos de FME junto de pistas auditivas, é uma maneira adicional de lidar com o evento
- Embora não existam relatórios sugerindo que os exercícios físicos de FME possam exacerbar os sintomas da DP, deve-se prestar atenção considerável ao desenvolvimento de fadiga e ao seu tratamento.[357]

Considerações para o futuro

O exercício físico pode desempenhar papel neuroprotetor em indivíduos com DP; no entanto, as evidências diretas são limitadas a modelos animais.[358-361] Os dados de modelos animais são muito encorajadores, tanto em termos de déficits diretamente ligados à depleção de dopamina, como lentidão de movimento,[358,360] como também em termos de déficits não ligados à depleção de dopamina, mas que afetam aqueles com DP, como hiposmia, anedonia, falta de comportamentos de busca de novidades, depressão e ansiedade.[359] Embora alguns estudos sugiram descobertas promissoras com relação a mudanças no cérebro daqueles com DP[362] e aumentos induzidos pelo exercício físico nos níveis de fator neurotrófico derivado do cérebro (BDNF) em humanos com DP,[363] nenhuma dessas mudanças se relaciona ao crescimento de novos neurônios ou à proteção de neurônios. Portanto, há motivos para um otimismo cauteloso de que o exercício físico se mostrará neuroprotetor assim que forem desenvolvidas técnicas para abordar essa questão em humanos. Estudos futuros devem ser destinados a elucidar se o exercício físico é de fato neuroprotetor, determinar a influência dos diferentes tipos de exercício físico na neurogênese e na neuroplasticidade e estabelecer a combinação de intervenções que têm o efeito mais benéfico sobre os sintomas motores e não motores da DP. Esses estudos fornecerão clareza sobre as maneiras mais vantajosas de modificar a progressão da doença e os mecanismos biológicos por trás dela.

Recursos *online*

American Parkinson Disease Association: http://www.apdaparkinson.org
Davis Phinney Foundation: http://www.davisphinneyfoundation.org
European Parkinson's Disease Association: http://www.epda.eu.com
National Institute of Neurological Disorders and Stroke: http://www.ninds.nih
    .gov/parkinsons_disease/parkinsons_disease.htm
National Parkinson Foundation: http://www.parkinson.org/
Parkinson's Disease Foundation: http://www.pdf.org
The Michael J. Fox Foundation for Parkinson's Research: http://www.michaeljfox.org
The Parkinson Alliance: http://www.parkinsonalliance.org/

Referências bibliográficas

1. 2018 Physical Activity Guidelines Advisory Committee. *Part F. Chapter 3. Brain Health. 2018 Physical Activity Guidelines Scientific Report.* Washington (DC): U.S. Department of Health and Human Services; 2018. p. F3-1-61.
2. Faraone SV, Asherson P, Banaschewski T et al. Attention-deficit/hyperactivity disorder. *Nat Rev Dis Primers.* 2015;1:15020.
3. Franke B, Michelini G, Asherson P et al. Live fast, die young? A review on the developmental trajectories of ADHD across the lifespan. *Eur Neuropsychopharmacol.* 2018;28(10): 1059–88.
4. Polanczyk GV, Willcutt EG, Salum GA, Kieling C, Rohde LA. ADHD prevalence estimates across three decades: an updated systematic review and meta-regression analysis. *Int J Epidemiol.* 2014;43(2):434–42.
5. Sayal K, Prasad V, Daley D, Ford T, Coghill D. ADHD in children and young people: prevalence, care pathways, and service provision. *Lancet Psychiatry.* 2018;5(2):175–86.
6. Faraone SV, Biederman J, Mick E. The age-dependent decline of attention deficit hyperactivity disorder: a meta-analysis of follow-up studies. *Psychol Med.* 2006;36(2):159–65.
7. Bonvicini C, Faraone SV, Scassellati C. Attention-deficit hyperactivity disorder in adults: a systematic review and meta-analysis of genetic, pharmacogenetic and biochemical studies. *Mol Psychiatry.* 2016;21(11):1643.
8. Demontis D, Walters RK, Martin J et al. Discovery of the first genome-wide significant risk loci for attention deficit/hyperactivity disorder. *Nat Genet.* 2019;51(1):63–75.
9. de Greeff JW, Bosker RJ, Oosterlaan J, Visscher C, Hartman E. Effects of physical activity on executive functions, attention and academic performance in preadolescent children: a metaanalysis. *J Sci Med Sport.* 2018;21(5):501–7.
10. Benzing V, Chang YK, Schmidt M. Acute physical activity enhances executive functions in children with ADHD. *Sci Rep.* 2018;8(1):12382.
11. Ludyga S, Pühse U, Lucchi S, Marti J, Gerber M. Immediate and sustained effects of intermittent exercise on inhibitory control and task-related heart rate variability in adolescents. *J Sci Med Sport.* 2019;22(1):96–100.
12. Tsai YJ, Hung CL, Tsai C-L, Chang YK, Huang CJ, Hung TM. The relationship between physical fitness and inhibitory ability in children with attention deficit hyperactivity disorder: an event-related potential study. *Psychol Sport Exerc.* 2017;31:149–57.
13. Suarez-Manzano S, Ruiz-Ariza A, De La Torre-Cruz M, Martínez-López EJ. Acute and chronic effect of physical activity on cognition and behaviour in young people with ADHD: a systematic review of intervention studies. *Res Dev Disabil.* 2018;77:12–23.
14. Grassmann V, Alves MV, Santos-Galduróz RF, Galduróz JC. Possible cognitive benefits of acute physical exercise in children with ADHD. *J Atten Disord.* 2017;21(5):367–71.
15. Cortese S, Faraone SV, Konofal E, Lecendreux M. Sleep in children with attention-deficit/hyperactivity disorder: meta-analysis of subjective and objective studies. *J Am Acad Child Adolesc Psychiatry.* 2009;48(9):894–908.
16. Groenman AP, Janssen TW, Oosterlaan J. Childhood psychiatric disorders as risk factor for subsequent substance abuse: a meta-analysis. *J Am Acad Child Adolesc Psychiatry.* 2017;56(7):556–69.
17. Hanć T, Cortese S. Attention deficit/hyperactivity-disorder and obesity: a review and model of current hypotheses explaining their comorbidity. *Neurosci Biobehav Rev.* 2018;92:16–28.
18. Brassell AA, Shoulberg EK, Pontifex MB, Smith AL, Delli Paoli AG, Hoza B. Aerobic fitness and inhibition in young children: moderating roles of ADHD status and age. *J Clin Child Adolesc Psychol.* 2017;46(5):646–52.
19. Golubović S, Milutinović D, Golubović B. Benefits of physical exercises in developing certain fitness levels in children with hyperactivity. *J Psychiatr Ment Health Nurs.* 2014;21(7):594–600.
20. Verret C, Gardiner P, Béliveau L. Fitness level and gross motor performance of children with attention-deficit hyperactivity disorder. *Adapt Phys Activ Q.* 2010;27(4):337–51.
21. Ortega FB, Ruiz JR, Castillo MJ, Sjöström M. Physical fitness in childhood and adolescence: a powerful marker of health. *Int J Obes (Lond).* 2008;32(1):1–11.
22. Balady GJ, Chaitman B, Driscoll D et al. Recommendations for cardiovascular screening, staffing, and emergency policies at health/fitness facilities. *Circulation.* 1998;97(22):2283–93.

23. Artero EG, España-Romero V, Castro-Piñero J et al. Reliability of field-based fitness tests in youth. *Int J Sports Med*. 2011;32(3):159–69.
24. Castro-Piñero J, Artero EG, España-Romero V et al. Criterion-related validity of field-based fitness tests in youth: a systematic review. *Br J Sports Med*. 2010;44(13):934–43.
25. Ruiz JR, Castro-Piñero J, Artero EG et al. Predictive validity of health-related fitness in youth: a systematic review. *Br J Sports Med*. 2009;43(12):909–23.
26. Ruiz JR, Castro-Piñero J, España-Romero V et al. Field-based fitness assessment in young people: the ALPHA health-related fitness test battery for children and adolescents. *Br J Sports Med*. 2011;45(6):518–24.
27. Pate R, Oria M, Pillsbury L, editors. *Fitness Measures and Health Outcomes in Youth*. Washington (DC): The National Academies Press; 2012. 247 p.
28. Ortega FB, Ruiz JR. Fitness in youth: methodological issues and understanding of its clinical value. *Am J Lifestyle Med*. 2015;9(6):403–8.
29. De Miguel-Etayo P, Gracia-Marco L, Ortega FB et al. Physical fitness reference standards in European children: the IDEFICS study. *Int J Obes (Lond)*. 2014;38(Suppl 2):S57–66.
30. Ortega FB, Artero EG, Ruiz JR et al. Physical fitness levels among European adolescents: the Helena study. *Br J Sport Med*. 2011;45(1):20–9.
31. Tomkinson GR, Carver KD, Atkinson F et al. European normative values for physical fitness in children and adolescents aged 9-17 years: results from 2 779 165 Eurofit performances representing 30 countries. *Br J Sports Med*. 2018;52(22):1445–56.
32. Tomkinson GR, Lang JJ, Tremblay MS et al. International normative 20 m shuttle run values from 1 142 026 children and youth representing 50 countries. *Br J Sports Med*. 2017;51(21):1545–54.
33. Jeoung BJ. The relationship between attention deficit hyperactivity disorder and health-related physical fitness in university students. *J Exerc Rehabil*. 2014;10(6):367.
34. Goulardins JB, Rigoli D, Licari M et al. Attention deficit hyperactivity disorder and developmental coordination disorder: two separate disorders or do they share a common etiology? *Behav Brain Res*. 2015;292:484–92.
35. McLeod KR, Langevin LM, Goodyear BG, Dewey D. Functional connectivity of neural motor networks is disrupted in children with developmental coordination disorder and attention-deficit/hyperactivity disorder. *Neuroimage Clin*. 2014;4:566–75.
36. Thornton S, Bray S, Langevin LM, Dewey D. Functional brain correlates of motor response inhibition in children with developmental coordination disorder and attention deficit/hyperactivity disorder. *Hum Move Sci*. 2018;59:134–42.
37. Puyjarinet F, Bégel V, Lopez R, Dellacherie D, Dalla Bella S. Children and adults with attention-deficit/hyperactivity disorder cannot move to the beat. *Sci Rep*. 2017;7(1):11550.
38. Stray LL, Kristensen Ø, Lomeland M, Skorstad M, Stray T, Tønnessen FE. Motor regulation problems and pain in adults diagnosed with ADHD. *Behav Brain Funct*. 2013;9:18.
39. Meßler CF, Holmberg HC, Sperlich B. Multimodal therapy involving high-intensity interval training improves the physical fitness, motor skills, social behavior, and quality of life of boys with ADHD: a randomized controlled study. *J Atten Disord*. 2018;22(8):806–12.
40. Choi JW, Han DH, Kang KD, Jung HY, Renshaw PF. Aerobic exercise and attention deficit hyperactivity disorder: brain research. *Med Sci Sports Exerc*. 2015;47(1):33–9.
41. Kim H, Heo H-I, Kim D-H et al. Treadmill exercise and methylphenidate ameliorate symptoms of attention deficit/hyperactivity disorder through enhancing dopamine synthesis and brain-derived neurotrophic factor expression in spontaneous hypertensive rats. *Neurosci Lett*. 2011;504(1):35–9.
42. Pujalte GGA, Maynard JR, Thurston MJ, Taylor WC III, Chauhan M. Considerations in the care of athletes with attention deficit hyperactivity disorder. *Clin J Sport Med*. 2019;29(3):245–56.
43. Stewman CG, Liebman C, Fink L, Sandella B. Attention deficit hyperactivity disorder: unique considerations in athletes. *Sports Health*. 2018;10(1):40–6.
44. McDermott MS, Oliver M, Iverson D, Sharma R. Effective techniques for changing physical activity and healthy eating intentions and behaviour: a systematic review and meta-analysis. *Br J Health Psychol*. 2016;21(4):827–41.
45. Samdal GB, Eide GE, Barth T, Williams G, Meland E. Effective behaviour change techniques for physical activity and healthy eating in overweight and obese adults; systematic review and meta-regression analyses. *Int J Behav Nutr Phys Act*. 2017;14(1):42.

46. Alzheimer's Association. 2018 Alzheimer's disease facts and figures. *Alzheimers Dement.* 2018;14(3):367–429.

47. Wilson RS, Segawa E, Boyle PA, Anagnos SE, Hizel LP, Bennett DA. The natural history of cognitive decline in Alzheimer's disease. *Psychol Aging.* 2012;27(4):1008–17.

48. Smith JC, Alfini AJ, Smith TJ, Weiss LRF. The role of physical activity for brain health through Alzheimer's disease progression. In: Li Li, Zhang S, editors. *Therapeutic Physical Activities for People with Disability.* New York (NY): Nova Science Publishers; 2015. p. 181–213.

49. Jack CR Jr, Lowe VJ, Weigand SD et al. Serial PIB and MRI in normal, mild cognitive impairment and Alzheimer's disease: implications for sequence of pathological events in Alzheimer's disease. *Brain.* 2009;132(Pt 5):1355–65.

50. Tan ZS, Spartano NL, Beiser AS et al. Physical activity, brain volume, and dementia risk: the Framingham study. *J Gerontol A Biol Sci Med Sci.* 2017;72(6):789–95.

51. Hebert LE, Weuve J, Scherr PA, Evans DA. Alzheimer disease in the United States (2010–2050) estimated using the 2010 census. *Neurology.* 2013;80(19):1778–83.

52. Brookmeyer R, Corrada MM, Curriero FC, Kawas C. Survival following a diagnosis of Alzheimer disease. *Arch Neurol.* 2002;59(11):1764–7.

53. Mueller C, Soysal P, Rongve A et al. Survival time and differences between dementia with Lewy bodies and Alzheimer's disease following diagnosis: a meta-analysis of longitudinal studies. *Ageing Res Rev.* 2019;50:72–80.

54. Villemagne VL, Burnham S, Bourgeat P et al. Amyloid β deposition, neurodegeneration, and cognitive decline in sporadic Alzheimer's disease: a prospective cohort study. *Lancet Neurol.* 2013;12(4):357–67.

55. Sperling RA, Aisen PS, Beckett LA et al. Toward defining the preclinical stages of Alzheimer's disease: recommendations from the National Institute on Aging-Alzheimer's Association workgroups on diagnostic guidelines for Alzheimer's disease. *Alzheimers Dement.* 2011;7(3):280–92.

56. Sofi F, Valecchi D, Bacci D et al. Physical activity and risk of cognitive decline: a meta-analysis of prospective studies. *J Intern Med.* 2011;269(1):107–17.

57. Beckett MW, Ardern CI, Rotondi MA. A meta-analysis of prospective studies on the role of physical activity and the prevention of Alzheimer's disease in older adults. *BMC Geriatr.* 2015;15:9.

58. Barnes DE, Yaffe K. The projected effect of risk factor reduction on Alzheimer's disease prevalence. *Lancet Neurol.* 2011;10(9):819–28.

59. Groot C, Hooghiemstra AM, Raijmakers PG et al. The effect of physical activity on cognitive function in patients with dementia: a meta-analysis of randomized control trials. *Ageing Res Rev.* 2016;25:13–23.

60. de Souto Barreto P, Demougeot L, Vellas B, Rolland Y. Exercise training for preventing dementia, mild cognitive impairment, and clinically meaningful cognitive decline: a systematic review and meta-analysis. *J Gerontol A Biol Sci Med Sci.* 2018;73(11):1504–11.

61. Brasure M, Desai P, Davila H et al. Physical activity interventions in preventing cognitive decline and Alzheimer-type dementia: a systematic review. *Ann Intern Med.* 2018;168(1):30–8.

62. Burns JM, Cronk BB, Anderson HS et al. Cardiorespiratory fitness and brain atrophy in early Alzheimer disease. *Neurology.* 2008;71(3):210–6.

63. Morris JK, Vidoni ED, Johnson DK et al. Aerobic exercise for Alzheimer's disease: a randomized controlled pilot trial. *PLoS One.* 2017;12(2):e0170547. doi:10.1371/journal.pone.0170547.

64. Erickson KI, Hillman C, Stillman CM et al. Physical activity, cognition, and brain outcomes: a review of the 2018 physical activity guidelines. *Med Sci Sports Exerc.* 2019;51(6):1242–51.

65. Anderson HS, Kluding PM, Gajewski BJ, Donnelly JE, Burns JM. Reliability of peak treadmill exercise tests in mild Alzheimer disease. *Int J Neurosci.* 2011;121(8):450–6.

66. Billinger SA, Vidoni ED, Greer CS, Graves RS, Mattlage AE, Burns JM. Cardiopulmonary exercise testing is well tolerated in people with Alzheimer-related cognitive impairment. *Arch Phys Med Rehabil.* 2014;95(9):1714–8.

67. Rosenberg A, Ngandu T, Rusanen M et al. Multidomain lifestyle intervention benefits a large elderly population at risk for cognitive decline and dementia regardless of baseline characteristics: the FINGER trial. *Alzheimers Dement.* 2018;14(3):263–70.

68. Nagamatsu LS, Handy TC, Hsu CL, Voss M, Liu-Ambrose T. Resistance training promotes cognitive and functional brain plasticity in seniors with probable mild cognitive impairment. *Arch Intern Med.* 2012;172(8):666–8.

69. American Psychiatric Association. *Diagnostic and Statistical Manual of Mental Disorders*. 5th ed. Arlington (VA): American Psychiatric Association; 2013. 991 p.
70. World Health Organization. *Depression and Other Common Mental Disorders: Global Health Estimates*. Geneva: World Health Organization; 2017 [cited 2019 July 8]. Available from: https://apps.who.int/iris/bitstream/handle/10665/254610/WHO-MSD-MER-2017.2-eng.pdf?sequence=1
71. Kessler RC, Petukhova M, Sampson NA, Zaslavsky AM, Wittchen HU. Twelve-month and lifetime prevalence and lifetime morbid risk of anxiety and mood disorders in the United States. *Int J Methods Psychiatr Res*. 2012;21(3):169–84.
72. Alonso J, Lépine JP, ESEMeD/MHEDEA 2000 Scientific Committee. Overview of key data from the European Study of the Epidemiology of Mental Disorders (ESEMeD). *J Clin Psychiatry*. 2007;68(Suppl 2):3–9.
73. Kessler RC, Merikangas KR, Wang PS. Prevalence, comorbidity, and service utilization for mood disorders in the United States at the beginning of the twenty-first century. *Annu Rev Clin Psychol*. 2007;3:137–58.
74. Trivedi MH, Fava M, Wisniewski SR et al. Medication augmentation after the failure of SSRIs for depression. *N Engl J Med*. 2006;354(12):1243–52.
75. Roehrig C. Mental Disorders Top the list of the most costly conditions in the United States: $201 billion. *Health Aff (Millwood)*. 2016;35(6):1130–5.
76. Chisholm D, Sweeny K, Sheehan P et al. Scaling-up treatment of depression and anxiety: a global return on investment analysis. *Lancet Psychiatry*. 2016;3(5):415–24.
77. Knapen J, Vancampfort D. Evidence for exercise therapy in the treatment of depression and anxiety. *Int J Psychosoc Rehabil*. 2013;17(2):75–87.
78. Knapen J, van de Vliet P, van Coppenolle H, Peuskens J, Pieters G. Evaluation of cardio-respiratory fitness and perceived exertion for patients with depressive and anxiety disorders: a study on reliability. *Disabil Rehabil*. 2003;25(23):1312–5.
79. Salmon P. Effects of physical exercise on anxiety, depression, and sensitivity to stress: a unifying theory. *Clin Psychol Rev*. 2001;21(1):33–61.
80. Vancampfort D, Probst M, Sweers K, Maurissen K, Knapen J, De Hert M. Reliability, minimal detectable changes, practice effects and correlates of the 6-min walk test in patients with schizophrenia. *Psychiatry Res*. 2011;187(1–2):62–7.
81. Stratton JR, Halter JB. Effect of a benzodiazepine (alprazolam) on plasma epinephrine and norepinephrine levels during exercise stress. *Am J Cardiol*. 1985;56(1):136–9.
82. Pelletier R, Bacon SL, Laurin C, Arsenault A, Fleet RP, Lavoie KL. The impact of anxiety disorders on assessment of myocardial ischemia and exercise stress test performance. *J Cardiopulm Rehabil Prev*. 2011;31(1):60–6.
83. Thayer JF, Friedman BH, Borkovec TD. Autonomic characteristics of generalized anxiety disorder and worry. *Biol Psychiatry*. 1996;39(4):255–66.
84. Paine NJ, Bacon SL, Pelletier R, Arsenault A, Diodati JG, Lavoie KL. Do women with anxiety or depression have higher rates of myocardial ischemia during exercise testing than men? *Circ Cardiovasc Qual Outcomes*. 2016;9(2 Suppl 1):S53–61.
85. Gordon BR, McDowell CP, Lyons M, Herring MP. The effects of resistance exercise training on anxiety: a meta-analysis and meta-regression analysis of randomized controlled trials. *Sports Med*. 2017;47(12):2521–32.
86. Herring MP, O'Connor PJ, Dishman RK. The effect of exercise training on anxiety symptoms among patients: a systematic review. *Arch Intern Med*. 2010;170(4):321–31.
87. Jayakody K, Gunadasa S, Hosker C. Exercise for anxiety disorders: systematic review. *Br J Sports Med*. 2014;48(3):187–96.
88. Stonerock GL, Hoffman BM, Smith PJ, Blumenthal JA. Exercise as treatment for anxiety: systematic review and analysis. *Ann Behav Med*. 2015;49(4):542–56.
89. Stubbs B, Vancampfort D, Rosenbaum S et al. An examination of the anxiolytic effects of exercise for people with anxiety and stress-related disorders: a meta-analysis. *Psychiatry Res*. 2017;249:102–8.
90. Wipfli BM, Rethorst CD, Landers DM. The anxiolytic effects of exercise: a meta-analysis of randomized trials and dose-response analysis. *J Sport Exerc Psychol*. 2008;30(4):392–410.
91. Aylett E, Small N, Bower P. Exercise in the treatment of clinical anxiety in general practice — a systematic review and meta-analysis. *BMC Health Serv Res*. 2018;18(1):559.

92. Cooney GM, Dwan K, Greig CA et al. Exercise for depression. *Cochrane Database Syst Rev.* 2013;(9):CD004366.
93. Rethorst CD, Wipfli BM, Landers DM. The antidepressive effects of exercise: a meta-analysis of randomized trials. *Sports Med.* 2009;39(6):491–511.
94. Ekkekakis P, Parfitt G, Petruzzello SJ. The pleasure and displeasure people feel when they exercise at different intensities: decennial update and progress towards a tripartite rationale for exercise intensity prescription. *Sports Med.* 2011;41(8):641–71.
95. Hyde AL, Conroy DE, Pincus AL, Ram N. Unpacking the feel-good effect of free-time physical activity: betweenand within-person associations with pleasant-activated feeling states. *J Sport Exerc Psychol.* 2011;33(6):884–902.
96. Gordon BR, McDowell CP, Hallgren M, Meyer JD, Lyons M, Herring MP. Association of efficacy of resistance exercise training with depressive symptoms: meta-analysis and meta-regression analysis of randomized clinical trials. *JAMA Psychiatry.* 2018;75(6):566–76.
97. Rethorst CD, Trivedi MH. Evidence-based recommendations for the prescription of exercise for major depressive disorder. *J Psychiatr Pract.* 2013;19(3):204–12.
98. Doshi-Velez F, Ge Y, Kohane I. Comorbidity clusters in autism spectrum disorders: an electronic health record time-series analysis. *Pediatrics.* 2014;133(1):e54–63.
99. Mannion A, Leader G. Comorbidity in autism spectrum disorder: a literature review. *Res Autism Spectr Disord.* 2013;7(12):1595–616.
100. Fournier KA, Hass CJ, Naik SK, Lodha N, Cauraugh JH. Motor coordination in autism spectrum disorders: a synthesis and meta-analysis. *J Autism Dev Disord.* 2010;40(10):1227–40.
101. Memari AH, Ghanouni P, Shayestehfar M, Ghaheri B. Postural control impairments in individuals with autism spectrum disorder: a critical review of current literature. *Asian J Sports Med.* 2014;5(3):e22963.
102. Lyall K, Croen L, Daniels J et al. The changing epidemiology of autism spectrum disorders. *Annu Rev Public Health.* 2017;38:81–102.
103. Masi A, DeMayo MM, Glozier N, Guastella AJ. An overview of autism spectrum disorder, heterogeneity and treatment options. *Neurosci Bull.* 2017;33(2):183–93.
104. Wong C, Odom SL, Hume KA et al. Evidence-based practices for children, youth, and young adults with autism spectrum disorder: a comprehensive review. *J Autism Dev Disord.* 2015;45(7):1951–66.
105. McPheeters ML, Warren Z, Sathe N et al. A systematic review of medical treatments for children with autism spectrum disorders. *Pediatrics.* 2011;127(5):e1312–21.
106. Healy S, Nacario A, Braithwaite RE, Hopper C. The effect of physical activity interventions on youth with autism spectrum disorder: a meta-analysis. *Autism Res.* 2018;11(6):818–33.
107. Sam K-L, Chow B-C, Tong K-K. Effectiveness of exercise-based interventions for children with autism: a systematic review and meta-analysis. *Int J Learn Teach.* 2015;1(2):98–103.
108. Srinivasan SM, Pescatello LS, Bhat AN. Current perspectives on physical activity and exercise recommendations for children and adolescents with autism spectrum disorders. *Phys Ther.* 2014;94(6):875–89.
109. Wong C. *Social Narratives (SN) Fact Sheet* [Internet]. Chapel Hill (NC): The National Professional Development Center on Autism Spectrum Disorders, Frank Porter Graham Child Development Institute; 2013 [cited 2018 Dec 27]. Available from: https://autismpdc.fpg.unc.edu/sites/autismpdc.fpg.unc.edu/files/SocialNarratives_factsheet.pdf
110. Fleury VP. *Task Analysis (TA) Fact Sheet* [Internet]. Chapel Hill (NC): The National Professional Development Center on Autism Spectrum Disorders, Frank Porter Graham Child Development Institute; 2013 [cited 2018 Dec 27]. Available from: https://autismpdc.fpg.unc.edu/sites/autismpdc.fpg.unc.edu/files/Task_Analysis_factsheet.pdf
111. Cox AW. *Prompting (PP) Fact Sheet* [Internet]. Chapel Hill (NC): The National Professional Development Center on Autism Spectrum Disorders, Frank Porter Graham Child Development Institute; 2013 [cited 2018 Dec 27]. Available from: https://autismpdc.fpg.unc.edu/sites/autismpdc.fpg.unc.edu/files/Prompting_factsheet.pdf
112. Neitzel J, Wolery M. *Overview of Prompting* [Internet]. Chapel Hill (NC): The National Professional Development Center on Autism Spectrum Disorders, Frank Porter Graham Child Development Institute; 2009 [cited 2018 Dec 27]. Available from: https://csesa.fpg.unc.edu/sites/csesa.fpg.unc.edu/files/ebpbriefs/Prompting_Overview.pdf

113. Cox AW. *Modeling Fact Sheet* [Internet]. Chapel Hill (NC): The National Professional Development Center on Autism Spectrum Disorders, Frank Porter Graham Child Development Institute; 2013 [cited 2018 Dec 27]. Available from: https://autismpdc.fpg.unc.edu/sites/autismpdc.fpg.unc.edu/files/Modeling_factsheet.pdf

114. Plavnick JB. *Video Modeling (VM) Fact Sheet* [Internet]. Chapel Hill (NC): The National Professional Development Center on Autism Spectrum Disorders, Frank Porter Graham Child Development Institute; 2013 [cited 2018 Dec 27]. Available from: https://autismpdc.fpg.unc.edu/sites/autismpdc.fpg.unc.edu/files/Video_Modeling_factsheet.pdf

115. Kucharczyk S. *Differential Reinforcement of Alternative, Incompatible, or Other Behavior (DRA/I/O) Fact Sheet* [Internet]. Chapel Hill (NC): The National Professional Development Center on Autism Spectrum Disorders, Frank Porter Graham Child Development Institute; 2013 [cited 2018 Dec 27]. Available from: https://autismpdc.fpg.unc.edu/sites/autismpdc.fpg.unc.edu/files/Differential_Reinforcement_factsheet.pdf

116. Reinders NJ, Branco A, Wright K, Fletcher PC, Bryden PJ. Scoping review: physical activity and social functioning in young people with autism spectrum disorder. *Front Psychol.* 2019;10:120.

117. Baio J, Wiggins L, Christensen DL et al. Prevalence of autism spectrum disorder among children aged 8 years — autism and developmental disabilities monitoring network, 11 sites, United States, 2014. *MMWR Surveill Summ.* 2018;67(6):1–23.

118. Croen LA, Zerbo O, Qian Y et al. The health status of adults on the autism spectrum. *Autism.* 2015;19(7):814–23.

119. Rosenbaum P, Paneth N, Leviton A et al. A report: the definition and classification of cerebral palsy April 2006. *Dev Med Child Neurol Suppl.* 2007;109:8–14.

120. Novak I, Morgan C, Adde L et al. Early, accurate diagnosis and early intervention in cerebral palsy: advances in diagnosis and treatment. *JAMA Pediatr.* 2017;171(9):897–907.

121. Villamor E, Tedroff K, Peterson M et al. Association between maternal body mass index in early pregnancy and incidence of cerebral palsy. *JAMA.* 2017;317(9):925–36.

122. McIntyre S, Taitz D, Keogh J, Goldsmith S, Badawi N, Blair E. A systematic review of risk factors for cerebral palsy in children born at term in developed countries. *Dev Med Child Neurol.* 2013;55(6):499–508.

123. Cans C. Surveillance of cerebral palsy in Europe: a collaboration of cerebral palsy surveys and registers. *Dev Med Child Neurol.* 2000;42(12):816–24.

124. Kirby RS, Wingate MS, Van Naarden Braun K et al. Prevalence and functioning of children with cerebral palsy in four areas of the United States in 2006: a report from the autism and developmental disabilities monitoring network. *Res Dev Disabil.* 2011;32(2):462–9.

125. Reid SM, Meehan E, McIntyre S, Goldsmith S, Badawi N, Reddihough DS. Temporal trends in cerebral palsy by impairment severity and birth gestation. *Dev Med Child Neurol.* 2016;58(Suppl 2):25–35.

126. Hurvitz EA, Peterson M, Fowler E. Muscle tone, strength, and movement disorders. In: Dan B, Mayston M, Paneth N, Rosenbloom L, editors. *Cerebral Palsy: Science and Clinical Practice.* Hoboken (NJ): Wiley; 2014. p. 648.

127. Smithers-Sheedy H, McIntyre S, Gibson C et al. A special supplement: findings from the Australian Cerebral Palsy Register, birth years 1993 to 2006. *Dev Med Child Neurol.* 2016;58(Suppl 2):5–10.

128. Verschuren O, Smorenburg ARP, Luiking Y, Bell K, Barber L, Peterson MD. Determinants of muscle preservation in individuals with cerebral palsy across the lifespan: a narrative review of the literature. *J Cachexia Sarcopenia Muscle.* 2018;9(3):453–64.

129. Sanger TD, Delgado MR, Gaebler-Spira D, Hallett M, Mink JW, Task Force on Childhood Motor Disorders. Classification and definition of disorders causing hypertonia in childhood. *Pediatrics.* 2003;111(1):e89–97.

130. McDowell BC, Salazar-Torres JJ, Kerr C, Cosgrove AP. Passive range of motion in a population-based sample of children with spastic cerebral palsy who walk. *Phys Occup Ther Pediatr.* 2012;32(2):139–50.

131. Stackhouse SK, Binder-Macleod SA, Lee SC. Voluntary muscle activation, contractile properties, and fatigability in children with and without cerebral palsy. *Muscle Nerve.* 2005;31(5): 594–601.

132. Thompson N, Stebbins J, Seniorou M, Newham D. Muscle strength and walking ability in diplegic cerebral palsy: implications for assessment and management. *Gait Posture.* 2011;33(3): 321–5.

133. Ostensjø S, Carlberg EB, Vøllestad NK. Motor impairments in young children with cerebral palsy: relationship to gross motor function and everyday activities. *Dev Med Child Neurol.* 2004;46(9):580–9.

134. Verschuren O, Ketelaar M, Gorter JW, Helders PJ, Takken T. Relation between physical fitness and gross motor capacity in children and adolescents with cerebral palsy. *Dev Med Child Neurol.* 2009;51(11):866–71.

135. Palisano RJ, Rosenbaum P, Bartlett D, Livingston MH. Content validity of the expanded and revised Gross Motor Function Classification System. *Dev Med Child Neurol.* 2008;50(10):744–50.

136. Van Der Slot WM, Nieuwenhuijsen C, Van Den Berg-Emons RJ et al. Chronic pain, fatigue, and depressive symptoms in adults with spastic bilateral cerebral palsy. *Dev Med Child Neurol.* 2012;54(9):836–42.

137. Verschuren O, Bosma L, Takken T. Reliability of a shuttle run test for children with cerebral palsy who are classified at Gross Motor Function Classification System level III. *Dev Med Child Neurol.* 2011;53(5):470–2.

138. Verschuren O, Bongers BC, Obeid J, Ruyten T, Takken T. Validity of the muscle power sprint test in ambulatory youth with cerebral palsy. *Pediatr Phys Ther.* 2013;25(1):25–8.

139. Dallmeijer AJ, Scholtes VA, Brehm M-A, Becher JG. Test-retest reliability of the 20-sec Wingate test to assess anaerobic power in children with cerebral palsy. *Am J Phys Med Rehabil.* 2013;92(9):762–7.

140. Verschuren O, Zwinkels M, Obeid J, Kerkhof N, Ketelaar M, Takken T. Reliability and validity of short-term performance tests for wheelchair-using children and adolescents with cerebral palsy. *Dev Med Child Neurol.* 2013;55(12):1129–35.

141. Verschuren O, Takken T, Ketelaar M, Gorter JW, Helders PJ. Reliability for running tests for measuring agility and anaerobic muscle power in children and adolescents with cerebral palsy. *Pediatr Phys Ther.* 2007;19(2):108–15.

142. Verschuren O, Bloemen M, Kruitwagen C, Takken T. Reference values for aerobic fitness in children, adolescents, and young adults who have cerebral palsy and are ambulatory. *Phys Ther.* 2010;90(8):1148–56.

143. Verschuren O, Takken T, Ketelaar M, Gorter JW, Helders PJ. Reliability and validity of data for 2 newly developed shuttle run tests in children with cerebral palsy. *Phys Ther.* 2006;86(8): 1107–17.

144. Fernhall B. The young athlete with a mental disability. In: Hebestreit H, Bar-Or O, editors. *The Young Athlete.* Malden (MA): Blackwell Publishing; 2008. p. 403–12.

145. Slaman J, Dallmeijer A, Stam H et al. The six-minute walk test cannot predict peak cardiopulmonary fitness in ambulatory adolescents and young adults with cerebral palsy. *Arch Phys Med Rehabil.* 2013;94(11):2227–33.

146. De Groot S, Janssen TW, Evers M, Van der Luijt P, Nienhuys KN, Dallmeijer AJ. Feasibility and reliability of measuring strength, sprint power, and aerobic capacity in athletes and non-athletes with cerebral palsy. *Dev Med Child Neurol.* 2012;54(7):647–53.

147. Crompton J, Galea MP, Phillips B. Hand-held dynamometry for muscle strength measurement in children with cerebral palsy. *Dev Med Child Neurol.* 2007;49(2):106–11.

148. Verschuren O, Ketelaar M, Takken T, Van Brussel M, Helders PJ, Gorter JW. Reliability of hand-held dynamometry and functional strength tests for the lower extremity in children with cerebral palsy. *Disabil Rehabil.* 2008;30(18):1358–66.

149. Peterson MD, Ryan JM, Hurvitz EA, Mahmoudi E. Chronic conditions in adults with cerebral palsy. *JAMA.* 2015;314(21):2303–5.

150. Balemans AC, Bolster EA, Brehm M-A, Dallmeijer AJ. Physical strain: a new perspective on walking in cerebral palsy. *Arch Phys Med Rehabil.* 2017;98(12):2507–13.

151. Verschuren O, Takken T. Aerobic capacity in children and adolescents with cerebral palsy. *Res Dev Disabil.* 2010;31(6):1352–7.

152. Harvey A, Graham HK, Morris ME, Baker R, Wolfe R. The functional mobility scale: ability to detect change following single event multilevel surgery. *Dev Med Child Neurol.* 2007;49(8): 603–7.

153. Seniorou M, Thompson N, Harrington M, Theologis T. Recovery of muscle strength following multi-level orthopaedic surgery in diplegic cerebral palsy. *Gait Posture.* 2007;26(4):475–81.

154. Morgan P, McGinley J. Gait function and decline in adults with cerebral palsy: a systematic review. *Disabil Rehabil.* 2014;36(1):1–9.

155. Opheim A, Jahnsen R, Olsson E, Stanghelle JK. Walking function, pain, and fatigue in adults with cerebral palsy: a 7-year follow-up study. *Dev Med Child Neurol.* 2009;51(5):381–8.

156. Hombergen SP, Huisstede BM, Streur MF et al. Impact of cerebral palsy on health-related physical fitness in adults: systematic review. *Arch Phys Med Rehabil.* 2012;93(5):871–81.
157. Ryan JM, Cassidy EE, Noorduyn SG, O'Connell NE. Exercise interventions for cerebral palsy. *Cochrane Database Syst Rev.* 2017;6:CD011660.
158. Verschuren O, Peterson MD, Balemans AC, Hurvitz EA. Exercise and physical activity recommendations for people with cerebral palsy. *Dev Med Child Neurol.* 2016;58(8):798–808.
159. Verschuren O, Peterson MD, Leferink S, Darrah J. Muscle activation and energy-requirements for varying postures in children and adolescents with cerebral palsy. *J Pediatr.* 2014;165(5): 1011–6.
160. O'Connell NE, Smith KJ, Peterson MD et al. Incidence of osteoarthritis, osteoporosis and inflammatory musculoskeletal diseases in adults with cerebral palsy: a population-based cohort study. *Bone.* 2019;125:30–5.
161. Whitney DG, Alford AI, Devlin MJ, Caird MS, Hurvitz EA, Peterson MD. Adults with cerebral palsy have higher prevalence of fracture compared with adults without cerebral palsy independent of osteoporosis and cardiometabolic diseases. *J Bone Miner Res.* 2019;34:1240–7.
162. Butler JM, Scianni A, Ada L. Effect of cardiorespiratory training on aerobic fitness and carryover to activity in children with cerebral palsy: a systematic review. *Int J Rehabil Res.* 2010;33(2): 97–103.
163. Rogers A, Furler BL, Brinks S, Darrah J. A systematic review of the effectiveness of aerobic exercise interventions for children with cerebral palsy: an AACPDM evidence report. *Dev Med Child Neurol.* 2008;50(11):808–14.
164. Reid S, Hamer P, Alderson J, Lloyd D. Neuromuscular adaptations to eccentric strength training in children and adolescents with cerebral palsy. *Dev Med Child Neurol.* 2010;52(4): 358–63.
165. Runciman P, Derman W, Ferreira S, Albertus-Kajee Y, Tucker R. A descriptive comparison of sprint cycling performance and neuromuscular characteristics in able-bodied athletes and Paralympic athletes with cerebral palsy. *Am J Phys Med Rehabil.* 2015;94(1):28–37.
166. Schalock RL, Borthwick-Duffy SA, Bradley VJ et al. *Intellectual Disability: Definition, Classification, and Systems of Supports.* 11th ed. Washington (DC): American Association on Intellectual and Developmental Disabilities; 2010. 259 p.
167. Maulik PK, Mascarenhas MN, Mathers CD, Dua T, Saxena S. Prevalence of intellectual disability: a meta-analysis of population-based studies. *Res Dev Disabil.* 2011;32(2):419–36.
168. Harris JC. *Intellectual Disability: Understanding Its Development, Causes, Classification, Evaluation, and Treatment.* New York (NY): Oxford University Press; 2006. 429 p.
169. Bilder DA, Pinborough-Zimmerman J, Bakian AV et al. Prenatal and perinatal factors associated with intellectual disability. *Am J Intellect Dev Disabil.* 2013;118(2):156–76.
170. Chapman DA, Scott KG, Mason CA. Early risk factors for mental retardation: role of maternal age and maternal education. *Am J Ment Retard.* 2002;107(1):46–59.
171. Leonard H, Wen X. The epidemiology of mental retardation: challenges and opportunities in the new millennium. *Ment Retard Dev Disabil Res Rev.* 2002;8(3):117–34.
172. Mégarbané A, Noguier F, Stora S et al. The intellectual disability of trisomy 21: differences in gene expression in a case series of patients with lower and higher IQ. *Eur J Hum Genet.* 2013;21(11):1253–9.
173. O'Leary L, Cooper SA, Hughes-McCormack L. Early death and causes of death of people with intellectual disabilities: a systematic review. *J Appl Res Intellect Disabil.* 2018;31(3):325–42.
174. Patja K, Iivanainen M, Vesala H, Oksanen H, Ruoppila I. Life expectancy of people with intellectual disability: a 35-year follow-up study. *J Intellect Disabil Res.* 2000;44(Pt 5):591–9.
175. Coppus AM. People with intellectual disability: what do we know about adulthood and life expectancy? *Dev Disabil Res Rev.* 2013;18(1):6–16.
176. de Winter CF, Bastiaanse LP, Hilgenkamp TI, Evenhuis HM, Echteld MA. Overweight and obesity in older people with intellectual disability. *Res Dev Disabil.* 2012;33(2):398–405.
177. Hsieh K, Rimmer JH, Heller T. Obesity and associated factors in adults with intellectual disability. *J Intellect Disabil Res.* 2014;58(9):851–63.
178. Stancliffe RJ, Lakin KC, Larson S et al. Overweight and obesity among adults with intellectual disabilities who use intellectual disability/developmental disability services in 20 U.S. *States. Am J Intellect Dev Disabil.* 2011;116(6):401–18.
179. de Winter CF, Magilsen KW, van Alfen JC, Willemsen SP, Evenhuis HM. Metabolic syndrome in 25% of older people with intellectual disability. *Fam Pract.* 2011;28(2):141–4.

180. Mazurek D, Wyka J. Down syndrome — genetic and nutritional aspects of accompanying disorders. *Rocz Panstw Zakl Hig.* 2015;66(3):189–94.
181. Cooper SA, McLean G, Guthrie B et al. Multiple physical and mental health comorbidity in adults with intellectual disabilities: population-based cross-sectional analysis. *BMC Fam Pract.* 2015;16:110.
182. Robertson J, Hatton C, Emerson E, Baines S. Mortality in people with intellectual disabilities and epilepsy: a systematic review. *Seizure.* 2015;29:123–33.
183. Hilgenkamp TI, van Wijck R, Evenhuis HM. Feasibility of eight physical fitness tests in 1,050 older adults with intellectual disability: results of the healthy ageing with intellectual disabilities study. *Intellect Dev Disabil.* 2013;51(1):33–47.
184. Fernhall B, Baynard T. Intellectual disability. In: Ehrman J, Gordon P, Visich P, Keteyian S, editors. *Clinical Exercise Physiology.* 3rd ed. Champaign (IL): Human Kinetics; 2013. p. 617–31.
185. Casey AF, Wang X, Osterling K. Test-retest reliability of the 6-minute walk test in individuals with Down syndrome. *Arch Phys Med Rehabil.* 2012;93(11):2068–74.
186. Guerra-Balic M, Oviedo GR, Javierre C et al. Reliability and validity of the 6-min walk test in adults and seniors with intellectual disabilities. *Res Dev Disabil.* 2015;47:144–53.
187. Waninge A, Evenhuis I, Van Wijck R, Van der Schans C. Feasibility and reliability of two different walking tests in people with severe intellectual and sensory disabilities. *J Appl Res Intellect Disabil.* 2011;24(6):518–27.
188. Rintala P, McCubbin JA, Dunn JM. Familiarization process in cardiorespiratory fitness testing for persons with mental retardation. *Res Sports Med.* 1995;6(1):15–27.
189. Gupta R, Thomas RD, Sreenivas V, Walter S, Puliyel JM. Ultrasonographic femur-tibial length ratio: a marker of Down syndrome from the late second trimester. *Am J Perinatol.* 2001;18(4):217–24.
190. Oppewal A, Hilgenkamp TI, van Wijck R, Evenhuis HM. Cardiorespiratory fitness in individuals with intellectual disabilities — a review. *Res Dev Disabil.* 2013;34(10):3301–16.
191. Aertssen WFM, Steenbergen B, Smits-Engelsman BCM. The validity and reliability of the functional strength measurement (FSM) in children with intellectual disabilities. *J Intellect Disabil Res.* 2018;62(8):719–29.
192. Hilgenkamp TI, van Wijck R, Evenhuis HM. Physical fitness in older people with ID-Concept and measuring instruments: a review. *Res Dev Disabil.* 2010;31(5):1027–38.
193. Waninge A, van Wijck R, Steenbergen B, van der Schans CP. Feasibility and reliability of the modified Berg Balance Scale in persons with severe intellectual and visual disabilities. *J Intellect Disabil Res.* 2011;55(3):292–301.
194. Wuang YP, Su CY. Reliability and responsiveness of the Bruininks-Oseretsky test of motor proficiency-second edition in children with intellectual disability. *Res Dev Disabil.* 2009;30(5): 847–55.
195. Chen C-C, Ringenbach SD, Snow M, Hunt LM. Validity of a pictorial rate of perceived exertion scale for monitoring exercise intensity in young adults with Down syndrome. *Int J Dev Disabil.* 2013;59(1):1–10.
196. Stanish HI, Aucoin M. Usefulness of a perceived exertion scale for monitoring exercise intensity in adults with intellectual disabilities. *Educ Train Dev Disabil.* 2007:230–9.
197. Fernhall B, McCubbin JA, Pitetti KH et al. Prediction of maximal heart rate in individuals with mental retardation. *Med Sci Sports Exerc.* 2001;33(10):1655–60.
198. Pitetti KH, Jongmans B, Fernhall B. Feasibility of a treadmill test for adolescents with multiple disabilities. *Adapt Phys Activ Q.* 1999;16(4):362–71.
199. Pitetti KH, Millar AL, Fernhall B. Reliability of a peak performance treadmill test for children and adolescents with and without mental retardation. *Adapt Phys Activ Q.* 2000;17(3):322–32.
200. Teo-Koh SM, McCubbin JA. Relationship between peak $\dot{V}O_2$ and 1-mile walk test performance of adolescent males with mental retardation. *Pediatr Exerc Sci.* 1999;11(2):144–57.
201. Rintala P, McCubbin JA, Downs SB, Fox SD. Cross validation of the 1-mile walking test for men with mental retardation. *Med Sci Sports Exerc.* 1997;29(1):133–7.
202. Donncha CM, Watson AW, McSweeney T, O'Donovan DJ. Reliability of eurofit physical fitness items for adolescent males with and without mental retardation. *Adapt Phys Activ Q.* 1999;16(1):86–95.
203. Fernhall B, Pitetti KH, Vukovich MD et al. Validation of cardiovascular fitness field tests in children with mental retardation. *Am J Ment Retard.* 1998;102(6):602–12.

204. Fernhall B, Millar AL, Pitetti KH, Hensen T, Vukovsch MD. Cross validation of the 20-m shuttle run test for children and adolescents with mental retardation. *Adapt Phys Activ Q.* 2000;17(4):402–12.
205. Nasuti G, Stuart-Hill L, Temple VA. The six-minute walk test for adults with intellectual disability: a study of validity and reliability. *J Intellect Dev Disabil.* 2013;38(1):31–8.
206. Vis JC, Thoonsen H, Duffels MG et al. Six-minute walk test in patients with Down syndrome: validity and reproducibility. *Arch Phys Med Rehabil.* 2009;90(8):1423–7.
207. Braith RW, Graves JE, Leggett SH, Pollock ML. Effect of training on the relationship between maximal and submaximal strength. *Med Sci Sports Exerc.* 1993;25(1):132–8.
208. Dohoney P, Chromiak JA, Lemire D, Abadie BR, Kovacs C. Prediction of one repetition maximum (1-RM) strength from a 4-6 RM and a 7-10 RM submaximal strength test in healthy young adult males. *J Exerc Physiol.* 2002;5(3):54–9.
209. Borji R, Zghal F, Zarrouk N, Sahli S, Rebai H. Individuals with intellectual disability have lower voluntary muscle activation level. *Res Dev Disabil.* 2014;35(12):3574–81.
210. Cleaver S, Hunter D, Ouellette-Kuntz H. Physical mobility limitations in adults with intellectual disabilities: a systematic review. *J Intellect Disabil Res.* 2009;53(2):93–105.
211. Cox C, Clemson L, Stancliffe R, Durvasula S, Sherrington C. Incidence of and risk factors for falls among adults with an intellectual disability. *J Intellect Disabil Res.* 2010;54(12):1045–57.
212. Garber CE, Blissmer B, Deschenes MR et al. American College of Sports Medicine position stand. Quantity and quality of exercise for developing and maintaining cardiorespiratory, musculoskeletal, and neuromotor fitness in apparently healthy adults: guidance for prescribing exercise. *Med Sci Sports Exerc.* 2011;43(7):1334–59.
213. Enkelaar L, Smulders E, van Schrojenstein Lantman-de Valk H, Geurts AC, Weerdesteyn V. A review of balance and gait capacities in relation to falls in persons with intellectual disability. *Res Dev Disabil.* 2012;33(1):291–306.
214. Lohman TG, Chen Z. Dual-energy x-ray absorptiometry. In: Heymsfield SB, Lohman TG, Wang Z, Going SB, editors. *Human Body Composition.* 2nd ed. Champaign (IL): Human Kinetics; 2005. p. 63–77.
215. Going SB. Hydrodensitometry and air displacement plethysmography. In: Heymsfield SB, Lohman TG, Wang Z, Going SB, editors. *Human Body Composition.* 2nd ed. Champaign (IL): Human Kinetics; 2005. p. 17–34.
216. Modlesky CM, Cavaiola ML, Smith JJ, Rowe DA, Johnson DL, Miller F. A DXA-based mathematical model predicts midthigh muscle mass from magnetic resonance imaging in typically developing children but not in those with quadriplegic cerebral palsy. *J Nutr.* 2010;140(12): 2260–5.
217. Modlesky CM, Bickel CS, Slade JM, Meyer RA, Cureton KJ, Dudley GA. Assessment of skeletal muscle mass in men with spinal cord injury using dual-energy X-ray absorptiometry and magnetic resonance imaging. *J Appl Physiol (1985).* 2004;96(2):561–5.
218. Casey AF. Measuring body composition in individuals with intellectual disability: a scoping review. *J Obes.* 2013;2013:628428.
219. Slaughter MH, Lohman TG, Boileau RA et al. Skinfold equations for estimation of body fatness in children and youth. *Hum Biol.* 1988;60(5):709–23.
220. Heller T, McCubbin JA, Drum C, Peterson J. Physical activity and nutrition health promotion interventions: what is working for people with intellectual disabilities? *Intellect Dev Disabil.* 2011;49(1):26–36.
221. Lante K, Reece J, Walkley J. Energy expended by adults with and without intellectual disabilities during activities of daily living. *Res Dev Disabil.* 2010;31(6):1380–9.
222. Fernhall B, Baynard T, Collier SR et al. Catecholamine response to maximal exercise in persons with Down syndrome. *Am J Cardiol.* 2009;103(5):724–6.
223. Mendonca GV, Pereira FD, Fernhall B. Cardiac autonomic function during submaximal treadmill exercise in adults with Down syndrome. *Res Dev Disabil.* 2011;32(2):532–9.
224. Fernhall B, Mendonca GV, Baynard T. Reduced work capacity in individuals with Down syndrome: a consequence of autonomic dysfunction? *Exerc Sport Sci Rev.* 2013;41(3):138–47.
225. Fernhall B, Pitetti KH, Rimmer JH et al. Cardiorespiratory capacity of individuals with mental retardation including Down syndrome. *Med Sci Sports Exerc.* 1996;28(3):366–71.
226. Baynard T, Pitetti KH, Guerra M, Fernhall B. Heart rate variability at rest and during exercise in persons with Down syndrome. *Arch Phys Med Rehabil.* 2004;85(8):1285–90.

227. Vis J, De Bruin-Bon H, Bouma B et al. Adults with Down syndrome have reduced cardiac response after light exercise testing. *Neth Heart J.* 2012;20(6):264–9.
228. Oviedo GR, Guerra-Balic M, Baynard T, Javierre C. Effects of aerobic, resistance and balance training in adults with intellectual disabilities. *Res Dev Disabil.* 2014;35(11):2624–34.
229. Lotan M, Yalon-Chamovitz S, Weiss PL. Improving physical fitness of individuals with intellectual and developmental disability through a virtual reality intervention program. *Res Dev Disabil.* 2009;30(2):229–39.
230. Boer PH, Moss SJ. Effect of continuous aerobic vs. interval training on selected anthropometrical, physiological and functional parameters of adults with Down syndrome. *J Intellect Disabil Res.* 2016;60(4):322–34.
231. Mendonca GV, Pereira FD. Influence of long-term exercise training on submaximal and peak aerobic capacity and locomotor economy in adult males with Down's syndrome. *Med Sci Monit.* 2009;15(2):CR33–9.
232. Ranjan S, Nasser JA, Fisher K. Prevalence and potential factors associated with overweight and obesity status in adults with intellectual developmental disorders. *J Appl Res Intellect Disabil.* 2018;31(Suppl 1):29–38.
233. Hastings RP, Beck A, Daley D, Hill C. Symptoms of ADHD and their correlates in children with intellectual disabilities. *Res Dev Disabil.* 2005;26(5):456–68.
234. Vicari S, Carlesimo A, Caltagirone C. Short-term memory in persons with intellectual disabilities and Down's syndrome. *J Intellect Disabil Res.* 1995;39(Pt 6):532–7.
235. Pitetti KH, Jackson JA, Stubbs NB, Campbell KD, Battar SS. Fitness levels of adult special olympic participants. *Adapt Phys Activ Q.* 1989;6(4):354–70.
236. Brooker K, Mutch A, McPherson L, Ware R, Lennox N, van Dooren K. "We can talk while we're walking": seeking the views of adults with intellectual disability to inform a walking and social-support program. *Adapt Phys Activ Q.* 2015;32(1):34–48.
237. Roy M, Retzer A, Sikabofori T. Personality development and intellectual disability. *Curr Opin Psychiatry.* 2015;28(1):35–9.
238. Howie EK, Barnes TL, McDermott S, Mann JR, Clarkson J, Meriwether RA. Availability of physical activity resources in the environment for adults with intellectual disabilities. *Disabil Health J.* 2012;5(1):41–8.
239. Sallis JF, Floyd MF, Rodríguez DA, Saelens BE. Role of built environments in physical activity, obesity, and cardiovascular disease. *Circulation.* 2012;125(5):729–37.
240. Lynnes MD, Nichols D, Temple VA. Fostering independence in health-promoting exercise. *J Intellect Disabil.* 2009;13(2):143–59.
241. McGarty AM, Melville CA. Parental perceptions of facilitators and barriers to physical activity for children with intellectual disabilities: a mixed methods systematic review. *Res Dev Disabil.* 2018;73:40–57.
242. Hutzler Y, Korsensky O. Motivational correlates of physical activity in persons with an intellectual disability: a systematic literature review. *J Intellect Disabil Res.* 2010;54(9):767–86.
243. Mendonca GV, Pereira FD, Fernhall B. Reduced exercise capacity in persons with Down syndrome: cause, effect, and management. *Ther Clin Risk Manag.* 2010;6:601.
244. Perkins EA, Moran JA. Aging adults with intellectual disabilities. *JAMA.* 2010;304(1):91–2.
245. Roizen NJ, Patterson D. Down's syndrome. *Lancet.* 2003;361(9365):1281–9.
246. El-Khouri M, Mourão MA, Tobo A, Battistella LR, Herrero CF, Riberto M. Prevalence of atlanto-occipital and atlantoaxial instability in adults with Down syndrome. *World Neurosurg.* 2014;82(1–2):215–8.
247. Casabona A, Valle MS, Pisasale M, Pantò MR, Cioni M. Functional assessments of the knee joint biomechanics by using pendulum test in adults with Down syndrome. *J Appl Physiol (1985).* 2012;113(11):1747–55.
248. Maranho DA, Fuchs K, Kim YJ, Novais EN. Hip instability in patients with Down syndrome. *J Am Acad Orthop Surg.* 2018;26(13):455–62.
249. Hübscher M, Zech A, Pfeifer K, Hänsel F, Vogt L, Banzer W. Neuromuscular training for sports injury prevention: a systematic review. *Med Sci Sports Exerc.* 2010;42(3):413–21.
250. Phillips AC, Sleigh A, McAllister CJ et al. Defective mitochondrial function in vivo in skeletal muscle in adults with Down's syndrome: a 31P-MRS study. *PLoS One.* 2013;8(12):e84031. doi:10.1371/journal.pone.

251. Vogt T, Schneider S, Abeln V, Anneken V, Strüder HK. Exercise, mood and cognitive performance in intellectual disability — a neurophysiological approach. *Behav Brain Res*. 2012;226(2): 473–80.
252. Jo G, Rossow-Kimball B, Lee Y. Effects of 12-week combined exercise program on self-efficacy, physical activity level, and health related physical fitness of adults with intellectual disability. *J Exerc Rehabil*. 2018;14(2):175–82.
253. Heller T, Hsieh K, Rimmer JH. Attitudinal and psychosocial outcomes of a fitness and health education program on adults with Down syndrome. *Am J Ment Retard*. 2004;109(2): 175–85.
254. Ware ME, deMarrais KP, McCully KK. Impact of a student-driven wellness program for individuals with disabilities on caregivers and family members. *Disabil Rehabil*. 2019:1–10.
255. Marras C, Beck JC, Bower JH et al. Prevalence of Parkinson's disease across North America. *NPJ Parkinsons Dis*. 2018;4:21.
256. Poewe W, Seppi K, Tanner CM et al. Parkinson disease. *Nat Rev Dis Primers*. 2017;3:17013.
257. Dorsey ER, Elbaz A, Nichols E et al. Global, regional, and national burden of Parkinson's disease, 1990–2016: a systematic analysis for the global burden of disease study 2016. *Lancet Neurology*. 2018;17(11):939–53.
258. Morris ME. Movement disorders in people with Parkinson disease: a model for physical therapy. *Phys Ther*. 2000;80(6):578–97.
259. Bhidayasiri R, Rattanachaisit W, Phokaewvarangkul O, Lim TT, Fernandez HH. Exploring bedside clinical features of parkinsonism: a focus on differential diagnosis. *Parkinsonism Relat Disord*. 2019;59:74–81.
260. Blandini F. Neural and immune mechanisms in the pathogenesis of Parkinson's disease. *J Neuroimmune Pharmacol*. 2013;8(1):189–201.
261. Dias V, Junn E, Mouradian MM. The role of oxidative stress in Parkinson's disease. *J Parkinsons Dis*. 2013;3(4):461–91.
262. Foltynie T, Kahan J. Parkinson's disease: an update on pathogenesis and treatment. *J Neurol*. 2013;260(5):1433–40.
263. Protas EJ, Stanley RK. Parkinson's disease. In: Myers J, Nieman D, editors. *ACSM's Resources for Clinical Exercise Physiology: Musculoskeletal, Neuromuscular, Neoplastic, Immunologic, and Hematologic Conditions*. 2nd ed. Baltimore (MD): Lippincott Williams & Wilkins; 2010. p. 44–57.
264. Goetz CG, Poewe W, Rascol O et al. Movement disorder society task force report on the Hoehn and Yahr staging scale: status and recommendations. *Mov Disord*. 2004;19(9):1020–8.
265. Hoehn MM, Yahr MD. Parkinsonism: onset, progression, and mortality. *Neurology*. 1967;17(5):427–42.
266. Goetz CG, Tilley BC, Shaftman SR et al. Movement disorder society-sponsored revision of the Unified Parkinson's Disease Rating Scale (MDS-UPDRS): scale presentation and clinimetric testing results. *Mov Disord*. 2008;23(15):2129–70.
267. Martinez-Martin P, Rodriguez-Blazquez C, Alvarez-Sanchez M et al. Expanded and independent validation of the movement disorder society-unified Parkinson's disease rating scale (MDS-UPDRS). *J Neurol*. 2013;260(1):228–36.
268. Lawrence BJ, Gasson N, Kane R, Bucks RS, Loftus AM. Activities of daily living, depression, and quality of life in Parkinson's disease. *PLoS One*. 2014;9(7):e102294. doi:10.1371/journal. pone.0102294.
269. Rajput AH, Rozdilsky B, Ang L. Occurrence of resting tremor in Parkinson's disease. *Neurology*. 1991;41(8):1298–9.
270. Jankovic J, Fahn S. Physiologic and pathologic tremors. Diagnosis, mechanism, and management. *Ann Intern Med*. 1980;93(3):460–5.
271. Mazzoni P, Shabbott B, Cortés JC. Motor control abnormalities in Parkinson's disease. *Cold Spring Harb Perspect Med*. 2012;2(6):a009282.
272. Kim SD, Allen NE, Canning CG, Fung VS. Postural instability in patients with Parkinson's disease. Epidemiology, pathophysiology and management. *CNS Drugs*. 2013;27(2):97–112.
273. Christiansen CL, Schenkman ML, McFann K, Wolfe P, Kohrt WM. Walking economy in people with Parkinson's disease. *Mov Disord*. 2009;24(10):1481–7.
274. Gallo PM, McIsaac TL, Garber CE. Walking economy during cued versus non-cued treadmill walking in persons with Parkinson's disease. *J Parkinsons Dis*. 2013;3(4):609–19.
275. Opara J, Małecki A, Małecka E, Socha T. Motor assessment in Parkinson's disease. *Ann Agric Environ Med*. 2017;24(3):411–5.

276. Jain S. Multi-organ autonomic dysfunction in Parkinson disease. *Parkinsonism Relat Disord.* 2011;17(2):77–83.
277. Asahina M, Vichayanrat E, Low DA, Iodice V, Mathias CJ. Autonomic dysfunction in parkinsonian disorders: assessment and pathophysiology. *J Neurol Neurosurg Psychiatry.* 2013;84(6): 674–80.
278. Rascol O, Goetz C, Koller W, Poewe W, Sampaio C. Treatment interventions for Parkinson's disease: an evidence based assessment. *Lancet.* 2002;359(9317):1589–98.
279. Maetzler W, Liepelt I, Berg D. Progression of Parkinson's disease in the clinical phase: potential markers. *Lancet Neurol.* 2009;8(12):1158–71.
280. Gazewood JD, Richards DR, Clebak K. Parkinson disease: an update. *Am Fam Physician.* 2013;87(4):267–73.
281. Pezzoli G, Zini M. Levodopa in Parkinson's disease: from the past to the future. *Expert Opin Pharmacother.* 2010;11(4):627–35.
282. Lewitt PA. Levodopa for the treatment of Parkinson's disease. *N Engl J Med.* 2008;359(23):2468–76.
283. Garcia L, D'Alessandro G, Bioulac B, Hammond C. High-frequency stimulation in Parkinson's disease: more or less? *Trends Neurosci.* 2005;28(4):209–16.
284. Weaver FM, Follett K, Stern M et al. Bilateral deep brain stimulation vs best medical therapy for patients with advanced Parkinson disease: a randomized controlled trial. *JAMA.* 2009;301(1): 63–73.
285. Corcos DM, Robichaud JA, David FJ et al. A two-year randomized controlled trial of progressive resistance exercise for Parkinson's disease. *Mov Disord.* 2013;28(9):1230–40.
286. Schenkman M, Moore CG, Kohrt WM et al. Effect of high-intensity treadmill exercise on motor symptoms in patients with de novo Parkinson disease: a phase 2 randomized clinical trial. *JAMA Neurol.* 2018;75(2):219–26.
287. Shulman LM, Katzel LI, Ivey FM et al. Randomized clinical trial of 3 types of physical exercise for patients with Parkinson disease. *JAMA Neurol.* 2013;70(2):183–90.
288. Kelly NA, Ford MP, Standaert DG et al. Novel, high-intensity exercise prescription improves muscle mass, mitochondrial function, and physical capacity in individuals with Parkinson's disease. *J Appl Physiol (1985).* 2014;116(5):582–92.
289. Dibble LE, Hale TF, Marcus RL, Droge J, Gerber JP, LaStayo PC. High-intensity resistance training amplifies muscle hypertrophy and functional gains in persons with Parkinson's disease. *Mov Disord.* 2006;21(9):1444–52.
290. Bergen JL, Toole T, Elliott RG III, Wallace B, Robinson K, Maitland CG. Aerobic exercise intervention improves aerobic capacity and movement initiation in Parkinson's disease patients. *NeuroRehabilitation.* 2002;17(2):161–8.
291. Schenkman M, Hall DA, Barón AE, Schwartz RS, Mettler P, Kohrt WM. Exercise for people in earlyor mid-stage Parkinson disease: a 16-month randomized controlled trial. *Phys Ther.* 2012;92(11):1395–410.
292. Herman T, Giladi N, Gruendlinger L, Hausdorff JM. Six weeks of intensive treadmill training improves gait and quality of life in patients with Parkinson's disease: a pilot study. *Arch Phys Med Rehabil.* 2007;88(9):1154–8.
293. Scandalis TA, Bosak A, Berliner JC, Helman LL, Wells MR. Resistance training and gait function in patients with Parkinson's disease. *Am J Phys Med Rehabil.* 2001;80(1):38–46.
294. Buckley TA, Hass CJ. Reliability in one-repetition maximum performance in people with Parkinson's disease. *Parkinsons Dis.* 2012;2012:928736.
295. Ziemssen T, Reichmann H. Cardiovascular autonomic dysfunction in Parkinson's disease. *J Neurol Sci.* 2010;289(1–2):74–80.
296. Haapaniemi TH, Kallio MA, Korpelainen JT et al. Levodopa, bromocriptine and selegiline modify cardiovascular responses in Parkinson's disease. *J Neurol.* 2000;247(11):868–74.
297. Pursiainen V, Korpelainen J, Haapaniemi T, Sotaniemi K, Myllylä V. Blood pressure and heart rate in parkinsonian patients with and without wearing-off. *Eur J Neurol.* 2007;14(4):373–8.
298. Senard JM, Brefel-Courbon C, Rascol O, Montastruc JL. Orthostatic hypotension in patients with Parkinson's disease: pathophysiology and management. *Drugs Aging.* 2001;18(7):495–505.
299. Duncan PW, Weiner DK, Chandler J, Studenski S. Functional reach: a new clinical measure of balance. *J Gerontol.* 1990;45(6):M192–7.
300. Qutubuddin AA, Pegg PO, Cifu DX, Brown R, McNamee S, Carne W. Validating the Berg Balance Scale for patients with Parkinson's disease: a key to rehabilitation evaluation. *Arch Phys Med Rehabil.* 2005;86(4):789–92.

301. King LA, Priest KC, Salarian A, Pierce D, Horak FB. Comparing the Mini-BESTest with the Berg Balance Scale to evaluate balance disorders in Parkinson's disease. *Parkinsons Dis.* 2012;2012:375419.
302. Pastor MA, Day BL, Marsden CD. Vestibular induced postural responses in Parkinson's disease. *Brain.* 1993;116(Pt 5):1177–90.
303. Smithson F, Morris ME, Iansek R. Performance on clinical tests of balance in Parkinson's disease. *Phys Ther.* 1998;78(6):577–92.
304. Munhoz RP, Li JY, Kurtinecz M et al. Evaluation of the pull test technique in assessing postural instability in Parkinson's disease. *Neurology.* 2004;62(1):125–7.
305. Mak MK, Pang MY. Balance confidence and functional mobility are independently associated with falls in people with Parkinson's disease. *J Neurol.* 2009;256(5):742–9.
306. Podsiadlo D, Richardson S. The timed "Up & Go": a test of basic functional mobility for frail elderly persons. *J Am Geriatr Soc.* 1991;39(2):142–8.
307. Shrier I. Flexibility versus stretching. *Br J Sports Med.* 2001;35(5):364.
308. Keus S, Hendriks H, Bloem B et al. *Clinical Practice Guidelines for Physical Therapy in Patients with Parkinson's Disease.* Amsterdam (The Netherlands): Royal Dutch Society for Physical Therapy; 2004. 114 p.
309. Schenkman M, Cutson TM, Kuchibhatla M et al. Exercise to improve spinal flexibility and function for people with Parkinson's disease: a randomized, controlled trial. *J Am Geriatr Soc.* 1998;46(10):1207–16.
310. Gill TM, Williams CS, Tinetti ME. Assessing risk for the onset of functional dependence among older adults: the role of physical performance. *J Am Geriatr Soc.* 1995;43(6):603–9.
311. Rikli RE, Jones CJ. *Senior Fitness Test Manual.* Champaign (IL): Human Kinetics; 2001. p. 176.
312. Falvo MJ, Earhart GM. Six-minute walk distance in persons with Parkinson disease: a hierarchical regression model. *Arch Phys Med Rehabil.* 2009;90(6):1004–8.
313. Fletcher GF, Ades PA, Kligfield P et al. Exercise standards for testing and training: a scientific statement from the American Heart Association. *Circulation.* 2013;128(8):873–934.
314. Werner WG, DiFrancisco-Donoghue J, Lamberg EM. Cardiovascular response to treadmill testing in Parkinson disease. *J Neurol Phys Ther.* 2006;30(2):68–73.
315. Gibbons RJ, Balady GJ, Bricker JT et al. ACC/AHA 2002 guideline update for exercise testing: summary article. A report of the American College of Cardiology/American Heart Association Task Force on Practice Guidelines (committee to update the 1997 exercise testing guidelines). *J Am Coll Cardiol.* 2002;40(8):1531–40.
316. Penko A, Barkley JE, Koop MM, Alberts JL. Borg scale is valid for ratings of perceived exertion for individuals with Parkinson's disease. *Int J Exerc Sci.* 2017;10(1):76.
317. Myers J, Voodi L, Umann T, Froelicher VF. A survey of exercise testing: methods, utilization, interpretation, and safety in the VAHCS. *J Cardiopulm Rehabil.* 2000;20(4):251–8.
318. Skidmore FM, Patterson SL, Shulman LM, Sorkin JD, Macko RF. Pilot safety and feasibility study of treadmill aerobic exercise in Parkinson disease with gait impairment. *J Rehabil Res Dev.* 2008;45(1):117–24.
319. Gallo PM, Mendola NM. The role of exercise in the management of Parkinson's disease. *J Strength Cond Res.* 2018;40(5):120–5.
320. Ramazzina I, Bernazzoli B, Costantino C. Systematic review on strength training in Parkinson's disease: an unsolved question. *Clin Interv Aging.* 2017;12:619–28.
321. Ortiz-Rubio A, Cabrera-Martos I, Torres-Sánchez I, Casilda-López J, López-López L, Valenza MC. Effects of a resistance training program on balance and fatigue perception in patients with Parkinson's disease: a randomized controlled trial. *Med Clin (Barc).* 2018; 150(12):460–4.
322. Silva-Batista C, Corcos DM, Roschel H et al. Resistance training with instability for patients with Parkinson's disease. *Med Sci Sports Exerc.* 2016;48(9):1678–87.
323. Silva-Batista C, Corcos DM, Barroso R et al. Instability resistance training improves neuromuscular outcome in Parkinson's disease. *Med Sci Sports Exerc.* 2017;49(4):652–60.
324. Silva-Batista C, Corcos DM, Kanegusuku H et al. Balance and fear of falling in subjects with Parkinson's disease is improved after exercises with motor complexity. *Gait Posture.* 2018;61: 90–7.
325. Ahlskog JE. Aerobic exercise: evidence for a direct brain effect to slow Parkinson disease progression. *Mayo Clin Proc.* 2018;93(3):360–72.

326. Paillard T, Rolland Y, de Souto Barreto P. Protective effects of physical exercise in Alzheimer's disease and Parkinson's disease: a narrative review. *J Clin Neurol*. 2015;11(3):212–9.
327. Uc EY, Doerschug KC, Magnotta V et al. Phase I/II randomized trial of aerobic exercise in Parkinson disease in a community setting. *Neurology*. 2014;83(5):413–25.
328. Altmann LJ, Stegemöller E, Hazamy AA et al. Aerobic exercise improves mood, cognition, and language function in Parkinson's disease: results of a controlled study. *J Int Neuropsychol Soc*. 2016;22(9):878–89.
329. Abbruzzese G, Marchese R, Avanzino L, Pelosin E. Rehabilitation for Parkinson's disease: current outlook and future challenges. *Parkinsonism Relat Disord*. 2016;22(Suppl 1):S60–4.
330. Tomlinson CL, Patel S, Meek C et al. Physiotherapy versus placebo or no intervention in Parkinson's disease. *Cochrane Database Syst Rev*. 2013;(9):CD002817.
331. Allen NE, Schwarzel AK, Canning CG. Recurrent falls in Parkinson's disease: a systematic review. *Parkinsons Dis*. 2013;2013:906274.
332. Dibble LE, Addison O, Papa E. The effects of exercise on balance in persons with Parkinson's disease: a systematic review across the disability spectrum. *J Neurol Phys Ther*. 2009;33(1):14–26.
333. Kloos AD, Heiss DG. Exercise for impaired balance. In: Kisner C, Colby LA, editors. *Therapeutic Exercise: Foundations and Techniques*. 5th ed. Philadelphia (PA): E. A. Davis; 2007. p. 251–72.
334. Kadivar Z, Corcos DM, Foto J, Hondzinski JM. Effect of step training and rhythmic auditory stimulation on functional performance in Parkinson patients. *Neurorehabil Neural Repair*. 2011;25(7):626–35.
335. Earhart GM. Dance as therapy for individuals with Parkinson disease. *Eur J Phys Rehabil Med*. 2009;45(2):231.
336. Hackney ME, Earhart GM. Effects of dance on gait and balance in Parkinson's disease: a comparison of partnered and nonpartnered dance movement. *Neurorehabil Neural Repair*. 2010;24(4):384–92.
337. Li F, Harmer P, Fitzgerald K et al. Tai chi and postural stability in patients with Parkinson's disease. *N Engl J Med*. 2012;366(6):511–9.
338. Alves Da Rocha P, McClelland J, Morris ME. Complementary physical therapies for movement disorders in Parkinson's disease: a systematic review. *Eur J Phys Rehabil Med*. 2015;51(6): 693–704.
339. Dos Santos Delabary M, Komeroski IG, Monteiro EP, Costa RR, Haas AN. Effects of dance practice on functional mobility, motor symptoms and quality of life in people with Parkinson's disease: a systematic review with meta-analysis. *Aging Clin Exp Res*. 2018;30(7):727–35.
340. Song R, Grabowska W, Park M et al. The impact of Tai Chi and Qigong mind-body exercises on motor and non-motor function and quality of life in Parkinson's disease: a systematic review and meta-analysis. *Parkinsonism Relat Disord*. 2017;41:3–13.
341. Bollinger LM, Cowan CE, LaFontaine TP. Exercise programming for Parkinson's disease. *J Strength Cond Res*. 2012;34(2):55–9.
342. Franzén E, Paquette C, Gurfinkel VS, Cordo PJ, Nutt JG, Horak FB. Reduced performance in balance, walking and turning tasks is associated with increased neck tone in Parkinson's disease. *Exp Neurol*. 2009;219(2):430–8.
343. Farley BG, Koshland GF. Training BIG to move faster: the application of the speed–amplitude relation as a rehabilitation strategy for people with Parkinson's disease. *Exp Brain Res*. 2005; 167(3):462–7.
344. McDonnell MN, Rischbieth B, Schammer TT, Seaforth C, Shaw AJ, Phillips AC. Lee Silverman voice treatment (LSVT)-BIG to improve motor function in people with Parkinson's disease: a systematic review and meta-analysis. *Clin Rehabil*. 2018;32(5):607–18.
345. Chaudhuri KR, Martinez-Martin P, Brown RG et al. The metric properties of a novel non-motor symptoms scale for Parkinson's disease: results from an international pilot study. *Mov Disord*. 2007;22(13):1901–11.
346. Politis M, Wu K, Molloy S, P GB, Chaudhuri KR, Piccini P. Parkinson's disease symptoms: the patient's perspective. *Mov Disord*. 2010;25(11):1646–51.
347. Stacy M. Medical treatment of Parkinson disease. *Neurol Clin*. 2009;27(3):605–31, v.
348. Morris ME. Locomotor training in people with Parkinson disease. *Phys Ther*. 2006;86(10):1426–35.
349. Morris ME, Martin CL, Schenkman ML. Striding out with Parkinson disease: evidence-based physical therapy for gait disorders. *Phys Ther*. 2010;90(2):280–8.

350. Goodwin VA, Richards SH, Henley W, Ewings P, Taylor AH, Campbell JL. An exercise intervention to prevent falls in people with Parkinson's disease: a pragmatic randomised controlled trial. *J Neurol Neurosurg Psychiatry*. 2011;82(11):1232–8.

351. Kelly VE, Eusterbrock AJ, Shumway-Cook A. A review of dual-task walking deficits in people with Parkinson's disease: motor and cognitive contributions, mechanisms, and clinical implications. *Parkinsons Dis*. 2012;2012:918719.

352. Geroin C, Nonnekes J, de Vries NM et al. Does dual-task training improve spatiotemporal gait parameters in Parkinson's disease? *Parkinsonism Relat Disord*. 2018;55:86–91.

353. Silsupadol P, Shumway-Cook A, Lugade V et al. Effects of single-task versus dual-task training on balance performance in older adults: a double-blind, randomized controlled trial. *Arch Phys Med Rehabil*. 2009;90(3):381–7.

354. Suteerawattananon M, Morris GS, Etnyre BR, Jankovic J, Protas EJ. Effects of visual and auditory cues on gait in individuals with Parkinson's disease. *J Neurol Sci*. 2004;219(1–2):63–9.

355. Schlenstedt C, Paschen S, Seuthe J et al. Moderate frequency resistance and balance training do not improve freezing of gait in Parkinson's disease: a pilot study. *Front Neurol*. 2018;9:1084.

356. Nieuwboer A. Cueing for freezing of gait in patients with Parkinson's disease: a rehabilitation perspective. *Mov Disord*. 2008;23(Suppl 2):S475–81.

357. Garber CE, Friedman JH. Effects of fatigue on physical activity and function in patients with Parkinson's disease. *Neurology*. 2003;60(7):1119–24.

358. Zigmond MJ, Smeyne RJ. Exercise: is it a neuroprotective and if so, how does it work? *Parkinsonism Relat Disord*. 2014;20:S123–S7.

359. Marxreiter F, Regensburger M, Winkler J. Adult neurogenesis in Parkinson's disease. *Cell Mol Life Sci*. 2013;70(3):459–73.

360. Petzinger GM, Holschneider DP, Fisher BE et al. The effects of exercise on dopamine neurotransmission in Parkinson's disease: targeting neuroplasticity to modulate basal ganglia circuitry. *Brain Plast*. 2015;1(1):29–39.

361. Francardo V, Schmitz Y, Sulzer D, Cenci MA. Neuroprotection and neurorestoration as experimental therapeutics for Parkinson's disease. *Exp Neurol*. 2017;298:137–47.

362. Hirsch MA, Iyer SS, Sanjak M. Exercise-induced neuroplasticity in human Parkinson's disease: what is the evidence telling us? *Parkinsonism Relat Disord*. 2016;22:S78–81.

363. Hirsch MA, van Wegen EEH, Newman MA, Heyn PC. Exercise-induced increase in brain-derived neurotrophic factor in human Parkinson's disease: a systematic review and metaanalysis. *Transl Neurodegener*. 2018;7:7.

Teorias Comportamentais e Estratégias para Promover a Prática de Exercícios Físicos

Capítulo 12

Introdução

O objetivo deste capítulo é fornecer aos profissionais de saúde e de educação física uma compreensão básica de como ajudar os indivíduos a adotar e atender às recomendações de prescrição de exercício físico (PEx) feitas ao longo destas Diretrizes. O Capítulo 1 destas Diretrizes se concentra nas recomendações de saúde pública para um estilo de vida fisicamente ativo, mas, ainda assim, grande parte da população desconhece essas informações.[1] Além disso, a maioria dos adultos nos EUA não pratica as quantidades recomendadas de atividade física (AF).[2] O simples ato de fornecer conhecimento e promover a conscientização das recomendações de PEx pode ser insuficiente para produzir mudanças de comportamento;[3] portanto, é necessária melhor compreensão das estratégias comportamentais que podem ser usadas para promover um estilo de vida fisicamente ativo.

Pesquisas identificaram correlações consistentes com a prática regular de exercícios físicos. Diversos fatores demográficos (p. ex., idade, sexo biológico, classe socioeconômica, escolaridade e etnia) estão relacionados com a probabilidade de um indivíduo se exercitar fisicamente de forma regular.[4,5] Embora não sejam passíveis de intervenção, esses fatores sugerem quem pode beneficiar-se mais com a intervenção a partir do exercício físico. Este capítulo se concentra (a) no papel que a modificação na PEx tem sobre a adoção e a manutenção do exercício físico, (b) nas teorias e modelos comportamentais que foram aplicados para melhorar a adoção e a manutenção do exercício físico, (c) nas estratégias e abordagens comportamentais que podem ser usadas para aprimorar os comportamentos em relação à AF e (d) nas considerações comportamentais exclusivas para populações especiais.

Modificação da prescrição de exercício físico

Dada a flexibilidade no princípio Frequência, Intensidade, Tempo e Tipo (*FITT*) da PEx para a população-alvo, é importante primeiramente entender qual o impacto que variações na PEx pode ter na adoção ou na manutenção de um estilo de vida habitualmente ativo.

Recomendações de frequência/tempo

As recomendações de PEx possibilitam uma flexibilidade nas diferentes combinações de frequência e tempo. No entanto, revisões de ensaios clínicos randomizados não identificaram diferenças na adesão ao exercício físico quando diferentes combinações de frequência e tempo foram usadas para alcançar um mesmo volume total de AF,[6,7] embora esses estudos tenham atribuído diferentes combinações aos indivíduos. Permitir que os praticantes selecionem a frequência e o tempo pode influenciar diferencialmente na adesão às intervenções por exercício físico por meio de seu impacto na autonomia (consulte as seções "Reforço" e "Teoria da autodeterminação").

Intensidade

Embora estudos prévios acerca dos efeitos da intensidade do exercício físico na adesão sugiram que os indivíduos são mais propensos a aderir a programas de exercícios físicos de menor intensidade,[8,9] há algumas evidências de que essa relação inversa não é particularmente forte e pode ser moderada pelo comportamento prévio em relação ao exercício físico.[7] Há evidências de que aqueles com mais experiência na prática de exercícios físicos têm melhor desempenho em programas de maior intensidade (65 a 75% da frequência cardíaca de reserva [FCR]), enquanto aqueles que aderem ao exercício físico pela primeira vez podem autosselecionar e se adequar melhor a programas de intensidade moderada (45 a 55% da FCR).[10] Conforme discutido no Boxe 12.1, esses achados podem ter implicações importantes para o treinamento físico intervalado de alta intensidade.

Tipo

No princípio FITT da PEx, "Tipo" se refere, universalmente, ao modo ou tipo de exercício físico. A maioria das pesquisas que examinou a adesão ao exercício físico investigou a AF aeróbia, muitas vezes com foco na caminhada, mas não há evidências convincentes de que o modo de exercício físico está relacionado com a adesão.[7] Até o momento pouco se sabe sobre as características de quem adota e segue praticando programas de treinamento físico de força muscular esquelética (FME) e exercícios

---

Boxe 12.1 **Treinamento físico intervalado de alta intensidade.**

O treinamento físico intervalado de alta intensidade (HIIT) consiste em curtos períodos de exercícios físicos de alta intensidade alternados com períodos muito curtos de recuperação menos vigorosos. O HIIT ganhou popularidade tanto na indústria do *fitness* quanto nas pesquisas. O Physical Activity Guidelines Advisory Committee Scientific Report, de 2018, concluiu que o HIIT é um método eficiente para aumentar o condicionamento físico cardiorrespiratório e há evidências moderadas de que pode efetivamente melhorar a sensibilidade à insulina, a pressão arterial sistêmica e a composição corporal em adultos.[11] No entanto, o relatório científico constatou que a resposta afetiva desagradável associada ao aumento da intensidade é maior acima dos limiares de lactato e ventilatório.[11] Portanto, deve-se ter cautela na implementação do HIIT entre aqueles com pouca experiência com o exercício físico e em sedentários.[12]

físicos de flexibilidade. Ao discutir a promoção de exercícios físicos, o Tipo tem um contexto adicional, focando mais no tipo de programa/entrega (ou seja, domiciliar, supervisionado). Estudos têm mostrado adesão comparável ou maior a programas domiciliares ou de estilo de vida em certas populações (p. ex., idosos), que incluem o fornecimento de suporte remoto em comparação com programas estruturados realizados em instituições.[13,14] As intervenções realizadas total ou predominantemente por telefone têm se mostrado eficazes em aumentar a prática de AF em uma variedade de populações.[15] Intervenções entregues por tecnologia, como programas de internet, também são promissoras para a promoção de AF, com maior alcance e menores custos de implementação em comparação com as intervenções face a face.[16] Os aplicativos de AF estão amplamente disponíveis e, conforme discutido na seção "Automonitoramento", podem ser um complemento importante para outras intervenções. No entanto, alguns aplicativos podem carecer da inclusão de estratégias, princípios e teorias de mudança de comportamento baseadas em evidências para orientar seus usuários de maneira adequada. Portanto, os profissionais de educação física devem compreender quais aplicativos e tecnologias vestíveis podem funcionar melhor para um indivíduo específico, dadas essas potenciais limitações.[17-19]

Fundamentação teórica para compreender o comportamento em relação ao exercício físico

Teorias e modelos fornecem uma estrutura para entender a participação nos exercícios físicos e os fatores que podem facilitar ou impedir alguém de ser fisicamente ativo. O uso de teorias apropriadas pode orientar profissionais de saúde e de educação física na determinação de estratégias adequadas para ajudar os indivíduos a adotarem e manterem uma AF regular. O objetivo desta seção é fornecer uma compreensão das teorias e modelos mais amplamente usados para promover a AF. Essas teorias compartilham conceitos semelhantes e têm ideias idênticas sobre como entender o comportamento em relação à AF, mas usam diferentes combinações de construtos para explicar por que as pessoas são ou não ativas. Muitas teorias compartilham uma base comum de tomada de decisão consciente com foco nas expectativas e nos valores individuais. Ou seja, as pessoas pretendem se engajar em um comportamento em que acham que podem esperar ter sucesso e um resultado positivo e valioso. Teorias mais modernas também começaram a incorporar uma compreensão do papel de processos não conscientes, como a emoção, o prazer e o afeto. A Tabela 12.1 descreve a sobreposição conceitual entre essas teorias e as estratégias que podem ser usadas para direcionar cada um dos conceitos compartilhados. As seções posteriores deste capítulo descrevem aplicações mais específicas de estratégias que resultam dessas teorias e modelos.

Teoria social cognitiva

A teoria social cognitiva (TSC) é uma estrutura teórica abrangente que tem sido amplamente empregada na compreensão, descrição e mudança no comportamento em relação ao exercício físico. A teoria e as estratégias derivadas da TSC foram aplicadas com sucesso em intervenções por exercício em diversas populações.[23-25] A TSC é baseada no princípio do determinismo recíproco; isto é, o indivíduo (p. ex., emoção,

Tabela 12.1 • Construtos teóricos abrangentes, teorias associadas e estratégias de mudança.[20-22]

Construto teórico	Teorias	Estratégia de mudança de comportamento
Intenções	• TCP: intenções • MTT: estágios de mudança	• Definição de metas • Intenções de implementação
Conhecimento	• TSC • MTT • MCS • TAD • TCP • MSE • Teorias de processamento duplo	• Aconselhamento breve/entrevista motivacional • Aconselhamento personalizado ao estágio de mudança
Autorregulação	• TSC • Teorias de processamento duplo	• Automonitoramento • Reforço • Prevenção de recaídas • Resolução de problemas • Regulação do afeto • Apoio social
Influências sociais e normas subjetivas	• TSC • TAD • TCP • MSE	• Apoio social • Reforço • Experiência vicária • Aconselhamento breve/entrevista motivacional • Aconselhamento personalizado ao estágio de mudança
Contexto ambiental e recursos	• TSC • MSE	• Aconselhamento breve/entrevista motivacional • Aconselhamento personalizado ao estágio de mudança • Resolução de problemas
Crenças acerca das consequências (ou seja, expectativas de desfecho, equilíbrio decisório)	• TSC • MTT • TCP • MCS	• Aconselhamento breve/entrevista motivacional • Aconselhamento personalizado ao estágio de mudança • Experiência vicária • *Feedback* fisiológico • Resolução de problemas
Crenças acerca das capacidades (ou seja, autoeficácia, controle comportamental percebido)	• TSC • MTT • TCP • MCS	• Experiência de domínio • Experiência vicária • Persuasão verbal • *Feedback* fisiológico • Resolução de problemas • Prevenção de recaídas

(Continua)

Tabela 12.1 • Construtos teóricos abrangentes, teorias associadas e estratégias de mudança.[20-22] *(Cont.)*

Construto teórico	Teorias	Estratégia de mudança de comportamento
Habilidades	• TSC • TAD	• Experiência de domínio
Reforço	• TSC • TAD • MTT • Teorias de processamento duplo	• Reforço • Apoio social • Regulação do afeto

MCS, modelo de crença em saúde; MSE, modelo socioecológico; MTT, modelo transteórico; TAD, teoria da autodeterminação; TSC, teoria social cognitiva; TCP, teoria do comportamento planejado.

personalidade, cognição e biologia), o comportamento (p. ex., realização pregressa e atual) e o ambiente (ou seja, físico, social e cultural) interagem influenciando o comportamento.[26] É importante reconhecer que esses são fatores dinâmicos que influenciam uns aos outros de maneiras diferentes ao longo do tempo. Por exemplo, um indivíduo que inicia um programa de exercícios físicos pode ter uma sensação de realização que o incentiva a praticar ainda mais exercícios físicos, o que torna o ambiente mais propício para sua continuidade (p. ex., comprar equipamentos de ginástica para casa). Por outro lado, outro indivíduo pode iniciar um programa, esforçar-se muito e sentir-se cansado, perder a motivação e mover os equipamentos de musculação para o porão, tornando o ambiente menos propício ao exercício físico. A TSC postula que os indivíduos aprendem com reforços e punições externas ao observarem os outros e por meio de processos cognitivos.[27]

O conceito de autoeficácia é central para a TSC; refere-se à crença do indivíduo quanto a sua capacidade de completar com sucesso um curso de ação, como a prática de exercício físico.[4,26] Quando se considera o comportamento em relação ao exercício físico, há dois tipos importantes de autoeficácia. A autoeficácia de tarefas se refere à crença de uma pessoa de que ela pode realmente cumprir a tarefa em questão. A autoeficácia de obstáculos se refere ao fato de uma pessoa acreditar ou não que pode se exercitar fisicamente com regularidade diante de obstáculos comuns, como a falta de tempo ou o clima adverso. Quanto maior o senso de eficácia, maiores serão o esforço, a persistência e a resiliência de um indivíduo, em particular diante de obstáculos ou desafios. Por exemplo, um idoso que não acredita que é capaz de levantar pesos nem consideraria se inscrever em um programa que inclua treinamento físico de FME; então, ele teria que trabalhar para aumentar sua confiança na capacidade de realizar um treinamento físico de FME (autoeficácia de tarefas) antes de se preocupar com sua capacidade de realizar esse tipo de treinamento físico diante dos desafios (autoeficácia de obstáculos). Para estratégias de aumento da autoeficácia, consulte a Tabela 12.2.

As expectativas e perspectivas de desfecho, conceitos-chave da TSC, são resultados antecipatórios de um comportamento e o valor atribuído a esses resultados.[28] Se resultados específicos são valorizados e vistos como prováveis de ocorrer, há mais

Tabela 12.2 • Estratégias para aumentar a autoeficácia.

Fonte de informações de autoeficácia	Descrição	Estratégias
Experiências de domínio	Fazer com que o indivíduo execute o comportamento com sucesso	• Estabelecer metas realistas que podem ser alcançadas • Progredir gradualmente ao longo do tempo • Fornecer instruções e demonstrações adequadas • Usar registros de atividade física para monitorar o progresso
Experiências vicárias	Fazer com que uma pessoa observe outras com experiência semelhante realizando a tarefa	• Ter líderes de grupo de exercício físico apropriados com os quais o indivíduo possa se identificar • Usar vídeos para modelar o comportamento • Discutir/mostrar histórias de "sucesso" de pessoas com experiências e características semelhantes
Persuasão verbal	Pedir aos outros que digam à pessoa que ela pode ter sucesso	• Dar *feedback* frequente (p. ex., encorajamento, elogios) e expressar confiança nas habilidades do indivíduo • Discussão imediata de tentativas anteriores bem-sucedidas de mudança de comportamento • Discutir as habilidades e conhecimentos existentes que podem ajudar na mudança de comportamento
Feedback fisiológico	Comunicar o significado dos sintomas associados à mudança de comportamento	• Fornecer orientações e tranquilização adequadas • Discutir como a atividade física faz o praticante se sentir • Fornecer orientações acerca de um possível desconforto associado à atividade física • Incentivar o uso de música, cenários etc. para tornar a atividade física prazerosa

chances de que a mudança de comportamento ocorra.[28] Por exemplo, é mais provável que um adulto com sobrepeso, que queira emagrecer e acredite que a caminhada o ajudará, comece e mantenha esse programa. Por outro lado, é menos provável que uma mulher que acredita que o treinamento físico de FME a fará parecer "musculosa" ou "masculina" comece um programa de treinamento físico dessa natureza, se essas características são percebidas como indesejáveis.[26]

Outro conceito importante da TSC é a autorregulação ou autocontrole. A autorregulação/autocontrole é a capacidade de um indivíduo estabelecer metas, monitorar o progresso em direção a essas metas (ou se automonitorar), resolver problemas quando aparecerem obstáculos e se autorrecompensar. Uma metanálise descobriu que as intervenções por exercício físico foram mais efetivas quando o automonitoramento foi combinado com pelo menos outra técnica no construto de autorregulação/autocontrole, como solicitar o estabelecimento de metas, fornecer *feedback* acerca do comportamento ou desfechos e revisar o progresso em direção à meta.[25] Consultar as seções "Automonitoramento" e "Definição de metas" para obter mais informações sobre como melhor implementar essas estratégias.

Modelo transteórico

O modelo transteórico (MTT) foi desenvolvido como uma estrutura para entender a mudança de comportamento. É uma das abordagens mais populares para promover o comportamento de prática de exercício físico.[29-31] A popularidade do MTT decorre do apelo intuitivo de que os indivíduos estão em diferentes estágios de prontidão para mudar seus comportamentos e, portanto, necessitam de intervenções personalizadas para ajudá-los a progredir. O MTT inclui cinco estágios de mudança: pré-contemplação (ou seja, sem intenção de ser regularmente ativo nos próximos 6 meses), contemplação (ou seja, pretende ser regularmente ativo nos próximos 6 meses), preparação (ou seja, pretende ser regularmente ativo nos próximos 30 dias), ação (ou seja, regularmente ativo em menos de 6 meses) e manutenção (ou seja, regularmente ativo por 6 meses ou mais). À medida que tentam mudar de comportamento, os indivíduos tendem a avançar linearmente por esses estágios, mas também podem ocorrer recaídas repetidas e mudanças bem-sucedidas após várias tentativas malsucedidas. Intervenções baseadas em estágios, em diferentes grupos e populações, têm sido eficazes em ajudar os indivíduos a progredir e/ou tornar-se regularmente ativos.[29,32]

Associados aos cinco estágios de mudança estão os construtos *processos de mudança, equilíbrio decisório e autoeficácia*. Os 10 processos de mudança ilustram as estratégias utilizadas pelos indivíduos na tentativa de avançar pelos cinco estágios. Nos estágios iniciais, recomenda-se enfatizar os processos experienciais ou cognitivos de mudança (p. ex., compreender os riscos do sedentarismo). Nos estágios posteriores é mais útil promover processos comportamentais de mudança (p. ex., recompensar-se) (ver Seção "Aconselhamento personalizado ao estágio de mudança", que contém mais exemplos). O equilíbrio decisório envolve a consideração dos prós e contras de mudar o comportamento em relação ao exercício físico. Durante os estágios de mudança antes da ação, os contras geralmente superam os prós, enquanto durante a ação e a manutenção, os prós normalmente superam os contras.[31] Evidências sugerem que os indivíduos precisam aumentar suas vantagens de se exercitarem fisicamente duas vezes mais do que diminuem as desvantagens de se exercitarem fisicamente à medida que progridem ao longo dos estágios.[33] Na prática, isso significa que se um indivíduo só consegue pensar em alguns motivos para se exercitar fisicamente, ele pode ver o tempo necessário para se exercitar fisicamente como uma grande barreira; no entanto, se esse mesmo indivíduo for capaz de endossar 10 ou 15 razões para se exercitar fisicamente, então o tempo pode ser uma barreira menor. A autoeficácia é menor nos estágios iniciais da mudança e maior nos estágios de mudança mais avançados. Existem processos de mudança específicos e um padrão no equilíbrio decisório e na autoeficácia que se mostraram mais úteis em facilitar a progressão em cada um dos estágios de mudança para o exercício físico.[29,34]

Modelo de crenças em saúde

O modelo de crenças em saúde (MCS) teoriza que as crenças de um indivíduo sobre ser ou não suscetível a uma doença e as percepções individuais dos benefícios de tentar evitar essa doença influenciam a sua prontidão em agir. Para evocar a prontidão para a mudança, ele precisa acreditar que é suscetível a uma doença e acreditar que os benefícios de agir superam as barreiras percebidas.[35] Juntos, os seis construtos do MCS sugerem estratégias para motivar os indivíduos a mudar seu comportamento em relação ao exercício físico em decorrência de problemas de saúde. Embora não seja tão amplamente estudado como outras teorias, o MCS pode ser mais adequado para compreender e intervir em populações que são motivadas a ser fisicamente ativas principalmente por motivos de saúde.[36] Assim, o MCS tem sido aplicado na reabilitação cardíaca e na prevenção e tratamento do diabetes melito (DM).[37,38] À medida que se avança para a implementação de maior prática dos médicos em fazer encaminhamentos para profissionais de educação física, essa teoria pode ganhar utilidade adicional.

Teoria da autodeterminação

A teoria da autodeterminação (TAD) tem como foco a compreensão da dinâmica dos determinantes da motivação de um indivíduo.[39-41] O pressuposto subjacente da TAD é que os indivíduos têm três necessidades psicossociais primárias que estão tentando satisfazer: (a) *autodeterminação ou autonomia*, (b) demonstração de *competência ou domínio* e (c) *relacionamento* ou capacidade de experimentar interações sociais significativas com outras pessoas. A teoria propõe que a motivação existe em um espectro que vai da ausência de motivação à motivação intrínseca. Aqueles com ausência de motivação apresentam os níveis mais baixos de autodeterminação e não desejam praticar exercícios físico. Indivíduos com motivação intrínseca têm o mais alto grau de autodeterminação e estão interessados em praticar exercícios físicos simplesmente pela satisfação, desafio ou prazer que isso traz. Entre a ausência de motivação e a motivação intrínseca está um espectro de níveis de motivação extrínseca; ou seja, quando os indivíduos se envolvem em exercícios físicos por motivos externos a ele e diferentes da satisfação e do prazer, como ser fisicamente ativo para se tornar mais atraente para os outros, por senso de obrigação, para buscar recompensas ou por medo de punição.[40,41]

A TAD sugere que o uso de recompensas para fazer os indivíduos começarem a se exercitar fisicamente pode ter eficácia limitada a longo prazo porque promove a motivação extrínseca.[42] Isso merece atenção especial, dada a tendência crescente das seguradoras de saúde e dos empregadores a considerar incentivos financeiros para promover mudanças de comportamento.[43] Em vez disso, os programas devem ser planejados para aumentar a autonomia, promovendo a escolha e incorporando exercícios físicos simples e fáceis, inicialmente para aumentar a sensação de competência e prazer. As intervenções que visam a estratégias para aumentar a autonomia têm sido eficazes em aumentar os níveis de AF.[44-46] O aumento das oportunidades de interações sociais também pode impactar no relacionamento (consultar a seção "Efetividade de se ter um líder de grupo").

Teoria do comportamento planejado

A teoria do comportamento planejado (TCP) explica consistentemente as intenções e os comportamentos em relação ao exercício físico;[47,48] no entanto, há menos evidências de que as intervenções baseadas na TCP são efetivas em aumentar os níveis de AF.[49,50] De acordo com a TCP, a intenção de praticar um comportamento é o principal determinante do comportamento em si.[51] As intenções refletem a probabilidade ou possibilidade percebida de que um indivíduo se exercitará fisicamente, mas nem sempre se traduzem diretamente em comportamento em decorrência de questões relacionadas com o controle comportamental.[52] Atitudes são o grau em que um indivíduo tem uma avaliação favorável ou desfavorável dos desfechos comportamentais. As normas subjetivas são o componente social e abordam se um indivíduo acredita que pessoas importantes em sua vida valorizam um comportamento. Por fim, o controle comportamental percebido é a facilidade ou dificuldade percebida de se envolver em um comportamento. Assim, um indivíduo pretende ser fisicamente ativo se acredita que o exercício físico pode levar aos desfechos desejados, é valorizado por alguém cuja opinião ele valoriza e está sob seu próprio controle.

Embora as intenções sejam o principal preditor do comportamento, há também uma hipótese de ligação direta entre o controle comportamental percebido e o comportamento (Figura 12.1). As normas subjetivas de um indivíduo podem levá-lo a um comportamento mais saudável e a uma atitude mais positiva, mas barreiras poderosas fora de seu controle podem agir diretamente limitando a prática de exercício físico. Por exemplo, se ele percebe pouco controle sobre sua capacidade de praticar exercícios físicos quando o tempo está ruim, é mais provável que falte a uma sessão de exercícios físicos se estiver chovendo.

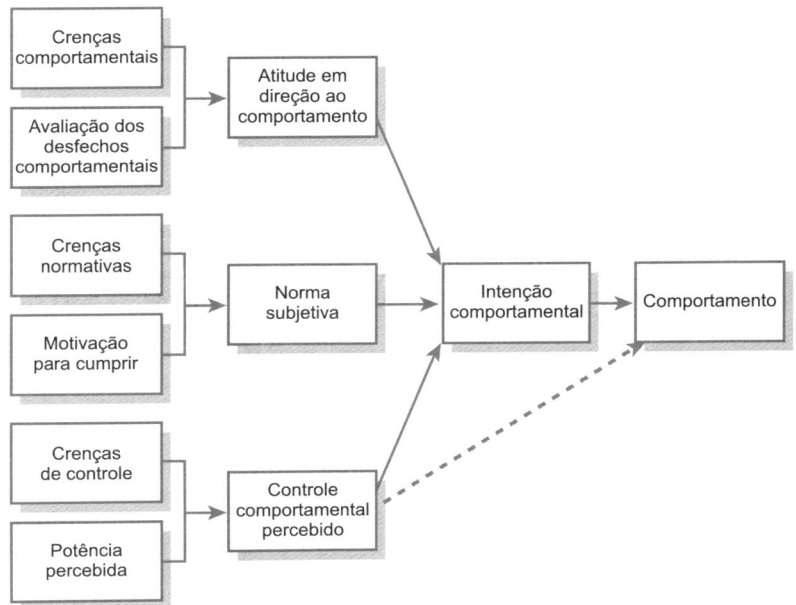

Figura 12.1 Teoria do comportamento planejado. Com base nas informações de Ajzen.[51]

Modelos socioecológicos

A característica definidora dos modelos socioecológicos é o reconhecimento explícito das relações entre o indivíduo e seu ambiente.[53,54] Os modelos ecológicos postulam que o comportamento resulta de influências em vários níveis (Tabela 12.3). É importante ressaltar que os fatores ambientais influenciam o comportamento direta e indiretamente, por meio das percepções de um indivíduo. Os aspectos específicos do indivíduo são importantes, mas se o ambiente físico não for propício para mudar o estilo de vida de alguém, a intervenção por exercícios físicos não será bem-sucedida. Uma crença fundamental é que as intervenções têm maior probabilidade de ser eficazes quando visam vários níveis.[53,54] Por exemplo, adicionar uma trilha para caminhada em um parque tem maior probabilidade de ser eficaz em aumentar a AF quando há uma campanha para tornar a trilha conhecida, talvez combinada com uma intervenção que visa às crenças e motivações individuais acerca da caminhada. Embora as pesquisas que examinam o impacto das intervenções baseadas em modelos ecológicos sejam limitadas, em parte em razão da complexidade de entregar essas intervenções multiníveis, os resultados das intervenções baseadas em modelos ecológicos são promissores.[54]

Teorias de processamento duplo

As teorias de processamento duplo se referem a uma classe de teorias que enfocam aspectos conscientes e não conscientes do comportamento.[55,56] Por exemplo, muitas pessoas declararão um desejo de se exercitar fisicamente (motivação consciente) ao mesmo tempo em que experimentam pavor do exercício físico (motivação inconsciente). O componente do medo faz parte da motivação hedônica, uma associação automática entre um comportamento e respostas afetivas anteriores ao comportamento.[57] A *resposta afetiva* descreve como o afeto de um indivíduo muda como resultado do envolvimento em um comportamento. Afeto é um estado neurobiológico que abrange reações fisiológicas (frequentemente involuntárias) e avaliações subjetivas de experiências para caracterizar como um indivíduo se sente a respeito de determinada situação, experiência ou comportamento. A motivação hedônica sugere que as pessoas tendem a buscar experiências que sejam agradáveis e prazerosas e evitar aquelas que trazem desagrado. A principal distinção entre esse tipo de motivação e a motivação consciente (p. ex., intenções) é que ela é automática, acontece sem pensar e não leva em consideração os prós e os contras, os objetivos ou as intenções. Quanto mais se têm experiências positivas em torno de um comportamento, maior se torna o desejo hedônico pelo comportamento. Da mesma maneira, quanto mais experiências negativas envolvendo um comportamento, maior se torna o temor hedônico por um comportamento. Quando as pessoas lutam para iniciar ou continuar um programa de exercícios físicos, isso pode ser resultado de seu temor hedônico de exercícios físicos influenciando seu comportamento, apesar de seu desejo consciente de praticá-los.

A maneira como um indivíduo se sente durante somente uma sessão de exercício físico – sua resposta afetiva – é preditiva do comportamento relacionado com o exercício físico 6 e 12 meses depois, e as respostas afetivas negativas ao exercício físico são tipicamente associadas à evitação do exercício físico.[58,59] Como as experiências positivas cumulativas podem moldar associações automáticas ao comportamento, é importante entender quais cenários de exercícios físicos promovem respostas afetivas

Tabela 12.3 • Níveis do modelo socioecológico e potenciais estratégias de intervenção por atividades físicas.

Nível socioecológico	Componentes	Estratégias de mudança potenciais
Fatores intrapessoais	• Conhecimento, atitudes, comportamentos, crenças, barreiras percebidas, motivação, prazer • Habilidades e autoeficácia • Dados demográficos (idade, sexo biológico, escolaridade e estados socioeconômico e ocupacional)	• Concentrar-se em mudar o conhecimento, as habilidades e as atitudes do indivíduo • Usar teorias e abordagens como a teoria social cognitiva, o modelo transteórico, a teoria do comportamento planejado e a teoria da autodeterminação • Usar informações demográficas para identificar subgrupos em risco ou subgrupos que requeiram abordagens de intervenção diferentes
Fatores interpessoais/ ambiente social	• Família, cônjuge ou parceiro • Colegas • Colegas de trabalho • Acesso a apoio social • Influência de profissionais de saúde • Normas da comunidade • Antecedentes culturais	• Usar orientações comunitárias, grupos de apoio e programas de parceria de colegas • As campanhas de *marketing* social podem promover atitudes positivas da comunidade e conscientização quanto à participação em atividades físicas • Usar mensagens consistentes, precisas e encorajadoras para promover a atividade física
Fatores organizacionais	• Escolas, locais de trabalho, ambientes religiosos e organizações comunitárias	• Criar oportunidades para as organizações, tanto no nível individual quanto em grupo, adotarem ou aumentarem a prática de atividade física
Ambiente físico	• Fatores naturais como clima ou geografia • Disponibilidade e acesso a instalações que promovem exercícios físicos • Qualidades estéticas ou percebidas das instalações ou do ambiente natural • Segurança, como taxas de criminalidade e condições de tráfego • Projeto da comunidade • Opções de transporte público	• Criar trilhas para caminhada ou parques • Aprimorar os ambientes existentes (p. ex., limpeza de parques/bairros) • Ajudar os indivíduos a se tornarem mais conscientes das oportunidades de atividade física em suas comunidades (p. ex., parques, trilhas, centros comunitários)
Política	• Políticas de planejamento urbano • Políticas de educação, como aulas de educação física • Políticas de saúde • Políticas ambientais • Políticas do local de trabalho e outras políticas organizacionais	• Alinhar a participação na atividade física com prioridades como a redução da dependência de combustíveis fósseis e a redução das emissões de gases de efeito estufa • Enfatizar a importância da educação física regular • Exigir que os locais de trabalho forneçam suporte à atividade física • Votar em políticos que defendam o aumento da prática de atividade física

positivas. Em uma intensidade baixa, a resposta afetiva ao exercício físico é tipicamente positiva. Em uma intensidade moderada, a resposta afetiva também é tipicamente positiva; entretanto, para aqueles que não se exercitam fisicamente de maneira regular, essa resposta é mais rara. Em intensidades mais altas, a resposta afetiva pode ser positiva; entretanto, conforme as pessoas se aproximam de seu limiar máximo, a resposta afetiva durante o exercício físico é tipicamente aversiva.[60] Evidências emergentes sobre a resposta afetiva ao treinamento físico intervalado de alta intensidade sugerem que alguns indivíduos, incluindo aqueles com sobrepeso, obesidade e/ou sedentários, responderão positivamente, enquanto outros podem achar esse tipo de exercício físico aversivo. Em intervalos mais longos ou intensidades próximas ao limiar de lactato, o prazer percebido e a resposta afetiva diminuem.[61-63]

Estratégias e abordagens para aumentar a prática de atividade física

Aumento da autoeficácia

A autoeficácia, que consiste na confiança da própria capacidade de realizar as ações necessárias para executar certos comportamentos,[26] é um componente central da maioria das teorias discutidas previamente (ou seja, TSC, MTT, MCS e TCP). O aumento da autoeficácia está relacionado com a mudança de comportamento relativo à AF.[23] Os indivíduos recorrem a várias fontes de informação sobre eficácia para melhorar o comportamento em relação ao exercício físico. A Tabela 12.2 descreve as fontes de eficácia e estratégias que podem ser usadas para melhorar a sensação de autoeficácia de um indivíduo.

Automonitoramento

O automonitoramento, um importante componente da TSC e do MTT, envolve a observação e o registro do comportamento e tem-se mostrado importante na mudança do comportamento em relação ao exercício físico.[23,25] O automonitoramento do exercício físico pode ser feito com um registro em papel e lápis, um monitor de frequência cardíaca, um pedômetro ou instrumentos como um *smartwatch*. Aparelhos e aplicativos tecnológicos podem fornecer ao indivíduo um *feedback* detalhado, que inclui os minutos exercitados, a intensidade do exercício físico, a distância percorrida ou uma contagem de passos. A documentação visual (p. ex., registro de exercícios físicos) pode ser útil para rastrear o progresso em direção às metas, identificar barreiras à mudança de comportamento e como um lembrete para o exercício físico. O automonitoramento é mais eficaz quando combinado com outras estratégias, como o estabelecimento de metas, visto que o simples monitoramento do comportamento por si só pode ter efeitos limitados a curto prazo.[64]

Definição de metas

A definição de metas é uma ferramenta poderosa, que leva a mudanças positivas no comportamento em relação ao exercício físico quando usada como parte de um processo que envolve definição, monitoramento e alteração das metas.[23] O profissional de educação física pode trabalhar com o praticante para ajudar a desenvolver, implementar, medir e revisar metas de modo consistente, direcionando esforços, aumentando a persistência e fazendo com que o indivíduo aprenda novas estratégias. O princípio SMARTS pode orientar a definição efetiva de metas:

* Específicas (*Specific*): as metas devem ser precisas
* Mensuráveis (*Measurable*): as metas devem ser quantificáveis
* Orientadas à ação (*Action-oriented*): as metas devem indicar o que precisa ser feito
* Realistas (*Realistic*): as metas devem ser alcançáveis
* Oportunas (*Timely*): as metas devem ter um prazo específico e realista para serem cumpridas
* Autodeterminadas (*Self-determined*): as metas devem ser desenvolvidas principalmente pelo próprio praticante.

É importante que os indivíduos estabeleçam metas a curto e longo prazos que possibilitem mensuração e avaliação regulares. As pessoas frequentemente se concentram em metas a longo prazo; entretanto, ao tentar iniciar um novo comportamento, é importante estabelecer metas possíveis a curto prazo (ou seja, diárias ou semanais), a fim de aumentar a autoeficácia.[65] O profissional de educação física deve monitorar regularmente o progresso, fornecer *feedbacks* e discutir os sucessos e as dificuldades com o praticante. Definir metas adequadas é uma parte importante de vários estudos de AF; porém, como a definição de metas é geralmente incorporada como parte de intervenções e teorias (p. ex., TSC, TCP, MTT), há evidências limitadas sobre sua contribuição independente para a mudança do comportamento em relação ao exercício físico.[66-68] A expansão dos recursos de monitoramento vestíveis possibilita maior facilidade no rastreamento do comportamento, o que é essencial ao processo de definição de metas, mas deve-se ter cuidado para que as metas estejam sendo definidas de maneira adequada pelo indivíduo ou pelo aplicativo.[19]

Intenções de implementação

A elaboração de intenções de implementação pode melhorar a conexão entre as intenções e o comportamento em relação ao exercício físico.[69] As intenções de implementação refletem os planos específicos e detalhados de um indivíduo para se exercitar fisicamente, tais como onde, quando e com quem se exercitará. As intenções de implementação são análogas ao estabelecimento de estratégias específicas que serão discutidas no processo de definição de metas.[70] As evidências têm apoiado que a adição de intenções de implementação melhora os desfechos de comportamento em relação ao exercício físico, além das intervenções motivacionais padrão.[71,72] Esse modelo tem sido aplicado com mais frequência em populações clínicas, incluindo indivíduos com câncer,[73] participantes de reabilitação cardíaca[74] e gestantes.[75]

Reforço

O uso de reforço positivo (ou seja, recompensas) é enfatizado na TSC, na TAD e no MTT. Devem-se incentivar os indivíduos a se recompensarem ao alcançar metas de comportamento. As recompensas extrínsecas incluem recompensas físicas e tangíveis, como dinheiro, um novo par de sapatos ou um novo livro, e são frequentemente utilizadas para iniciar a mudança de comportamento.[76] O reforço social, como um elogio do profissional de educação física ou de um familiar, também é um reforçador extrínseco.

Recompensas intrínsecas são intangíveis e vêm de dentro, como a sensação de realização, confiança ou prazer. Os indivíduos são mais propensos a aderir ao exercício físico regular a longo prazo se estiverem fazendo a atividade por motivos intrínsecos.[41,77] Pode ser difícil fornecer reforços intrínsecos aos participantes, mas pode ser possível desenvolver ambientes que promovam esse tipo de motivação. Esses ambientes se concentram na autonomia do participante e levam a níveis mais altos de AF.[44] Ambientes que promovam a motivação intrínseca se concentram em (a) fornecer *feedbacks* positivos para ajudar o participante a aumentar a sensação de competência; (b) reconhecer as dificuldades dos participantes dentro do programa; e (c) melhorar o senso de escolha e autoiniciação de atividades, a fim de construir sentimentos de autonomia. O desenvolvimento de aplicativos que recompensam ou elogiam também se tem mostrado uma estratégia efetiva para ajudar as pessoas a aumentarem a prática de AF.[78]

Apoio social

O apoio social é um poderoso motivador para muitos indivíduos. Ele é importante na TSC, na TCP, no MTT e em modelos socioecológicos, podendo ser provido por um instrutor, familiares, parceiros de treino, colegas de trabalho, vizinhos, bem como profissionais de educação física e outros profissionais de saúde. O apoio social pode ser fornecido ao indivíduo de várias maneiras, como (a) instrumental, (b) emocional, (c) informativa, (d) companheirismo e (e) validação.[79]

Fornecer apoio social na modalidade de orientação é mais comum ao trabalhar individualmente. Aqueles que começam um programa de exercícios físicos precisam se sentir apoiados em momentos de estresse ou quando for difícil continuar se exercitando fisicamente.[80,81] Além disso, esses indivíduos podem ter sentimentos de incompetência. Aumentar a confiança de cada um por meio de experiências de domínio, modelagem social e elogio são modos práticos de aumentar o reconhecimento de sua competência.[26]

Também é importante implementar maneiras de aumentar o apego e a sensação de fazer parte de um grupo. O praticante precisa se sentir confortável e, para isso, um método é estabelecer grupos de colegas. Nas configurações em grupo, os participantes podem se beneficiar ao observarem seus parceiros realizando suas rotinas de exercício físico e ao aprenderem técnicas e execuções adequadas, ensinadas por instrutores e colegas de exercício físico. A iniciativa de criar grupos de apoio à prática de exercício físico nas comunidades tem sido associada a melhor comportamento em relação ao exercício físico.[3]

Aspectos de apoio social estão presentes na maioria dos aplicativos de AF e recursos vestíveis.[82] A tecnologia possibilita recompensas sociais por elogios, apoio social por meio de vários recursos de redes sociais e monitoramento do comportamento de outras pessoas por recursos automáticos ou gerados pelo usuário para compartilhar o progresso na AF. Usar esses recursos pode ajudar a mudar o comportamento, mas é importante que o apoio social fornecido por meio da tecnologia corresponda à necessidade de apoio do indivíduo e não seja sua única modalidade de apoio social.

Resolução de problemas

As pessoas enfrentam uma série de barreiras pessoais, sociais e ambientais, tanto na adoção quanto na manutenção da AF.[83,84] As teorias comportamentais discutidas previamente ajudam a entender o comportamento de um indivíduo, e a Tabela 12.4 mostra desafios comuns expressos na adoção e na manutenção do exercício físico, conectando-os a teorias e construtos apropriados. A resolução de problemas pode ajudar os indivíduos a identificar estratégias para reduzir ou eliminar barreiras e inclui quatro etapas principais: (a) identificar a barreira, (b) fazer um *brainstorming* para superar a barreira, (c) selecionar uma estratégia levantada no *brainstorming* vista como mais provável de ter sucesso e (d) analisar como o plano funcionou e revisar conforme necessário.[85] As soluções para as barreiras devem, idealmente, ser produzidas pelo praticante e não pelo profissional de educação física. Por exemplo, se a falta de tempo é uma barreira à prática de exercícios físicos, o praticante, em conjunto com o profissional de educação física, pode identificar possíveis soluções para superar essa barreira (p. ex., agendar "compromissos" de exercício físico ou incorporar a AF às atividades existentes).

Regulação do afeto

Frequentemente se aconselha os indivíduos a escolherem uma AF de que gostem. Isso é apoiado pela teoria hedônica que sugere que, ao escolher uma modalidade agradável de AF, as pessoas são mais propensas a adotarem e manterem a AF.[86] Envolver-se em modalidades agradáveis de AF também é um componente-chave para estabelecer a motivação intrínseca, conforme descrito pela TAD;[87] a motivação intrínseca é preditiva da adesão a longo prazo aos níveis recomendados de AF.[41] A resposta afetiva varia entre os indivíduos, e algumas intensidades e tipos de exercícios físicos podem ser mais agradáveis para determinado praticante. Para abordar essa variabilidade e promover uma resposta afetiva positiva ao exercício físico, pode-se usar autoavaliações de afeto ou de prazer/desagrado de uma experiência como um marcador da transição do metabolismo aeróbio para anaeróbio, o que pode ser útil para PEx. Especificamente, os praticantes de exercícios físicos podem usar a sensação de crescente desagrado como um sinal de que a intensidade do exercício físico pode estar muito alta e devem diminuir a intensidade do exercício físico para reduzir esses sentimentos.

A autosseleção da intensidade do exercício físico pode ser útil para os praticantes iniciarem e manterem um programa de exercícios físicos, especialmente naqueles que estão com sobrepeso ou obesidade.[88-90] Ao autosselecionar uma intensidade, os indivíduos também podem ser instruídos a se exercitarem fisicamente em uma intensidade que os faça sentir-se bem. Ao escolher sua própria intensidade, e particularmente intensidades que o fazem sentir-se bem, os praticantes geralmente ainda acabam trabalhando em uma intensidade moderada, apesar da falta de foco nas zonas-alvo de frequência cardíaca.[91] Outras estratégias para promover o afeto positivo no contexto do exercício físico incluem o seguinte:

- Exercitar-se fisicamente em um contexto agradável (p. ex., com amigos ou em um local que agrade ao praticante)[92]
- Manter uma variedade de tipos de exercício físico, experimentando novas atividades[93]
- Estabelecer um sistema de recompensa para o exercício físico.[78]

Prevenção de recaídas

Indivíduos regularmente ativos ocasionalmente se deparam com situações que tornam difícil ou quase impossível seguirem seu programa de exercícios físicos. Portanto, uma parte importante para ajudá-los a manterem seus níveis de AF é o desenvolvimento

Tabela 12.4 • Barreiras ao exercício físico mais comuns,[83] teorias relevantes e estratégias potenciais.

Problema comum	Teorias aplicáveis	Estratégias de exemplo
"Não tenho tempo suficiente."	TSC, TCP e MSE	• Discutir modificações nos princípios FITT • Examinar prioridades/objetivos • Aconselhamento breve e entrevista motivacional
"Não tenho energia suficiente."	TSC, MCS, MSE e TCP	• Discutir modificações nos princípios FITT • Aconselhamento breve e entrevista motivacional • Discutir as técnicas de regulação do afeto para definir a intensidade do exercício físico
"Não estou motivado."	TSC, MCS, TCP, MTT, MSE e TAD	• Discutir atitudes e expectativas de desfecho • Determinar o estágio de mudança e fornecer aconselhamento adaptado ao estágio • Examinar a suscetibilidade e a gravidade percebidas • Discutir reforços potencialmente efetivos
"Custa muito caro."	MCS, MTT e MSE	• Examinar exercícios físicos alternativos para alcançar os objetivos • Avaliar as oportunidades de exercício físico no ambiente do praticante
"Estou doente ou lesionado."	MTT	• Discutir a manutenção/prevenção de recaídas • Discutir exercícios físicos alternativos para continuar progredindo em direção às metas
"Não há nenhum lugar para eu me exercitar fisicamente."	MSE	• Avaliar as oportunidades de exercícios físicos no ambiente do praticante • Discutir os diferentes tipos de atividade para as quais existem recursos
"Eu me sinto estranho quando faço exercícios físicos."	TSC e TCP	• Examinar a autoeficácia • Examinar configurações alternativas
"Não sei como fazer."	TSC, MCS, MTT e TCP	• Estabelecer a autoeficácia da tarefa usando estratégias apropriadas
"Eu posso me machucar."	TSC, MCS e TCP	• Avaliar a prescrição de exercícios físicos • Determinar a autoeficácia específica da tarefa
"Não é seguro."	MSE	• Avaliar as oportunidades de exercício físico no ambiente do praticante
"Não tenho quem cuide do meu filho para eu fazer exercícios físicos."	TSC e MSE	• Desenvolver estruturas de apoio social • Examinar as oportunidades de exercício físico em contextos que incluam cuidadores
"Não há ninguém para fazer exercícios físicos comigo."	TSC, TCP e MTT	• Desenvolver sistema de apoio social e companheiro de exercícios físicos • Identificar os diferentes tipos de atividades que uma pessoa pode realizar por conta própria

FITT, frequência, intensidade, tempo e tipo de exercício físico; MCS, modelo de crença em saúde; MSE, modelo socioecológico; MTT, modelo transteórico; TAD, teoria da autodeterminação; TSC, teoria social cognitiva; TCP, teoria do comportamento planejado.

de estratégias para superar contratempos.[94] Embora não seja incomum fazer uma breve pausa nos exercícios físicos, a preparação para situações que podem resultar em um lapso prolongado ou recaída é fundamental. A prevenção de recaídas pode ser implementada em todas as abordagens comportamentais enquanto os indivíduos adotam e tentam manter os exercícios físicos.[95] As estratégias de prevenção de recaídas incluem estar ciente e antecipar situações de alto risco (p. ex., viagens, férias, feriados, doença, obrigações familiares concorrentes e mau tempo) e ter um plano para garantir que um lapso não se torne uma recaída.[94] Para alguns praticantes, pode ser importante variar as rotinas de treinamento físico e criar novos objetivos de exercícios físicos para evitar o tédio e, potencialmente, uma recaída. Também é importante que eles não desanimem quando perdem uma sessão de atividade planejada, pois isso é inevitável. Portanto, deve-se evitar o pensamento de "tudo ou nada", e as estratégias de prevenção de recaídas podem ajudar o praticante a se manter no caminho ou a voltar quando a situação passar.

Aconselhamento breve e entrevista motivacional

Uma técnica comprovada para melhorar a adoção de exercícios físicos é por meio do uso de aconselhamento breve, geralmente conduzido por profissionais de saúde, como profissionais de educação física.[96] Essas abordagens de aconselhamento breve podem ser baseadas em alguma das teorias discutidas previamente; no entanto, é imperativo que sejam mais completos do que simplesmente perguntar sobre os níveis de AF e aconselhar o praticante a fazer mais exercícios físicos. Uma abordagem de entrevista motivacional explora a razão pela qual o entrevistado não é ativo, faz perguntas abertas, usa respostas empáticas e utiliza habilidades de escuta reflexiva e reconhece que o indivíduo pode ser resistente.

A entrevista motivacional evoluiu nas últimas décadas e foi aplicada com sucesso a muitos comportamentos de saúde em uma variedade de contextos,[97] incluindo a AF[98,99] e a perda de massa corporal.[100] A entrevista motivacional é um método de comunicação orientado e centrado no indivíduo em que o profissional e o entrevistado trabalham de maneira colaborativa para explorar e resolver a ambivalência em relação à mudança de comportamento. A abordagem do profissional deve ser imparcial, empática e encorajadora. A abordagem respeita a autonomia individual e vê o indivíduo como totalmente responsável pela mudança, em vez de persuadi-lo a mudar, provando que deve se exercitar fisicamente e discutindo isso com ele.

O foco principal da entrevista motivacional é ajudar o indivíduo ambivalente a perceber os diferentes motivadores intrínsecos que podem levar a uma mudança positiva. A ambivalência em relação à mudança de comportamento ocorre quando alguém tem pontos de vista conflitantes em relação à mudança de seu comportamento, como, por exemplo: "Sei que devo fazer exercícios físicos para me manter saudável, mas não gosto da maneira como me sinto quando estou me exercitando fisicamente". O objetivo principal é ajudar a resolver a ambivalência e aumentar a motivação para a mudança, que também é a fase inicial da entrevista motivacional, quando a conversa sobre a mudança pode ocorrer. Conversar sobre a mudança se refere a mencionar ou discutir com o indivíduo o desejo ou motivo de mudança, tornando mais provável que a mudança ocorra (Tabela 12.5).[101] O auxílio de profissionais pode provocar mudanças, examinando se um indivíduo está pronto e disposto e é capaz de fazer uma mudança. A participação desses profissionais antes das estratégias de definição de metas pode facilitar a definição

Tabela 12.5 • Métodos para evocar a conversa sobre mudanças.		
Abordagem	**Descrição**	**Exemplos**
Fazer perguntas evocativas	Perguntar às pessoas sobre: • Desvantagens do estado atual • Vantagens da mudança • Otimismo em relação à mudança • Intenção de mudar • Explorar e resolver a ambivalência	"O que acha que vai acontecer se você não mudar nada?" "Quais são alguns dos benefícios de se tornar fisicamente mais ativo?" "Quais mudanças funcionariam melhor para você?" "O que você pretende fazer?"
Usar a regra da importância	Fazer perguntas simples para avaliar a importância da AF para a pessoa e o que pode torná-la mais importante	"Para você, qual a importância de ser fisicamente ativo?"; depois da resposta: "Por que você acredita nisso?" "O que seria necessário para que o exercício físico se tornasse mais importante para você?"
Usar a regra da confiança	Fazer perguntas simples para avaliar a confiança da pessoa e o que poderia aumentá-la	"Quão confiante você é de que pode praticar atividades físicas regulares?"; depois da resposta: "O que o faz se sentir assim?" "O que seria necessário para você se sentir mais confiante?"
Explorar prós e contras	Incentivar a pessoa a discutir os aspectos positivos e negativos de seu comportamento atual. Ajudar a explorar e resolver a ambivalência	"Há coisas de que você gosta em relação a ser sedentário?" "Existem desvantagens em ser sedentário?"
Elaborar	Quando o profissional da saúde ouvir qualquer argumento para a mudança, incentivar a pessoa a elaborá-lo para reforçar as conversas sobre mudar	"Você disse que o exercício físico pode fazer você se sentir melhor. Você pode falar mais sobre isso?"
Procurar por extremos	Quando a pessoa tem pouco desejo de mudança, deve-se incentivá-la a considerar as consequências extremas de não mudar e as melhores consequências da mudança	"Suponha que você continue como está, sem atividade física em sua vida. O que pode acontecer de pior para você?" "Caso você se tornasse fisicamente ativo, quais seriam os melhores resultados que você poderia imaginar?"
Olhar para trás	Ajudar a pessoa a se lembrar de um momento em sua vida em que era fisicamente ativa	"Você mencionou que costumava caminhar regularmente. Como era isso?"
Olhar para a frente	Ajudar a pessoa a imaginar um futuro diferente	"Se você não gosta do que vê no futuro, de que maneira você gostaria que as coisas fossem?"
Explorar valores e metas	Pedir que o indivíduo liste quais são as coisas mais importantes em sua vida e, em seguida, perguntar se ser sedentário se encaixa nessa imagem	"O que é mais importante para você na vida?"; depois da resposta: "Ser fisicamente ativo ou sedentário importa para isso?"

Adaptada de Miller et al.[101] e Resnicow et al.[102]

de metas realistas e alcançáveis, de curto e longo prazos. A entrevista motivacional pode ser adaptada e usada em combinação com a maioria das teorias existentes para ajudar a motivar a mudança e a confiança entre os indivíduos que buscam adotar ou manter um programa de exercícios físicos. Por causa das semelhanças teóricas entre a entrevista motivacional e a TAD (p. ex., motivação intrínseca, autonomia), há um interesse crescente em combiná-las ao desenvolver uma intervenção.[103]

Aconselhamento individualizado ao estágio de mudança

O MTT é fundamentado na noção de estágios de mudança e de que a progressão ao longo dos estágios pode ser facilitada pelo uso de estratégias e processos de mudança específicos do estágio que resultam em intervenções individualizadas. O Boxe 12.2 fornece exemplos de como se podem usar estratégias específicas dentro de cada estágio para adaptar a intervenção a um indivíduo para ajudá-lo a progredir para o próximo estágio. Os estudos de intervenção têm encontrado consistentemente que intervenções adaptadas ao estágio que incluem todos os componentes do MTT são apropriados para muitas populações diferentes e são eficazes em aumentar os níveis de AF.[32,104]

Efetividade de se ter um líder de grupo

O conceito de intervenções em grupo para melhorar a adoção e a adesão ao exercício físico é distinto das tentativas de implementar uma mudança de comportamento individual. O exercício físico em grupo, em que o instrutor propositalmente cria dinâmicas e objetivos de grupo, tem-se mostrado consistentemente superior às aulas habituais de exercício físico (em que cada um atua de maneira autônoma) ou programas domiciliares que envolvam ou não algum contato com profissionais de educação física. Esses resultados destacam o valor das intervenções de AF realizadas em grupo.[105]

Os líderes de grupo influenciam na prática de AF e nos benefícios psicológicos que ocorrem como resultado da AF.[80] A figura do líder e o grupo como um todo desempenham papéis importantes na TSC e na TAD. Um líder de grupo de exercício físico com um estilo de liderança que oferece apoio social é aquele que fornece incentivo, reforço verbal, elogio e interesse pelo indivíduo.[81] Quando um líder tem esse estilo de liderança, os praticantes relatam maior autoeficácia, mais energia, mais prazer, maior intenção de praticar exercícios físicos, menos fadiga e menos preocupação com constrangimento.[106] Além do líder do grupo, aspectos do exercício físico em grupo também podem influenciar na prática de AF. Um deles é a coesão do grupo, ou seja, um processo dinâmico que se reflete na tendência de um grupo se unir e permanecer unido em busca de seus objetivos instrumentais e/ou na satisfação das necessidades afetivas de seus membros. Cinco princípios bem-sucedidos em melhorar a coesão e reduzir as taxas de evasão entre os praticantes de exercícios físicos em grupo incluem:[107,108]

- Distinção: criar uma identidade de grupo (p. ex., nome para o grupo)
- Cargos: distribuir responsabilidades e funções aos membros do grupo
- Princípios do grupo: adotar metas comuns a serem alcançadas
- Sacrifício: se necessário, os membros do grupo devem abandonar algo em nome do bem comum
- Interação e comunicação: crença de que, quanto maior for a interação social, maior será a coesão do grupo.

Boxe 12.2   Exemplos de estratégias para facilitar a transição entre estágios.

Pré-contemplação → Contemplação

- Fornecer informações acerca dos benefícios da AF regular
- Discutir como alguns dos obstáculos percebidos podem ser decorrentes de interpretação errônea (p. ex., "esses exercícios físicos podem ser feitos em sessões mais curtas e acumulados, se você não tiver tempo")
- Pedir que o indivíduo imagine como se sentiria caso fosse fisicamente ativo, com ênfase nos benefícios a curto prazo e facilmente alcançáveis, como dormir melhor, reduzir o estresse e ter mais energia
- Explorar como seu sedentarismo afeta outras pessoas, como cônjuge e filhos.

Contemplação → Preparação

- Explorar possíveis soluções para os obstáculos à AF
- Avaliar o nível de autoeficácia e colocar em prática técnicas para desenvolvê-la
- Enfatizar a importância dos pequenos passos para tornar-se regularmente ativo
- Incentivar o indivíduo a se visualizar como uma pessoa saudável e fisicamente ativa.

Preparação → Ação

- Ajudar o indivíduo a desenvolver um plano adequado para alcançar seus objetivos de AF e utilizar uma planilha ou contrato de definição de metas, estabelecendo um compromisso formal
- Utilizar o reforço para recompensar os passos em direção à prática de AF
- Ensinar técnicas de automonitoramento, como controle de tempo e distância
- Continuar a discussão de como superar os obstáculos à AF
- Incentivar o indivíduo a criar um ambiente que o ajude a lembrar de ser fisicamente ativo
- Incentivar maneiras de substituir o comportamento sedentário pela atividade.

Ação → Manutenção

- Fornecer *feedbacks* positivos e casuais sobre o progresso em direção à meta
- Explorar diferentes tipos de atividades que podem evitar a exaustão
- Incentivar o indivíduo a se exercitar fisicamente com companheiros e ajudá-los a se tornarem mais ativos
- Discutir estratégias de prevenção de recaídas
- Discutir possíveis recompensas a fim de manter a motivação.

Populações especiais

Uma importante ferramenta para promover um comportamento fisicamente ativo é a adequação das intervenções com base nos desafios singulares de cada população. A adaptação adequada requer compreensão de crenças, valores, ambientes e obstáculos de diferentes populações ou indivíduos. Embora cada indivíduo seja único, as seções a seguir abordam considerações comportamentais para alguns dos grupos mais comumente encontrados pelos profissionais de educação física.

Diversidade cultural

Para prestar um atendimento culturalmente competente aos praticantes de exercício físico é necessário conhecer e compreender as crenças, os valores e as práticas culturais da população em questão. Isso inclui, mas não se limita a questões como habitação, características do bairro, religião, acesso a recursos, índices de criminalidade, raça, etnia, idade, nível de habilidade e classe social. Embora haja homogeneidade entre os grupos, também há heterogeneidade. Por exemplo, pessoas da mesma raça podem ter laços culturais com outro país, o que pode impactar em sua percepção e prática de AF. Os níveis mais altos de sedentarismo entre grupos raciais/étnicos podem ser causados não apenas por restrições ambientais, mas também por crenças culturais.[109] Por exemplo, as mulheres afro-americanas citaram a falta de exposição à AF e, portanto, a falta de modelos de comportamento, responsabilidades familiares (ou seja, a necessidade de ser o cuidador), questões relacionadas com o tamanho do corpo (ou seja, um corpo de tamanho e curvas maiores tendem a ser valorizados, de modo que há uma percepção de menor necessidade de AF) e estilos de penteado como barreiras à AF.[110] Vários grupos podem compartilhar barreiras e facilitadores, de modo que é importante conhecer com quem se está trabalhando. Incluir estratégias que abordem as barreiras culturais pode ser essencial em intervenções com foco em determinada população. As escolhas e os recursos de AF também estão inextricavelmente ligados às características da vizinhança e ao acesso aos recursos e podem ser influenciados por fatores religiosos e outros fatores sociodemográficos.

Talvez a característica mais importante das intervenções por exercício físico que têm como alvo diferentes culturas seja ser culturalmente sensível e adaptado. Ao adaptar culturalmente as abordagens, é comum que se suponha erroneamente que a única coisa necessária é traduzir os materiais usados em uma intervenção, como brochuras ou anúncios de serviço público, para outro idioma.[109] Essa adaptação superficial não é adequada. Deve haver conhecimento e compreensão profundos do indivíduo e da população, que podem ser mais bem alcançados por meio do envolvimento significativo dos membros da comunidade e por meio de pesquisas realizadas por representantes da cultura. Esse conhecimento profundo da população-alvo pode levar a recomendações melhores e mais adequadas.

Idosos

Há vários desafios ao trabalhar com a promoção da adoção e adesão ao exercício físico entre idosos (ver Capítulo 6 e/ou Aspectos comportamentais da atividade física e do exercício físico do ACSM).[111,112] Os idosos podem não ter conhecimento acerca dos benefícios da AF ou de como estabelecer um programa de exercícios físicos seguro e eficaz; portanto, os profissionais de educação física precisam fornecer alguma orientação inicial.[113] Embora seja tipicamente visto como benéfico, o apoio social não é necessariamente positivo, especialmente em idosos.[114] Familiares e amigos podem exercer influências negativas, dizendo-lhes para "pegar leve" e "deixa que eu faço". A mensagem implícita é que eles são muito velhos ou frágeis para serem fisicamente ativos.[114]

Embora os idosos vivenciem muitas das barreiras comumente relatadas à AF (p. ex., falta de tempo, motivação),[84,112] existem várias barreiras que podem assumir um significado especial, incluindo o apoio social ausente ou indiferente; maior isolamento social; medo de quedas/segurança; e doenças físicas, como lesões, doenças crônicas e problemas de saúde.[84,115] Muito possivelmente, a maior barreira à prática de exercícios físicos em idosos é o medo de que o exercício físico cause lesões, dor e desconforto, ou exacerbe as condições existentes.[84] Além disso, as mulheres idosas em particular podem ter tido pouca exposição na infância à AF em decorrência de normas sociais que aceitavam menos esse comportamento nas mulheres. Essas barreiras únicas podem ser significativas e requerem consideração cuidadosa ao promover a AF e desenvolver intervenções para essa população. As recomendações incluem encontrar atividades agradáveis, começar devagar e ir devagar se o praticante não tiver histórico de prática de exercícios físicos e estar ciente das condições crônicas que podem estar presentes.

Praticantes com doença mental

Aproximadamente 20% da população adulta dos EUA tem algum tipo de doença mental.[116] Embora adultos com transtornos mentais diagnosticados não tenham risco aumentado de danos decorrentes do exercício físico (ver Capítulo 11), muitos citam barreiras ao exercício físico semelhantes às da população em geral; contudo, dependendo do transtorno, podem enfrentar barreiras adicionais como resultado de sua saúde psicológica e psicossomática. As barreiras, que podem ser exacerbadas nessa população, incluem a falta de recursos e apoio social percebido ou real, confiança (autoeficácia), medo, motivação e afeto, além de efeitos colaterais associados aos medicamentos psiquiátricos.[117] Existem fortes evidências que apoiam o papel do exercício físico na redução do estado e traço de ansiedade, depressão e sintomas depressivos em adultos, além de evidências moderadas que apoiam os benefícios do exercício físico para adultos com esquizofrenia e transtorno de déficit de atenção e hiperatividade.[11] Em adultos com doenças mentais graves, como transtorno depressivo maior e esquizofrenia, as evidências sugerem que o exercício físico melhora os sintomas, a cognição e a qualidade de vida.[118] Indivíduos com doenças mentais geralmente têm problemas para reunir energia ou motivação para se exercitar fisicamente e, portanto, podem-se beneficiar da ajuda para encontrar atividades individualmente agradáveis e estabelecer metas modestas e realistas. Outras recomendações incluem praticar AF com outras pessoas, o que pode melhorar o humor e reduzir a tristeza ou a ansiedade, e praticar exercícios físicos ao ar livre, já que isso demonstrou ter efeitos positivos no humor.

Jovens

Ao trabalhar com crianças (ver Capítulo 6) é importante reconhecer se elas estão se engajando em um programa de exercícios físicos porque seus pais desejam, implicando uma motivação extrínseca e, portanto, provavelmente exigindo modalidades tangíveis de apoio social (p. ex., transporte, pagamento de taxas).[84] No entanto, para ajudar as crianças a manterem a prática de exercícios físicos ao longo da vida, deve-se fazer com que aprendam a ter a um senso de autonomia[119] e a sentir um senso de autoeficácia e controle comportamental. Estabelecer um senso de autonomia e motivação intrínseca por meio da criação de um ambiente de apoio deve ser uma prioridade ao promover a AF entre crianças e jovens.[44] Uma família apropriadamente engajada pode ser importante para a promoção da AF.[120]

As escolas são ambientes atraentes para a implementação de intervenções de AF, pois alcançam a maioria dos jovens. Modificações simples nas aulas de educação física,[119,121] pequenas mudanças durante o intervalo[122] e a promoção de AF estruturada em sala de aula podem aumentar a prática de AF.[123] A educação física, o intervalo e as intervenções de AF em sala de aula aumentam ou não diminuem o desempenho acadêmico, o comportamento acadêmico e as habilidades e atitudes cognitivas.[124]

Indivíduos com obesidade

A AF diminui proporcionalmente ao aumento do índice de massa corporal (IMC), com indivíduos com obesidade sendo o grupo menos ativo.[125] Embora as preocupações com o excesso de massa corporal sejam a principal razão pela qual muitos indivíduos com obesidade adotam um programa de exercícios físicos,[126] eles podem enfrentar barreiras adicionais e exclusivas relacionadas com a massa corporal à prática de AF, como se sentir fisicamente desconfortável durante o exercício físico, sentir desconforto com sua aparência e não querer se exercitar fisicamente na frente de outras pessoas.[127] Praticantes com obesidade podem ter tido experiências negativas de domínio do exercício físico no passado e precisarão aumentar sua autoeficácia para acreditar que podem ser bem-sucedidos na prática de AF.[128,129] Além disso, eles podem estar bastante descondicionados fisicamente e perceber até mesmo exercícios físicos de intensidade objetivamente moderada como desafiadores; portanto, manter atividades divertidas e em intensidade que os faça sentir-se bem pode ser particularmente importante para promover percepções positivas em relação à AF.[130] Embora as metas devam permanecer autodeterminadas, os praticantes com obesidade podem precisar de ajuda para definir metas realistas de perda de massa corporal e identificar níveis apropriados de AF para ajudá-los a alcançar essas metas.[131]

Indivíduos com doenças crônicas e problemas de saúde

A AF melhora os sintomas associados a uma série de doenças crônicas e problemas de saúde. Ao trabalhar com pessoas com muitas doenças crônicas e problemas de saúde, uma preocupação é a capacidade de, até mesmo, fazer exercícios físicos. Isso requer um foco no aumento da autoeficácia da tarefa para garantir que os indivíduos acreditem que podem fazer o que lhes é pedido. Frequentemente isso pode exigir modificações apropriadas na atividade ou no exercício físico para garantir que seja seguro e apropriado para o estado de doença atual do praticante e suas capacidades. Uma vez que tenham autoeficácia nas tarefas, eles frequentemente enfrentam barreiras especificamente relacionadas com a sua condição.[84] Por exemplo, indivíduos com artrite relatam dor, fadiga e limitações na mobilidade, como barreiras à prática de AF.[132,133] Aqueles com condições neurológicas (ou seja, distrofia muscular, esclerose múltipla, doença do neurônio motor e doença de Parkinson) citam a fadiga, o medo de cair ou perder o equilíbrio e a segurança em razão da progressão da doença como barreiras.[134] Estar ciente das barreiras e medos únicos dos indivíduos com doenças crônicas e problemas de saúde pode ajudar a garantir que as atividades físicas escolhidas sejam adequadas e a promover a autoeficácia dos indivíduos.

Recursos *online*

Exercise is Medicine: http://exerciseismedicine.org
National Cancer Institute Behavioral Research Program Theories Project:
   http://cancercontrol.cancer.gov/brp/research/theories_project/index.html
National Physical Activity Plan: http://www.physicalactivityplan.org/
The Guide to Community Preventive Services, Behavioral and Social Approaches:
   http://www.thecommunityguide.org/pa

Referências bibliográficas

1. Bennett GG, Wolin KY, Puleo EM, Mâsse LC, Atienza AA. Awareness of national physical activity recommendations for health promotion among US adults. *Med Sci Sports Exerc.* 2009;41(10):1849–55.
2. Tucker JM, Welk GJ, Beyler NK. Physical activity in U.S. adults: compliance with the Physical Activity Guidelines for Americans. *Am J Prev Med.* 2011;40(4):454–61.
3. Kahn EB, Ramsey LT, Brownson RC et al. The effectiveness of interventions to increase physical activity. A systematic review. *Am J Prev Med.* 2002;22(4 Suppl):73–107.
4. Bauman AE, Reis RS, Sallis JF, Wells JC, Loos RJ, Martin BW. Correlates of physical activity: why are some people physically active and others not? *Lancet.* 2012;380(9838):258–71.
5. Macera CA, Ham SA, Yore MM et al. Prevalence of physical activity in the United States: behavioral risk factor surveillance system, 2001. *Prev Chronic Dis.* 2005;2(2):A17.
6. Linke SE, Gallo LC, Norman GJ. Attrition and adherence rates of sustained vs. intermittent exercise interventions. *Ann Behav Med.* 2011;42(2):197–209.
7. Rhodes RE, Warburton DE, Murray H. Characteristics of physical activity guidelines and their effect on adherence: a review of randomized trials. *Sports Med.* 2009;39(5):355–75.
8. Duncan GE, Anton SD, Sydeman SJ et al. Prescribing exercise at varied levels of intensity and frequency: a randomized trial. *Arch Intern Med.* 2005;165(20):2362–9.
9. Perri MG, Anton SD, Durning PE et al. Adherence to exercise prescriptions: effects of prescribing moderate versus higher levels of intensity and frequency. *Health Psychol.* 2002;21(5):452–8.
10. Anton SD, Perri MG, Riley J III et al. Differential predictors of adherence in exercise programs with moderate versus higher levels of intensity and frequency. *J Sport Exercise Psychol.* 2005;27:171–87.
11. 2018 Physical Activity Guidelines Advisory Committee. 2018 Physical Activity Guidelines Advisory Committee Scientific Report. Washington (DC): U.S. Department of Health and Human Services; 2018 [cited 2019 March]. 779 p. Available from: https://health.gov/paguidelines/second-edition/report/pdf/PAG_Advisory_Committee_Report.pdf
12. Ladwig MA, Hartman ME, Ekkekakis P. Affect-based exercise prescription: An idea whose time has come? *Health Fit J.* 2017;21(5):10–5.
13. Dalal HM, Zawada A, Jolly K, Moxham T, Taylor RS. Home based versus centre based cardiac rehabilitation: Cochrane systematic review and meta-analysis. *BMJ.* 2010;340:b5631.
14. Geraedts H, Zijlstra A, Bulstra SK, Stevens M, Zijlstra W. Effects of remote feedback in homebased physical activity interventions for older adults: a systematic review. *Patient Educ Couns.* 2013;91(1):14–24.
15. Goode AD, Reeves MM, Eakin EG. Telephone-delivered interventions for physical activity and dietary behavior change: an updated systematic review. *Am J Prev Med.* 2012;42(1):81–8.
16. Lustria ML, Noar SM, Cortese J, Van Stee SK, Glueckauf RL, Lee J. A meta-analysis of webdelivered tailored health behavior change interventions. *J Health Commun.* 2013;18(9):1039–69.
17. Middelweerd A, Mollee JS, van der Wal C, Brug J, Te Velde SJ. Apps to promote physical activity among adults: a review and content analysis. *Int J Behav Nutr Phys Act.* 2014;11(1):97.
18. Schoffman DE, Turner-McGrievy G, Jones SJ, Wilcox S. Mobile apps for pediatric obesity prevention and treatment, healthy eating, and physical activity promotion: just fun and games? *Transl Behav Med.* 2013;3(3):320–5.
19. Lyons EJ, Swartz MC. Motivational dynamics of wearable activity monitors. *ACSM Health Fitness J.* 2017;21(5):21–6.
20. Michie S, Richardson M, Johnston M et al. The behavior change technique taxonomy (v1) of 93 hierarchically clustered techniques: building an international consensus for the reporting of behavior change interventions. *Ann Behav Med.* 2013;46:81–95.
21. Connell L, Carey RN, de Bruin M et al. Links between behaviour change techniques and mechanisms of action: an expert consensus study. *Ann Behav Med.* 2019;53(8):708–20.
22. Johnston M, Carey RN, Connell Bohlen L et al. *Linking Behavior Change Techniques and Mechanisms of Action: Triangulation of Findings from Literature Synthesis and Expert Consensus* [Internet]. Ithaca (NY): PsyArXiv; 2018 [cited 2019 Mar]. Available from: https://doi.org/10.31234/osf.io/ur6kz
23. Artinian NT, Fletcher GF, Mozaffarian D et al. Interventions to promote physical activity and dietary lifestyle changes for cardiovascular risk factor reduction in adults: a scientific statement from the American Heart Association. *Circulation.* 2010;122(4):406–41.

24. McAuley E, Blissmer B. Self-efficacy determinants and consequences of physical activity. *Exerc Sport Sci Rev*. 2000;28(2):85–8.
25. Michie S, Abraham C, Whittington C, McAteer J, Gupta S. Effective techniques in healthy eating and physical activity interventions: a meta-regression. *Health Psychol*. 2009;28(6):690–701.
26. Bandura A. *Self-Efficacy: The Exercise of Control*. New York (NY): Freeman; 1997. 604 p.
27. Bandura A. *Social Foundations of Thought and Action: A Social-Cognitive Theory*. Englewood Cliffs (NJ): Prentice Hall; 1985. 544 p.
28. Williams DM, Anderson ES, Winett RA. A review of the outcome expectancy construct in physical activity research. *Ann Behav Med*. 2005;29(1):70–9.
29. Nigg CR, Geller KS, Motl RW, Horwath CC, Wertin KK, Dishman RK. A research agenda to examine the efficacy and relevance of the transtheoretical model for physical activity behavior. *Psychol Sport Exerc*. 2011;12(1):7–12.
30. Prochaska JO, DiClemente CC, Norcross JC. In search of how people change. Applications to addictive behaviors. *Am Psychol*. 1992;47(9):1102–14.
31. Prochaska JO, Velicer W. The transtheoretical model of health behavior change. *Am J Health Promot*. 1997;12(1):38–48.
32. Spencer L, Adams TB, Malone S, Roy L, Yost E. Applying the transtheoretical model to exercise: a systematic and comprehensive review of the literature. *Health Promot Pract*. 2006;7(4):428–43.
33. Prochaska JO. Strong and weak principles for progressing from precontemplation to action on the basis of twelve problem behaviors. *Health Psychol*. 1994;13(1):47–51.
34. Dishman RK, Vandenberg RJ, Motl RW, Nigg CR. Using constructs of the transtheoretical model to predict classes of change in regular physical activity: a multi-ethnic longitudinal cohort study. *Ann Behav Med*. 2010;40(2):150–63.
35. Rosenstock IM, Strecher VJ, Becker MH. Social learning theory and the health belief model. *Health Educ Q*. 1988;15(2):175–83.
36. Fitzpatrick SE, Reddy S, Lommel TS et al. Physical activity and physical function improved following a community-based intervention in older adults in Georgia senior centers. *J Nutr Elder*. 2008;27(1–2):135–54.
37. Mirotznik J, Feldman L, Stein R. The health belief model and adherence with a community centerbased, supervised coronary heart disease exercise program. *J Community Health*. 1995;20(3):233–47.
38. Speer EM, Reddy S, Lommel TS et al. Diabetes self-management behaviors and A1c improved following a community-based intervention in older adults in Georgia senior centers. *J Nutr Elder*. 2008;27(1–2):179–200.
39. Deci EL, Ryan R. *Intrinsic Motivation and Self-Determination in Human Behavior*. New York (NY): Plenum Press; 1985. 371 p.
40. Fortier MS, Duda JL, Guerin E, Teixeira PJ. Promoting physical activity: development and testing of self-determination theory-based interventions. *Int J Behav Nutr Phys Act*. 2012;9:20.
41. Teixeira PJ, Carraça EV, Markland D, Silva MN, Ryan RM. Exercise, physical activity, and selfdetermination theory: a systematic review. *Int J Behav Nutr Phys Act*. 2012;9:78.
42. Barte JC, Wendel-Vos GC. A systematic review of financial incentives for physical activity: the effects on physical activity and related outcomes. *Behav Med*. 2017;43:79–90.
43. Molema CC, Wendel-Vos GW, Puijk L, Jensen JD, Schuit AJ, de Wit GA. A systematic review of financial incentives given in the healthcare setting; do they effectively improve physical activity levels? *BMC Sports Sci Med Rehabil*. 2016;8(1):15.
44. Chatzisarantis NL, Hagger M. Effects of an intervention based on self-determination theory on self-reported leisure-time physical activity participation. *Psychol Health*. 2009;24(1):29–48.
45. Silva MN, Markland D, Carraça EV et al. Exercise autonomous motivation predicts 3-yr weight loss in women. *Med Sci Sports Exerc*. 2011;43(4):728–37.
46. Silva MN, Vieira PN, Coutinho SR et al. Using self-determination theory to promote physical activity and weight control: a randomized controlled trial in women. *J Behav Med*. 2010;33(2):110–22.
47. Blue CL. The predictive capacity of the theory of reasoned action and the theory of planned behavior in exercise research: an integrated literature review. *Res Nurs Health*. 1995;18(2):105–21.
48. Downs DS, Hausenblas H. The theories of reasoned action and planned behavior applied to exercise: a meta-analytic update. *J Phys Act Health*. 2005;2(1):76–97.

49. Kelley K, Abraham C. RCT of a theory-based intervention promoting healthy eating and physical activity amongst out-patients older than 65 years. *Soc Sci Med.* 2004;59(4):787–97.
50. Vallance JK, Courneya KS, Plotnikoff RC, Mackey JR. Analyzing theoretical mechanisms of physical activity behavior change in breast cancer survivors: results from the activity promotion (ACTION) trial. *Ann Behav Med.* 2008;35(2):150–8.
51. Ajzen I. From intentions to actions: a theory of planned behavior. In: Kuhl J, Beckman J, editors. *Action Control: From Cognition to Behavior.* Heidelberg (Germany): Springer-Verlag; 1985. p. 11–39.
52. Cooke R, Sheeran P. Moderation of cognition-intention and cognition-behaviour relations: a meta-analysis of properties of variables from the theory of planned behaviour. *Br J Soc Psychol.* 2004;43(Pt 2):159–86.
53. Sallis JF, Cervero RB, Ascher W, Henderson KA, Kraft MK, Kerr J. An ecological approach to creating active living communities. *Annu Rev Public Health.* 2006;27:297–322.
54. Sallis JF, Floyd MF, Rodríguez DA, Saelens BE. Role of built environments in physical activity, obesity, and cardiovascular disease. *Circulation.* 2012;125(5):729–37.
55. Sloman SA. The empirical case for two systems of reasoning. *Psychol Bull.* 1996;119(1):3–22.
56. Strack F, Deutsch R. Reflective and impulsive determinants of social behavior. *Pers Soc Psychol Rev.* 2004;8(3):220–47.
57. Williams DM. Psychological hedonism, hedonic motivation, and health behavior. In: Williams DM, Rhodes RE, Conner MT, editors. *Affective Determinants of Health Behavior.* New York (NY): Oxford University Press; 2018. p. 204–34.
58. Williams DM, Dunsiger S, Ciccolo JT, Lewis BA, Albrecht AE, Marcus BH. Acute affective response to a moderate-intensity exercise stimulus predicts physical activity participation 6 and 12 months later. *Psychol Sport Exerc.* 2008;9(3):231–45.
59. Rhodes RE, Kates A. Can the affective response to exercise predict future motives and physical activity behavior? A systematic review of published evidence. *Ann Behav Med.* 2015;49(5):715–31.
60. Ekkekakis P, Parfitt G, Petruzzello SJ. The pleasure and displeasure people feel when they exercise at different intensities: decennial update and progress towards a tripartite rationale for exercise intensity prescription. *Sports Medicine.* 2011;41(8):641–71.
61. Oliveira BRR, Santos TM, Kilpatrick M, Pires FO, Deslandes AC. Affective and enjoyment responses in high intensity interval training and continuous training: a systematic review and meta-analysis. *PLoS One.* 2018;13(6):e0197124.
62. Stork MJ, Banfield LE, Gibala MJ, Martin Ginis KA. A scoping review of the psychological responses to interval exercise: is interval exercise a viable alternative to traditional exercise? *Health Psychol Rev.* 2017;11(4):324–44.
63. Martinez N, Kilpatrick MW, Salomon K, Jung ME, Little JP. Affective and enjoyment responses to high-intensity interval training in overweight-to-obese and insufficiently active adults. *J Sport Exerc Psychol.* 2015;37(2):138–49.
64. Jauho AM, Pyky R, Ahola R et al. Effect of wrist-worn activity monitor feedback on physical activity behavior: a randomized controlled trial in Finnish young men. *Prev Med Rep.* 2015;2:628–34.
65. Thatcher J, Day M, Rahman R. *Sport and Exercise Psychology.* Exeter (United Kingdom): Sage Learning Matters; 2011. 240 p.
66. Lox CL, Martin Ginis KA, Petruzzello SJ. *The Psychology of Exercise: Integrating Theory and Practice.* 2nd ed. Scottsdale (AZ): Holcomb Hathaway Publishers; 2006. 450 p.
67. Shilts MK, Horowitz M, Townsend MS. Goal setting as a strategy for dietary and physical activity behavior change: a review of the literature. *Am J Health Promot.* 2004;19(2):81–93.
68. Shilts MK, Horowitz M, Townsend MS. Guided goal setting: effectiveness in a dietary and physical activity intervention with low-income adolescents. *Int J Adolesc Med Health.* 2009;21(1):111–22.
69. Sheeran P, Silverman M. Evaluation of three interventions to promote workplace health and safety: evidence for the utility of implementation intentions. *Soc Sci Med.* 2003;56(10):2153–63.
70. Sheeran P, Webb TL, Gollwitzer PM. The interplay between goal intentions and implementation intentions. *Pers Soc Psychol Bull.* 2005;31(1):87–98.
71. Armitage CJ, Sprigg CA. The roles of behavioral and implementation intentions in changing physical activity in young children with low socioeconomic status. *J Sport Exerc Psychol.* 2010;32(3):359–76.

72. Darker CD, French DP, Eves FF, Sniehotta FF. An intervention to promote walking amongst the general population based on an "extended" theory of planned behaviour: a waiting list randomised controlled trial. *Psychol Health.* 2010;25(1):71–88.

73. Vallance JK, Lavallee C, Culos-Reed NS, Trudeau MG. Predictors of physical activity among rural and small town breast cancer survivors: an application of the theory of planned behavior. *Psychol Health Med.* 2012;17(6):685–97.

74. Blanchard CM, Courneya KS, Rodgers WM et al. Is the theory of planned behavior a useful framework for understanding exercise adherence during phase II cardiac rehabilitation? *J Cardiopulm Rehabil.* 2003;23(1):29–39.

75. Downs DS, Hausenblas H. Exercising for two: examining pregnant women's second trimester exercise intention and behavior using the framework of the theory of planned behavior. *Womens Health Issues.* 2003;13(6):222–8.

76. Noland MP. The effects of self-monitoring and reinforcement on exercise adherence. *Res Q Exerc Sport.* 1989;60(3):216–24.

77. Ryan RM, Frederick CM, Lepes D, Rubio N, Sheldon KM. Intrinsic motivation and exercise adherence. *Int J Sport Psychol.* 1997;28:335–54.

78. Mitchell M, White L, Lau E, Leahey T, Adams MA, Faulkner G. Evaluating the Carrot Rewards App, a population-level incentive-based intervention promoting step counts across two Canadian provinces: quasi-experimental study. *JMIR Mhealth Uhealth.* 2018;6(9):e178.

79. Wills TA, Shinar O. Measuring perceived and received social support. In: Cohen S, Underwood LG, Gottlieb BH, editors. *Social Support Measurement and Intervention: A Guide for Health and Social Scientists.* New York (NY): Oxford University Press; 2000. p. 86–135.

80. Estabrooks PA. Sustaining exercise participation through group cohesion. *Exerc Sport Sci Rev.* 2000;28(2):63–7.

81. Estabrooks PA, Munroe KJ, Fox EH et al. Leadership in physical activity groups for older adults: a qualitative analysis. *J Aging Phys Act.* 2004;12(3):232–45.

82. Lyons EJ, Lewis ZH, Mayrsohn BG, Rowland JL. Behavior change techniques implemented in electronic lifestyle activity monitors: a systematic content analysis. *J Med Internet Res.* 2014,16;e192.

83. Canadian Fitness and Lifestyle Research Institute. *Progress in Prevention* [Internet]. Ottawa, Ontario (Canada): Canadian Fitness and Lifestyle Research Institute; 1995 [cited 2015 Aug 28]. Available from: http://www.cflri.ca/document/bulletin-04-barriers-physical-activity

84. Netz Y, Zeev A, Arnon M, Tenenbaum G. Reasons attributed to omitting exercising: a population-based study. *Int J Sport Exerc Psyc.* 2008;6:9–23.

85. Blair SN, Dunn AL, Marcus BH, Carpenter RA, Jaret P. *Active Living Every Day.* 2nd ed. Champaign (IL): Human Kinetics; 2011. 174 p.

86. Wankel LM. The importance of enjoyment to adherence and psychological benefits from physical activity. *Int J Sport Psychol.* 1993;24(2):151–69.

87. Kiviniemi MT, Voss-Humke AM, Seifert AL. How do I feel about the behavior? The interplay of affective associations with behaviors and cognitive beliefs as influences on physical activity behavior. *Health Psychol.* 2007;26(2):152–8.

88. Oliveira BR, Deslandes A, Santos T. Differences in exercise intensity seems to influence the affective responses in self-selected and imposed exercise: a meta-analysis. *Front Psychol.* 2015;6:1105.

89. Williams DM, Dunsiger S, Miranda R Jr et al. Recommending self-paced exercise overweight and obese adults: a randomized pilot study. *Ann Behav Med.* 2014;49(2):280–5.

90. Freitas LAG, Ferreira Sdos S, Freitas RQ et al. Effect of a 12-week aerobic training program on perceptual and affective responses in obese women. *J Phys Ther Sci.* 2015;27(7):2221–4.

91. Baldwin AS, Kangas JL, Denman DC, Smits JA, Yamada T, Otto MW. Cardiorespiratory fitness moderates the effect of an affect-guided physical activity prescription: a pilot randomized controlled trial. *Cogn Behav Ther.* 2016;45(6):445–57.

92. Boyle HK, Dunsiger SI, Bohlen LC et al. Affective response as a mediator of the association between the physical and social environment and physical activity behavior. *J Behav Med.* 2019. doi:10.1007/s10865-019-00118-0.

93. Stevens CJ, Smith JE, Bryan AD. A pilot study of women's affective responses to common and uncommon forms of aerobic exercise. *Psychol Health.* 2016;31(2):239–57.

94. Stetson BA, Beacham AO, Frommelt SJ et al. Exercise slips in high-risk situations and activity patterns in long-term exercisers: an application of the relapse prevention model. *Ann Behav Med.* 2005;30(1):25–35.

95. Stevens VJ, Funk KL, Brantley PJ et al. Design and implementation of an interactive website to support long-term maintenance of weight loss. *J Med Internet Res.* 2008;10(1):e1.

96. Armit CM, Brown WJ, Marshall AL, Ritchie CB, Trost SG, Green A. Randomized trial of three strategies to promote physical activity in general practice. *Prev Med.* 2009;48(2):156–63.

97. Rollnick S, Mason P, Butler C. *Health Behavior Change: A Guide for Practitioners.* Edinburgh (United Kingdom): Churchill Livingstone; 1999. 240 p.

98. Martins RK, McNeil D. Review of motivational interviewing in promoting health behaviors. *Clin Psychol Rev.* 2009;29(4):283–93.

99. O'Halloran PD, Blackstock F, Shields N et al. Motivational interviewing to increase physical activity in people with chronic health conditions: a systematic review and meta-analysis. *Clin Rehabil.* 2014;28(12):1159–71.

100. Armstrong MJ, Mottershead TA, Ronksley PE, Sigal RJ, Campbell TS, Hemmelgarn BR. Motivational interviewing to improve weight loss in overweight and/or obese patients: a systematic review and meta-analysis of randomized controlled trials. *Obes Rev.* 2011;12(9): 709–23.

101. Miller WR, Rollnick S. *Motivational Interviewing: Preparing People for Change.* 2nd ed. New York (NY): Guilford Press; 2002. 428 p.

102. Resnicow K, Jackson A, Braithwaite R et al. Healthy body/healthy spirit: a church-based nutrition and physical activity intervention. *Health Educ Res.* 2002;17(5):562–73.

103. Resnicow K, McMaster F. Motivational interviewing: moving from why to how with autonomy support. *Int J Behav Nutr Phys Act.* 2012;9:19.

104. Hutchison AJ, Breckon JD, Johnston LH. Physical activity behavior change interventions based on the transtheoretical model: a systematic review. *Health Educ Behav.* 2009;36(5):829–45.

105. Burke SM, Carron AV, Eys MA, Ntoumanis N, Estabrooks PA. Group versus individual approach? A meta-analysis of the effectiveness of interventions to promote physical activity. *Sport Exerc Psychol Rev.* 2006;2:19–35.

106. Fox LD, Rejeski WJ, Gauvin L. Effects of leadership style and group dynamics on enjoyment of physical activity. *Am J Health Promot.* 2000;14(5):277–83.

107. Carron AV, Spink K. Team building in an exercise setting. *Sport Psychol.* 1993;7(1):8–18.

108. Estabrooks PA, Carron A. Group cohesion in older adult exercisers: prediction and intervention effects. *J Behav Med.* 1999;22(6):575–88.

109. Pasick RJ, D'Onofrio CN, Otero-Sabogal R. Similarities and differences across cultures: questions to inform a third generation for health promotion research. *Health Educ Q.* 1996;23(Suppl 1): S142–61.

110. Harley AE, Odoms-Young A, Beard B, Katz ML, Heaney CA. African American social and cultural contexts and physical activity: strategies for navigating challenges to participation. *Women Health.* 2009;49:84–100.

111. Chodzko-Zajko WJ, Proctor DN, Fiatarone Singh MA et al. American College of Sports Medicine position stand. Exercise and physical activity for older adults. *Med Sci Sports Exerc.* 2009;41(7):1510–30.

112. Cress ME, Buchner DM, Prohaska T et al. Best practices for physical activity programs and behavior counseling in older adult populations. *J Aging Phys Act.* 2005;13(1):61–74.

113. Winett RA, Williams DM, Davy BM. Initiating and maintaining resistance training in older adults: a social cognitive theory-based approach. *Br J Sports Med.* 2009;43(2):114–9.

114. Chogahara M. A multidimensional scale for assessing positive and negative social influences on physical activity in older adults. *J Gerontol B Psychol Sci Soc Sci.* 1999;54(6):S356–67.

115. Lees FD, Clark PG, Nigg CR, Newman P. Barriers to exercise behavior among older adults: a focus-group study. *J Aging Phys Act.* 2005;13:23–33.

116. Center for Behavioral Health Statistics and Quality, Substance Abuse and Mental Health Services Administration. *Key Substance Use and Mental Health Indicators in the United States: Results from the 2016 National Survey on Drug Use and Health* [Internet]. Rockville (MD): Center for Behavioral Health Statistics and Quality, Substance Abuse and Mental Health Services Administration; 2017 [cited 2019 Mar]. HHS Publication No. SMA 17-5044, NSDUH Series H-52. Available from: https://www.samhsa.gov/data/

117. Stanton R, Reaburn P, Happell B. Barriers to exercise prescription and participation in people with mental illness: the perspectives of nurses working in mental health. *J Psychiatr Ment Health Nurs.* 2015;22(6):440–8.
118. Stubbs B, Vancampfort D, Hallgren M et al. EPA guidance on physical activity as a treatment for severe mental illness: a meta-review of the evidence and Position Statement from the European Psychiatric Association (EPA), supported by the International Organization of Physical Therapists in Mental Health (IOPTMH). *Eur Psychiatry.* 2018;54:124–44.
119. Thøgersen-Ntoumani C, Ntoumanis N. The role of self-determined motivation in the understanding of exercise-related behaviours, cognitions and physical self-evaluations. *J Sports Sci.* 2006;24(4):393–404.
120. Pratt KJ, Cotto J, Goodway J. Engaging the family to promote child physical activity. *Health Fit J.* 2017;21(5):27–32.
121. Lonsdale C, Rosenkranz RR, Peralta LR, Bennie A, Fahey P, Lubans DR. A systematic review and meta-analysis of interventions designed to increase moderate-to-vigorous physical activity in school physical education lessons. *Prev Med.* 2013;56:152–61.
122. Ridges ND, Salmon J, Parrish A, Stanley RM, Okely AD. Physical activity during school recess: a systematic review. *Am J Prev Med.* 2012;43(3):320–8.
123. Kibbe DL, Hackett J, Hurley M et al. Ten years of Take 10!®: integrating physical activity with academic concepts in elementary school classrooms. *Prev Med.* 2011;52:S43–50.
124. Rasberry CN, Lee SM, Robin L et al. The association between school-based physical activity, including physical education, and academic performance: a systematic review of the literature. *Prev Med.* 2011;52:S10–20.
125. Tudor-Locke C, Brashear MM, Johnson WD, Katzmarzyk PT. Accelerometer profiles of physical activity and inactivity in normal weight, overweight, and obese U.S. men and women. *Int J Behav Nutr Phys Act.* 2010;7:60.
126. Donnelly JE, Blair SN, Jakicic JM et al. American College of Sports Medicine position stand. Appropriate physical activity intervention strategies for weight loss and prevention of weight regain for adults. *Med Sci Sports Exerc.* 2009;41(2):459–71.
127. Leone LA, Ward D. A mixed methods comparison of perceived benefits and barriers to exercise between obese and nonobese women. *J Phys Act Health.* 2013;10:461–9.
128. Baba R, Iwao N, Koketsu M, Nagashima M, Inasaka H. Risk of obesity enhanced by poor physical activity in high school students. *Pediatr Int.* 2006;48(3):268–73.
129. Conn VS, Minor MA, Burks KJ. Sedentary older women's limited experience with exercise. *J Community Health Nurs.* 2003;20(4):197–208.
130. Ekkekakis P, Lind E. Exercise does not feel the same when you are overweight: the impact of self-selected and imposed intensity on affect and exertion. *Int J Obes (Lond).* 2006;30(4):652–60.
131. Delahanty LM, Nathan D. Implications of the diabetes prevention program and Look AHEAD clinical trials for lifestyle interventions. *J Am Diet Assoc.* 2008;108(4 Suppl 1):S66–72.
132. Der Ananian C, Wilcox S, Saunders R, Watkins K, Evans A. Factors that influence exercise among adults with arthritis in three activity levels. *Prev Chronic Dis.* 2006;3(3):A81.
133. Wilcox S, Der Ananian C, Abbott J et al. Perceived exercise barriers, enablers, and benefits among exercising and nonexercising adults with arthritis: results from a qualitative study. *Arthritis Rheum.* 2006;55(4):616–27.
134. Elsworth C, Dawes H, Sackley C. A study of perceived facilitators to physical activity in neurological conditions. *Int J Ther Rehabil.* 2009;16(1):17–24.

Medicamentos Comuns

Lista de medicamentos comuns

O Apêndice A é uma tabela que lista as categorias comuns de medicamentos que os profissionais de saúde e de educação física podem encontrar entre os indivíduos que logo se tornarão, ou são, fisicamente ativos. Esta tabela não pretende ser exaustiva ou abranger todos os medicamentos e não foi projetada para a determinação de farmacoterapia/prescrição de medicamentos por médicos para indivíduos. Em vez disso, esta lista deve ser vista como um recurso para auxiliar os profissionais na compreensão de como as respostas hemodinâmicas típicas aos exercícios físicos podem ser afetadas por certos medicamentos. Para obter uma lista com informações mais detalhadas, o leitor deve consultar os recursos *online* do American Hospital Formulary Service (AHFS) Drug Information ou U.S. Food and Drug Administration e U.S. Department of Health and Human Services.

A Tabela A.1 lista as categorias comuns de medicamentos com os dados publicados disponíveis sobre sua influência na resposta a exercícios físicos, em particular hemodinâmica, eletrocardiograma (ECG) e capacidade de exercício físico. Os dados relativos a exercício físico são apresentados por categoria de medicamento. A influência de medicamentos comuns durante o repouso e/ou exercício físico é apresentada com as relações direcionais, quando especificado na literatura. *Capacidade de exercício físico* é um termo genérico que, muitas vezes, foi usado e não definido por uma medida específica na literatura. Nos casos em que as medidas de capacidade de exercício físico foram relatadas, elas estão listadas como o volume máximo de oxigênio consumido por unidade de tempo ($\dot{V}O_{2máx}$), resistência, rendimento e tolerância, muitas vezes sem que distinções claras entre eles tenham sido fornecidas pelo autor.

É importante observar que o exercício físico pode impactar as propriedades farmacocinéticas (ou seja, o que o corpo faz ao medicamento) e farmacodinâmicas (ou seja, o que o medicamento faz ao corpo) de um medicamento, de acordo com mudanças (a) na dose, (b) no intervalo de dosagem, (c) no período em que o indivíduo toma a medicação, e/ou (d) na prescrição de exercícios físicos.

As fontes primárias usadas para extrair as informações da Tabela A.1 são Pharmacology in Exercise and Sports e Sport and Exercise Pharmacology.[1,2] Além disso, foi realizada uma pesquisa bibliográfica por nome genérico do medicamento ou classe e resposta e/ou capacidade com relação ao exercício físico usando PubMed® e Google Scholar em ou antes de 1º de março de 2019.

Tabela A.1 • Efeitos dos medicamentos na hemodinâmica, no eletrocardiograma (ECG) e na capacidade de exercício físico.[1-9]					
Medicamentos	**Débito cardíaco**	**Frequência cardíaca (FC)**	**Pressão arterial sistêmica (PA)**	**Mudanças no ECG**	**Capacidade de exercício físico**
I. Medicamentos cardiovasculares					
Betabloqueadores (BB)	↓ ou ↔ Exercício físico	↓ Repouso e exercício físico ↓ Repouso menor por atividade simpatomimética intrínseca (ASI) + BB ↓ Repouso menor por BB cardiosseletivo	↓ Repouso e exercício físico	↓ Repouso ↓ Isquemia durante exercício físico	↑ Naqueles com isquemia miocárdica
Inibidores da enzima conversora de angiotensina (ECA-I)	↔ Exercício físico	↔ Exercício físico	↓ Repouso e exercício físico		↔ Rendimento ↑ Tolerância em indivíduos com IC
Inibidor da neprilisina e do receptor de angiotensina (ARNI)	↑		↓ Repouso e exercício físico	↓ Arritmias ventriculares	↑ Rendimento
Bloqueadores dos receptores de angiotensina II (BRA)		↓ ou ↔ Repouso e exercício físico	↓ Repouso e exercício físico		↔
Bloqueadores dos canais de cálcio (BCC)					
Não di-hidropiridínico (não DHP)			↓ Exercício físico		↔ Rendimento e resistência; as respostas podem ser variáveis

Di-hidropiridínico (DHP)	Nifedipino: ↔ exercício físico ↓ Volume sistólico	↔ Exercício físico	↓ Exercício físico (maior vs. não DHP)	↔ Rendimento e resistência; as respostas podem ser variáveis

II. Agentes vasodilatadores

Nitratos		↑ Repouso ↑ ou ↔ exercício físico	↓ Repouso ↓ ou ↔ exercício físico	↑ FC em repouso ↑ ou ↔ FC no exercício físico ↓ Isquemia no exercício	↑ Indivíduos com angina ↔ Indivíduos sem angina ↑ ou ↔ Indivíduos com IC
Alfabloqueadores	↔ Exercício físico Doxazosina: ↑ exercício físico em 50% $VO_{2máx}$	↔ Exercício físico Doxazosina: ↑ exercício físico em 75% $VO_{2máx}$	↓ PAS no exercício físico (não da PAD)	↓ Isquemia no exercício físico	↔ Rendimento
α-agonista central	↔ Exercício físico	↓ Exercício físico exceto guanabenzo	↔ Exercício físico		Clonidina: limita a resposta simpática frente ao exercício físico; considerar evitar se exercitar fisicamente

III. Agentes antiarrítmicos

				Todos os agentes antiarrítmicos podem causar arritmias novas ou agravadas (i. e., efeito pró-arrítmico)

(Continua)

Tabela A.1 • Efeitos dos medicamentos na hemodinâmica, no eletrocardiograma (ECG) e na capacidade de exercício físico.[1-9] *(Cont.)*

Medicamentos	Débito cardíaco	Frequência cardíaca (FC)	Pressão arterial sistêmica (PA)	Mudanças no ECG	Capacidade de exercício físico
Classe I					
Quinidina		↑ ou ↔ Repouso e exercício físico	↓ ou ↔ Repouso	↑ ou ↔ FC em repouso O exercício físico pode levar a resultados de teste falso-negativos	↔
Disopiramida			↔ Exercício físico	O repouso pode prolongar os intervalos QRS e QT	
Procainamida		↔ Repouso e exercício físico	↔ Repouso e exercício físico	O repouso pode prolongar os intervalos QRS e QT. O exercício físico pode levar a resultados de teste falso-positivos	↔
Propafenona		↓ Repouso ↓ ou ↔ Exercício físico	↔ Repouso e exercício físico	↓ FC em repouso ↓ ou ↔ FC durante exercício físico	↔
Classe II					
BB (ver Medicamentos cardiovasculares)					
Classe III					
Amiodarona	↔	↓ Repouso e exercício físico	↔ Repouso ↑ Exercício físico	↓ FC em repouso	↑ ou ↔
Sotalol				↔ Exercício físico	

Classe IV				
BCC (ver Medicamentos cardiovasculares)				
Outros				
Digitálicos	↓ Indivíduos com fibrilação atrial e possivelmente IC Não alterado significativamente em indivíduos com ritmo sinusal	↔ Repouso e exercício físico	O repouso pode produzir alterações não específicas da onda ST-T. Durante o exercício físico, pode produzir depressão do segmento ST	↑ Indivíduos com fibrilação atrial ou IC
IV. Respiratório				
Corticosteroides inalados	↔ Repouso e exercício físico	↔ Exercício físico	↔	
Broncodilatadores e anticolinérgicos	↔ Repouso e exercício físico	↔ Repouso e exercício físico	Broncodilatadores: ↔ repouso e exercício físico Anticolinérgicos: ↑ ou ↔ FC	↑ ou ↔ em indivíduos com DPOC Broncodilatadores: ↔ $\dot{V}O_{2máx}$
Simpatomiméticos (agonistas do receptor β2)	↔ Repouso e exercício físico	↔		↔ Rendimento ou $\dot{V}O_{2máx}$ ↑ ou ↔ em indivíduos com DPOC
Albuterol	Pode ↑ exercício físico			↔ Rendimento e $\dot{V}O_{2máx}$

(Continua)

Tabela A.1 • Efeitos dos medicamentos na hemodinâmica, no eletrocardiograma (ECG) e na capacidade de exercício físico.[1-9] (Cont.)					
Medicamentos	Débito cardíaco	Frequência cardíaca (FC)	Pressão arterial sistêmica (PA)	Mudanças no ECG	Capacidade de exercício físico
Pseudoefedrina		↔ Repouso e exercício físico Pode ↑ exercício físico	↔ Exercício físico Pode ↑ SBP exercício físico	Pode produzir CVP	↔ Rendimento
Derivados de xantina				Repouso e exercício físico podem produzir CVP	
Teofilina		↑ Repouso ↔ Exercício físico			↔ Rendimento e $VO_{2máx}$
Cafeína	↔	↑ Repouso ↑ ou ↔ Exercício físico	↑ Exercício físico		↑ Resistência
Anti-histamínicos		↑ Repouso ↔ Exercício físico			↔ Rendimento e resistência
V. Hormonais					
Hormônio de crescimento humano		↔ Repouso e exercício físico	↔	↔	↑ Rendimento e $VO_{2máx}$
Anabolizantes androgênicos		↔ Repouso e exercício físico	↑ PAD		↔ ou ↑ Rendimento e $VO_{2máx}$
Agentes tireoidianos		↑ Repouso e exercício físico	↑ Repouso e exercício físico	↑ FC Pode provocar arritmias	↔ A menos que a angina piore durante o exercício físico

Levotiroxina				↑ Reserva cardiopulmonar ↔ Recuperação e rendimento
VI. Sistema nervoso central				
Antidepressivos	↑ ou ↔ Repouso e exercício físico	↓ ou ↔ Repouso e exercício físico	Repouso variável	
Antipsicóticos				
Lítio	↔ Repouso e exercício físico	↔ Repouso e exercício físico		
Ansiolíticos	↑ ou ↔ Repouso e exercício físico	↓ ou ↔ Repouso e exercício físico	Repouso variável	
Estimulantes	↑	↑		↑ ou ↔ Resistência e rendimento
Terapia de reposição de nicotina	↑			↔ ou ↓
Medicamentos anti-inflamatórios não esteroidais (AINEs)				↔ Rendimento; combinado com a hipo-hidratação, pode causar insuficiência renal aguda

↓, diminuído(a); ↑, aumentado(a); ↔, sem alteração; IC: insuficiência cardíaca; $VO_{2máx}$, volume máximo de oxigênio consumido por minuto; PAD, pressão arterial diastólica; PAS, pressão arterial sistólica; DPOC, doença pulmonar obstrutiva crônica; CVP, contrações ventriculares prematuras

Recursos *online*

American Hospital Formulary Service Drug Information: http://www.ahfsdrug
information.com

U.S. Food and Drug Administration, U.S. Department of Health and Human
Services: http://www.accessdata.fda.gov/scripts/cder/drugsatfda/index.
cfm?fuseaction=Search.Search_Drug_Name

Referências bibliográficas

1. Somani SM. *Pharmacology in Exercise and Sports*. Boca Raton (FL): CRC Press; 1996. 384 p.
2. Reents S. *Sport and Exercise Pharmacology*. Champaign (IL): Human Kinetics; 2000. 360 p.
3. Aguilaniu B. Impact of bronchodilator therapy on exercise tolerance in COPD. *Int J Chron Obstruct Pulmon Dis*. 2010;5:57–71.
4. Almufleh A, Marbach J, Chih S et al. Ejection fraction improvement and reverse remodeling achieved with sacubitril/valsartan in heart failure with reduced ejection fraction patients. *Am J Cardiovasc Dis*. 2017;7(6):108–13.
5. de Diego C, González-Torres L, Núñez JM et al. Effects of angiotensin-neprilysin inhibition compared to angiotensin inhibition on ventricular arrhythmias in reduced ejection fraction patients under continuous remote monitoring of implantable defibrillator devices. *Heart Rhythm*. 2018;15(3):395–402.
6. Liesker JJ, Wijkstra PJ, Ten Hacken NH, Koëter GH, Postma DS, Kerstjens HA. A systematic review of the effects of bronchodilators on exercise capacity in patients with COPD. *Chest*. 2002;121:597–608.
7. Mainenti MR, Teixeira PF, Oliveira FP, Vaisman M. Effect of hormone replacement on exercise cardiopulmonary reserve and recovery performance in subclinical hypothyroidism. *Braz J Med Biol Res*. 2010;43(11):1095–101.
8. Scuarcialupi MEA, Berton DC, Cordoni PK, Squassoni SD, Fiss E, Neder JA. Can bronchodilators improve exercise tolerance in COPD patients without dynamic hyperinflation? *J Bras Pneumol*. 2014;40(2):111–8.
9. Vitale G, Romano G, Di Franco A et al. Early effects of sacubitril/valsartan on exercise tolerance in patients with heart failure with reduced ejection fraction. *J Clin Med*. 2019;8(2):E262.

Apêndice

Interpretação do Eletrocardiograma

B

As tabelas do Apêndice B são uma fonte de consulta rápida para realização e interpretação de eletrocardiogramas (ECG). Cada uma dessas tabelas deve ser usada como parte de um perfil clínico geral para o estabelecimento do diagnóstico.

Tabela B.1 • Disposição dos eletrodos para as derivações de membros e derivações aumentadas.[a]

Derivação	Localização e polaridade do eletrodo	Superfície cardíaca observada
Derivação I	Braço esquerdo (+), braço direito (−)	Lateral
Derivação II	Perna esquerda (+), braço direito (−)	Inferior
Derivação III	Perna esquerda (+), braço esquerdo (−)	Inferior
aVR	Braço direito (−)	Nenhuma
aVL	Braço esquerdo (+)	Lateral
aVF	Perna esquerda (+)	Inferior

[a]Modificações no exercício físico: as derivações dos membros são posicionadas sobre as regiões infraclaviculares esquerda e direita para as derivações do braço e sobre os quadrantes inferiores esquerdo e direito do abdome para as derivações da perna. Essa configuração de ECG minimiza as interferências de movimento durante o exercício físico. No entanto, as derivações dos membros colocadas no tronco devem ser registradas para todos os traçados de ECG, a fim de evitar erros de diagnóstico. As mudanças mais comuns observadas são produzidas pelo desvio do eixo para a direita e pela postura em pé, que podem ocultar ou evidenciar ondas Q na parede inferior ou anterior, e mudanças na onda T ou no eixo frontal do QRS mesmo em pessoas saudáveis.[1,2]

Tabela B.2 • Disposição do eletrodo precordial (derivações precordiais ou torácicas).		
Derivação	**Disposição do eletrodo**	**Superfície cardíaca observada**
V_1	Quarto espaço intercostal, imediatamente à direita da borda do esterno	Septo
V_2	Quarto espaço intercostal, imediatamente à esquerda da borda do esterno	Septo
V_3	No ponto médio de uma linha reta entre V_2 e V_4	Anterior
V_4	Sobre a linha hemiclavicular, no quinto espaço intercostal	Anterior
V_5	Sobre a linha axilar anterior e em plano horizontal por entre V_4	Lateral
V_6	Sobre a linha axilar média e em plano horizontal por entre V_4 e V_5	Lateral

Adaptada de Goldberger.[3]

Tabela B.3 • Etapas para a interpretação do eletrocardiograma.

1. Verificar a calibração correta (1 mV = 10 mm) e a velocidade do papel (25 mm/s).
2. Verificar a frequência cardíaca e determinar se o ritmo cardíaco está regular.
3. Medir os intervalos (PR, QRS e QT).
4. Determinar o eixo QRS médio e o eixo médio da onda T nas derivações de membros.
5. Procurar anormalidades morfológicas na onda P, no complexo QRS, no segmento ST, na onda T e na onda U (p. ex., aumento da câmara, atrasos de condução, infarto e alterações de repolarização).
6. Interpretar o ECG atual.
7. Comparar o ECG atual com ECGs anteriores disponíveis.
8. Estabelecer conclusões, correlações clínicas e recomendações.

Tabela B.4 • Eletrocardiograma de repouso: limites normais.[4-6]

Parâmetro	Limites normais	Anormal se	Possíveis interpretações*
Frequência cardíaca	60 a 100 bpm	< 60 bpm	Bradicardia
		> 100 bpm	Taquicardia
Onda P	< 0,12 segundo	Alargada e entalhada (> 0,12 segundo) nas derivações I, II, aVL e V_4 a V_6, e invertida em V_1	Hipertrofia atrial esquerda
	< 2,5 mm de altura	Apiculada (> 2,5 mm de altura) nas derivações II, III e aVF, e fase positiva em V_1	Hipertrofia ou alargamento do átrio direito
		Apiculada e alargada nas derivações I, II, III, aVL, aVF e V_4 a V_6, e bifásica em V_1	Hipertrofia atrial combinada
Intervalo PR	0,12 a 0,20 segundo	< 0,12 segundo	Pré-excitação (WPW ou LGL)
		> 0,20 segundo	Bloqueio AV de primeiro grau
Duração QRS	0,06 a 0,10 segundo	Se ≥ 0,11 segundo	Condução anormal (p. ex., bloqueio de ramo completo ou incompleto, WPW, ACIV ou marca-passo eletrônico)
Intervalo QT	Dependente da frequência	QTc longo	Efeitos de medicamentos, anormalidades eletrolíticas ou isquemia
		QTc curto	Efeitos de fármacos digitálicos, hipercalcemia ou hipermagnesemia
Eixo QRS	–30 a +100°	< –30°	Desvio do eixo à esquerda (i. e., hemibloqueio ou infarto agudo do miocárdio)
		> +110°	Desvio do eixo à direita (i. e., HVD, DPOC, embolia pulmonar, hemibloqueio ou infarto agudo do miocárdio)
		Indeterminado	Todas as derivações dos membros são transicionais

(Continua)

Tabela B.4 • Eletrocardiograma de repouso: limites normais.[4-6] (Cont.)

Parâmetro	Limites normais	Anormal se	Possíveis interpretações*
Onda T	Positiva nas derivações I, II e V_3 a V_6; invertida em aVR; achatada, invertida ou bifásica em III e em V_1 a V_2	Positiva, invertida, achatada ou bifásica isoladamente ou com alterações no segmento ST	Pode ser uma variante normal; isquemia, HVE ou causada por problemas fisiológicos (alteração na postura, respiração, medicamentos)
Eixo T	Geralmente na mesma direção que o eixo QRS	O eixo T (vetor) está tipicamente desviado da área de lesão (p. ex., isquemia, bloqueio de ramo ou hipertrofia)	Alargamento de câmara, isquemia, efeitos de medicamentos, bloqueios de ramo ou alterações eletrolíticas
Segmento ST	Geralmente, na linha isoelétrica (segmento PR) ou dentro de 1 mm	Elevação do segmento ST	Variante normal (repolarização precoce), lesão, isquemia, pericardite ou anormalidades eletrolíticas
	O segmento ST pode se elevar até 1 a 2 mm nas derivações V_1 a V_4	Declínio do segmento ST 80 ms depois do ponto J	Lesão, isquemia, anormalidade eletrolítica, efeitos de medicamentos ou uma variante normal
Onda Q	< 0,04 segundo e < 25% da amplitude da onda R (exceções: derivações III e V_1)	> 0,04 segundo e/ou > 25% da amplitude da onda R, exceto nas derivações III e V_1	Infarto agudo ou pseudoinfarto do miocárdio (como aumento de câmara, anormalidades na condução, WPW, DPOC ou cardiomiopatia)
Zona de transição	Geralmente entre V_2 e V_4	Antes de V_2	Rotação anti-horária (transição precoce)
		Depois de V_4	Rotação horária (transição tardia)

*Se apoiada por outros ECG e critérios clínicos relacionados. ACIV: atraso na condução intraventricular; AV: atrioventricular; DPOC: doença pulmonar obstrutiva crônica; HVD: hipertrofia ventricular direita; HVE: hipertrofia ventricular esquerda; LGL: síndrome de Lown-Ganong-Levine; QTc: QT corrigido para frequência cardíaca; WPW: síndrome de Wolff-Parkinson-White.

Recursos *online*

Jenkins D, Gerred SJ (Eds.) ECGs by Example . 3rd ed. London (United Kingdom): Churchill Livingstone; 2011 [cited 2019 Mar]. 238 p. Available from: https://ecglibrary.com/axis.html

Referências bibliográficas

1. Gamble P, McManus H, Jensen D, Froelicher V. A comparison of the standard 12-lead electrocardiogram to exercise electrode placements. *Chest*. 1984;85:616–22.
2. Jowett NI, Turner AM, Cole A, Jones PA. Modified electrode placement must be recorded when performing 12-lead electrocardiograms. *Postgrad Med J*. 2005;81(952):122–5.
3. Goldberger AL. *Clinical Electrocardiography: A Simplified Approach*. 7th ed. Philadelphia (PA): Mosby Elsevier; 2006. 352 p.
4. Chou T-C. *Electrocardiography in Clinical Practice: Adult and Pediatric*. 4th ed. Philadelphia (PA): Saunders; 1996. 717 p.
5. Levine S, Coyne BJ, Colvin LC. *Clinical Exercise Electrocardiography*. Burlington (MA): Jones & Bartlett Learning; 2016. 384 p.
6. Whyte G, Sharma S. *Practical ECG for Exercise Science and Sports Medicine*. Champaign (IL): Human Kinetics; 2010. 176 p.

Certificações do American College of Sports Medicine

Introdução

Os profissionais de educação física estão cada vez mais conscientes das vantagens de se obter credenciais profissionais. Com o intuito de garantir a qualidade, diminuir suas carências e permanecer competitivos, os empregadores vêm exigindo cada vez mais uma certificação profissional de sua equipe de profissionais de educação física. Além disso, a fim de garantir a segurança pública, atualmente existem determinações para essas certificações, exigidas por agências estatais e/ou reguladoras (p. ex., licenciadoras), além de terceirizadas privadas. O American College of Sports Medicine (ACSM) oferece quatro certificações primárias e quatro certificações especializadas para profissionais de educação física.[1]

Domínios de desempenho, tarefas de trabalho completas com complexidade cognitiva atribuída e declarações de conhecimento e habilidades (KSs) para as quatro certificações ACSM primárias e as quatro certificações e credenciais especializadas estão disponíveis *online* em https://www.acsm.org/get-stay-Certified. Como todas as perguntas em cada um dos exames de certificação deve se referir a um conhecimento específico ou declaração de habilidade dentro da análise de tarefa de trabalho (ATT) associada, esses documentos fornecem um recurso para a preparação para o exame. A Tabela C.1 fornece uma visão rápida das populações atendidas, critérios de elegibilidade e competências necessárias das certificações primárias do ACSM.

Certificações primárias e certificações específicas do ACSM

Certificações primárias
- ACSM Certified Group Exercise Instructor® (ACSM-GEI)
- ACSM Certified Personal Trainer® (ACSM-CPT)
- ACSM Certified Exercise Physiologist® (ACSM-EP)
- ACSM Certified Clinical Exercise Physiologist® (ACSM-CEP)

Certificações e credenciais específicas
- Exercise is Medicine Credential®
- ACSM/NCHPAD Certified Inclusive Fitness Trainer[SM]
- ACSM/ACS Certified Cancer Exercise Trainer[SM]
- ACSM/NPAS Physical Activity in Public Health Specialist[SM]

Tabela C.1 • Visão geral das certificações do American College of Sports Medicine (ACSM).

Certificação	População primária atendida	Critérios de elegibilidade	Definição do trabalho
ACSM Certified Group Exercise Instructor®	Indivíduos aparentemente saudáveis e com problemas de saúde capazes de praticar exercícios físicos de maneira independente	• ≥ 18 anos • Diploma de ensino médio ou equivalente • Certificações RCP e DEA atuais (deve conter um componente de habilidades práticas) – DEA não é necessária para aqueles que atuam fora dos EUA e Canadá	• Trabalha em um ambiente de exercícios físicos em grupo com indivíduos aparentemente saudáveis e aqueles com problemas de saúde que podem se exercitar fisicamente de maneira independente para melhorar a qualidade de vida, melhorar o condicionamento físico relacionado com a saúde, gerenciar riscos à saúde e promover mudanças duradouras no comportamento de saúde • Desenvolve e lidera programas de exercícios físicos seguros e eficazes usando uma variedade de técnicas de liderança para promover o colegismo, o apoio e a motivação do grupo a fim de melhorar a aptidão muscular esquelética, a flexibilidade, o condicionamento cardiorrespiratório, a composição corporal e qualquer habilidade motora relacionada com domínios do condicionamento físico relativo à saúde
ACSM Certified Personal Trainer®	Indivíduos aparentemente saudáveis e com problemas de saúde capazes de praticar exercícios físicos de maneira independente	• ≥ 18 anos • Diploma de ensino médio ou equivalente • Certificações RCP e DEA atuais (deve conter um componente de habilidades práticas, como a AHA ou a Cruz Vermelha americana) – DEA não é necessária para aqueles que atuam fora dos EUA e Canadá	• Trabalha principalmente com indivíduos aparentemente saudáveis para melhorar o condicionamento físico • Também atua com indivíduos que têm problemas de saúde estáveis e estão habilitados para se exercitar fisicamente de maneira independente • Realiza triagens básicas de saúde previamente à participação em programas de exercícios físicos, inventários de estilo de vida e avaliações físicas para determinar componentes básicos do condicionamento físico relacionado com a saúde • Avalia a prontidão para adaptação de comportamento e oferece orientação sobre desenvolvimento de metas realistas e centradas no praticante relacionadas com a saúde, a preparação física e o bem-estar • Desenvolve e administra programas projetados para promover o condicionamento cardiorrespiratório ideal, a aptidão muscular esquelética, a flexibilidade e a composição corporal, bem como a agilidade, o equilíbrio, a coordenação, a potência muscular esquelética, a velocidade e o tempo de reação • Facilita a motivação e a adesão do praticante e honra sua confidencialidade • Atende a todos os termos acordados com cada praticante e permanece no âmbito de prática da credencial ACSM-CPT®; faz encaminhamentos para profissionais de saúde apropriados quando as necessidades dos praticantes excedem o âmbito de prática da credencial ACSM-CPT®

Certificação	População	Pré-requisitos	Atuação
ACSM Certified Exercise Physiologist®	Indivíduos aparentemente saudáveis e aqueles com doenças clinicamente controladas	• Bacharelado em ciências do exercício físico, fisiologia do exercício físico, cinesiologia ou graduação em ciência do exercício (se o candidato estiver no último período de um programa de graduação, é elegível para fazer o exame) • Certificações atuais em RCP e DEA (deve conter um componente de habilidades práticas, como AHA ou a Cruz Vermelha americana) – DEA não é necessária para aqueles que atuam fora dos EUA e Canadá	• Trabalha com praticantes aparentemente saudáveis e com doenças clinicamente controladas para estabelecer exercícios físicos seguros e eficazes e comportamentos de estilo de vida saudáveis para otimizar a saúde e a qualidade de vida • Desenvolve e administra programas projetados para aprimorar o condicionamento cardiorrespiratório, a aptidão muscular esquelética, o equilíbrio e a amplitude de movimento • Realiza exames de saúde previamente à participação em programas de exercício físico, testes de esforços físicos progressivos submáximos, avaliações de força muscular esquelética, flexibilidade e composição corporal • Pode ser autônomo ou empregado de instituições comerciais, instituições comunitárias, estúdios, instituições de promoção da saúde no local de trabalho, universidades e hospitais
ACSM Certified Clinical Exercise Physiologist®	Indivíduos aparentemente saudáveis e aqueles com doenças cardiovasculares, pulmonares, metabólicas, ortopédicas, musculoesqueléticas, neuromusculares, neoplásicas, imunológicas e hematológicas	• Mestrado em fisiologia clínica do exercício físico ou equivalente e 600 h de experiência em prática clínica OU bacharelado em ciência do exercício físico, fisiologia do exercício físico ou equivalente e 1200 h de experiência de prática clínica • Suporte Básico de Vida ou RCP para a certificação de socorrista profissional (com componente de habilidades práticas); DEA não é necessária para aqueles que atuam fora dos EUA e Canadá	• Utiliza exercícios físicos prescritos e intervenções básicas de comportamento de saúde, e promove atividade física para indivíduos com doenças ou condições crônicas; exemplos incluem, mas não estão limitados a: indivíduos com doenças cardiovasculares, pulmonares, metabólicas, ortopédicas, musculoesqueléticas, neuromusculares, neoplásicas, imunológicas e hematológicas • Fornece estratégias de prevenção primária e secundária projetadas para melhorar, manter ou atenuar declínios na aptidão e saúde em populações que variam de crianças a idosos • Fornece triagem de exercícios físicos, testes de esforço físico e aptidão física, prescrições de exercícios físicos, aconselhamento de exercícios físicos e atividades físicas, supervisão de exercícios físicos, educação/promoção de exercícios físicos e saúde, além de medição e avaliação de medidas de desfecho relacionadas com exercícios físicos e atividades físicas • Trabalha individualmente ou como parte de uma equipe interdisciplinar em um contexto clínico, comunitário ou de saúde pública • Pode receber encaminhamentos de um profissional da saúde para implementar protocolos de exercícios físicos • Guia-se por diretrizes e normas profissionais publicadas e leis e regulamentos estaduais e federais aplicáveis

AHA, American Heart Association; DEA, desfibriladores externos automatizados; RCP, reanimação cardiopulmonar.

Recursos *online*

American College of Sports Medicine Certifications:
https://www.acsm.org/get-stay-certified
American College of Sports Medicine Certifications Job Task Analysis:
http://certification.acsm.org/exam-content-outlines
American College of Sports Medicine Code of Ethics for Certified and Registered
Professionals: https://www.acsm.org/acsm-membership/membership/join
/acsm-member-code-of-ethics
Clinical Exercise Physiology Association: https://www.acsm-cepa.org

Referência bibliográfica

1. Magal M, Neric FB. ACSM certifications: defining an exercise profession from concept to assessment. *ACSM Health Fit J.* 2020; 24(1):12–8.

Cálculos Metabólicos e Métodos para Prescrever a Intensidade de Exercício

Cálculos metabólicos

A mensuração do consumo de oxigênio ($\dot{V}O_2$) requer equipamentos caros e sofisticados, além de profissionais treinados que sejam capazes de aplicar o teste e interpretar os dados; e não se adapta a uma grande quantidade de indivíduos ou pacientes. Quando não é possível ou viável mensurar o $\dot{V}O_2$, podem-se fazer estimativas razoáveis do $\dot{V}O_2$ durante o exercício físico a partir de equações de regressão derivadas do $\dot{V}O_2$ medido durante o exercício físico em dispositivos ergométricos e durante a caminhada e a corrida. Nesse sentido, o American College of Sports Medicine (ACSM) desenvolveu equações para estimar o $\dot{V}O_2$ no exercício físico aeróbio *submáximo, em estado estável,* conforme descrito neste Apêndice.[1] Mais recentemente, criou-se o Fitness Registry and the Importance of Exercise National Database (FRIEND) para atender à necessidade clínica de estabelecer padrões normais para *a capacidade máxima de exercício físico* (volume máximo de oxigênio consumido por unidade de tempo [$\dot{V}O_{2máx}$]) para um indivíduo saudável (sem doenças vasculares coronarianas ou pulmonares conhecidas) e populações diversas (idade, sexo biológico, raça, massa corporal, distribuição geográfica), composta de milhares de participantes.[2] Além disso, utilizou-se esse registro para desenvolver equações que fornecem uma estimativa precisa do $\dot{V}O_2$ na *capacidade máxima de exercício físico* ($\dot{V}O_{2máx}$).[3-5] Consultar a Tabela D.2.

Estimativa do gasto energético: cálculos metabólicos do ACSM

A Tabela D.1 apresenta as equações metabólicas do ACSM para o cálculo do custo *bruto* ou total de oxigênio, expresso em mℓ/kg/min, da caminhada, corrida, ergometria de membros inferiores, ergometria de membros superiores e *stepping.* Para cada equação de predição, existem constantes fisiológicas conhecidas essenciais, como a quantidade de oxigênio necessária para mover o corpo horizontalmente (caminhando no plano) e verticalmente (subindo uma ladeira ou colina), ou o custo de oxigênio para pedalar sem resistência.[1] Explicações detalhadas, exemplos e aplicações são descritos em outro lugar (Figura D.1).[1,6] Além disso, para fins de prescrição de exercícios físicos, podem-se utilizar essas equações para determinar a intensidade do exercício físico necessária associada a um nível desejado de gasto energético (GE).[1] Ao usar essas equações para determinar o gasto calórico, deve-se usar o $\dot{V}O_2$ subtraído do $\dot{V}O_2$

Tabela D.1 • Cálculos metabólicos para a estimativa do gasto energético bruto ($\dot{V}O_2$ [ml/kg/min]) durante atividades físicas comuns.

Modo	Soma dos componentes de repouso + horizontal + vertical/contrarresistência			
	Componente de repouso	Componente horizontal	Componente vertical/componente contrarresistência	Limitações
Caminhada	3,5	0,1 × velocidade[a]	1,8 × velocidade[a] × grau de inclinação[b]	Mais preciso para velocidades de 3,1 a 6 km/h (50 a 100 m/min)
Corrida	3,5	0,2 × velocidade[a]	0,9 × velocidade[a] × grau de inclinação[b]	Mais preciso para velocidades > 8 km/h (134 m/min)
Stepping	3,5	0,2 × passos/min	1,33 × (1,8 × altura do degrau[c] × passos/min)	Mais preciso para taxas de 12 a 30 passos/min
Ergometria de membro inferior	3,5	3,5	(1,8 × taxa de trabalho[d])/massa corporal[e]	Mais preciso para taxas de trabalho de 50 a 200 W
Ergometria de membro superior	3,5	–	(3 × taxa de trabalho[d])/massa corporal[e]	Mais preciso para taxas de trabalho entre 25 e 125 W

[a]Velocidade em m/min. [b]Grau de inclinação é a porcentagem do grau expresso em formato decimal (p. ex., 10% = 0,10). [c]Altura do degrau em m.

Multiplique pelos seguintes fatores de conversão:

Libras para kg: 0,454; polegada para cm: 2,54; pés para cm: 30,48; milhas para km: 1,609; milhas/hora para metros/min: 26,8; kg/m/min para Watts: 0,164; Watts para kg/m/min: 6,12; $\dot{V}O_{2max}$ L/min para kcal/min: 4,9; $\dot{V}O_2$ MET para ml/kg/min: 3,5.

[d]A taxa de trabalho em quilogramas por metro por minuto (kg/m/min) é calculada como resistência (kg) × distância por rotação da manivela ou pedivela × frequência de rotações por minuto. Observação: a distância por rotação é de 6 m para o ergômetro de membros inferiores Monark, 3 m para os ergômetros Tunturi e BodyGuard e 2,4 m para o ergômetro de membros superiores Monark.

[e]Massa corporal, em kg.

MET, equivalente metabólico; $\dot{V}O_2$, volume de oxigênio consumido por unidade de tempo; $\dot{V}O_{2max}$, volume máximo de oxigênio consumido por unidade de tempo.

Adaptada de Whaley e Swain.[6]

Uso de cálculos metabólicos (consultar a Tabela D.1) para determinar a taxa de trabalho-alvo (kg/m/min) em um cicloergômetro de perna Monark

Dados disponíveis:

  Mulher de 42 anos de idade
  Peso: 86,4 kg
  Altura: 177,8 cm

$\dot{V}O_2$ desejado: 18 kg/m/min; determinado a partir da prescrição do exercício físico

Fórmula: $\dot{V}O_2 = 7,0 + (1,8 \times$ taxa de trabalho)/massa corporal
1. Calcular a taxa de trabalho no cicloergômetro:
  $VO_2 = 7,0 + (1,8 \times$ taxa de trabalho)/massa corporal
  18 mℓ/kg/min = 7,0 + (1,8 × taxa de trabalho)/86,4 kg
  11 = (1,8 × taxa de trabalho)/86,4
  950,4 = 1,8 × taxa de trabalho
  528 = taxa de trabalho
  Taxa de trabalho = 528 kg/m/min = 86,6 W

Uso de cálculos metabólicos (consultar a Tabela D.1) para determinar o percentual do grau de inclinação durante uma caminhada em esteira

Dados disponíveis:

  Homem de 54 anos de idade que é moderadamente ativo
  Peso: 86,4 kg
  Altura: 177,8 cm

Velocidade de caminhada desejada: 4 km/h; 67 m/min
MET desejado: 5 METs; determinado a partir da prescrição do exercício físico
Fórmula: $\dot{V}O_2 = 3,5 + (0,1 \times$ velocidade) + (1,8 × velocidade % grau de inclinação)

1. Determinar o $\dot{V}O_2$-alvo:
  $\dot{V}O_2$-alvo = MET 3,5 mℓ/kg/min
  $\dot{V}O_2$-alvo = 5 × 3,5 mℓ/kg/min = 17,5 mℓ/kg/min
2. Determinar o grau de inclinação da esteira:
  $VO_2 = 3,5 + (0,1 \times$ velocidade) + (1,8 × velocidade % grau de inclinação)
  17,5 mℓ/kg/min = 3,5 + (0,1 × 67 m/s) + (1,8 × 67 m/s × % grau de inclinação)
  14 = (0,1 × 67m/s) + (1,8 × 67 m/s × % grau de inclinação)
  14 = 6,7 + (120,6 × % grau de inclinação)
  7,3 = 120,6 × % grau de inclinação
  0,06 = % grau de inclinação
% grau de inclinação = 6%

Determinação do GE líquido, em kcal, de 30 minutos de exercício físico

1. Determinar o $\dot{V}O_2$ líquido:
  $\dot{V}O_2$ líquido = $\dot{V}O_2$ bruto − $\dot{V}O_2$ em repouso
  $\dot{V}O_2$ líquido = 17,5 mℓ/kg/min − 3,5 mℓ/kg = 14 mℓ/kg/min
2. Converter a taxa relativa de $\dot{V}O_2$ em taxa absoluta de $\dot{V}O_2$:
  Taxa absoluta de $\dot{V}O_2$ em ℓ/min = ($\dot{V}O_2$ em mℓ/kg/min) (massa corporal)/1.000
  Taxa absoluta de $\dot{V}O_2$ em ℓ/min = (14,0) (86,4)/1.000 = 1,21 ℓ/min
3. Converter a taxa absoluta de $\dot{V}O_2$ de ℓ/min para kcal/min:
  Gasto calórico líquido em kcal/min = 1,21 ℓ/min × 4,9 kcal/ℓ = 5,9 kcal/min
  Gasto calórico líquido em 30 minutos = 5,9 kcal/min × 30 minutos = 177 kcal

Figura D.1 Exemplos de aplicação de equações metabólicas específicas. MET, equivalente metabólico; $\dot{V}O_2$, volume de oxigênio consumido por unidade de tempo.

de repouso, ou 3,5 mℓ/kg/min. Esse valor foi usado para calcular a taxa metabólica de repouso (TMR) por muitos anos[7,8] e foi denominado equivalente metabólico (MET). Os METs têm sido usados como ferramenta em estudos epidemiológicos que refletem facilmente uma intensidade padrão de uma ampla variedade de atividades, dividindo-se o custo energético medido ($\dot{V}O_2$ [mℓ/kg/min]) das atividades por 3,5 mℓ/kg/min.[7] Recentemente, tem havido preocupação de que o valor de 3,5 mℓ/kg/min superestime as TMRs medidas e seja influenciado por idade, massa corporal e sexo biológico.[8] Além disso, desenvolveu-se uma equação que resultava em um valor de "MET corrigido".[9] O MET corrigido pode ser apropriado para a prescrição de exercícios físicos e para estimar o GE de uma pessoa.[7,9] No entanto, é improvável que o valor de 3,5 mℓ/kg/min introduza um erro significativo da maneira como é usado nas equações metabólicas. As equações metabólicas do ACSM *não* devem ser usadas para predizer o $\dot{V}O_{2máx}$, especialmente em um contexto clínico em que é necessária uma estimativa precisa da capacidade máxima de exercício físico para aplicações terapêuticas e prognósticas. Essas equações não foram desenvolvidas para equivaler a um valor de $\dot{V}O_2$ medido durante testes de esforço físico máximo progressivos, sem estado estável.[4,5] Além disso, essas equações utilizaram apenas uma quantidade limitada de indivíduos bastante homogêneos, que não são representativos da população submetida ao teste de esforço cardiopulmonar (TECP).[4,5]

Estimativa do $\dot{V}O_{2máx}$: equações de predição do registro FRIEND

Participantes do registro FRIEND realizaram um TECP que mensurou diretamente o $\dot{V}O_{2máx}$ (razão de troca respiratória [TTR] máxima > 1,0) por espirometria de circuito aberto em um dos oito laboratórios participantes que usaram equipamentos válidos e calibrados e procedimentos de teste administrados por pessoal experiente.[2-5] As equações de predição desenvolvidas a partir do registro FRIEND para estimar o $\dot{V}O_{2máx}$ (Tabela D.2) são clinicamente relevantes, pois demonstraram precisão e erro médio mais baixo entre o $\dot{V}O_{2máx}$ medido diretamente e o $\dot{V}O_{2máx}$ predito em comparação com as equações comumente usadas.[3-5]

Aplicação de métodos diversos para a prescrição da intensidade do exercício físico

A intensidade é um elemento fundamental da prescrição de uma atividade física ou exercício físico. É medida como um percentual da capacidade máxima e, mais precisamente, como um percentual do $\dot{V}O_2$ de reserva.[6] Monitorar esse percentual requer o uso de uma medida substituta que é mais facilmente obtida, como a frequência cardíaca, a carga de trabalho ou a percepção de esforço físico.[6] Com relação ao uso da frequência cardíaca máxima (FC$_{máx}$), quando esta não é determinada a partir de um teste de esforço físico máximo, ela é estimada com mais precisão usando as equações da Tabela 5.3, em vez de usar a equação tradicional (FC$_{máx}$ = 220 − idade). Além disso, o método da frequência cardíaca de reserva é uma modalidade mais precisa para estabelecer uma meta de frequência cardíaca, em vez de usar um percentual da FC$_{máx}$.[6] A Figura D.2 fornece exemplo de métodos usados para monitorar a intensidade.

Tabela D.2 • Equações para predizer o consumo máximo de oxigênio ($\dot{V}O_2$ [ml/kg/min]).

Atividade	Equação	Erro padrão da estimativa
Ciclergometria[5]	Não específica ao sexo biológico: $\dot{V}O_{2máx}$ = 1,74 × [Watts × 6,12/massa corporal (kg)] + 3,5 Homens: $\dot{V}O_{2máx}$ = 1,76 × [Watts × 6,12/massa corporal (kg)] + 3,5 Mulheres: $\dot{V}O_{2máx}$ = 1,65 × [Watts × 6,12/massa corporal (kg)] + 3,5 Fórmula para corrigir a superestimação dos METs usando previamente a fórmula para ciclergômetro do ACSM. Não específicos ao sexo biológico: METs CORRIGIDOS = METs derivados do ACSM − 0,06 × [Watts × 6,12/massa corporal (kg)] − 3,5	Nenhum fornecido
Caminhada ou corrida em esteira[4]	Não específica ao sexo biológico: $\dot{V}O_{2máx}$ = velocidade (m/min) × (0,17 + inclinação em formato decimal × 0,79) + 3,5	Nenhum fornecido
Ciclergometria e esteira[3]	Específico ao sexo biológico: $\dot{V}O_{2máx}$ = 45,2 − (0,35 × idade) − [10,9 × sexo biológico (masculino = 1; feminino = 2)] − [0,15 × massa corporal (libras)] + [0,68 × estatura (polegadas)] − [0,46 × modo do exercício físico (esteira = 1; cicloergômetro = 2)]	6,6 ml/kg/min
Sem exercício[2]	Específico ao sexo biológico: $\dot{V}O_{2máx}$ bruto = 79,9 − (0,39 × idade) − [13,7 × sexo biológico (0 = masculino; 1 = feminino)] − [0,127 × massa corporal (lb)]	7,2 ml/kg/min

ACSM, American College of Sports Medicine; MET, equivalente metabólico; $\dot{V}O_{2máx}$, volume máximo de oxigênio consumido por unidade de tempo.

Método da frequência cardíaca de reserva (FCR)

   Dados de teste disponíveis:

   FC_{rep}: 70 bpm
   $FC_{máx}$: 180 bpm

   Intervalo de intensidade de exercício físico desejado: 50% –60%
   Fórmula: frequência cardíaca alvo (FCA) = [($FC_{máx}$ – FC_{rep}) × % da intensidade] + FC_{rep}
   1. Cálculo da FCR:
      FCR = ($FC_{máx}$ – FC_{rep})
      FCR = (180 bpm – 70 bpm) = 110 bpm
   2. Determinação da intensidade do exercício físico como % FCR:
   Converter a % FCR desejada em um decimal dividindo por 100
      % FCR = intensidade desejada × FCR
      % FCR = 0,5 × 110 bpm = 55 bpm
      % FCR = 0,6 × 110 bpm = 66 bpm
   3. Determinar o intervalo de FCA:
      FCA = % FCR + FC_{rep}
      Para determinar o limite inferior do intervalo de FCA:
      FCA = 55 bpm + 70 bpm = 125 bpm
      Para determinar o limite superior do intervalo de FCA:
      FCA = 66 bpm + 70 bpm = 136 bpm
      Intervalo de FCA: 125 bpm a 136 bpm

Método do $\dot{V}O_2$ de reserva ($\dot{V}O_2R$)

   Dados de teste disponíveis:
      $\dot{V}O_{2máx}$: 30 mℓ/kg/min
      $\dot{V}O_{2rep}$: 3,5 mℓ/kg/min
   Intervalo de intensidade do exercício físico desejado: 50% –60%
   Fórmula: $\dot{V}O_2$ alvo = [($\dot{V}O_{2máx}$ – $\dot{V}O_{2rep}$) % intensidade] + $\dot{V}O_{2rep}$
   1. Cálculo do $\dot{V}O_2R$:
   $\dot{V}O_2R$ = $\dot{V}O_{2máx}$ – $\dot{V}O_{2rep}$
   $\dot{V}O_2R$ = 30 mℓ/kg/min – 3,5 mℓ/kg/min
   $\dot{V}O_2R$ = 26,5 mℓ/kg/min
   2. Determinação da intensidade de exercício como % $\dot{V}O_2R$:
      Converter a intensidade desejada (% $\dot{V}O_2R$) em um decimal dividindo por 100
      % $\dot{V}O_2R$ = intensidade desejada % $\dot{V}O_2R$
      Calcular % $\dot{V}O_2R$
         % $\dot{V}O_2R$ = 0,5 26,5 mℓ/kg/min = 13,3 mℓ/kg/min
         % $\dot{V}O_2R$ = 0,6 26,5 mℓ/kg/min = 15,9 mℓ/kg/min
   3. Determinar o intervalo de $\dot{V}O_2R$:
      (% $\dot{V}O_2R$) + $\dot{V}O_{2rep}$
      Para determinar o limite inferior do intervalo de $\dot{V}O_2$-alvo:
      $\dot{V}O_2$-alvo = 13,3 mℓ/kg/min + 3,5 mℓ/kg/min = 16,8 mℓ/kg/min
      Para determinar o limite superior do intervalo de $\dot{V}O_2$-alvo:

      $\dot{V}O_2$-alvo =15,9 mℓ/kg/min + 3,5 mℓ/kg/min + 19,4 mℓ/kg/min
      Intervalo de $\dot{V}O_2$-alvo: 16,8 mℓ/kg/min a 19,4 mℓ/kg/min

Figura D.2 Exemplos da aplicação de métodos diversos para prescrever a intensidade do exercício físico. $FC_{máx}$, frequência cardíaca máxima; FC_{rep}, frequência cardíaca de repouso; MET, equivalente metabólico; $\dot{V}O_2$, volume de oxigênio consumido por unidade de tempo; $\dot{V}O_{2máx}$, volume máximo de oxigênio consumido por unidade de tempo; $\dot{V}O_2R$, consumo de oxigênio de reserva; $\dot{V}O_{2rep}$, volume de oxigênio consumido em repouso por unidade de tempo. Adaptada de Whaley[1] e Swain.[6] *(Continua)*

4. Determinar o intervalo de MET-alvo (opcional):
    1 MET = 3,5 mℓ/kg/min
Calcular o limite inferior do intervalo de MET-alvo:
    1 MET / 3,5 mℓ/kg/min = X MET / 16,8 mℓ/kg/min
    X MET = 16,8 mℓ/kg/min / 3,5 mℓ/kg/min = 4,8 METs
Calcular o limite superior do intervalo de MET-alvo:
    1 MET / 3,5 mℓ/kg/min = X MET / 19,4 mℓ/kg/min
    X MET = 19,4 mℓ/kg/min / 3,5 mℓ/kg/min = 5,5 METs
5. Identificar as atividades físicas que requerem GE no intervalo-alvo no compêndio contendo a lista de atividades físicas.[7,9]

Método de % $FC_{máx}$ (medida ou estimada):
Dados disponíveis:
  Homem de 45 anos de idade
Intensidade de exercício físico desejada: 70% –80%
Fórmula: FCA = $FC_{máx}$ % desejada
Calcular a $FC_{máx}$ estimada (se a $FC_{máx}$ medida não estiver disponível):
    $FC_{máx}$ = 207 – (0,7 × idade)
    $FC_{máx}$ = 207 – (0,7 × 45)
    $FC_{máx}$ = 207 – 32 = 175 bpm

1. Determinar o intervalo da FCA:
    FCA = % desejada × $FC_{máx}$
    Converter a % $FC_{máx}$ desejada em um decimal dividindo por 100
    Determinar o limite inferior do intervalo da FCA:
        FCA = 175 bpm × 0,70 = 123 bpm
    Determinar o limite superior do intervalo da FCA:
        FCA = 175 bpm × 0,80 = 140 bpm
    Intervalo de FCA: 123 bpm a 140 bpm

Método da % $VO_{2máx}$ (medida ou estimada):
Dados disponíveis:
  Mulher de 45 anos de idade
  $\dot{V}O_{2máx}$ estimado: 30 mℓ/kg/min
Intervalo de $\dot{V}O_2$ desejado: 50%–60%
Fórmula: $\dot{V}O_{2máx}$ × % desejada
Determinar o intervalo de $\dot{V}O_2$-alvo:
    $\dot{V}O_2$-alvo = % desejada × $\dot{V}O_{2máx}$
    Converter a intensidade desejada (%$\dot{V}O_2$) em um decimal dividindo por 100
    Determinar o limite inferior do intervalo de $\dot{V}O_{2máx}$-alvo
    $\dot{V}O_2$-alvo = 0,50 × 30 mℓ/kg/min = 15 mℓ/kg/min
    Determinar o limite superior do intervalo de $\dot{V}O_{2máx}$-alvo
    $\dot{V}O_2$-alvo = 0,60 × 30 mℓ/kg/min = 18 mℓ/kg/min
Intervalo de $\dot{V}O_2$-alvo: 15 a 18 mℓ/kg/min

Figura D.2 *(continuação)*

Recursos *online*

Compendium of Physical Activities: https://sites.google.com/site/compendium
ofphysicalactivities/home
Youth Compendium of Physical Activities: https://www.nccor.org/nccor-tools
/youthcompendium/

Referências bibliográficas

1. Whaley MH (Ed.). *ACSM's Guidelines for Exercise Testing and Prescription.* 7th ed. Philadelphia (PA): Lippincott Williams & Wilkins; 2006. p. 287–99.
2. Myers J, Kaminsky LA, Lima R, Christle JW, Ashley E, Arena R. A reference equation for normal standards for $\dot{V}O_2$ max: analysis from the Fitness Registry and the Importance of Exercise National Database (FRIEND registry). *Prog Cardiovasc Dis.* 2017;60:21–9.
3. De Souza e Silva CG, Kaminsky LA, Arena R et al. A reference equation for maximal aerobic power for treadmill and cycle ergometer exercise testing: analysis from the FRIEND registry. *Eur J Prev Cardiol.* 2018;25(7):742–50.
4. Kokkinos P, Kaminsky LA, Arena R, Zhang J, Myers J. New generalized equations for predicting maximal oxygen uptake (from the Fitness Registry and the Importance of Exercise National Database). *Am J Cardiol.* 2017;120:688–92.
5. Kokkinos P, Kaminsky LA, Arena R, Zhang J, Myers J. A new generalized cycle ergometry equation for prediction of maximal oxygen uptake: the Fitness Registry and the Importance of Exercise National Database (FRIEND). *Eur J Prev Cardiol.* 2018;25(10):1077–82.
6. Swain DP. Cardiorespiratory exercise prescription. In: Swain DP, editor. *ACSM's Resource Manual for Guidelines for Exercise Testing and Prescription.* 7th ed. Philadelphia (PA): Lippincott Williams & Wilkins; 2014. p. 466–81.
7. Ainsworth BE, Haskell WL, Herrmann SD et al. 2011 Compendium of physical activities: a second update of codes and MET values. *Med Sci Sports Exerc.* 2011;43(8):1575–81.
8. Bryne NM, Hills AP, Hunter GR, Weinsier RL, Schutz Y. Metabolic equivalent: one size does not fit all. *J Appl Physiol.* 2005;99:1112–9.
9. Kozey S, Lyden K, Staudenmayer J, Freedson P. Errors in MET estimates of physical activities using 3.5 mL $\cdot$ kg^{-1} $\cdot$ min^{-1} as the baseline oxygen consumption. *J Phys Act Health.* 2010;7:508–16.

Colaboradores e Coautores das Edições Anteriores*

Colaboradores da 10ª edição

Stamatis Agiovlasitis, PhD, FACSM, ACSM-CEP
Mississippi State University
Mississippi State, Mississippi

Meghan Bauth, PhD
Saginaw Valley State University
University Center, Michigan

Tracy Baynard, PhD, FACSM
University of Illinois at Chicago
Chicago, Illinois

Darren T. Beck, PhD
Edward Via College of Osteopathic
Medicine—Auburn Campus
Auburn, Alabama

Clinton A. Brawner, PhD, FACSM, ACSM-RCEP, ACSM-CEP
Henry Ford Hospital
Detroit, Michigan

Monthaporn S. Bryant, PT, PhD
Michael E. DeBakey VA Medical
Center
Houston, Texas

John W. Castellani, PhD
United States Army Research Institute
of Environmental Medicine
Natick, Massachusetts

Linda H. Chung, PhD
UCAM Research Center for High
Performance Sport; Universidad
Católica de Murcia
Guadalupe, Murcia, Spain

Sheri R. Colberg-Ochs, PhD, FACSM
Old Dominion University
Norfolk, Virginia

Marisa Colston, PhD, ATC
The University of Tennessee at
Chattanooga
Chattanooga, Tennessee

Michael R. Deschenes, PhD, FACSM
College of William & Mary
Williamsburg, Virginia

Charles L. Dumke, PhD, FACSM
University of Montana
Missoula, Montana

*Graus, certificações e afiliações vigentes no momento das contribuições dos autores.

Jonathan K. Ehrman, PhD, FACSM, FAACVPR, ACSM-CEP, ACSM-PD
Henry Ford Hospital
Detroit, Michigan

Stephen F. Figoni, PhD, FACSM
VA Long Beach Healthcare System
Long Beach, California

Charles J. Fountaine, PhD
University of Minnesota Duluth
Duluth, Minnesota

Barry A. Franklin, PhD, FACSM, ACSM-PD, ACSM-CEP
William Beaumont Hospital
Royal Oak, Michigan

Carol Ewing Garber, PhD, FACSM, ACSM-ETT, ACSM-RCEP, ACSM-HFS, ACSM-PD
Teachers College, Columbia University
New York, New York

Gregory A. Hand, PhD, MPH, FACSM
West Virginia University
Morgantown, West Virginia

Samuel A. Headley, PhD, FACSM, ACSM-RCEP, ACSM-CEP, ACSM-ETT
Springfield College
Springfield, Massachusetts

Jason R. Jaggers, PhD
University of Louisville
Louisville, Kentucky

Josh Johann, MS, EIM
University of Tennessee at
    Chattanooga
Chattanooga, Tennessee

Robert W. Kenefick, PhD, FACSM
United States Army Research Institute
    of Environmental Medicine
Natick, Massachusetts

Steven J. Keteyian, PhD, ACSM-RCEP
Henry Ford Hospital
Detroit, Michigan

Peter Kokkinos, PhD
Veterans Affairs Medical Center
Washington, District of Columbia

Kathy Lemley, PT, PhD
Concordia University Wisconsin
Mequon, Wisconsin

Andrew Lemmey, PhD
Bangor University
Bangor Gwynedd, Wales,
    United Kingdom

Gary Liguori, PhD, FACSM, ACSM-CEP
University of Rhode Island
Kingston, Rhode Island

Meir Magal, PhD, FACSM, ACSM-CEP
North Carolina Wesleyan College
Rocky Mount, North Carolina

Kyle J. McInnis, ScD, FACSM
Merrimack College
North Andover, Massachusetts

Miriam C. Morey, PhD, FACSM
Durham VA Medical Center
Durham, North Carolina

Stephen R. Muza, PhD, FACSM
United States Army Research Institute
    of Environmental Medicine
Natick, Massachusetts

David L. Nichols, PhD, FACSM
Texas Woman's University
Denton, Texas

Jennifer R. O'Neill, PhD, MPH
University of South Carolina
Columbia, South Carolina

Quinn R. Pack, MD, MSc
Baystate Medical Center
Springfield, Massachusetts

Russell R. Pate, PhD, FACSM
University of South Carolina
Columbia, South Carolina

Ken Pitteti, PhD
Wichita State University
Wichita, Kansas

Elizabeth J. Protas, PhD, FACSM
University of Texas Medical Branch
Galveston, Texas

Amy E. Rauworth, MS
National Center on Health,
  Physical Activity and Disability
Birmingham, Alabama

Deborah Riebe, PhD, FACSM, ACSM EP-C
University of Rhode Island
Kingston, Rhode Island

Mickey Scheinowitz, PhD, FACSM
Neufeld Cardiac Research Institute at
  Sheba Medical Center,
  Tel-Aviv University
Tel-Hashomer, Israel

Kathryn H. Schmitz, PhD, MPH, FACSM
University of Pennsylvania
Philadelphia, Pennsylvania

Thomas W. Storer, PhD
Brigham and Women's Hospital,
  Harvard Medical School
Boston, Massachusetts

Cooker Storm, PhD
Pepperdine University
Malibu, California

Dennis A. Tighe, MD
University of Massachusetts
  Medical School
Worcester, Massachusetts

Jared M. Tucker, PhD
Helen DeVos Children's Hospital
Grand Rapids, Michigan

Sara Wilcox, PhD, FACSM
University of South Carolina
Columbia, South Carolina

Colaboradores da 9ª edição

Kelli Allen, PhD
VA Medical Center
Durham, North Carolina

Mark Anderson, PT, PhD
University of Oklahoma Health
  Sciences Center
Oklahoma City, Oklahoma

Gary Balady, MD
Boston University School of Medicine
Boston, Massachusetts

Michael Berry, PhD
Wake Forest University
Winston-Salem, North Carolina

Bryan Blissmer, PhD
University of Rhode Island
Kingston, Rhode Island

Kim Bonzheim, MSA, FACSM
Genesys Regional Medical Center
Grand Blanc, Michigan

Barry Braun, PhD, FACSM
University of Massachusetts
Amherst, Massachusetts

Monthaporn S. Bryant, PT, PhD
Michael E. DeBakey VA Medical
   Center
Houston, Texas

Thomas Buckley, MPH, RPh
University of Connecticut
Storrs, Connecticut

John Castellani, PhD
United States Army Research Institute
   of Environmental Medicine
Natick, Massachusetts

**Dino Costanzo, MA, FACSM,
ACSM-RCEP, ACSM-PD, ACSM-ETT**
The Hospital of Central Connecticut
New Britain, Connecticut

Michael Deschenes, PhD, FACSM
College of William & Mary
Williamsburg, Virginia

Joseph E. Donnelly, EdD, FACSM
University of Kansas Medical Center
Kansas City, Kansas

Bo Fernhall, PhD, FACSM
University of Illinois at Chicago
Chicago, Illinois

Stephen F. Figoni, PhD, FACSM
VA West Los Angeles Healthcare
   Center
Los Angeles, California

Nadine Fisher, EdD
University of Buffalo
Buffalo, New York

Charles Fulco, ScD
United States Army Research Institute
   of Environmental Medicine
Natick, Massachusetts

**Carol Ewing Garber, PhD, FACSM,
ACSM-RCEP, ACSM-HFS,
ACSM-PD**
Columbia University
New York, New York

Andrew Gardner, PhD
University of Oklahoma Health
   Sciences Center
Oklahoma City, Oklahoma

Neil Gordon, MD, PhD, MPH, FACSM
Intervent International
Savannah, Georgia

Eric Hall, PhD, FACSM
Elon University
Elon, North Carolina

Gregory Hand, PhD, MPH, FACSM
University of South Carolina
Columbia, South Carolina

**Samuel Headley, PhD, FACSM,
ACSM-RCEP**
Springfield College
Springfield, Massachusetts

Kurt Jackson, PT, PhD
University of Dayton
Dayton, Ohio

Robert Kenefick, PhD, FACSM
United States Army Research Institute
   of Environmental Medicine
Natick, Massachusetts

Christine Kohn, PharmD
University of Connecticut School of
   Pharmacy
Storrs, Connecticut

Wendy Kohrt, PhD, FACSM
University of Colorado Anschutz
   Medical Campus
Aurora, Colorado

I-Min Lee, MBBS, MD, ScD
Brigham and Women's Hospital,
    Harvard Medical School
Boston, Massachusetts

David X. Marquez, PhD, FACSM
University of Illinois at Chicago
Chicago, Illinois

Kyle McInnis, ScD, FACSM
Merrimack College
North Andover, Massachusetts

Miriam Morey, PhD, FACSM
VA and Duke Medical Centers
Durham, North Carolina

Michelle Mottola, PhD, FACSM
The University of Western Ontario
London, Ontario, Canada

Stephen Muza, PhD, FACSM
United States Army Research Institute
    of Environmental Medicine
Natick, Massachusetts

Patricia Nixon, PhD
Wake Forest University
Winston-Salem, North Carolina

**Jennifer R. O'Neill, PhD, MPH,
ACSM-HFS**
University of South Carolina
Columbia, South Carolina

Russell Pate, PhD, FACSM
University of South Carolina
Columbia, South Carolina

Richard Preuss, PhD, PT
McGill University
Montreal, Quebec, Canada

**Kathryn Schmitz, PhD, MPH,
FACSM, ACSM-HFS**
University of Pennsylvania
Philadelphia, Pennsylvania

Carrie Sharoff, PhD
Arizona State University
Tempe, Arizona

Maureen Simmonds, PhD, PT
University of Texas Health Science
    Center
San Antonio, Texas

Paul Thompson, MD, FACSM, FACC
Hartford Hospital
Hartford, Connecticut

Índice Alfabético